마취약리학

Anesthetic Pharmacology

대한마취약리학회

The Korean Society for
Anesthetic Pharmacology

군자출판사

마취약리학

첫째판 1쇄 인쇄 | 2011년 3월 30일
첫째판 1쇄 발행 | 2011년 4월 10일

지 은 이 대한마취약리학회
발 행 인 장주연
편집디자인 신미영
표지디자인 이지선
발 행 처 군자출판사
등 록 제 4-139호(1991. 6. 24)

본 사 (110-717) 서울특별시 종로구 인의동 112-1 동원회관 BD 6층
Tel. (02) 762-9194/5 Fax. (02) 764-0209
대구지점 Tel. (053) 428-2748 Fax. (053) 428-2749
광주지점 Tel. (062) 228-0252 Fax. (062) 228-0251
부산지점 Tel. (051) 893-8989 Fax. (051) 893-8986

ISBN 978-89-6278-423-7

정가 70,000원

편집위원장

양홍석 울산대학교 의과대학 마취통증의학교실

편집위원

민상기 아주대학교 의과대학 마취통증의학교실
신혜원 고려대학교 의과대학 마취통증의학교실
연준흠 인제대학교 의과대학 마취통증의학교실
이희승 이화여자대학교 의학전문대학원 마취통증의학교실
전영태 서울대학교 의과대학 마취통증의학교실
최승호 연세대학교 의과대학 마취통증의학교실

집필진

강 훈 충북대학교 의과대학 마취통증의학교실
권태동 연세대학교 의과대학 마취통증의학교실
김계민 인제대학교 의과대학 마취통증의학교실
김대우 가톨릭대학교 의과대학 마취통증의학교실
김동희 단국대학교 의과대학 마취통증의학교실
김순임 순천향대학교 의과대학 마취통증의학교실
김태균 부산대학교 의과전문대학원 마취통증의학교실
김태엽 건국대학교 의과대학 마취통증의학교실
노규정 울산대학교 의과대학 마취통증의학교실
도상환 서울대학교 의과대학 마취통증의학교실
민상기 아주대학교 의과대학 마취통증의학교실
박성식 경북대학교 의과전문대학원 마취통증의학교실
백종화 중앙대학교 의과대학 마취통증의학교실
손지선 전북대학교 의과대학 마취통증의학교실
신혜원 고려대학교 의과대학 마취통증의학교실
유병훈 인제대학교 의과대학 마취통증의학교실
유정희 서울대학교 의과대학 마취통증의학교실
윤승주 고려대학교 의과대학 마취통증의학교실
이상민 성균관대학교 의과대학 마취통증의학교실
이윤석 동국대학교 의과대학 마취통증의학교실
이일옥 고려대학교 의과대학 마취통증의학교실
이정림 연세대학교 의과대학 마취통증의학교실
이정은 충남대학교 의과대학 마취통증의학교실
이희승 이화여자대학교 의학전문대학원 마취통증의학교실
전영태 서울대학교 의과대학 마취통증의학교실
전진영 가톨릭대학교 의과대학 마취통증의학교실
정미애 한양대학교 의과대학 마취통증의학교실
정성욱 전남대학교 의과대학 마취통증의학교실
최병문 울산대학교 의과대학 마취통증의학교실
최인철 울산대학교 의과대학 마취통증의학교실
황성미 한림대학교 의과대학 마취통증의학교실
황정원 서울대학교 의과대학 마취통증의학교실

발간사

지난 2년간의 산고 끝에 드디어 마취약리학 교과서를 출간하게 되었습니다. 저희 학회에서는 1996년도의 학회 창립후 핸드북 등과 같은 소책자 및 번역본을 수차례 발간해 왔습니다만 15년 만에 정식 교과서를 내놓게 되어 더욱 기쁘게 생각합니다. 무엇보다도 바쁘신 와중에도 원고청탁을 흔쾌히 수락해 주신 각 대학의 교수님들과 양홍석 전임회장님을 비롯한 교과서편찬위원님들께 공을 돌리고 싶습니다.

본 교과서는 마취통증의학에 필요한 약리학의 기본원리에서 시작하여 각종 마취제뿐 아니라 수술환자에서 흔히 사용되는 내과질환의 각종 약제도 두루 포함하여 다룸으로써 진료현장에서 즉각적인 도움을 줄 수 있도록 한 점이 큰 특징이라고 하겠습니다.

마취통증의학과 약리학은 서로 간에 긴밀한 관계를 유지해 오면서 상호 발전해 왔습니다. 19세기 중반에 현대적인 개념의 마취가 시작되고 뒤이어 마취통증의학이 탄생한 이후 마취통증의학의 발전은 새로운 신약의 도입과 궤를 같이 해 왔습니다. 따라서 유능한 마취통증의학과 의사가 되기 위해서는 무엇보다도 각종 약제에 대한 정확한 약리학적 지식이 필수적일 것입니다. 아무쪼록 본 교과서가 마취통증의학과의 초심입문자에게 길잡이의 역할을 할 뿐 아니라 전문의 및 관련 연구자에게도 유용한 참고서가 될 수 있기를 기원합니다.

2011년 4월

대한마취약리학회회장 도상환

마취약리학 교과서를 출간하면서

대한마취과학회가 1953년에 만들어지면서 마취과학이 급격하게 발전하였고, 1980년대 후반기에는 여러 세부전공분야에 대한 연구가 진행되면서 세부전공학회가 설립되기 시작하였습니다.

대한마취약리학회는 1986년 대한정맥마취학회에서 시작하였습니다. 그러나 마취에 사용되는 약물들이 정맥마취제뿐만 아니라 흡입마취제, 근이완제, 아편유사제, 진통제와 진정제 그리고 심장과 호흡관리 등 정맥마취에 국한되지 않아, 마취의 모든 과정에서 환자 관리에 필요한 여러 가지 약물의 바른 이해가 필요하다는 뜻을 모아 2008년 대한마취약리학회로 재도약하게 되었습니다. 이러한 뜻을 여러 마취과학회 회원들에게 정확하게 알려줄 수 있고, 또한 변화되는 마취와 관련된 약물들의 약리학적 이론과 실제를 종합할 수 있도록 교과서를 만들게 되었습니다.

이 책은 여러 교수님들께서 연구하시는 마취과학의 세부전공 분야 약물에 대한 지식들을 정리한 것입니다. 출발점에서는 다소 늦기도, 모자라기도 합니다만, 첫 번째 인쇄본을 발판으로 앞으로 더욱 노력하여 학문의 발전과 함께 마취과학회 회원들에게 바르고 빠르게 전달할 수 있는 높은 수준의 매개체로서 지속적인 발전을 하여 국내에서뿐만 아니라 국외에서도 인정받는 기본도서가 될 수 있길 바랍니다.

마취과학회 회원 여러분과 마취과학에 관심을 가진 분들에게 많은 도움이 되었으면 합니다. 그리고 책을 만들기 위하여 함께 노력해 주신 대한마취약리학회 도상환 회장님과 여러 교수님들께 감사드립니다.

대한마취약리학회 교과서 편찬위원회를 대표하여

양 홍 석

차 례

차 례

차 례

차 례

차 례

차 례

차 례

차 례

01 마취약리학의 역사와 전망

충남대학교 의과대학 이 정 은

대한마취과학회는 1956년에 창립되어 짧은 기간 동안 비약적인 발전을 거듭하였으며 근래의 눈부신 수술기법의 발전 역시 마취과학의 진보에 기초하였음이 주지의 사실이다.

그러나 전신흡입마취와 구별하여 전정맥마취(TIVA)가 1996년 대한정맥마취연구회에 의해 국내에 처음으로 소개되기 시작하며 새롭고 다양한 지식의 확립이 요구되었다. 이는 약제의 약동학 및 약역학을 비롯하여 컴퓨터를 이용한 약물전달, 진정(sedation), 근이완제 및 혈관작용성약제(vasoactive agent)의 이해, 수술 후 통증 제어에 대한 정맥내통증자가조절기술(intravenous patient-controlled analgesia, IV-PCA) 및 이에 대한 약물과 마취 중 약물의 간섭현상에 대한 이해, 마취 심도에 대한 감시기구의 활용 및 개발, 약물전달장비의 개발 등 매우 광범위한 영역에 이른다고 할 수 있다.

정맥마취는 흡입마취의 임상적 지식만으로는 시행할 수 없으며 별도로 이에 대한 교육과 수련을 필요로 하게 되었고, 임상적 지식 이외에도 컴퓨터와 감시장비, 약물전달장치의 연결 및 제어에 대한 의공학적 혹은 전자공학적 지식이 필요함은 물론 이러한 작업들이 수행되는 수학적 기초의 이해가 요구된다.

이러한 시대적인 요구에 부응하기 위하여 1996년 5월 대한정맥마취연구회가 창립되었으며 그해 11월 서울에서 "정맥마취약제의 약역학 및 약동학"이라는 주제로 제 1회 학술대회가 개최되었다. 그리고 1997년 3월 대한정맥마취연구회의 연구 논문을 실은 학회지가 "정맥마취"의 이름으로 창간되었다. 얼마 후 8월에는 제 2회 대한정맥마취연구회가 서울대학교 호암생활관 컨벤션센터에서 개최되었는데 이때 연구회의 명칭이 공식적으로 대한정맥마취학회(Korean Society of Intravenous Anesthesia, KSIVA)로 변경되었다. 더 나아가 이듬해 2월에는 일본 교토에서 개최되었던 제 1회 아세아-오세아니아정맥마취학회(Asian-Oceanic Congress of Intravenous Anesthesia)에 KSIVA 회원 30여명이 참석하여 국제적인 지경을 넓히는 계기를 마련하기도 하였는데 이러한 열성이 1999년 제 3회 아세아-오세아니아정맥마취학회를 서울에 유치하는 쾌거를 이루는 원동력이 되었다. 계명대학교의 전재규 교수를 대회장으로 그리고 고려대학교의 윤석민 교수가 조직위원장으로 선임되어 2001년 9월 13일부터 15일까지 서울 워커힐호텔에서 개최된 제 3회 아세아-오세아니아정맥마취학회에는 19개국에서 총 430여명이 참석하는 성황을 이루었다. 이러한 성공적인 국제학회의 개최 뒤에는 개최 전까지 매월 여러 회원들이 모여 함께 새로운 학문에 대하여 공부하며 성공적인 개최를 위하여 모두가 노력하였던 열성의 결과라고 믿어 의심치 않는다.

대한정맥마취학회는 2002년 3월 대한의학회 회원으로 가입하였으며 지속적인 발전을 계속하였지만 새로운 도전에 부딪히게 되었다. 이는 다름 아닌 정맥마취제의 학문적 연구가 제한적임을 실감하면서 미국을 비롯한 선진 여러 나라들이 이미 정맥마취에서 전반적인 마취약리 쪽으로 그 범위를 넓혀 가고 있었으며 학회의 명칭도 자연스레 "마취약리학회"로 바꾸어 가고 있다는 것이었다. 한국에서 성공적으로 개최되었던 아세아-오세아니아정맥마취학회도 그 뒤 홍콩에서 한 번 더 학회가 개최되었는데 그 규모도 작았을 뿐 아니라 집행부에서도 역시 정맥마취학회의 불투명한 미래에 대하여 논의가 있었다. 예상대로 그 후에는 이 학회의 개최가 중지되었다. 한편 일본에서는 이미 1988년에 "마취약리학회"가 창립되어 그동안 활발한 학술 연구 활동을 해오고 있었다. 이와 같은 대내외적인 환경으로 인하여 대한정맥마취학회의 미래에 대하여 고민하던 학회 집행부에서는 본 학회도 마취약리학회로의 전환이 필요함을 공감하게 되었다. 이러한 당위성에 입각하여 2005년부터 서서히 학회 명칭 변경을 위한 노력을 계속해 오던 중 2008년 5월 드디어 대한마취약리학회로의 명칭 변경이 대한의학회에서 공식 인준되기에 이르렀다. 대한마취약리학회로의 명칭 변경을 위한 많은 사람들의 노력이 헛되지 않도록 이제부터 마취 약리에 대한 학술활동이 더욱 활발하게 이루어지기를 기대한다.

일본에서는 1980년 대 초 소수의 관련 학자들이 정맥마취의 특별한 형태인 신경이완마취(neurolept anestnesia)에 관심을 가지면서 The Society for Neurolept Anesthesia(SONLA)를 결성하였다. 이 후 점차적으로 전정맥마취에 대한 관심과 더불어 활발한 연구 활동을 하게 되면서 학회의 명칭을 The Society for Intravenous Anesthesia(SIVA)로 바꾸었다. 그 뒤 1999년 SIVA는 The International Anesthesia Research Society(IARS)의 산하 단체로 등록을 하게 되었고 회원들의 학문적 흥미가 정맥마취제의 약동학, 약력학 외에도 마취약제의 상호작용, 뇌기능 감시 장치, 약제의 정맥으로의 전달 체계 등과 같이 점점 더 광범위한 마취 관련 약제의 약리로 확대되었고 이 결과 2000년 학회의 이름을 다시 The International Society for Anesthetic Pharmacology(ISAP)로 바꾸게 된다.

이보다 앞서 그동안 '마취과 영역에 있어서의 임상 약리학 강좌'라고 하는 연구회가 모태가 되어 1988년 4월 동경에서 일본마취약리학회 발기인대회가 개최되었고, 두 달 뒤 정식으로 일본마취약리학회가 태동되어 활동을 시작하였다. 일본마취약리학회의 회칙에는 마취과 영역에 있어서 기초 및 임상 약리학의 진보와 보급을 도모해 의료의 향상에 기여함을 목적으로 하고 있음을 밝히고 있다. 일본마취약리학회로 개칭된 후 1989년 6월 처음으로 학술대회가 개최되었는데 이때의 회원 수가 천여 명에 이르렀고 이 후 매년 1회 학회가 개최되어 2008년 제30회 학술대회가 개최되었다. 학회의 잡지로는 일본마취 · 약리학회지(Pharmacoanesthesiology)가 2008년 까지 총 19권 2호가 발행되었다. 이로써 일본마취 · 약리학회는 명실 공히 마취과학 영역에서 임상 약리학의 전반적인 영역에 대한 연구와 논의를 활발하게 하고 있는 학술단체로 자리매김하였다.

미국의 경우[1] 1980년 초 신경이완마취에 관심을 가지고 있던 일부의 사람들이 SONLA라는 단체를 결성하였다. 그러나 신경이완마취가 점점 사라지고 전정맥마취가 등장하면서 이들은 전정맥마취에 관심을 가지게 되었으며 단체의 이름도 SIVA로 바꾸었다. 비록 모임의 일차적인 초점이 정맥마취에 맞추어졌지만 회원들의 학문적 관심은 정맥마취제의 약역학과 약동학, 정맥으로 약제의 투여 방법 개발, 뇌기능 감시 방법, 마취 약제의 상호 작용 등 그 범위를 점점 넓혀가면서 마취와 중환자의학 발전에 공헌하게 되었다. 그리고 많은 회원들이 흡입마취제는 물론, 심혈관계약물, 항구토제, 혈액대체물 등에 대한 연구도 활발하게 하였으며 그 결과 이러한 약제들의 약리학적 중요성이 마취와 중환자관리 영역을 넘어서까지 강조되었다. 1999년 SIVA의 마지막 평의원모임에서 더 발전적인 모임을 위하여 이름을 IARS로 바꾸었으며 Anesthesia & Analgesia저널의 특별 단락이 이 모임에 할애되었다.

약역학과 약동학 발전의 중요한 부분이 마취통증의학과 의사들의 선구자적인 연구 덕분에 이루어졌다. 영국의 Hull등은 약물의 효과처 모델(effect site modelling)에 대한 개념을 처음 적용하였는데 그는 근이완제인 pancuronium에 의한 근연축(muscle twich)의 측정으로 이를 설명하였다. 그 뒤 이 개념은 미국의 Sheiner에 의해 더욱 확장되고 재정의 되었다. 약역동학 모형은 마취제뿐만 아니라 다양한 비마취제의 약역학을 특징짓는데 응용되었으며 새로운 약물의 초기 개발에 많이 적용되었다. 마취 유도에는 상당히 빠르게 약물을 주입하게 되므로 약물의 혈중 농도와 뇌의 농도도 빠르게 변화한다. 따라서 이 경우 고식적인 구획약동학모델로는 이런 변화를 충분히 설명하지 못한다. 마취통증의학과 의사들은 이러한 진전된 약역학모델을 발전시키는데 최일선에서 노력하고 있다.

오랫동안 마취약제들의 작용 기전에 대한 연구가 약리학자와 마취통증의학과 의사들에 의해 진행되었다. 이러한 연구 결과 중추와 그 밖의 조직에서 잠재적인 마취작용의 중요 작용부위로 생각되는 이온 통로와 수용체에 대한 괄목할만한 이해를 갖게 하였는데 한 가지 흥미로운 것은 한 때 서로 다른 기전으로 마취 효과를 나타낸다고 여겨졌던 정맥, 흡입마취제가 특징적으로 gamma-amino butyric acid($GABA_A$) 수용체에서 많은 공통적인 기전을 공유한다는 점이었다. 그러나 이것은 단지 정맥마취제와 흡입마취제 사이의 장벽을 무너뜨리는 한 가지 측면에 불과하였다. 마취란 다른 임상의학과는 달리 수술 자극을 비롯한 여러 자극에 적절하게 대응하기 위하여 급격한 약물작용의 발생과 소실이 요구되는 매우 역동적인 과정이다. 따라서 마취약리학 미래의 주요 목표는 작용 발현이 보다 빠르고 쉽게 예상 가능한 약리작용을 나타내는 약물의 발견과 투여 방법의 개발일 것이다. 그리고 약물 효과의 길항이 쉽고 약물의 부작용도 적어야함은 물론이다.[2)]

부작용이 없으면서 조절이 아주 용이한 최면진정제 개발을 위한 노력이 지속되어 왔는데 일예로 한동안 사용이 뜸해졌던 etomidate나 propanidid와 같은 약물들을 들 수 있다. 이러한 약물들은 약리작용이 많이 개선됨으로써 아마도 현재 많이 쓰이고 있는 propofol과 같은 약물들을 대치할 수 도 있을 것이다. 이들 약물들로는 etomidate와 같은 분자로 신속히 작용하는 methoxycarbonyl-etomidate (MOC-etomidate)[3)], propanidid relative THRX-918661[4)], 그리고 esterases에 의해 신속히 대사되는 benzodiazepine과 melanine 이성체인 CNS-7056[5)]를 들 수 있다. Melatonin과 melanin 이성체들은 동물에서 정맥 투여하여 최면작용과 진통작용이 있음이 증명되었다. 수용성 propofol이 개발되어 소개됨으로서 지성 propofol에 의한 세균 번식이나 투여에 따른 통증 그리고 고지혈증으로 인한 산혈증이나 장기 기능이상 등을 예방할 수 있게 되었다. 흡입마취제를 지성 유탁액으로 합성하여 체외순환으로도 투여할 수 있게 만들려는 시도도 계속되고 있다. 최면과 진통작용을 가지고 있는 Xenon가스가 가까운 장래에 N_2O를 대치할 수 있을 것 같고 허혈 재관류 상태에서 장기를 보호할 수 있는 Helium가스의 사용도 미래에 가능할 것이다. 근이완제의 경우 구조상으로 mivacurium과 유사한 gantacurium[6]은 suxamethonium을 대치할 수 있는 새로운 비탈극성 근이완제로 개발 중이며, 그 외의 비탈극성 근이완제로 개발 중인 AV002[7]가 있다. 또한 근이완제를 가역시킬 수 있는 약물로 suegammadex[8]는 근이완제를 신속하고 확실하게 가역시키는 작용을 가진 것으로 알려져 있다. 미래에는 빠른 약리작용의 발현과 더 짧은 작용시간을 가지는 비탈극성 근이완제와 선택적으로 근이완제에 작용하여 신속하고 완전하게 근이완을 길항시킬 수 있는 약제의 발명과 합성에 주력하여야 할 것이다.

통증의 경우에도 여러 경로로 안전하게 투여할 수 있는 마약제들과 함께 진통효과를 손상시키지 않으며 마약의 다른 약리작용을 소멸시킬 수 있는 길항제의 합성이 곧 현실화 될 것이다. Alvimpan이나 methylnaltrexone은 말초에 작용하는 마약 길항제로서 경구로 투여해도 마약에 의한 장폐색증을 일으키지 않는 것으로 알려졌다. 최근에 5HT4 agonist인 BIMU8[9]은 fentany의 진통효과 가역작용 없이 선택적으로 호흡억제 작용을 가역시키는 것으로 알려졌다. 마약의 투여 경로에 대한 문제도 새로운 약물의 합성과 약제의 발견으로 진화하고 있는데 예를 들면 경막외 "DepoDur"[10]는 이틀간의 진통효과를 나타낸다. 경구 점막으로 투여하는 fentanyl 보다 신속히 최고농도에 도달하고 효과가 사라지는 Oravescent[11]라고 명명한 설하 fentanyl 정제도 개발되었다. 그리고 만성통증 환자에서 삼투압 펌프를 이용하여 전신적으로 sufentanil을 몇 달 동안 유용하게 투여할 수 있는 장치도 개발 중이다. 정신과적 부작용이 없는 만성신경병성통증에 사용할 수 있는 Cannabinoids[12]도 곧 사용할 수 있게 될 것이다. 말초에 작용하는 진통제의 칼슘이온통로와의 연관성이 연구되었는데 resiniferatoxin[13]이란 약물은 신경의 C-fiber에 대량의 칼슘 유입을 초래하여 신경을 파괴시키므로 만성통증 환자에서 획기적인 효과를 나타내는 것으로 알려져 있다. 또한 amitriptaline이나 doxepin 같은 항우울증제를 국소적으로 적용 할 수 있게 함으로서 보다 나은 진통효과와 bupivacaine 보다 우수한 Na^+ 이온 통로 차단효과로 더 안전하게 국소마취제를 대치하여 사용할 수 있는 날도 멀지 않았다.

이와 같이 마취약리학 분야에서 새롭고 다양한 약제들에 대한 활발한 연구로 미래에 보다 안전하고 쉽게 약리작용을 예측할 수 있으며 약물의 작용을 점점 간단하게 가역시킬 수 있게 하는 혁신적인 방법도 가능하게 될 것이다. 그 외에도 앞에서 언급한 바와 같이 인종, 개체간의 차이를 최소화하고 적은 의존도로 쉽게 작용을 예측할 수 있는 약물 투여 방법의 고안과 마취를 간단하고 쉬우며 안전하게 수행할 수 있는 감시 장비의 발명이 지속적으로 이루어질 것이다.

Reference

1. Paul FW, James GB: From SIVA to IASP-A logical evolution. Anesth Analg 2001; 92: 1-2.
2. Batra YK: The future of aneaesthetic pharmacology. Indian J Anaesth 2009; 53(5): 533-6.
3. Cotten JF, Husain SS, Forman SA, Miller KW, Kelly EW, Nguyen HH, et al.: Methoxycarbonyl-ethomidate: A novel rapidly metabolized and ultra-short acting etomidate analogue that does not produce prolonged adrenocortical suppression. Anesthesiology 2009; 111: 240-9.
4. Sneyd JR, Rigby-Jones AE : New drugs and technologies, intravenous anaesthesia is on the move(again). Br J Anaesth. 2010; 105: 246-54.
5. Kalpatrick GJ, McIntyre MS, Cox RF, Stafford JA, Pacofsky GJ, Lovell GG, et al.: CNS 7056: A novel ultra-short-acting benzodiazepine. Anesthesiology 2007; 107: 60-6.
6. Belmont MR, Lien CA, Tjan J: Clinical pharmacology of GW280430 in humans. Anesthesiology 2004; 100: 768-73.
7. Naguib M, Bruil SJ: Update on neuromuscular pharmacology. Curr Opin Anaesthesiol 2009; 22: 483-90.

8. Gijsenbergh F, Ramael S, Houwing N, van Isrsel T: First human exposure of Org 25969. a novel agent to reverse the action of rocuronium bromide. Anesthesiology 2005; 103: 695-703.
9. Manzke T, Guenther U, Ponimaskin EG: 5-HT4(a)receptors avert opioid-induced breathing depression without loss of analgesia. Science 2003; 301: 226-9.
10. Viscusi ER, Martin G, Hartrick CT, Singla N, Manvelian G; EREM Study Group. Forty-eight hours of postoperative pain relief after total hip arthroplasty with a novel, extended-release epidural morphine formulation. Anesthesiology 2005; 102: 1014-22.
11. Mather LE, Woodhouse A, Ward ME, Farr SJ, Rubsamen RA, Eltherington LG: Pulmonary administration of aerosolised fentanyl: pharmacokinetic analysis of systemic delivery. Br J Cli Pharmacol 1998; 46: 37-43.
12. Salim K, Schneider U, Burstein S, Hoy L, Karst M: Pain measurements and side effect profile of the novel cannabinoid ajulemic acid. Neuropharmacology 2005; 48: 1164-71.
13. Kissin EY, Freitas CF, Kissin I: The effects of intraarticular resiniferatoxin in experimental Knee-joint arthritis. Anesth Analg 2005; 101: 1433-9.

02 마취약제의 약동력학

울산대학교 의과대학 노 규 정

약동학이란 체내에서 약물의 ADME 즉, 흡수(Absorption), 분포(Distribution), 대사(Metabolism), 배설(Excretion) 과정이 시간에 따라서 어떻게 변하는지 기술해 주는 수학이다(그림 2-1). 체내 약물 전달과정에 영향을 미치는 생물학적, 생리학적, 물리화학적 요인 역시 ADME의 속도나 정도에 영향을 준다.

약물 투여 후 체내 약물 농도는 지수식을 이용하여 기술할 수 있다는 것이 경험적으로 알려져 있다. 약물의 흡수, 분포, 대사, 배설과정은 매우 복잡하나, 이 과정을 흉내 내는 역학(kinetics, 수학)은 비교적 간단한 일차과정(first order process)으로 구성되며, 이를 일차 약동학(first order pharmacokinetics)이라고 한다. 또한 경험적으로 우리는 약물 농도가 투여량에 비례한다는 것을 알고 있으며, 이를 선형역학(linear kinetics)이라고 한다.

개별 환자에서 안전하고 효과적인 약물 치료에 수학이 적용될 경우 이를 임상약동학(clnical pharmacokinetics)이라고 한다. 그러므로 임상약동학에서는 약물의 혈장 농도를 모니터하고 원하는 치료 범위 안에 약물 농도를 유지시키기 위하여 투

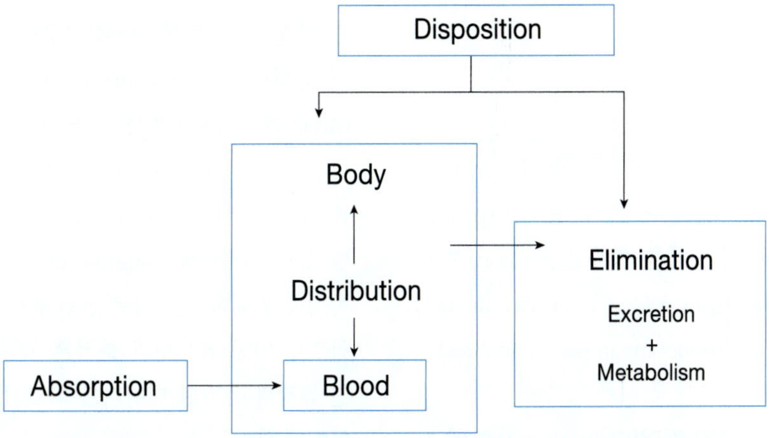

그림 2-1 흡수(absorption), 분포(distribution), 대사(metabolism), 배설(execretion)
대사와 배설을 제거(elimination)라고 하며, 분포와 제거를 배치(disposition)라고 한다.

여용법(dosage regimen)을 제시한다.

약력학이란 수용체에서의 약물 농도와 약리학적 혹은 독성학적 반응 강도 간의 관계를 말한다. 우리의 궁극적인 목표는 약리학적 반응을 조절하는 것이다. 많은 경우, 약리학적 작용이나 독성학적 작용은 약물의 혈장농도와 관련이 있다. 약물 농도를 조절하는 것은 간접적으로 약리학적 반응을 조절하는 것과 동일하다. 이렇게 하려면 역학적 동질성(kinetic homogeneity) 즉, 혈장 약물 농도와 수용체 약물 농도의 관계는 예측 가능하다는 것을 가정하여야 한다. 이 가정은 모든 임상 약물요법의 기본이 되는 것이다.

모형이란 약물을 사람 혹은 동물에 투여하였을 때 시간에 따른 농도의 변화를 식(equations)으로 설명해주는 수학적인 그림(constructs, pictures)일 뿐이다. 모형을 이용하면 체내 약물 농도의 시간에 따른 변화를 예측할 수 있으며, 농도를 치료 영역 내에 유지할 수도 있다. 모형을 구축하는 이유는 자료를 요약하거나, 특정 투여용법(dosage regimen)으로 약물을 투여할 경우 환자에게 무슨 일이 일어나는지 예측하거나, 질병 상태에서 어떤 일이 발생할지 개념화하거나, 약제끼리 서로 비교하는데 있다. 어떤 경우든 측정을 먼저 하여야 하며, 설명은 측정된 자료가 있어야 가능하다.

1. 약동학

지난 수십년간 이론 약동학(theoretical pharmacokinetics)과 응용 약동학(applied pharmacokinetics)에서는 약물 배치(disposition) 자료 분석에 생리적 약동학(physiologic pharmacokinetics) 원리와 비구획 분석법(noncompartmental analysis)을 주로 강조하였다.

생리적 약동학은 조직 질량(tissue mass), 혈액 흐름, 장기 대사와 청소율, 특정 약물의 투입 속도와 부위, 그리고 분획(partitioning), 결합(binding), 수송(transport)의 과정과 같은 해부학적인 구조와 기능에 기초한 약동학 모형과 수식의 전개를 수반한다. 가장 간단한 약동학 처리에도 그 해석에는 생물학적 근거가 있어야 한다. 비구획 약동학 분석법은 이런 면에서 도움이 될 수 있다. 비구획 분석법은 어떤 특정한 모형을 요구하지 않고, 제거(elimination)와 분포(distribution)의 특성을 요약해주는 전신 청소율(*CL*)과 항정상태 분포용적(*Vss*)과 같은 약동학 파라미터를 산출하는 곡선 분석법(curve analysis method)이다.

약동학 분석은 약물의 속성(property)과 배치 특성(dispodition characteristics)에 관련한 자료를 바탕으로 하여야 하고, 이 자료에 부합되어야 하며, 자료를 설명할 수 있어야 한다. 약동학 자료에 대한 모형과 수식을 선택하고 해석하는 것은 생리학, 약리학, 생화학, 물리화학, 분석적 방법론, 수학, 그리고 통계학에 대한 근본적인 이해와 종합적 원리를 요구한다. 약동학은 이 모든 학문 분야로부터 파생되었고, 특정 약동학 자료에 대한 결론을 내리려면 이 분야들의 관련 부분이 고려되어야 한다.

화학적 형태(염, 에스테르, 복합물), 안전성(stability), 분획계수(partition coefficient), pKa, 그리고 분자량과 같은 약물의 물리 화학적 특성은 약물의 흡수, 분포, 그리고 청소율에 영향을 줄 수 있다. 약물 배치 양상(drug disposition profile)은 구조 활성도(structure-activity), 다른 종에서의 배치, 장기 관류 실험(perfused organ experiment), 조직 혹은 마이크로좀 대사, 조직내 약물 잔여물(tissue drug residue), 질병 상태 효과(disesase-state effect), 그리고 약리학과 독성학에 대한 연구와 상관관계가 있어야 한다. 일반적으로 약동학 모형과 분석은 약물과 관련되어 알려진 특징과 축적된 데이터를 따르거나 이를 설명할 수 있어야 한다.

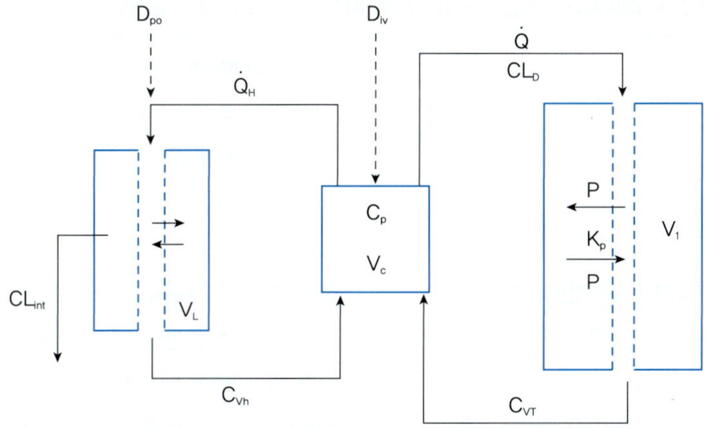

그림 2-2 기본 반생리적 약동학 모형(basic semiphysiologic pharmacokinetic model)

청소장기(clearance organ)는 내인성 청소율이 높은 약의 경우 다른 구획과 분리되어 있는 것으로 간주하며, 이렇게 함으로써 초회통과 투여(first-pass input)를 특성화할 수 있다.

1) 기본적인 생리적 파라미터 (Basic physiologic parameters)

대부분의 혈액 또는 혈장 약물 배치 양상에서 생체 내 가시성(in vivo visibility)이 제한적이었기 때문에 관류 장기 체계(perfused organ systems)에 적용되는 청소율 개념이나 완벽한 생리적 모형보다는 부분적 생리적 모형(partial physiologic model)을 사용하여 약동학 자료를 기술한다. 그림 2-2는 이러한 모형 중 하나이다.

(1) 용적(Volume)

혈액 또는 혈장 약물농도(C_p)는 중심구획(V_c)의 일부로 고려된다. V_c의 최소값은 혈장 용적(V_p)이다. 그러나 약물이 빠르게 혈장 밖으로 확산되거나, 투여 직후의 초기 약동학 자료수가 적을 경우, V_c값은 대개 V_p를 초과한다.

V_p 또는 V_c 밖에 분포하는 약물은 당연히 조직 내에 존재한다. 조직 구획의 겉보기 용적(V_t)은 각 조직의 생리적인 무게 또는 용적(V_{ti})과 분획(partition) 또는 분포(distribution) 요인(K_{pi})에 의하여 결정된다. 시간에 따르는 혈장농도 곡선 분석에서 조직은 보통 하나의 집단으로 보아야 한다(청소 장기를 포함하여), 따라서

$$V_T = \sum K_{pi} \times V_{ti} \qquad (1)$$

이 식은 생리적 기초를 갖는 주요 약동학 파라미터 중 하나인 항정상태 분포용적(V_{ss})의 정의로 귀결된다.

$$V_{ss} = V_c + V_T \qquad (2)$$

만약 혈장과 조직 결합이 체내 약물 불균일 분포의 유일한 결정인자라면, V_{ss}의 정의는 다음과 같다.

$$V_{ss} = V_p + \frac{f_{up}}{f_{ut}} \times V_T \qquad (3)$$

여기서 f_{up}과 f_{ut}는 각각 혈장과 조직 내에서 결합하지 않은 약물의 분율이다. 또 다른 요소들도 조직과 혈장 간의 약물의 겉보기 분획 계수(apparent

표 2-1 조직, 혈장 간 약물 분획(partition) 혹은 분포비(distribution ratio)에 대한 결정인자

Active transport	Plasma protein binding
Donnan ion effect	Tissue binding
pH differences	Lipid partitioning

partition coefficient)에 영향을 줄 것이다(표 2-1).

정의에 의하여, V_p와 ΣV_{ti}는 총 몸무게(TBW)이므로,

$$TBW = V_p + \sum V_{ti} \qquad (4)$$

$$K_D = V_{ss}/TBW \qquad (5)$$

분포계수(K_D)는 약물의 조직 대 혈장 분포비율의 몸 전체 평균을 의미한다. TBW에 대하여 V_{ss}를 표준화시킨 것이 K_D이며, 따라서 K_D는 개인간 그리고 종간 비교가 가능하다.

*Vss*의 정량화가 필요하다. 혈장과 청소 장기 조직간 약물의 평형은 혈류(Q_H)와 내인성 청소율(CL_{int})에 의하여 영향을 받는다.[1] 간 조직의 경우, 실제 분획계수(K_{ph})와 항정상태에서 실험적으로 측정된 K_{ph}^{exp} 사이의 관계는 다음과 같다. K_{ph}^{exp}가 K_{ph}에 비하여 좀 더 작다.

$$K_{ph} = K_{ph}^{exp}\left(1 + \frac{CL_{int}}{Q_H}\right) \qquad (6)$$

(2) 분포청소율(Distribution clearance)

기본적인 약동학적 특성 중 가장 이해가 부족한 요소는 분포 청소율(CL_D) 또는 구획간 청소율(intercompartmental clearance)이다. 이 용어는 혈장과 조직 공간들 사이의 약물의 흐름(flow) 또는 투과성(permeability)을 반영한다.

Renkin은 분포 청소율을 작은 분자량을 갖는 물질의 모세관 이동(transcapillary movement)으로 특징지었다. 제안된 모형은 그림 2-3에 나타나 있다.

혈액으로부터 조직으로의 약물 이동(drug transfer)은, 모세혈관을 통한 확산에 따라 결정되는 투과도(*P*)와 원통형 관 아래로의 혈류(*Q*)에 의하여 대변된다. 그러므로 분포 청소율은 다음의 관계식에 의한 혈류와 투과도에 의하여 정의된다.

$$CL_D = Q(1 - e^{-P/Q}) \qquad (7)$$

높은 조직 투과도를 가진 물질의 CL_D는 *Q*에 의하여 제한될 것이며, 낮은 조직 투과도를 가진 물질은 *P*에 의하여 제한될 것이다. 이러한 개념은 Stec과 Atkinson에 의하여 procainamide와 NAPA 배치에

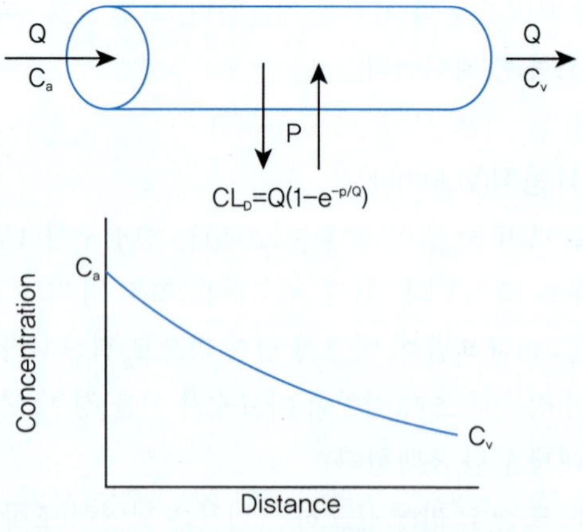

그림 2-3 원통형 관 속의 혈류(*Q*)와 투과도(*P*)가 동맥(*Ca*)으로부터의 약물 소실에 대한 주요 결정인자인, 분포청소율(CL_D)에 대한 모형

관 속의 약물 농도는 관의 길이를 따라서 단항지수함수적으로 감소한 후 정맥혈 농도(C_V)가 되어 나온다.

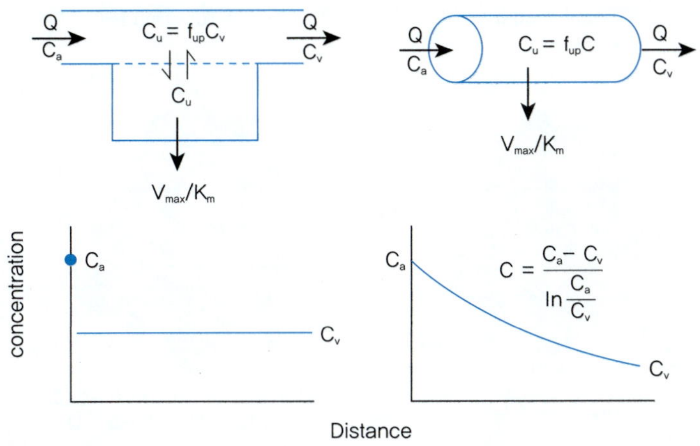

그림 2-4 약물의 간 섭취(uptake)와 대사(V_{max}/K_m)에 대한 well-stirred 혹은 jar 모형(왼쪽)

정맥과 간 사이에서 유리 약물(unbound drug, C_U)의 평형이 순간적으로 일어나는 것으로 가정한다. 유입혈류(inflow)와 유출혈류(outflow)는 동일하다고 가정한다. 오른 쪽은 약물의 간 섭취(uptake)와 대사에 대한 tube 혹은 parallel tube 모형이다. 이 경우 균일하게 분포되어 있는 생체변환(biotransformation) 부위로 약물이 혈류(Q)에 의하여 이동되면서 정맥혈 농도(C_V)가 단항 지수함수적으로 감소한다.

대한 다구획 모형에 적용되었고, 혈액 투석에 의하여 야기되는 혈역학적 변화의 정도를 예측하는데도 사용되었다. 혈류 또는 투과도 계수는 다항 지수함수적 배치(polyexponential disposition)를 보이는 약물에서 계산이 가능하고, 이는 구획간 속도 상수(intercompartmental rate constants)보다 좀 더 기본적인 값이다.

(3) 간 청소율(Hepatic clearance)

그림 2-3의 모형은, 약물이 제거되려면 간 또는 신장과 같은 특정 장기를 거쳐야만 하는 일반적인 상황을 나타낸다. 이 모형은 효소에 의한 혈액 내 가수분해에는 적용되지 않으며, 체내 약물 제거 시 혈류(Q)와 생체변환(V_{max}, K_m), 혈류와 신장 여과율(renal filtration: GFR) 및 수송(transport: T_{max}, T_m)의 이중 역할을 반영하고 투여 경로에 의한 효과도 반영한다(예, 초회통과).

간 제거(hepatic elimination)에는 일반적으로 두 종류의 청소 장기 모형(clearing organ model)이 사용된다. 즉 jar 또는 정맥 평형 모형(venous equilibrium model)과 tube 모형이다(그림 2-4).

두 모형은 모두 장기로 가는 혈류 f를 포함하고 이 혈류를 통하여 약물이 장기에 도달한다. 그림에서 보는 바와 같이 혈장내 유리 약물(f_{up})은, 효소에 의하여 대사될 수 있는 조직내 유리약물과 평형을 이루는 것으로 가정한다. Jar 모형은 청소 장기로 들어가는 동맥 내 약물(C_a)이 즉각적으로 정맥 내의 약물(C_v)과 평형을 이루는 것으로 가정한다. Tube 모형은 관류되는 혈액내 약물 농도가 효소에 의하여 감소되며, 약물농도가 튜브아래 쪽으로 경사지는 것으로 가정한다.

Jar 모형의 경우 간 청소율(hepatic clearance)은 다음과 같다.

$$CL_H = \frac{Q_H \times f_{up} \times CLu_{\text{int}}}{Q_H + f_{up} \times CLu_{\text{int}}} = Q_H \times E_H \qquad (8)$$

여기서 내인성 청소율은 선형 생체변환(linear biotransformation)의 경우 V_{max}/K_m이고, E_H는 추출률(extraction ratio)이다.

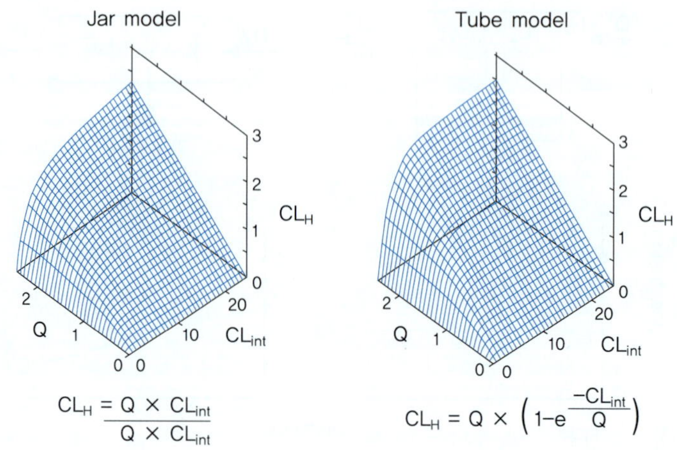

그림 2-5 Jar 모형과 tube 모형에서 간청소율(CL_H), 내인성 청소율(CL_{int}), 간혈류(Q_H) 사이의 관계
식에서 단백결합 요소는 고려되지 않았다.

Tube 모형에서 CL_H에 해당하는 식은 다음과 같다.

$$CL_H = Q_H\left(1 - e^{-f_{up} \times CLu_{int} / Q_H}\right) = Q_H \times E_H \qquad (9)$$

그림 2-5는 두 청소 장기 모형에 있어서 간 청소율에 대한 혈류와 내적 청소율의 이중 효과를 보여준다.

두 모형은 $f_{up} \times CLu_{int}$(단백결합을 고려하지 않았을 때에는 CL_{int})의 최저 CL_H 값과 최대 Q_H 값을 예측한다. 그러므로 청소율이 낮은 약물의 CL_H는 기본적으로 내인성 청소율과 혈장 내 유리 분율 간의 곱과 같다. 최대 간 청소율은 간혈류량이 될 것이다. 표면의 모양에서 보듯이, 두 모형은 청소율이 중등도이거나 높은 약물에서는 다소 달라진다. Jar 모형은 생리적 모형 분야에서 거의 유일하게 사용되어 왔다.[1] 간 제거의 통합 모형인 dispersion 모형은 현존하는 간 배치 모형들에 부합되고 이들의 기능을 설명해준다. 그러나 수식이 바로 적용되기엔 너무 복잡해서 단순화된 형태로 가장 많이 사용된다.

장기 청소율 모형(organ clearance model)은 일반적인 청소율 용어 중 두 가지에 대한 정의를 제공한다. 전신 청소율(systemic clearance, *CL*)은 약물이 청소 장기를 처음부터 지나지 않고 투여되는 모든 경우를 반영한다. 약물을 정주, 근주, 볼(buccal) 그리고 피하 주사하면, 다음과 같이 전신 청소율에 의하여 결정되는 혈장농도의 시간별 변화 자료가 나온다.

$$CL = \frac{D_{iv}}{AUC_{iv}} = Q \times E_H \qquad (10)$$

전신 청소율은 모든 장기 청소율의 합과 같다.

$$CL = CL_H + CL_R + CL_{other} \qquad (11)$$

여기서 체내로부터 약물 제거 최대 한계치는 개별 장기 혈류량의 합으로 알 수 있다. 혈액 내 효소에 의하여 분해되는 약물의 경우, *CL*의 최대 한계치는 해당 생체 변환 과정의 V_{max}/K_m이다.

내인성 청소율은 청소 장기의 최대 대사 또는 수송 능력을 반영하는 용어이다. 이는 청소 장기에 공급되는 혈관으로 약물을 직접 주입함으로써 측정 가능하다. 경구, 복강내, 그리고 부분적으로, 직장내 투여 약물은 장간막 정맥을 통하여 직접 간으로 들어간다. 만약 약물이 투여 부위에서 완전히 흡수

되고(F=1), 간에 의하여 완전히 생체변환된다면,

$$\frac{F \times D_{po}}{AUC_{po}} = CL_{oral} \qquad (12)$$

$$\frac{F \times D_{po}}{f_{up} \times AUC_{po}} = CLu_{\text{int}} = \frac{V_{\max}}{K_m} \qquad (13)$$

여기서 CL_{oral} 혹은 경구 투여 청소율은 단백결합(f_{up})에 대하여 보정되지 않은 내인성 청소율(intrinsic clearance)을 말한다. 약물 대사의 in vitro 시스템에서 구한 V_{max}/K_m 값은 다양한 약물의 관류 장기 배치(perfused organ disposition)에 대한 E_H 값을 합리적으로 예측하는데 사용될 수 있다. 제약회사는 잠재적인 약물 상호작용, 대사 경로나 속도를 결정하는데 이 기술을 사용함으로써 새로운 화합물을 선별한다.

장기 청소율에 영향을 미치는 혈장 단백결합의 역할은 식 (8)과 (9)의 f_{up} 항에 의하여 부분적으로 설명된다. 그림 2-6은 식 (8)에서 f_{up}에 대한 E_H의 관계이다.[2]

Warfarin 같이 내인성 청소율이 낮은 화합물에서는 E_H와 CL_H가 f_{up}에 선형적으로 의존한다. 이 현상은 "제한적(restrictive)" 청소율이라고 불린다. 반면 propranolol 같이 내인성 청소율이 높은 화합물(CL_{int}가 매우 높은 경우 $E_H \to 1$ 혹은 $CL_H \to Q_H$)은 완전하게 간에서 추출되며, 이를 "비제한적(nonrestrictive)" 청소율이라고 한다.

Phenytoin 같은 화합물들은 관류된 쥐의 간 시스템에서 중간 정도의 양상을 보인다. 비제한적 혼합물은 약물, 단백 복합체의 해리 속도가 장기를 통한 약물 이동 시간(transit time)보다 빨라야 한다. 이런 약동학적 과정을 수학적으로 설명하기 위해서는 좀 더 복잡한 모형이 요구되며, 약물의 장기 섭취(uptake)에 있어서 단백결합의 역할에 대한 보다 근본적인 원리의 개발은 관심의 대상으로 남아있다.

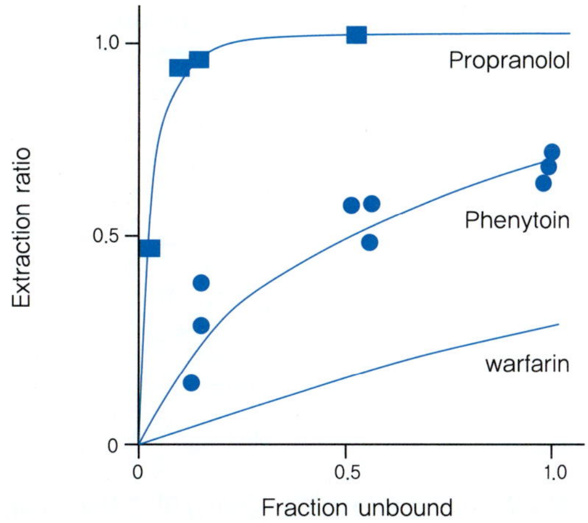

그림 2-6 혈장단백결합이 내인성 청소율이 낮거나(warfarin), 중등도이거나(phenytoin), 높은(propranolol) 약물의 간추출률에 미치는 영향

장기 이동 시간(organ transit time)과 관련한 적혈구의 약물 섭취(uptake)와 배출(release)도 이와 유사한 문제가 있다.[3] 간은 혈장과 적혈구 모두로부터 약물을 추출할 수 있는 것으로 보이는 반면, 신장은 오직 혈장 약물의 배출에만 관여한다.

(4) 신장 청소율(Renal clearance)

신장 청소율을 나타내는 두 번째 청소 과정이 그림 2-2의 모형에 추가될 수 있다(이는 전신 배치 연구에서는 항상 전신 청소율의 일종이다). 신장 청소율(CL_R)에 영향을 주는 여러 공통적인 요소들을 정의하는 하나의 관계식은 다음과 같다.

$$CL_R = (Q_{RP})(E) = \left(f_{up}GFR + \frac{Q_{RP} \times f_{up} \times CL^R_{\text{int}}}{Q_{RP} \times f_{up} \times CL^R_{\text{int}}} \right)(1 - R_F) \qquad (14)$$

여기서 Q_{RP}는 유효 신장 혈장 흐름(effective renal plasma flow), GFR은 사구체 여과율, R_F는 세뇨관에서 재흡수된 약물의 분율, 그리고 CL^R_{int} 는 내인성 신장 청소율(intrinsic renal clearance)인데 이는 선형 조건 하에서 능동적 수송(active transport)의 경우 T_{max}/T_m에 의해 결정된다.[4]

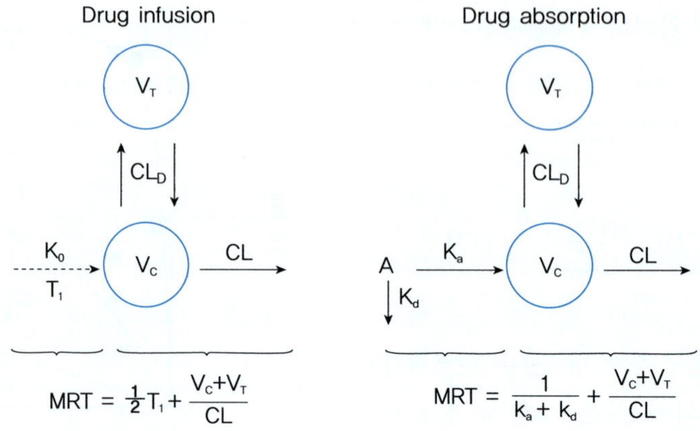

그림 2-7 이구획 약동학모형. 중심(V_c) 및 조직(V_T) 구획, 구획간(CL_D) 및 혈장(CL) 청소율, 지속정주(속도=k_0, 시간=T_1)와 흡수(amount=A, input=k_a, degradation=k_d) 과정 및 혈장 배치(V_{ss}/CL)

신장 청소율은 보통 [Amount Excreted/AUC]로 계산된다.

(5) 흡수(Absorption)

흡수 양상에 대한 약물의 두 가지 특성인 전신 이용률(systemic availability, *FF**)과 평균 흡수시간(mean absorption time, *MAT*)은 일차 약동학 파라미터(primary pharmacokinetic parameter)로 볼 수 있다. 전신 이용률은 투약 제제(dosage form)로부터의 불완전한 배출(release), 위장관에서의 파괴(*F*), 그리고 초회통과 대사(first-pass metabolism, *F*) 등으로부터 생길 수 있는 손실을 거친 후 혈액이나 혈장에 도달한 약물의 최종 분율을 나타낸다. 즉:

$$F^* = 1 - \frac{f_{up} \times CLu_{\text{int}}}{Q_H} \qquad (15)$$

정맥 투여에 대한 경구 투여의 *AUC* 비율로 전신 이용률을 산출할 수 있다.

$$FF^* = \frac{D_{iv} \times AUC_{po}}{D_{po} \times AUC_{iv}} \qquad (16)$$

*MAT*는 흡수 속도의 특징을 나타내는 비구획성 파라미터이다.[5] 이름에서 알 수 있듯이, 이 파라미터는 약물 분자가 위장관에서 투약된 형태(dosage form)로 존재하는 평균 지속 시간을 나타낸다. 약물 흡수속도 상수(k_a)는 보통 관례적으로 계산되는 약동학 파라미터 중 가장 덜 안정한데, 그 이유는 투약형태로부터의 불완전한 배출, 위장관 내용물에서의 불안전성(k_d), 불규칙적인 흡수, 지연 시간(t_{lag}), 혼합된 영차 역학(k_0)과 다른 해리 속도(dissolution rate), 위장관 운동(motility)과 내용물의 변화에 따른 효과, 위장관의 혈류 효과, 초회통과 효과, 수식(equation) 내 불분명한 지수항(blurred exponential terms), 부정확한 채혈, 그리고 낮은 모형 특이성 등에 의하여 발생되는 문제점들 때문이다.[6] MAT는 기본적으로 얼마나 오래, 평균적으로, 약물 분자가 흡수되지 않은 채로 남아 있는가를 요약하여 보여주는 정량적인 파라미터이다. 청소율이 낮은 약물의 경우 이는 아래와 같이 계산된다:

$$MAT = MRT_{oral} - MRT_{iv} - t_{lag} \qquad (17)$$

여기서 경구 투여 시(MRT_{oral})와 정맥내 투여 시

측정된 체류시간(mean residence time, MRT_{iv})은 각각의 $AUMC$와 AUC의 비율로부터 구할 수 있고, t_{lag}은 흡수가 시작되기 전의 지연시간이다. 청소율이 높은 약물의 경우 계산은 더 복잡해진다.

식 (17)과 그림 2-7에 보여진 모형에서 알 수 있듯이 평균 체류 시간(MRT)의 유용한 특징은 현수선 성분(catenary components)끼리 더할 수 있는 것이다. MAT 계산을 가능하게 하는 기본적 원리는 위에서 보듯이 지속정주 혹은 경구 투여 시의 분포 부분($MRT_{iv=Vss/CL}$)이 총 MRT(전체 $AUMC/AUC$)로부터 분리될 수 있다는 것이다.

2) 시간 평균과 용량 평균 파라미터 (Time-averaged and dose-averaged parameters)

(1) 정맥 투여 시의 배치(IV disposition)

약물 배치연구의 첫번째 목적과 약동학 자료 분석의 최소 요구 사항은 생리적 기초를 바탕으로 4-6개의 완전한 파라미터를 구하는 것이다. 이 단락의 목적은 곡선 분석에 적용될 수 있는 일반적인 비구획적 수식을 제시하는 것이다.

일반적으로 청소는 혈장으로부터 직접적으로 일어나며, 시스템은 신형적이면서 정적(stationary) 혹은 시간에 불변적인(time-invariant) 것으로 가정한다. 이러한 관계식은 특정한 모형이 필요한지를 결정하기 전에 약물 배치 자료의 예비적인 분석을 가능하게 하고, 약물의 주요 배치 특성을 요약하는데 이용될 수도 있다. 이러한 접근의 주요 장점은 비교적 단순하며 계산된 파라미터가 적당하게 안정하다는 것이다. 분석의 시작점은 곡선의 SHAM 특성을 나타내기 위하여 자료를 다항 지수함수(polyexponential)로 적합(curve-fitting)하는 것이다.[7)]

S: 기울기(slopes) [λ_i: λ_1, λ_2….. λ_z]

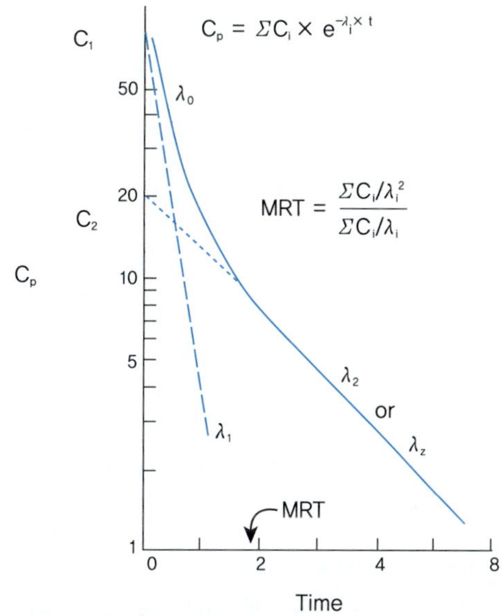

그림 2-8 시간에 따라서 혈장농도(Cp)가 이중 지수함수적으로 감소하는 로그 선형적 정주 약물배치 곡선
SHAM 특성은 기울기(λ_1과 λ_2 혹은 λ_z), 높이(C_1, C_2), 면적($\Sigma C_i/\lambda_i$), 적률($\Sigma C_i/\lambda_i^2$).

H: 높이(heights) [C_i: C_1, C_2…. C_z]

A: 면적(area) [$AUC = \Sigma(C_i/\lambda_i)$]

M: 적률(moment) [$AUMC = \Sigma(C_i/\lambda_i^2)$]

이항 지수함수적(biexponential) 배치를 보이는 정주의 이러한 특성은 그림 2-8에서 볼 수 있다. 이 자료로 전신 혈장 혹은 혈액 청소율을 계산할 수 있으며

$$CL = D_{iv} / AUC \qquad (18)$$

항정상태 분포 용적을 구할 수 있다.[8,9)]

$$V_{ss} = D_{iv} \times \frac{AUMC}{AUC^2} = CL \times MRT_{iv} \qquad (19)$$

단회정주(bolus) 시의 평균 채류 시간(MRT_{iv})은 아래 식에 의하여 구할 수 있다.

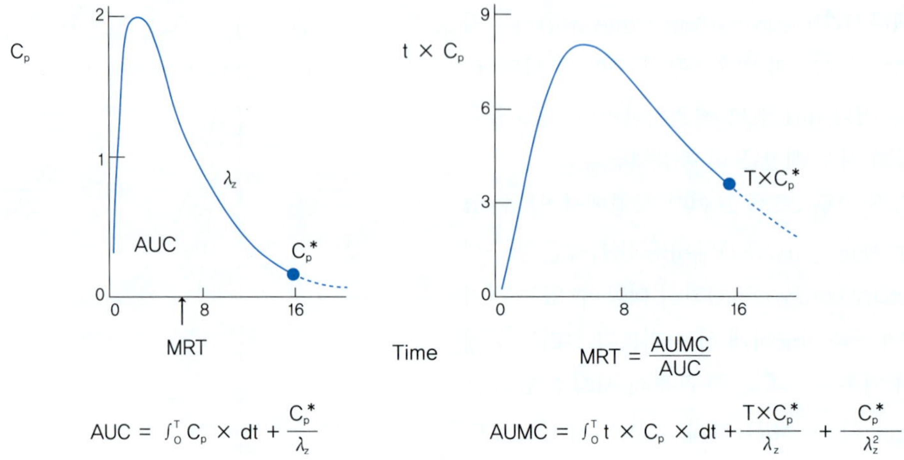

그림 2-9 배치곡선에서 AUC와 AUMC

로그 선형적인 배치 곡선의 미부 기울기(λ_z)를 이용하여 t=T에서의 최종 혈장 농도(C_p*)로부터 무한대까지 외삽된다. MRT가AUC 곡선에 표시되어 있고, AUMC와의 관계도 표시되어 있다. 외삽되는 부분은 AUC 곡선보다 AUMC 곡선에서 더 크다.

$$MRT_{iv} = \frac{AUMC}{AUC} = \frac{\sum(C_i/\lambda_i^2)}{\sum(C_i/\lambda_i)} \qquad (20)$$

위 식은 지수 항의 개수에 상관없이 적용될 수 있고, 혈장에서만 선형 청소율(linear clearance)을 보이는 모든 n 구획 유선모형에 적절하다.[10] 이런 점에서 식 (20)은 모형 비의존적이라고 할 수도 있다.

정주 시의 배치 양상에서 다중 지수함수적 상(multiple exponential phases)이 있을 경우 중심용적과 분포청소율의 두 가지 부가적인 파라미터를 계산할 수 있다. 중심용적(V_c)은 아래와 같이 구할 수 있고

$$V_c = \frac{D_{iv}}{C_p^0} = \frac{D_{iv}}{\sum C_i} \qquad (21)$$

분포 청소율(distribution clearance)은 아래와 같이 구할 수 있다.[11]

$$CL_D = D_{iv}\left[\frac{\sum(\lambda_i C_i)}{(\sum C_i)^2}\right] - \frac{1}{AUC} \qquad (22)$$

그러므로, SHAM 분석은 유선구획 모형과 관련된 2-4개의 일차 약동학 파라미터의 직접적 계산을 가능하게 한다: CL과 V_{ss}, 그리고 종종 V_c와 CL_D. 만약 특정 경로에 의한 약물 배설(excretion)이 측정된다면 다른 청소율 항도 추가될 수 있다.

*AUC*와 *AUMC* [식 (20) 참조]를 추정할 수 있는 가장 간단한 방법은, 잔차(그림 2-8 참조) 혹은 전체 곡선으로부터 가장 느린 지수함수상을 순차적으로 잘라내는 컴퓨터 기법 등의 그래픽 방법을 이용하여 곡선을 분해하는 것이다. 보다 효과적인 방법으로 C_i와 λ_i 값을 구하기 위한 비선형 최소 제곱 회귀법(nonlinear least-squares regression)을 들 수 있다.

(2) 경구 투여 시의 배치(Oral dose disposition)

전체 *AUMC*와 *MRT*는 시스템의 투입(input)과 배치 속도 과정(dispositional rate processes)에 의하여 결정된다(그림 2-7). 경구 투여(D_o) 후의 약물 배치 자료(AUC_{PO})가 더해지면 겉보기 경구 청소율[CL_{oral}, 식 (12)], 전신 이용률[*FF**, 식 (16)], 그리고 평균 흡수 시간[*MAT*, 식 (17)]을 구할 수 있다. 불완전한 흡수(*F**) 혹은 초회 통과 효과의 영향이 정량화될 때까지

이 두 인자가 약물의 전체 전신 이용률에 영향을 미칠 수 있다는 것을 고려하는 것이 바람직하다.

*AUC*와 *AUMC*는 경구투여 후 흔히 나타나는 것처럼 시간에 따르는 혈장농도 곡선의 모양이 불규칙적일 때 자료 분석을 용이하게 하기 위하여 수치 적분(numerical integration)으로 구할 수 있다(그림 2-9).

$$AUC = \int_0^T C_p \times dt + \frac{C_p^*}{\lambda_Z} \qquad (23)$$

$$AUMC = \int_0^T t \times C_p \times dt + \frac{T \times C_p^*}{\lambda_Z} + \frac{C_p^*}{\lambda_Z^2} \qquad (24)$$

여기서, λ_z는 곡선의 미부 기울기이고 C_p*와 *T*는 마지막 측정된 C_p와 시간 값이다.[9] 분수항은 각 함수의 무한시간까지의 외삽을 나타낸다. *AUC*와 *AUMC* 값을 계산하기 위해서 일반적으로 선형 혹은 로그 사다리꼴이나 스플라인(spline) 방법에 의한 수치 적분이 사용된다.[12] 두 개의 상을 보이는 프로필(biphasic profile)에서 *AUC* 값을 구하기 위한 일반적인 규칙은 상승 곡선(up-curve)과 고원부(plateau)에서는 사다리꼴 법칙(trapezoidal rule)을, 하강 시기에는 로그 사다리꼴 법칙(log-trapezoidal rule)을 적용해야 한다는 것이다.[13]

(3) 반복투여와 지속정주(Multiple doses and infusions)

선형 약동학에서 시간 평균 파라미터들은 항정상태 상황으로 외삽될 수 있다. 항정상태 혈장농도(C_{ss})는 4가지 요인에 의하여 결정된다.

$$C_{ss} = \frac{F \times D_o}{CL \times \tau} \qquad (25)$$

여기서 D_0는 경구 혹은 정맥 투여 용량, *CL*은 경구 혹은 전신 청소율, τ는 투여 간격이다.

분포 파라미터는 항정상태에 영향을 미치지 않는다. 만약 *F*가 1이라면 *CL*은 아래와 같이 구할 수 있다.

$$CL = \frac{D_o / \tau}{C_{ss}} = \frac{D_o}{AUC_{ss}} \qquad (26)$$

여기서 AUC_{ss}는 항정상태에서 일회 투여간격에 대한 *AUC*이다. 약물이 지속정주로 투여된 경우 이 식은 $CL=k_0/C_{ss}$와 동일하다(k_o: 지속정주 속도, C_{ss}: 항정상태 혈장농도). 만약 약물의 약동학이 선형적이고 정적(stationary)이라면 AUC_{iv}이 AUC_{ss}와 같다는 것을 주목해야 한다.

비구획적 분석은 반복투여 자료로부터 V_{ss}를 산출하기 위하여 사용될 수 있다.

$$AUMC_{iv}\Big|_0^\infty = AUMC_{ss}\Big|_0^\tau + \tau \times AUC_{ss}\Big|_\tau^\infty \qquad (27)$$

위 식은 본질적으로 반복투여 시의 *AUMC*를 단회투여 시의 *AUMC*로 전환시킴으로써, 위에서 언급한 계산법을 사용하여 V_{ss} 값을 구할 수 있도록 한다[식 (19) 참조].

지속정주 동안의 V_{ss} 값을 구할 수 있는 또 다른 유용한 식은 아래와 같다.[14]

$$V_{ss} = \frac{k_0 \times T - CL \times AUC_0^T}{C_{ss}} \qquad (28)$$

여기서 k_0는 지속정주 속도, *T*는 지속정주 시간이며, *CL*은 $CL=k_0/C_{ss}$에서 구할 수 있다.

(4) 약물 흡수 속도(Drug absorption rate)

MAT는 흡수 속도의 시간평균 측정값이며, 이는 더 구체적인 투입 상수(input constants)를 구할 수 없을 때 유용하다. 면적 함수 방법(area function method)이라 불리는, 흡수 속도를 평가하는 방법이 개발되었다. 약물이 경구(po)와 정맥으로 투여될 때, 흡수 속도는 우선 다음 식에 의하여 구할 수 있다.

$$Absorption\ \ Rate = \frac{C_{po}(t)}{F \times AUC_{iv}^{0 \to t}} \qquad (29)$$

여기서 t는 흡수기(absorption phase) 동안의 임의의 시간을 반영한다. 투입 과정(input process)의 특성을 확인하기 위하여 흡수 속도를 시간에 대하여 그린 후, 보다 구체적인 수식을 이용하여 k_0 혹은 k_a를 구할 수 있다.

디콘볼루션(deconvolution) 방법은 전신 순환으로의 약물 투입 형태와 속도를 평가하는 비구획적 방법이다. 이러한 방법에서는 경구 및 정맥 투여시의 약동학적 양상을 이용하고, 정맥투여 양상을 이용하여 경구 곡선의 배치 요소로부터 투입을 분리한다. 청소율이 높은 약물의 경우는 평가를 할 수 없다. 이는 정맥 배치 곡선이, 경구 투여용량의 일부를 제거하는데 영향을 주는 내인성 청소 경로(intrinsic clearance pathway)를 반영하지 않기 때문이다. 디콘볼루션 방법은 일반적으로 일련의 단계적인 오차 효과(cascading error effect)를 야기할 수 있는 불규칙적 자료에 취약하다.

기본적인 Wagner-Nelson 방법은, 비록 일구획 모형에 특이적이지만, 약물의 흡수를 평가하는 데에 널리 사용되어 왔다.[15] 이 방법은 반복투여 용법에까지 확대되어 사용되어 왔다.[16] 아래의 식이 이러한 경우에 해당된다.

$$\frac{A_T}{V} = C_n^0 + k_{el}\int_0^T C_n \times dt - C_n^0 \qquad (30)$$

여기서, A_T은 0시간부터 흡수된 약물의 양, V는 분포 용적, k_{el}은 일구획 소실 속도 상수(CL/V), C_n은 투여 간격(τ) 동안의 농도, C_n^0 는 0시간에서의 C_n을 가리킨다. 따라서 일반적인 Wagner-Nelson 계산법은 식 (30)의 선행하는 항들로부터 C_n^0 값을 뺌으로써 수행할 수 있다. 반복투여 시에는 정확한 k_{el} 값을 얻기 위하여, 마지막 투여 후 장시간에 걸친 채혈이 필요할 수도 있다. 만약 이전 용량으로부터 흡수가 계속되거나 항정상태에 도달하지 않았다면, 투여량 중 흡수된 분율은 계산될 수 없다. 이 방법은 도식적이고(graphic), 비선형성(nonlinearity)이나 애매한 지수 항 같은 교란 인자가 있는지 없는지 확실하지 않은 상태에서 흔히 사용되기 때문에, 자료에 흡수 속도 과정을 재적용하여 시뮬레이션해 봄으로써 타당성을 확인할 필요가 있다.

3) 약동학 모형 (Pharmacokinetic models)

구획 모형과 생리적 모형은 적절한 생약학적, 생리학적 근거가 있어야 한다. 이상적으로, 연구 기획 초기 단계에는 시스템에 적합한 모형 채택, 시스템 설계, 그리고 자료 수집 시기의 최적화가 포함되어야 하며, 이후에 의문의 해결 또는 가설 검증이 뒤따라야 한다. 이렇게 하면 자료 수집 적절성 평가 도중에 모형 탐색을 하여야 하는 경우를 사전에 방지해 준다.

전형적인 약물 배치 자료에 전향적 또는 후향적으로 약동학 모형을 채택할 경우, 여러 요인들이 고려된다. 첫째, 혈장농도 감소기의 지수항 개수가 특정 모형을 직접적으로 나타내는 것은 아니다.[17,18] 약물 배치는 보통 투여량 및 시간 그리고 피험자에 따라서 달라질 수 있는 흡수, 분포, 혼합(mixing), 용적, 청소율 그리고 재순환 요소(recycling elements)로 복합적으로 구성되어 있는 곡선의 각 부분 어디서든 일어난다. 지수함수상(exponential phase)이

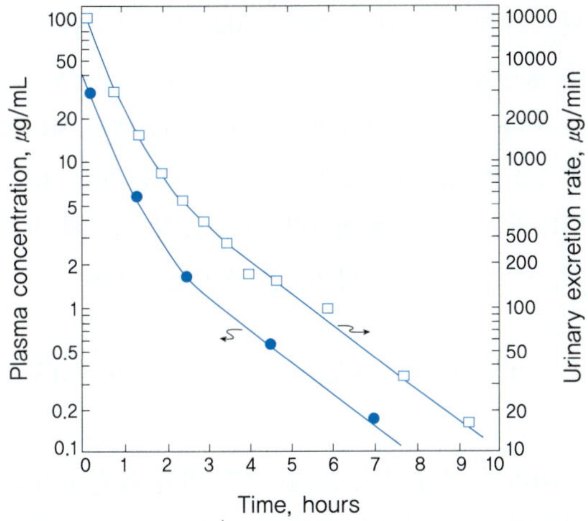

그림 2-10 **Ampicillin 570 mg을 75 kg 남자에게 정주한 후 시간에 따르는 혈장농도(C_p)와 요 배출속도(urinary excretion rate, *dAu/dt*)**

자료는 두개의 함수로 동시에 적합하였다($C_p = C_1 \times e^{-\lambda_1 t} + C_2 \times e^{-\lambda_2 t}$, $dAu/dt = CL_R \times C_p$). C_1 =42.0 μg/ml, λ_1=2.28 hr^{-1}, C_2 =5.5 μg/ml, λ_2=0.517 hr^{-1}, CL_R=298 ml/min.

보이고 안보이고는 부분적으로 투여경로와 속도, 채혈 빈도와 기간에 의존한다. 약동학에서는 단회 정주가 선호되는데 그 이유는 약물 배치의 분포기 결정을 좀 더 손쉽게 해주기 때문이다. 곡선의 기울기, 절편 및 모양은 약물마다 고유한 것은 아니다. 약동학 분석이 시간평균 비구획 파라미터로 제한될 경우, 모형이 적절하다해도 약물 배치에 대한 정보가 손실될 수 있다.

모형은 시간 의존적 또는 농도 의존적인 과정을 특성화하기 위하여, 약물 투입 속도(drug input rate)를 평가하기 위하여, 반복 투여 분석이나 외삽을 위하여, 그리고 비선형 최소 제곱 곡선 적합으로 일차 파라미터를 직접 찾기 위하여 가장 흔히 사용된다. 가장 중요한 것은, 모형은 관심있는 생리적, 생화학적 파라미터를 추가할 수 있고, 약물 배치 및 효과의 기전에 대한 가설 검정을 할 수 있다는 점이다.

주어진 구획 또는 생리적 모형에서, 계산할 수 있는 파라미터의 개수(NP)는 아래에 의하여 좌우된다. 즉,

EX: 혈장 배치 양상에서 보여지는 지수항의 개수
PE: 적절하게 측정된 제거 혹은 배설 경로의 개수
TS: 분석된 조직 공간 혹은 결합 단백의 개수
NL: 자료상의 비선형 특징의 개수

$$NP = 2EX + PE + 2TS + NL \qquad (31)$$

위 식은 정확하고 충분한 자료가 얻어진 것을 가정한다.

만약 체내의 모든 조직과 체액 공간을 생리적으로 완벽하게 분석했다면, 2EX는 생략된다.

식 (31)의 적용례는 다음과 같다. 그림 2-10에서 볼 수 있듯이, 정맥 주사 후 혈장농도의 이항지수적(biexponential) 감소(EX=2)와 요 배설 자료(PE=1)로 보아 NP는 5이다. 여기에는 SHAM 값(C_1, λ_1, C_2, λ_2 그리고 CL_R) 혹은 이구획 모형 파라미터(CL, V_c, CL_D, V_{ss}, 그리고 CL_R)가 포함된다.[19] 시간에 따라서 조직과 혈장을 분석하면 각 조직 공간에 대한 CL_{di}와 K_{pi}의 계산이 가능하다. 각각의 비선형 조건은 한 개의 부가적 파라미터(V_{max}/K_m 혹은 CL_{int} 대신에 V_{max}와 K_m)의 계산을 가능하게 할 수도 있다.

일반적으로 가장 생리적으로 의미 있는 약동학 파라미터는 청소율, 분포 및 약력학적 기능의 속도(velocity), 생성물(product) 혹은 결과(outcome)와 기질 농도(substrate concentration)를 동시에 측정하여 유도한 것들이다. 이것은 신장 청소율(기질=혈장농도; 속도=배설 속도)과 같은 과정에서 가장 쉽게 이루어지고, 모형의 "black box" 특성을 완화시키거나 제거한다.

약물 배치 자료의 약동학 분석 시에는 적어도 3개의 주요 모형이 적용된다.

(1) 다구획 유선모형 (Multi-compartment mammillary models)

다지수적인 배치 자료(multiexponential disposition

data)의 분석 시 가장 흔히 사용되는 모형은 중심구획의 청소율을 갖는 이구획 개방(open) 모형이다. 이 모형은 Riegelman 등에 의하여 널리 알려지게 되었다. Riegelman 등은 "tissue cluster" 개념을 도입하여, 혈액과 관류가 잘되는 비지방성(lean) 조직(심장, 폐, 간, 신장, 뇌)이 중심 풀(central pool)로, 관류가 느린 조직(근육, 피부, 지방, 뼈)은 조직 풀(tissue pool)로 작용하는 이유를 설명하였다.

약물의 비균일한 분포에 대한 다른 방식의 설명은, 혈장과 간질액 경계면은 투과성이 높으므로 약물이 체액이나 고형 공간에 도달할 수 있는 반면, 세포 및 다른 막들은 일반적으로 pH 분획 가설(pH partition hypothesis)에 따라 약물이 세포액과 체내 고형체에 도달하는 것을 제한한다는 것이다. 분포 청소율(그림 2-3 참조)과 V_{ss} 관계식[식 (3) 참조]을 보면 두 가지 개념이 실제로는 약동학적으로 혼재되어 있다.

이구획 개방 모형은 비록 생리적 실체를 지나치게 단순화시켰지만, 파라미터 추정 시 가장 다루기 쉽고, 많은 약물의 겉보기 약동학을 기술하는데 효과적으로 쓰이며(예, ampicillin, 그림 2-10), 적절한 모형에 관한 특이 정보가 적어도 약물 배치 특성화가 가능하기 때문에 널리 사용되어 왔다. 이구획 모형의 일차 파라미터를 계산하는 방법은 시간 평균과 용량 평균값에 대해서 이미 나열한 방법과 동일하다. CL[식 (18)], V_{ss}[식 (19)], V_c[식 (21)], 그리고 CL_D[식 (22)]. 파라미터 V_T는 V_{ss} - V_c [식 (2)]로 구할 수 있다. SHAM 분석으로 구한 비구획 파라미터는, 선형시스템이면서 청소율이 혈장 구획에서 발생한다는 조건 하에서는, 다구획 유선모형의 파라미터와 동일하다. CL과 V_{ss}는, 제거 과정이 없는 임의 개수의 말초 구획을 가지는 유선모형의 경우에만 모형 독립적이다.[20,21]

이구획 개방 모형의 파라미터를 구하는 고전적인 방식은 V_c와 3개의 속도 상수(k_{12}, k_{21}, k_{el})를 구하는 것이다. 이들은 다시 용적과 청소율로 변환될 수 있다. 그러나 용적과 청소율이 약물의 근본적인 특성을 정량화할 때 더 선호되는데, 이들이 약동학적으로 보다 안정적이고 쉽게 추정되며 기본적인 생리적 과정을 반영하기 때문이다. 속도 상수는 비(ratio)를 나타내는 모호한 용어이다. 예를 들어, 이구획 전신 청소율 모형에서(그림 2-9 참조), 다음과 같다.

$$k_{el} = CL / V_c, k_{12} = CL_D / V_c, k_{12} = CL_D / V_T \quad (32)$$

따라서, 속도 상수는 두 가지 일차 독립 변수의 비이며, 개별 과정을 정량화하지는 않는 종속 변수이다. 유사하게, 기울기 값(λ_i)과 반감기는 분포와 청소율의 복합적 함수이고, 이는 시스템 내의 개별적 요소를 적절하게 반영하지는 않을 것이다. 이구획 전신 청소율 모형에서, λ_i의 여러 기울기 값들은 다음으로부터 구할 수 있다.

$$\lambda_1, \lambda_2 = \frac{-b \pm \left(b^2 - 4c\right)^{1/2}}{2} \quad (33)$$

여기서

$$-b = \frac{CL}{V_c} + \frac{CL_D}{V_c} + \frac{CL_D}{V_T}, c = \frac{CL \times CL_D}{V_c \times V_T} \quad (34)$$

λ_2 또는 λ_z 기울기는 청소율이 낮은 약물에서는 한계치인 CL/V_{ss}에 도달한다.

다구획 모형에서는 시간과 청소율에 의존적인 분포용적 파라미터, $V_{D\beta}$또는 V_{area}을 구할 수 있다.

$$V_{D\beta} = \frac{F \times D_0}{AUC \times \lambda_z} \quad (35)$$

여기서 용적은 배치 말단기 또는 λ_z기 동안의 체내 약물의 양(A_z)과 혈중농도 사이의 비례 계수(proportionality factor)이다. $V_{D\beta}$값은 약물 제거에 의하여 영향을 받고, 청소율이 변하면 이 값도 변한다.[22] 청소율이 낮을수록 혈장과 조직간 약물이 평형 상태가 되기까지 더 많은 시간이 필요하므로 $V_{D\beta}$는 더 작아진다. $V_{D\beta}$의 하한 값은 다음과 같다.

$$\lim_{CL \to 0} D_{D\beta} = V_{ss} \qquad (36)$$

즉 $V_{D\beta}$는 A_z를 추정해줄 뿐만 아니라 청소율이 낮은 약물에서는 V_{ss}를 반영해준다는 점에서 가치가 있다. 신부전증 환자는 감소된 CL 때문에 정상보다 적은 $V_{D\beta}$값이 자주 관찰된다. 이것은 혈장과 조직간 평형 상태에 이르는 시간이 CL에 의존적이기 때문이다. 그러므로 V_{ss}는 제거의 변화를 분포의 변화와 구별하는데 사용된다.

(2) 장기 청소율 모형(Organ clearance models)

두 번째 일반적 범주의 모형은, 혈장 구획에서 직접 제거되는 것(그림 2-7 참조)과는 반대로, 특정 청소 장기(그림 2-2 참조)를 사용하는 것이다. 이 모형은 좀 더 생리적이며, 일반적으로 효소에 의해서나 화학적으로 가수분해가 일어나지 않으면서 청소율이 높은 대부분의 약물에 적용된다. 그림 2-2의 모형은 이러한 범주의 모형 중 가장 간단한 것이며, 다수의 청소 장기(예, 신장, 간, 폐)나 다수의 주변 구획이 더해지면 더욱 복잡해진다.

장기 청소율 모형은 정맥 투여와 직접(경구) 투여를 모두 해야 하며, 초회 통과 효과를 정량화할 수 있다. 장기 청소율 모형에서는, 약물이 청소 장기로 바로 들어갈 때의 내인성 청소율[식 (13) 참조]과 정맥 투여시의 전신 청소율[식 (10) 참조]이 다른 개념이다. 만일 제거에서 경로 의존적인 어떤 변화도 일어나지 않는다면, $CL = CL_{int}$이므로, 이 모형은 청소율이 낮은 약물에 대해서는 유선 혈장 청소율 모형(mammillary plasma clearance model)과 같아진다.

비구획 방법으로 계산하는 V_{ss}와 같은 파라미터는 장기 청소율 모형에 엄격히 적용되지는 않지만 참값의 근사치는 구할 수 있다. 예를 들어, 그림 2-2 모형에서, 정맥 투여와 경구 투여(아주 빠른 흡수일 때) 후 시간에 따르는 혈중농도 곡선의 $AUMC/AUC$를 측정해보면, 아래와 같은 체류 시간을 계산할 수 있다.

$$MRT_{iv} = \frac{V_c + V_T}{CL} + \frac{F^* \times V_L}{CL_{int}} \qquad (37)$$

$$MRT_{po} = \frac{V_c + V_T}{CL} + \frac{V_L}{CL_{int}} \qquad (38)$$

그러므로, V_L/CL_{int} 값이 작거나 CL_{int} 값이 작은 시스템에서는 $MRT_{iv} \to V_{ss}/CL$가 되고 일반적인 비구획적 방법으로 V_{ss}를 추정할 수 있다[식 (20)]. 중간 정도의 상황에서는, 제거 청소율(elimination clearance) 이외의 주요 약동학 파라미터를 구하려면, 말초 구획에서 제거가 일어나는 삼구획 모형과 유사한 수식을 사용하는 복잡한 분석 과정이 필요하다.

(3) 가역적 모형(Reversible models)

세 번째 일반적 범주의 모형은 가역적인 대사, 모

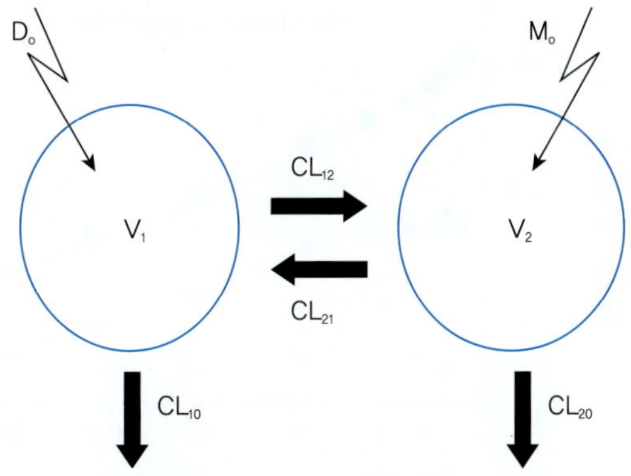

그림 2-11 약물과 대사체 간의 상호전환(CL_{12}, CL_{21})이 일어나는 약물배치모형

다른 모든 제거경로는 약물의 경우 CL_{10}, 대사체의 경우 CL_{20}로 표시하였다. 약물의 분포용적(V_1)과 대사체의 분포용적(V_2). D_0는 약물 투여량, M_0는 대사체 투여량체 태아간의 배치, 장간 순환(enterohepatic cycling)과 같은 현상을 설명하는데 필요하다. Sulindac, spironolactone, dapsone, 일부 sulfonamides, vitamin K, 여러 corticosteroids, 일부 sex steroids와 같은 화합물의 대사체는 모약물로 부분적으로 되돌아갈 수 있기 때문에, 약물 배치에서 가역적 대사의 역할은 분명하다. 또한 어떤 약물의 acyl glucuronide 대사체는 불안정하여 원래의 화합물로 바뀔 수 있다. 이러한 과정은, 대사체를 직접 투여하지 않거나, 대사체 안정성을 다양한 체액 내에서 평가하지 않는 경우 간과할 수도 있다.

가역적인 대사의 기본 모형은 그림 2-11에 나타나 있다.

약물의 제거(CL_{10})와 대사체 제거(CL_{20})의 청소율 파라미터와 상호전환 청소율 파라미터(CL_{12}, CL_{21})를 결정하기 위해서는, 약물 투여량(D_0)과 대사체 투여량(M_0)을 직접 각각의 용적(V_1, V_2)에 투여하는 것이 필요하다. 청소율을 산출하는 식은 다음과 같다.[23)]

$$CL_{10} = \frac{AUC_2^M \times D_0 - AUC_2^D \times M_0}{AUC_1^D \times AUC_2^M - AUC_2^D \times AUC_1^M} \quad (39)$$

$$CL_{20} = \frac{AUC_1^D \times M_0 - AUC_1^M \times D_0}{AUC_1^D \times AUC_2^M - AUC_2^D \times AUC_1^M} \quad (40)$$

$$CL_{12} = \frac{M_0 \times AUC_2^D}{AUC_1^D \times AUC_2^M - AUC_2^D \times AUC_1^M} \quad (41)$$

$$CL_{21} = \frac{M_0 \times AUC_1^M}{AUC_1^D \times AUC_2^M - AUC_2^D \times AUC_1^M} \quad (42)$$

여기서 AUC_i^x는 아래첨자(i) 구획의 위첨자(x) 물질에 대한 AUC를 의미한다.

그림 2-12에서는 methylprednisolone-methylprednisone 상호 전환에 대한 실험적 자료의 예를 보여준다.[23)]

모형과 이들 자료에서 한 가지 특이한 점은 두 가지 화합물 모두 다지수적 배치곡선을 보인다는 것인데, 하나하나 관찰했을 때, 이는 전통적인 다구획 모형과 일치하는 것 같이 보인다. 모든 곡선은 말단 기울기가 평행하게 감소하는 유사평형상태(pseudoequilibrium)를 이룬다. 이는 선형, 가역적 시스템에서 예상되는 것이다. 만일 말초 구획이 존

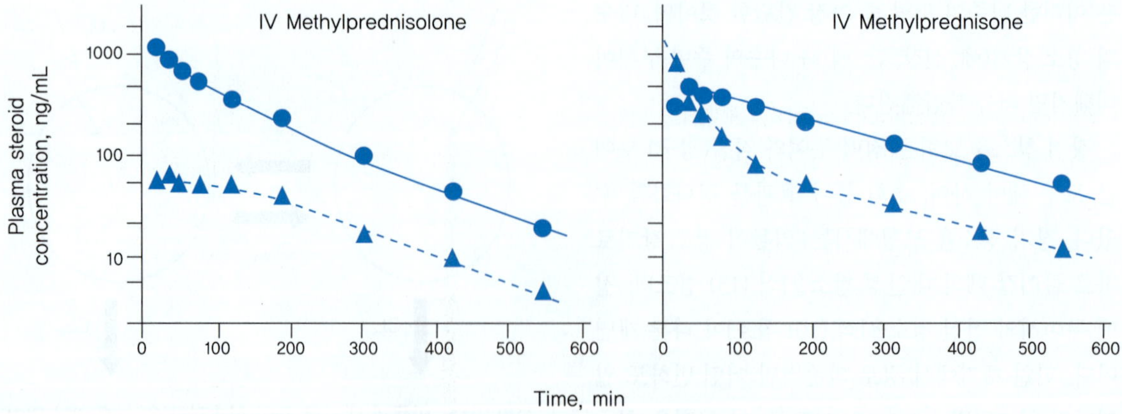

그림 2-12 Methylprednisolone (solid circle)과 methylprednisone (solid triangle)를 토끼에게 각각 정주한 후 구한 시간에 따르는 혈장농도곡선

두 물질은 서로로부터 만들어진다. 그림 2-11의 모형을 10마리의 토끼에서 얻은 자료에 적합하면, CL_{10}=6.26, CL_{12}=4.98, CL_{20}=14.5, CL_{21}=28.9 ml · min^{-1} · $kg^{-1.71}$

재하지 않는다면, V_1과 V_2는 D_0/C_P^0와 M_0/C_M^0으로부터 계산될 수 있다. 적률(moment) 분석으로 V_{ss} 값을 계산할 수 있고, 가역적 모형의 모든 체류(residence), 상호 연결(interconnection), 분포 파라미터를 구해 주는 수식의 이용이 가능하다.

더 복잡한 모형에서는 면적 적률 분석(area moment analysis)이 적용되어 왔다. *AUC* 값이 다양한 형태의 청소율 계산에 이용될 수 있는 것과 같이[예, 식 (39-42)], *AUMC*는 특정 분포 모형에서 용적 항을 계산하는데 유사한 값을 줄 수 있다.

4) 약물 대사체(Drug metabolites)

혈장 내 약물 대사체의 농도 혹은 시간에 따른 배설 속도를 측정하면, 모약물의 배치를 특성화하기가 더 복잡해지나 검증력을 높일 수 있다. 만일 투여량 중 대사된 양의 분율(f_m)을 정량화할 수 있다면, 약물의 특성을 식별하는데 도움이 될 것이다. 대사 청소율(metabolic clearance)은, 청소율 항의 가법성(additivity) 때문에, 신장 청소율과 유사한 방법으로 구할 수 있다.

$$CL_m = f_m \times CL \qquad (43)$$

대사체의 AUC는, 일반적으로 예상되는 용량 청소율 원칙(dose clearance principle)에 따라서, 약물의 용량과 다음의 관계가 있다.

$$AUC_{(m)} = \frac{f_m \times D_0}{CL_{(m)}} \qquad (44)$$

여기서 $CL_{(m)}$은 대사체의 배치 청소율(dispositional clearance)이다. $AUC_{(m)}$과 모약물의 *AUC*에 대한 관계는 다음과 같다.

$$Area\,ratio = \frac{AUC_{(m)}}{AUC} = \frac{CL_m}{CL_{(m)}} \qquad (45)$$

이 비율은($CL_{(m)}/C_{ss}$와 같이) 대사체 배치와 생성의 비율(formation to disposition ratio)이다.

지금까지 나열한 것들은 약물 대사체 약동학의 용량, AUC의 주요한 특징이다. Houston[73]은 약물 배치의 혈장 및 장기 청소율 모형 모두에 적절한 약물 대사체의 다른 특성을 리뷰한 바 있다. 약물 대사체의 시간에 따른 양상은 생성 또는 배치 속도 제한적인 약동학(formation or disposition rate-limited kinetics)과 초회통과 개념 중 어느 것이 적용될지를 결정하는 데 유용할 것이다.

대사체의 제거 상수(k_{met})를 계산하는 유용한 비구획 방법은 다음과 같다.

$$k_{met} = \frac{C_m \times t}{\left(\frac{AUC_{(m)}}{AUC}\right) AUC^{0\to t} - AUC_{(m)}^{0\to t}} \qquad (46)$$

5) 비선형 약동학 (Nonlinear pharmacokinetics)

적률 분석(moment analysis)은 용량 평균과 시간 평균값인 약동학적 파라미터를 산출한다. 적률 분석 방법이 약물의 평균적 특성을 알맞게 나타낼지라도, 시간에 대한 함수, 혈장 또는 혈액 농도에 대한 함수로서 다른 용량에서의 비선형 약물 배치에 적용시키기에는 한계가 있으며 반복 투여에서도 마찬가지이다. 자료에는 맞으나 부적합하게 사용된 선형 함수를 포함하는 특정 모형이나 수식을 사용한 경우에도 위와 비슷한 결과를 초래할 수 있다. 가끔은 비선형성(nonlinearity)의 존재 여부를 평가하기 위하여, 파라미터가 시간 또는 혈중농도의 함수로서 변하도록 허용하는 약동학 분석을 시행할 수도 있다. 예를 들

표 2-2 비선형 약물배치의 기전

Process and mechanism		Examples
Gastrointestinal absorption	Saturable transport	Riboflavin, penicillins
	Intestinal metabolism	Salicylamide
Biotransformation	Saturable metabolism	Phenytoin, salicylate
	Product inhibition	Phenytoin (rats)
	Cosubstrate depletion	Acetaminophen
	Plasma protein binding	Prednisolone, disopyramide
Renal excretion	Glomerular filtration/protein binding	Naproxen
	Tubular secretion	*p*-Aminohippuric acid, mezlocillin
	Tubular reabsorption	Riboflavin, cephapirin
Biliary excretion	Biliary secretion	Iodipamide, bromsulphthalein (BSP)
	Enterohepatic cycling	Cimetidine, isotretinoin
Tissue distribution	Plasma protein binding	Prednisolone, ceftriaxone
	Hepatic uptake	Indocyanine green
	Cerebrospinal fluid transport	Benzylpenicillins
	Cellular uptake	Methicillin (rabbit)
	Tissue binding	Methylene blue
	Receptor binding	Interferon β1a

어, 신장 청소율을 연속하여 평가하면 약물에 대한 포화 가능한 세뇨관 분비가 일어나는지 아니면 재흡수가 일어나는지를 결정할 수 있다. 비선형의 일반적인 원인은 표 2-2에 나타나 있다.

Michaelis-Menten 함수는 아래와 같다.

$$Velocity = \frac{V_{\max} \times C_P}{K_m + C_P} \; or \; \frac{T_{\max} \times C_P}{T_m \times C_P} \qquad (47)$$

이는 효소능(enzyme capacity)에 한계가 있는 과정을 기술하기에 매우 유용하다. 이 함수는 주로, 그림 2-6의 곡선 모양과 유사하게, 종속변수와 기질 농도 사이의 비선형 관계로 자료에서 분명하게 나타난다. 선형성은 매우 낮은 기질 농도에서 기대된다($K_m \rangle C_P$).

많은 약물이 특정 표적에 결합하기 때문에 비선형 분포 과정(nonlinear distribution process)을 설명하기 위한 모형이 필요하다. 이러한 표적 매개성 약물 배치의 방법론과 예들이 최근 리뷰되었다.[24) 이 모형에서, 혈장으로부터의 약물 소실을 기술하는 수식은 다음 항을 포함한다.

$$\frac{dC_P}{dt} = -k_{on}(R_{\max} - DR) \times C_p \qquad (48)$$

여기서 최대 결합능인 $R_{\max}$까지 표적 결합(DR)이 증가하는 과정에서, 혈장으로부터의 약물 소실은 농도 의존적으로 변한다.

약물 배치의 어떤 면에 있어서 비선형 약동학이 존재하는지는 여러가지 방법으로 알 수 있다.[25) 주된 방법은 기질 농도에 따른 속도를 직접 평가하거나, 몇 가지 투약 용량에 대한 약동학적 파라미터를 구해 보는 것이다. Phenytoin 또는 salicylate 혈장농도의 Michaelis-Menten 감소는 고용량에서는 특징적인 비선형성을 보이나, 저용량 그리고 흡수, 분포, 제거 지수항이 혼재되어 있으면 비선형성의 존재를 알기 어렵게 할 것이다. 예를 들어, theophyline[26]과 mezlocillin[27]의 경우 단일 용량에서의 시간에 따르는 혈중농도 자료로는 비선형 함수가 섞여 있는 것을 구분하지 못한다.

비선형성을 식별할 수 있는 기법은 다음과 같다:

A. 모든 C_p 값을 용량으로 나눈 값으로 보아, 중첩(superposition)이 없을 경우 어떤 형태의 용량 의존성이 일어난 것을 나타내지만, 비선형성의 원인을 찾으려면 파라미터들을 좀 더 평가할 필요가 있다.

B. 용량에 비례하지 않는 *AUC*는 *FF** (경구 투여량) 또는 청소율(전신 또는 경구)이 비선형적임을 의미한다.

C. 용량에 따라서 *AUMC* 또는 (*MRT*) 변하면, 흡수 속도, V_{ss} 또는 청소율(*CL* 또는 CL_{oral})이 비선형임을 의미한다. 그러나 청소율이 비선형적일 때 적률 분석은 주의깊게 적용하여야 한다.

D. 여러 용량에서 *CL*, CL_{oral}, V_c, V_{ss}, CL_D, *FF**, *MAT*(만일 가능하다면)를 직접 계산해보면 비선형성이 이들 파라미터에 존재하는지 알 수 있다. 유의하고 일관된 변화들은 용량과 관계되어 일어나므로 세 가지 정도의 용량 설정이 유용하다. Michaelis-Menten 과정에서, 이들 용량에 의한 최대 C_p는 K_m 값 아래, 위 모두에 있어야 한다.

E. 비선형성은 $t_{1/2}$, λ_2, 배설된 약물 중 대사체의 비율, 또는 소변 내 미변화된 약물의 양을 변화시킬 수도 있고 그렇지 않을 수도 있다. 그러나 이들 파라미터 중 하나 또는 그 이상의 변화는 종종 비선형성의 존재를 의미한다.

F. 약물 투약 속도(dosage input rate)는 비선형적인 약물의 *AUC*와 이 *AUC*로부터 파생된 다른 파라미터를 변화시킬 것이다. 청소율이 비선형적인 약물의 경우, $FF^*=AUC_{po}/AUC_{IV}$와 같은 계산은 왜곡된다.[28]

6) 곡선 적합(Curve fitting)

특정 약동학 모형을 이용한 비구획적 분석과 자료 기술은 적절한 수식에 대하여 자료를 적절하게 곡선 적합(curve fitting)하는 것이 기본적으로 필요하다. SHAM 접근법의 기초가 되는 기울기와 절편, 수식을 가진 모형을 사용할 경우 추정되는 특정 파라미터들은 농도측정 요인, 채혈 포인트의 수와 장소, 약동학적 자료 수집의 완전성, 함수의 비선형성, 초기 추정치, 자료 변환, 컴퓨터 알고리즘 등의 영향을 받을 것이다.

자주 사용되는 몇몇의 곡선 적합 프로그램들이 있다. 이중 가장 많이 사용되는 것은 WinNonlin이다. 이들은 대개 비선형 함수를 부분 선형 Taylor 급수 전개 추정치(partial linear Taylor series estimates)로 근사시킨 후 이터레이션을 수행한다. 사용자가 각 프로그램의 신뢰도와 그 적용 범위에 익숙해지기 위해서는 다양한 수식과 자료를 가지고 프로그램을 최대한 사용해보아야 한다. 그러나 비선형 최소제곱 회귀법의 컴퓨터 프로그램을 적절히 사용하기 위해서는 다음의 일반적 지침이 권장될 수 있다.

A. 각 용량과 샘플 채취 구획마다 여러가지 함수(혈장 농도, 소변 배설 속도)를 가능하다면 동시에 사용하여야, 모든 측정값이 분석에 반영되고 또한 모든 배치 자료에 공통적으로 적용되는 최소 숫자의 파라미터를 추정할 수 있다(그림 2-10 참조). 큰 수치를 갖는 함수가 최소제곱 적합 과정을 좌우하는 것을 방지하기 위하여 가중(weighting) 또는 자료 표준화(data normalization)가 필요하다.

B. 자료를 어떤 특정 모형에 적합할 때, 일차 약동학 파라미터(예, 이구획 모형의 V_c, V_{ss}, CL_D, 그리고 CL)에 대하여 반복적으로 적합하려면 수식이 제공되어야 한다. 이렇게 하면, 더 많은 계산의 필요성이 없어지고, 모형의 구조가 곡선 적합 과정에 직접적으로 영향을 줄 수 있으며, 일차 파라미터의 신뢰구간 또는 다른 분산 추정값들을 계산할 수 있다.

C. 가중 함수(weighting functions)는 보통 약동학 자료에서 오차의 비정규분포를 상쇄시키는데, 큰 수들이 최소제곱법을 좌우하는 것을 막기 위하여 필요하다. 예를 들어, 그림 2-10의 자료는 혈장농도의 최소 대비 최대가 400배 정도되며, 이 때 사용된 가중 함수는 본질적으로 $1/Y_i$이었다. 확장 비선형 최소제곱 회귀법(extended least square regression)은 분산 모형을 포함함으로써, 가중의 필요성을 받아들이는 것처럼 보인다.[29]

D. 합리적인 초기 추정값은 SHAM 분석, 곡선 분해, 자료 평가 등으로 구하여야 한다. 초기 추정 값은 적합에 비뚫림(bias)을 줄 수 있으므로, 이를 고려하여야 한다.[30] 많은 컴퓨터 프로그램은 최대, 최소 파라미터 값을 지정하는 것을 허용한다. V_c에 대하여 혈장 용적, 분포 청소율 또는 전신 청소율에 대하여 심박출량이나 장기 혈류량처럼 생리적인 의미를 가지는 값으로 제한하면, 복잡한 모형에서 파라미터의 범위를 제한하는데 도움이 될 수 있다.

E. 최소제곱 적합에서 가장 중요한 기준은 측정된 자료와 적합된 곡선 사이에 전체적인 편차(systematic deviations)가 없어야 한다는 것이다.[29] 이 기준은 모든 함수에 적용된다: 즉, 하나 또는 그 이상의 함수에서 이러한 편차가 있으면 비선형성, 부적절한 예측 수식(inappropriate predictor equation), 또는 부적절한 최소제곱법 수렴 등을 나타내는 지표가 될 수 있다. 이런 면에서 모든 측정값과 적합값에 대한 그래프를 조사하는 것이 가장 유용한 방법이 될 수 있다(그림 2-10 참조).

F. 곡선 적합이 적절하다면, 결정 계수(r^2) 또는 상관 계수(r)는 일반적으로 매우 높다. 그러나 이것만 높으면 안된다.

G. 개별 적합 파라미터의 표준편차가 작고 합리적이고 설명 가능할 것을 기대해서는 안된다. 이들만으로는 적합의 적절성에 대하여 알기 어렵다.

H. 반복 절차(iterative procedure)는 반복 횟수 상한에 도달하기 전에 만족할만하게 수렴하여야 한다.

자료 적합 적절성 판단의 처음과 마지막 단계는 모두 모형이 적절한지를 보는 것이다. 여기서는 약동학적, 통계적 인자들뿐만 아니라 약물 고유의 성질과 생체 시스템도 고려하여야 한다. 시작 단계에서는 최소한의 것을 살펴본다(예, 시스템의 주요 특징을 설명하는 가장 간단한 모형). 마지막 단계는 포개진(nested) 모형에서의 F 검증, 또는 가장 적은 파라미터 수로 자료를 가장 잘 설명하는 모형을 찾는데 도움을 주는 Akaike와 Schwarz criteria를 구하는 것이다.

7) 파라미터의 표준화 (Parameter normalization)

용적과 청소율과 관련된 약동학적 파라미터들은 표준 신체 크기로 표준화되어야 한다. 대부분의 생리학적 흐름(physiologic flow)과 청소율 함수는 신체 표면적과 평행하게 종간 상관성을 가질 수 있다. Adolph의 자료는 장기 크기와 신체 공간크기가 전체 몸무게에 밀접하게 비례한다는 것을 보여준다.[31] 그러므로 용적은 L/kg으로 표현하는 것이 적당하며 이렇게 하면 분포 계수 K_D를 바로 계산할 수 있다[식 (6)과 표 2-1 참조]. 사람의 경우 약동학적 파라미터를 표면적에 따라 표준화해야 하는지 아니면 몸무게에 따라 표준화해야 하는지 결정하는 것은 어렵다. 사람의 경우 신생아와 유아기에 신체 크기의 변화 또는 차이가 가장 크게 나타난다. 즉, 이 시기에서는 발육 효과가 이러한 종류의 상관성을 복잡하게 만든다. 표준화는 서로 다른 크기의 개체들에서 얻은 자료를 평균하는데 가장 중요하다.

8) 주의점(A special note)

약동학 소개 부분에서 독립적(independent) 즉, 생리적인 근거가 있는 변수 혹은 파라미터와 종속적(dependent) 즉, 요소의 조합으로 이루어진 변수 혹은 파라미터를 구분하는 것이 아마도 가장 혼란스러울 것이다. CL(혹은 좀더 특이적으로는 CLu_{int}와 CL_R)와 V_{ss}같은 요약 파라미터(summary parameter)는 독립적이면서 생리적으로 근거가 있는 것에 가깝다. CL는 제거 기전을 직접적으로 반영하며 V_{ss}는 평형 분포기전(equilibrium distribution mechanism)을 직접적으로 의미하기 때문이다. 두 기전 중 한가지에 장애가 발생할 경우, 그 기전과 연관되는 파라미터값은 바로 변하나, 다른 기전과 연관된 파라미터값은 변하지 않는다. 적절하게 계산되었다면, CL와 V_{ss}는 서로 분리되어 있으면서 상호작용이 없는 파라미터들이다.

또 다른 극단은 $t_{1/2}$과 같은 종속변수이다. 단항 지수함수적인 자료의 경우, $t_{1/2}=0.693\times V/CL$이다. 변수들 간의 관계를 잘 나타내는 이 식을 보면, $t_{1/2}$은 V가 증가하거나 CL이 감소할 경우 길어진다. 자주 판단착오를 일으키는 관계에 $CL=k_{el}\times V$이 있다. 이 식은 CL를 k_{el} (혹은 $0.693/t_{1/2}$)과 V를 이용하여 계산할 수 있다는 것만 알려주는 것이며, k_{el}이나 V가 CL를 결정하는 요소는 아니라는 것이다. 이와 유사하게, $CL=D_0/AUC$이다. 이 식 역시 단순한 계산법에 지나지 않으며, CL의 정의나 기능을 의미하지는 않는다. $t_{1/2}$이 좀 더 기본적인 제거와 분포 파라미터의 혼합으로 구성되듯이, 시간에 따르는 혈장농도 곡선에서 대부분의 속도상수, 모든 기울기, 대부분의 절편값 그리고 $V_{D\beta}$값도 마찬가지이다. 자료 요약과 약동학 모형 개발의 목표는 기본적으로 생화학적, 생리적 근거를 가지는 파라미터를 구하여 그 파라미터와 연결된 개별 기전을 깨끗하게 구분할 수 있도록 하는 것이다.

9) 통계적 고려(Statistical considerations)

약동학 자료를 설계, 분석, 해석할 때, 연구 배정에 비뚤림이 없음을 보증한다든지, 곡선적합을 할 경우라든지, 그리고 처치 간에 있을 수 있는 유의한 차이를 평가하는 표준 테스트를 할 경우 등에 통계를 많이 사용한다.

실험을 하기 전에, 효과가 있는지 없는지를 평가하는데 필요한 피험자나 동물의 수는 검증력을 결정하는 적절한 통계적인 기법으로 추정할 수 있다. 생체이용률 연구의 경우, 보통 이 방법은 대부분의 연구자가 포함시키고자 하는 피험자의 수보다 더 많은 수가 필요하다고 예측한다. 이러한 성격의 약동학 연구는 엄청난 수작업과 분석 작업이 필요하고, 여러 번의 채혈 시점이 각 AUC값의 기초를 형성한다. 많은 경험과 윤리적인 이유로, 여러 형태의 교차 약물 배치 연구에서 12명에서 18명의 피험자를 사용하는 것이 보편화되어 가고 있다. 피험자나 동물 군에게서 복수의 약물 용량이나 복수의 투여 경로를 이용하려면, 일반적으로 약물(drug) 또는 순서(sequence) 효과를 무작위화 또는 균등하게 해주는 균형 잡힌 교차 설계(balanced crossover design)를 택하여야 한다. 잘 계획된 연구는 이후 통계적 분

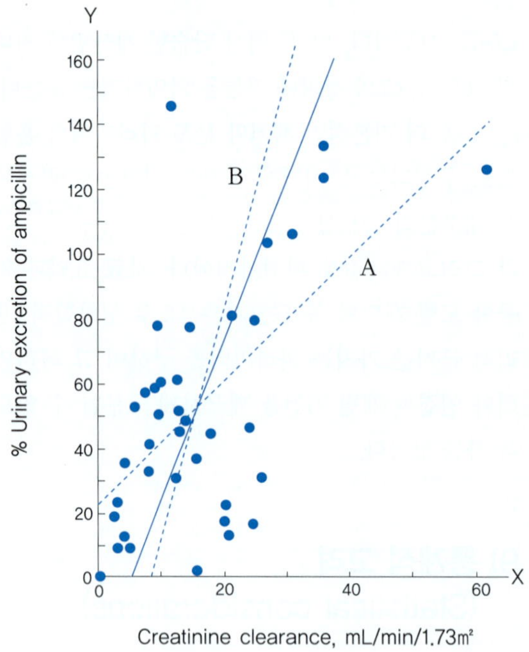

그림 2-13 영아 군에서 ampicillin의 백분율 소변 배설(y)과 정규화된 creatinine 청소율(x)의 관계

점선 A와 B는 각각 x에 대한 y의 회귀, y에 대한 x의 회귀결과이며, 회귀는 보통최소제곱법을 사용하였다. 반면에 실선은 수직최소제곱 회귀(perpendicular least-squares regression)의 결과이다. 이들간의 참 관계는 생리적으로 보아 절편이 0이어야 하는데, 후자가 더 참관계에 가까우면서 평균도 다른 선과 동일하다.

석을 상당히 용이하게 한다.

자료를 평균하면 종종 약동학 파라미터가 왜곡된다. 산술평균은 정규분포 자료를 평균할 때 사용 가능하다. 이는 해석 가능한 표준 편차를 계산할 수 있으며, 이후의 통계적 검정을 용이하게 하는 이점을 가지고 있다. 불행하게도, 약동학 자료는 종종 로그 정규분포를 따르는데, 이 경우 기하 평균이나 중앙값이 자료의 중심 경향(central tendency)을 가장 잘 나타내 줄 수도 있다. 이 값들은 통계적 검정시 사용하기가 힘들거나 불가능하고 자료분석 시 비구획 방법을 필요로 한다.

상관관계(correlation)와 최소제곱 회귀 분석법은 종종 약동학 파라미터들 사이의 상관관계를 평가하는데 이용된다. 두 변수가 모두 실험적 오차를 포함하고 있을 때에는 문제가 흔히 일어난다. 예를 들어, 크레아티닌 청소율과 비교하여 약물의 배설이나 청소율을 평가하는 경우(그림 2-13).[32)]

이것은 상관관계 분석에 영향을 끼치지는 않지만, 보통최소제곱 회귀법(ordinary least-squares regression)은 하나의 변수(가로축)는 오차가 없어야 한다. 두 변수 모두 오차가 있을 때, 직선을 적합하는 적절한 기법이 있다. Riggs 등은 하나의 방법이 모든 경우에 적절할 수는 없다고 하였다.[33)] 그러나 각 차원(dimension)마다 오차가 파라미터의 분산에 적절히 비례하는 약동학 자료에서는, 가중된 수직 방법(weighted perpendicular method)이 첫 번째로 선택되는 과정이다.

2. 약력학

1) 약력학적 모형화(Pharmacodynamic modeling)의 정의와 중요성

약력학(pharmacodynamics)이란 활성 모이어티(active moiety)의 혈장 혹은 조직 농도와 약효 간의 정량적인 관계로 정의될 수 있으며, 약동학(pharmacokinetics)이란 투여량 혹은 투여 방식(dosing regimen)과 약물의 혈장 혹은 조직 농도 간의 정량적 관계로 정의될 수 있다. PK/PD 모형이란 이들의 관계를 수학적으로 표현한 것이며, 모형 파라미터는 약물의 고유한 특성에 대한 정보를 담고 있다. PK/PD 모형과 파라미터 추정치를 알면 여러 가지 투여 방식마다 시간에 대한 농도(*C-t*) 혹은 효과(*E-t*)를 예측할 수 있다. 일반적으로 시스템이 정적이라면 모형 파라미터는 시간에 따라 변하지는 않는 것(time-invariant)으로 여겨지고 있다.

각종 약물들은 각각의 PK, PD 모형 그리고 고유한 모형 파라미터 값[분포용적(volume of distribution),

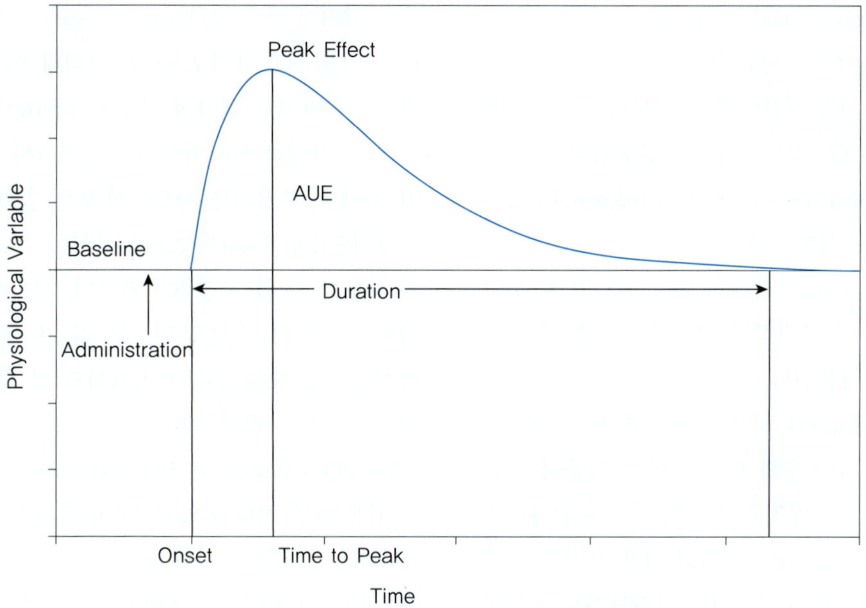

그림 2-14 단회투여 후 전형적인 효과 시간 곡선

전신 청소율(total body clearance), 수용체 친화도(receptor affinity), 고유 활성도(intrinsic activity) 등을 가진다. 즉, PK/PD 모형을 알면 각종 약물들의 약리적 특성을 합리적으로 비교할 수 있게 된다. PK 혹은 PD 모형의 파라미터 값들은 사람마다 유의하게 다를 수 있으며 이는 임상적인 반응[투여량에 대한 작용 개시, 지속 시간, 약효의 크기]의 집단 변이성(population variability)으로 나타난다. PK/PD 모형화는 약물 반응 역학의 전체 변이(variability) 중에서 PK 혹은 PD 파라미터의 변이가 어느 정도나 원인이 되는지 평가할 수 있게 해준다.

PD 약물 효과(drug effect)라는 말은 정량적인 대체측정법으로 측정되는 임상적 효능(efficacy) 혹은 독성(toxicity)에 대한 약리적 효과를 말한다. 고혈압 환자에서 약물에 의한 동맥압 감소는 임상적으로 바람직한 치료 효과이나, 우울증 환자의 치료에 사용되는 약물이 똑 같은 정도의 혈압 감소를 유발함으로써 기립성 저혈압이 발생한다면 이는 이상 반응(adverse effect)이다. 일반적으로 약은 한가지 이상의 체내 시스템 혹은 수용체 시스템에 작용하기 때문에 한가지 효과 보다는 여러 효과들의 스펙트럼을 보인다. 특히 수용체에 작용하여 약리적 효과를 보이는 약들에서 더욱 그러하며, 수용체의 조직 분포가 전반적인 효과를 결정하게 된다.

이 장에서는 생물학적 수용체에 특이적으로 그리고 가역적으로 작용하여 측정 가능한 약리적 효과를 유도하는 약의 PK/PD 모형에 관하여 논하고자 한다.

2) 약력학적 효과, 시간 곡선(Pharmacodynamic effect vs. time profiles)에 대한 기술

PK/PD 모형화의 중요성을 이해하기 위해서는 개별 환자에서 관찰된 *E-t* 곡선이 다음의 세가지 주요인자에 의하여 결정된다는 것을 알아야 한다. 즉, 투약(drug input)[(투여량(dose), 투여속도(dose rate), 투여경로(route of administration)], 약물의 고유한 PK 특성(intrinsic PK drug properties), 약물의 고유한 PD 특성(intrinsic PD drug properties).

그림 2-14는 약물을 단회 투여한 후, 약에 의한 생리적 변수의 변화를 시간의 함수로 보여주는 전형적인 예이다. 이러한 곡선(profile)은 임상적 의미를 가지는 몇 가지 서술적인 PD 파라미터(descriptive PD parameters)로 요약할 수 있다.

- 기저값(Baseline): 생리적 변수의 투약 전 수치로서 효과의 상대적인 크기를 측정하기 위한 기준으로 사용된다.
- 작용 개시(onset): 치료 목적이 마취 유도인 상황에서는 마약 등의 단기 작용성 약물의 작용 개시 시간이 임상적으로 특히 문제가 된다.[34,35]
- 작용 시간(duration): 효과의 작용 시간은 투약 후 효과가 얼마 동안이나 유지되는가를 말하며 다중 투여 방식(multiple dosing regimen)의 경우 원하는 정도의 효과를 유지하기 위하여 재투약(redosing), 즉 투약 간격(dosing interval)을 결정해준다.
- 최대 효과 도달 시간(Time to peak): 최대 효과 도달 시간은 독성의 작용 개시를 평가하는데 중요하다.
- 최대 효과(peak effect): 독성이 치료 효과의 연장일 경우 최대 효과는 독성과 연관될 수 있으며, 이때 투여량이 제한될 수 있다.
- 효과, 시간 곡선 하 면적(AUE): 효과, 시간 곡선 하 면적은 약에 대한 인체의 총노출을 의미하며, 주로 효과의 지속 시간에 의하여 좌우되고 효과의 크기는 영향을 덜 미친다. 효과, 시간 곡선 하 면적은 항생제나 항암제의 살균(bactericidal) 혹은 항암(cytostatic) 효과를 모형화 하는데 흔히 이용된다.[36]

수용체에 작용하여 가역적인 효과를 나타내는 약제들(receptor-mediated reversible drugs)은 때때로 말단 효과 소실(terminal decay in the effect) 겉보기 속도(apparent rate of terminal decay)를 알려주는 약리적 반감기(pharmacological half-life)로 작용 시간을 표현하기도 한다. 그러나 이 용어는 효과, 시간 관계가 일차적 감소(first-order decline)라는 것을 가정하므로 약물의 농도가 낮을 때만 적용될 뿐이고, 관찰되는 자료들의 변이성 때문에 로그 선형적인(log-linear) 감소와 선형적인(linear) 감소를 구분할 수 없는 경우가 흔하다. 서술적인 PD 파라미터들은 PD 특성뿐만 아니라 PK 특성과 투여 방식(dosing regimen)에 의해서도 그 수치가 결정되는 유도된 파라미터들이다.

PK/PD 모형화를 하면 PK/PD 파라미터를 추정할 수 있을 뿐만 아니라 임상적으로 중요한 서술적 PD 파라미터를 예측할 수도 있다. 즉, PK/PD 시뮬레이션을 해보면 투여량과 투여속도에 대한 함수로 서술적 파라미터를 평가할 수 있다. PK/PD 시뮬레이션을 하면 작용 개시, 효과의 크기, 작용 시간에 대한 용량, 반응 곡선을 얻을 수 있고 이러한 정보들은 투여량과 투여 속도를 최적화하는데 매우 중요하다.

3) 일반적인 기계적 개념 (General mechanistic concepts)

가장 적절한 모수적(parametric) PK/PD 모형을 선택하기 위해서는, 약물 유도성 반응에 포함되는 생물학적 과정의 중요성을 판별하는 것이 필수적이다. 아래와 같은 과정이 약물의 행태를 변화시킬 수 있다.

- 약동학적 과정(PK processes)
- 생체상 분포(biophase distribution)
- 약물, 수용체 상호작용(drug-receptor interaction)
- 신호 변환(signal transduction)
- 이차적 수용체 후 사건(secondary post-receptor events)

(1) 약동학적 과정(Pharmacokinetic Processes)

비전신적 투여 후 약이 전신 순환으로 도달하기

위해서는 먼저 흡수되어야 한다. 전신적인 약동학적 과정(systemic PK process), 즉 분포(distribution), 대사(metabolism), 배설(excretion)은 약물의 농도, 시간 곡선(*C-t* profile)을 결정한다. 만약 활성 대사물들이 형성된다면, 이들의 생성(formation), 분포, 배설이 각각의 *C-t* 곡선을 결정하게 된다. 모 약물(parent drug)과 대사물이 PD 효과를 발생시키기 위해서는 이들이 생체상(biophase)이라고 불리는 작용처(site of action)에 도달하여야 한다. 생체상이란 활성 모이어티(active moiety)와 작용하는 특이적인 약리적 수용체를 가지고 있는 조직 구획(tissue compartment)을 말한다.

활성 모이어티가 생체상으로 분포하는 정도와 속도는 목표 조직의 해부학적 위치, 생리적인 관류 속도뿐만 아니라 활성 모이어티에 대한 조직 투과성에 의해서도 달라진다. 단회 투여 같은 비항정 상태(non-steady-state conditions)에서는 이러한 분포과정의 역학이 *E-t* 곡선의 역학을 결정할 수 있다. 생체상으로의 분포 과정이 다른 체내 구획으로의 분포나 제거(elimination)에 비하여 상대적으로 빠르다면 생체상은 혈장 농도(C_p)와 빠르게 평형을 이루게 되고 혈장 농도는 수용체 부위의 농도(C_b)와 효과를 예측할 수 있는 지표가 될 수 있다. 그러나 생체상으로부터 혈장 구획으로 되돌아 오는 재분포(redistribution)가 다른 전신적인 과정들보다 느리다면 생체상은 전신 구획과 불평형(disequilibrium) 상태에 놓이게 되고 $C_{b\text{-}t}$ 곡선은 $C_{p\text{-}t}$ 경과 코스에 반영되지 않을 것이며 따라서 C_p로는 C_b와 효과를 잘 예측하지 못하게 될 것이다. 이러한 생체상 분포과정은 PK와 PD를 이어주는 가교 역할을 한다.

(2) 약물, 수용체 상호작용 (Drug-receptor Interaction)

생체상에 도달한 후 활성 모이어티는 약리적 수용체와 상호작용을 하게 된다. 수용체는 전형적으로 활성 모이어티 분자와 특이적으로 결합하여 약리적(PD) 반응을 유도하는 생물학적인 고분자(macromolecule)이다. 일반적으로 생체상 구획(biophase compartment)은 역학적으로 균일(kinetically homogenous)한 것으로 가정되며, 이는 활성 모이어티의 농도가 균일하고 약물, 수용체 상호작용이 즉각적임을 뜻한다. 이러한 약물, 수용체 상호작용은 질량 작용 법칙(mass action law)에 의하여 결정된다.

$$\text{Drug} + \text{Receptor} \xleftrightarrow{K} \text{Drug} - \text{Receptor Complex} \xrightarrow{k_{int}} \text{Effect}$$

이 상호 작용은 가역적이고 평형 상태에 있음을 가정하는 것이므로, 반응은 수용체 친화도를 나타내는 평형 상수 *K*로 기술될 수 있다. 약물, 수용체 복합체가 PD 효과를 유도하는 능력은 내인성 활성도(intrinsic activity)인 k_{int}에 의존한다.[37] 위 반응은 효과[E(C_b)]와 생체상 농도(C_b) 간의 다음과 같은 관계로 기술된다.

$$E(C_b) = k_{\text{int}} \cdot R_{tot} \cdot \frac{C_b}{K + C_b} \qquad (49)$$

이 식은 다음과 같이 가정한다.

- 약물, 수용체 상호 작용은 평형 상태에 있으며, 약물 분자 1개와 수용체 분자 1개가 1:1로 상호 작용하고(1:1 반응), 수용체의 한 결합 위치에 약물 분자가 결합 되어도 다른 결합 위치의 친화도가 변하지 않는다(no cooperativity).
- 상호 작용은 가역적이다. 즉, 약물 분자는 수용체와 자유롭게 붙었다, 떨어졌다 할 수 있다.
- 수용체의 수(R_{tot})는 제한적이고 포화 가능하다. 즉, R_{tot}은 일정하다고 가정한다(시간 불변 시스템, time-invariant system)

· PD 효과는 약물에 의하여 점유된 수용체 분율에 대한 선형적인 함수이다. 즉, "예비 수용체(spare receptor)"가 없다. 수용체 점유가 PD 효과로 변환되는 것은 k_{int}에 의하여 특성화된다.

다음 식은 R_{tot}을 모르는 약물의 PD 특성을 기술하는데 사용할 수 있다.

$$E_{\max} = k_{\text{int}} \cdot R_{tot} \qquad (50)$$

따라서 식 (49)는 다음의 식과 같이 단순화할 수 있다.

$$E(C_b) = E_{\max} \cdot \frac{C_b}{K + C_b} \qquad (51)$$

E_{max}는 발생할 수 있는 최대 효과를 뜻하기 때문에 간혹 내재성 효능(intrinsic efficacy)이라고도 한다.

위에 기술하였던 가정 중 알로스테리 효과(allosteric effects, 효소의 비활성 부위로 분자가 결합하는 현상, 약물 분자가 결합되면 다른 결합 부위의 친화도가 변한다) 등의 이유로 "no cooperatvity"를 완화하여 "cooperativity"를 허용할 경우 식 (51)은 다음과 같이 쉽게 고칠 수 있다.

$$E(C_b) = E_{\max} \cdot \frac{C_b{}^n}{K^n + C_b{}^n} \qquad (52)$$

새로운 파라미터 n은 Hill 상수(coefficient)로서 "cooperativity"의 척도이다. n값은 주로 E-c 곡선의 형태에 영향을 미친다.

식 (51)과 (52)는 효소 역학의 Michaelis-Menten 공식이나 비선형적 PK 뿐만 아니라 물리화학의 Langmuir 등온선(isotherms)과 매우 유사하며, 포화 가능한 결합 과정(saturable binding process)과 선형적인 변환 과정(linear transduction process)을 수학적으로 기술한 것이다. 결합 반응은 활성 모이어티에 대한 수용체 친화도의 척도인 K에 의하여 정의될 수 있다. k_{int}는 약물, 수용체 복합체가 PD 효과로 변환(transduction)되는 것의 척도이다.

대사물 혹은 체내에 존재하는 내인성(endogenous) 작용제(C_{Ag})와 약물(C_{Ant})이 수용체에 대하여 경쟁적 대항관계(competitive antagonism)가 있다면 식 (52)는 다음과 같이 바꾸어 표현할 수 있다.

$$E(C_{Ag}, C_{Ant}) = E_{Ag} + E_{Ant} \qquad (53)$$

$$E_{Ag} = k_{\text{int}}^{Ag} \cdot R_{tot} \cdot \frac{C_{Ag}}{K'_{Ag} + C_{Ag}} \qquad (54)$$

$$E_{Ant} = k_{\text{int}}^{Ant} \cdot R_{tot} \cdot \frac{C_{Ant}}{K'_{Ant} + C_{Ant}} \qquad (55)$$

$$K'_{Ag} = K_{Ag} \cdot (1 + \frac{C_{Ant}}{K_{Ant}}) \qquad (56)$$

$$K'_{Ant} = K_{Ant} \cdot (1 + \frac{C_{Ag}}{K_{Ag}}) \qquad (57)$$

식 (53)은 E_{Ag}와 E_{Ant}의 합에 의한 복합적인 효과를 나타내며, E_{Ag}와 E_{Ant}는 모두 C_{Ant}와 C_{Ag}에 의하여 동시에 영향을 받는다. 부분적 대항관계(partial antagonism)라면, 두 물질의 k_{int}는 상대적인 내재성 활동성으로 표현될 수 있다. 즉,

$$k_{\text{int}}^{Ag} + k_{\text{int}}^{Ant} = 1 \qquad (58)$$

K'_{Ag}와 K'_{Ant}는 경쟁 관계에 있는 각각의 물질에 대한 겉보기 친화도 상수(apparent affinity constants)

이며 원래의 K의 배수이다. 이 모형은 β아드레날린성 수용체 대항제의 효과를 기술하는데 적절하며 K'_{Ant}도 구할 수 있으나, β아드레날린성 수용체에서 β아드레날린성 수용체 대항제와 경쟁하는 카테콜라민의 농도(C_{Ag})를 알 수는 없다. 그럼에도 불구하고 이 모형을 이용하여 내인성(부분적, partial) 대항제에 의한 투약 전 기저값(predose baseline)을 모형화 할 수 있다. 또한 이 모형은 경쟁 관계에 있는 두 약물에서 다양한 정도의 cooperativity, 즉 n 값을 달리하여 모형화 할 수도 있다.

(3) 변환 과정(Transduction Processes)

변환 과정에는 수용체 결합 후 일어나는 모든 생물학적 사건들이 포함된다. 카테콜아민 등의 일부 약제는 목표 세포의 세포막 표면에 있는 세포외 수용체에 결합한다. 이 수용체는 세포막을 가로 지르는 단백질로서, 이온 통로와 연관되어 있거나 세포내 효소와 연동되어 cAMP 등의 세포내 이차 전달물질을 형성함으로써 세포내 phosphorylase 활성화와 같은 세포의 기능 변화를 유도하여 결국 우리가 관찰할 수 있는 생물학적 효과가 나타나게 된다. 글루코코르티코이드 같은 약들은 세포막을 통과하여 세포 내에 녹아 있는 수용체와 상호 작용을 한다. 약물, 수용체 복합체는 핵으로 이동하여 핵의 DNA가 전사(transcription, DNA로부터 mRNA가 만들어지는 것) 되는 것을 방해하거나 translation(RNA로부터 단백질 합성) 기전을 방해한다. 일부 소수의 약들은 정확한 작용 기전이나 신호 변환 경로가 알려져 있지 않은 것들도 있다.

모든 신호 변환 경로는 시간이 필요하다. 만약 변환 역학이 생체상 분포 역학보다 빠르다면 분포 역학이 PD 반응 역학 곡선 즉, E-t를 결정한다. 그러나 신호 과정이 rate-limiting이라면 생체상 분포는 E-t 곡선에 약간의 영향만 줄 것이다.

(4) 이차적 수용체 후 사건 (Secondary post-receptor events)

전술한 모든 과정들이 세포 수준에서 일차적인 약물 유도성 생물학적 반응을 야기한다. 그러나 대부분의 PD 효과들은 사람 혹은 동물 같은 개체 수준에서 측정된다. 따라서 이차적 수용체 후 사건들이 전체적인 PD 반응을 더욱 복잡하게 만들 수 있다.

예를 들어 혈관수축제는 동맥 근육층 세포의 길이를 짧게 만듦으로써 혈관의 직경을 감소시키고 국소 혈관계의 저항을 증가시킨다. 그러나 관찰할 수 있는 PD 반응은 아마도 동맥압의 증가일 것이다. 개별 세포의 길이 변화, 국소 혈관 직경 감소, 동맥압 증가에 대한 E-C 곡선 모양은 명백하게 다를 것이다. 따라서 cooperativity 인자(factor)인 Hill 상수, n을 기계적으로 해석하기가 복잡해진다. 대부분의 경우 n은 관찰되는 효과에 대한 E-C 곡선의 기울기를 나타내는 서술적 파라미터일 뿐이다. n의 크기는 측정되는 효과가 일차적인 효과와 얼마나 가까운가에 따라서 주로 결정된다.

이 외에도 대부분의 약제들은 체내 환경을 깨뜨린다. 그러나 체내에는 미묘한 조절 시스템이 있어서 이러한 환경 변화를 최소화 시켜 항상성을 유지할 수 있다. 정상적으로 기능을 하는 신체라면 약물 유도성 효과에 대하여 음성 되먹임 기전을 통하여 이들의 일차적인 생물학적 효과를 변화시키는 쪽으로 반응한다. 약물에 의한 환경 변화가 클수록 이를 상쇄시키려는 내인성 반응이 커진다. 이러한 반응도 E-t 및 E-C 곡선에 영향을 미친다.

작용 기전이 수용체 매개성인 대부분의 약제들은 여러 가지 다른 수용체들과 상호 작용 하여 여러 가지 다른 PD 효과를 유도함으로써 서로를 방해한다. 예를 들어 카테콜아민은 심혈관계에 서로 반대되는 효과를 가진 α와 β 아드레날린성 수용체에 결합한다. 이러한 약제의 비특이성(nonspecificity)과 관찰되는 효과의 비특이성은 일차 효과의 진짜 E-C

곡선을 애매하게 만든다.

따라서 식 (52)로 설명되는 약물, 수용체 상호 작용 이론을 사용하면 실제 생리적인 현상을 너무 단순화 시킬 우려가 있다. 대부분의 경우 식 (52)의 가정이 타당한지 조사가 어렵지만 그럼에도 불구하고 식 (52)는 *E-C* 곡선을 서술하는데 유용하다.

4) 약력학적 효과의 평가(Assessment of pharmacodynamic effects)

(1) 효과의 정량화(Quantification of effects)

효과는 생리적 변수가 약물에 의하여 기저값으로부터 얼마나 변화하였는지를 시간에 대한 함수로 측정된다. 기저값은 약물에 의한 것이 아닌 자발적인 생리적 변수의 변화이다. 효과 측정 전에 기저값 기준을 잡아 놓는 것이 반드시 필요하다. 기저값 변화에는 하루주기 변화(circadian alterations) 같은 내인성 주기 변동(endogenous cyclic fluctuation) 뿐만 아니라 음식물 섭취 등의 환경 변화도 포함한다. Holford와 Sheiner는 관찰되는 효과에 기저값 변화가 상합적인(additive), 수학적 기저값 모형(mathematical baseline model)을 제시한 바 있다.

대부분의 경우 기저값은 생리적 변수를 투약 전에 여러 번 측정하여 평균을 내면 구해진다(BL_{0i}). 이 경우는 기저값이 관찰 기간 동안 일정하게 유지된다는 가정이 필요하나, 항상 변하지 않는 것은 아니다. 원래 기저값 변화를 평가하는 표준적인 방법은 위약 기간(placebo period)을 두는 것이다. 두 경우 모두 약물 유도성 효과는 다음과 같이 계산된다.

$$E(t) = PV(t) - BL(t) \qquad (59)$$

$E(t)$는 시간 t에서의 효과, $PV(t)$는 투약 후 시간 t에서의 생리적 변수의 값, $BL(t)$는 기저 조건에서의 생리적 변수의 값 즉, 투약 전 평균(BL_0) 혹은 위약 투여 시 해당 시간에서의 $BL(t)$의 값이다. 식 (59)는 기저값으로부터의 절대적 변화이므로, 서로 다른 치료 기간 동안마다 기저값 특히 BL_0가 변하면 용량, 반응 연구 등에서 치료간 비교가 애매해 질 수 있다. 또한 기저값은 대개 개체간 변이성이 상당하기 때문에 기저값이 변하면 대상간 비교도 어려워진다. 식 (59)는 개체간 혹은 개체내 기저값 변이가 작을 경우에는 합리적이다. 식 (59)의 이러한 문제를 없애기 위하여, 기저값으로부터의 상대적 변화로 효과를 표현할 수도 있다.

$$E(t) = \frac{PV(t) - BL(t)}{BL_0} \qquad (60)$$

절대 변화량과 기저값 간의 선형적인 상관 관계를 가정할 경우(초기값의 법칙, law of initial values), 즉 기저값이 클수록 절대 변화량도 크다고 가정할 경우, 식 (60)은 기저값의 개체간 변이가 큰 경우에 도움이 된다. 즉 척도화 된 효과를 가지고, 기저값이 다른 개체들을 서로 비교할 수 있게 된다. 식 (60)은 신경근 차단제처럼 PD 효과가 원래의 기저값에서 0(신경근 전도의 완전한 차단)까지 떨어지고, 또한 PD 효과가 최대 효과(신경근 전도의 완전한 차단)의 분율로 표현될 수 있는 약제에 특히 유용하다. 반면에 약물 유도성 변화가 기저값에 비하여 상대적으로 소폭일 경우 식 (60)은 실제 효과를 과대 평가할 가능성이 있다.

경험상 초기 값의 법칙은 대부분의 경우 합리적인 가정으로 보인다. 그러나 약물이 수용체 부위에서 내인성 대항제 혹은 작용제와 경쟁하는 약물 효과에 대해서는 *E-C* 곡선의 형태와 기울기에 따라 다르기는 하지만, 고농도에서는 "law of diminishing returns"이 더 우세해지기 시작한다. 이는 기저값이 높은 환자일수록 상대적인 효과가 식 (60)에서 예견되는 것보다 작다는 것을 뜻한다. 이 경우 *E-C* 곡선의 비선형성을 설명하기 위하여 식 (60)의 기저값 수정 방식을 사용할 것이 아니라 PD 모형에 기저값을 포함시켜야 할 것이다. 이러한 기저값 포함 모형(baseline inclusion model)을 지지하는 여러 가지 이론적인 이유들이 있다고 하더라도 이는 경험적인 방법일 뿐이므로, 관찰되는 자료를 명백하게 잘 서술할 수 있는 경우에만 적용되어야 한다.

개체 내에서 시간에 따라 관찰 가능한 점진적 반응(graded response)과는 달리, 개체 내에서 사건이 발생하였느냐 그렇지 않느냐를 따지는 실무율형 즉 가부 반응(quantal response)도 있다. 가부 반응은 간격형(interval) 척도보다는 범주형(categorical) 혹은 서수형(ordinal) 척도로 측정되며, 결과가 범주형 변수인 임상적 목표점을 더 잘 반영한다. 이 경우 PD 효과는 혈장 농도 별로 각각의 범주에 해당되는 개체의 비율이나 빈도로써 여전히 정량화 될 수 있으며, 빈도 혹은 확률 분포를 *C*의 함수로 나타낼 수 있게 해준다. 약력학적 효과를 정량하기 위한 방법으로 가부 반응을 사용할 경우 주요 단점은 확률을 구하기 위하여 표본의 크기가 커야 하고 개체내 변이와 개체간 변이를 구별할 수 없다는 것이다.

(2) 효과 측정(Effect Measurements)

PK/PD 모형화를 하기 전에 필요한 것 중 주된 것은 시간에 대한 함수로서 혈장 농도와 PD 효과를 (대개는 동시에) 정확하게 측정하는 것이다. 여러 번의 혈액 샘플링으로 PK 파라미터를 평가하는 것과 예민하고 특이적이면서 재현 가능한 분석 방법으로 혈장 농도를 측정하는 것은 잘 확립되어 있고 분석 방법의 타당성 조사 과정도 표준화 되어 있다. 그러나 이와 같은 표준이 PD 연구에는 아직 적용되지 못하고 있다. 전술한 바와 같이 PD 측정에는 생리적 변수의 비약물성 변화를 상쇄하기 위하여 기저값 기준이 필요하다. 이 때문에 대개 위약 조절 연구(placebo-controlled study)가 필요하며 이 연구들에서 환자들은 이중 맹검(double blind), 무작위(randomized), 교차(crossover) 방식의 위약 투여를 치료약 투여와 함께 받는다. PK 연구에서는 약물이 내인성이 아닌 한 대개 위약 투여가 필요하지 않다. 맹검은 효과 측정을 교란시키는 대상자 치우침(bias)과 관찰자 치우침 모두를 최소화 하기 위하여 설계되며, 교차 설계는 대상자가 스스로의 대조군이 되도록 하여 개인별 기저값을 추정할 수 있게 해준다. 따라서 식 (59)와 (60)의 기저값 수정 방식을 사용할 수 있게 된다. 무작위법은 기간 효과(period effects)로 인한 치우침을 피하는데 도움이 된다. 치료 간 세척 기간(washout period)이 충분하여 PK와 PD의 계속 진행되는 효과(carry-over effects)를 피할 수 있다면, 이러한 설계가 전향적, 실험적 PK/PD 연구에는 가장 적합하며, 특히 건강 자원자를 대상으로 하는 잘 조절된 1상 연구에 거의 완벽하게 적합하다. 환자를 대상으로 하는 보다 관찰적이고 덜 조절된 3상과 4상 연구의 경우, 이러한 완벽한 조건은 얻기가 사실상 어렵다. 따라서 Sheiner는 환자 수는 많으나 한 환자 당 관찰 횟수가 적고 자료를 충분히 얻을 수 없는 상황이면서 샘플링 시간을 잘 조절할 수 없는 경우와 변이성의 부가적인 원인이 있는 경우에 집단분석(population analytic approach)을 사용할 것을 제안하였다.

그러나 어떤 PK/PD 연구든 비침습적이면서 재현 가능한 기법으로, 위내 pH, 심전도 간격(EKG intervals), 뇌파 패턴 등의 생리적 변수를 정량화 할 수 있는 타당한 측정 방법이 있느냐가 가장 중요한 문제이다. 측정 기법은 예민하고(생리적 변수의 작은 변화도 감지할 수 있고), 특이하여야(자발적인 변화를 제외한 약물 유도성 변화만 측정할 수 있어야 하고) 한다. 그러나 예민한 기법은 약물 유도성 효과에 특이적이지 않은 자발적인 작은 변화도 감지할 것이므로 예민도와 특이도는 서로 배제적이다. 대부분의 PD 측정 기법에서 주요한 단점은 특이성이 없다는 것이다.

아울러 심전도 간격이나 뇌파 파라미터 등 일부 PD 목표점의 임상적 의미는 아직도 정해지지 않았다. 그러나 동맥압, 혈청 콜레스테롤 등은 임상적 결과를 잘 반영하는 좋은 대체 측정법이다.

5) 항정 상태에서의 효과, 농도 곡선 (Effect-concentration relationship at steady state)

농도와 효과 간의 관계를 기술하기 위하여 여러 *E-C* 모형이 사용되고 있다. 신체가 항정 상태에 있는 것으로 가정할 경우 C_p는 C_b에 비례한다. 이러한 항정 상태는 적절한 지속 정주나 다중 투여 방식(multipe dose regimen)에 의하여 실험적으로 얻어질 수 있다.

(1) 선형적 모형(Linear Model)

이것은 가장 간단한 *E-C* 관계이다. 그림 2-15a에서 보듯이, *E*와 *C* 사이에는 선형적인 관계가 있다.

$$E = m \cdot C + b \qquad (61)$$

기울기 *m*은 농도 변화에 대한 PD 효과의 예민도를 나타내는 것이다. *m*이 클수록 *C*의 변화가 작아도 E의 변화는 크다. 이 모형은 수용체의 반만 포화시키는 정도의 저농도에서만 유효하다. 필연적으로 이 모형은 *E-t* 곡선이 *C-t* 곡선과 평행한데, 농도의 일차(first-order) 감소에 대하여 효과는 로그 선형적으로 소실된다. 또한 약리적 반감기는 *E-t* 곡선으로부터 추정할 수 있다. 약리적 반감기는 약효 지속성의 척도이다. 선형적 모형의 주된 약점은 효과가 제한 없이 농도 증가에 비례한다고 가정하는 것이다.

(2) 로그 선형적 모형(Log-Linear Model)

이 모형은 그림 2-15b와 같으며 다음의 공식을 따른다.

$$E = m \cdot \log(C) + b \qquad (62)$$

이 모형은 전형적으로 E_{max}의 20~80%사이의 보다 넓은 농도 범위에 적용될 수 있다. *m*은 선형적 모형에서와 마찬가지로 약물의 예민도를 나타낸다. 이 모형 역시 상한선 없이 효과가 커지는 것을 허용한다. 부가적으로 그 미만에서는 효과가 나타나지 않는 역치 농도의 존재를 예측할 수 있으나 이는 오류일 수도 있다.

C-t 곡선이 단항 지수적[monoexponential, 로그선형적(log-linear)]으로 감소하고 *E-t* 곡선이 거의 선형

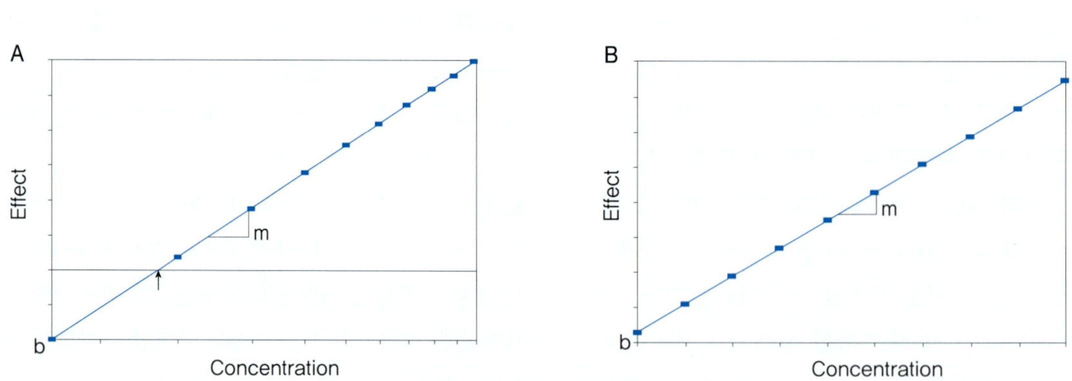

그림 2-15 포화되지 않은 효과 농도모형
(A) 선형모형 (B) 로그선형 모형. 화살표는 역치 농도를 의미한다.

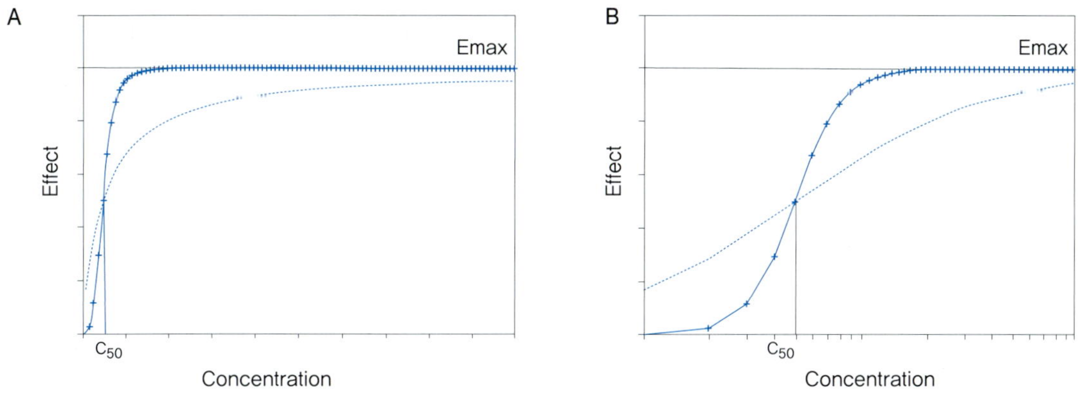

그림 2-16 포화가능한 효과 농도 모형, ---: 쌍곡선형(hyperbolic), +++: S자 모양 최대효과 모형(sigmoidal Emax model, n=4) (A) 선형 농도척도(linear concentration scale) (B) 로그 농도 척도(logarithmic concentration scale).

적으로(겉보기 영차, apparent zero-order) 감소하는 경우 이 모형을 이용하여 해석하기도 한다. Levy와 Nelson은[38] 이 모형에서 역치 용량 이후부터는 작용 시간이 투여량의 선형적 함수가 됨을 증명하였다. Mcdevit과 Shand는, propranolol 정주에 의한 β아드레날린성 차단 정도를 운동 유도성 빈맥의 차단 비율로 측정하였는데, 이것이 propranolol의 혈장 농도에 대한 로그 선형적 함수였고, propranolol의 혈장 농도가 개체에 따라서 50배까지 차이가 나서 이 모형이 자료를 설명하기에 적합하다는 것을 밝혔다.

선형적 모형과 로그 선형적 모형의 주요 단점은 모형 파라미터(m과 b)를 구하기 위하여 측정된 농도 범위 이상에서 외삽할 경우 결과가 만족스럽지 못하다는 것이다.

(3) E_{max} 모형

E_{max} 모형은 약물, 수용체 상호 작용 이론으로부터 유도되며 쌍곡선 형태 E_{max} 모형(hyperbolic E_{max} model)은 다음 식과 같고

$$E(C) = E_{\max} \cdot \frac{C}{C_{50} + C} \qquad (63)$$

S자 형태 E_{max} 모형은 다음 식과 같다.

$$E(C) = E_{\max} \cdot \frac{C^n}{C_{50}{}^n + C^n} \qquad (64)$$

식 (63)은 식 (64)에서 n=1인 경우이다. 그림 2-16a와 2-16b는 두 가지 E_{max} 모형을 나타낸 것이다. 두 모형 모두 처음에서 시작하여 단조롭게(monotonously) 증가하다가 고농도에서는 점근석적으로(asymptotically) E_{max}에 도달한다. 그림 2-16b에 나와 있듯이 두 곡선 모두 비선형적이며, 두 E-C 곡선 모두 $log(C)$에 대한 함수로 그릴 경우 E_{max}의 20~80%까지는 선형적인 분절이 있다. 이것이 로그 선형적 모형이 제한된 농도 범위 내에서는 유용한 이유이다.

그림 2-17a와 2-17b는 E_{max}의 절반 효과를 나타내는 농도인 C_{50}의 의미를 보여준다. C_{50}은 약물의 역가이다. 역가가 높은 약물일수록 C_{50}이 작고 그 반대도 성립된다. C_{50}은 농도 축 상에서 E-C 곡선의 위치를 결정해준다. 또한 C_{50}은 수용체 친화도 상수인 K와 비례한다. 그러나 실제 상황에서는 C_p가 측정되는 농도이며 C_b는 알 수 없는데, K는 C_b에 비례한다. 항정 상태를 가정하였으므로 C_b, C_p, K, C_{50}는 직

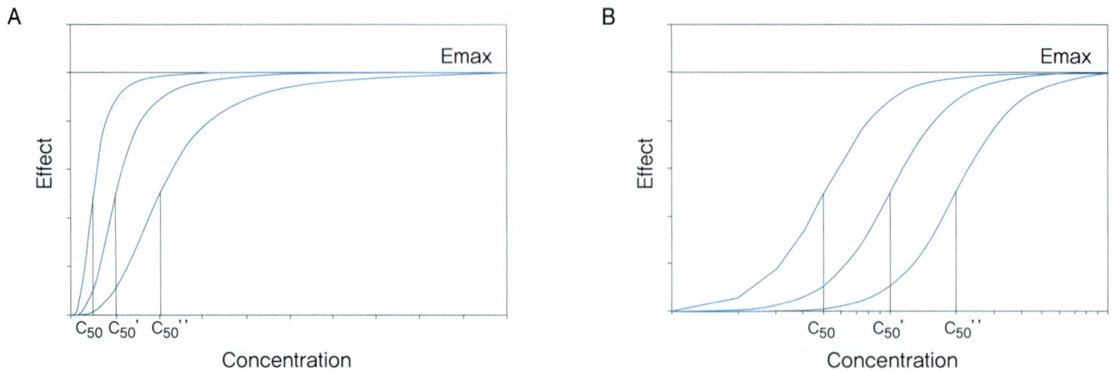

그림 2-17 최대효과모형에서 C50의 변화가 효과 농도 곡선에 미치는 영향
(A) 선형 농도척도(linear concentration scale) (B) 로그 농도 척도(logarithmic concentration scale)

접적으로 비례한다.

부가적으로, 약물이 대항제인 경우이면서 내인성 작용제가 있다면 C_{50}이 영향을 받는데, C_{50}은 이 경우의 겉보기 친화도 혹은 역가를 나타낸다. 공식 9에서 예측할 수 있듯이, 겉보기 친화도 상수 C_{50}은 내인성 작용제의 모르는 농도, C_{Ag}와 비례한다.

그림 2-17a와 2-17b에서 보면 이로 인하여 *E-C* 곡선이 우측으로 이동하게 된다. 또한 *E-log(C)* 곡선도 평행하게 우측 이동되며 이동의 정도는 내인성 작용제의 농도와 비례한다. 이를 이용하여 propranolol에 의한 *β*아드레날린성 차단 정도를 운동 유도성 빈맥의 차단 비율로 측정하였을 경우 이에 대한 C_{50}의 개체간 변이성이 큰 이유를 설명할 수 있다. 따라서 혈장 단백에 결합되지 않은 propranolol만 생체상에 도달하여 *β*아드레날린성 수용체와 상호 작용할 수 있으므로 혈장 단백 결합의 개체간 변이성이 C_{50}의 변이성에 영향을 미치리라는 가정 하에, propranolol의 총 혈장 농도보다는 결합되지 않은 propranolol 농도만 측정한다면 C_{50}의 변이성을 감소시킬 수가 없다. 개체별 단백 결합을 수정하여도 C_{50}의 개체간 변이성을 줄일 수 없다는 것은 주 원인이 카테콜아민, 교감신경 긴장도 등

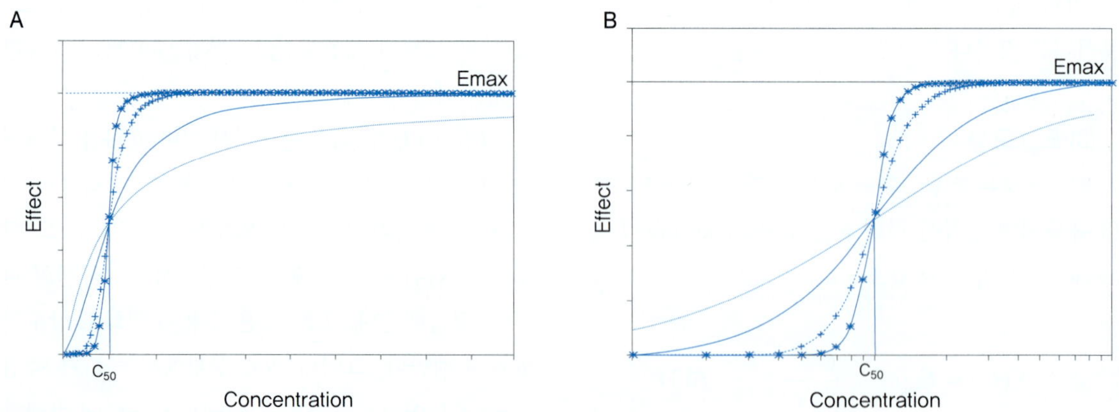

그림 2-18 최대효과모형에서 n의 변화가 효과 농도 곡선에 미치는 영향에 대한 시뮬레이션(---: n=1, —: n=2, +++: n=5, *: n=10)**
(A) 선형 농도척도(linear concentration scale) (B) 로그 농도 척도(logarithmic concentration scale)

내인성 작용제의 모르는 농도가 개체 간에 차이가 있기 때문이지, 혈장 단백과 결합하지 않고 수용체에 결합할 수 있는 약물의 분율이 개체 간에 차이를 보이기 때문은 아니라는 것을 알 수 있다.

그림 2-18a와 2-18b는 Hill 상수, *n*이 *E-C* 곡선에 미치는 효과를 보여 준다. *n*이 1에서 높은 수치로 증가할수록 중간 지점의 *E-log(C)* 곡선의 기울기는 증가하며 이것은 *E-C* 곡선이 가팔라짐을 의미한다. 즉 C_{50} 근처에서 농도가 조금만 변해도 E의 변화는 커진다. *n*이 매우 클 때는(*n* 〉 10), 곡선이 실무율형 *E-C* 곡선처럼 된다. 즉, C_{50}보다 낮은 농도에서는 반응이 없다가 C_{50} 이상의 농도가 되면 최대 효과, E_{max}가 된다.

이러한 S자 형태 E_{max} 모형은 특정 약물, 수용체 상호 작용 이론에 근거한 직관적인 것이며 *E-C* 관계를 모형화하기 위하여 널리 이용되고 있다. 그러나 정확하고 정밀한 E_{max}, C_{50} 파라미터 추정치를 얻기 위해서는 *E-C* 곡선의 전체 범위를 얻어야 한다. C_{50} 미만의 농도 범위에서만 효과를 관찰하였을 경우 E_{max}나 C_{50}을 적절하게 추정할 수 없으며, S자 형태 E_{max} 모형 대신에 선형적 모형을 사용하는 결과를 낳게 된다. C_{50} 주변의 농도에 대해서만 효과를 관찰하고 E_{max} 쪽의 고원부를 관찰하지 않았다면 S자 형태 E_{max} 모형 대신에 로그 선형적 모형을 사용하는 것과 같이 된다. C_{50} 이상의 고농도 범위에 대한 효과만 관찰하였다면 E_{max}는 추정할 수 있어도 C_{50}은 추정하기 어렵거나 부정확해진다.

(4) 이중 효과 모형(Dual Effect Model)

그림 2-19는 Paalzow와 Edlund가 제시한 드문 형태의 *E-C* 모형이다.[39] 이들은 α아드레날린성 대항제인 clonidine이 동맥압에 미치는 효과에 대한 연구에서 이상성(biphasic)의 U자형 용량, 반응곡선을 관찰하였다. 이들은 이러한 용량, 반응 곡선이 두 가지 서로 다른 수용체 시스템을 매개로 한 반대

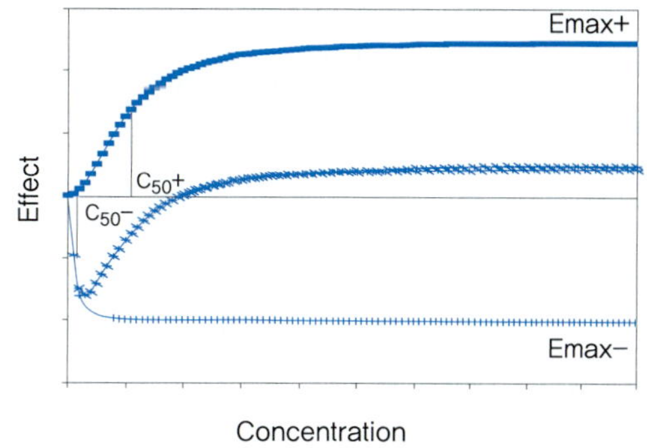

그림 2-19 이중효과모형에서 효과 농도 곡선의 시뮬레이션
■■■ ; *E*+(C); +++; *E*-(C); ***; composite *E*(C)

되는 두 가지 반응이 겹쳤기 때문이라고 주장하였다. 그들은 저용량에서는 시납스 전 α_2 수용체가 자극되어 저혈압 효과가 나타나고, 고용량에서는 시납스 후 α_1 수용체 활성이 지배적이 되어 고혈압 효과가 나타난다는 약리적 증거를 발견하였다. 이것은 이중 효과 모형으로 쉽게 모형화 될 수 있다. 상반되는 내재적 효능, E^+_{max}와 E^-_{max} 그리고 C^+_{50}과 C^-_{50}을 가진 두 가지 수용체 군에서 전체적인 순수 효과는 개별 *E-C* 곡선의 합과 같다.

$$E = E^+_{max} \cdot \frac{C}{C^+_{50} + C} - E^-_{max} \cdot \frac{C}{C^-_{50} + C} \quad (65)$$

이 모형은 Hill 상수를 포함하도록 하여 쉽게 변경이 가능하다. 이 모형을 시뮬레이션 해보면 이상성의 *E-C* 곡선 때문에 *E-t* 곡선도 이상성이 된다. E^+_{max}에서 E^-_{max}를 빼면 고농도에서의 고원부가 된다. 천저(nadir)의 위치와 크기는 E^+_{max}와 E^-_{max}의 차이뿐만 아니라 $\frac{C^+_{50}}{C^-_{50}}$비에 따라서도 달라진다. 이중 효과 모형이 개념적으로 간단하고 모수화(parameterization)하기에 쉽지만, E^+_{max}와 E^-_{max}를 독립적으로 측정할 수 없다면 네 가지 파라미터 모두에서 정확한 추정치를 얻기는 매우 어렵다. 따라서 자료를 적절하게 설명할 수 있는 포물선 함수로 재모수화

(reparameterization) 하는 방법을 쓰기도 한다. 이 모형은 단조롭게 증가하는 함수가 하나가 아니라는 점에서 독특하다. 즉, 단조롭게 증가하는 특성이 이상성이며 대부분의 PD 모형에서 거의 암묵적인 가정이다.

(5) 가부 반응 모형 (Quantal Response Models)

Salerno 등은 항부정맥제인 flecainide의 임상적 효능이 있었거나, 즉 심실성 기외 수축(ventricular ectopy)이 억제되었거나, 부작용이 발생한 환자의 빈도를 항정 상태 혈장 농도의 함수로 분류하여 S자 형태의 *E-C* 곡선을 예측하고 이를 증명하였다.[40] 이 경우 이 곡선을 적합하거나 모수화 하지는 않았다. 여기서는 의도적으로 심실성 기외 수축이 억제된 비율인 간격형 척도를 가지고 몇 개의 군으로 분류하였다. 이처럼 간격형 척도 변수를 서수형 척도 변수로 전환함으로써 원래 변수의 큰 개체간 변이성을 감소시킬 수 있었다.

Smith 등은 triazolam을 정맥 투여한 환자를 5점의 관찰자 매김 진정 점수로 분류하였다. 이들은 S자 형태 E_{max} 모형과 유사한 로지스틱 방정식으로 적합이 가능한, triazolam 혈장 농도에 대한 진정 점수의 확률 분포를 얻었다.[41]

Ausems 등은 여러 종류의 수술에서 alfentanil의 *E-C* 곡선을 연구하였다.[42] 그들은 일종의 범주형 척도인 부적절한 마취의 징후라는 임상적 목표점을 사용하였는데, 부적절한 마취의 징후를 보이지 않는 환자의 빈도를 alfentanil의 효과로 정의하였다. 이 자료들을 이용하여 몇 가지 alfentanil 농도군에서의 빈도 분포를 나타내는 *E-C* 곡선을 얻을 수 있었다. 분포 함수는 E_{max} 일 때 적절한 마취의 확률이 100%가 되도록 미리 정규화(normailzation) 하였다. S자 형태 E_{max} 모형을 빈도 분포에 적합화 하였고, E_{max}, C_{50}, n 등의 모형 파라미터를 추정하였다. 그러나 파라미터 값이 집단 추정치(population estimates)였고 개체내 변이성과 개체간 변이성을 구분할 수 없었기 때문에 파라미터 추정치의 정밀도를 평가할 수는 없었다.

6) 비항정 상태에서의 효과, 농도 곡선 (Non-Steady-State Effect-Concentration Relationship)

전술한 *E-C* 곡선은 시스템이 역학적으로 항정 상태에 있다는 것을 가정하였다. 즉, 수용체 부위의 활성 모이어티 농도는 일정하며 PD 파라미터인 E_{max}, C_{50}, n은 관찰 기간 동안 시간에 따라 변하지는 않는다. 항정 상태 하에서는 활성 모이어티의 농도는 투여량에 직접적으로 비례하고 *E-C* 곡선은 그 약의 용량, 반응 곡선과 똑같은 형태이다. 이러한 상황은 장시간의 지속 정주 혹은 다중 투여 방식에 의해서만 얻어질 수 있다. 비항정 상태 즉, 단회 투여 후 PK/PD 모형화에서의 관건은 수용체 부위에서의 활성 모이어티의 정확한 농도 혹은 *E-C* 곡선 상에서 PD 효과를 나타내 줄 수 있는 가상의 대체 측정법, *C*를 찾아 내는 것이다. 시간에 따라 변하는 PD 파라미터(time-variant PD parameter)인 경우, 그 PD 파라미터의 시간 의존성을 기술할 수 있어야 한다. 그러나 비항정 상태 PK/PD 상황과 PD 파라미터가 시간에 따라 변하는 두 경우 모두를 설명할 수 있는 PK/PD 모형을 개발하는 것이 가능하다.

(1) 생체상과 혈장 구획 간의 불평형 (Disequilibrium between Biophase and Plasma Compartment)

비항정 상태를 야기하는 가장 흔한 원인은 약물이 생체상(C_b)에 도달하기 위해서는 혈장 구획(C_p)으로부터 나와야 한다는 것이다. 이 과정은 전체 약

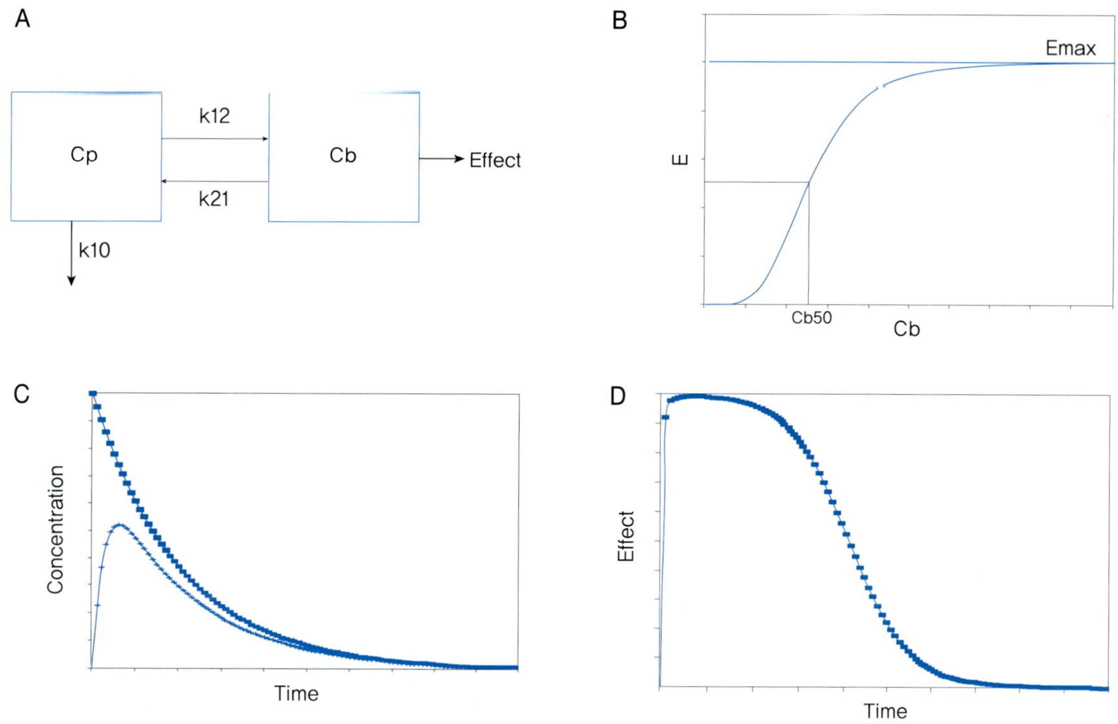

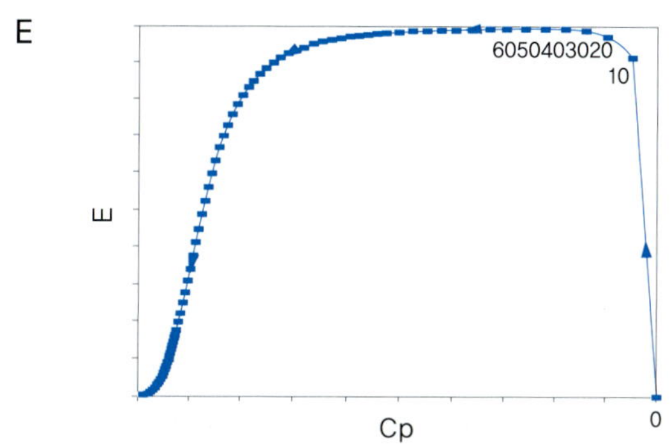

그림 2-20 비항정상태 생체상 분포모형의 반시계방향 이력 고리의 시뮬레이션

(A) 생체상이 있는 일구획 신체모형(one compartment body model with biophase) (B) E-C_b 관계 (S자형 최대효과모형) (C) 단회 정주 후 시간에 따르는 C_p (■■■) 및 C_b (+++) 곡선 (D) 효과 시간 곡선 (E) 효과 혈장농도 곡선(기호 옆의 라벨은 관찰시점을 의미한다)

리적 과정 중에서 rate-limiting일 수가 있는데, 이 경우 C_p는 C_b를 직접적으로 반영하지 않는다. 두 역학적 구획(kinetic compartment)은 불평형에 놓이게 되며, 단회정주 투여 같은 단회 투여 후에 더욱 그러하다.

그림 2-20a는 예이다. 혈장 구획은 생체상 구획과 일차 분포 및 재분포 과정으로 연결되어 있다. C_b는 그림 2-20b에 나와 있듯이 S자 형태 E_{max} 모형에 의한 PD 효과 E를 유도한다. 생체상 구획은 혈장 구획과 역학적으로 연결되어 있다. C_b의 역학적 양상은 C_p의 역학과 일차 속도 상수 k_{21}에 따라 달라진다. 대개 생체상은 low-capacity 구획으로 가정되며, 이는 신체 다른 구획의 전체 약물 양에 비하여 생체상 구획에 실질적으로 도달하는 약물의 양이 너무 적기 때문에, 생체상 구획이라는 말초 구획이 C_p-t 곡선으로부터 역학적으로 구별될 수 없다는 것을 뜻한다. 따라서 C_p-t 곡선은 C_b-t 곡선에 대한 정보가 별로 없다. 그러나 E-t 곡선은 시간에 따르는 C_b 의 경과를 반영하며, C_p와 C_b 간 불평형의 정도를 정량화 할 수 있도록 해준다. 약동학적으로 이것은 k_{12}가

시스템 내의 다른 어떤 속도 상수보다 굉장히 작고, C_b-t 곡선은 주로 재분포 속도 상수인 k_{21} (Sheiner 등은 k_{21}을 효과처에서의 농도 감소를 기술하는 PD 파라미터인 k_{e0}로 표현하였다)과 혈장 구획으로부터의 전체적인 제거 속도 상수(elimination rate constant)인 k_{10}에 따라 달라진다는 것을 의미한다.

그림 2-20a의 모형에 정맥 bolus 투여 후 시뮬레이션을 해보면 그림 2-20c의 C_p-t 곡선과 C_b-t 곡선이 나온다. C_p는 단항 지수적으로 감소하고 이는 k_{10}에 의하여 특성화 된다. C_b 는 k_{21}으로 특성화 되는 과정에 의하여 서서히 최대치로 증가한 후, k_{10}로 특성화 되는 C_p와 평행하게 단항 지수적으로 감소한다. 이러한 일구획 모형에서 정맥 bolus 투여 시 C_b-t 곡선은 다음과 같다.

$$C_b(t) = \frac{k_{12} \cdot Dose}{V_b \cdot (k_{21} - k_{10})} \cdot (e^{-k_{10}t} - e^{-k_{21}t}) \qquad (66)$$

V_b는 생체상 구획의 모르는 용적이다. 다른 속도 상수들은 전술한 바와 같다. k_{12}와 V_b는 C_b를 C_p에 관계 지어주는 비례 상수(proportionality factor)에 지나지 않는다는 것은 주목할 만하다. C_b의 역학적 양상(kinetic profile)과 이에 따르는 E-t 곡선은 k_{21}과 k_{10}에 의하여 결정된다.

이러한 이항 지수 공식(biexponential equation)은 PK 파라미터인 k_{10}와 PD 파라미터인 k_{21}를 연결시켜 C_b의 양상을 설명해준다. 측정이 불가능한 C_b의 시간에 따른 양상은 S자 형태 E_{max} 모형을 이용하여 그림 2-20d의 E-t 곡선으로 이어질 수 있다. 효과 양상이 혈장 농도 양상보다 시간적으로 뒤진다는 것이 명백하다. 이러한 시간 지연의 정도는 k_{21}에 따라서 달라진다. 그림 2-20d는 C_p에 대하여 E를 그려 보면 얻을 수 있는 반시계 방향 이력 곡선(counterclockwise hysteresis curve)을 보여주는 것이다. 시간이 지남에 따라 C_p는 감소하여도 효과는 증가한다. 이러한 반시계 방향 이력 곡선은 C_p와 C_b 간의 불평형 때문에 생기는 것이며 그림 2-20c의 E-C_b 곡선은 진짜 E-C 곡선을 보여 주며 E_{max}, C_{50}, n을 추정할 수 있도록 해준다.

E-C_p 곡선의 이력 고리(hysteresis loop)를 허탈 시킴으로써 모르는 k_{21}을 추정할 수 있다. 이 과정 동안 $C_{p\text{-}t}$ 곡선과 k_{21}으로부터 계산된 C_b에 대하여 E를 그려 보면 이력 고리가 허탈 되어 그림 2-20b를 얻을 수 있도록 최적의 k_{21}을 선택한다. 항정 상태의 E-C_b 곡선을 얻기 위한 다른 방법은 $C_{p\text{-}t}$ 곡선 하행 가지(descending limb, 지속 정주 후, 분포 후, 흡수 후의 단계) 상의 C_p만을 이용하는 것이다. 그러나 이 방법은 이력 고리 허탈 방법에 비하여 유의한 정도의 치우침을 유발할 수 있는 것으로 보고 되어 있다.

실제로 수용체 부위에서의 C_{b50}을 추정할 수는 없다. 그러나 허탈된 이력 곡선으로부터 이에 상응하는 C_{p50}은 구할 수 있으며, 이 C_{p50}은 항정 상태의 C_{b50}에 비례한다.

$$C_{p50} = C_{b50} \cdot k_{21} \cdot \frac{V_b}{k_{12} \cdot V_p} \qquad (67)$$

C_{p50}은 항정 상태에서의 최대 효과인 E_{max}의 절반 효과일 때의 혈장 농도이며, 아마도 내인성 작용제가 있을 때, 약물의 역가와 수용체 친화도의 추정치이다. 또한 비항정 상태 실험에서도 추정할 수 있다.[43)]

PD 파라미터인 k_{21} 혹은 k_{e0}의 의미는 그림 2-21에 나와 있다. 그림 2-20a의 모형을 사용하여, 그림 2-21a는 C_p의 단항 지수적 감소를 보여 주고 있다. 그림 2-21b는 두 가지 다른 시나리오에서의 $C_{b\text{-}t}$ 곡선이다. 한 경우는 k_{21}이 k_{10}보다 크기 때문에 생체상으로의 분포가 혈장으로부터의 제거보다 빨라서, 생체상 구획이 얕다(shallow)고 한다. 두 번째 경우는 k_{21}이 k_{10}보다 작기 때문에 생체상으로부터의 약물 제거가 혈장으로부터의 제거보다 느려서, 생체상 구획이 깊다(deep)고 한다. 얕은 생체상 구역에

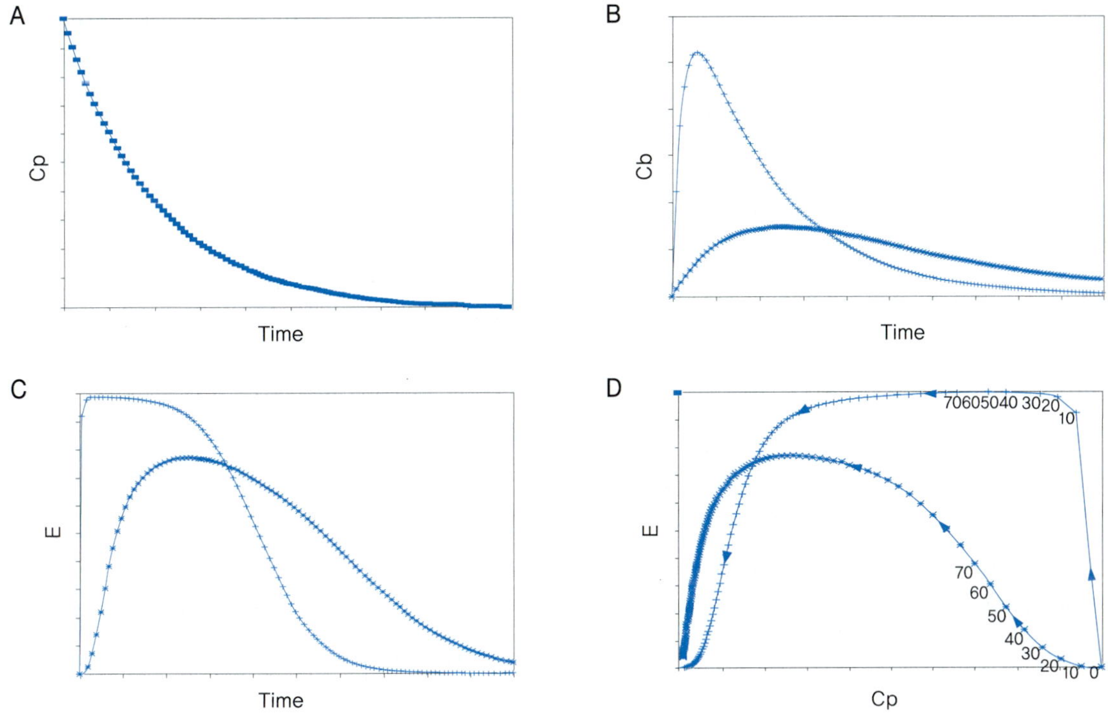

그림 2-21 k_{21}**의 변화 즉, 생체상 구획의 깊이 변화가 반시계방향의 이력고리에 미치는 영향(+++; k_{21}=0.04, 얕은 생체상 구획; ***; k_{21}=0.004, 깊은 생체상 구획**
(A) 단회 정주 후 혈장농도 시간 곡선 (B) 생체상 농도 시간 곡선 (C) 효과 시간 곡선 (D) 효과 혈장농도 곡선(기호 옆의 라벨은 관찰시점을 의미한다).

서 C_b는 빨리 최대에 이르며 C_p와 평행하여 감소한다. 깊은 생체상 구획에서는 C_b가 늦게 최대에 이르며 C_p보다 늦게 감소한다. 그림 2-21c는 이들의 E-t 곡선이다. 얕은 생체상은 E와 C_p 간 시간 지연이 작으며 작용 시간도 비교적 짧다. 깊은 생체상 구획에서는 E와 C_p 간 시간 지연이 크고 효과 소실도 느리다. 그림 2-21d는 두 경우의 반시계 방향 이력 곡선이다. C_b가 C_p와 빨리 평형을 이룰 경우 이력 현상은 거의 보이지 않는다. 불평형의 정도가 심할수록 반시계 방향 이력 고리의 크기가 증가한다.

그림 2-20a와 식 (66)의 모형은 다구획 모형, 비선형적 PK 모형 등의 다른 PK model이나 일정 속도 정주(constant-rate IV infusion), 일차 흡수(first-order absorption), 다중 투여(multiple doses) 등의 다른 투여 방식에 대하여도 변형하여 확장할 수 있다. 모형에 부가적인 속도 과정(rate processes)이 추가되면서 이러한 속도 과정들이 E-t 역학에서 rate-limiting이 될 수 있고, 또한 C_b-C_p 불평형을 가릴 가능성도 있다. C_p의 상행 가지와 하행 가지를 조절하는 지속 정주 방식이 불평형의 정도 즉, k_{21}을 추정할 수 있는 가장 효율적이면서 정확한 방법이다. 그러나 이력 고리를 허탈 시키는 방법도 k_{21}, E_{max}, C_{50}, n을 추정할 수 있다.

Yasuhara 등은 항부정맥제인 ajmaline을 비글견에 정주하여 시간에 대한 함수로 PR, QRS 간격과 ajmaline의 혈장 농도, 전혈 농도, 결합되지 않은 ajmaline의 혈장 농도를 측정하였다.[44] 이들은 유효 농도 범위 내에서 ajmaline이 혈장 단백에 포화 가능한(saturable) 정도로 결합한다는 것을 발견하였고 포화 가능한 혈장 단백 결합을 포함하는 PK 모형을 개발하였다. E-C_p 곡선이 유의한 정도의 이력 현상을 보였기 때문에 PK 모형에 생체상 구획을 일차 과정으로 연결하였고 C_b를 효과로 환산하기(translate) 위하여 S자 형태 E_{max} 모형을 사용하였다. 비선형적 회귀분석을 사용하여 각각의 PK, PD 파라미터를 추정하였고, $C_{p\text{-}t}$ 곡선과 $E\text{-}t$ 곡선이 잘 적합화 되었다. 이들이 추정한 속도 상수 k_{21}으로 계산한 E와 C_b로 $E\text{-}C_b$ 곡선을 그리면 반시계 방향 이력 고리가 허탈 되었다.

$E\text{-}t$ 곡선이 약동학적으로 구분 가능한(high capacity) 구획의 $C\text{-}t$ 곡선과 역학적으로 일치하는 경우도 있다. 그러나 이러한 PK 구획이 생체상과 반드시 동일한 것은 아니며 단순히 역학적 행태(kinetic behavior)가 같다는 것이다. Hinderling 등은 atropine을 bolus 정주한 후 빈맥, 타액 분비 억제 등 항콜린성 효과의 시간 경로는 $C_{p\text{-}t}$ 곡선과는 구별되는 말초 구획 내 atropine의 양과 높은 상관관계가 있음을 보고하였다. 이들은 이 말초 구획을 생체상으로 한 PK/PD 모형을 개발하여 PK와 PD 자료를 동시에 적합화 하여 모형 파라미터를 추정하였다. 이들이 예측한 $E\text{-}t$ 곡선은 실제 자료와 잘 일치하였다. 이와 유사하게, Kramer 등은 수축기 시간 간격(systolic time interval)의 변화로 측정한 digoxin 정주의 양성 수축 촉진 효과를 약동학적으로 구분되는 깊은 구획의 digoxin 농도와 관련 지을 수 있었다, 이들은 관찰된 PD 효과를 계산된 깊은 구획 농도와 관련 짓기 위하여 선형적 모형과 E_{max}을 사용하여 비교하였다. PK와 PD 자료를 동시에 적합화 하였을 때 E_{max} 모형이 $E\text{-}t$ 곡선을 더 잘 예측할 수 있었다. 그러나 깊은 구획 내 digoxin 농도 범위는 깊은 구획에서의 digoxin 반감기가 너무 길어서 제한적이었다.

C_b는 물리적인 농도라기 보다는, 관찰된 효과와 측정된 혈장 농도 사이의 시간 지연을 설명하기 위하여 가상적 수용체에서의 가상 농도라고 강조되어 왔다. 이 모형은 원래 혈장과 생체상 구획 간의 불평형을 설명하기 위하여 고안되었으나, 시간 지연의 기전이 뭐든 간에 혈장 농도보다 효과가 늦는 어떤 상황이라도 성공적으로 모형화 할 수 있다. 이것은 E와 C_p 간의 시간 지연 원인이 반드시 분포에 관한 것만은 아니라는 것이다. 간접적 효과(indirect effect) 혹은 변환 지연(transduction delay)도 원인이 될 수 있다. 이 모형의 주요 가정은 C_p가 일차 속도(first-order rate)로 감소되며 이는 k_{21} 혹은 k_{e0}에 의하여 특성화 되며, C_b와 C_p는 모수적인 관계(parametric relationship)가 있다는 것이다. k_{21}을 알면 혈장 농도 변화에 따른 효과 평형의 속도를 설명해 주는 효과 반감기(effect half-life)를 결정할 수 있다.

(2) 활성 대사물의 생성(Appearance of Active Metabolites)

활성 대사물이 생성될 때도 $E\text{-}t$ 곡선이 $C_{p\text{-}t}$에 시간적으로 뒤지게 된다. 이러한 대사물은 투여된 모 화합물로부터 생성되어 시스템으로부터 제거된다. 이들은 같은 수용체 부위에 작용하거나 혹은 모 화합물과 경쟁하여 상승 효과를 낼 수도 있다. 모 화합물에 대한 대사물의 상대작인 고유 활성도(intrinsic activity)는 전체 $E\text{-}t$ 곡선에 기여하는 정도를 결정한다.

한 극단적인 예를 들면, 모 화합물이 불활성인 prodrug이고 대사물만이 약리적 활성도를 보이는 경우이다. 이 경우는 $E\text{-}t$ 곡선이 대사물의 $C_{p\text{-}t}$와 $C_{b\text{-}t}$ 곡선에 따라 달라진다. 또한 $E\text{-}t$ 곡선은 모 화합물의 $C_{p\text{-}t}$ 곡선보다 상당하게 시간적으로 지연된다. 모 화합물의 $E\text{-}C_p$ 곡선에는 대사물의 생성과 제거에 의하여 야기되는 반시계 방향 이력 현상이 생긴다.

상기와 같은 경우는 모 약제를 정맥 주입하면 대사물이 전신적으로 생성되는 경우에 더욱 그러하다. 대사가 formation-rate-limited일 경우, 즉 대사물 생성이 제거보다 느리다면, 대사물의 C_p는 모 화합물의 C_p와 평행하게 감소할 것이고, 모 화합물의 E-

C_p 곡선을 그려보면 반시계 방향 이력 현상이 없거나 조금 있다. 대사가 제거속도 제한성(elimination-rate-limited)이라면, 즉 대사물 제거가 생성보다 느리다면, 대사물의 C_p는 모 화합물의 C_p보다 천천히 감소할 것이고, 모 화합물의 E-C_p 곡선을 그려보면 상당한 정도의 반시계 방향 이력 현상이 나타난다. 그러나 모 화합물이 불활성인 한, 대사물의 E-C_p 곡선에는 이러한 이력 현상이 나타나지 않는다. Meredith 등은 시냅스 후 α_1 대항제인 trimazosin을 건강 자원자에게 정맥 bolus 투여하여 저혈압 효과를 연구하였다. 이들은 E-t 곡선 상에서 이상성의 수축기 혈압 감소를 관찰하였고 이는 모 화합물과 대사물의 작용제적인 효과를 포함하는 PK/PD 모형으로 가장 잘 설명되었다. 그들은 대사물과 모 화합물 모두의 PD 파라미터를 추정할 수 있었다.

모 화합물을 경구 투여한 후 초회 통과 대사(first-pass metabolism) 동안에 활성 대사물이 생성될 경우 상황은 더욱 복잡해진다. 약제가 전신으로 흡수되는 것에 비하여 대사물이 작용처와 빨리 평형을 이룬다면, 효과는 모 화합물의 C_p보다 시간적으로 더 빨리 나타나게 되며 이 경우 시계 방향 이력 현상(clockwise hysteresis)이 나타나게 된다. 초회 경과 대사로 인하여 라세미 모 화합물(racemic parent compound)의 입체이성질체(stereoisomer)가 선택적으로 분해되거나 혹은 역가가 다른 활성 입체이성질 대사물(active stereoisomeric metabolites)이 선택적으로 생성될 수도 있다. 이는 verapamil의 방실 결절(atrioventricular node)에 대한 음성 전도 변조성 효과(negative dromotropic effect)에서 나타나는데, 라세미 혼합물을 경구 투여했을 경우 역가가 작은 d 이성체(isomer)보다 역가가 큰 l 이성체가 초회 통과 대사를 더 많이 겪는다. 이로 인하여 라세미 혼합물을 정주했을 때의 E-C_p 곡선보다 경구 투여했을 때의 E-C_p 곡선이 더 오른 쪽으로 겉보기 이동하게 된다. 즉, 라세믹 혼합물을 경구 투여했을 때의 역가가 같은 용량을 정주했을 때보다 낮은 것처럼 보인다. 그러나 l 이성체의 C_p를 측정하여 E-C_p 곡선을 그린다면 이러한 차이는 사라지게 된다.

Brockmeier 등은 건강 자원자에서, β수용체 대항제인 penbutolol의 PK, 운동 유도성 빈맥의 감소를 측정하였고 또한 쥐의 망상 세포(reticulocyte) 막 β 아드레날린성 수용체에 방사성 배위자(radioligand)가 결합되는 것을 혈장이 억제한다는 것을 in vitro 상에서 측정하였다.[45] 이들은 PD 효과와 혈장에 의한 방사성 배위자(radioligand) 결합의 in vitro 억제 사이에 선형적인 상관 관계가 있음을 입증하였고, 이는 운동 유도성 빈맥의 감소가 동일한 수용체에 의하여 매개된다는 것을 의미한다. PD 효과의 시간 경로, E-t 곡선은 방사성 배위자(radioligand) 결합의 in vitro 억제로 완벽하게 설명할 수 있었다. 그러나 빈맥 감소와 방사성 배위자(radioligand) 결합의 in vitro 억제를 C_p에 대하여 그려보면(E-C_p 곡선), 두개의 곡선 모두 시간과 연관된 상당한 정도의 반시계 방향 이력 현상을 보였다. 이는 in vitro와 in vivo의 결합 부위에서 penbutolol과 경쟁하는 활성 대사물이 있다는 결정적인 증거가 되고 이로 인하여 penbutolol의 C_p에 비하여 방사성 배위자(radioligand) 결합의 in vitro 억제가 더 연장되고 운동 유도성 빈맥이 더 감소한다.

모 화합물에 상대적인 대사물의 고유 활성도와 수용체 친화도는 E-t 곡선에 기여하는 정도를 결정한다. 대사물이 고유 활성도는 없으면서 수용체 친화도만 보일 경우, 즉 경쟁적 대항제라면, 효과는 시간이 갈수록 감소할 것이다. 이는 시간이 지남에 따라 더 많은 대항제 대사물이 생성되기 때문이며, 모 화합물에 대하여 E-C_p 곡선을 그려보면 겉보기 시계 방향 이력 현상이 나타난다.

대사물의 혈장 농도, in vitro 상에서 대사물의 수용체 친화도 혹은 역가 자료가 없을 경우, 활성 대사물의 생성과 모 화합물의 C_p, C_b 간 불평형을 역학적으로 구분하기란 불가능하다. 대사물과 모 화합물 모두가 수용체 친화도 및 고유 약리적 친화도를 보일 경우, 상황은 더욱 복잡해진다. PK/PD 모형화를 하려면, 대사물이 확인되고 혈장에서 측정이 되어야 한다. 공식 5에서 9까지를 확장하면 수용체 부위에서의 모 화합물과 대사물의 상호 작용을 모형화 할 수 있다. 그러나 PD 모형 파라미터의 수가 증가하면 실험에서 얻은 자료로부터 정확한 파라미터 추정치를 얻지 못할 수도 있다.

단회 투여 자료와 다중 투여 자료를 비교해 보면 모 화합물에 대한 E-C_p 곡선의 반시계 방향 이력 현상의 원인을 감별하는데 도움이 될 수 있다. 다중 투여 후에는 대사물의 혈장 농도가 단회 투여 후보다 높고 모 화합물에 대한 E-C_p 곡선을 살펴 보면 단회 투여 후보다 다중 투여 후의 이력 고리가 더 크다. 이력 현상의 원인이 불평형이라면, 다중 투여 후에는 생체상 농도, C_b가 모 화합물의 C_p와 평형을 이룰 시간적인 여유를 가지게 되므로, E-C_p 곡선은 이력 현상이 줄어든다.

(3) 간접 효과 모형(Indirect Effect Model)

반시계 방향 이력 현상의 세 번째 원인은 간접 효과이다. 즉, 관찰된 효과가 일차 효과가 아니라, rate-limiting 단계인 변환(transduction) 과정과 이차 과정들의 결과이다. 이러한 상황 하에서 관찰된 효과와 측정된 C_p 사이에는 겉보기 관계(apparent relationship)가 별로 없다.

이것은 응고 인자 농도에 대한 warfarin의 효과를 모형화 하는 경우에 나타난다. Warfarin은 vitamin K 의존성 응고 인자의 간 합성을 억제하는 것으로 알려져 있다. 이 인자들(factor II, VII, IX, X)은 간에서 지속적으로 생성되고 혈장에서 분해되는 혈장 단백이다. 이 응고 인자들의 생성은 일정 속도(영차, zero-order) K_{0ss}^{CF}로, 분해는 일차(first-order) K_e^{CF}로 가정할 경우 이들의 역학(kinetics)은 다음과 같다.

$$\frac{dC_p^{CF}}{dt} = k_{0ss}^{CF} / V_p^{CF} - k_e^{CF} \cdot C_p^{CF} \qquad (68)$$

C_p^{CF}는 응고 인자의 혈장 농도이며, V_p^{CF}는 분포 용적이다.

응고 인자의 생성 속도와 제거 속도가 같아서 일정한 항정 상태 농도에 도달하므로 생리적으로는 C_p^{CF}는 일정하다. Warfarin을 투여하면 농도에 비례하여 응고 인자 생성을 억제하므로 억제성 S자 형태 E_{max} 모형(inhibitory sigmoidal E_{max} model)으로 모형화할 수 있다.

$$k_0^{CF}(t) = k_{0ss}^{CF} \cdot \left(1 - \frac{C_p^{\ n}}{C_{p50}^{\ \ n} + C_p^{\ n}}\right) \qquad (69)$$

K_0^{CF}는 warfarin에 의하여 억제된 후의 응고 인자 생성 속도이며, 일차 효과(primary effect)이다. C_p는 warfarin의 혈장 농도, C_{p50}은 역가, n은 Hill 상수이다. Warfarin의 생체상(간)이 혈장 구획과 신속하게 평형을 이루고, 고농도의 warfarin은 응고 인자 생성을 완전히 막을 수 있다고, 즉 E_{max}=K_{0ss}^{CF}로 가정한다.

관찰되는 효과는 응고 인자 생성 속도, $K_0^{CF}(t)$가 아니고, prothrombin time으로 표현되는 응고 인자 농도, C_p^{CF}이다. C_p^{CF}는 식 (68)을 적분한 것이다. 따라서 C_p^{CF}는 관찰되는 이차 효과(secondary effect)이며 일차 효과, K_0^{CF}보다 시간적으로 지연된다.

그림 2-22a에서는 warfarin 100 mg을 단회 경구 투여한 후의 PK 곡선을 시뮬레이션 한 것으로서 이항 지수식(biexponential equation)으로 표현되며, C_p는 매우 빨리 최대치에 도달한다. 그림 2-22b는 응고 인자 생성 억제라는 일차 효과의 시간 경로를 보여 주고 있다. 용량을 크게 하면 응고 인자 생성을 오래 동안 완전히 억제할 수 있다. 최대 일차 효과는 최대 C_p와 일치한다. 그림 2-22c는 관찰되는

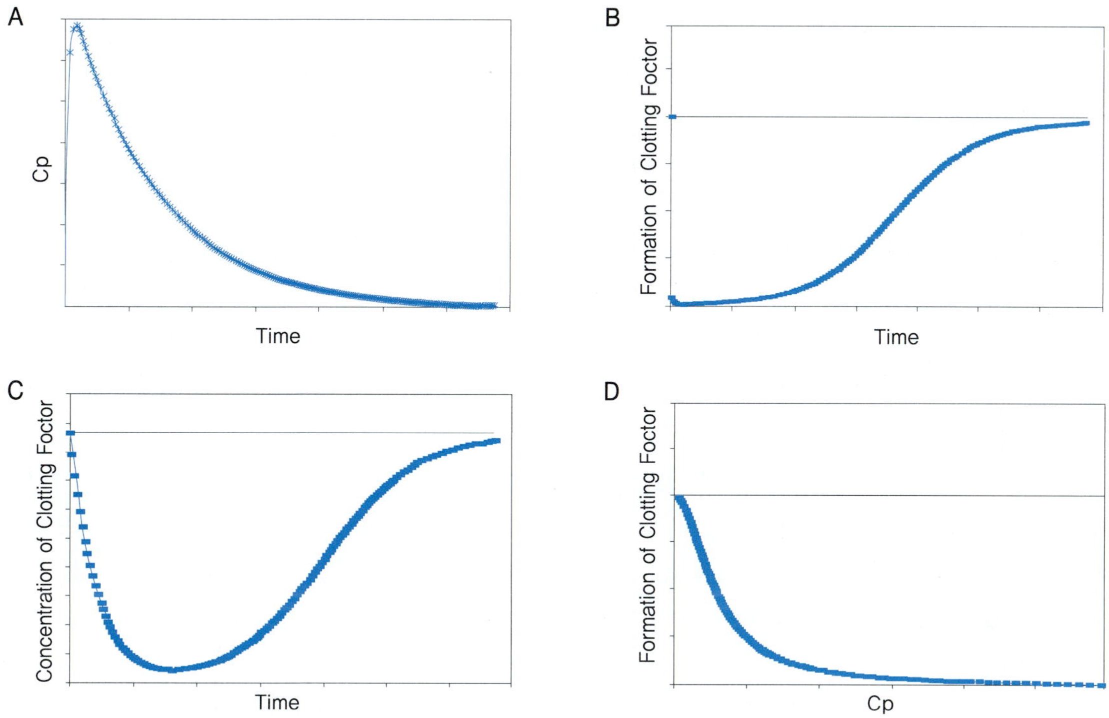

그림 2-22 **Warfarin 단회 투여가 응고인자 농도에 미치는 영향에 대한 시뮬레이션. 간접효과모형**
(A) 일차흡수를 따르는 warfarin의 혈장농도 시간 곡선 (B) 응고인자 생성, 시간의 함수로서의 $K_0^{CF}(t)$. 가는 실선은 항정상태 생성속도, K_0^{CF}를 의미한다. (C) 응고인자 농도, 시간에 대한 함수로서 C_P^{CF}. 가는 실선은 항정상태 응고인자농도이다. (D) 응고인자 생성속도, 혈장농도에 대한 함수로서 K_0^{CF} (E) 응고인자 농도, 혈장농도의 함수로서 C_P^{CF}.

이차 효과, C_p^{CF}를 나타낸 것이며, 응고 인자 생성이 완전하게 억제되어 혈장 농도가 완전히 감소되기 전에, 남아 있던 응고 인자가 먼저 고갈되어야 하므로, C_p보다 늦게 최소에 도달한다. 적분 과정 때문에 그림 2-22b에 비하여 그림 2-22c의 곡선이 더 부드럽다. 그림 2-22d는 일차 효과의 *E-C* 곡선, 즉 K_0^{CF} - C_p 이다. 식 (69)에서 예측할 수 있듯이, 이 곡선은 S자 형태 E_{max} 모형을 따르는데, 고원부 C_p 값들의 대부분에서 완전 억제가 이루어진다. 마지막으로 그림 2-22e는 관찰되는 이차 효과에 대한 *E-C* 곡선, 즉 C_p^{CF} - C_p 이며 반시계 방향 이력 곡선이 명확하게 나타난다.

간접 효과 모형의 개념은 Jusko 등이 성공적으로 사용하였다.[46] 코르티코스테로이드의 효과는 혈장 농도보다 상당하게 시간적으로 뒤지는데 이들은 코르티코스테로이드의 복잡한 생리적 PD 모형을 개발하였다. 이 모형은 코르티코스테로이드의 세포내 수용체 결합, 약물, 수용체 전사 인자 복합체(drug-receptor transcription factor complex)의 세포핵 내 DNA 결합, 핵에서의 효과와 단백 합성 때문에 발생하는 시간 지연을 설명하기 위한 중간 이동 구획(intermediate transfer compartment), 글루코코르티코이드 매개성 효소 유도의 지표인 간의 TAT 농도를 기술한다. 그들은 세포질 수용체(cytosol receptor) 등의 몇몇 중간체 농도를 측정할 수 있었기 때문에 모형 파라미터를 추정하고, 간 효소 유도에 대한 *E-t* 곡선을 정확하게 예측할 수 있었다. 그들은 코르티코스테로이드에 의한 혈청 코르티솔(cortisol) 및 히스타민 억제와 여러 가지 백혈구 세포주 수의 변화를 설명할 수 있도록 이 모형을 더욱 수정하였다. 이 PK/PD 모형은 이러한 생물학적 지표 물질들의 항정 상태 생성이나 분비를 의미하는 기저값의 주기성(cyclic, sinusoidal) 변화를 포함하고 있으며, 효과와 C_p 간의 시간 지연을 간접 효과 모형으로 모형화 하였다. 최근 연구에는 간접 약력학적 효과의 네 가지 기본적인 모형이 비교되어 있다.

반면에 Derendorf 등은 코르티코스테로이드의 임상적 효능을 기술하기 위하여 간략화 된 PK/PD 모형을 사용하였다.[47] 불평형 모형이나, 중간체 모형 변수가 필요한 Jusko의 간접 효과 모형보다는 $C_{p\text{-}t}$ 곡선을 기준으로 $E\text{-}t$ 곡선을 시간 축 상에서 간단하게 이동시켰다. 이와 같은 일정 지연 시간(constant lag time), t_{lag} 개념을 도입함으로써, S자 형태 E_{max} 모형과 결합된 간단한 PK 모형으로 설명되는 여러 가지 임상적 반응들을 적절하게 적합화 할 수 있었다. 그들은 또한 세 종류의 코르티코스테로이드의 상대적인 C_{p50}을 in vitro 수용체 결합 자료로부터 예측할 수 있었다.

간접 효과 모형의 또 다른 예로서, erythropoietin의 PK/PD 모형을 들 수 있다. 이 모형은 erythropoietin이 적혈구 용적률(hematocrit)로 측정되는 적혈구 생성(erythropoiesis)에 미치는 영향을 기술하는데, 적혈구의 일정한 생산 속도(constant production rate)에 미치는 erythropoietin의 효과가 용량에 비례한다고 가정하고 이를 선형적 모형 혹은 비선형적(구분적 선형, piecewise linear) 모형으로 모형화 하였다. 일차 과정 대신에, 노화 및 무작위적 파괴에 의하여 예측되는 적혈구 생존 함수(RBC survivor function) 혹은 적혈구의 일정한 수명으로 적혈구의 분해를 모형화 하였다. 적혈구 수명의 기간 때문에, 연구된 모든 PK/PD 모형은 효과 즉, 적혈구 용적률 변화와 erythropoietin 용량 혹은 C_p 변화 사이의 긴 시간 지연을 설명할 수 있다.

(4) 약력학적 내성(PD Tolerance)

PD 내성은 E_{max}, C_{50} 등의 PD 파라미터가 시간 의존적 혹은 약물 노출(drug exposure) 의존적으로 변화하여 비록 일정한 C_p와 C_b가 유지되더라도 PD 효과가 소실되는 현상을 말한다. 그림 2-23은 이를 보여 주는 그림이다.

그림 2-23a는 일구획 모형에서 일정 속도 지속 정주 후 PK 곡선을 시뮬레이션 한 것이다. 지속 정주하는 동안에 C_p가 증가하여 항정 상태에 도달하고 지속 정주를 중단하면 단항 지수적으로 감소한다. 그림 2-23b는 PD 내성을 보이는 약물의 $E\text{-}t$ 곡선이다. 효과는 C_p가 최대에 도달하기 이전에 최대가 되며, C_p가 일정하게 유지되더라도 효과 감소가 시작되고 효과 소실이 C_p보다 더 빠르다. 결과적으로, $E\text{-}C_p$ 곡선 상에서 시계 방향 이력 고리가 분명하게 나타나고 이는 C_p가 효과, E보다 시간적으로 지연됨을 의미한다(그림 2-23c). 지속 정주나 다중 투여는 이러한 PD 내성을 확인하기에 가장 좋다.

전술한 바와 같이, PD 내성의 이유는 다양하다. PD 내성은 E-C 곡선의 이동 혹은 시계 방향 이력 현상이 특징적이나, 바르비튜레이트 유도성 자가대사(barbiturate-induced autometabolism) 등의 PK 내성은 $E\text{-}C$ 곡선에 영향을 미치지 않는다. 두 경우 모두 주어진 용량에 대하여 PD 효과가 상실되며 이러한 내성을 상쇄하기 위해서는 투여량을 증가시켜야 한다. PD 내성은 또한 PD 파라미터가 투여량과 투여 속도에 민감해짐을 의미하기도 한다.

Kleinbloesem 등은 nifedipine을 빠른 속도로 지속 정주하면 혈압(치료 효과) 은 조금 하강되고 상당한 정도의 빈맥(이상반응)이 발생한다고 보고하였다.[48] 그러나 천천히 지속 정주하거나 직장으로 주입하면 빈맥 효과는 없고 혈압 하강 효과는 더 나아진다. 즉, 지속 정주 속도에 따라서 다른 $E\text{-}C_p$ 곡선이 나오는데, 빨리 지속 정주할 때의 빈맥 효과에 대한 $E\text{-}C_p$ 곡선이 천천히 지속 정주할 때보다 더 가파르다. 아울러, 천천히 지속 정주하면 혈압 하강 효과에 대한 $E\text{-}C_p$ 곡선에 시계 방향 이력 현상이 나

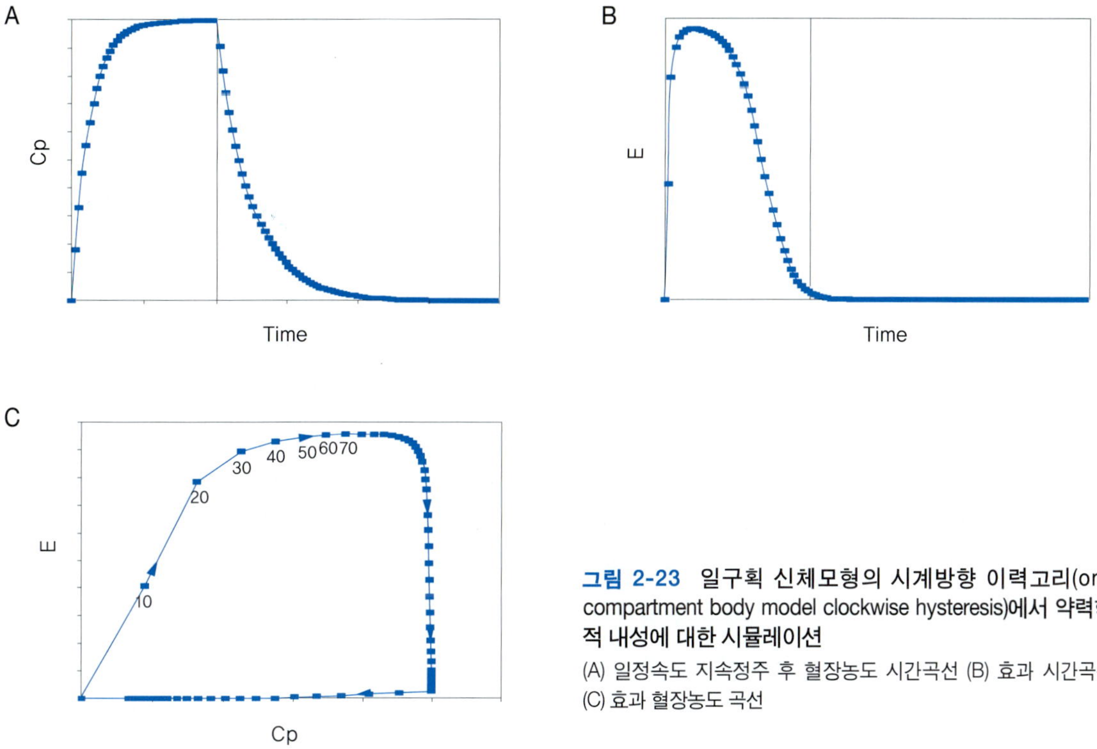

그림 2-23 일구획 신체모형의 시계방향 이력고리(one compartment body model clockwise hysteresis)에서 약력학적 내성에 대한 시뮬레이션

(A) 일정속도 지속정주 후 혈장농도 시간곡선 (B) 효과 시간곡선 (C) 효과 혈장농도 곡선

타나지 않는다. 이러한 내성 효과는 압수용체 반사에 의하여 매개되므로 천천히 nifedipine을 지속 정주할 경우 압수용체 반사가 일어나지 않는 것으로 추정되고 있다.

Chow 등은 사람에서 cocaine을 정맥 단회 투여하여 심박수 변동 효과(chronotropic effects)와 PK를 연구하였는데, 심박수 변동 효과가 선형적 $E\text{-}C_b$ 모형의 가상 생체상 농도로 예측되는 것보다 보다 더 빨리 감소하였고, 관찰된 $C_{p\text{-}t}$ 곡선보다도 더 빨랐다.[49] 이러한 급성 내성의 기전에 대해서는 알려진 바가 없다.

Sheiner 등은 모 화합물 투여 후 가상 대항제 대사물(hypothetical antagonistic metabolite)의 생성과 존재를 빌어 PD 내성을 성공적으로 모형화 하였다.[50] 이 모형을 이용하여 nicotine 지속 정주가 심혈관계에 미치는 영향과 caffeine의 투여 속도와 투여 경로에 따른 심혈관계 효과를 모형화 하였다. 가상 대사물은 대사물의 혈장 구획과 일차 과정으로 연결하였다. 일차 속도 상수인 k_{tol}은 C_p에 노출된 이후 발생하는 내성의 작용 개시와 감소를 결정하며 k_{21} 혹은 k_{e0}와 동일하다. 이러한 가상 대사물은 생체상에서 모 화합물과 경쟁적으로 작용하므로 내성은 시간과 모 화합물의 C_p에 대한 함수가 된다. 이 모형은 다음과 같이 모수화 된다.

$$E = m \cdot \frac{C_b}{1 + \frac{T}{T_{50}}} \qquad (70)$$

인자 m은 식 (61)의 선형적 예민도 혹은 기울기 파라미터이며, T는 생체상에서의 가상 대사물 농도, T_{50}은 효과가 내성 발생 전 값의 50%일 때의 모 화합물 농도이다. 이 PD 모형은 생리적으로 과도하게 단순화 된 것이며, 모형 파라미터의 개수가 너무 빈약하다. 내성 때문에 E_{max} 모형의 E_{max} 값을 확인할 수 없으므로 E_{max} 모형 대신에 선형적 모형을 사용하였다. 이러한 간단한 내성 모형을 이용하여 관찰된 자료를 적절하게 기술할 수 있고 k_{tol}, T_{50}을 추정할 수 있다. 따라서 여러 가지 투여 방식에 대한 *E-t* 곡선을 예측할 수도 있다.

Francheteau 등은 건강 자원자에서 dihydropyridine 정주가 심혈관계에 미치는 영향을 기술하는 복잡하고 생리적인 PK/PD 모형을 발표하였다.[51] 이들은 압수용체 반사를 포함하고 있는 폐쇄 고리형 되먹임 시스템(closed-loop feedback system)에 여러 가지 혈역학적 파라미터를 도입하였는데, 이 생리적 시스템은 동맥압의 변화 및 변화 속도에 민감하였다. 전통적인 PK/PD 모형과 이 모형을 결합하여, dihyropyridine의 일차 효과인 전신 혈관 저항의 변화를 설명하였다. 이 모형을 이용하여 nicardipine을 여러 가지 정주 방식으로 투여한 후 심박출량과 평균 동맥압의 시간에 따른 변화를 적절하게 기술할 수 있었고, 고혈압 환자에서 기저값 심혈관계 파라미터에 PD 효과가 어떻게 영향을 미치는지 예측할 수 있었다. 또한 이 모형으로 심혈관계의 생리적 행태도 모사(mimic)할 수 있다. 그러나 변수(variables)와 파라미터가 너무 많기 때문에 다변량(multivariate) 효과 변수들을 동시에 측정하여야 하고 시스템 파라미터 중 일부를 미리 알아야 한다.

7) PK/PD 모형화의 접근 방식 (PK/PD Modeling Approaches)

PK/PD 모형화에는 현재 두 가지 원리적으로 다른 형태의 접근 방식이 있다. 이론적 접근 방식은 PK 모형의 기본적인 원리, 약물, 수용체 상호 작용 이론, 약의 작용 기전, 관찰 가능한 생리적 변수들을 사용하여 약의 작용을 설명하는 복잡한 모형을 개발한다. Jusko 등과 Francheteau 등의 모형이 예이다. 전형적으로 이 모형들에는 많은 파라미터와 변수들이 있다. 모형 파라미터를 정확하게 추정하려면 측정을 자주해서 중간 변수들(intermediate variables)의 시간 경로를 잘 알아야 하며, 파라미터 추정은 전형적으로 비선형적 회귀 분석으로 한다. 변수와 추정된 파라미터 값에는 생리적 의미가 있으며, in vitro 자료 혹은 다른 생리적 자료와 관계지을 수 있다. 단점으로는 모형 특이적인 파라미터화가 필요하다는 것인데 이는 모형이 전형적으로 검정이 불가능한 여러 가지 가정들에 기초하고 있다는 것이다. 많은 파라미터 때문에 모형이나 모형의 고유 파라미터 중 일부를 확인할 수 없게 되며, 자료가 많아도 개체내 변이성과 개체간 변이성을 모형화 하기가 어렵다.

경험적 접근 방식은 자료를 설명하기 위하여 가장 빈약한 형태의 모형을 사용한다. 즉, 가정의 수를 가능한 한 최소로 한다. 이 모형은 생리적 의미가 있을 수도 있고 없을 수도 있는 모형 파라미터를 사용하여 모수화 할 수 있다. 현재 있는 관찰 소견으로 파라미터를 추정할 수 있도록 하기 위하여 모형 파라미터의 수는 제한적이다. 가상 대항제 대사물의 생성으로 내성을 모형화 한 것이 예인데, 아마도 물리적인 근거는 없으나, 이 모형을 이용하여 자료를 설명할 수 있고 모형 파라미터 값을 추정할 수 있으며 투여 속도의 변화에 대하여 *E-t* 곡선을 예측할 수 있다. 이와 유사한 모형들을 사용하여 환자에서의 생물학적 지표 물질의 시간 경로, 치료 효능의 대체 측정법 등을 기술한다. Holford와 Peace는 알쯔하이머 환자의 인지 기능에 미치는, 콜린에스테라아제 억제제(cholinesterase inhibitor), tacrine의 장기 치료 효과를 기술하는 인구 PD 모형(population PD model)을 개발하였다.[52] 이들의 PK/PD 모형은 20주 이상의 관찰 기간 동안 이 질환의 퇴행(regression)을 설명할 수 있는 간단한 기저값 모형(simple baseline model), 위약 치료 시 자발적 변화를 기술하는 위약 모형, 관찰되지 않은 C_p를 투여량과 관계 짓는 간단한 PK 모형, 그리고 약효(가상 생체상)의 작용 개시와 내성 사이의 시간 지연을 설명할 수 있는 시간 상수를 포함한 PD 모형을 도입하였다. 이들은 집단 약동학 분석방법(population-kinetic analysis)을 사용하여 위약 조절 용량 점증 시험(placebo-controlled dose escalation trial)의 자료를 적합화 할 수 있었고 tacrine 치료와 위약 치료의 파라미터 추정치를 비교함으로써 위약 치료에 대한 tacrine의 치료 이득을 정량적으로 기술할 수 있었다.

Sale 등은 이와 유사하게 초기 AIDS 환자에서 항리트로바이러스 제제인 zidovudine이, 질환의 진행을 알려 주는 생물학적 지표인 CD_4 림프구 수에 미치는 효과를 기술하는 모수적인 모형(parametric model)을 개발하였다.[53] 이들의 모형은 투여량과 관찰된 C_p를 관계 짓는 간단한 PK 모형, 일시적인, 즉 증가했다가 감소하는 약효를 설명해 줄 수 있는 이항 지수 공식으로 기술되는 PD 모형을 포함하고 있다. 이 모형에는 약에 대한 저항(drug resistance) 발생도 포함하고 있다. 인구 역학적 분석 방법을 사용함으로써 이들은 PK, PD 인구 파라미터 값을 추정할 수 있었고 zidovudine이 위약에 비하여 질병의 진행에 미칠 수 있는 예상 효과를 정량화 할 수 있었다.

다른 연구자들은 비모수적인 모형(nonparametric model)을 사용하였다. 이들은 물리적 의미가 전혀 없는 파라미터를 사용하는 다항식(polynomials) 혹은 다른 spline 함수로 E-C, $C_{b\text{-}t}$ 관계를 기술한다. 선형적 시스템 분석 방법과 역승적(deconvolution) 기법을 사용함으로써 생체상으로의 bolus 투여 후의 $C_{b\text{-}t}$를 기술해 주는 전도 함수(conduction function)를 단조롭게 감소하는 spline 함수로 얻는다. 이 함수는 C_p와 C_b 사이의 불평형을 완벽하게 설명하며, 모수화(parameterization) 하여 평형 반감기를 얻을 수 있다. 이력 현상을 허탈시킴으로써 변환(transduction) 함수를 얻는다. 이 함수는 E-C_b의 항정 상태 관계를 기술하며, E_{max} 모형이나 spline 함수로 모수화 할 수 있다. 이러한 접근 방법은 생체상 역학이나 변환 함수의 형태에 관한 특이적인 가정을 하지는 않으나, 모든 파라미터의 시간 불변성을 가정한다. 이 방법은 숫자적인 역승적, 승적(convolution) 기법을 포함한다. 이들의 유용성은 아직 확립되지 않고 있다.

8) 요약

PD 효과는 생리적 변수가 기저값으로부터 얼마나 변화하였는지 정량화 한 값이며, 투약 후 측정되고, 활성 모이어티가 체내 작용 부위에 있기 때문에 나타난다.

특정 약물, 수용체 상호 작용에 근거한 표준적인 약리적 모형(쌍곡선 형태 혹은 S자 형태 E_{max} 모형)을 이용하여, 관찰되는 약리적 반응을 (가상적인) 수용체 부위(생체상)의 약물 농도에 따라서 관계 지을 수 있다. 약물은 그들의 겉보기 수용체 친화도(역가)인 C_{50}, 고유 활성도(효능, efficacy)인 E_{max}, E-C 곡선의 기울기인 Hill 상수 n에 의하여 약력학적으로 특성화 될 수 있다.

일반적으로 효과는 C_p와 동시에 측정된다. 결과적인 E-C_p 곡선은 여러 가지 PD 기전을 나타낼 수 있다. 생체상으로의 분포가 rate-limiting이라면 역학적 생체상 구획(kinetic biophase compartment)을 사용하여 C_p와 관찰되는 PD 반응 사이의 불평형을 기술할 수 있다. 이때 E-C_p 곡선은 반시계 방향 이력 현상을 보일 것이다. 이 경우 약물 특이적 PD 특성인 혈장, 생체상 평형 반감기(plasma/biophase equilibration half-life)가 중요하다. 활성 대사물이 시간 지연을 두고 생성되고 이들이 모 화합물과 마찬가지로 수용체와 상호 작용할 때에도 반시계 방향 이력 현상을 보인다. 약리 작용의 간접적 기전 즉, 내인성 물질 합성 혹은 분비의 억제, 세포 억제, 약물, 수용체 상호 작용 후에 일어나는 수용체 후 변환 과정에서의 시간 지연도 rate-limiting일 수 있으며 이로 인하여 반시계 방향 이력 현상이 나타난다. 수용체 수의 증가(수용체 upregulation)로 인한 감작(sensitization)은 반시계 방향 이력 현상을 설명할 수 있는 또 다른 기전이다.

E-C_p 관계는 PD 내성에 의하여 더욱 복잡해진다. 수용체의 전체 수, R_{tot}는 작용제의 만성 투여에 의하여 downregulation 될 수 있으며 이로 인하여 시간이 지남에 따라서 효과가 상실(탈감작, desensitization)되고 E-C_p 곡선 상에서 시계 방향 이력 현상이 나타난다. 내인성 음성 되먹임 기전은 일차 약물 효과를 생리적으로 상쇄할 수 있으며 이로 인하여 E-C_p 곡선에 시계 방향 이력 현상이 나타난다. 두 경우 모두 시스템이 시간에 따라 변하는데(time-variant), 이는 C_{50} 혹은 E_{max}가 시간과 약물 노출에 따라서 변하는 것을 의미한다.

3. 정맥마취제의 약동, 약력모형의 개념과 신약개발에서의 의미

임상 마취에서 의식소실(수면제) 혹은 진통(아편유사제)을 유발하는 정맥 제제는 약동, 약력 모형 구축이 매우 중요하고, 이 모형은 투여방법에 직접적으로 이용된다. 이러한 원리는 일반적인 신약 개발에도 적용될 수 있다. 작용개시 및 소실이 빠른 수면제나 아편유사제에 대한 여러 연구를 통하여 약동, 약력모형의 근본 원리 또한 진보하였다. 이 장에서는 마취제의 임상약리적 연구의 예를 소개하고 이 연구에서 사용된 약동, 약력모형 개념이 일반적인 신약개발에 어떻게 응용되는지 생각해 보기로 한다.

1) 마취제의 약동력학

정맥으로 투여되는 수면성 마취제는 용량에 비례하여 의식 수준을 점진적으로 저하시키며, 이러한 점진적인 의식수준 저하는 이 약제의 중추신경계 효과에 대한 대리표지자인 뇌파지표를 이용하여 정량적으로 측정이 가능하다.[54] 정맥 투여 아편유사제 역시 점진적으로 진통을 유발하나, 수술 중 조직 손상 때문에 발생하는 유해한 통증 자극의 강도 증가에 따라서 중추신경계가 점진적으로 반응하지는 않는다. 수면제는 진통 효과가 없으며, 아편유사제는 용량에 비례하여 일관되게 수면 혹은 의식소실을 유발하지는 않는다. 이러한 수면제와 아편유사제를 적절하게 병용 투여함으로써, 마취라는 임상적인 상태를 유도할 수 있다.

마취에 사용되는 수면제와 아편유사제에는 약동, 약력 관계를 깊이 있게 이해할 수 있도록 해주는 중요한 요인이 있다.

- 정맥 투여되므로 생체이용률(bioavailability)이 100%이며, 따라서 투여된 용량에 대하여 정밀한 정보를 항상 가질 수 있다.
- 채혈이 용이하므로, 많은 혈액 샘플 채취가 가능하고 따라서 약동학적 특성을 세밀하게 살필 수 있다.
- 선형적인 약동학을 보이므로, 약물의 혈장농도는 투여량에 비례하고 체내 분포(distribution)와 제거(elimination)에 의하여 결정된다.
- 즉각적이지는 않지만 비교적 작용개시가 빠르고(0.5~5분), 작용소실도 빠르다(5~30분). 이는 혈장농도 및 혈장과 약물의 효과처 즉, 중추신경계 사이의 평형에 의하여 결정된다.
- 약물의 효과가 비교적 강한데, 수면제는 완전히 깨어 있는 상태부터 완전한 의식소실까지 유발할 수 있고, 아편유사제는 완전한 환기억제까지 유발할 수 있다.
- 뇌파에 대하여 직접적인 효과가 있고 이는 임상에서 요구되는 약효 범위 내에서 선형적이다.
- 뇌파를 신호분석 처리하면 수면 혹은 진통에

대한 중추신경계 효과를 지속적이고 비침습적으로 측정할 수 있는 대리표지자로 사용 가능하다.

- 환자의 뇌파로부터 약효에 대한 자료를 직접적으로 얻을 수 있고, 이를 실험실 수준에서 후분석하여 약효에 대한 모형화에 이용할 수 있다.
- 신호분석 소프트웨어와 상업화된 뇌파장비에 대한 접근이 용이하고 표준화되어 있다.
- 임상적으로 타당한 수면 및 진통 목표점과 뇌파 대리표지자를 연결할 수 있도록 정량적으로 정의되어 있는 수단이 존재한다.

수면제와 아편유사제의 위와 같은 특성 때문에 약동학과 약력학을 연결시켜주는 효과구획이라는 약동, 약력모형 개념이 필요하게 되었다.[55] 대부분의 약물 효과는 혈액 속에 있을 때와는 확연히 구분되는 조직 구획에서 일어난다. 약효의 개시는 혈중에서 조직 내 작용처까지 약물 전달, 약물이 작용처까지 이동, 신호전달과정을 통하여 약효가 발생하도록 조직 내 약물 이동 등 일련의 연속적인 과정이 필요하다. 여기에 관련되는 모든 요소는 시간 의존적이며 조직 혈류, 심박출량, 약물의 투과성(permeability), 조직 내 용해도(solubility), 약물과 수용체 혹은 작용처 사이의 상호작용(interaction) 그리고 신호전달과 같은 생리적인 요인에 의하여 조절된다.

이전부터 효과구획에 대한 개념은 알려져 있었으나, Sheiner 등이 근이완제 연구에서 얻은 대량의 약동, 약력자료를 이용하여 확립하였다.[55] 효과구획 모형은 혈중농도와 측정된 약효 간의 평형을 정량적으로 알려주는 일차속도상수를 추정한다. 이 속도상수는 $t_{1/2}k_{e0}$로 알려져 있는 혈액, 효과처 평형반감기를 계산하는데 이용된다. 정맥으로 투여되는 마취약제에 대한 이와 같은 모형 개념은 현대의 신약 개발 과정에 많은 공헌을 하고 있는 약동, 약력모형 개념의 초석이 되었다.

2) Fentanyl계 아편유사제의 예

1980년대에 Scott 등은 fentanyl로부터 유도된, 매우 역가가 높으면서 작용개시가 빠르고 지속시간이 짧은, 일련의 아편유사제의 작용기전에 대한 연구를 한 바 있다.[35,56] 이들은 매우 깊은 뇌파 효과를 유발하기에 충분한 속도로 fentanyl을 지속정주하였다. 이때 뇌파 파형은 수분 안에 육안 관찰상 변화하였으며, 진정이나 무호흡과 같은 심대한 아편유사제 효과가 나타났다. Fentanyl 농도측정을 위하여 동맥혈을 채취하였고 뇌파신호는 저장하여 정량적으로 후분석을 하였다. 지속정주가 끝난 후에도 연속적으로 동맥혈을 채취하였고 피험자가 완전히 회복될 때까지 뇌파를 기록하였다. 여기에서 얻어진 풍부한 약동, 약력자료를 시간에 따라서 그려 보면 최대 혈장 농도와 최대 뇌파효과 사이에 시간이 지연이 발생함을 알게 되었다(그림 2-24). 비록 시간 지연이 크지는 않았으나($t_{1/2}k_{e0}$ 6.4분), 이 결과는 그 당시 개발 중이던 새 아편유사제, alfentanil과 비교하는데 매우 유용하게 사용되었다.

똑 같은 연구설계로 이들은 alfentanil의 $t_{1/2}k_{e0}$를 1.1분으로 계산하였고, 이는 alfentanil의 작용 개시가 더 빠름을 의미하였다.[35] 이와 같이 약효에 대한 뇌파 대리표지자로 k_{e0}를 계산하여 비교하면 단회정주 후 용량, 반응관계를 알 수 있게 되었다. 다른 약동학적 모수와 역가는 같고 $t_{1/2}k_{e0}$만 다른 두 약물이 있다고 가정하자. 두 약물의 $t_{1/2}k_{e0}$가 10배 차이가 난다고 한 경우, 단회 정주 후 최대효과처농도는 $t_{1/2}k_{e0}$가 긴 약물에서 더 느리게 나타나며, 최대효과처농도의 크기도 작다. 이처럼 $t_{1/2}k_{e0}$가 다르기 때문에 발생하는 시간, 효과처농도 곡선의 차이를 두 약물의 역가가 다른 것으로 오인하면 안된다(그림 2-25). 더욱이 항정상태로 두 약물을 투여할 경우, 이러한 차이는 더 이상 볼 수 없게 된다. 따라서 단회정주 후 역가를 낮게 추정하였을 경우, 항정상태에

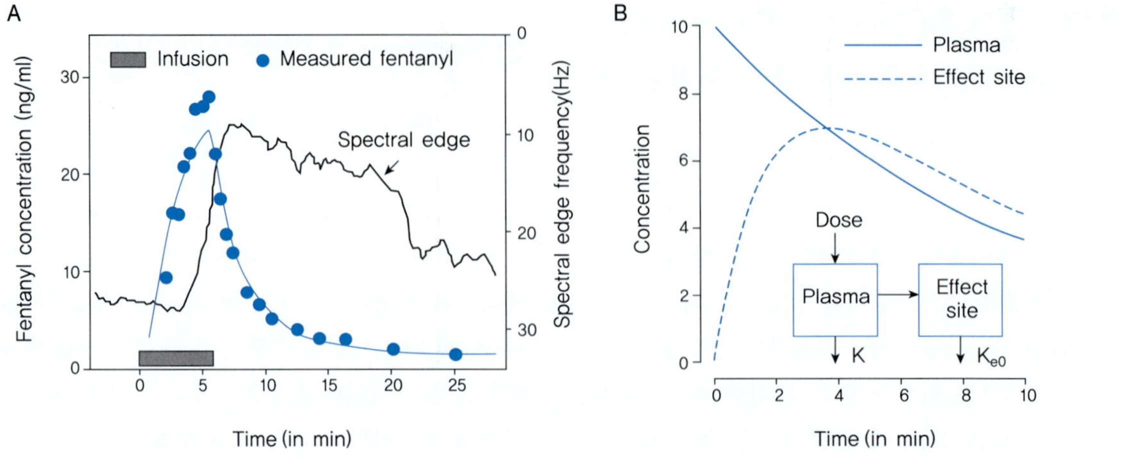

그림 2-24 짧은 기간 동안 fentanyl 지속정주 후 최대혈장농도보다 늦게 최대효과가 일어난다.
(A) Scott 등의 연구에서 fentanyl 농도와 뇌파(spectral edge frequency)의 변화 (B) 효과처를 가지고 있는 간단한 약동학 모형과 단회 정주 후 혈장 및 효과처 농도의 시간에 따르는 변화의 시뮬레이션

서는 과량투여가 된다. 만약 alfentanil이 fentanyl보다 효과처에 더 일찍 도달한다는 것을 모를 경우, alentanil이 실제보다 더 역가가 크게 보일 수 있다. 약력학적 차이와 약동학적 차이를 분리시키면, 짧은 기간 동안 투약해서 얻은 정보를 정확하게 외삽할 수 있게 되고 따라서 긴 시간 동안의 약물 투여, 즉 항정상태의 용량, 반응관계를 이해할 수 있게 된다.

Sufentanil에 대하여도 동일하게 연구를 하여 이 계통의 아편유사제끼리 임상약리학적으로 서로 비교할 수 있게 되었다.[56] 이 연구에서 sufentanil과 fentanyl은 동일한 $t_{1/2}k_{e0}$를 가지며, 따라서 뇌파 대리표지자로 보아 동일한 효과를 내는데 필요한 용량 차이는 두 약제간 역가 차이라고 할 수 있다. 이에 근거하여 sufentanil은 fentanyl보다 12배 더 강력

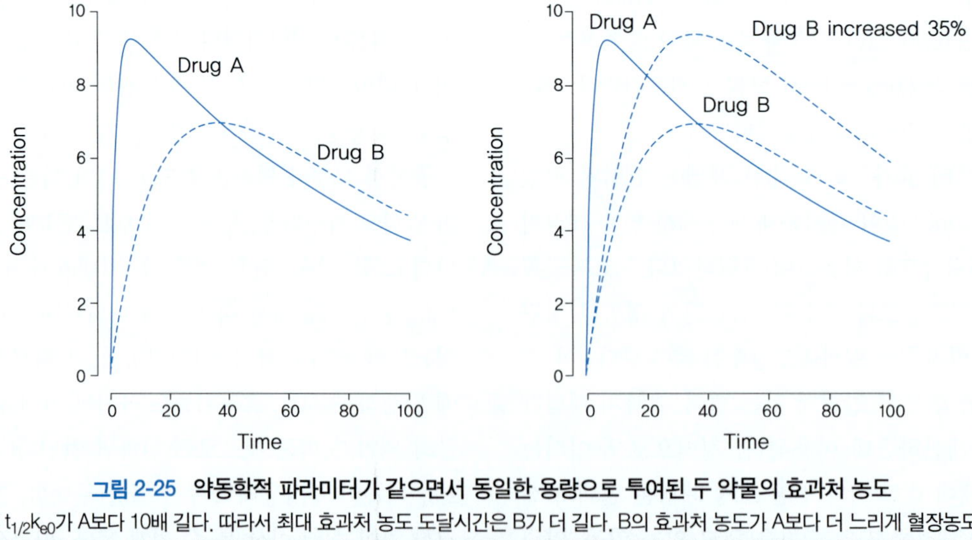

그림 2-25 약동학적 파라미터가 같으면서 동일한 용량으로 투여된 두 약물의 효과처 농도
약물 B의 $t_{1/2}k_{e0}$가 A보다 10배 길다. 따라서 최대 효과처 농도 도달시간은 B가 더 길다. B의 효과처 농도가 A보다 더 느리게 혈장농도와 평형을 이루며, 같은 용량을 투여하였음에도 불구하고 B의 효과처 농도가 더 작다. 오른쪽에서, B의 용량을 35% 증량시키면 A와 동일한 효과처 농도 및 동일한 최대효과가 나온다(단, A와 B의 역가가 동일할 경우). 이러한 시간 효과처 농도 관계를 모르면, B가 A보다 35 덜 강력하다고 결론을 내릴 수 있다. 이러한 차이는 효과처에 도달하는 투여량의 분율이 다르기 때문이다.

표 2-3 **Fentanyl계 아편유사제의 약동학적 모수 및 생체상 모수**

		Fentanyl	Alfentanil	Sufentanil	Remifentanil
Fractional coefficients (%)*	A	90	83	84	85
	B	8	12	15	14.8
	C	2	5	1	0.2
Half-lives (min)	α	1.0	0.67	1.4	0.9
	β	19	13	23	6.3
	γ	475	111	562	35.1
Volumes (L)	Central	13	2.2	18	7.6
	Steady state	358	23	541	21.8
Micro-rate constants (min^{-1})	k_{10}	0.0492	0.091	0.0653	0.3847
	k_{12}	0.380	0.656	0.272	0.2569
	k_{21}	0.096	0.214	0.102	0.2066
	k_{13}	0.179	0.113	0.0723	0.0128
	k_{31}	0.0077	0.017	0.0027	0.0205
Blood-brain equilibration rate constant (min^{-1})	k_{e0}	0.147	0.77	0.227	1.14

*: 약동학 모형의 단위배치함수(unit disposition function)가 특정 지수항에 미치는 영향력 비율(%)

하였으며, 이 관찰 소견은 다른 피험자군에서 전향적으로 타당성 검증을 하였다.

표 2-3은 fentanyl계 아편유사제의 약동학적 상수를 비교한 것이다.

표 2-3의 서로 다른 모수를 보면 임상 상황에서 각 약물이 어느 정도로 다르게 나타날지 알 수 있으며, 혈액 내에서의 약동학, 효과처까지 도달하는데 걸리는 시간 지연, 효과처에서의 약력학을 전부 대변해주는 연결모형(linked model)에 이 모수를 다 넣어 보면, 각 약물의 용량, 반응관계를 잘 이해할 수 있게 된다. 약물 투여로부터 효과 발현에 이르기까지 일련의 과정을 잘 이해하는 것이야말로 수면제나 아편유사제를 효과적으로 사용하는데 중요하다는 것을 보여주는 여러 논문에 이 원리가 잘 나와 있다.[57-59]

이처럼 잘 조절된 실험적 연구 결과를 임상적으로 적절한 정보에 대응시키려면, 약효 대리표지자의 약력학적 반응을 약리학적 효과의 술중 표지자(intraoperative marker)로 대응시킬 줄 알아야 한다. Ausems 등은 수술에 의한 일련의 자극에 대한 환자의 반응을 차단하는데 필요한 alfentanil의 적절한 혈장 농도를 계산한 임상연구 자료를 발표하였다.[42] 이 연구에서 평가되었던 각 수술관련 자극에 대하여 각각 약력학적 모형이 발표되었다(그림 2-26).

훗날 이 모형은, 자원자 연구에서 수술에 실제 필요한 아편유사제 진통 강도 내에서 농도, 효과 양상을 비교하는데 초석이 되었다.

새로운 아편유사제인 remifentanil이 1993년에 도입되면서 이러한 단계적 용량, 반응관계(dose-to-effect cascade relationship)를 규명할 수 있는 기회가 주어졌다.[60] 소규모 자원자 연구에서 Egan 등은 remifentanil의 사람에서의 용량, 약동학 관계(dose-to-PK relationship)를 먼저 규명하였고, 이어서 효과처, 뇌파 대리표지자 효과 관계(biophase-to-EEG biomarker effect relationship)를 규명한 바 있다.[60,61] Remifentanil은 신속한 ester 가수분해에 의하여 청소율이 장기와 무관하다는 점에서 독특한 약동학을 보였으며, 이와 함께 비교적 높은 역가, 최대효과까지 짧은 시간지연 등이 합쳐져서 임상적으로 매우 이점이 많은 약물로 쉽게 결론 내릴 수 있었다. 용량, 대리표지자 효과 관계 맵핑을 끝낸 후, Ausems 등의 연구에서 규명되었던 alfentanil에 대한 농도, 효과관계에 뇌파 대리표지자 효과관계를 중첩시켜 보면 remifentanil의 임상적으로 적절한 지문(fingerprint)을 확립할 수 있다. 이를 이용하여 수술 자극을 차단하는데 필요한 remifentanil의 농도를 alfentanil과 비교하여 쉽게 예측할 수 있다(그림 2-27).

이러한 지문 개념은 fentanyl과 sufentanil에까지 확장되었고, 이들에 대하여 임상적으로 타당한 효과처 농도 지도를 비교할 수 있게 되었다. 이렇게 하여, 뇌파 대리표지자를 약력학적 변수로 이용하고 풍부한 자료를 획득한 자원자 연구의 결과를 임상적으로 타당한 용량, 반응관계 예측에 사용할 수 있게 되었다. 이 방법과 유사하게, Lemmens 등은 trefentanil과 partial aonist인 mirfentanil을 연구하였다.[62,63] 기존의 아편유사제와 비교하여 trefentanil은 alfentanil과 거의 구분이 안되는 임상적 지문을 보였다. 반면에 mirfentanil은 이상반응을 유발하기 시작하는 농도에서도 유의한 뇌파 변화를 보이지 않아서 추가적인 연구가 중단되었다.

3) 정맥마취제의 약동, 약력개념과 신약개발

위에서 언급한 예는 마취약제의 임상약리학적 연구가 정맥마취제를 이해하고 특성화하는데 중요하다는 것을 의미한다. 이러한 경험으로부터, 정맥마취제의 영역을 넘어서 모든 신약개발 과정에 적용도 가능한 몇 가지 일반적인 개념을 도출할 수 있다.

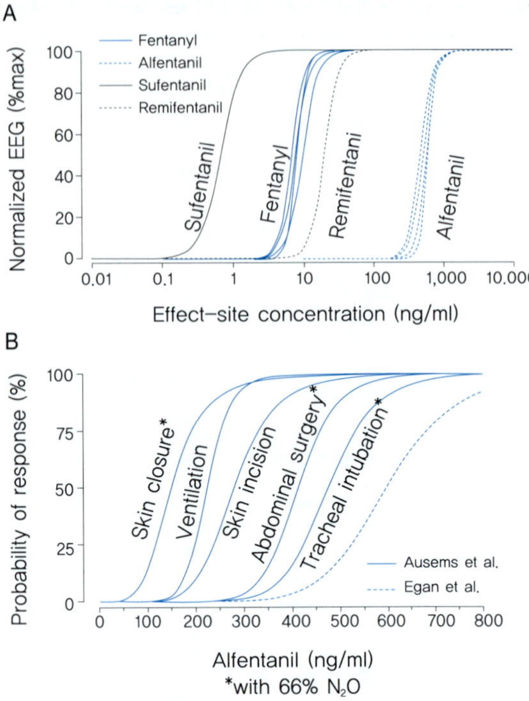

그림 2-26 같은 부류 내 몇가지 약물들의 상대적인 약력학을 특성화해주는 연속형 대리표지자의 값

(A) 네가지 아편유사제에서 관찰되는 뇌파신호의 변화. 각 약물의 상대적 역가를 나타낸다. (B) Alfentanil을 투여받는 환자에서 뇌파 변화의 약력학적 모형과 수술관련 자극에 대한 반응의 약력학적 모형의 비교

- 약동학은 다르나 약력학은 유사한, 같은 부류의 여러 가지 약제를 연구할 때의 이점. 이 경우 각 약물끼리의 상대적인 효능을 비교할 수 있게 되어, 약제간 약동학이 다를 때 어떤 약이 임상적으로 더 이점이 있는지 어떤 약이 특정 현상에 더 관련이 되는지를 더 잘 이해할 수 있다.
- 임상적 목표점을 정확하게 반영할 수 있을 정도의 간격으로 측정가능하고 측정 방법 또한 용이하면서 일관적이고 신뢰성 있는 대리표지자의 가치. 정맥마취제의 경우, 임상적 효과의 변화가 매우 빠를 수 있으므로, 대리표지자 신호 또한 지속적으로 측정이 가능하여 효과처에서의 약물 농도 변화에 대한 반응의 변화를 빠르게 평가할 수 있어야 한다. 대부분의 약물

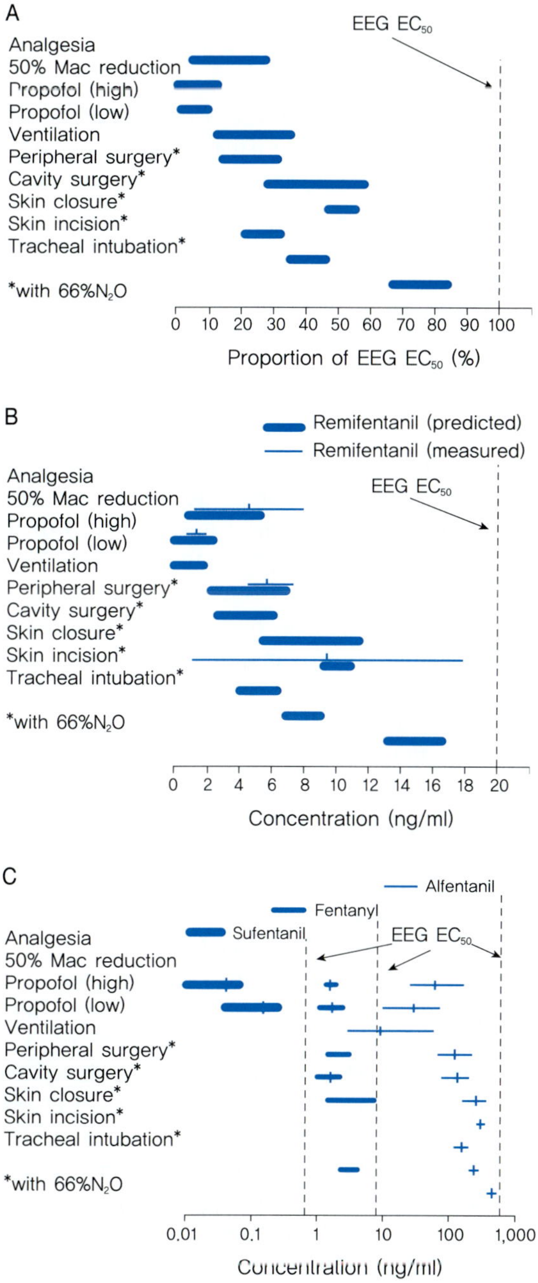

그림 2-27 자원자 연구에서 추정된 연속형 뇌파 대리표지자와 비교한 임상적 목표점의 지문

(A) 대리표지자와 비교하여 표현된 약력학적 모형 (B) 이 지식은 새로운 아편유사제인 remifentanil에 적용되었고, 이러한 예측을 확인시켜주는 임상연구 자료가 제시되어 있다. (C) 필요한 alfentanil, fentanyl, sufentanil 농도를 예측하기 위하여 여러가지 임상적 목표점에 지문을 적용하였다. 집중적인 연구 파라다임, 연속적으로 측정가능한 대리표지자의 사용, 이 대리표지자를 임상적 목표점에 맵핑 혹은 지문찍기(fingerprinting)를 함으로써 같은 부류 내의 여러 약물들을 평가하였다. EC_{50}: 최대효과의 50%와 연관된 농도

은 적절한 임상적 효과가 서서히 변한다. 이것은 대리표지자가 지속적으로 측정되는 뇌파 등의 생체신호일 필요는 없다는 것을 의미하며, 평가 중에 있는 효과에 관한 정확한 정보를 줄 수 있을 정도의 속도로 측정 가능한 변화를 보여줄 수 있는 대리표지자이기만 하다면 충분하다는 것을 의미한다.

- 측정이 용이한 대리표지자를 측정이 어려운 임상적 목표점에 맵핑하는 것의 가치. 어떤 약제이든, 임상적 목표점은 약을 시장에 내놓기 위한 매우 길고 복잡한 일련의 개발 과정 마지막에 가서야 얻을 수 있다. 그러나, 처음에 언급한 것처럼 한 부류의 약제 중 한가지만에서라도 임상적 목표점에 대한 이해가 되어 있다면, 같은 부류 내의 다른 약제는 대리표지자 효과를 여기에 비교하면 된다. 따라서 측정이 용이한 대리표지자를 맵핑하는 것이 임상적으로 많은 정보를 제공할 수 있다.
- 위의 모든 것을 통합할 수 있고 용량, 반응관계를 좀 더 효과적으로 예측할 수 있도록 해주는 약동, 약력모형 개념. 이는 투여량, 투약 간격, 약물 축적, 그리고 아마도 환자 간의 생리적인 변이도가 단계적 용량, 효과관계(dose-to-effect cascade)에 미칠 수 있는 영향을 완전하게 이해할 수 있도록 해준다. 이러한 약동, 약력모형은, 가장 돈과 시간이 많이 드는 임상적 효능 연구에서, 적절한 투여량을 결정하는데 사용할 수도 있다. 모형은 대규모 시뮬레이션을 가능하게 하여, 다양한 조건 및 가능한 시나리오를 좀 더 쉽게 탐색할 수도 있게 해준다. 마지막으로, 모형은 어떤 조건을 치료하기 위하여 병용 투여되는 약물 조합에서 개별 약제의 상대적 공헌도를 이해할 수 있는 방법도 제공할 수 있다. 이것은 약물의 조합이 개별 약제만으로 얻을 수 있는 것보다 더 큰 치료적 이득을 제공할 수

있는지 정확하게 평가하는데 매우 중요하다.[64)]

· 자료의 양이나 질에 따라서 이러한 접근 방식을 약간 바꿀 필요성. 약물의 용량, 반응관계를 특성화하는데 가용한 정보가 마취제만큼 많지는 않다 하더라도, 이러한 방식은 신약개발에 일종의 길잡이가 될 수 있다. 가장 많은 정보를 주는 자료 혹은 대리표지자의 종류가 어떤 것인지, 이렇게 정보가 많은 대리표지자를 얼마나 자주 평가하여야 하는지, 용량, 반응관계 예측이 자료의 질이나 설정된 가정에 얼마나 예민한지 확인하는 것이 매우 중요하다.

요약하면, 마취제에 대한 연구를 포함하여, 약동, 약력모형의 강력한 예가 1980년대 및 1990년대에 개발되었다. 이러한 연구로부터 얻은 지식은, 이른바 모형에 기초한 약물 개발(model-based drug development)의 모형화 및 시뮬레이션(modeling and simulation) 방법과 적용 방식의 근간이 되었다.

Reference

1. Chen HS, Gross JF: Estimation of tissue-to-plasma partition coefficients used in physiological pharmacokinetic models. J Pharmacokinet Biopharm. 1979 Feb; 7: 117-25.
2. Shand DG, Cotham RH, Wilkinson GR: Perfusion-limited of plasma drug binding on hepatic drug extraction. Life Sci. 1976 Jul 1; 19: 125-30.
3. Perl W: Red cell permeability effect on the mean transit of an indicator transported through an organ by red cells and plasma. Circ Res. 1975 Feb; 36: 352-7.
4. Levy G: Effect of plasma protein binding on renal clearance of drugs. J Pharm Sci. 1980 Apr; 69: 482-3.
5. Yamaoka K, Nakagawa T, Uno T. Statistical moments in pharmacokinetics. J Pharmacokinet Biopharm. 1978 Dec; 6: 547-58.
6. Perrier D, Gibaldi M: Calculation of absorption rate constants for drugs with incomplete availability. J Pharm Sci. 1973 Feb; 62: 225-8.
7. Trubatch SL, Franco A: Canonical procedures for population dynamics. J Theor Biol. 1974 Dec; 48: 299-324.
8. Perrier D, Mayersohn M: Noncompartmental determination of the steady-state volume of distribution for any mode of administration. J Pharm Sci. 1982 Mar; 71: 372-3.
9. Benet LZ, Galeazzi RL: Noncompartmental determination of the steady-state volume of distribution. J Pharm Sci. 1979 Aug; 68: 1071-4.
10. Jansen JA: Influence of plasma protein binding kinetics on hepatic clearance assessed from a "tube" model and a "well-stirred" model. J Pharmacokinet Biopharm. 1981 Feb; 9: 15-26.
11. Veng-Pedersen P, Gillespie WR: Single pass mean residence time in peripheral tissues: a distribution parameter intrinsic to the tissue affinity of a drug. J Pharm Sci. 1986 Dec; 75: 1119-26.
12. Yeh KC, Kwan KC: A comparison of numerical integrating algorithms by trapezoidal, Lagrange, and spline approximation. J Pharmacokinet Biopharm. 1978 Feb; 6: 79-98.
13. Yu Z, Tse FL: An evaluation of numerical integration algorithms for the estimation of the area under the curve (AUC) in pharmacokinetic studies. Biopharm Drug Dispos. 1995 Jan; 16: 37-58.
14. Kowarski CR, Kowarski AA: Simplified method for estimating volume of distribution at steady state. J Pharm Sci. 1980 Oct; 69: 1222-3.
15. Wagner JG, Nelson E: Per cent absorbed time plots derived from blood level and/or urinary excretion data. J Pharm Sci. 1963 Jun; 52: 610-1.
16. Wagner JG: Modified Wagner-Nelson absorption equations for multiple-dose regimens. J Pharm Sci. 1983 May; 72: 578-9.
17. Wagner JG: Linear pharmacokinetic models and vanishing exponential terms: implications in pharmacokinetics. J Pharmacokinet Biopharm. 1976 Oct; 4: 395-425.
18. Landaw EM, DiStefano JJ, 3rd: Multiexponential, multicompartmental, and noncompartmental modeling. II. Data analysis and statistical considerations. Am J Physiol. 1984 May; 246(5 Pt 2): R665-77.
19. Jusko WJ, Lewis GP: Comparison of ampicillin and hetacillin pharmacokinetics in man. J Pharm Sci. 1973 Jan; 62: 69-76.
20. Wagner JG: Linear pharmacokinetic equations allowing direct calculation of many needed

pharmacokinetic parameters from the coefficients and exponents of polyexponential equations which have been fitted to the data. J Pharmacokinet Biopharm. 1976 Oct; 4: 443-67.

21. DiStefano JJ, 3rd: Noncompartmental vs. compartmental analysis: some bases for choice. Am J Physiol. 1982 Jul; 243: R1-6.
22. Jusko WJ, Gibaldi M: Effects of change in elimination on varous parameters of the two-compartment open model. J Pharm Sci. 1972 Aug; 61: 1270-3.
23. Ebling WF, Szefler SJ, Jusko WJ: Methylprednisolone disposition in rabbits. Analysis, prodrug conversion, reversible metabolism, and comparison with man. Drug Metab Dispos. 1985 May-Jun; 13: 296-304.
24. Mager DE, Jusko WJ: General pharmacokinetic model for drugs exhibiting target-mediated drug disposition. J Pharmacokinet Pharmacodyn. 2001 Dec; 28: 507-32.
25. van Rossum JM, van Lingen G, Burgers JP: Dose-dependent pharmacokinetics. Pharmacol Ther. 1983; 21: 77-99.
26. Tang-Liu DD, Williams RL, Riegelman S: Nonlinear theophylline elimination. Clin Pharmacol Ther. 1982 Mar; 31: 358-69.
27. Mangione A, Boudinot FD, Schultz RM, Jusko WJ: Dose-dependent pharmacokinetics of mezlocillin in relation to renal impairment. Antimicrob Agents Chemother. 1982 Mar; 21: 428-35.
28. Jusko WJ, Koup JR, Alvan G: Nonlinear assessment of phenytoin bioavailability. J Pharmacokinet Biopharm. 1976 Aug; 4: 327-36.
29. Boxenbaum HG, Riegelman S, Elashoff RM: Statistical estimations in pharmacokinetics. J Pharmacokinet Biopharm. 1974 Apr; 2: 123-48.
30. Metzler CM: Estimation of pharmacokinetic parameters: statistical considerations. Pharmacol Ther. 1981; 13: 543-56.
31. Adolph EF: Quantitative Relations in the Physiological Constitutions of Mammals. Science. 1949 Jun 10; 109: 579-85.
32. Kaplan JM, McCracken GH, Jr., Horton LJ, Thomas ML, Davis N: Pharmacologic studies in neonates given large dosages of ampicillin. J Pediatr. 1974 Apr; 84: 571-7.
33. Riggs DS, Guarnieri JA, Addelman S: Fitting straight lines when both variables are subject to error. Life Sci. 1978 Apr 3-17; 22(13-15): 1305-60.
34. Stanski DR, Hudson RJ, Homer TD, Saidman LJ, Meathe E: Pharmacodynamic modeling of thiopental anesthesia. J Pharmacokinet Biopharm. 1984 Apr; 12: 223-40.
35. Scott JC, Ponganis KV, Stanski DR: EEG quantitation of narcotic effect: the comparative pharmacodynamics of fentanyl and alfentanil. Anesthesiology. 1985 Mar; 62: 234-41.
36. LeBel M, Spino M: Pulse dosing versus continuous infusion of antibiotics. Pharmacokinetic-pharmacodynamic considerations. Clin Pharmacokinet. 1988 Feb; 14: 71-95.
37. Kenakin T: Are receptors promiscuous? Intrinsic efficacy as a transduction phenomenon. Life Sci. 1988; 43: 1095-101.
38. Levy G, Nelson E: Theoretical relationship between dose, elimination rate, and duration of pharmacologic effect of drugs. J Pharm Sci. 1965 May; 54: 812.
39. Paalzow LK, Edlund PO: Multiple receptor responses: a new concept to describe the relationship between pharmacological effects and pharmacokinetics of a drug: studies on clonidine in the rat and cat. J Pharmacokinet Biopharm. 1979 Oct; 7: 495-510.
40. Salerno DM, Granrud G, Sharkey P, Krejci J, Larson T, Erlien D, et al.: Pharmacodynamics and side effects of flecainide acetate. Clin Pharmacol Ther. 1986 Jul;40:101-7.
41. Smith RB, Kroboth PD, Varner PD: Pharmacodynamics of triazolam after intravenous administration. J Clin Pharmacol. 1987 Dec; 27: 971-9.
42. Ausems ME, Hug CC, Jr., Stanski DR, Burm AG: Plasma concentrations of alfentanil required to supplement nitrous oxide anesthesia for general surgery. Anesthesiology. 1986 Oct; 65: 362-73.
43. Schwartz JB, Verotta D, Sheiner LB: Pharmacodynamic modeling of verapamil effects under steady-state and nonsteady-state conditions. J Pharmacol Exp Ther. 1989 Dec; 251: 1032-8.
44. Yasuhara M, Hashimoto Y, Okumura K, Hori R, Sakurai T, Kawai C: Kinetics of ajmaline disposition and pharmacologic response in beagle dogs. J Pharmacokinet Biopharm. 1987 Feb; 15: 39-55.
45. Brockmeier D, Hajdu P, Henke W, Mutschler E, Palm D, Rupp W, et al.: Penbutolol: pharmacokinetics, effect on exercise tachycardia, and in vitro inhibition of radioligand binding. Eur J Clin Pharmacol. 1988; 35: 613-23.

46. Boudinot FD, D' Ambrosio R, Jusko WJ: Receptor-mediated pharmacodynamics of prednisolone in the rat. J Pharmacokinet Biopharm. 1986 Oct; 14: 469-93.
47. Derendorf H, Mollmann H, Krieg M, Tunn S, Mollmann C, Barth J, et al.: Pharmacodynamics of methylprednisolone phosphate after single intravenous administration to healthy volunteers. Pharm Res. 1991 Feb; 8: 263-8.
48. Kleinbloesem CH, van Harten J, de Leede LG, van Brummelen P, Breimer DD: Nifedipine kinetics and dynamics during rectal infusion to steady state with an osmotic system. Clin Pharmacol Ther. 1984 Sep; 36: 396-401.
49. Chow MJ, Ambre JJ, Ruo TI, Atkinson AJ, Jr., Bowsher DJ, Fischman MW: Kinetics of cocaine distribution, elimination, and chronotropic effects. Clin Pharmacol Ther. 1985 Sep; 38: 318-24.
50. Shi J, Benowitz NL, Denaro CP, Sheiner LB: Pharmacokinetic-pharmacodynamic modeling of caffeine: tolerance to pressor effects. Clin Pharmacol Ther. 1993 Jan; 53: 6-14.
51. Francheteau P, Steimer JL, Merdjan H, Guerret M, Dubray C: A mathematical model for dynamics of cardiovascular drug action: application to intravenous dihydropyridines in healthy volunteers. J Pharmacokinet Biopharm. 1993 Oct; 21: 489-514.
52. Holford NH, Peace KE: Methodologic aspects of a population pharmacodynamic model for cognitive effects in Alzheimer patients treated with tacrine. Proc Natl Acad Sci U S A. 1992 Dec 1; 89: 11466-70.
53. Sale M, Sheiner LB, Volberding P, Blaschke TF: Zidovudine response relationships in early human immunodeficiency virus infection. Clin Pharmacol Ther. 1993 Nov; 54: 556-66.
54. Stanski DR: Pharmacodynamic modeling of anesthetic EEG drug effects. Annu Rev Pharmacol Toxicol. 1992; 32: 423-47.
55. Sheiner LB, Stanski DR, Vozeh S, Miller RD, Ham J: Simultaneous modeling of pharmacokinetics and pharmacodynamics: application to d-tubocurarine. Clin Pharmacol Ther. 1979 Mar; 25: 358-71.
56. Scott JC, Cooke JE, Stanski DR: Electroencephalographic quantitation of opioid effect: comparative pharmacodynamics of fentanyl and sufentanil. Anesthesiology. 1991 Jan; 74: 34-42.
57. Ebling WF, Lee EN, Stanski DR: Understanding pharmacokinetics and pharmacodynamics through computer stimulation: I. The comparative clinical profiles of fentanyl and alfentanil. Anesthesiology. 1990 Apr; 72: 650-8.
58. Hughes MA, Glass PS, Jacobs JR: Context-sensitive half-time in multicompartment pharmacokinetic models for intravenous anesthetic drugs. Anesthesiology. 1992 Mar; 76: 334-41.
59. Shafer SL, Varvel JR: Pharmacokinetics, pharmacodynamics, and rational opioid selection. Anesthesiology. 1991 Jan; 74: 53-63.
60. Egan TD, Lemmens HJ, Fiset P, Hermann DJ, Muir KT, Stanski DR, et al.: The pharmacokinetics of the new short-acting opioid remifentanil (GI87084B) in healthy adult male volunteers. Anesthesiology. 1993 Nov; 79: 881-92.
61. Egan TD, Minto CF, Hermann DJ, Barr J, Muir KT, Shafer SL: Remifentanil versus alfentanil: comparative pharmacokinetics and pharmacodynamics in healthy adult male volunteers. Anesthesiology. 1996 Apr; 84: 821-33.
62. Lemmens HJ, Dyck JB, Shafer SL, Stanski DR: Pharmacokinetic-pharmacodynamic modeling in drug development: application to the investigational opioid trefentanil. Clin Pharmacol Ther. 1994 Sep; 56: 261-71.
63. Lemmens HJ, Egan TD, Fiset P, Stanski DR: Pharmacokinetic/dynamic assessment in drug development: application to the investigational opioid mirfentanil. Anesth Analg. 1995 Jun; 80: 1206-11.
64. Kern SE, Xie G, White JL, Egan TD: A response surface analysis of propofol-remifentanil pharmacodynamic interaction in volunteers. Anesthesiology. 2004 Jun; 100: 1373-81.

03 특수한 조건에서 마취약제의 약동력학

3-1. 성별이 마취약제의 약동력학에 미치는 영향

인제대학교 의과대학 김 계 민

임상 약물 요법에서 성별 차이를 염두에 두고 투여용량을 조절하는 경우는 거의 없는 것 같다. 그러나, 남성에 비해 여성에서 약물 투여로 인한 부작용(adverse drug events)이 더 흔히 발생한다고 보고된 바 있는데,[1] 이것은 남성과 여성 간에 약물 복용과 관련된 행태학적 차이나 부작용 보고 빈도의 차이 때문이기도 하지만, 약동학 및 약력학에 있어서의 남녀 간 성별 차이가 원인일 가능성도 있다.

마취약제 중에도 약물 반응에 있어서 성별 차이가 있다고 알려진 경우가 있는데, propofol, 아편유사제, 근이완제 등이 이에 해당된다. 이러한 성별 차이는 남녀 간 생물학적, 생리학적 차이가 약동학 및 약력학에 있어서 성별 차이를 초래하는 것과 관련이 있다. 또한 여성의 경우 임신, 생리(menstruation), 폐경, 경구 피임제의 복용 등의 요인들도 약물 반응에 영향을 미치는 인자로 작용한다.

안전하고도 효과적인 약물 치료를 위해서는 약물 반응의 다양성을 초래하는 요소들을 규명하고 이를 바탕으로 하여 적절한 용량을 선택하는 것이 필요하다. 여기에서는 임상에서 주로 간과되어 왔던 '성별 차이'가 약동학적, 약력학적으로 어떠한 영향을 미치는지 살펴보고, 마취약제 중에서 성별에 따라 약동학적, 약력학적 차이가 생기는 경우를 정리해 보고자 한다.

1. 성별 차이가 약동학에 미치는 영향

남성과 여성 간에 약동학적인 차이가 있다고 보고된 예로 antipyrine과 acetaminophen이 있는데, antipyrine의 반감기는 여성에서 더 짧고,

acetaminophen의 청소율은 남성에서 더 큰것으로 알려져 있다. 그 외 근이완제나, benzodiazepine계의 약물도 약동학에 있어 성별 차이를 일으킨다. 남성과 여성 간 약동학적 차이와 관련하여 약물의 흡수, 분포와 대사에 대해서 살펴보자.

1) 흡수

약물을 경구로 투여할 때 위장관을 통한 약물의 흡수 정도와 속도는 위산분비, pepsin의 존재, 위배출시간, 위장관의 혈류, 표면적 등 여러 요인의 영향을 받는다. 또한, 약물 분자의 크기, 약물의 이온화 정도, 위장관에서의 대사 및 수송(transport)도 중요하다. 여성은 남성보다 위배출시간이 더 느리고, 위산 분비가 작고 위의 pH가 더 높다고 알려져 있는데[2] 이러한 요인들이 임상적으로도 유의한 영향을 미치는지는 분명하지 않다.

위장관 효소의 성별 차이 역시 흡수에 영향을 미치는 요인이 될 수 있다. 한가지 예로, 여성에서는 남성에 비해 위점막의 alcohol dehydrogenase(ADH)가 덜 활성화되어 있어서 에탄올 흡수가 더욱 빠르고 최고 혈중 에탄올 농도가 더 높다고 보고된 바 있다.[3] 한편, 과거에 시행된 연구들에서는 다형태(polymorphism)를 보이는 ADH의 유전형 분석이 행해지지 않았기 때문에 ADH 활성에 있어서 성별 차이가 있다는 결론을 내리기에는 조심스럽다는 견해도 있다.[4]

근육 주사 후 약물의 흡수를 살펴보자면, 여성의 경우 근육 대신 지방 조직에 약물이 주입될 가능성이 높다. 지방 조직의 혈류는 근육조직 보다 낮기 때문에 근육 대신 지방 조직에 약물이 주입될 경우 약물의 흡수가 느려질 가능성이 있다.

2) 단백결합

단백 결합은 약물의 분포에 영향을 미치는 요인이 될 수 있다. 대부분의 약물이 결합하는 알부민의 경우 성호르몬의 영향을 받지 않으므로 알부민의 혈장 농도에 있어서 성별 차이는 없다. α1-acid glycoprotein의 경우 에스트로겐의 영향 때문에 여성에서 남성보다 농도가 낮고, 약물과의 결합 정도도 덜하다. 그렇지만, α1-acid glycoprotein과 결합하는 약물인 disopyramide의 경우 비결합 형태의 농도에 있어서 성별 차이가 없다고 보고되었다.[5] α1-acid glycoprotein의 농도나 결합 정도에 있어서 성별 차이가 있을 수 있지만 임상적 의의에 대한 증거는 부족하다. 그 외에 약물과 결합하는 혈장 단백으로는 코르티코스테로이드 결합글로불린(corticosteroid-binding globulin), 성호르몬 결합글로불린(sex hormone-binding globulin) 및 여러 종류의 지질단백질(lipoprotein) 등이 있는데 성별 차이는 이러한 혈장 단백 농도에 영향을 미친다.[6]

3) 분포용적

여성은 남성보다 체중이 작고, 근육량이 적은 반면 체지방율이 높다. 신체 조성은 연령에 따라 변화하는데, 남성과 여성 모두에서 연령이 증가함에 따라 체지방이 증가한다. 여성에서 높은 체지방율은 benzodiazepine계 약물과 같은 친지성 약물(lipophilic drug)의 분포용적(단위 체중당 용적으로 환산하여 L/kg로 표시할 때)을 증가시키며, 분포용적(volume of distribution)의 증가는 혈중 농도를 떨어뜨리는 결과를 초래한다. 이러한 예로, diazepam은 남성에 비해 여성에서 혈중 농도가 더 낮다. 반면, 여성에서 낮은 수분함량은 근이완제와 같은 수용성 약물의 분포용적을 감소시킬 수 있다.

4) 약물 수송체

Multidrug resistance gene 1(MDR1)의 산물인 P-glycoprotein(P-gP)은 유출 수송체(efflux transporter)로 많은 약물의 세포 내 농도를 떨어뜨리는 작용을 하고, 약동학에 영향을 미친다. 간에서 MDR1의 발현은 성별 차이를 보이며, 여성에서 간의 P-gP가 남성의 1/3 에서 1/2 정도에 불과하므로 P-gP의 활성은 남성에서 높다.[7]

5) 대사

대부분의 정맥마취약제는 간에서 대사과정을 거치게 된다. 간추출율(hepatic extraction ratio)이 높은 약물의 경우 간 청소율은 간 혈류량에 비례하는데, 여성의 경우 남성에 비하여 심박출량이 적어서 간으로의 혈류량이 상대적으로 적고 그 결과 간 청소율(hepatic clearance)도 낮을 수 있다. 한편, 간추출율이 낮은 약물의 경우에는 간 혈류 보다는 대사 효소의 활성이 간 청소율을 좌우하며, 효소 활성의 성별 차이는 약물 반응의 성별 차이를 초래하는 요인이 될 수 있다.

같은 계열의 약물들도 간에서 대사되는 방식에 따라 성별 차이가 다르게 나타나는데, benzodiazepine계 약물 중 alprazolam, diazepam, dimethyldiazepam의 산화반응(oxidation)은 여성에서 남성보다 크고, bromazepam, lorazepam, nitrazepam, triazolam의 환원반응(reduction)은 성별 차이가 없는 것으로 보고되어 있다. 한편 chlordiazepoxide, oxazepam, temazepam에서 나타나는 접합반응(conjugation)은 남성에서 크게 나타난다.[4]

간 대사에서 제 1상 반응의 대표적인 효소인 cytochrome P450 (CYP)은 많은 약물 대사에 관여하는데, CYP 효소 기질(substrate) 및 CYP 효소 활성을 유도하거나 억제하는 약물에 대해서는 http://medicine.iupui.edu/clinpharm/DDIs/table.asp를 참조하기 바란다. CYP 효소에는 50가지 이상의 동종 효소들이 있는데, CYP2D6, CYP2C9, CYP2C19 등을 비롯해서 유전형에 따라 CYP 효소활성에 상당한 개인 차이가 있으며, 유전적 요인이 임상적으로 중요한 의미를 가진다는 것은 익히 알려진 사실이다. 그러나, CYP 효소 활성도가 성별 차이에 의해서도 좌우되는지에 대해서는 연구 결과들이 축적되고 있기는 하지만, 그 결과가 일치하지 않아서 논쟁의 여지가 크다. CYP의 대표적인 동종 효소인 CYP1A2, CYP2B6, CYP2C9, CYP2C19, CYP2D6, CYP2E1, CYP3A의 경우에 성별 차이가 각각의 효소 활성에 미치는 영향을 살펴볼 필요가 있다.

CYP1A2는 caffeine과 같은 약물의 산화반응에 관여하는데, 소변 내 caffeine의 대사 산물 비(urinary metaboic ratio)에 근거하여 측정한 CYP1A2의 효소 활성이 남성에서 더 높다고 알려졌다.[8] 그러나, 소변 내 caffeine 대사산물 비(urinary metaboic ratio)는 효소 활성과 상관관계가 좋지 않기 때문에 이러한 결론에 문제가 있다는 견해가 있으며,[4] 보다 최근에는 CYP1A2의 활성도에 있어 성별 차이가 없다고 보고되고 있다.[9,10]

Propofol, efavirenz, ifosphamide 등의 대사에 관여하는 CYP2B6의 경우 활성도가 여성에서 높고,[11,12] CYP2C9의 효소 활성에는 성별 차이가 없으며, CYP2C19의 경우 다소 이견이 있기는 하지만 성별이 효소 활성에 영향을 미친다는 명백한 증거는 부족해 보인다.[4,10]

CYP2D6는 항우울제, 항부정맥제, codeine과 같은 진통제, 베타 차단제 등 많은 약물의 대사에 관여한다. CYP2D6의 경우 유전적 다형태가 효소의 활성도에 매우 큰 영향을 미치므로 약물 유전학적 관점에서 중요하다고 할 수 있으며, CYP2D6 효소 활성의 성별 차이를 고려할 때에는 유전형의 효과 또한 고려하여 분석하는 것이 필요하다. 이 효소 활성도가 여성에서 더 높다고 제시되기도 했지만[7], 성별 차이가 없다는 보고도 많으며,[10] CYP2D6 효소 활성에 있어서 성별 차이를 명확하게 뒷받침하는 근거가 부족하므로 성별 차이가 없다고 보는 것이 타당한 것 같다.[4]

CYP3A4는 가장 많은 수의 약물 대사에 관여하는 효소로 흔히 사용되는 약물의 50% 이상의 대사에 관여하며, 효소활성에 있어서 개인간 변이가 10배 이상에 달할 수도 있다. CYP3A4 효소는 약물 대사에 있어서 성별 차이를 일으키는 요인 중 하나인 것으로 알려져 왔지만, 이에 대해서 일치하지 않는 결과가 보고되어 왔다. 여성에서 CYP3A4의 발현 및 활성도가 유의하게 높다고 보고되기도 했지만,[13,14] 성별 차이가 존재하지 않는다는 보고도 많다.[7,10] Chen 등은 CYP3A4/5의 탐색자(probe)인 midazolam을 이용한 약동학 연구에서 midazolam을 경구 투여하였을 때와 정주하였을 때 모두 여성에서 남성 보다 청소율이 유의하게 높다고 보고하였다. 그러나, 정주 시에는 그 차이가 특히 미미하였고, 두 투여 경로 모두에서 청소율의 성별 차이는 경미하여 임상적 중요성은 무시할만한 정도라고 하였다.[15]

한편 성별에 따라 CYP3A4의 활성도에 차이가 있다는 과거의 연구 결과들이 여성에서 간의 P-gP 함량 및 활성이 낮기 때문일 가능성이 있으며[16] 실제로는 CYP3A4 활성도에서 성별 차이가 존재하지 않는다는 견해가 최근 두드러지고 있다.[4,7] 이것은 CYP3A4 기질의 대다수가 P-gP의 기질이기도 한 점과 관련이 있다. 즉, 약물이 CYP3A4에 의해 대사되기 위해서는 먼저 간세포 내로 유입되어야 하는데, 간세포막에 P-gP 양이 적으면 약물의 간세포 내 유입이 증가하며, 세포 내 약물 농도의 증가로 인해 CYP3A4에 의한 대사가 증가하게 된다. 따라서, P-gP의 기질이면서 CYP3A4의 기질이기도 한 약물의 경우 여성에서 CYP3A4에 의한 대사가 증가하는 것은 CYP3A4 활성도가 높아서가 아니라 P-gP 활성이 낮은데 기인한 것일 가능성이 높다.

흡입마취제의 대사에 관여하는 CYP2E1 효소 활성의 성별 차이에 대해서는 연구 보고가 많지 않지만, 남성에서 CYP2E1 효소 활성이 높다는 보고도 있다.[7,10]

CYP 효소에 비해서는 연구가 적게 되어 있지만, 제 2상 반응에 관여하는 효소 중 uridine 5-diphosphate glucuronosyltransferase(UGT)나 sulfotransferase의 몇몇 동종 효소의 활성도는 여성에 비해 남성에서 더 높으며, glucuronosyltransferase에 의해 대사되는 acetaminophen의 청소율이 여성에서 더 낮은 것은 이 때문이다.[7]

성별에 따른 효소 활성도의 차이는 호르몬이라는 환경적 요인이 작용한 결과라고 할 수 있다. 따라서 같은 여성의 경우에도 경구 피임제의 복용 여부가 효소 활성에 영향을 미칠 수 있다. 경구 피임제는 CYP1A2, CYP2C19, CYP2D6의 활성을 감소시키고, CYP3A4의 활성은 감소시키거나 영향을 미치지 않으며, CYP2E1와 UGT의 몇몇 동종 효소들의 활성은 증가시킨다고 한다.[17]

폐경 이전 여성의 경우 생리 주기는 난포기(follicular phase), 배란기(ovulatory phase), 황체기(luteal phase)로 나뉘며, 이에 따라 생체 내 호르몬의 변화가 심하며, 이것은 여성을 대상으로 한 약동학 연구에 혼돈 요인(confounding factor)으로 작용할 수 있다. 그러나, 생리 주기가 약동학에 미치는 영향에 대한 연구 결과들은 일치하지 않는 소견을 보이며, 생리 주기가 약동학에 있어서 임상적으로 유의한 수준의 영향을 미치는 것 같지는 않다.[4]

약물대사효소 활성에 있어서의 성별 차이 유무는 유전형, 흡연, 호르몬제 사용 등 주요 요인을 적절히 고려한 연구를 통해서 앞으로 보다 명확히 규명되어야 할 부분이다. 지금까지의 연구 결과를 토대로 보면, 성별에 따라 대사효소의 활성도에 차이가 있다는 보고가 있지만, 효소 활성도의 개인간 변이가 워낙 큰데 비해서 성별에 의한 차이는 상대적으로 작아서 임상적인 의의는 그리 크지 않은 것으로 보인다.[10] 또한 대부분의 약물은 한가지 효소에 의해서만 대사되기 보다는 여러 대사 경로를 거치게 되므로 대사 효소의 성별 차이를 임상에 적용하는 데에는 더욱 어려움이 따른다.

5) 신장 배설(Renal excretion)

사구체여과율이나 크레아티닌청소율(creatinine clearance)은 남성에서 더 큰데, 이는 체중 차이에서 비롯한 것으로 체중 효과를 보정하게 되면 신장 배설에 있어서 성별 차이는 관찰되지 않는다. 요세관 분비(renal tubular secretion)나 요세관 재흡수에 있어서 성별 차이에 대해서는 잘 알려져 있지 않다. 신장을 통한 약물의 제거에 있어서 성별 차이는 없는 것으로 보인다.

2. 성별 차이가 약력학에 미치는 영향

약동학적 연구에 비하여 약력학적 연구를 수행하기는 더 어려운데 이는 약물에 대한 반응을 객관화, 정량화시켜서 평가하기 어려운 경우가 상당히 많기 때문일 것이다. 따라서 약력학적 연구를 수행함에 있어서 적절한 대리표지자(surrogate measure)를 적용하는 것이 필요하다.

성별에 따른 약동학적 차이는 존재한다 하더라도 그 정도가 미미한 경우가 대부분이지만, 약력학적 차이는 그 폭이 훨씬 커서 약물 반응의 변이를 초래하는 주 요인이 되기도 한다. 약력학에 있어서 성별 차이의 대표적인 예로 약물에 의해 유발되는 torsade de pointes을 들 수 있다. Quinidine, sotalol, terfenadine, haloperidol, droperidol 투여 후 치명적인 부정맥인 torsades de pointes이 발생할 위험은 남성에 비하여 여성에서 더 크다. 약물에 의한 torsades de pointes은 delayed rectifier potassium current의 차단 및 이로 인한 QT 간격의 연장과 관련이 있는데, 여성의 경우 QTc 간격(heart rate-corrected QT interval)이 남성보다 길다고 알려져 있다. 이러한 성별 차이는 사춘기를 기점으로 발생하기 시작하는데 성호르몬이 칼륨 통로의 활성에 영향을 미치는 것과 관련이 있으며, 에스트로겐은 칼륨 통로를 하향조절하고, 남성호르몬(androgen)은 QT 간격을 단축시키는 것과 관련이 있다.[4] 심혈관계와 관련된 또 다른 예로 propranolol 을 들 수 있는데, propranolol의 경우 성별에 따라 약동학과 약력학 모두에 차이가 있지만 서로 상쇄시키는 효과도 있다. 동량의 propranolol을 투여하였을 때 여성에서 혈중 농도는 더 높지만 약력학적으로 propranolol에 대한 민감도가 남성보다 떨어지기 때문에 여성에서 용량을 감소시킬 필요는 거의 없다. 그 밖에 성별이 약력학적 차이를 초래하는 대표적인 예로 chlorpromazine과 같은 항정신병약, 항우울제, 세로토닌 작용제, 세로토닌 재흡수 억제제 등이 있다.[2,14] 항정신병약의 경우 여성에서 효과가 큰데, 이는 에스트로젠이 도파민 대항제(dopamine antagonist)로 작용하여 항정신병약의 효능을 향상시키기 때문인 것으로 보인다.

통증을 느끼는데 있어서도 남녀간 차이가 있다고 알려져 있어서, 남성은 여성 보다 통증을 더 잘 견딘다고 한다. 여성의 경우 남성보다 아편유사제에 더 민감하게 반응하며, μ 수용체 결합 전위가 더 높고, κ 수용체 작용제의 진통 효과도 더 좋다.[17]

3. 마취 관련 약물의 약동학, 약력학에 있어서의 성별 차이

이상에서 성별 차이가 약동학적, 약력학적으로

표 3-1 마취 관련 약물 중 성별에 따라 약효의 차이를 보이는 예

약제	여성에서의 효과	성별 차이의 기전
Propofol	효과 감소	주로 약력학적 차이에 의함 (Propofol에 대한 중추신경계의 민감도 감소)
Morphine	효과 증가	주로 약력학적 차이에 의함
κ 아편수용체 작용제 (Pentazocin, nalbupine, butorphanol)	효과 증가	불명확(약력학적 차이?)
Vecuronium	효과 증가	약동학적 차이 (여성에서 분포 용적이 작기 때문)
Rocuronium	효과 증가	약동학적 차이 (여성에서 분포 용적이 작기 때문)

미치는 영향을 살펴보았는데, 여러 마취약제에서도 이러한 현상이 보고되어 있으며, 대표적인 예가 표 3-1에 제시되어 있다.

1) Propofol

Propofol 투여 후 남성 보다 여성에서 각성이 더 빠르다는 점은 잘 알려져 있다.[18,19] 이러한 현상은 약동학적 차이 때문이라기 보다는 약력학적 차이 즉, propofol에 대한 중추신경계의 민감도에 있어서 성별 차이 때문인 것으로 보인다.[18]

Propofol의 약동학에 있어서 여성에서 propofol의 청소율이 더 크다는 보고가 있지만,[19] 그렇지 않다는 보고도 있어서[20] 일치하지 않는 양상을 보인다. 한편, 한국인을 대상으로 한 propofol의 약동학 및 약력학 연구 결과, 지질유탁액 제제인 Diprivan® 의 약동학 모형에서는 성별이 유의한 영향을 미치지 않았지만, 약력학 모형에서는 성별 차이가 확인되었으며 Ce50가 여성에서 유의하게 컸다. 이는 여성의 경우 propofol 투여 후 각성이 더 빠른 것은 propofol에 대한 중추신경계 민감도가 남성에 비하여 떨어지기 때문이라는 점을 뒷받침한다.[21] 남성은 여성보다 propofol에 더 민감하게 반응하므로, 여성에서와 유사한 회복시간을 얻기 위해서는 남성에서 용량을 30~40% 정도 감량할 필요가 있다.

2) 아편유사제

아편유사제에 대한 반응이 성별 차이를 보인다는 보고가 많으며, 대표적인 예로 μ 아편수용체 작용제인 morphine과 κ 수용체 작용제인 pentazocin과 nalbuphine, butorphanol 등이 있다.

일반적으로 여성이 남성에 비하여 아편유사제에 더 민감하게 반응한다고 알려져 있고 자가조절진통장치를 이용한 여러 연구 결과 여성에 비하여 남성에서 수술 후 morphine 요구량이 적어도 30~40% 정도 더 크다고 보고되었다.[17] 이러한 성별 차이는 약력학적 요인 때문인 것으로 보인다. Sarton 등이 morphine을 정주하면서 경피 전기자극에 대한 통증 반응을 살폈던 연구에서,[22] morphine과 morphine의 대사산물인 morphine-3-glucuronide와 morphine-6-glucuronide의 혈중 농도에 있어서 성별 차이는 없었지만, morphine의 진통 역가(potency, C_{50} 값)는 여성에서 크게 나타났고, 혈장-효과처 평형속도상수(ke0) 값은 여성에서 유의하게 작았다. 이것은 남성에서와 동등한 수준의 진통 효과를 얻기 위해 여성은 더 작은 용량의 morphine이 필요하며, morphine의 작용발현 및 소실이 여성에서 더 느리다는 것을

의미한다.

Sarton 등의 약동학 및 약력학 연구뿐 아니라 수술 환자를 대상으로 한 여러 연구에서 동등한 정도의 진통 효과를 얻기 위해서 남성이 더 많은 양의 morphine을 필요로 한다고 알려졌다. 그러나, 수술 직후 수 시간 동안 morphine의 요구량을 적정한 연구에서는 여성에서 morphine의 요구량이 남성보다 20~30% 더 크다는 상반되는 결과가 제시되었다.[23,24] 이것은 Sarton 등의 약동학 및 약력학 연구에서 제시된 대로 여성에서 morphine의 작용 발현이 더 느린 것과 관련이 있는 것 같다. 즉, morphine 투여 초기에는 작용 발현이 느린 여성에서 남성과 동등한 효과를 보기 위해서는 morphine의 추가 투여가 필요했으리라 여겨진다.

진통 효과뿐 아니라 아편유사제의 부작용에 있어서도 성별 차이가 존재하며, 여성의 경우 오심, 구토, 호흡 억제 등의 빈도와 강도가 남성보다 더 크다.[25] 이는 morphine의 진통 효과가 여성에서 더 크다는 점과 일맥상통하며, morphine의 진통 작용이나 부작용에 있어서 성별 차이가 공통된 기전에 의해서 초래되었으리라는 점을 암시한다.

Morphine에서처럼 fentanyl의 경우에도 자가조절 통증치료 장치를 이용하여 수술 후 통증 치료를 할 때 남성은 여성에 비하여 더 많은 양을 필요로 한다고 알려져 있다.[26] 한편 Olofsen 등이 실험적 통증 모형을 이용하여 alfentanil 약동학 및 약력학 연구를 한 결과 morphine과는 달리 성별 차이가 관찰되지 않았다.[27] 이 외 alfentanil에 대한 연구들은 일치하지 않는 결과들을 보여주는데, alfentanil의 분포 용적이 여성에서 15% 정도 더 크다는 보고가 있고,[28] 청소율에 있어서는 성별 차이가 없다는 보고가 많지만,[17] 50세 미만에서는 여성에서 남성 보다 청소율이 높다는 보고도 있다.[29] Remifentanil의 경우 약동학 및 약력학에 있어서 성별 차이를 보이지 않는다.[30]

Gear 등은 치과 수술(큰 어금니 발치)을 받은 환자를 대상으로 한 연구에서 κ수용체 작용제인 pentazocin과 nalbuphine, butorphanol에 의한 진통 작용이 남성 보다 여성에서 더 크게 나타난다고 보고하였다.[31,32] κ 수용체 작용제 효과에 있어서의 성별 차이가 나타나는 기전에 대해서는 잘 알려져 있지 않지만 아마도 약력학적 차이가 원인일 것으로 추측된다. 한편, 열 통증(heat pain), 압통, 허혈성 통증 등의 실험적 통증 모형(experimental pain model)을 이용한 연구에서는 κ수용체 작용제의 효과에 있어서 성별 차이가 확인되지 않았는데 이는 아마도 통증의 유형(type)에 따라 아편유사제의 진통 반응이 다양하게 나타날 수 있기 때문인 것 같다.[25]

3) Benzodiazepine

성별이 midazolam의 약동학에 영향을 미치는가에 대해서는 일치하지 않는 결과들이 보고되어 있다. 약동학에 있어서 성별 차이가 없다는 보고가 많지만, 여성에서 분포용적이나 청소율이 더 크다는 결과도 보고된 바 있다. Diazepam의 경우 분포 용적이 여성에서 더 크지만, 그 외 약동학적 변수에 있어서 성별 차이가 존재하는지에 대해서는 일관된 결과가 제시되지 않았다. Diazepam의 분포용적이 여성에서 큰 것은 diazepam이 지용성 약물인 것과 상관이 있는 것으로 보이며, 여성에서 남성과 같은 혈장 농도를 얻기 위해서는 단위 체중 당 투여 용량을 증가시켜야 할 것이다. 한편, 여성은 diazepam의 약물 효과에 있어서는 남성보다 더 민감하게 반응하는 것으로 보이므로 성별에 따른 약동학적 차이를 어느 정도 상쇄하는 것 같다.

정맥 투여한 lorazepam의 경우 약동학 및 약력학에 있어서 성별 차이는 발견되지 않았다.[17] 한편, oxazepam의 경구 투여 후 제거 반감기는 여성에서 24% 정도 더 길고, 경구 청소율은 29% 정도 낮다.

Benzodiazepine계 약물을 총체적으로 살펴본다면, 약동학이나 약력학에 있어서 성별 차이는 존재한다고 하더라도 그 정도가 작아서 임상에서 고려해야 할 정도는 아니다.

4) 근이완제

근이완제 중 vecuronium과 rocuronium의 경우 성별에 따라 약동학적 차이를 보인다고 알려져 있다. Vecuronium의 요구량은 여성에서 남성에 비하여 20~30% 적으며, 이것은 체지방율이 높고 체 수분량이 낮은 여성에서 남성 보다 수용성 약제인 vecuronium의 분포 용적이 더 작기 때문으로 보인다.[17] 중심구획의 용적이 여성에서 작기 때문에 동일한 양을 투여하였을 때 여성에서 혈중 농도가 더욱 높게 측정된다. Rocuronium의 경우에도 vecuronium에서와 같은 기전에 의해서 여성에서의 요구량이 약 30% 정도 작다. 따라서 vecuronium과 rocuronium을 투여할 때에는 여성에서 용량을 줄이는 것이 바람직하다. Pancuronium의 경우 여성에서 작용 발현이 더 빨리 나타난다는 보고가 있고 이것이 vecuronium에서처럼 여성에서 분포 용적이 작기 때문인 것으로 생각되지만, 일치하지 않는 보고도 있어 용량에 있어서 어느 정도의 성별 차이가 있는지 명확하지 않다.

Atracurium의 경우 여성에서 남성 보다 청소율이 더 낮고 제거반감기가 더 길다고 보고되었다.[33] 비록 통계적으로는 유의한 차이가 있었지만, 평균 제거반감기가 20 분인데 비해 그 차이가 1.9분에 불과해서 임상적인 의미를 부여할 정도는 아니다. 약력학에 있어서는, atracurium의 ke0가 여성에서 더 크다고 보고되었다.[34] 근이완제 중에서 성별에 따라 약력학적 차이를 보이는 또 다른 예로 cisatracurium을 들 수 있는데, cisatracurium의 약력학 모형에서 여성의 ke0가 남성보다 14% 정도 더 크다고 보고되었지만 이것이 작용 발현 시간이나 회복양상에는 유의한 영향을 미치지 않았다.[35]

5) 흡입마취제

여성은 남성에 비하여 통증에 더욱 민감하다고 알려져 있으며, 유해전기자극에 대한 움직임을 막는데 필요한 desflurane의 농도가 여성에서 남성보다 더 높다고 보고된 바 있다.[36] 그러나, desflurane의 최소폐포농도(minimal alveolar concentration, MAC)에 있어서는 성별 차이가 없으며,[37] 이전의 여러 연구 결과를 취합한 후향적 연구에서도 흡입마취제의 MAC 값에 있어서 성별 차이는 관찰되지 않았다.[38] 한편, xenon의 경우 노인에서 MAC의 성별 차이를 보이는데 여성에서 남성 보다 MAC이 26% 정도 더 낮다는 보고가 있다.[39]

4. 요약

비록 일치하지 않는 연구 결과들이 많고 아직까지 명확하지 않은 부분들이 많지만 일부 약물에서 성별이 약물 반응의 다양성을 일으키는 요인 중 하나로 작용하는 것은 사실인 것 같다. 마취약제 중에서 특히 propofol과 아편유사제는 성별 약력학적 차이가 존재하며, propofol의 경우 여성에서와 유사한 회복시간을 얻기 위해서는 남성에서 용량을 30~40% 감소시켜야 한다. 한편 아편유사제의 경우 이와 반대 효과가 있다. Vecuronium과 rocuronium의 경우 남성에 비해 여성에서 20~30% 정도 감량하여 투여할 필요가 있는데, 이는 약동학적 차이에 기인한다.

Reference

1. Kando JC, Yonkers KA, Cole JO: Gender as a risk factor for adverse events to medications. Drugs 1995; 50: 1-6.

2. Xie CX, Piecoro LT, Wermeling DP: Gender-related considerations in clinical pharmacology and drug therapeutics. Crit Care Nurs Clin North Am 1997; 9: 459-68.
3. Seitz HK, Egerer G, Simanowski UA, Waldherr R, Eckey R, Agarwal DP, et al.: Human gastric alcohol dehydrogenase activity: effect of age, sex, and alcoholism. Gut 1993; 34: 1433-7.
4. Chen M, Bertino JS Jr., Berg MJ, Nafziger AN: Pharmacologic differences between men and women. In: Principles of Clinical Pharmacology. 2nd ed. Edited by Atkinson AJ Jr., Abernethy DR, Daniels CE, Dedrick RL, Markey SP: Burlington, Academic Press. 2007, pp 325-8.
5. Kishino S, Nomura A, Di ZS, Sugawara M, Iseki K, Kakinoki S, et al.: Alpha-1-acid glycoprotein concentration and the protein binding of disopyramide in healthy subjects. J Clin Pharmacol 1995; 35: 510-4.
6. Wilson K: Sex-related differences in drug disposition in man. Clin Pharmacokinet 1984; 9: 189-202.
7. Meibohm B, Beierle I, Derendorf H: How important are gender differences in pharmacokinetics? Clin Pharmacokinet 2002; 41: 329-42.
8. Relling MV, Lin JS, Ayers GD, Evans WE: Racial and gender differences in N-acetyltransferase, xanthine oxidase, and CYP1A2 activities. Clin Pharmacol Ther 1992; 52: 643-58.
9. Petersen MS, Halling J, Damkier P, Nielsen F, Grandjean P, Weihe P, et al.: Caffeine N3-demethylation (CYP1A2) in a population with an increased exposure to polychlorinated biphenyls. Eur J Clin Pharmacol 2006; 62: 1041-8.
10. Bebia Z, Buch SC, Wilson JW, Frye RF, Romkes M, Cecchetti A, et al.: Bioequivalence revisited: influence of age and sex on CYP enzymes. Clin Pharmacol Ther 2004; 76: 618-27.
11. Lamba V, Lamba J, Yasuda K, Strom S, Davila J, Hancock ML, et al.: Hepatic CYP2B6 expression: gender and ethnic differences and relationship to CYP2B6 genotype and CAR (constitutive androstane receptor) expression. J Pharmacol Exp Ther 2003; 307: 906-22.
12. Anderson GD: Gender differences in pharmacological response. Int Rev Neurobiol 2008; 83: 1-10.
13. Wolbold R, Klein K, Burk O, Nussler AK, Neuhaus P, Eichelbaum M, et al.: Sex is a major determinant of CYP3A4 expression in human liver. Hepatology 2003; 38: 978-88.
14. Harris RZ, Benet LZ, Schwartz JB: Gender effects in pharmacokinetics and pharmacodynamics. Drugs 1995; 50: 222-39.
15. Chen M, Ma L, Drusano GL, Bertino JS, Jr., Nafziger AN: Sex differences in CYP3A activity using intravenous and oral midazolam. Clin Pharmacol Ther 2006; 80: 531-8.
16. Cummins CL, Wu CY, Benet LZ: Sex-related differences in the clearance of cytochrome P450 3A4 substrates may be caused by P-glycoprotein. Clin Pharmacol Ther 2002; 72: 474-89.
17. Pleym H, Spigset O, Kharasch ED, Dale O: Gender differences in drug effects: implications for anesthesiologists. Acta Anaesthesiol Scand 2003; 47: 241-59.
18. Gan TJ, Glass PS, Sigl J, Sebel P, Payne F, Rosow C, et al.: Women emerge from general anesthesia with propofol/alfentanil/nitrous oxide faster than men. Anesthesiology 1999; 90: 1283-7.
19. Ward DS, Norton JR, Guivarc'h PH, Litman RS, Bailey PL: Pharmacodynamics and pharmacokinetics of propofol in a medium-chain triglyceride emulsion. Anesthesiology 2002; 97: 1401-8.
20. Schnider TW, Minto CF, Gambus PL, Andresen C, Goodale DB, Shafer SL, et al.: The influence of method of administration and covariates on the pharmacokinetics of propofol in adult volunteers. Anesthesiology 1998; 88: 1170-82.
21. Kim KM, Choi BM, Park SW, Lee SH, Christensen LV, Zhou J, et al.: Pharmacokinetics and pharmacodynamics of propofol microemulsion and lipid emulsion after an intravenous bolus and variable rate infusion. Anesthesiology 2007; 106: 924-34.
22. Sarton E, Olofsen E, Romberg R, den Hartigh J, Kest B, Nieuwenhuijs D, et al.: Sex differences in morphine analgesia: an experimental study in healthy volunteers. Anesthesiology 2000; 93: 1245-54; discussion 6A.
23. Cepeda MS, Carr DB: Women experience more pain and require more morphine than men to achieve a similar degree of analgesia. Anesth Analg 2003; 97: 1464-8.
24. Aubrun F, Salvi N, Coriat P, Riou B: Sex- and age-related differences in morphine requirements for postoperative pain relief. Anesthesiology 2005; 103: 156-60.

25. Dahan A, Kest B, Waxman AR, Sarton E: Sex-specific responses to opiates: animal and human studies. Anesth Analg 2008; 107: 83-95.
26. Gourlay GK, Kowalski SR, Plummer JL, Cousins MJ, Armstrong PJ: Fentanyl blood concentration-analgesic response relationship in the treatment of postoperative pain. Anesth Analg 1988; 67: 329-37.
27. Olofsen E, Romberg R, Bijl H, Mooren R, Engbers F, Kest B, et al.: Alfentanil and placebo analgesia: no sex differences detected in models of experimental pain. Anesthesiology 2005; 103: 130-9.
28. Maitre PO, Vozeh S, Heykants J, Thomson DA, Stanski DR: Population pharmacokinetics of alfentanil: the average dose-plasma concentration relationship and interindividual variability in patients. Anesthesiology 1987; 66: 3-12.
29. Lemmens HJ, Burm AG, Hennis PJ, Gladines MP, Bovill JG: Influence of age on the pharmacokinetics of alfentanil. Gender dependence. Clin Pharmacokinet 1990; 19: 416-22.
30. Minto CF, Schnider TW, Egan TD, Youngs E, Lemmens HJ, Gambus PL, et al.: Influence of age and gender on the pharmacokinetics and pharmacodynamics of remifentanil. I. Model development. Anesthesiology 1997; 86: 10-23.
31. Gear RW, Gordon NC, Heller PH, Paul S, Miaskowski C, Levine JD: Gender difference in analgesic response to the kappa-opioid pentazocine. Neurosci Lett 1996; 205: 207-9.
32. Gear RW, Miaskowski C, Gordon NC, Paul SM, Heller PH, Levine JD: Kappa-opioids produce significantly greater analgesia in women than in men. Nat Med 1996; 2: 1248-50.
33. Parker CJ, Hunter JM, Snowdon SL: Effect of age, sex and anaesthetic technique on the pharmacokinetics of atracurium. Br J Anaesth 1992; 69: 439-43.
34. Parker CJ, Hunter JM, Snowdon SL: Effect of age, gender and anaesthetic technique on the pharmacodynamics of atracurium. Br J Anaesth 1993; 70: 38-41.
35. Schmith VD, Fiedler-Kelly J, Phillips L, Grasela TH, Jr: Prospective use of population pharmacokinetics/pharmacodynamics in the development of cisatracurium. Pharm Res 1997; 14: 91-7.
36. Greif R, Laciny S, Mokhtarani M, Doufas AG, Bakhshandeh M, Dorfer L, et al.: Transcutaneous electrical stimulation of an auricular acupuncture point decreases anesthetic requirement. Anesthesiology 2002; 96: 306-12.
37. Wadhwa A, Durrani J, Sengupta P, Doufas AG, Sessler DI: Women have the same desflurane minimum alveolar concentration as men: a prospective study. Anesthesiology 2003; 99: 1062-5.
38. Eger EI, 2nd, Laster MJ, Gregory GA, Katoh T, Sonner JM: Women appear to have the same minimum alveolar concentration as men: a retrospective study. Anesthesiology 2003; 99: 1059-61.
39. Goto T, Nakata Y, Morita S: The minimum alveolar concentration of xenon in the elderly is sex-dependent. Anesthesiology 2002; 97: 1129-32.

3-2. 나이가 마취약제의 약동력학에 미치는 영향

인제대학교 의과대학 유 병 훈

1. 노인

2009년 우리나라 총인구는 4874만7000명으로 전년보다 0.29% 증가했다. 이 같은 증가율은 30년 전인 1980년(1.57%)에 비하면 5분의 1 이하에 불과한 것이다. 전체인구 중 65세 이상 인구의 구성비는 10.7%로 역대 최고치를 기록했다. 이는 80년(3.8%)에 비해 3배 가량 높아진 것으로, 고령화의 진전속도가 갈수록 빨라져 2040년(32.5%)에는 국민 3명 중 1명이 노인일 것으로 통계청은 추산했다. 노령화지수(0~14세 인구 대비 65세 이상 인구 비중)도 전년보다 4.2%포인트 높아진 63.5%로 처음으로 60%대를 넘어섰다(그림 3-1).[1)]

우리나라는 지난 2000년 총인구 중에 65세 이상의 인구가 차지하는 비율이 7%를 넘어 이른바 '고령화 사회' 로 진입했으며 2019년이면 14%를 넘는 '고령사회' , 2026년에는 20%를 넘는 '초고령사회' 에 진입할 것으로 예측되고 있다. 이렇게 급속한 고령화 사회로 변함에 따라 수술실에서 고령환자의 마취를 요하는 경우가 증가하고 있다.

주술기중 유병률과 사망률은 75세를 기점으로 급격히 증가하고 80세이상의 환자에서 마취와 관계된 부작용은 0.5%로 알려져 있다. 90세 이상 환자의 48시간내 유병률은 9.4%, 사망률은 1.6% 정도이다.[2)]

동반질환을 가지지 않은 경우에도 노인 환자들은 다양한 생리학적인 변화 때문에 일반적인 젊은 환자들과는 다른 약리학적인 반응을 보인다. 많은 경우에 노인환자들은 같은 용량의 약제를 주더라도 더 큰 반응을 보인다, 즉 약제에 더 민감하게 반응한다.

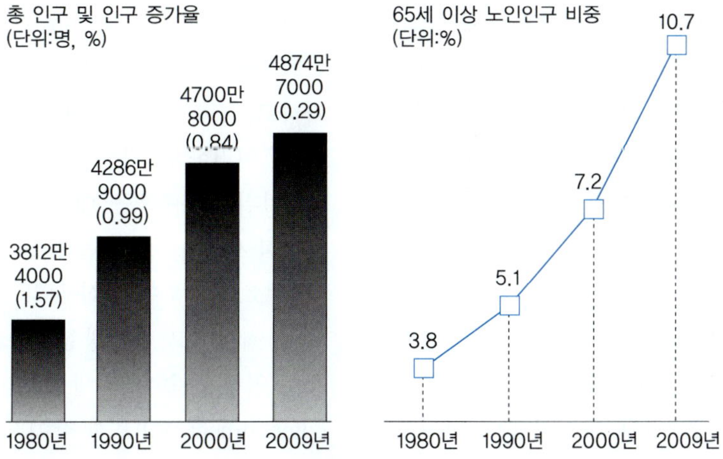

그림 3-1 우리나라 인구의 증가 및 65세 이상 노인인구의 비중 추이

표 3-2 나이와 관련된 생리학적인 변화 (이때 노인은 60-80세, 젊은이는 20-30세)

수치들	노인과 젊은이 사이의 변화 (%)
체액	↓15
체질량 지수 (lean body mass, LBM)	↓35
체지방	↑50 (여성) ↑100 (남성)
혈장 알부민	↓20
신장의 크기	↓20
간혈류	↓40

1) 나이에 따른 정상적인 생리적 변화

나이가 들면 개인적 그리고 장기별 차이가 있기는 하지만 대부분 기능이 저하된다. 기능의 저하로 수술과 마취에 영향을 가장 많이 주는 장기는 심혈관계와 호흡기계이다. 건강한 노인들이 일반적인 활동들을 하는 경우에는 이러한 장기가 적절히 작동을 하나 여력의 감소로 주요수술이나 마취와 같은 스트레스를 감당하기가 힘들다. 만성질환이나 만성질환의 급성악화 등이 노인환자의 주술기 스트레스에 의한 악화를 심화시킬 수 있다.[3]

노화의 이론에는 세포노화(어느 정도의 증식 후에는 점차 증식 속도가 감소하고, 결국 증식이 완전히 멈추게 되는 것)와 산화 스트레스(산화 스트레스를 야기하는 자유라디칼(free radicals)은 정상적인 신진대사 과정에서 생성되는 물질이다. 백혈구가 세균이나 바이러스 같은 침입자나 바이러스에 의해 손상을 입은 세포를 공격하는 경우 자유라디칼의 도움을 주기도 한다. 그러나 세포의 정상적인 항산화 능력으로 해결할 수 없을 만큼 산화 스트레스가 커지면 세포가 손상을 입는 것) 등이 있다.[4] 나이가 들면 단백질 구조의 변화도 따라온다.[5] 예를 들면, 혈관의 팽창성은 나이가 들면 급격하게 감소하는데 동반된 내막(intima)의 두께증가와 내피(endothelium)의 기능실조와 함께 좌심실의 기능부하(workload)와 수축기 혈압의 증가를 가져온다. 이러한 결과는 수액 과부하(overload)에 대한 반응을 크게 한다.[6] 압반사(baroreflex)의 둔화로 인하여 저혈량증과 기립성 저혈압에 대하여서도 정상적인 반응을 못하게 된다.[7] 이러한 이유로 노인환자들은 체액이동과 실혈에 대해 더 큰 심혈관계 반응을 보이게 된다.

호흡기계 또한 나이가 듦에 따라 많은 변화를 일으키는데, 강제호기량(forced expiratory volume)의 감소, 생리적 단락(physiologic shunt)의 증가 그리고 폐쇄용적(closing volume)의 증가가 일어난다. 이러한 폐의 변화는 무기폐, 기침 감소 그리고 폐렴 발생 등의 주술기 폐위험도를 증가시킨다.[8] 이러한 결과로서 저산소혈증(hypoxemia)이 더 잘 발생한다.

노인환자들은 나이가 듦에 따라 지방조직이 증가하고, 근육량과 체액량이 감소한다(표 3-2, 그림 3-2).[9] 이러한 변화는 약제의 분포용적을 바꾸게 된다. 마취에 사용되는 대부분의 약제들은 다중구획 약동학 모델을 사용하는데, 노인환자에서는 총체액량 감소로 인하여 중심구역(central compartment, V_1)이 작아지고, 체지방질량(lean body mass)의 감소로 인한 신속 평형 말초구역(rapid equilibrating compartment, V_2) 또한 작아지고, 체지방의 증가로 인하여 지연 평형 말초구역(slowly equilibrating

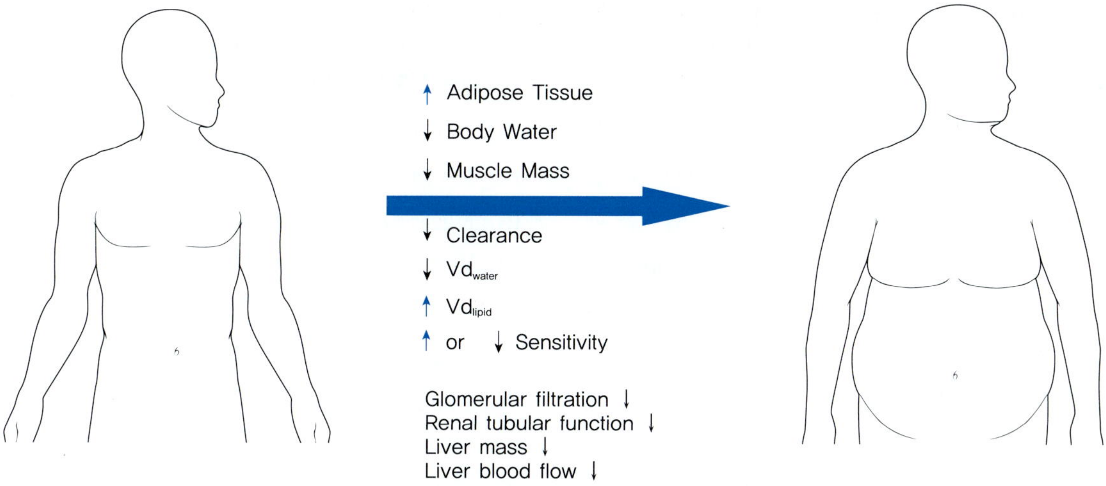

그림 3-2 연령증가에 따른 약동학적 수치들의 변화

compartment, V_3)이 커지게 된다. 그러나, 이러한 상황을 예측하여 약제의 분포와 배출을 예상하는 것은 불가능하므로[10] 각각의 환자에 맞추어서 약제를 신중히 선택하여야 한다.

신장 기능은 사구체 여과율 감소와 그에 따른 배출 감소로 인하여 나이가 들수록 감소한다. 크레아틴 청소율은 다음과 같은 식에 의하여 계산할 수 있다.[11]

Creatinine clearance

$$= \frac{(140\text{-age}) \cdot \text{Weight(kg)} \cdot (0.85 \text{ if female})}{72 \cdot \text{Serum Creatinine(mg/ml)}}$$

사구체 여과율의 변화는 매우 다양하여 큰 변화가 없는 사람부터 많이 감소하는 사람까지 있다. 여기에 더하여 근육량의 감소로 인하여 사구체 여과율이 감소하더라도 정상 혈장 크레아틴 농도를 보이기도 하므로 약제를 쓸 때에는 주의하여 사용하여야 한다.

혈장 단백질의 변화 또한 단백결합을 잘 하는 약제에서 유리약물(free drug)의 변화를 일으킨다. 알부민과 α1-acid glycoprotein(AAG)은 혈장에서 주로 약제와 결합하는 단백질이다. 나이가 증가함에 따라 알부민은 감소하고 AAG는 증가한다.[12] 나이에 따른 약동학의 변화는 그 약제가 주로 알부민이나 AAG 어느 쪽에 더 붙는지에 따라 달라진다. 예를 들면, diazepam의 경우 주로 알부민과 결합하여 노인환자에서는 유리약물이 증가하므로 투여량을 감소시켜서 주어야한다.[13,14] 또한, lidocaine은 주로 AAG와 결합하는데 나이와 함께 증가된 AAG가 lidocaine의 유리분획(free fraction)을 줄임으로써 노인에서 청소율(clearance)의 감소가 일어난다.[14]

노인환자는 술후 섬망(delirium)과 인식장애(cognitive decline)가 잘 발생하고 이는 술후 사망률과도 많은 관계가 있다. 예를 들면 노인에 있어서 술후 인식장애가 퇴원당시 41% 그리고 퇴원후 3개월에 13%나 나타나는 것으로 보고되었고, 높은 연령, 낮은 교육수준 그리고, 뇌졸중의 과거력 등이 관련되어 있다.[15] 마취과의사는 이러한 문제의 감소를 위하여 약제의 과다투여를 줄이기 위해 환자를 주의 깊게 관찰하여야 하겠다.

2) 약동학 / 약력학

노화의 과정은 주술기 동안에 사용되는 약제의

약동학과 약력학에 많은 영향을 끼친다. 일반적으로 노인환자는 약제에 매우 민감한데, 그 이유로는 약동학의 변화로 같은 용량에서도 높은 혈장농도를 나타내고, 약력학의 변화로 같은 농도에서도 더 큰 반응을 보이기 때문이다. 약제를 일회 주입했을 때에 혈장 농도는 분포용적(volume of distribution)과 역상관(inversely related) 관계에 있다. 나이가 증가함에 따라 총체액(total body water)은 감소하고 이뇨제의 사용은 이러한 변화를 더 크게 한다. 그러므로, 노인에서 친수성 약제는 더 작은 분포용적을 갖게 되고 일회 주입으로 더 높은 혈장농도가 되고 더 큰 약리학적 작용을 나타낼 것이다. 그러나 모르핀(Morphine)의 경우 젊은이에 비해 노인에서 절반정도의 분포용적만 가지고 있기는 하지만 최종 반응의 정도는 효과처(effect site) 농도에 좌우되므로 일반적인 예측이 어렵다.

한편 연령의 증가에 따라 체지방이 증가하기 때문에 지용성 약제의 분포용적은 커지게 된다. 이 때문에 약제의 제거가 늦어지게 된다. Diazepam의 경우 제거 반감기(elimination half-life)가 노인에서 몇 배나 커지게 된다. 이러한 제거 반감기의 증가는 일회 주입에서는 크게 문제가 되지 않으나 반복 주입하는 경우에는 중요한 문제가 된다.

나이가 증가함에 따라 간의 크기와 간 혈류는 감소한다. 간의 무게는 전체 몸무게의 대략 2.5%정도로 유지되는데 50세 이후부터 꾸준하게 감소하기 시작하여서 90세에는 전체 몸무게의 1.6%로 감소한다. 비슷하게 간 혈류 또한 천천히 감소(매년 0.3-1.5%) 하여 65세 때에는 25세에 비하여 40%의 간 혈류 감소가 일어난다.[16] 간은 phase I과 phase II 대사(metabolism)를 통하여 약제를 제거하는데, phase I 은 cytochrom P450 system의 촉매작용을 통해 산화(oxidation), 환원(reduction), 가수분해(hydrolysis)를 시행하는 것이다. Phase I의 활성도는 나이에 따라서 변화하지는 않고, 흡연, 좌식생활, 음식 등에 의하여 영향을 받는다.[17] 그렇기는 하지만, 일반적으로 노인에는 phase I 대사가 감소한 것으로 생각하고 마취를 시행하는 것이 좋겠다. Phase II 대사에서는 아세틸화(acetylation)와 결합(conjugation)이 주로 이루어지며 나이에 영향을 받지 않는다.

결합(conjugation)된 약제의 제거는 나이에 영향을 받지 않기 때문에 고추출약제들(ketamine, flumazenil, morphine, fentanyl, sufentanil, lidocaine)의 제거율(clearance of high extraction durgs)은 간혈류와 직접 관계가 있다. 간혈류가 노인환자에서 30~40% 감소하기 때문에 이들 약제의 제거율 또한 같은 정도로 감소한다. 저추출약제들 또한 감소된 간의 크기로 인하여 제거율이 감소될 것으로 추측 되나 실제로는 연령의 증가에 영향을 받지 않는다. 그 이유로는 감소된 알부민에 의하여 유리약물이 증가하고, 간대사작용 감소에 반대로 작용을 함으로써 전체적으로는 변화가 없는 것처럼 보이는 것으로 생각된다.[18]

3) 마취약제들

흡입마취제의 최소폐포농도(minimum alveolar concentration, MAC)와 MAC awake 모두 나이와 함께 감소한다. 40세 이후로 MAC은 매년 0.6%씩 감소하는데, 그 이유는 명확하지는 않지만 연령 증가에 따라서 신경세포접합부 기능(synaptic function) 즉, 연접전(presynaptic) 또는 신경세포 기능(neuronal function), 연접후(postsynaptic)의 변화와 관계된 것으로 생각된다.[19]

노인환자는 thiopental, propofol, midazolam과 같은 수면성약제(hypnotics)에 민감하다. 이러한 민감성의 증가는 약동학 및 약력학 또는 양자 모두의 변화와 관계가 있다. Etomidate는 노인환자에서 매우 민감한데 이는 분포용적의 감소로 인한 혈장농도의 증가에 기인한다. EEG로 측정한 혈장농도에 따른 뇌의 반응에서 젊은이와 노인간에 차이가 없는 것으로 밝혀졌고,[20] thiopental도 마찬가지 였다.[21] 그러나, propofol은 연령증가에 따라 민감도가 증가하는데, 노인에서 마취유도를 위한 propofol의 용량은 1 mg/kg까지 줄어들기도 한다. 이는 약동학과 약력학 모두의 변화에 의한다. 즉, 노인에서 propofol의 청소율과 중심구역 분포용적(V_1)이 감소 할 뿐만 아니라, 뇌 반응도도 젊은이에 비하여 대략 30% 정도 증가한다.[22] Midazolam은 연령증가에 따라 20세에 비하여 90세에서 청소율이 30% 감소하고 약제에 대한 뇌 민감도가 증가하므로, 75% 정도의 감소된 용량이 추천된다.

4) 심혈관약제들

베타차단제(β blockers)는 허혈성 심질환이나 만성심부전을 가진 노인환자에게 사용이 증가되고 있고, 중등도 또는 고위험의 비 심장마취를 받는 환자들에게 심장위험도를 낮추기 위하여 많이 사용되고 있다. Propranolol, atenolol, metoprolol과 같은 베타차단제는 반감기가 길어지고 청소율이 감소하는데에 반하여 metoprolol은 연령증가에 따른 이러한 변화가 없다.[23] Adrenergic 수용체의 감소로 인하여 어떤 베타차단제는 노인에서 작용이 감소한다. 매우 짧은 반감기로 인하여 esmolol은 제거율의 변화가 크게 영향을 미치지 못하며, 거기에 더하여 심박수의 조절을 위하여 심박수에 따라서 약제를 사용하기 때문에 과다사용의 위험이 매우 낮다.

Lidocaine 같은 class I의 많은 항부정맥 약제들은 제거율의 감소와 길어진 반감기로 인하여 용량을 낮추어야 되나 국소마취제로 사용한다면 줄일 필요가 없다.[23] 비슷하게 diltiazem, nifedipine, verapamil과 같은 간에서 제거되는 몇몇 칼슘통로차단제(calcium channel blockers) 또한 용량을 줄여야 한다.

Digoxin은 주로 신장에서 배설되므로 반감기가 길어지고, 분포용적이 감소하므로 투여량을 감소시켜야 한다. Dopamine, dobutamine과 같은 강심(inotropic) 및 혈관수축(vasoactive) 약제들은 여러 장기(간, 신장, 혈장, 다른 조직)들에서 대사되는데 이러한 장기들 또한 연령과 함께 기능이 저하되므로 투여량을 줄여야 한다. 그러나, 이러한 약제들은 앞에 언급한 esmolol과 같이 혈압에 따라서 조절을 하기 때문에 과다주입의 위험은 낮다고 하겠다.

5) 마약성 약제들

Fentanyl은 주술기 동안에 많이 쓰이는 약제이고 짧은 작용시간은 높은 지용성에 기인한다. Fentanyl은 간에서 고추출되기 때문에 간혈류가 대사에 많은 작용을 할 것으로 생각되나 약동학적 연구에서 나이가 혈장농도와 상관관계를 보이지 않았다. 20세에서 89세 사이의 연구에서 50%의 용량 감소를 보여주었고,[24] 이는 약동학적인 변화없이 약력학적인 변화 때문이다. Sufentanil과 alfentanil 또한 노인환자에서 50%의 민감도 증가를 보여줌으로 노인환자에게 이러한 약제는 용량을 절반으로 줄이는 것이 필요하다. 또한 증가된 민감도를 가지는 fentanyl과 benzodiazepines을 같이 사용하였을 때 협동작용(synergy)을 보임으로써 자발호흡환자에서 심한 저환기가 발생할 수 있으므로 두 약제를 동시에 사용할 때에는 더 많은 감량이 필요하다.

Remifentanil은 혈상 esterase에 의하여 빠르게 분해되는데, esterase 또한 연령 증가와 함께 감소하여서, 20에서 80세로 나이가 증가하면 약 30%의 청소율 감소를 보인다. 그러나, 빠른 작용시간으로 인하여 임상적으로는 크게 의미가 있지는 않다. 분포용적이 약 20% 정도 감소하기 때문에 첫 주입때 더 높은 최고농도(peak concentration)에 도달하게 된다.[25] EEG로 측정한 뇌반응도에서 약 50%의 용량

표 3-3 정주용 약제의 나이에 따른 용량의 변화 (젊은이 30대, 노인 70대)

	약제	젊은이	노인
Sedative/Hypnotics	Midazolam	0.05 mg/kg	0.02 mg/kg
	Propofol	2~2.5 mg/kg	1~2 mg/kg
	Maintenance:	100~200 ㎍/kg/min	50~100 ㎍/kg/min
	Ketamine	0.5~2 mg/kg	0.3~1.5 mg/kg
	Etomidate	0.2~0.3 mg/kg	0.1~0.2 mg/kg
	Thiopental	3~5 mg/kg	1.5~3 mg/kg
Opiates	Fentanyl	1~2 ㎍/kg	0.5~1 ㎍/kg
	Morphine	0.03~0.06 mg/kg	0.02~0.03 mg/kg
	Sufentanil	0.5~10 ㎍/kg	0.25~5㎍/kg
	Remifentanil	Bolus: 0.1 ㎍/kg	0.05 ㎍/kg
	Maintenance:	0.5~2 ㎍/kg/min	0.3~1.5 ㎍/kg/min
Neuromuscular Blocker	Succinylcholine	0.5~1.0 mg/kg	0.5~1.0 mg/kg
	Rocuronium	0.1~0.6 mg/kg	0.05~0.4 mg/kg
	Vecuronium	0.02~0.06 mg/kg	0.01~0.04 mg/kg
	Cisatracurium	0.05~0.2 mg/kg	0.05~0.2 mg/kg
	Atracurium	0.2~0.5 mg/kg	0.2~0.5 mg/kg
	Doxacurium	0.01~0.03 mg/kg	0.005~0.03 mg/kg

감소를 보였다.

Morphine의 분포용적은 노인에서 50% 감소를 보였고,[26] 혈장청소율도 감소하였다. Morphine의 활성을 가진 대사물(active metabolites)인 morphine-3- 와 morphine-6-glucuronide의 제거율이 감소하는데 이는 감소된 사구체 여과율 때문이다. Morphine에 대한 민감도의 증가는 일부분은 약동학적인 원인이고 아직 밝혀지지 않은 어떤 약력학적인 변화 때문이다. 그러므로, 임상적으로는 노인에서 초기 용량의 감소가 필요하며, 통증자가조절술(patient controlled analagesia)을 사용할 때에도 기초주입량(basal rates)의 감소에 더하여 부하용량(bolus doses)의 감소도 필요하다.

6) 근육 이완제

다른 약제들과 마찬가지로 근육이완제에 또한 발현시간, 용량반응관계, 그리고 작용시간들을 사용하여 약리작용을 표시한다. 일반적으로, 노인에서는 근육이완제의 발현시간이 연장되는데 이는 근육으로의 혈류와 심박출량의 감소 때문이다.[27] 근육이완제는 이온화가 잘되기 때문에 잘 용해되고 이 때문에 감소된 체액량으로 인하여 용량반응이 젊은이에 비하여 크게 나타나게 된다. 작용시간의 변화가 없는 cisatracurium에 비하여 간과 신장으로 배출되는 근육이완제(vecuronium, rocuronium)들의 경우 작용시간이 길어지는데, 약 2배까지 길어질 수 있다. 예를 들어 vecuronium의 회복지표(recovery index: 차단 25%에서 75%까지 회복되는 시간)가 15

분에서 50분으로 길어지며, rocuronium의 경우, 13~22분에서 40~60분으로 길어진다. 또한 모든 약리적 반응은 약동학적 변화 때문이며, 약력학적 변화는 없다(표 3-3).

2 소아

소아들은 미성숙된 대사 뿐 만아니라 기본적인 생리적인 기능에 있어서 어른들과 많은 차이를 보인다. 소아들의 체액량, 심박출량, 뇌척수액의 순환 등과 생체 내 배리어는 성인들과 차이가 있다. 예를 들어 많은 cytochrom P450(CYP) 동위효소(isoform)들은 1세까지는 숙성되지 않으며, 몇몇은 4세까지 작동을 하지 않는다.[28] 수초화(myelination)는 10~14세까지 완성되지 않으므로,[29] 소아에서 성인에 비해 신경차단술시 적은 농도로도 차단이 된다. 신생아에서 어른으로 성숙됨에 따라 개인별 다양한 반응이 약동학과 약력학적으로 나타날 수 있다.

대부분의 약제와 마찬가지로 국소마취제와 phenylpiperidine계열의 마약류(fentanyl, sufentanyl, alfentanil)는 주로 α_1-acid glycoprotein(AAG)와 결합한다. 태어날 때 AAG 농도는 성인의 3분의1에서 4분의1정도로 낮으며, 9~12개월에 걸쳐서 증가한다.[30] 이 결과로 높은 자유약제가 발생하고 예측되는 것보다 높은 간청소율을 나타내게 된다.

흡입마취제는 단백질과 결합하지는 않지만 작용부위에서 산성악세들 즉, thiopental sodium과 경생함으로써 영향을 받는다.[31,32] 이러한 경향이 직접적으로 약동학에 영향을 주지는 않지만 알부민과 결합하는 thiopental로 인해 간접적으로 영향을 받는다. 영아에 있어서 thiopental sodium의 결합은 크게 감소된다.[33] 그러나, 일회로 투여되는 특징으로 인해, 이러한 단백결합의 감소로 인한 약동학적 변화가 임상적으로 중요성을 가지지는 않는다. 그러나 성인에서 뇌압증가에서 사용되는 지속주입에서는 주의를 해야만 한다.

마취에 사용되는 대다수의 약제들은 간에서 대사된다. 간효소인 CYP enzyme superfamily에 의해 phase I 대사가, uridine diphosphate glucuronosyltransferase 에 의해 phase II 변환이 일어난다. 어떤 CYP 동위효소(isoenzyme)는 태어날 때에는 아직 분화되지 않아서 영아 및 신생아에서의 낮은 청소율을 나타낸다.[28,34,35] 대다수의 마취약제들은 6~9개월에 숙성되는 CYP3A4에 의해서 대사된다. CYP1A2는 출생시에는 없고 성인과 비슷해지기 까지는 3~5년정도가 걸리므로 이 동위효소에 의하여 대사되는 Ropivacaine은 용량을 줄여서 사용하여야 한다.

Propofol은 다양한 CYP 동위효소에 의해서 대사되는데, 거기에 더해서 sevoflurane과 같은 약제의 생체내변화(biotransformation)를 억제한다.[36] 또한 신생아에게는 CYP2E1이 없기 때문에 sevoflurane이 대사 되지 않으며, 2~4세 사이에 숙성되어 대사가 되기 시작한다.[37]

매우 적은 마취와 관계된 약제들이 신장으로 배설되는데, thiopental과 몇몇 근육이완제이다. 사구체 여과율은 출생시 낮았다가 9개월정도 될 때 정상에 도달한다. 신세뇨관의 기능은 매우 빠르게 숙성된다. 신생아에서 thiopental은 주로 간에서 대사되고 나이가 들면서 신장으로 제거가 된다.[38]

1) 마취약제에 대한 약력학/약동학

① 흡입마취제

할로겐화 흡입마취제는 50년 이상 소아마취에 쓰여져 왔다. 소아에서 약력학 연구는 피부절개 같은 자극 후 사지의 반응으로 측정을 하는 성인과 달리 신생아와 소아에서 반응의 측정이 어려웠으나, 심초음파를 이용한 심혈관계 저하작용의 측정 같은 방법을 사용함으로써 보다 나은 연구가 진행되고 있다.[39] 자원자를 대상으로 한 많은 약동학적인 연구가 성인에서 시행되는 것과는 달리 방법적인 어려움으로 소아에서는 약동학적 자료가 거의 없다. 이론적으로 볼 때, 낮은 혈액/조직 용해도와 큰 폐포환기량으로 인해 어른에 비해 소아는 흡입가스가 더 빨리 들어오고 더 빨리 빠져나갈 것이다.[40] 머리, 흉부 그리고 복부(즉, vessel-rich organ)에 대한 더 많은 혈류분포 또한 이러한 경향이 나타나는데 기여할 것이다. 소아에서 빠른 흡입마취제의 흡수는 halothane,[41] enflurane, methoxyflurane,[42] sevoflurane[43]에서 보여졌으나 isoflurane[42]은 이러한 경향을 보이지 않았다.

조산아에서 isoflurane의 MAC이 낮아지는 것을 보면,[44] 다른 약제들 또한 낮은 MAC을 가질 것으로 생각되나 이에 대한 자료는 없다. 출생직후와 첫 1개월 동안 대부분의 흡입마취제의 MAC이 가장 높은 값을 보이는데, 유일한 예외는 출생 몇 개월 뒤에 가장 높은 값을 보이는 halothane이다(표 3-4).[44-57] 1세이후부터 MAC은 나이가 듦에 따라 감소한다. 비교해 보면, 6개월째의 영아는 40세에 비하여 1.5~1.8배의 MAC을 가진다. 거기에 더하여 MAC, MAC_{BAR}, $MAC_{cardiac\ depression}$들간의 불일치로 인하여 halothane은 신생아에서 영아에 비하여 사망이 더 잘 생긴다. 이와 반대로, 영아가 신생아에 비하여 더 낮은 흡입마취제 농도에서 심기능저하(cardiac depression)가 발생하는 경향이 있다.

MAC은 30년이상 사용하여 왔는데, 측정의 한계로 인하여 근사값만을 줄 뿐아고 정확한 수치를 가져오기는 힘들다. 이에 반하여 최근에 사용되고 있는 BIS는 환자의 반응을 실시간으로 측정할 수 있어 유용한 도구이다. 성인에 있어서 BIS 값과 호기말 농도로서 약동학/약력학 수치들을 연구하였는데,[58] sevoflurane과 isoflurane의 $t_{1/2}k_{e0}$ 값은 각각 3.5±2분과 3.2±0.7분 이었다. BIS의 IC_{50}(inhibition concentration) 즉, BIS 값을 50으로 줄이는데 필요한 sevoflurane과 isoflurane의 농도는 각각 1.14±0.31%, 0.60±0.11% 였다. 그러나, IC_{50}의 값은 수술자극의 정도에 따라서 변화하여 크게 신뢰성을 갖지는 못하였다.[59]

최근 1개월부터 17세의 영아와 소아에서도 BIS를 사용하여 sevoflurane의 IC_{50}에 대한 연구를 시행하였는데, 낮거나 중등도의 수술자극에서 1~24개월은 1.55%, 12~72개월은 1.48%, 4~12세는 1.25%의 값을 보이며,[60,61] 호기말 농도와 BIS값의 관계가 혈압이나 심박수보다 더 좋은 관계를 보였다. 그러나, 다양한 MAC들과의 관계나 다른 여러 나이대의 환아들에서 연구가 더 필요할 것으로 사료된다.

② 정맥마취제

정맥마취제는 일회주입 또는 지속주입 방법으로 마취유도와 유지에 사용된다. Ketamine은 근주와 직장내 투여도 가능하다.

Thiopental sodium의 분포는 5개월과 13세 어린이 간에 차이를 보이지 않았다.[38] 소아가 더 큰 청소율을 갖기 때문에 종말반감기(terminal half-life)는 소아에서 6.1±3.3시간, 성인에서 12±6 시간으로 이러한 양상은 산모와 신생아 사이에서도 비슷한 양상을 보인다.[62] Up-and-down 기법을 이용하여 신생아, 영아, 소아를 비교한 연구에서 마취유도를 위한 ED_{50}의 값은 MAC과 비슷한 양상을 보여주어 2주이상의 신생아는 3.4 mg/kg, 1~12개월의 영아는 6.3 mg/kg, 1~16세의 소아는 4~4.5 mg/kg의 값을 보여 주었다.[63,64]

Propofol은 점점 더 소아에서 사용되는 경우가 증가하고 있으며, 약동학과 약력학에 대해 많은 연구를 하고 있다. 20 kg의 5세 소아와 50 kg의 30세 성인의 비교에서 소아의 제거율이 중등도로 증가하였고, 분포용적이 소아가 2~2.5배 정도 많았으며, 구획간 청소율도 1.5배가 많았다. 즉, 성인에 비하여 많은 마취유도용량이 필요하다.[65] 12~31개월의

표 3-4 **Minimum alveolar concentrations (MAC) of volatile anesthetics in children**

Parameter	MAC (%)
Halothane	
Neonates	0.87
1~6mo	1.20
15±7mo	0.94
Isoflurane	
Preterm ⟨32wk	1.28
Preterm 32~37wk	1.41
7~30mo	1.69
Effect of N_2O	MAC = 1.69 - 1.45 × N2O fraction
4~10y	1.69
Effect of temperature	1.47 (34°C), 1.22 (31°C)
4~9y	1.27%a
Sevoflurane	
Neonates	3.3
1~6mo	3.2
6~12mo	2.5
1~3y	2.6
2~12y	2.3~2.5, 2.90[b], 1.60~1.70[a]
1~3y with N_2O 60%	2
2~6y	1.45[c]
	0.57 (with fentanyl 2 μg/kg)[c]
	0.35 (with fentanyl 4 μg/kg)[c]
Desflurane	
Neonates	9.16
1~6mo	9.42
6~12mo	9.92
1~3y	8.72
3~5y	8.62
5~12y	7.98, 7.7[a]

[a] MACEXT (MAC for deep extubation), [b] MACINT (MAC for intubation), [c] MACBAR(MAC for abolition of sympathetic response to incision), N_2O = nitrous oxide

소아에 대한 연구에서도 비슷한 결과를 얻었다.[66] 즉, 비슷한 혈중농도를 얻기 위해서는 2배에서 3배의 초기용량이 필요하고, 정상상태(steady state)의 분포용적 또한 다르기 때문에 첫 15분에서 60분 동

안에는 더 높은 주입속도가 필요하다.[67]

중환자실에서 진정을 목적으로 propofol의 사용에서도 감소된 청소율로 인하여 약동학의 변화가 보고되었다.[68] 심각한 부작용의 발생 가능성 때문에 주의 깊은 용량 조절이 필요하다.[69] Up-and-down 기법에 의한 영아와 소아의 마취유도 용량의 비교에 의하면, 1~6개월에는 3 mg/kg, 10~16세에는 2.4 mg/kg이 필요하여 영아에서 더 많은 용량이 필요하였다.[70]

③ 아편유사제

쥐는 태어난 직후에 아편양 수용체가 완전히 발달하지 않고 나이가 듬에 따라서 숙성된다.[71] 그러나 사람에서 보이는 morphine에 대한 신생아의 민감도 증가는 약력학적인 요소보다는 약동학적인 원인으로 보인다. 신생아에서 기관내 흡인(endotracheal suction)에서 통증조절을 위하여 약동역학적인 조사를 실시하였는데, 미숙아에서 혈중 morphine 농도(0~450 μg/L)와 기관흡인에 대한 통증반응(premature infant pain profile) 사이에 연관성을 찾지 못하였다.[72] 일반적인 morphine의 농도는 10~20 μg/L인데 이와 같이 높은 농도에서도 반응을 보이지 않는 모습을 보여서 중환자실에서의 미숙아에 대한 기관내 청소에서 아편유사제의 사용을 재고해 보아야 하겠다.

몇몇 연구들이 소아의 remifentanil 약동학에 대하여 실시 되었다. 5 μg/kg의 용량을 1분간 주었을 때, 분포용적의 증가와 청소율의 감소가 1세이하에서 관찰되었는 바 전연령에서 비슷한 약동학적인 모습을 보일 것으로 예상하였다.[73] 이에 반하여 심장수술후 주어진 remifentanil에 대하여 더 어린군에서 높은 청소율을 보임으로 더 많은 주입량이 필요하다는 결과도 있었다.[74] 그러나, 어린 소아나 신생아에 있어서도 상황민감성 반감기(context sensitive half time)가 일정한 값을 갖는 특징은 소아마취에 있어서 매우 유용하다.[75] 뿐만 아니라 혈역학적 안정성과 호흡기계에 대한 적은 영향으로 신생아와 미숙아에 대한 수술실과 중환자실에서의 사용이 증가하고 있다.[76-79]

④ 국소마취제

부위마취의 기술이 술후 진통을 목적으로 전신마취 후에 소아에게 사용되는 일이 점점 늘어나고 있다. 약동학적으로 낮은 단백질 결합과 청소율, 약력학적으로는 낮은 수초화의 정도에 의하여 다양한 반응을 보일 수 있다. Lidocaine과 bupivacaine이 주로 CYP3A4에 의해 대사 되는 데 비하여 ropivacaine은 주로 CYP1A2에 의해서 대사되는데, CYP3A4는 생후 6~9개월 이후에 생성이 되므로, 이 기간 동안 두 약제의 주입용량을 감소시켜야 한다. CYP1A2는 완전히 숙성되는데 5~8년이 걸리는데, ropivacaine의 최고혈중농도 도달시간(t_{max})이 1~2세는 115분, 3~4세는 62분, 5~8세는 30분[80]이 걸린다. 혈중농도 상승의 지연은 ropivacaine의 혈관수축작용 때문이다.[81]

신생아와 영아에서 국소마취제의 청소율은 나이에 비례하여 낮아진다. Bupivacaine의 경우 신생아에서 5.5 mL/min/kg, 6개월 영아에서 7.3 mL/min/kg이고,[82] ropivacaine의 경우 3개월이하에서 5.7 mL/min/kg, 3개월 이상에서 6.5 mL/min/kg을[83] 보여 나이에 따라서 청소율이 증가하는 것을 알 수 있다.

위와 같이 소아와 노인에서는 성인과 다른 생리적 상태를 보이므로 성인 기준으로 약제를 사용한다면 예상치 못한 반응을 보이는 경우가 발생할 수 있다. 동일한 신체상태를 보이더라도 약동역학적 차이로 인하여 약물의 혈중농도와 반응이 다르게 나타나게 된다. 그러므로, 소아와 노인에게 약물을 사용할 때에는 각각의 경우에 따른 약제의 약동역학적인 성질을 자세히 알고 주의 깊은 감시와 함께 사용하여야 겠다.

Reference

1. 통계청, E-나라지표, http://index.go.kr/egams/index.jsp (May 29, 2010).
2. Warner H, Lobdell CM, Lobdell CM, Offord KP, Melton LJ 3rd.: Outcomes of surgery in patients 90 years of age and older. JAMA 1989; 261: 1909-15.
3. Bouchon JP: 1+2+3 ou comment tenter d' etre efficace en geriatrie. Rev Prat 1984; 34: 888-9.
4. McLean AJ, Le Couteur DG: Aging biology and geriatric clinical pharmacology. Pharmacol Rev 2004; 56: 163-84.
5. Gafni A: Structural modifications of proteins during aging. J Am Geriatr Soc 1997; 45: 871-80.
6. Lakatta EG: Age-associated cardiovascular changes in health: Impact on cardiovascular disease in older persons. Heart Fail Rev 2002; 7: 29-49.
7. Turnheim K: When drug therapy gets old: Pharmacokinetics and pharmacodynamics in the elderly. Exp Gerontol 2003; 38: 843-53.
8. Sprung J, Gajic O, Warner DO: Review article: Age related alterations in respiratory function-anesthetic considerations. Can J Anaesth 2006; 53: 1244-57.
9. Forbes GB, Reina JC: Adult lean body mass declines with age: Observations. Metabolism 1970; 19: 653-63.
10. Youngs EJ, Shafer SL: Pharmacokinetc parameters relevant to recovery from opioids. Anesthesiology 1994; 81: 833-42.
11. Danziger RS, Tobin JD, Becker LC, Lakatta EE, Fleg JL: The age-associated decline in glomerular filtration in healthy normotensive volunteers: Lack of relationship to cardiovascular performance. J Am Geriatr Soc 1990; 38: 1127-32.
12. Pacifici GM, Vlani A, Taddeucci-Brunelli G, Rizzo G, Carrai M, Schulz HU: Effects of development, aging, and renal and hepatic insufficiency as well as hemodialysis on the plasma concentrations of albumin and alpha 1-acid glycoprotein: Implications for binding of durgs. Ther Drug Monit 1986; 8: 259-63.
13. Macklon AF, Barton M, James O, Rawlins MD: The effect of age on the pharmacokinetics of diazepam. Clin Sci(Lond) 1980; 59: 479-83.
14. Davis D, Grossman SH, Kitchell BB, Shand DG, Routledge PA: The effects of age and smoking on the plasma protein binding of lignocaine and diazepam. Br J Clin Pharmacol 1985; 19: 261-5.
15. Monk TG, Weldon BC, Garvan CW, Dede DE, van der Aa MT, Heilman KM, et al.: Predictors of cognitive dysfunction after major noncardiac surgery. Anesthesiology 2008; 108: 18-30.
16. Lortat-Jacob B, Servin F: Pharmacology of intravenous drugs in the elderly, Geriatric Anesthesia. Edited by Sieber FE, New York, McGraw-Hill, 2006, pp 91-103.
17. Mauriz JL, Tabernero B, Garcia-Lopez J, Jorquera F, Villa JG, Gonzalez-Gallego J: Physical exercise and improvement of liver oxidative metabolism in the elderly. Eur J Appl Physiol 2000; 81: 62-6.
18. Le Couteur DG, McLean AJ: The aging liver: Drug clearance and an oxygen diffusion barrier hypothesis. Clin Pharmacokinet 1998; 34: 359-73.
19. Eger EI: Age, minimum alveolar anesthetic concentration, and minimum alveolar anesthetic concentration-awake. Anesth Analg 2001; 93: 947-53.
20. Arden JR, Holley FO, Stanski DR: Increased sensitivity to etomidate in the elderly: Initial distribution versus altered brain response. Anesthesiology 1986; 65: 19-27.
21. Stanski DR, Maitre PO: Population pharmacokinetics and pharmacodynamics of thiopental: The effect of age revisited. Anesthesiology 1990; 72: 412-22.
22. Schnider TW, Minto CF, Shafer SL, Gambus PL, Adresen C, Goodale DB, et al.: The influence of age on propofol pharmacodynamics. Anesthesiology 1999; 90: 1502-16.
23. Aronow WS, Frishman WH, Cheng-Lai A: Cardiovascular drug therapy in the elderly. Cardiol Rev 2007; 15: 195-215.
24. Scott JC, Stanski DR: Decreased fentanyl and alfentanil dose requirements with age: A simultaneous pharmacokinetic and pharmacodynamic evaluation. J Pharmacol Exp Ther 1987; 240: 159-66.
25. Minto CF, Schnider TW, Shafer SL: Pharmacokinetics and pharmacodynamics of remifentanil, II: Model application. Anesthesiology 1997; 86: 24-33.
26. Owen JA, Sitar DS, Berger L, Brownell L, Duke PC, Mitenko PA: Age-related morphine kinetics. Clin Pharmacol Ther 1983; 34: 364-8.
27. Koscielniak-Nielsen AJ, Bevan JC, Popovic V, Baxter MR, Donati F, Bevan DR: Onset of maximum neuromuscular block following succinylcholine or vecuronium in four age

groups. Anesthesiology 1993; 79: 229-34.
28. Hines RN, McCarver DG: The ontogeny of human durg-metabolizing enzymes; phase I oxidative enzymes. J Pharmacol Exp Ther 2002; 300: 355-60.
29. Paus T, Zijdenbos A, Worsley K, Collins DL, Blumenthal J, Giedd JN, et al.: Structural maturation of neuroal pathways in children and adolescents: in vivo study. Science 1999; 283: 1908-11.
30. Mazoit JX, Denson DD, Samii K: Pharmacokinetics of bupivacaine following caudal anesthesia in infants. Anesthesiology 1988; 68: 387-91.
31. Dale O: The interaction of enflurane, halothane and the halothane metabolite trifluoroacetic acid with the binding of acidic drugs to human serum albumin: an in vitro study. Biochem Pharmacol 1986; 35: 557-61.
32. Johansson JS, Zou H, Tanner JW: Bound volatile general anesthetics alter both local protein dynamics and global protein stability. Anesthesiology 1999; 90: 235-45.
33. Kingston HG, Kendrick A, Sommer KM, Olsen GD, Downes H: Binding of thiopental in neonatal serum. Anesthesiology 1990; 72: 428-31.
34. McCarver DG, Hines RN: The ontogeny of human drug-metabolizing enzymes: phase II oxidative enzymes and regulatory mechanisms. J Pharmacol Exp Ther 2002; 300: 361-6.
35. De Wildt SN, Kearnes GL, Leeder JS, van den Anker JN: Cytochrome P450 3A: ontogeny and drug disposition. Clin Pharmacokinet 1999; 37: 485-505.
36. Lejus C, Fautrel A, Malledant Y, Guillouzo A: Inhibition of cytochrome p450 2E1 by propofol in human and porcine liver microsomes. Biochem Pharmacol 2002; 64: 1151-6.
37. Lejus C. Le Roux C, Legendre E, Renaudin M, Boiteau HL, Pinaud M: Fluoride excretion in children after sevoflurane anaesthesia. Br J Anaesth 2002; 89: 693-6.
38. Sorbo S, Hudson RJ, Loomis JC: The pharmacokinetics of thiopental in pediatric surgical patients. Anesthesiology 1984; 61: 666-70.
39. Wodey E, Pladys P, Copin C, Lucas MM, Chaumont A, Carre P, et al.: Comparative hemodynamic depression of sevoflurane versus halothane in infants: an echocardiographic study. Anesthesiology 1997; 87: 795-800.
40. Lerman J: Sevoflurane in pediatric anesthesia. Anesth Analg 1995; 81: S4-10
41. Brandom BW, Brandom RB, Cook DR: Uptake and distribution of halothane in infants: in vivo measurements and computer simulations. Anesth Analg 1983; 62: 404-10.
42. Gallagher TM, Black GW: Uptake of volatile anaesthetics in children. Anaesthesia 1985; 40: 1073-7.
43. Lerman J, Sikich N, Kleinman S, Yentis S: The pharmacology of sevoflurane in infants and children. Anesthesiology 1994; 80: 814-24.
44. LeDez KM, Lerman J: The minimum alveolar concentration (MAC) of isoflurane in preterm neonates. Anesthesiology 1987; 67: 301-7.
45. Mapleson WW: Effect of age on MAC in humans: a meta-analysis. Br J Anaesth 1996; 76: 179-85.
46. Lerman J, Robinson S, Willis MM, Gregory GA: Anesthetic requirements for halothane in young children 0-1 month and 1-6 months of age. Anesthesiology 1983; 59: 421-4.
47. Murray DJ, Mehta MP, Forbes RB, Dull DL: Additive contribution of nitrous oxide to halothane MAC in infants and children. Anesth Analg 1990; 71: 120-4.
48. Murray DJ, Mehta MP, Forbes RB: The additive contribution of nitrous oxide to isoflurane MAC in infants and children. Anesthesiology 1991; 75: 186-90
49. Liu M, Hu X, Liu J: The effect of hypothermia on isoflurane MAC in children. Anesthesiology 2001; 94: 429-32.
50. Neelakanta G, Miller J: Minimum alveolar concentration of isoflurane for tracheal extubation in deeply anesthetized children. Anesthesiology 1994; 80: 811-3
51. Katoh T, Ikeda K: Minimum alveolar concentration of sevoflurane in children. Br J Anaesth 1992; 68: 139-41
52. Inomata S, Kihara S, Yaguchi Y, Baba Y, Kohda Y, Toyooka H: Reduction in standard MAC and MAC for intubation after clonidine premedication in children. Br J Anaesth 2000; 85: 700-4.
53. Inomata S, Suwa T, Toyooka H, Suto Y: End-tidal sevoflurane concentration for tracheal extubation and skin incision in children. Anesth Analg 1998; 87: 1263- 7
54. Yaguchi Y, Inomata S, Kihara S, Baba Y, Kohda Y, Toyooka H: The reduction in minimum

alveolar concentration for tracheal extubation after clonidine premedication in children. Anesth Analg 2002; 94: 863-6.

55. Katoh T, Kobayashi S, Suzuki A, Kato S, Iwamoto T, Bito H, et al.: Fentanyl augments block of sympathetic responses to skin incision during sevoflurane anaesthesia in children. Br J Anaesth 2000; 84: 63-6.
56. Taylor RH, Lerman J: Minimum alveolar concentration of desflurane and hemodynamic responses in neonates, infants, and children. Anesthesiology 1991; 75: 975-9.
57. Cranfield KA, Bromley LM: Minimum alveolar concentration of desflurane for tracheal extubation in deeply anaesthetized, unpremedicated children. Br J Anaesth 1997; 78: 370-1.
58. Olofsen E, Dahan A: The dynamic relationship between end-tidal sevoflurane and isoflurane concentrations and bispectral index and spectral edge frequency of the electroencephalogram. Anesthesiology 1999; 90: 1345-53.
59. Ropcke H, Rehberg B, Koenen-Bergmann M, Bouillon T, Bruhn J, Hoeft A: Surgical stimulation shifts EEG concentration-response relationship of desflurane. Anesthesiology 2001; 94: 390-9
60. Denman WT, Swanson EL, Rosow D, Ezbicki K, Connors PD, Rosow CE: Pediatric evaluation of the bispectral index (BIS) monitor and correlation of BIS with end-tidal sevoflurane concen- tration in infants and children. Anesth Analg 2000; 90: 872-7.
61. McCann ME, Bacsik J, Davidson A, Auble S, Sullivan L, Laussen P: The correlation of bispectral index with endtidal sevoflurane concentration and haemodynamic parameters in simultapreschoolers. Paediatr Anaesth 2002; 12: 519-25.
62. Gaspari F, Marraro G, Penna GF, Valsecchi R, Bonati M: Elimination kinetics of thiopentone in mothers and their newborn infants. Eur J Clin Pharmacol 1985; 28: 321-5.
63. Westrin P, Jonmarker C, Werner O: Thiopental requirements for induction of anesthesia in neonates and in infants one to six months of age. Anesthesiology 1989; 71: 344-6.
64. Jonmarker C, Westrin P, Larsson S, Werner O: Thiopental requirements for induction of anesthesia in children. Anesthesiology 1987; 67: 104-7.
65. Schüttler J, Ihmsen H: Population pharmacokinetics of propofol: a multicenterstudy. Anesthesiology 2000; 92: 727-38.
66. Murat I, Billard V, Vernois J, Zaouter M, Marsol P, Souron R, et al.: Pharmacokinetics of propofol after a single dose in children aged 1-3 years with minor burns: comparison of three data analysis approaches. Anesthesiology 1996; 84: 526-32.
67. Kataria BK, Ved SA, Nicodemus HF, Hoy GR, Lea D, Dubois MY, et al.: The pharmacokinetics of propofol in children using three different data analysis approaches. Anesthesiology 1994; 80: 104-22.
68. Rigby-Jones AE, Nolan JA, Priston MJ, Wright PM, Sneyd JR, Wolf AR: Pharmacokinetics of propofol infusions in critically ill neonates, infants, and children in an intensive care unit. Anesthesiology 2002; 97: 1393-400.
69. Bray RJ: Propofol-infusion syndrome in children. Lancet 1999; 353: 2074-5.
70. Westrin P: The induction dose of propofol in infants 1-6 months of age and in children 10-16 years of age. Anesthesiology 1991; 74: 455-8.
71. Freye E: Development of sensory information processing: the ontogenesis of opioid binding sites in nociceptive afferents and their significance in the clinical setting. Acta Anaesthesiol Scand Suppl 1996; 109: 98-101.
72. Anand KJ, Anderson BJ, Holford NH, Hall RW, Young T, Shephard B, et al.: Morphine pharmacokinetics and pharmacodynamics in preterm and term neonates: secondary results from the NEOPAIN trial. Br J Anaesth 2008; 101: 680-689.
73. Ross AK, Davis PJ, Dear Gd GL, Ginsberg B, McGowan FX, Stiller RD, et al.: Pharmacokinetics of remifentanil in anesthetized pediatric patients undergoing elective surgery or diagnostic procedures. Anesth Analg 2001; 93: 1393-401.
74. Rigby-Jones AE, Priston MJ, Sneyd JR, McCabe AP, Davis GI, Tooley MA, et al.: Remifentanil-midazolam sedation for paediatric patients receiving mechanical ventilation after cardiac surgery. Br J Anaesth 2007; 99: 252-61.
75. Davis PJ, Cladis FP: The use of ultra-short-acting opioids in paediatric anaesthesia. The role of remifentanil. Clinical Pharmacokinetics 2005; 44: 787-96.
76. Welzin L, Roth B: Experience with remifentanil in neonates and infants. Drugs 2006; 66: 1339-50.

77. Davis PJ, Galinkin J, McGowan FX, Lynn AM, Yaster M, Rabb MF, et al.: A randomized multicenter study of remifentanil compared with halothane in neonates and infants undergoing pyloromyotomy. I.Emergence and recovery profiles. Anesth Analg 2001; 93: 1380-6.
78. Stoppa F, Perrotta D, Tomasello C, Cecchetti C, Marano M, Pasotti E, et al.: Low dose remifentanyl infusion for analgesia and sedation in ventilated newborns. Minerva Anestesiologica 2004; 70: 753-61.
79. E Silva YP, Gomez RS, Barbosa RF, E Silva ACS: Remifentanil for sedation and analgesia in a preterm neonate with respiratory distress syndrome. Pediatric Anesthesia 2005; 15: 993-6.
80. L¨nnqvist PA, Westrin P, Larsson BA, Olsson GL, Lybeck A, Huledal G, et al.: Ropivacaine pharmacokinetics after caudal block in 1-8 year old children. Br J Anaesth 2000; 85: 506-11.
81. Iida H, Watanabe Y, Dohi S, Ishiyama T: Direct effects of ropivacaine and bupivacaine on spinal pial vessels in canine: assessment with closed spinal window technique. Anesthesiology 1997; 87: 75-81.
82. Meunier JF, Goujard E, Dubousset AM, Samii K, Mazoit JX: Pharmacokinetics of bupivacaine after continuous epidural infusion in infants with and without biliary atresia. Anesthesiology 2001; 95: 87-95.
83. Hansen TG, Ilett KF, Reid C, Lim SI, Hackett LP, Bergesio R: Caudal ropivacaine in infants: population pharmacokinetics and plasma concentrations. Anesthesiology 2001; 94: 579-84.

3-3. 비만이 마취약제의 약동력학에 미치는 영향

고려대학교 의과대학 신 혜 원

1. 비만의 역학

비만의 유병률은 현저하게 증가하고 있는데 유럽에서는 15~20%, 미국에서는 22%, 한국에서는 5% 정도로 보고 되고 있다.[1,2] 칼로리 섭취가 소비를 능가하게 되면서 과다한 칼로리는 지방조직에 쌓이게 되며, 칼로리 과다가 지속되면 비만이 유발된다. 비만은 지방조직의 양이 증가하는 것으로 평균 여명(life expectancy)이 상당히 감소하게 된다.[3]

비만은 이상적인 체중(ideal body weight, IBW)이나 신체비만지수(body mass index, BMI)에 근거하여 정의 및 분류된다. 비만은 키에 대한 IBW를 구하여 이에 대하여 유지되는 실제 체중의 정도를 기준으로 한다. Metropolitan 보험회사에서 생명보험과 관련되어 실시한 연구로 최소 사망률과 관련된 체중을 조사하였는데 다음과 같다 [IBW(kg) = height(cm) - 100 (성인남자), IBW(kg) = height(cm) - 105 (성인여자)].[4] 흔히 쓰이는 다른 방법으로는 신체비만지수(body mass index [BMI = 체중(kg)/키(m)^2]를 사용한다. BMI 〈 25 kg/m^{2}은 정상이고 BMI가 25~30 kg/m^{2}일 경우에 과체중(overweight)라 하고 BMI 〉 30 kg/m^{2}은 비만(obese)이라고 한다.[5] 비만을 평가하는 다른 방법으로는 IBW에서 총 체중(total body weight, TBW)의 증가 %에 따라 분류되는데, 정상 체중은 항상 IBW ± 10% 이내이고 비만은 TBW가 IBW의 120% 이상인 경우이다.

비만은 여러 질환의 위험요소로 BMI 〉 30 kg/m^{2}인 경우에는 정상인에 비해서 유병률과 사망률이 증가한다.[6,7] 비만은 당뇨, 호흡부전, 고혈압, 좌심실비대, 죽상동맥경화증, 심근허혈 등을 유발하며[7,8] 여러 가지 질병으로 수술을 받게 되는데, 최근에는 비만환자에서 통증이 적고 회복이 비교적 빠른 복강경 수술이 많이 시행되고 있다.[9-10]

비만에 의해 유발된 해부학적인 신체구조의 변화는 마취과의사가 마취를 시행하거나 외과의사가 수술을 시행 하는데에 어려움이 발생할 수 있으며, 또한 비만에 의해서 마취약제의 약동학과 약력학의 변화가 유발되므로 환자에게 약제를 투여하면서 생리적이고 약리학적인 인자를 고려하여 용량을 결정해야 한다.

2. 비만이 약동학 및 약력학에 미치는 영향

마취과의사는 수술로 발생하는 손상으로부터 보호를 받으면서 부작용이 없고 안전하고 효과적인 마취를 제공하기 위해서 마취에 사용되는 약의 용량을 조절하여 적절하게 사용하여야 한다. 더욱이 현재 많이 사용되는 균형전신마취(balanced general anesthesia)는 마취의 세가지 요소(진정, 근육이완, 외과적 자극에 의한 교감반응으로부터 보호)를 유지하기 위해서 여러 종류의 약제들을 조합해서 사용하게 된다. 비만에 의해 유발된 생리적인 변화들은 현저하게 마취약제의 분포(distribution), 결합

(bindings), 제거(elimination)에 영향을 미쳐서,[11-14] 약의 용량을 실제 체중에 따라 주었을 때 심각한 부작용이 발생할 수 있다.

일부 연구에 의하면 비만환자에서 위배출 시간(gastric emptying time)이 지연된다고 보고하였으나,[15] 경구용 약제의 전신적인 흡수에 있어서 약제에 대한 영향은 미미하다고 한다.[11,13,14]

비만환자는 정상 체중을 가진 환자에 비해서 지방(fat)과 제지방(lean mass)이 모두 증가한다. 제지방은 체중증가의 20~40%에 해당되나, TBW에서 체중 1 kg당 지방의 비율이 제지방보다 훨씬 더 커서, 결국에는 비만환자에서는 제지방과 물의 상대적인 감소를 유발한다.[13,14] 비만에 의해서 유발되는 위와 같은 조직분포(tissue distribution)의 변화는 마취약제의 분포용적(volume of distribution)에 상당한 영향을 미친다. 비만에 의해서 유발되는 총혈액량(total blood volume)과 심박출량(cardiac output)의 증가 및 혈장 단백질 결합의 변화 등이 마취약제의 약리학적 성질을 변화시킨다.[11,14] 또한 비만에 의해 유발된 호흡계 및 순환계 기능의 변화는 흡입마취제의 흡수 및 제거에 영향을 미칠 수 있다.

비만에 따른 혈역학과 국소혈류(regional flow)의 변화는 마취약제의 약력학에 영향을 미친다. 일반적으로 내장과 제지방은 각각 심박출량의 73%, 22%를 공급 받는 반면에, 지방조직은 심박출량의 5% 정도만을 공급 받는다.[13,14] 또한 비만 환자에서는 심장기능의 감소에 의해서 조직의 관류가 감소하여서 지방의 g당 혈류는 더 감소한다.[16,17]

비만에 의해서 혈장 단백질 결합(plasma protein binding)의 변화가 일어나는데, triglycerides, lipoproteins, cholesterol, free-fatty acids의 증가는 약제의 단백질 결합을 방해하여 자유 혈장농도(free plasma concentrations)를 상승시킨다.[18] 반면에 급성기 단백질(acute phase protein)인 α_1-acid glycoprotein의 증가는 다른 약제의 단백질 결합을 상승시켜서 자유 혈장 농도를 감소시킨다.[19,20]

마취약제의 약리적 성질은 비만에 따른 간, 신장의 제거(elimination) 기능변화에 의해서도 영향을 받을 수 있다. 비만은 간의 지방 변성(fatty degeneration), 섬유화(liver fibrosis)를 유발하여 간 청소율(clearance)이 감소할 수 있는데, 일부 연구에 의하면 비만환자에서 간청소율은 정상이거나 심지어 증가한다고 보고하였다.[11] 간에서 이루어지는 대사반응 중에서 phase I 반응(oxidation, reduction, hydrolysis)은 비만에 의해서 영향을 받지 않으나, phase II 반응(glucuronidation, sulfation)에서 접합(conjugation)이 증가하게 된다.[21]

비만인 경우에 신장의 무게, 신혈류 및 사구체 여과율이 증가하면서 더불어 신장 청소율(renal clearance)은 증가하지만,[22] 만성 신부전으로 진행된 경우에는 오히려 감소한다. 그러므로 신장 기능장애(renal dysfunction)가 있는 비만 환자에서는 크레아티닌 청소율(creatinine clearance)에 따라 신장 청소율을 평가하여 약제의 용량을 조절해야 한다.[23]

3. 비만과 관련된 심혈관계 및 호흡계의 변화

비만환자에서 요세관 재흡수(tubular reabsorption)의 증가로 인하여[24] 세포외액(extracelluar volume)과 순환혈액량이 증가되지만, 체중 kg당 혈액량은 마른 환자에서는 75 ml/kg 정도이고 비만환자는 50 ml/kg로 감소한다.[25] 비만에서 내장혈류(splanchnic blood flow)는 20% 정도가 증가하나 뇌 및 신장혈류는 변화가 없다고 한다.[25] 비만에 따른 순환혈액양의 증가는 심박출량을 증가시키지만 여전히 지방조직으로의 혈류공급이 부족하게 되며 결국에는 과혈량증, 고혈압을 유발한다.[11,26] 비만과 함께 고혈압이 지속되면 시간이 지남에 따라 좌심실 이완, 좌심실 긴장도가 증가하고 보상적인 좌심실 비후, 좌심실 이완기 기능장애가 일어나고[27,28] 우심실에서도 유사한 변화가 일어나게 되며, 또한 수면 무호흡증(sleep apnea), 비만 저환기 증후군(obesity hypoventilation syndromes)과 관련되어 폐동맥 고혈압이 발생하기도 한다.[29] 심혈관계 변화는 당뇨, 죽상동맥경화증과 같은 대사이상과 관련되며 특히 주술기에 빈맥, 고혈압이 발생하게 되어 심내막하허혈(subendocardial ischemia)이 발생할 수 있다. 위와 같은 비만에 의한 심혈관계 기능의 변화는 심혈관기능을 억제하는 흡입마취제나 정맥마취제의 약력학에 더 많은 영향을 미칠 수 있다.

호흡계는 비만에 의해서 많은 영향을 받는데, 흉복부의 흉곽(chest wall) 무게가 증가하면서 호흡 유순도(compliance), 기능적 잔기량(functional residual capacity), 호기 예비용량(expiratory reserve volume), 총폐용량(total lung capacity)이 상당히 감소한다.[30-32] 위와 같은 변화는 마취와 외과적 시술에 의해서도 영향을 받게 된다.[33,34] 최근 비만환자에서의 복강경 시술이 증가하고 있는데, 이산화탄소가스를 사용한 복강내 통기법(abdominal insufflations)과 수술을 위하여 취하게 되는 독특한 자세는 호흡기 기능에 많은 영향을 미친다.[35,36] 복강경 수술은 폐용량을 감소시키고 환기/관류 불일치(ventilation/perfusion mismatching)를 증가시켜서 수술 전후로 저산소혈증의 위험이 증가한다. 수술 중 부가적으로 호기말양압호흡(positive end-expiratory pressure)을 시행하게 되면 동맥혈 산소화를 호전시킬 수 있으나, 심박출량과 산소공급이 감소할 수 있다.[37] 수술 후에 투여된 진통제나 마취약제의 호흡억제 작용으로 인해 술후 저산소증의 위험이 증가될 수 있다.[38] 따라서 마취를 하는 동안 최선의 마취약제를 선택하고 적절한 용량을 사용하는 것이 술후 환자의 안전을 보장할 수 있다.

4. 마취약제의 비만에 따른 약동학 및 약력학의 변화와 용량의 결정

비만에 따른 약동학(pharmacokinetics, PK)은 '흡수' (약제의 특성, 농도, 흡수장소), '분배' (단백질 결합, 지질 용해성), '제거' (간장, 신장에 의한 제거)에 의해서 결정된다. 일반적으로 '흡수' 는 정상환자와 비만환자에서 차이가 없으며, '분배' 는 단백질 결합의 정도에 따른 차이가 미미하나 주로 지질용해성에 따른 분포용적의 변화가 영향을 미치며, '제거' 에서 약의 반감기는 분포용적과 비례한다. 비만에 의한 약력학-약동학적 변화는 주로 1) 지질의 용해성(lipid solubility)에 따른 분포용적(volume of distribution, V_D)의 변화, 2) 청소율(clearance, Cl, Cl = $k \times V_D$), 3)제거반감기(elimination half-life, $t_{1/2}$, $t_{1/2} = 0.693 \times V_D/Cl$)에 의해서 결정된다. 부하량(loading dose)은 주로 분포용적에 의하여 결정되고(loading dose = $C_T \times V_D$, 부하량 = 목표혈장농도 × 분포용적), 유지량(maintenance dose)은 청소율에 의하여 결정된다(maintenance dose = $C_T \times Cl$, 유지량 = 목표혈장농도 × 청소율).[39]

비만은 지방 용해도(lipid solubility)와 각 조직으로 확산(diffusion) 정도에 따라서 마취약제의 약동학적 변수에 다양한 영향을 미친다. 일반적인 약동학의 원리에 따라 부하량(loading dose)은 분포 용적(volume of distribution)에 따라, 유지량(maintenance dose)은 청소율(clearance)을 기준으로 하여 마취약제를 투여한다. 만약 마취약제의 분포용적이 제지방 조직(lean tissue)에 국한된다면 부하량은 IBW에 따라 결정되며, 반면에 마취약제의 분포용적이 제지방과 지방 조직에 모두 분포되는 경우에는 부하량을 TBW에 따라 결정된다. 유지량의 용량은 약제의 청소율에 따라 결정되는데, 만약 약제의 청소율이 체중이 정상인 환자에 비해서 비만인 경우에 유사하거나 감소한다면 유지용량은 IBW에 따라 계산되고, 반면에 비만에 의해서 청소율이 증가한다면 유지용량은 TBW에 따라 계산된다.

Barbuturates, benzodiazepines과 같이 친지질성(lipophilic) 약제는 제지방조직과 지방조직으로 약제가 분포하게 되므로 정상인에 비해서 비만에서 분포용적이 증가하나, 근육이완제와 같이 친지질성이 약하고 친수성(hydrophilic) 약제는 주로 제지방조직에 분포되어서 정상인과 비만환자 모두에서 분포용적이 유사하다. 그러나 일부 연구에 의하면 약물의 친지질성과 분포용적이 항상 비례하지는 않는다고 한다.

비만은 간의 변화를 유발하는데 대부분의 경우 약제들의 간청소율은 정상이거나 심지어 증가한다. 또한 비만환자에서 다른 약력학적 요소가 마취약제의 용량에 영향을 미칠 수 있다. 즉 감수성이 변해서 감수성저하(hyposensitivity, atracurium)나 과감수성(hypersensitivity, thiopental)을 나타낼 수 있으므로 이를 고려하여 약의 투여량을 조절해야 한다.[40)]

1) Thiopental

Thiopental은 전신마취 유도제로 널리 사용되는데, oil/water 분배계수(partition coefficient)는 $^{58}/_{1}$-$^{63}/_{1}$이고 pH 7.4에서 61.3%가 이온화되어서 매우 쉽고 빠르게 조직 장벽을 투과하여 빠르게 작용하는 강력한 약제이다.[41,42)]

Thiopental은 친지질성이므로 비만인 경우에 조직 분포의 변화와 생리적 변화가 일어나고 이에 따라 약동학과 약력학에 영향을 미친다. Jung 등의 연구에서[41)] 복부수술을 시행받는 환자에서 체중이 정상인 환자와 비만인 환자를 대상으로 하여 연구하였다. 비만환자에서 정상 환자와 비교하여 분포용적(정상환자, 1.9 L/kg TBW / 비만환자 7.9 L/kg TBW)과 제거 반감기(정상환자, 6.3시간 / 비만환자, 27.8시간)는 유의하게 증가하였으나 청소율[정상환자, 0.18 ml/(k · h) / 비만환자, 0.21 ml/(k · h)]은 차이가 없다고 하였다. 그러나 thiopental의 제거반감기는 정상환자가 6.3시간 인 반면에 비만환자는 27.8시간으로 유의하게 길었는데 이는 비만에 의한 분포용적의 증가에 기인한다(표 3-5). 마취유도에 필요한 thiopental의 정주용량이 정상인에서는 5.1 mg/kg (TBW)인 반면 비만환자는 3.9 mg/kg (TBW)이라고 하였다.[42)] 유사한 연구로 마취유도 시에 속눈썹(eyelash) 반사가 소실되는데 필요한 thiopental의 최소 용량은 정상보다 비만환자에서 더 적은 용량이 필요하다고 보고하였다.

Wada 등은[43)] thiopental을 정주한 후에 혈장농도에 미치는 영향을 예측하기 위해서 약동학적 모델을 사용하여 연구하였는데, 비만환자가 마취유도에 더 많은 용량이 필요하나, TBW에 따른 용량을 정주할 경우에 더 예민하므로 유지용량은 제지방체중(lean body mass)에 따라 정주하여야 한다고 하였다.

Thiopental 주입에 대한 연구로 Cloyed 등은[44)] 비만환자에서 thiopental 35 g을 11.4일 동안 정주한 후에 제거반감기가 86.4시간인 반면에, 정상환자에서는 thiopental 19.7 g을 3.3일 동안 정주한 후에 제거반감기가 38.4시간으로 짧았다고 보고하였다. 위와 같이 비만 환자에서 나타나는 반감기 증가는 분포 용적의 증가에 기인하나 제거(clearance)는 정상과 비만환자에서 유사하다고 한다.

비만환자에서 thiopental의 부하량은 TBW에 따라 계산하나 용량을 약간 줄여서 정주를 해야 하며, 과감수성(hypersensitivity)에 의한 억제효과를 나타내므로 유지용량은 IBW에 따라 주어야 한다.

2) Propofol

Propofol은 thiopental과 더불어 마취유도제로 많

표 3-5 정상환자와 비만환자에서 주요 마취약제의 약동학 변수들의 변화

약제명	분포용적 (Volume of distribution) (L)		분포용적 (Volume of distribution) (L/kg TBW)		총 신체 청소율 (Total body clearance) (ml/min)		최종 제거반감기 (Terminal elimination half-life)		용량 권고안	참고 문헌
	정상환자	비만환자	정상환자	비만환자	정상환자	비만환자	정상환자	비만환자		
Thiopental			1.4	4.7**	197.2	416.3*	6.3 시간	27.8시간**	LD 를 TBW에 따라 정한 후에 약간 줄여서 주고, MD는 IBW에 따라 준다.	41
Propofol	13.0	17.9	2.0	1.8	28.3	24.3	4.1시간	4.05시간	LD와 MD를 TBW에 따라 준다.	47
Diazepam	90.1	291.9*	1.533	2.81*	1600	2300	40시간	95시간**	LD는TBW에 따라, MD는 IBW에 따라 준다.	52
Lorazepam	77	131*	1.23	1.25	4000	6000**	23.9시간	33.5시간**	LD는TBW에 따라, MD는 IBW에 따라 준다.	53
Midazolam	114	311**	1.74	2.66**	530	472	2.27시간	5.94시간**	LD는TBW에 따라, MD는 IBW에 따라 준다.	54
Atracurium	8.5	8.6	0.141	0.067	404	444	19.8분	19.7분	TBW에 따라 준다.	59
Vecuronium	59.0	44.7	0.99	0.47*	325	260	133 분	119 분	IBW에 따라 준다.	55
Rocuronium			0.14	0.09*	0.45	0.03	70 분	75 분	주입속도를 줄인다.	56
Sufentanil	346	547*	4.8	5.8	1780	1990	135 분	208 분*	LD는TBW에 따라, MD는 줄여서 준다.	63
Remifentanil	6.8	7.5	0.1	0.07*	2700	3100			IBW에 따라 준다.	66

LD (loading dose, 부하량), MD (maintenance dose, 유지량), IBW (ideal body weight, 이상체중), TBW (total body weight, 총체중)
* $P < 0.05$: 정상환자와 비교, ** $P < 0.01$: 정상환자와 비교.

이 사용되는데, 매우 높은 친지질성을 나타내므로 작용발현이 매우 빠르고 뇌혈관장벽을 잘 투과하여 중추신경계에 빠르게 분포되는 반면 근육이나 지방으로 빠르게 재분포가 되며 높은 간추출율(hepatic extraction)과 접합(conjugation)을 나타낸다.[45] 이와 같은 약리학적 성질로 인해 전정맥마취제(total intravenous anesthesia, TIVA)에 많이 사용된다. Juvin 등은[46] propofol 마취에서 마취 후 회복시간은 isoflurane과 유사하나 desflurane보다는 길다고 하였다.

Servin 등의 연구에서[47] 10명의 정상환자와 8명의 비만환자에서 propofol의 약동학을 평가하였는데, 분포용적(정상환자, 2.0 ± 0.9 L/kg / 비만환자, 1.8 ± 0.6 L/kg), 청소율[정상환자, 28.3 ± 6.6 ml/(k · min) / 비만환자, 24.3 ± 6.2 ml/(k · h)] 및 제거반감기(정상환자, 24. 2 ± 12.3분 / 비만환자, 29.1 ± 13.4분)의 차이가 없었으며, TBW와 유의한 상관관계를 보였다고 한다.

비만환자와 정상환자에서 분포용적, 제거율, 배설반감기가 유사하였고 propofol의 축적이나 작용

시간의 연장은 없었다(표 3-5).

몇몇 연구에서는 병적비만(morbidly obese) 환자에서 propofol을 사용한 TIVA에서 효과적으로 안전하게 마취를 시행하였고,[48] 목표농도주입시스템(target-controlled infusion system, TCI)을 사용하게 되면서 propofol 마취가 더 용이해졌다.[49] 비만환자와 정상환자에서 '눈을 뜨는' propofol의 목표혈장농도가 1.0 μg/ml로 유사하였고,[50] 마취로 부터 각성농도도 1.5~1.7 μg/ml로 차이가 없었다.[51]

위와 같은 약리학적인 자료에 따라 propofol은 정상 환자와 비만환자의 마취에서 동일하게 마취유도량과 유지량을 TBW에 따라 준다.

3) Benzodiazepines

Benzodiazepines는 전투약, 의식하 진정, 전신마취의 유도제로 사용되며, 친지질성이 매우 강한 약제로 비만환자의 과도한 지방조직이 약제의 분포에 상당한 영향을 미친다. 비만이 midazolam, lorazepam, midazolam의 분포에 미치는 영향에 대한 연구에서 지방 증가에 따라 분포용적, 제거 반감기가 증가한다는 것을 보고하였다.[13,52-54]

Midazolam은 다른 benzodiazepine에 비해서 반감기가 짧아서 가장 많이 사용되며, 초기 분포 반감기는 14~22분이며, 일회 정주 후에 약제의 작용강도와 시간은 약의 제거율이나 청소율보다는 약제의 분포에 따라 결정된다고 한다.[54] Greenbalt 등은[54] midalzolam 5 mg을 일시 정주한 후에 정상인과 비만환자(IBW의 121~263%)를 비교하였는데, 비만환자는 정상인에 비하여 분포용적이 3배나 컸고 제거반감기(정상환자, 2.27시간 / 비만환자, 5.94시간)도 증가하였으나 청소율(정상환자, 530 ml/min / 비만환자, 472 ml/min)은 차이가 없었다. 위와 같이 청소율의 차이가 없는 것으로 보아 midazolam 정주 후에 간에서 이루어지는 생체내전환(hepatic biotransformation) 기능이 변하지 않는다는 것을 알 수 있다(표 3-5).

그러므로 benzodiazepine 정주에서 지방조직의 축적에 따라 분포용적이 증가하므로 부하량을 TBW에 따라 주어야 하고, 유지량은 청소율의 차이는 없으나 비만에 따른 liver cytochrome P-450에 의한 대사 억제작용이 함께 나타나서 지방조직에 축적되어서 작용시간이 길어지므로 IBW에 따라 주어야 한다.[54]

4) 근육이완제

대부분의 근육이완제는 극성(polar), 친수성(hydrophilic)인 화합물이고 장기비의존제거(organ independent elimination)를 하여 지방조직에 소량만이 분포하므로, 분포용적이 정상환자와 비교하여 비만환자에서 차이가 없다.[14]

Schwarz 등의 연구에서는[55] vecuronium을 IBW에 따라 주었을 때 정상환자와 비만환자에서 분포용적(정상환자, 791 ± 303 ml/kg / 비만환자, 919 ± 360 ml/kg)과 청소율[정상환자, 4.65 ± 0.89 ml/(min · kg) / 비만환자, 5.02 ± 1.13 ml/(min · kg)] 및 제거반감기(정상환자, 119 ± 43분 / 비만환자, 133 ± 57분)에서 차이가 없었다고 하였다. 따라서 vecuronium은 부하량과 유지량을 IBW에 따라 주어야 한다(표 3-5).

Puhringer 등은[56,57] rocuronium의 약동학을 조사하였는데, 분포용적(정상환자, 208 ± 57 ml/kg / 비만환자, 169 ± 37 ml/kg), 분포반감기(정상환자, 15 ± 4분 / 비만환자, 17 ± 4분), 제거반감기(정상환자, 70 ± 10분 / 비만환자, 75 ± 25분)에서 차이가 없었다. 그러므로 rocuronium은 부하량과 유지량을 IBW에 따라 주어야 한다.

Fisher 등은[58] doxacurium의 약동학 및 약력학에 미치는 요소들에 대하여 조사하였는데, 여러가지 요소들 중에서 비만은 doxacurium의 청소율(IBW 이상에서 1.1% 감소)과 신경근 접합부의 민감도(IBW 이상에서 0.4% 감소)가 감소하므로 비만환자는 IBW에 따라 용량을 결정해야 한다고 하였다.

Varin 등은[59] 정상환자와 비만환자에서 atracurium의 약동학과 약력학을 측정하였는데, 제거반감기(정상환자, 19분 / 비만환자, 19분), 분포용적(정상환자, 8.5 L / 비만환자, 8.6 L), 청소율(정상환자, 404 ml/min / 비만환자, 444 ml/min)에서 차이가 없었으나, 감수성저하(hyposensitivity)를 보이므로 atracurium의 혈중농도는 비만환자에서 높았지만 신경근차단으로 부터 회복은 차이가 없었다. KIrkegaard-Nielesen 등은[60] atracurium 0.5 mg/kg의 마취유도량은 TBW에 따라 주어야 하고 체중이 70 kg 이상인 경우에는 0.25 mg/kg으로 줄어야 한다고 하였다.

비만환자에서 상기도(upper airway) 해부학의 변화와 무호흡에 대한 내성의 감소로 인해서, 기도조절과 기관내삽관이 어렵다. 이러한 이유로 기도의 빠른 확보를 위해서 비탈분근성 차단제보다는 succinylcholine이 더 선호된다. 몇몇 새로운 근육이완제가 임상에서 사용 가능해졌지만 여전히 succinylcholine은 기관내 삽관이 곤란한(difficult intubation) 환자와 비만환자에서 흔히 사용된다. Succinylcholine의 작용시간은 주로 pseudocholinesterase의 혈액내 용량과 세포외액용적에 의하여 결정된다.[42] Rose 등은[61] thiopental-fentanyl 마취에서 신경근 억제가 50% (ED_{50}), 90% (ED_{90}), 95% (ED_{95})을 나타내는 succinylcholine의 용량반응곡선을 구하였다. 이 실험모델에서 용량을 TBW에 따라 주었을 때 정상환자와 비만환자(BMI 〉 30 kg/m^2)에서 효능(potency) 평가가 유사하였다. Bently 등은[62] 체중이 증가할수록 pseudocholinesterase의 활성이 증가하는데 이는 비만에 따른 대사활동의 증가와 관련이 있다고 하였다. 성인 비만환자에서 succinylcholine은 TBW에 따라 주어야 한다.

결국 vecuronium, atracurium, doxacurium은 친수성을 보이는 약제로 일반적으로 IBW에 따라 용량을 주어야 하나, atracurium (hyposensitivity)과 succinylchoinline (increased pseudocholinesterase)은 TBW에 따라 용량을 결정한다.

5) 아편유사제(Opioids)

합성 아편유사제인 fentanyl, alfentanil, sufentanil은 마취유도 및 유지에서 기관내삽관과 수술 자극에 대한 교감반응을 조절하기 위해서 널리 사용된다. 합성 아편유사제는 모두 친지질성이 아주 강한 화합물이다.

Schwartz 등은[63] sufentanil 4 μg/kg를 정주한 후에 비만환자에서 정상환자와 비교하여 분포용적(정상환자, 5.1 ± 1.7 L/kg IBW / 비만환자, 9.1 ± 2.8 L/kg IBW)이 증가하고 제거반감기(정상환자, 135 ± 42분 / 비만환자, 208 ± 82분)가 현저하게 증가하는 것을 보고하였다. 분포용적은 비만의 정도와 양적으로(positively) 연관성이 있었고 혈장청소율[정상환자, 26.4 ± 5.7 ml/(min · kg) IBW / 비만환자, 32.9 ± 12.5 ml/(min · kg) IBW]은 두 군에서 유사하였다. 반면에 TBW에 따라 계산된 분포용적은 두 군간에 차이가 없었는데, 이는 약이 증가된 지방(excess body mass)과 제조직(lean tissues)에 각각 유사하게 분포되었다는 것을 나타낸다. 한 예로 비만환자에서 sufentanil의 제거가 느리므로 주입 또는 유지용량은 술후 저산소혈증의 위험을 피하기 위해서 줄여서 사용하여야 한다. 따라서 비만에서는 분포용적이 증가하므로 부하량을 TBW에 따라 주어야 하나, 이에 반해 분포용적의 증가에 따른 제거반감기의 증가로 인해서 유지량은 IBW에 따라 준다.[35-37] 비만환자에서 alfentanil의 제거반감기가 지연된 반면, fentanyl에 있어서는 정상환자와

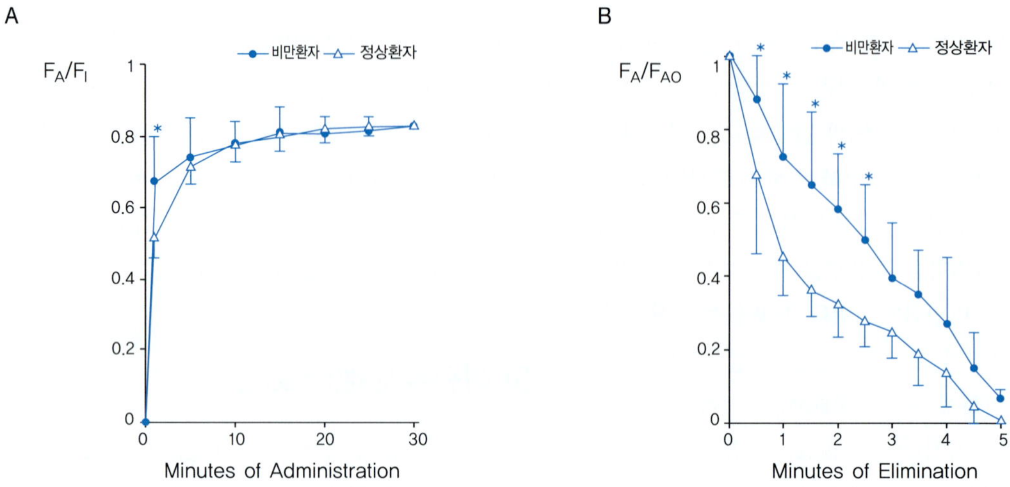

그림 3-3 정상환자와 비만환자에서 측정된 sevoflurane의 wash-in (A)와 wash-out (B) 곡선
평균 ± 표준편차. * P 〈 0.05 vs. 정상환자.

차이가 없었다고하였다.[64] 연구된 자료가 비교적 적으나 일반적으로 fentanyl, sufentanil, alfentanil은 TBW보다는 IBW에 근거하여 용량을 결정하는 것이 바람직하다고 한다(표 3-5).

Remifentanil은 최근에 새로이 사용되는 아편유사제로서 독특한 특성은 혈액과 조직의 esterase에 의해서 가수분해(hydrolysis)되어서 빠르게 불활성 물질로 대사된다. Remifentanil은 fentanyl, alfentanil과 같이 중증 비만환자에서 기관내삽관에 따른 심혈관계 반응의 예방에서도 효과적이다.[65] 상기 연구에서 정상환자와 비만환자에서 청소율(정상환자, 2.7 L/min / 비만환자, 3.1 L/min)에 있어서 차이가 없었는데(표 3-5), 이는 remifentanil의 간외 대사(extrahepatic metabolism)에 기인한다.

예외로 remifentanil은 독특한 성질을 가지고 있는데, Eagan 등의 연구에 의하면[66] 비만에서 분포용적, 제거반감기가 감소하고 약동학의 매개변수들이 TBW보다는 IBW와 더 큰 상관관계를 나타내었으므로 remifentanil의 부하량과 유지량을 IBW와 연령을 고려하여 투여하며, 특히 환자의 연령을 고려하여 용량을 조절해야 한다.

6) 국소마취제

부위마취는 비만환자에서 전신마취 후에 발생할 수 있는 기도조절과 술후 호흡억제의 위험을 줄이기 위해서 사용되며,[11] 부위마취 방법으로는 경막외마취, 척추경막외 병합마취 등이 널리 사용된다. 특히 말초신경차단은 비만환자의 주술기 유병률을 줄이고 통증을 조절하는데 있어서 효과적이다.[67] 그럼에도 불구하고 비만에 의해서 유발되는 해부학적인 변화는 부위마취를 시행하면서 해부학적 구조물(anatomic landmark)을 식별하는 것이 상당히 어려우므로 부위마취 시술시에 기술적으로 어려움이 있다.

비만환자에서 경막외강의 지방 침윤과 복강내압 증가에 의한 혈류의 증가로 경막외 공간의 용량을 감소시켜서[68,69] 국소마취제 용액과 차단의 높이가 예측과 다르게 나타날 수 있다. 이러한 상황은 T5 이상의 운동 및 교감차단에 의한 호흡이나 심혈관계부전과 같은 심각한 합병증이 유발될 수 있다.[70]

부위마취에 사용되는 국소마취제의 흡수는 주입부위에 따라 현저하게 영향을 받는다. 즉 늑간차단,

경막외와 척수마취는 빠르게 흡수되고 말초신경차단, 국소침윤은 느리게 흡수된다. Lidocaine은 친지용성 약제로 부위마취에서 많이 사용되는 국소마취제이다. Albernethy와 Greenbaltt의 연구에 의하면[71] lidocaine 정주시 정상환자에 비하여 비만환자의 제거반감기(정상환자, 1.6 ± 0.06시간 / 비만환자, 2.7 ± 0.2시간)가 현저하게 증가하였는데, 이는 청소율(정상환자, 1.3 ± 0.08 L/min / 비만환자, 1.4 ± 0.1 L/min)보다는 분포용적(정상환자, 209 ± 15 L / 비만환자, 325 ± 20 L)의 증가에 기인한다. 그러나 TBW에 따라 교정해서 구한 분포용적(정상환자, 2.71 ± 0.18 L/kg TBW / 비만환자, 2.67 ± 0.22 L/kg TBW)은 정상과 비만환자에서 차이가 없었는데, 이는 lidocaine의 분포용적이 체중에 따라 평행하게 증가하기 때문이다.[71] Lidociane의 부하량은 TBW에 따라 유지량은 IBW에 따라 주어야 한다.

7) 흡입마취제

비만환자는 전신마취로부터의 각성이 지연되는데, 비만에 따라 증가된 지방조직에 흡입마취제가 축적되어 회복 중에 서서히 방출되기 때문이다. 그러나 비만에서는 지방조직으로 혈류가 감소하여 흡입마취제 이동이 제한된다. 일부에서는 비만에서 지연된 각성은 마취제에 대한 중추감수성이 증가하기 때문이라고 설명하기도 한다.[11] 일부 연구에서는 정상환자와 비만환자에서 2~4시간 정도의 마취를 받은 후에 회복시간이 유사하다고 보고하고 있다.[72]

과거에 사용되었던 마취제인 methoxyflurane, halothane, enflurane 등은 지방용해성 상수(lipid solubility coefficient)가 커서 비만환자에서 생체전환이 증가하게 된다.[73,74] 특히 halothane은 간독성과 관련된 환원대사(reductive metabolism)가 증가하여 혈장내 bromide, fluoride 수치가 증가한다. 동일한 연구에서 비만환자에서는 halothane의 대사가 지연된다고 보고하였는데[74] inorganic bromide의 혈청 농도가 마취 후에도 지방조직으로부터 유리되어 마취 2주 후까지 증가된다고 하였다.[75]

새로운 흡입마취제인 sevoflurane과 desflurane은 매우 낮은 지방 용해도를 나타내서 마취의 심도를 쉽게 조절할 수 있고 각성을 빠르게 할 수 있으며 수술 후 억제작용이 적으므로 비만환자에서 안전하게 사용될 수 있다.[76-78]

Casati 등은[79] 정상환자와 비만환자에서 sevofluran은 wash-in 곡선 즉, 폐포흡입 분율 (F_A/F_I)의 차이가 없는 반면에(그림 3-3A), sevoflurane의 wash-out 곡선(F_A/F_{AO})은 정상환자에 비해서 비만환자에서 더 느리다고 보고하였다(그림 3-3B). 그러나 두군에서 sevoflurane의 흡입을 멈춘 5분 후에는 F_A/F_{AO}비의 차이가 없었다고 한다.

Salihoglu 등은[80] sevoflurane 마취가 TIVA와 비교하여 주입장비나 혈관내 주사 없이 안면마스크로 점진적으로 마취를 할 수 있어서 유용하다고 하였다. Torri 등은[81] 비만환자에서 sevoflurane의 wash-in, wash-out 역학이 isoflurane의 역학보다 더 빠르다고 보고하였다.

Higuchi 등은[82] sevoflurane 마취 후에 fluoride의 혈청 농도(정상환자, 40 ± 2.3 μmol/L / 비만환자, 51 ± 2.5 μmol/L)가 정상환자에 비해 비만환자에서 유의하게 높았다고 보고하였으나, 다른 연구에서는 fluoride의 혈청농도(정상환자, 28 ± 2 μmol/L / 비만환자, 30 ± 2 μmol/L)에서는 차이가 없다고 하였으며 신기능 부전의 증후도 발견하지 못하였다.[83]

5. 결론

비만환자는 비만으로 인한 유병률이 증가하므로 정상환자에 비하여 수술을 더 흔히 받게 된다. 그러

표 3-6 비만환자에서 마취약제의 용량을 결정하는 방법

약제명	부하량 (Loading dose) 유지량 (Maintenance dose)	임상적 고려사항
진정제 - 친지질성(lipophilic)		
Thiopental	부하량: TBW, 약간 줄여준다. 유지량: IBW *	분포용적(V_D), 혈액량, 심박출량, 근육량이 증가한다. 과감수성(hypersensitivity)으로 작용시간이 증가한다.
Propofol	TBW	청소율(clearance)과 분포용적(V_D)이 TBW과 상관관계가 있다. 지방 및 다른 조직에 대한 친화성이 크다. 높은 간추출과 접합(hepatic extraction and conjugation)이 TBW과 관련이 있다.
Midazolam	부하량: TBW 유지량: IBW *	분포용적(V_D)이 TBW에 따라 증가한다. 지방조직의 축적효과와 cyctochrome P-450의 방해로 작용시간이 길어진다.
근육이완제 - 친수성(hydrophilic)		
Vecuronium	IBW	TBW에 따라 용량을 줄 경우에 작용시간이 길어진다. 분포용적(V_D)의 증가과 간제거율의 감소에 의해서 작용시간이 길어진다.
Rocuronium	IBW	정상환자에 비하여 비만환자에서 약력학과 약동학의 변화가 없다.
Atracurium	TBW *	청소율(clearance), 분포용적(V_D), 제거반감기가 변하지 않는다. 감수성저하(hyposensitivity)로 용량을 증가시켜야 한다.
Succinylcho-line	TBW *	비만으로 인해서 혈장 cholinesterase의 활성이 증가한다.
아편유사제 - 친지질성(lipophilic)		
Fentanyl	부하량: TBW	분포용적(V_D), 제거반감기가 비만의 정도와 비례하여 증가한다.
Sufentnil	유지량: IBW *	제지방과 지방에 모두 분배된다.
Remefentanil	IBW, 연령*	정상환자에 비하여 비만환자에서 약력학과 약동학의 변화가 없다. 분포용적(V_D),제거반감기가 작다. 간외 제거율(extrahepatic elimination)이 크다. 연령과 제지방이 용량에 고려되어야 한다.
국소마취제 - 친지질성(lipophilic)		
Lidocaine	TBW	친지질성이고 분포용적(V_D)이 증가한다. 비만에 의해서 경막외 정맥 울혈과 경막외 지방이 증가한다.
흡입마취제		
Halothane		환원성 간대사의 위험성이 있다. 비만 시에 halothane 간염(hepatitis)이 증가한다.
Enflurane		혈청 fluoride 의 증가와 신독성이 증가한다.

IBW (ideal body weight): 이상적인 체중, TBW (total body weight): 총체중, V_D (volume of distribution): 분포용적. *: 예외인 경우

나 비만환자의 약동학 및 약력학에 대한 연구는 비교적 적고, 연구된 논문들에 있어서도 표본크기(sample size)가 적으며 약제를 반복 주입해서 시행한 연구들이다.

비만은 지방 용해성(lipid solubility)과 각 조직으로의 확산(diffusion)에 의해서 마취약제의 약동학에 다양한 효과를 나타낸다. 약동학의 일반적인 원리에 의한 약 용량(drug dosing)의 결정을 보면 부하량은 분포용적에 따라, 유지량은 청소율을 기초로 하여 결정해야 한다. 만약 사용하려는 마취약제가 제조직(lean tissues)에만 분배된다면 부하량은 IBW에 따라 계산해야 한다. 반대로 마취약제가 제조직과 지방조직에 동등하게 분배된다면 부하량은 TBW에 따라 계산해야 한다. 유지량은 항상 정상환자와 비만환자에서 약제의 청소율을 기초로 하여 결정해야 한다. 만약 청소율이 정상환자에 비하여 비만환자에서 유사하거나 감소해 있다면, 유지량은 IBW를 기준으로 하여 계산하는 반면, 약제의 청소율이 비만에 따라 증가하게 된다면 유지량은 TBW에 따라 주어야 한다(표 3-6).

비록 비만에 따른 간의 조직학적인 이상들이 일부 약제들의 간 청소율에 영향을 미칠 수 있으나 실제로는 비만환자에서 이러한 약제들의 대사성 청소율(metabolic clearance)은 정상이거나 심지어 약간 증가되어 있다. 그러나 마취약제의 용량결정에 있어서 비만환자에서 나타나는 과민성(hypersensitivity: atracurium)이나 감수성 저하(hyposensitivity: thiopental)와 같은 약력학적인 요소들을 고려하여 약 용량을 결정하여야 한다.

전신마취의 유도제로 사용되는 thiopental, propofol의 용량결정은 propofol은 부하량과 유지량을 TBW에 따라 용량을 주어야 하지만, thiopental의 경우는 비만환자에서 과민성을 나타내므로 부하량은 TBW에 따라 용량을 계산한 후에 약간 용량을 줄여서 주어야 하고 유지량을 IBW에 따라 준다.

Benzodiazepine은 전투약이나 의식하 진정에서 사용되는데, 친지질성을 나타내므로 부하량은 TBW에 따라 유지량은 IBW에 따라 주어야 한다.

친지질성이 큰 아편유사제는 부하량은 TBW에 따라 주어야 하나, 반면에 비만환자들이 아편유사제의 호흡억제효과에 매우 예민하므로 유지량을 줄여서 주어야 한다. 새로운 제제인 remifentanil은 아편유사제의 축적에 따른 위험도를 예방하므로 비만환자에서 좋다. 초기 몇몇 연구들은 remifentanil의 용량을 TBW보다는 IBW에 따라 주어야 한다고 보고하였다.

신경근차단제인 극성 친수성 약제로 정상인과 비교하여 비만에 따른 약동학적 변수가 변하지 않는다. 그러나 TBW에 따라 약제의 용량을 주는 경우에 작용시간이 길어질 수 있으므로 비만환자에서는 IBW에 따라 약제의 용량을 결정하는 것이 바람직하다. 단, succinylcholine은 예외의 경우로 비만에서 psedocholinesterase의 활성이 증가하므로 IBW보다는 TBW에 따라 주입해야 한다.

흡입마취제는 환자의 환기량 변화로 약제의 주입과 제거를 조절할 수 있는 이점이 있다. 더욱이 새로이 사용되고 있는 약제인 sevoflurane과 desflurane은 지질 용해도가 낮아서 수술 동안 마취의 깊이 조절이 용이하고 수술이 끝나면 빠르게 각성을 시킬 수 있으며 술후 억제효과가 비교적 적다.

환자에 따른 약리학적인 처방은 특히 비만환자에서 마취유도 및 각성 중에 환자의 안전에 영향을 미칠 수 있다. 그러므로 비만에 따른 생리적 변화를 숙지하고 마취에서 주로 사용되는 주요 마취약제의 약동학적, 약력학적 변화에 따라 약제를 투여하여야 한다.

비만환자에서 약리적 처방은 비만과 관련된 충분한 약리학적인 지식을 가지고 이에 대한 정확하고 안전한 치료방침에 따라 약의 용량을 정하여 사용해야 하지만, 가장 중요한 것은 환자에게 약제를 정주하고 환자에 대한 주의 깊은 감시 및 용량의 조절을 기본으로 해야 한다.

Reference

1. Björntorp P: Obesity. Lancet 1997; 350: 423-6.
2. Flegal KM, Carrol MD, Kuczmarski RJ, Johnson CL. Overweight and obesity in the United States: prevalence and trends, 1960-1994. Int J Obes Relat Metab Disord 1998; 22: 39-47.
3. Health implications of obesity. National Institutes of Health Consensus Development Conference Statement. Ann Intern Med 1985; 103: 147-51.
4. Shenkman Z, Shir Y, Brodsky JB: Perioperative management of the obese patient. Br J Anaesth 1993; 70: 349-59.
5. Bray GA: Pathophysiology of obesity. Am J Clin Nutr 1992; 55(Suppl): 488S-494S.
6. Sjöström LV: Mortality of severely obese subjects. Am J Clin Nutr 1992; 55(Suppl): 516S-523S.
7. Duflou J, Virmani R, Rabin I, Burke A, Farb A, Smialek J: Sudden death as a result of heart disease in morbid obesity. Am Heart J 1995; 130: 306-13.
8. Drenick EJ, Fisler JS: Sudden cardiac arrest in morbidly obese surgical patients unexplained after autopsy. Am J Surg 1988; 155: 720-6.
9. Fried M, Pěsková M, Kasalický M: The role of laparoscopy in the treatment of morbid obesity. Obes Surg 1998; 8: 520-3.
10. Juvin P, Marmuse JP, Delerme S, Lecomte P, Mantz J, Demetriou M, et al.: Post-operative course after conventional or laparoscopic gastroplasty in morbidly obese patients. Eur J Anaesthesiol 1999; 16: 400-3.
11. Adams JP, Murphy PG: Obesity in anaesthesia and intensive care. Br J Anaesth 2000; 85: 91-108.
12. Abernethy DR, Greenblatt DJ: Drug disposition in obese humans. an update. Clin Pharmacokinet 1986;11:199-213.
13. Cheymol G: Clinical pharmacokinetics of drugs in obesity. an update. Clin Pharmacokinet 1993; 25: 103-14.
14. Cheymol G: Effects of obesity on pharmacokinetics implications for drug therapy. Clin Pharmacokinet 2000; 39: 215-31.
15. Maddox A, Horowitz M, Wishart J, Collins P: Gastric and oesophageal emptying in obesity. Scand J Gastroenterol 1989; 24: 593-8.
16. Bolinder J, Kerckhoffs DA, Moberg E, Hagström-Toft E, Arner P: Rates of skeletal muscle and adipose tissue glycerol release in nonobese and obese subjects. Diabetes 2000; 49: 797-802.
17. Virtanen KA, Lönnroth P, Parkkola R, Peltoniemi P, Asola M, Viljanen T, et al.: Glucose uptake and perfusion in subcutaneous and visceral adipose tissue during insulin stimulation in nonobese and obese humans. J Clin Endocrinol Metab 2002; 87: 3902-10.
18. Wasan KM, Lopez-Berestein G: The influence of serum lipoproteins on the pharmacokinetics and pharmacodynamics of lipophilic drugs and drug carriers. Arch Med Res 1993; 24: 395-401.
19. Barbeau P, Litaker MS, Woods KF, Lemmon CR, Humphries MC, Owens S, et al.: Hemostatic and inflammatory markers in obese youths: effects of exercise and adiposity. J Pediatr 2002; 141: 415-20.
20. Derry CL, Kroboth PD, Pittenger AL, Kroboth FJ, Corey SE, Smith RB: Pharmacokinetics and pharmacodynamics of triazolam after two intermittent doses in obese and normal-weight men. J Clin Psychopharmacol 1995; 15: 197-205.
21. Boulin RA, Warren GW: Pharmacokinetic considerations in obesity. J Pharma Sci 1999; 88: 1-7.
22. Salazar DE, Corcoran GB: Predicting creatinine clearance and renal drug clearance in obese patients from estimated fat-free body mass. Am J Med 1988; 84: 1053-60.
23. Snider RD, Kruse JA, Bander JJ, Dunn GH: Accuracy of estimated creatinine clearance in obese patients with stable renal function in the intensive care unit. Pharmacotherapy 1995; 15: 747-53.
24. Hall JE, Crook ED, Jones DW, Wafford MR, Dubbert PM: Mechanism of obesity-associated cardiovascular and renal disease. Am J Med Sci 2002; 324: 127-37.
25. Backman L, Freyschuss U, Hallberg D, Melcher A: Cardiovascular function in extreme obesity. Acta Med Scand 1973; 193: 437-46.
26. Díaz ME: Hypertension and obesity. J Hum Hypertens 2002; 16(Suppl):S18-22.
27. Alpert MA, Lambert CR, Panayiotou H, Terry BE, Cohen MV, Massey CV, et al.: Relation of duration of morbid obesity to left ventricular mass, systolic function, and diastolic filling, and

effect of weight loss. Am J Cardiol 1995; 75: 1194-7.
28. Alpert MA, Lambert CR, Terry BE, Cohen MV, Mukerji V, Massey CV, et al.: Interrelationship of left ventricular mass, systolic function and diastolic filling in normotensive morbidly obese patients. Int J Obes Relat Metab Disord 1995; 19: 550-7.
29. Alpert MA: Obesity cariomyopathy: pathophysiology and evolution of the clinical syndrome. Am J Med Sci 2001; 321: 225-36.
30. Ray CS, Sue DY, Bray G, Hansen JE, Wasserman K: Effects of obesity on respiratory function. Am Rev Respir Dis 1983; 128: 501-6.
31. Biring MS, Lewis MI, Liu JI, Mohschifar Z: Pulmonary physiologic changes of morbid obesity. Am J Med Sci 1999; 318: 293-7.
32. Pelosi P, Croci M, Ravagnan I,Vicardi P, Gattinoni L: Total respiratory system, lung, and chest wall mechanics in sedated paralyzed postoperative morbidly obese patients. Chest 1996; 109: 144-51.
33. Pelosi P, Croci M, Ravagnan I, Tredici S, Pedoto A, Lissoni A, et al.: The effects of body mass on lung volumes, respiratory mechanics, and gas exchange general anesthesia. Anesth Analg 1998; 87: 654-60.
34. Auler JO Jr, Miyoshi E, Fernandes CR, Benseñor FE, Elias L, Bonassa J: The effects of abdominal opening on respiratory mechanics during general anesthesia in normal and morbidly obese patients: a comparative study. Anesth Analg 2002; 94: 741-8.
35. Dumont L, Mattys M, Mardirosoff C, Vervloesem N, Allé JL, Massaut J: Changes in pulmonary mechanics during laparoscopic gastroplasty in morbidly obese patients. Acta Anaesthesiol Scand 1997; 41: 408-13.
36. Casati A, Comotti L, Tommasino C, Leggieri C, Bignami E, Tarantino F, et al.: Effects of pneumoperitoneum and reverse Trendelenburg position on cardiopulmonary function in morbidly obese patients receiving laparoscopic gastric banding. Eur J Anaesthesiol 2000; 17: 300-5.
37. Pelosi P, Ravagnan I, Giurati G, Panigada M, Bottino N, Tredici S, et al.: Positive end-expiratory pressure improves respiratory function in obese but not in normal subjects during anesthesia and paralysis. Anesthesiology 1999; 91: 1221-31.
38. Eichenberger A, Proietti S, Wicky S, Frascarolo P, Suter M, Spahn DR, et al.: Morbid obesity and postoperative pulmonary atelectasis: An underestimated problem. Anesth Analg 2002; 95: 1788-92.
39. 길호영: 정맥마취. 서울, 군자출판사. 1998. pp 11-28.
40. Casati A, Putzu M: Anesthesia in the obese patient: pharmacokinetic considerations. J Clin Anesth. 2005; 17:134-45.
41. Jung D, Mayersohn M, Perrier D, Calkins J, Saunders R: Thiopental disposition in lean and obese patients undergoing surgery. Anesthesiology 1982; 56: 269-74.
42. Adams JP, Murphy PG: Obesity in anaesthesia and intensive care. Br J Anaesth 2000; 85: 91-108.
43. Wada DR, Björkman S, Ebling WF, Harashima H, Harapat SR, Stanski DR: Computer simulation of the effects of alterations in blood flows and body composition on thiopental pharmacokinetics in humans. Anesthesiology 1997; 87: 884-99.
44. Cloyd JC, Wright BD, Perrier D: Pharmacokinetic properties of thiopental in two patients treated for uncontrollable seizures. Epilepsia 1979; 20: 313-8.
45. Kanto J, Gepts E: Pharmacokinetic implications for the clinical use of propofol. Clin Pharmacokinet 1989; 17: 308-26.
46. Juvin P, Vadam C, Malek L, Dupont H, Marmusc JP, Desmonts JM: Postoperative recovery after desflurane, propofol, or isoflurane anesthesia among morbidly obese patients: a prospective, randomized study. Anesth Analg 2000; 91: 714-9.
47. Servin F, Farinotti R, Haberer JP, Desmonts JM: Propofol infusion for maintenance of anesthesia in morbidly obese patients receiving nitrous oxide. A clinical and pharmacokinetic study. Anesthesiology 1993; 78: 657-65.
48. Lind L, Johansson S, Ekman K: The influence of obesity and fat distribution on induction and maintenance doses of propofol. Ups J Med Sci 1993; 98: 187-8.
49. Kakinohana M, Tomiyama H, Matsuda S, Okuda Y: Target-controlled propofol infusion for general anesthesia in three obese patients. Masui 2000; 49: 732-5.
50. Shafer A, Doze VA, Shafer SL, White PF: Pharmacokinetics and pharmacodynamics of propofol infusions during general anesthesia. Anesthesiology 1988; 69: 348-56.

51. Saijo H, Nagata O, Kitamura T, Fujiwara H, Hagiwara-Oguchi K, Ide Y, et al.: Anesthetic management of a hyper-obese patient by target-controlled infusion (TCI) of propofol and fentanyl. Masui 2001; 50: 528-31.
52. Abernethy DR, Greenblatt DJ, Divoll M, Shader RI: Prolonged accumulation of diazepam in obesity. J Clin Pharmacol 1983; 23: 369- 76.
53. Abernethy DR, Greenblatt DJ, Divoll M, Smith RB, Shader RI: The influence of obesity on the pharmacokinetics of oral alprazolam and triaolam. Clin Pharmacokinet 1984; 9: 177 -83.
54. Greenblatt DJ, Abernethy DR, Locniskar A, Harmatz JS, Limjuco RA, Shader RI: Effect of age, gender, and obesity on midazolam kinetics. Anesthesiology 1984; 61: 27-35.
55. Schwartz AE, Matteo RS, Ornstein E, Halevy JD, Diaz J: Pharmacokinetics and pharmacodynamics of vecuronium in the obese surgical patient. Anesth Analg 1992; 74: 515-8.
56. Puhringer FK, Keller C, Kleinsasser A, Giesinger S, Benzer A: Pharmacokinetics of rocuronium bromide in obese female patients. Eur J Anaesthesiol 1999; 16: 507-10.
57. Puhringer FK, Khuenl-Brady KS, Mitterschiffthaler G: Rocuronium bromide: time-course of action in underweight, normal weight, overweight, and obese patients. Eur J Anaesthesiol 1995; 11(suppl): 107-10.
58. Fisher DM, Reynolds KS, Schmith VD, et al.: The influence of renal function on the pharmacokinetics and pharmacodynamics and simulated time course of doxacurium. Anesth Analg 1999; 89: 786-95.
59. Varin F, Ducharme J, Thérêt Y, Besner JG, Bevan DR, Donati F: Influence of extreme obesity on the body disposition and neuromuscular blocking effect of atracurium. Clin Pharmacol Ther 1990; 48: 18-25.
60. Kirkegaard-Nielsen H, Helbo-Hansen HS, Lindholm P, Severinsen IK, Pedersen HS: Anthropometric variables as predictors for duration of action of atracurium-induced neuromuscular block. Anesth Analg 1996; 83: 1076-80.
61. Rose JB, Theroux MC, Katz MS: The potency of succinylcholine in obese adolescents. Anesth Analg 2000; 90: 576-8.
62. Bentley JB, Borel JD, Vaughan RW, Gandolfi AJ: Weight, pseudocholinesterase activity, and succinylcholine requirement. Anesthesiology 1982; 57: 48-9.
63. Schwartz AE, Matteo RS, Ornstein E, Young WL, Myers KJ: Pharmacokinetics of sufentanil obese patients. Anesth Analg 1991; 73: 790-3.
64. Scholz J, Steinfath M, Schulz M: Clinical pharmacokinetics of alfentanil, fentanyl and sufentanil. An update. Clin Pharmacokinet 1996; 31: 275-92.
65. Salihoglu Z, Demiroluk S, Demirkiran N, Kose Y: Comparison of effects of remifentanil, alfentanil and fentanyl on cardiovascular responses to tracheal intubation in morbidly obese patients. Eur J Anaesthesiol 2002; 19: 125-8.
66. Egan TD, Huizinga B, Gupta SK, Jaarsma RL, Sperry RJ, Yee JB, et al.: Remifentanil pharmacokinetics in obese versus lean patients. Anesthesiology 1998; 89: 562-73.
67. Kuczkowski KM, Benumof JL: Repeat cesarean section in a morbidly obese parturient: A new anesthetic option. Acta Anaesthesiol Scand 2002; 46: 753-4.
68. McCulloch WJ, Littlewood DG: Influence of obesity on spinal analgesia with isobaric 0.5% bupivacaine. Br J Anaesth 1986; 58: 610-4.
69. Hogan QH, Prost R, Kulier A, Taylor ML, Liu S, Mark L: Magnetic resonance imaging of cerebrospinal fluid volume and the influence of body habitus and abdominal pressure. Anesthesiology 1996; 84: 134-9.
70. Oberg B, Poulsen TD: Obesity: an anesthetic challenge. Acta Anaesthesiol Scand 1996; 40: 191-200.
71. Abernethy DR, Greenblatt DJ: Lidocaine disposition in obesity. Am J Cardiol 1984; 53: 1183-6.
72. Cork RC, Vaughan RW, Bentley JB: General anesthesia for morbidly obese patients-an examination of postoperative outcomes. Anesthesiology 1981; 54: 310-3.
73. Bentley JB, Vaughan RW, Miller MS, Calkins JM, Gandolfi AJ: Serum inorganic fluoride levels in obese patients during and after enflurane anesthesia. Anesth Analg 1979; 58: 409-12.
74. Bentley JB, Vaughan RW, Gandolfi AJ, Cork RC: Halothane biotransformation in obese and nonobese patients. Anesthesiology 1982; 57: 94-7.
75. Miller MS, Gandolfi AJ, Vaughan RW, Bentley JB: Disposition of enflurane in obese patients. J

Pharmacol Exp Ther 1980; 215: 292- 6.
76. Juvin P, Vadam C, Malek L, Dupont H, Marmuse JP, Desmonts JM: Postoperative recovery after desflurane, propofol, or isoflurane anesthesia among morbidly obese patients: A prospective randomized study. Anesth Analg 2000; 91: 714-9.
77. Sollazzi L, Perilli V, Modesti C, Annetta MG, Ranieri R, Tacchino RM, et al.: Volatile anesthesia in bariatric surgery. Obes Surg 2001; 11: 623-6.
78. Torri G, Casati A, Albertin A, Comotti L, Bignami E, Scarioni M, et al.: Randomized comparison of isoflurane and sevoflurane for laparoscopic gastric banding in morbidly obese patients. J Clin Anesth 2001; 13: 565-70.
79. Casati A, Bignami E, Spreafico E, Mamo D: Effects of obesity on wash-in and wash-out kinetics of sevoflurane. Eur J Anaesthesiol. 2004; 21: 243-5.
80. Salihoglu Z, Karaca S, Kose Y, Zengin K, Taskin M: Total intravenous anesthesia versus single breath technique and anesthesia maintenance with sevoflurane for bariatric operations. Obes Surg 2001; 11: 496-501.
81. Torri G, Casati A, Comotti L, Bignami E, Santorsola R, Scarioni M: Wash-in and wash-out curves of sevoflurane and isoflurane in morbidly obese patients. Minerva Anestesiol 2002; 68: 523-7.
82. Higuchi H, Satoh T, Arimura S, Kanno M, Endon R: Serum inorganic fluoride levels in mildly obese patients during and after sevoflurane anesthesia. Anesth Analg 1993; 77: 1018-21.
83. Behne M, Wilke HJ, Harder S: Clinical pharmacokinetics of sevoflurane. Clin Pharmacokinet 1999; 36: 13-26.

3-4. 화상이 마취약제의 약동력학에 미치는 영향

한림대학교 의과대학 황 성 미

화상은 단지 열에 의한 피부 표면 조직의 손상 뿐 아니라 신체 내 많은 장기에 영향을 끼쳐 다양한 병태생리학적 변화를 유도한다. 결과적으로 생체이용률(bioavailability), 단백질 결합, 분포용적, 청소율, 반감기 같은 약동학 지표들의 변동이 발생한다.[1] 이런 약물의 약동학과 약력학의 변화는 화상의 정도, 경과 시간에 따라 다르며 환자 마다 그리고 한 환자 내에서도 다양한 차이가 있어 적정 약물 조절이 쉽지 않다.

즉, 열손상과 수액소생요법(fluid rescucitation) 이후 시간 경과에 따라 한 개인 안에서도 약동학 지표의 다양한 변화가 발생하며, 화상을 입은 피부 면적 정도, 크레아티닌 제거율, 알부민과 α1- acid - glycoprotein(AAG) 수치에 따라 개인 간의 차이가 발생한다고 볼 수 있다.

화상은 손상 부위 정도에 따라 중증 화상(major burn)과 경증 화상(minor burn)으로 구분할 수 있는데 미국 화상 협회(the American Burn Association)는 중증 화상을 다음과 같이 정의하고 있다.

① 총 체표면적 대비(total body surface area, TBSA) 10%가 넘는 전층 피부(full-thickness) 화상

② 성인에서 25%, 소아 및 고령에선 20%이상의 부분층 피부(partial -thickness)화상

③ 얼굴, 손, 발, 회음부를 포함하는 화상

④ 흡인(inhalation), 화학(chemical), 전기(electrical)화상

⑤ 심각한 기저 질환이 있는 환자의 화상

화상 후 첫 48 시간 이내인 1기는 화상으로 인한 쇼크 기간으로 볼 수 있다. 이 시기엔 저혈량증, 심박출량 저하, 전신혈관저항 증가, 부종, 저알부민혈증, 사구체여과율(GFR)의 감소가 발생하여 약물의 분포와 제거가 느려지게 된다.

첫 48 시간이 지나면서 2기로 구분되는데 이 시기는 과대사 시기로 신장과 간으로의 혈류가 증가하고 AAG 수치가 상승하며 삼출액 누출의 증가와 이에 따른 약물의 손실도 증가하게 된다. 즉, 단백질 결합, 약물 분포, 제거 등의 약동학 지표가 변하게 된다.

약동학 지표의 변화에 대해 많은 연구가 있었지만 병태생리적 변화와 환자의 개인차 때문에 화상 환자의 약용량 기준을 제시하는 것은 매우 어렵다고 할 수 있다(표 3-7).

1. 병태생리학적 변화

중화상에 의해 발생하는 병태생리학적 변화는 복잡, 다양하다.

피부 손상은 활성 산소(oxygen radical), Hagemann factor (factor XII), 혈액 응고/섬유소 용해(coagulation/fibrinolysis system), kallikrein-bradykinin 연쇄반응 그리고 보체와 아라키돈산 연쇄반응(arachidonic acid cascade)의 활성화를 통해 국소 염증 반응을 유도한다.[2] 실제 중증 화상은 비특이적 전신 염증 반응 증후

표 3-7 화상이 약동학에 미치는 영향

	영향 받는 약물	시기	B	Vd	f_u	CL	CL_u	CL_R	CL_H
흡수									
장 흡수성	고분자, 친수성 약물	1기, 2기	↑						
분포									
	알부민과 결합하는 약물	LE		↑	↑	↑	↔		
단백질 결합		HE		↑	↑	↔	↓		
	AAG와 결합하는 약물	2기 LE		↓	↓	↓	↔		
		HE		↓	↓	↔	↑		
세포외액용적	분포용적이 적은 약물	1기, 2기		↑					
청소									
콩팥청소	사구체 여과로 제거되는 약물	1기						↓	
		2기						↑	
	요세관분비로 제거되는 약물	2기						↑	
대사	LE 약물	2기							↓
	HE 약물	1기, 2기							↑

AAG; $\alpha 1$-acid glycoprotein, Vd; 분포용적, B; 생체이용률, fu; 자유부분 CL; 총혈장 청소율, CLu; 비결합약물의 청소율, CLR; 콩팥청소, CLH; 간청소, LE; 저추출률, HE; 고추출률, ↑; 증가, ↓; 감소, ↔; 변화없음

군(nonseptic systemic inflammatory response syndrome, NSIRS)의 한 원인으로 작용하게 된다.

체표면적의 25% 이상의 중화상에서는 cytokine, endotoxine, nitric oxide 등의 순환 매개체가 분비되며 국소 매개체인 히스타민, 프로스타글란딘, 키닌, 그리고 세로토닌 등의 유리와 함께 작용하여 미세혈관 투과성 증가와 혈관 확장 등 과대사, 면역억제, 전신염증반응증후군을 일으켜 비손상 조직에도 전반적인 영향을 끼치게 된다.

항이뇨호르몬(antidiuretic hormone, ADH) 분비 증가는 소변량을 감소시키거나 완전히 억제할 수도 있고 수상 후 첫 4일 동안 총 혈장 알부민 수치의 2배에 달하는 알부민 양이 손상 조직을 통해 소실될 수도 있다. 화상 쇼크 동안 발생하는 저관류는 간기능을 감소시켜 간의 해독 능력이 심하게 저하된다. 이런 신장, 간, 혈장 단백질 수치에 영향을 주는 과정들이 약물의 약동학과 신체 내 약력학적 반응들을 변화시키는 것으로 알려져 있다.

1) 급성기 또는 1기

화상 후 48 시간 이내의 심한 저혈량증을 동반한 화상 쇼크가 발생하는 시기이다. 화상 입은 조직에서 시작된 염증 반응은 국소 혈관 확장, 혈관 투과성 증가, 세포외기질 조직 파괴를 야기하여 간질내 음압 상승을 조장하게 되는데[3] 수액과 알부민의 간질 공간으로의 빠른 이동은 손상 후 초기 몇 시간 이내에 간질 용적을 2배 이상으로 증가시키며 심박출량의 감소, 사구체여과율의 감소, 조직의 저관류 등 순환 장애를 초래하게 된다. 저혈량증, 심박출량의 감소는 카테콜라민 유리를 촉진하고 심한 혈관 수축을 야기하여 혈류와 조직의 관류를 더 악화시키게 된다.

혈관 투과성의 변화도 손상 부위뿐 아니라 신체

전반적으로 발생하여 특히 dextran 같은 순환 고분자들(macromolecule)에 대한 투과성이 증가한다. 이런 모세혈관 유출 증후군(capillary leak syndrome)은 부종으로 이어져 폐에서는 생명을 위협하는 폐부종이 나타날 수 있다.

이론상 이 시기엔 약물의 분포와 제거가 느려지게 된다. 적극적인 수액 보충이 가장 먼저 요구되는 치료 방법이다. 부적절한 수액 보충은 순환 장애로 인한 조직의 손상 특히 급성 신장 손상을 야기한다. 화상 환자의 급성 신부전 발생은 화상의 심각성에 따라 0.5~38% 정도에 이른다.[4] 적절한 수액 보충은 혈관내 용적을 회복시키지만 화상을 입은 조직뿐 아니라 그 외 조직의 부종 형성을 증가시킨다. 36~48시간이 지나면서 이 부종 형성 속도는 감소하게 된다.

2) 과대사기 또는 2기

손상 후 48시간이 지나 성공적으로 환자가 소생되면 증가된 심박출량, 체온 증가가 나타나는 심혈관계의 과대사기가 이어지며 이는 염증과 산화 스트레스(oxidative stress)의 전신적 영향과 관계가 있다.[5] 적절한 수액 보충 후에 환자의 혈류역학 상태는 심수축력 증가, 심박출량 증가, 전신 혈관 저항의 감소를 보이는 대사 과다 상태가 된다.

신장과 간으로의 혈류 증가는 사구체 여과율 증가와 크레아티닌 제거율의 증가를 가져오는데 또한 화상 조직을 통한 삼출액 유리를 통해 비콩팥청소(nonrenal clearance)도 증가하게 된다. 약물 제거에 있어 비콩팥청소의 중요성에는 아직 논란이 있다.

또, 저단백질혈증, 프로스타글란딘 합성의 증가, 증가된 신혈류 등이 사구체여과율 증가의 원인으로 여겨지나 확실하진 않다.

이 시기에 다양한 면역, 응고, 그리고 상처 치유 반응 등이 발생하면서 단백질 합성 과정에 변화가 생기는데 알부민, pre-albumin, transferrin 등의 구성요소 단백질 합성이 감소하고 AAG, haptoglobin, fibrinogen, α-2 macroglobulin 등의 급성기 단백질 합성이 증가하게 된다.[6]

이중 알부민은 합성 감소, 부종 형성을 통한 소실, 삼출액을 통한 소실 등을 통해 빠르게 감소하게 된다. 알부민과 결합하는 wafarin, phenytoin, salicylate, sulfonylurea, 그리고 diazepam 같은 산성 혹은 중성 약물의 혈장 단백질 결합이 감소되는 반면 근이완제, 리도케인, propanolol, 삼환계 항우울제 등의 자유부분(free fraction, f_u) 수치는 AAG의 증가에 따라 감소하게 된다.[6,7]

여기서 주의해야 할 점이 약물의 자유부분과 자유약물농도(free concentration)의 차이다. 약물의 자유 농도가 약물의 효과를 나타내는데 의미가 있으며 혈장 단백질 결합의 변화가 자유 약물(free drug)의 절대 농도를 변화시키지 않는다는 점이다.[6]

알부민의 경우 약물과의 결합 감소는 분포용적을 증가시켜 결과적으로 총 약물 농도(total drug concentration, C_{tot})는 감소하고 자유부분은 증가하지만 자유농도는 실질적으로 변화가 없는 상태가 된다. 그러나 분포용적의 변화가 총 약물 농도의 변화보다 더 크다는 것을 감안하면 적정 약물 효과를 얻기 위해서 적은 용량의 약을 사용해야 할 것이다. 반대로 AAG의 경우 분포용적과 총 약물 농도 모두 감소하여 자유 농도는 변화 없지만 더 큰 분포용적 변화를 감안하면 약물의 용량을 늘릴 필요가 있게 된다.

그러나 대부분의 마취 약제들은 단백 결합이 강한 약물이 아니고 또 화상 후 혈역학 변화가 너무 크기 때문에 단백질 결합의 변화가 마취제의 효과에 미치는 영향은 미비하다고 볼 수 있다.[2]

화상은 cytochrome P-450 활성, 약물의 대사와 관계된 산화, 환원, 수산화(hydroxylation) 반응의 감소를 초래하여 간의 생체내 변환(hepatic biotransformation) 중 1 단계 반응(phase I drug metabolism)을 의미 있게 변화시키지만 2 단계 반응(Phase II metabolism)인 결합(conjugation)은 영향을 받지 않고 보존되는 것으로 알려져 있다.

화상 후 과대사기는 SIRS에 따라 수일에서 수주 지속될 수 있으며 분포용적, 단백질 합성, 신청소율, 간청소율, 반감기 등의 약동학 지표들은 화상 후 경과 시간에 따라 영향을 받게 된다. 또한 기저 질환의 이환율, 나이, 수액소생요법, 동반된 패혈증의 존재 등도 약동학에 영향을 미치므로 개인간 다양성을 가져오게 된다.

2. 화상이 약동학에 미치는 영향

1) 흡수

화상 환자에서의 약물의 흡수와 생체이용률에 대한 지식은 매우 제한적이다.

화상 후 장의 투과성이 증가하는 것으로 알려졌는데 한 예로 고분자인 horseradish peroxidase의 투과성이 화상 후 6시간 이내에 증가하기 시작하며 이는 국소적인 장의 상피세포층파괴(focal intestinal epithelial disruption)에 기인한 것으로 밝혀졌다.[8]

친수성이거나 고분자로 이루어져 흡수가 약했던 약물들은 화상 후 초기 혹은 감염이 동반된 화상 환자에서 혈장 농도가 의미 있게 영향을 받게 된다.

2) 단백질 결합

화상은 혈장 단백질 수치를 상당히 변화시켜 약물의 단백질 결합에도 의미 있는 변화를 가져온다. 일반적으로 화상 후 알부민의 감소와 AAG의 증가가 나타나는데 약물의 분포와 제거뿐 아니라 약리학적 효과가 약물의 자유 부분과 관계가 있기 때문에 이런 단백질 결합의 변화는 화상 환자에서 약물 치료의 효과와 내성에 영향을 준다.

AAG와 결합하는 약물의 자유 부분은 AAG 수치와 강한 상관관계를 보이지만 알부민의 경우에는 알부민이 감소할수록 결합하는 약물의 자유 부분이 증가하기는 하지만 상관관계를 나타내지는 않는다. 이는 약물의 높은 자유 부분 수치는 단지 낮은 알부민 수치에서 기인한 것이 아님을 제시한다. 게다가 자유 부분의 변화가 손상 후 시간 경과와도 상관이 없다. Bloedow 등에[7] 따르면 화상 후 1주일이 지나면 diazepam, phenytoin 같이 알부민과 결합하는 약물의 자유 부분이 증가하고 lidocaine, pethidine 같이 AAG와 결합하는 약물의 자유부분은 감소하는데 이러한 변화는 3주가 지나도 여전히 지속된다고 한다.

3) 분포 용적

화상 환자에서 세포외액 용적(extracelluar fluid volume)과 단백질 결합의 변화에 의해 분포용적이 증가 혹은 감소하게 된다. 세포외액용적의 증가와 약물의 자유 부분 증가는 분포 용적 증가를 이끈다.

분포용적은 약물의 부하량(loading dose)을 결정하는 중요한 지표이기 때문에 비효과적인 용량이나 독성 용량을 피하기 위해서는 분포용적 변화에 맞춰 부하량을 조절할 필요가 있다. 하지만 이런 부하량의 조절은 분포용적이 30 L 이하로 작을 때만 필요하며 분포용적이 큰 경우 혈장내에 매우 적은 양의 약물 부분이 존재하게 됨으로 세포외액용적과 단백질 결합의 변화는 분포 용적에 큰 영향을 미치지 못하며 약물의 혈장 농도에 미미한 차이를 만든다.

즉 단백질 결합이 큰 약물이거나 분포용적이 세포외액용적과 유사한 약물의 경우 화상 환자에서 의미있는 분포용적의 변화를 나타내며 부하용량의 조정은 약물의 분포용적이 매우 작거나 좁은 치료

범위(narrow therapeutic range)를 가진 경우 필요하다.

4) 청소(Clearance)

(1) 총 혈장 청소율 (Total plasma clearance, CL)

총혈장 청소율은 약물의 유지 용량을 정하는 중요한 지표가 된다. 신기능, 대사, 단백 결합, 화상 후 발생한 추가적인 제거 경로의 존재 여부가 총혈장 청소율을 변화시킬 수 있다.[9]

간추출률이 낮은 약물의 경우, 총혈장청소율은 자유 부분과 비결합약물의 청소율(Clearance of unbound drug, CL_U)의 곱으로 나타내지므로 자유 부분의 증가는 총혈장청소율의 증가를 가져오지만 비결합약물의 청소율은 변하지 않는다.

$$CL = f_u \times CL_U$$

약물의 효과를 결정하는 것은 비결합 농도(unbound concentration)이므로 약물의 용량 변경이 필요하지 않다.

반면 고추출율 약물의 총혈장청소율은 혈류량에 의존하고 단백질 결합의 변화에 영향을 받지 않지만 공식에 따르면 비결합약물의 청소율과 비결합 농도가 변하게 되어 약물의 용량 조절이 필요하게 된다.

경구로 약물을 투여했을 경우는 광범위한 일차 간대사(hepatic first-pass elimination)를 거치면서 생체이용률은 감소하게 된다. 결과적으로 감소된 비결합약물의 청소율은 감소된 생체이용률로 보상받게 된다.

화상 환자에서 추가적인 제거 기전 존재로 총혈장청소율이 증가할 수도 있다. 한 예로 주입된 약물의 상당량이 화상 부위의 삼출물로 제거될 수 있다.

(2) 콩팥청소율(Renal clearance)

콩팥 청소율에 영향을 주는 사구체여과율, 요세관 분비(tubular secretion) 그리고 요세관 재흡수(tubular reabsorption) 중에서 사구체여과율과 요세관 분비 과정은 화상 후 의미 있는 변화를 겪을 수 있다.

화상후 1기에는 신혈류와 사구체여과율의 감소로 일시적인 약물의 콩팥 청소율이 감소할 수 있다. 48시간이 지난 2기에는 사구체여과율의 증가로 크레아티닌 제거율이 증가하는 변화를 겪는다. 하지만 크레아티닌 제거율 변화가 손상, 수액 섭취, 소변량, 그리고 체온 등과 상관관계를 나타내지는 않는다.

(3) 간청소(Hepatic clearance)

감염 동반 여부와 상관없이 화상 환자의 간 혈류량은 정상환자보다 의미 있게 증가한다. 따라서 고추출율 약물의 청소는 증가하게 된다.

화상 후 간의 효소 활성도 손상은 화상 면적과 관계가 있고 화상 후 과면역반응의 결과로 보기도 한다. 저추출률 약물의 경우 자유 부분의 실질적인 증가가 없다면 간청소율은 감소하게 된다.

5) 반감기

반감기($t_{1/2}$)은 약물의 적정 용량 주기(dosage interval)를 정하는데 이용된다.

$$t_{1/2} = (0.693 \times Vd)/CL$$

공식에 따르면 분포용적이나 총혈장청소율의 변화에 따라 제거반감기가 변하게 된다. Lidocaine의 경우 분포용적과 총혈장청소율이 비슷한 정도로 모두 감소하기 때문에 제거반감기는 크게 달라지지 않지만 pentobarbital 경우 총혈장청소율은 낮아지고 분포용적의 변화가 없어 제거반감기가 연장된다.[10]

3. 마취약제의 약동력학의 변화

1) 근이완제

중화상 환자들에서 나타나는 근이완제에 대한 비정상적인 반응, 즉 탈분극성 근이완제엔 과도한 감수성을 나타내고 비탈분극성 근이완제엔 저항성을 보이는 반응은 주로 니코틴 아세틸콜린 수용체(nAchR)의 분화로 설명되고 있으며 그 외 말단 전류의 증가, 염증 매개물 등의 증가, 수용체에 대한 친화성의 변화 그리고 약동학적 차이점으로 설명되고 있다.

부동(immobilization), 화상, 장시간 근이완제에 노출된 경우, 뇌졸중 그리고 탈신경(denervation)처럼 인슐린 저항성이 증가하는 상황에서 니코틴 아세틸콜린 수용체의 상향조절이 발생하는데(upregulation), 분화한 수용체의 형태가 정상적인 성인형($\alpha_2\beta\varepsilon\delta$) 뿐 아니라 미숙형(immature), 접합부외형(extrajunctional), 또는 태아형(fetal form)이라 불리는 미성숙 태아형($\alpha_2\beta\gamma\delta$)과 신경형($\alpha$7)이 신경근 접합부뿐 아니라 접합부외 등 골격근막의 전표면에 걸쳐 함께 존재하게 된다.

근이완제의 선택은 수술 시간, 약물의 제거에 영향을 미칠 수 있는 동반 질환의 유무에 기초하여 정하도록 한다. Vecuronium, rocuronium, pipecuronium, 그리고 doxacurium처럼 히스타민을 유리하지 않는 근이완제가 선호된다. 화상 이전 수준으로 신경근 기능의 회복은 몇 달 혹은 심지어 몇 해가 걸릴 수도 있다.

(1) 탈분극성 근이완제

화상 환자의 과민해진 근육막의 니코틴 아세틸콜린 수용체의 자극은 치명적인 다량의 칼륨 방출을 야기하여 고칼륨혈증을 초래한다.

Succinylcholine의 경우 성인형, 미성숙 태아형 니코틴 아세틸콜린 수용체뿐 아니라 근육 내 존재하는 신경형 니코틴 아세틸콜린 수용체도 탈분극시키며 succinylcholine의 대사물인 choline도 또한 신경형 니코틴 아세틸콜린 수용체를 탈감작(desensitization)없이 탈분극시키고 더 오랜 시간 통로가 열려있게 된다. 이렇듯 상향 조절된 신경형 니코틴 아세틸콜린 수용체에 대한 탈분극 작용은 세포내 칼륨의 지속적 방출을 야기하는데 인접한 종말판 접합 부위뿐 아니라 전체 근육막에서 다량의 칼륨 배출을 유도하여 치명적인 고칼륨혈증을 야기할 수 있다.

화상 환자의 근이완제에 대한 비정상적인 반응은 니코틴 아세틸콜린 수용체의 질적, 양적 변화에 더해 acetylcholinesterase의 활동성이 감소하는 것으로 설명될 수 있다.

Succinylcholine의 양과 손상 후 경과시간, 화상의 정도에 따라 반응이 달라질 수 있는데 화상 정도와 고칼륨혈증 발생 정도는 꼭 일치하지 않아 화상 부위가 적다고 안심할 수 는 없다. 화상 후 24시간 이내는 안전하게 사용할 수 있으나 그 이후에는 화상 환자에선 사용을 피하는 것이 좋다. 이런 현상은 화상부위가 회복된 2년 후에도 발생할 수도 있다.

(2) 비탈분극성 근이완제

일반적으로 화상 환자는 비탈분극 근이완제의 작용에 저항적인 것으로 알려져 있다. 이는 정상 용량 투여는 작용 발현의 지연, 부적절한 마비(paralysis), 그리고 빠른 회복 등으로 나타나는데 수상 후 1주일 정도에 발현되어 약 40일째에 최고에 이르고 길게는 화상 치유 18개월 까지도 지속적일 수 있다. 심한 저항은 체표면적 대비 30% 이상 화상환자에서 뚜렷하게 나타난다. 또한 환자의 과대사 즉 이화작용(분해대사)과 동화작용의 균형상태도 영향을 미친다.

Atracurium과 tubocurarine의 총혈장청소율, 분포용적, 제거반감기는 정상과 비교하여 큰 변화가 없다. 이는 화상 부위를 통해 제한된 양이 소실되었음을 암시한다. 반면 최고 약물 효과의 50%를 나타내기 위한 용량은 정상보다 2.5배에서 5배까지 증가하며 신경근 차단을 유도하고 유지하기 위해서는 ED_{95}는 약 2~3배, 최고 혈중 농도는 약 3~5배 정도가 요구된다. 이렇듯 약력학적 변화가 약물 용량을 결정하는데 더 연관성이 있음을 알 수 있다.[11)]

화상 환자에서 AAG의 증가 때문에 atracurium의 자유 부분이 감소하는 것을 민감도 저하(hyposensitivity)의 한 원인으로 볼 수도 있지만 변화된 약동학과 근이완제의 증가된 단백질 결합은 약물의 필요 용량 증가에 큰 영향이 없으며 이를 완전히 설명하기는 힘들다.

근이완제의 니코틴 아세틸콜린 수용체의 증가 혹은 감소로 설명하고 있으며 신경근 접합에서 접합전의 신경 및 접합후의 근육에서 발생하는 변화에 기인하게 된다.[12)] 화상 후 화상 부위뿐 아니라 멀리 떨어진 비화상 부위의 근육내의 니코틴 아세틸콜린 수용체 분화가 활성화되어 비탈분극성 근이완제엔 저항이 증가되고 탈분극성 근이완제엔 감수성이 증가하게 되는 것으로 설명할 수 있다.

근육의 국소 자극과 염증 반응이 아세틸콜린 수용체를 상향조절하며 비탈분극 근이완제가 상향조절을 더 강화하는 것으로 보고 있다. 또한 부동과 무용성 위축(disuse atrophy)도 영향을 주는 것으로 생각한다.

저항성의 증가로 정상인에서처럼 빠른 근이완 작용 발현을 얻으려면 비탈분극 근이완제의 용량을 증가시키거나, 구조적으로 서로 다른 근이완제를 함께 사용하거나 부하원리(priming principle)를 사용할 수 있다.

예로 rocuronium 경우, 기관 삽관을 위해 통상적으로 추천되는 0.6 mg/kg으로는 적절한 근이완을 얻을 수 없으며 1.04 mg/kg 투여 후 60초 이내에, 1.2 mg/kg 투여 후 45초 이내에 삽관 가능한 조건을 얻을 수 있고 작용시간은 비화상 환자에 비해 짧지만 용량 증가에 따라 지연된다고 한다.

신속한 기관 삽관이 요구될 때 rocuronium ED_{95}의 4배 용량을 사용해야 90초 이내에서 기관 삽관을 시행할 수 있으나 화상의 정도나 경과시간에 따라 환자마다 다르며 또 일반적으로 추천되는 한계 용량을 넘지 않아야 하므로 마취과 전문의는 이를 유념해야 한다.[13)]

2) 진정제

(1) Diazepam

화상 환자에서 diazepam의 제거반감기($t_{1/2\beta}$)가 증가하는데 이는 증가된 분포용적 때문이기 보다는 알부민 수치의 감소로 인한 의미 있는 자유부분 상승을 고려할 때 감소한 자유 diazepam 청소율 때문으로 보아야한다.[14)] 하지만 제거반감기가 증가하더라도 일회 주사 후 diazepam의 혈중 농도는 급속히 감소하여 짧은 작용시간을 나타낸다. 이는 높은 지질 용해도와 조직에서의 빠른 섭취(uptake) 때문으로 보인다.

Diazepam의 대사는 cytochrome p450에 의한 1단계 반응에 의해 일어나는데 염증, 종양, 감염, 간질환, 동반된 약제들에 의해 1단계 반응이 2단계 반응보다 더 큰 영향을 받게 된다. Diazepam을 반복 주사하는 경우 재분포 보다는 저하되어있는 간효소에 의한 생체내 변환에 의존하여 대사되고 대사산물 역시 약리학적으로 활성이 있기 때문에 진정 효과가 더 오래 지속되고 강화될 수 있다.

(2) Lorazepam

Lorazepam의 혈장 내 결합은 화상에 영향을 받지 않는 것으로 알려져 있다. 화상 환자에서 lorazepam의 약동학 특징은 총혈장청소율 증가(4.28 ± 1.20 mL/min/kg vs 1.16 ± 0.10 mL/min/kg), 분포용적 증가(2.66 ± 0.55 L/kg vs 1.39 ± 0.10 L/kg), 짧은 반감기(9.59 ± 1.26 hours vs 13.92 ± 0.87 hours)로 볼 수 있다.[15]

Cytochrome p450과는 무관하게 결합(conjugation)에 의해 비활성화되고 청소율이 diazepam보다 빠르고 화상 환자에서는 영향이 없다. Cimetidine에 의해 영향을 받지 않는 점과 비결합약물의 분포용적이 작은 특징으로 일회 주사 후 효과적인 약물 농도가 오래 유지되어 깊고 지속적인 진정을 얻을 수 있는 면에서 diazepam과 차이가 있다.

이런 특징들로 화상 환자에서 diazepam보다 lorazepam이 더 선호되어 사용되고 있다.

3) Ketamine

혈역학적 안정성과 진통을 제공하기 때문에 전신마취의 주마취제 또는 상처소독 등에서 진통 조절을 위해 널리 쓰이고 있다.

Ketamine의 장점으로 심혈관계를 자극하는 성질, 큰 수술 후 진통작용, 근육주사가 가능한 점을 들 수 있다. 저용량의 ketamine은(1.5~2.0 mg/kg IM) 적절한 기억상실과 진통을 제공하며 식사와 같은 일상 활동으로의 빠른 복귀를 가능하게 한다. 4~5 mg/kg의 근주는 가피절제술(eschar exision)을 시행하기 적당한 마취 상태를 만들어준다. 화상 환자에서 ketamine의 청소율은 정상인에 비해 2배 정도 증가하며 짧은 반감기를 보이므로 용량 증가가 요구된다.[16]

Ketamine의 반복 사용은 내성을 일으킬 수 있으므로 필요에 따라 용량을 조절해야한다.

비록 호흡억제가 적고 혈역학적으로 안전하지만 부작용이 일어날 수 있으므로 마취과의사의 감시 아래 사용하는 것이 안전하며 또한 지연된 진정이 발생할 수 있어 일상 활동으로의 복귀가 늦어질 수 있음을 인지해야 한다.

4) Propofol

적절한 수액 보충이 이루어지고 패혈증이 없는 화상 환자의 마취유도제로 thiopental과 함께 널리 사용되고 있다.

화상 환자에서 프로포폴의 약동학의 변화는 분포반감기($t_{1/2\alpha}$)의 감소(1.69 ± 0.89 vs 2.96 ± 2.2분), 청소율과 분포용적의 증가로 나타난다.

프로포폴의 진정효과 작용시간의 감소를 분포반감기 감소로 설명할 수 있다. 목표농도조절주입에서 프로포폴로 유도된 마취의 깊이가 비화상 환자보다 화상 환자에서 얕은 것으로 알려져 있다. 이는 과대사기의 화상 환자의 증가된 심박출량과 간혈류량으로 프로포폴의 청소율이 증가하고 진정을 위해 요구되는 용량이 증가함을 설명한다. 한 연구에서는 프로포폴의 목표 농도를 3 mg/L 이상으로 증가시켜도 bispectral index 수치가 50 이하로 내려가지 않음을 보고하며 환자 개인간 특징과 약물의 반응에 따라 프로포폴의 목표 농도를 조정해야 한다고 하였다.

급성 염증, 허혈, 그리고 재관류 손상으로 인한 간기능 저하가 대사 청소율(metabolic clearance)에 미치는 영향은 적을 것으로 본다. 즉 목표 혈중 농도를 얻고자 하거나 약력학적 효과를 얻기 위해서는 용량을 증가하거나 주입 속도를 늘려야한다.

화상 환자에서 나타나는 저알부민혈증, 빈혈, 저지질단백혈증(hypolipoproteinemia) 등이 프로포폴의 자유 부분을 증가시키는데 특히 장기간 지속 주입하는 경우 영향을 받는다.

프로포폴의 단백질 결합의 변화가 혈중 농도에 영향을 미쳐 약동학 및 약력학적 변화를 초래할 수도 있지만 화상 환자들의 단백질 및 알부민 수치가 감소되었어도 혈중 농도는 감소되는 것으로 미루어 단백질 결합보다는 간추출률이 1에 가까운 프로포폴의 경우 증가된 심박지수가 목표로 정한 프로포폴의 효과처 농도를 결정하는 가장 중요한 요소로 작용한다고 보고 있다.

5) Etomidate

정맥 투여하면 약 1/3 환자에서 간대성 근경련이 발생한다는 한계가 있지만 혈역학적으로 불안정한 화상 환자에서 안전역이 큰 etomidate는 적절한 마취유도제다. 마취유도에서 발생하는 불수의적 간대성 근경련이 칼륨 증가를 일으킬 가능성을 의심할 수 있지만 중추신경계 작용에 의한 간대성 근경련은 임상적으로 유의한 전해질의 변화를 일으키지 않는다.

6) 아편유사제

화상 후 전체 회복 기간 중 지속적인 기저통증(background pain)이 지속된다. 이는 세로토닌, 히스타민, 그리고 프로스타글란딘과 같은 염증성 매개 물질들이 손상 조직에서 나와 통각수용기의 민감도가 증가하기 때문이다. 이렇게 중화상 후 심한 통증의 발생은 당연한 결과이나 통증 조절의 필요성은 저평가 되고 있다. 화상 환자들은 손상 조직 제거나 피부 이식을 여러 차례 받고 또한 빈번한 상처소독과 물리 치료를 경험하게 되는데 이때마다 통증과 함께 불안과 우울증이 동반된다. 또한 통증의 역치가 낮아진다. 그러나 변형된 약물의 대사 상태에서 안전하게 아편유사제를 사용할 수 있을지에 대한 의문과 중독에 대한 두려움 등으로 아편유사제의 사용이 제한되어 왔다. 통증 조절에는 통증이 급성이며 시술과 관계된 통증인지 아니면 기본적으로 내재한 기저 통증인지를 파악해야 하며 수시로 통증 정도를 확인하는 과정이 필요하다.

화상 초기와 화상 조직 절제 시기엔 아편유사제를 정주하는 것이 더 선호되는데 화상 환자에서 약물의 약동력학적 개인간 변이가 심한 점을 고려할 때 자가통증조절장치(patient controlled analgesia, PCA)로 급성 그리고 시술과 연관된 통증 조절을 하는 것이 이상적인 방법이며 환자가 장관 영양법(enteral feeding)이 가능해지면 경구용으로 바꾸는 것이 좋다.

(1) Morphine

Morphine의 약동학 변화에 대해서는 논란이 많다. 화상 환자나 비화상 환자에서 morphine의 약동학적 지표가 변화 없이 유사하다는 보고가 있는 반면 morphine의 일회 정주 후 혈장 농도는 화상환자에서 더 높게 나타나고 분포용적과 총청소율은 낮아지며 제거반감기($t_{1/2\beta}$)는 연장된다는 보고가 있다.[17] 또, 3주간 morphine을 지속 정주하면서 morphine과 대사산물인 morphine-6-glucuronide와 morphine-3-glucuronide의 청소율을 관찰한 결과 청소율은 변화가 없으며 비화상 환자에서와 같은 청소율을 나타냈다는 연구도 있다.

화상 환자에서 만족할 만한 진통을 얻기 위해서는 더 많은 용량의 morphine이 요구되는데 이는 약동학적으로 설명하기는 힘들고 아편유사제 수용체의 약력학적 변화 등에서 기인하는 것으로 보인다. 화상 후 화상 조직에서 내인성 아편유사제가 국소적으로 생산되어 진통작용을 나타내지만 충분하지 못하다.

경구용 morphine의 경우 위장관 운동과 pH의 변화로 인해 흡수가 지연된다. 경구 섭취 30분 후 최고 혈중 농도에 이르며 종말 반감기(terminal half life)는 3시간이다. 지속방출모르핀제제(continuous release morphine preparation)의 경우 최고 혈중 농도에 도달하는 시간은 1.4 시간, 종말 반감기는 14.7시간이다. 그래서 경구용 morphine은 돌발성 통증(break through pain)을 위해 사용하고 지속방출제제는 기저 통증을 위해 처방하는 것이 바람직하다.

표 3-8 화상 환자에서 아편유사제와 진정제의 약동학 지표의 변화

	morphine[17, 19]	fentanyl[18]	pethidine[19]	alfentanil[20]	diazepam[14]	lorazepam[15]
$t_{1/2}$	↑	↔	↔	↔	↑	↓
Vd	↓	↑	↓	↓	↑	↑
CL	↓	↑	↓	↓	↔	↑
f_u			↓	↓	↑	↔
용량조절	필요	필요				필요

$t_{1/2}$; 반감기, Vd; 분포용적, CL; 총혈장청소율, fu ; 약물의 자유부분, ↑; 증가, ↓; 감소, ↔; 변화없음

(2) Fentanyl

혈역학적 안정성 때문에 화상 환자의 진통에 널리 쓰이고 있다. 화상 환자에서 fentanyl의 약동학적 특징은 과대사기에 심박출량 증가와 간혈류량 증가에 따른 청소율의 증가다.[18] 이는 fentanyl이 간 추출율이 1에 가까운 간 혈류량에 의존한 대사를 거치기 때문이다. 패혈증과 같이 간혈류량이 감소하고 간기능이 저하된 상태에서는 반대 효과가 나타난다고 볼 수 있다.

또 다른 특징으로 총 분포 용적과 중심 분포 용적의 증가를 들 수 있다. 화상 환자의 초기 소생술 후에는 다량의 구급 수액 주입과 혈관 투과성 증가, 부종 형성 등으로 혈관내 용적과 세포외액 용적이 증가하게 된다. 분포반감기와 제거반감기는 영향을 받지 않는다.

화상 환자에서 fentanyl 요구량이 증가하는 것을 증가된 청소율과 분포 용적으로 혈장 치료 농도가 감소하게 되는 것으로 부분적 설명을 할 수 있다.

위에 기술된 내용은 일회 혹은 짧은 시간 fentanyl을 사용한 경우에 해당한다. 장시간 주입한 경우의 fentanyl 약동학에 대해서는 완전히 설명되지 않은 상태이다.

(3) Pethidine

Pethidine의 청소율 또한 fentanyl처럼 혈류량에 의존하지만 fentanyl과는 다른 약동학적 변화가 관찰된다.[19] 과대사기의 화상 환자에서 총청소율과 분포용적이 비화상 환자보다 오히려 낮았으며, 과대사기때와 회복 단계의 화상 환자의 총청소율과 분포용적에 차이가 없다.

이는 pethidine이 AAG와 결합하는 특성으로 AAG의 증가에 따른 pethidine 결합부분의 증가 현상으로 일부 설명되고 있지만 부족한 면이 있다.

(4) Alfentanil

단백질 결합이 90% 이상으로 높은 합성 아편유사제이다. 결합은 주로 AAG와 이루어지는데 중증 화상 후 AAG의 증가에 맞춰 alfentanil의 자유 부분이 감소하게 된다. 자유 부분의 감소로 분포용적이 증가할 것으로 예상되지만 실제적으로 alfentanil 일회 정주 후 총청소율과 분포용적이 2배 정도 감소하게 된다.[20] 이는 단백질 결합이 분포용적에 영향을 미치기는 하지만 간혈류나 간 효소등의 활성화 변화 등 화상 환자의 임상적 다양한 기전들이 더 큰 영향을 미침을 암시한다. 즉 분포용적과 청소율의 저하로 인해 alfentanil의 장시간 지속 주입 후 축적 현상이 일어날 수 있어 주의해야한다.

7) 흡입마취제

중증 화상 환자에서 마취방법으로 혈역학적 안정성을 이유로 고용량 아편유사제와 근이완제를 사

용하여 마취를 유지하는 방법이 더 선호되기는 하지만 흡입마취제도 농도조절을 신중히 하여 심혈관계 보상 기전을 유지하면 안전하게 사용할 수 있다.

흡입마취제의 선택은 화상을 위한 수술의 결과에 영향을 미치지는 않는다. 예전에는 enflurane과 isoflurane이 흔히 사용되어졌는데 이 흡입마취제들이 심박출량을 감소시키기는 하나 산소 소모도 따라서 감소시키기 때문에 실제 조직으로의 산소 공급과 수요 균형을 해치지는 않는다.

빠른 작용 발현과 무취가 특징인 sevoflurane이 소아나 비정상적인 기도가 예상되는 화상 환자의 흡입마취 유도에도 유용하게 쓰일 수 있다.

각 약물들의 약동력학적 변화들은 화상 후 시기에 따라, 화상 정도에 따라 의견들이 상충할 수 있음을 고려해야한다(표 3-8).

4. 결론

혈류량, 혈장 단백질 결합, 그리고 주요 장기의 기능 변화 등 너무 많은 요소들이 화상 환자에게 주입되는 약물들의 약동역학에 영향을 미친다. 또한 화상 자체와 영양 부족, 신체적 부동, 그리고 다양한 의인성 요소들에 대한 신체적 반응으로 또는 그 결과로 분비되는 다양한 내인성 매개체들에 의해 야기된 각 장기의 민감도 변화에 따라 화상 환자들에서 약물의 약리학은 좀 더 복잡해지게 된다.

약물의 적정 용량은 약물 자체의 생화학적 성질, 약동학적 경향(disposition), 화상의 종류(열, 화학성분, 전기, 방사선 화상), 화상의 정도, 그리고 화상 손상과 약물 주입시기, 간의 시간 경과에 따라 변화하여 화상 환자 치료에 있어 일반적인 약물의 용량 결정이 힘들어진다.

임상에서 환자 개인 간 다양성과 변화된 약력학으로 인해 약물의 효과가 나타나지 않거나 또는 독성의 발생을 피하기 위해서는 약물 농도(therapeutic drug monitoring)를 측정하는 것이 필수적이라 할 수 있다. 약력학과 독성 효과에 약물의 자유부분이 더 연관이 있기 때문에 자유부분이 적은 약물의 경우 자유 농도가 감시되어져야 한다. 또한 약물을 선택할 때 독성이 낮고 치료범위가 넓은 약물을 우선적으로 선택해야한다.

앞으로 화상 환자에서의 특정 약물의 약동력학은 화상의 종류에 따라, 약물 주입시기가 화상 손상을 받은 후 경과한 시간에 따라, 화상의 정도에 따라 어떤 변화가 있는지 더 연구가 진행되어져야할 것으로 보인다.

Reference

1. Bonate PL: Pathophysiology and pharmacokinetics following burn injury. Clin Pharmacokinet 1990; 18: 118-30.
2. MacLennan N, Heimbach DM, Cullen BF: Anesthesia for major thermal injury. Anesthesiology 1998; 89: 749-70.
3. Lund T, Wiig H, Reed RK: Acute postburn edema: role of strongly negative interstitial fluid pressure. Am J Physiol 1988; 255: H1069-74.
4. Davies MP, Evans J, McGonigle RJ: The dialysis debate: acute renal failure in burns patients. Burns 1994; 20: 71-3.
5. Blanchet B, Jullien V, Vinsonneau C, Tod M: Influence of burns on pharmacokinetics and pharmacodynamics of drugs used in the care of burn patients. Clin Pharmacokinet 2008; 47: 635-54.
6. Martyn JA, Abernethy DR, Greenblatt DJ: Plasma protein binding of drugs after severe burn injury. Clin Pharmacol Ther 1984; 35: 535-9.
7. Bloedow DC, Hansbrough JF, Hardin T, Simons M: Postburn serum drug binding and serum protein concentrations. J Clin Pharmacol 1986; 26: 147-51.
8. Carter EA, Gonnella A, Tompkins RG: Increased transcellular permeability of rat small intestine after thermal injury. Burns 1992; 18: 117-20.
9. Jaehde U, Sörgel F: Clinical pharmacokinetics in

patients with burns. Clin Pharmacokinet 1995; 29: 15-28.
10. Fruncillo RJ, DiGregorio GJ: Pharmacokinetics of pentobarbital, quinidine, lidocaine, and theophylline in the thermally injured rat. J Pharm Sci 1984; 73: 1117-21.
11. Martyn J, Goldhill DR, Goudsouzian NG: Clinical pharmacology of muscle relaxants in patients with burns. J Clin Pharmacol 1986; 26: 680-5.
12. Molinari EJ, Delbono O, Messi ML, Renganathan M, Arneric SP, Sullivan JP, Gopalakrishnan M: Up-regulation of human alpha7 nicotinic receptors by chronic treatment with activator and antagonist ligands. Eur J Pharmacol 1998; 347: 131-9.
13. Kim HS, Woo CH, Kwak IS, Han TH, Kim KM: Onset time and duration of action of neuromuscular blockade with rocuronium in major burn patients. Korean J Anesthesiol 2003; 45: 225-31.
14. Martyn JA, Greenblatt DJ, Quinby WC: Diazepam kinetics in patients with severe burns. Anesth Analg 1983; 62: 293-7.
15. Martyn J, Greenblatt DJ: Lorazepam conjugation is unimpaired in burn trauma. Clin Pharmacol Ther 1988; 43: 250-5.
16. Cederholm I, Bengtsson M, Björkman S, Choonara I, Rane A: Long term high dose morphine, ketamine and midazolam infusion in a child with burns. Br J Clin Pharmacol 1990; 30: 901-5.
17. Furman WR, Munster AM, Cone EJ: Morphine pharmacokinetics during anesthesia and surgery in patients with burns. J Burn Care Rehabil 1990; 11: 391-4.
18. Han T, Harmatz JS, Greenblatt DJ, Martyn JA: Fentanyl clearance and volume of distribution are increased in patients with major burns. J Clin Pharmacol 2007; 47: 674-80.
19. Bloedow DC, Goodfellow LA, Marvin J, Heimbach D: Meperidine disposition in burn patients. Res Commun Chem Pathol Pharmacol 1986; 54: 87-99.
20. Macfie AG, Magides AD, Reilly CS: Disposition of alfentanil in burns patients. Br J Anaesth 1992; 69: 447-50.

3-5. 간질환이 마취약제의 약동력학에 미치는 영향

부산대학교 의과전문대학원 김 태 균

간질환이 약동력학에 미치는 영향은 매우 다양하고 기전이 잘 알려져 있지 않기 때문에 간질환이 있는 환자에 투여된 약물의 약동력학을 예측하기는 쉽지 않다. 간질환이 약물의 약동력학에 영향을 미치는 기전은 대략 간질환으로 인한 간세포량의 절대적 감소, 효소의 양이나 활성도 감소, 간내외 단락에 의한 문맥혈류의 감소, 동양(sinusoid) 관류의 감소, 상대적으로 많은 동맥관류, 내피세포막 투과성 감소, Disse 공간으로의 확산 감소 등을 들 수 있다. 약물 산화과정 장애나 sinusoid의 모세혈관화(capillarization) 현상도 약물 제거에 영향을 미친다. Sinusoid의 모세혈관화 현상은 간세포와 모든 종류의 화합물 사이의 접촉을 방해한다. 특히 산소와 간세포 사이의 접촉이 방해를 받게 되어 중합(conjugation)이나 담관 배설과정 보다 산화과정이 더욱 영향을 많이 받게 된다. 그러나 중합 대사 과정은 비교적 간손상에 의해 영향을 덜 받는 과정이다. 간질환이 약물의 대사에 미치는 영향은 다양하므로 환자의 약물투여 용량은 신중히 결정해야 한다. 전신 투여되는 약물의 양을 반으로 줄이거나 간 제거율이 높은 약물의 경구투여는 50~90% 감량해서 투여해야 하며, 약력학적 변화도 함께 고려되어야 한다.

1. 간의 해부학

1) 기능적 해부학

간은 몸무게 kg당 0.015~0.02 kg의 무게로 300 ml 정도 혈액을 보유한다. 혈액 공급은 1.2~1.5 L/min 정도 되며 80%는 간문맥으로부터 20%는 간동맥으로부터 공급받는다. 혈액의 교환은 모세혈관의 변화된 형태로 그물처럼 네트워크 모양을 한 sinusoid (그림 3-4)에서 이루어 진다. 이 공간은 내피세포에 의해 내측과 외측공간(space of Disse)으로 구분되며 외측공간으로 혈액세포나 혈소판 등의 혈액 세포의 접근은 어렵고 혈액의 흐름은 자유롭게 일어난다. Sinusoid 내부 압력은 6~9 mmHg로 압력이 낮다. 문맥혈액의 산소 포화도가 낮으므로 간동맥으로부터 공급되는 산소는 sinusoid의 중요한 산소공급원이다. Sinusoid의 내피세포막을 통과해서 혈액 세포를 제외한 다량의 물질 교환이 일어난다. Disse 공간에는 크고 작은 여러 분자들의 흐름을 방해할 만한 화학물질이나 구조물은 없다.

2) Sinusoid에서 약물 청소에 대한 일반적인 전제조건[1)]

① 산소나 기질의 공급에 제한이 없다. ② 기질과 운반 거대분자가 간세포에 자유롭게 확산 접근할 수 있다. ③ 결합된 기질이 간세포 표면에서 운반속도보다 빨리 해리된다. ④ 유리된 기질이 세포내로

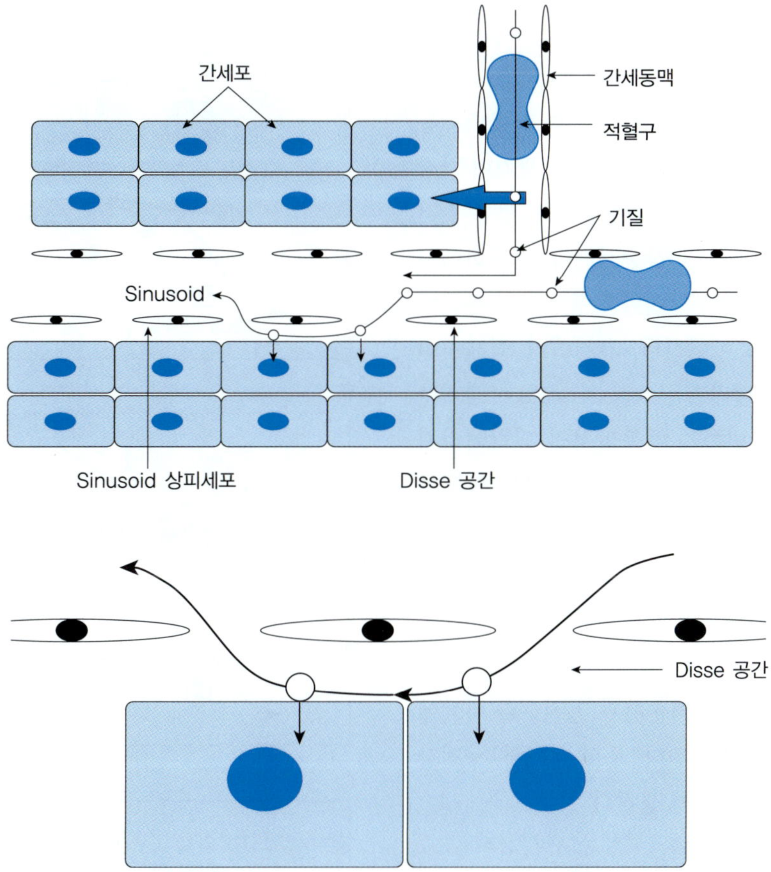

그림 3-4 Sinusoid, Disse 공간, 간세포간의 관계 모식도와 약물이 sinusoid에서 Disse 공간으로 자유롭게 교환되고 있다.

자유 확산되어 효소에 의한 전위나 형질전환이 자유롭다.

2. 병리학적 변화

여러 원인에 의한 감염, 바이러스 감염 후 증후군, 독성물질, 심부전, 전간증, 자가면역 염증반응 등 다양한 병리학적 과정이 관련되어 있다. 대부분 세포손상이나 세포자멸사를 야기하고 병리적 복구 과정을 거친다. 그 결과는 매우 다양하지만 다음과 같은 몇 가지 공통된 부분이 있다.

1) Sinusoid의 변화

내피세포막의 투과성이 사라지고 기저층(basal laminae)이 새로 생기며 Disse 공간에도 점액다당류(mucopolysaccharide), 콜라겐, 섬유소(fibrin) 등이 침착된다. Disse 공간에 섬유아세포나 Kupper 세포 등을 포함한 세포증식이 일어나기도 한다. 이러한 변화를 모세혈관화(capillarisation)라고 한다. 이런 변화는 결국 간세포-혈관 장벽을 형성하고 간세포의 괴사를 일으킨다.[2,3]

2) Fast sinusoid

염증과 복구과정에서 미만성 섬유화가 문맥세동이(portal triad)에서 간정맥의 분지까지 생기며 간경화와 동반되기도 한다. 미만성 섬유화는 혈류에 저항으로 작용하여 문맥압을 상승시킨다. 간경화에서는 섬유화와 혈관신생이 일어나 간동맥이나 문맥에서부터 간정맥까지 이어진다. 간경화가 심해지면 sinusoid의 혈류가 빨라지는 fast sinusoids가 생기는데 혈관의 직경이 변하는 해부학적인 단락이라기보다는 혈류가 빨라지는 기능적인 단락이 발생한다.[4]

3) Shunt

간문맥압의 증가는 문맥순환과 전신순환 사이에 간외부 단락이 증가하게 된다. 주로 식도하부, 직장항문부위, 배꼽부위 등에서 생긴다.

3. 약물제거 장애의 기전

약물 제거 장애를 가져오는 기전을 다음과 같이 4가지 가설로 정리할 수 있다(그림 3-5).[5]

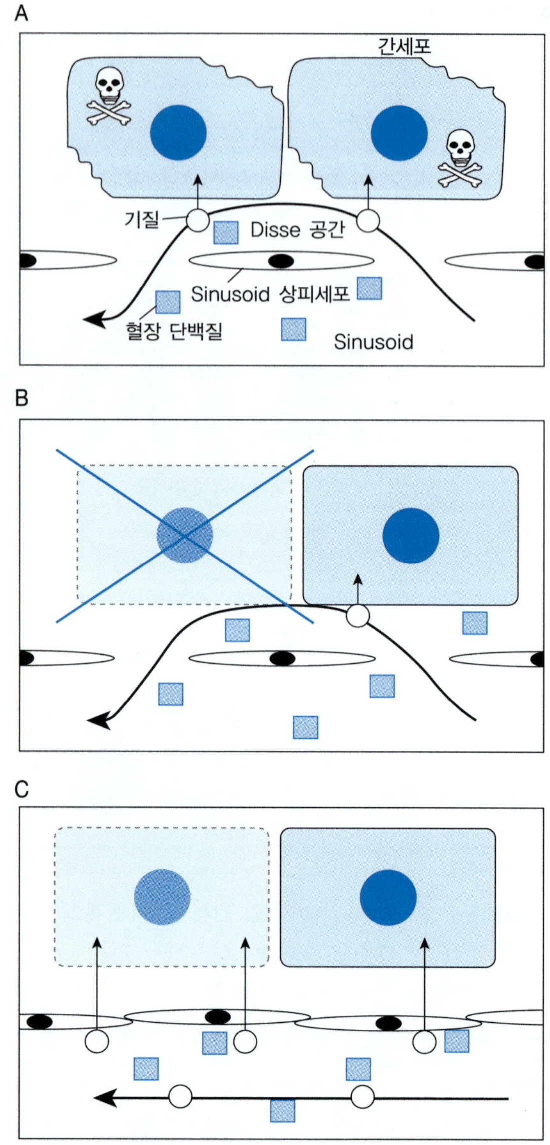

그림 3-5 약물제거 장애 가설에 대한 모식도
A) sick cell theory, 간세포의 장애를 나타냄. B) intact hepatocyte theory, 정상적으로 혈류가 공급되고 기능하는 간세포의 수가 감소함. C) sinusoid의 모세혈관화로 약물의 간세포 접근이 차단되고 있다. 단백결합이 많은 약물이라면 간질환으로 단백결합이 줄어들지만 모세혈관화로 인하여 간세포로의 흡수가 줄어든다.[6]

1) Sick cell theory

혈류가 유지되더라도 간세포의 약물대사효소의 양과 활동성이 감소한다는 가설이다. 그러나 이 가설의 단점은 약물산화를 담당하는 cytochrome P450 (CYP450)의 동종효소가 다양하게 존재하며 서로 다른 약제에 대해서 다른 대사장애를 나타낼 뿐만 아니라 같은 약에 대해서도 개인마다 다른 대사과정을 보이기도 한다. 또 높은 청소율의 혈류제한적인 약물의 간제거율 감소를 설명하기 어렵다.

2) Intact hepatocyte theory

정상적으로 혈류 공급을 받으며 기능적으로 정상인 간세포의 절대량 감소가 약물제거 장애의 원인이라는 가설이다. 이 가설은 높은 청소율의 약물이나 낮은 청소율의 약물 모두 같은 비율로 간청소율이 감소한다는 것이다. 그러나 많은 경우, 같은 환자에서 높은 청소율 약물과 낮은 청소율 약물의 청소율 감소 비율이 다른 점은 설명되지 않는다.

3) Impaired drug uptake theory

Sinusoid가 모세혈관화 되면서 내피세포의 투과성 감소, 기저층 발달, Disse 공간 내에 거대분자량의 복합체 침착으로 약물이 모세혈관화 된 내피세포를 지나서 세포내로 흡수 장애가 생겨 약물 제거에 이상이 생긴다. 이 가설에 따르면 내피세포층을 쉽게 통과하고 지방용해도가 큰 약물은 주로 산화에 의해 대사가 되며 이런 약물은 투과성이 약하고 중합반응에 의해 대사되는 약물에 비해 장애를 덜 받는다. 그러나 실제로는 중합반응으로 대사되는 약물의 제거능력이 보존되는 성향을 보인다.[6,7]

4) Oxygen limitation theory

약물의 흡수 장애보다는 오히려 산소가 모세혈관화 된 내피세포층을 통과하지 못하여 산소 흡수 장애로 약물의 제거에 이상이 생긴다는 가설이다.[8] 어떤 특정가설이 가장 정확하다는 것은 없으며 이런 가설뿐만 아니라 간의 기능 장애로 혈장내 단백결합이 감소하면 결국 간이 제거해야 할 약물의 비결합분획은 증가하게 되는 등의 상호복합적인 관계를 이해해야 한다.

4. 간의 약물대사

약물의 생체내 대사는 효소에 의한 화학반응으로 지질친화성인 약물을 생리적 pH 범위에서 이온화 상태로 존재하는 수용성의 대사단물로 전환시켜 주로 신장을 통해 배설시키는 과정이다. 약물의 대사는 Phase I 과 phase II로 구분된다. Phase I은 수산기를 약물에 붙이거나 알킬기를 제거하는 산화, 환원, 가수분해 반응들이다. Phase II는 glucuronic acid, sulfate 또는 glycin 같은 물질을 약물분자나 Phase I 반응에서 생성된 산화대사산물에 중합시키는 것이다.

1) 산화(Oxidation)

산화반응은 주로 간세포의 세포질세망(smooth endoplasmic reticulum)에 위치한 혼합작용 산화효소(mixed function oxidase)에 의해 일어난다. 여기에는 CYP450, NADPH-의존성 CYP450 환원효소, NADPH와 산소분자가 요구된다. CYP450에는 다양한 형태가 존재하며 20~200개의 동위 효소가 사람에서 분리 된다.[9] 한 종류의 CYP는 여러 종류의 약물을 대사시키며, 하나의 약물이 여러 종류의 CYP에 의해 대사되기도 한다. 이들 효소들은 간조직에서 중심정맥 주위의 간세포에 주로 분포하며[10] 저산소 상태에서 변화를 보이고 간경화가 있으면 양과 활동성이 감소한다.[11,12] 따라서 다양한 간질환, 특히 간경화를 포함한 만성질환에서 Phase I 약물대사 반응의 장애가 나타난다. 이 외에도 유전적 요인, 활성유도 물질, 억제물질, 영양상태 등의 영향을 받는다.

2) 중합반응(Conjugation)

Phase II 반응에서 대부분의 약물은 glucuronic acid에 의해 중합되는데 이 효소반응과정은 친화성은 낮으나 용량이 커서 산화반응의 활성이 장애를 보이는 다양한 간질환에서도 활성의 큰 변화 없이 보존되는 경우가 많다.[13,14] 그러나 zidobudine이나

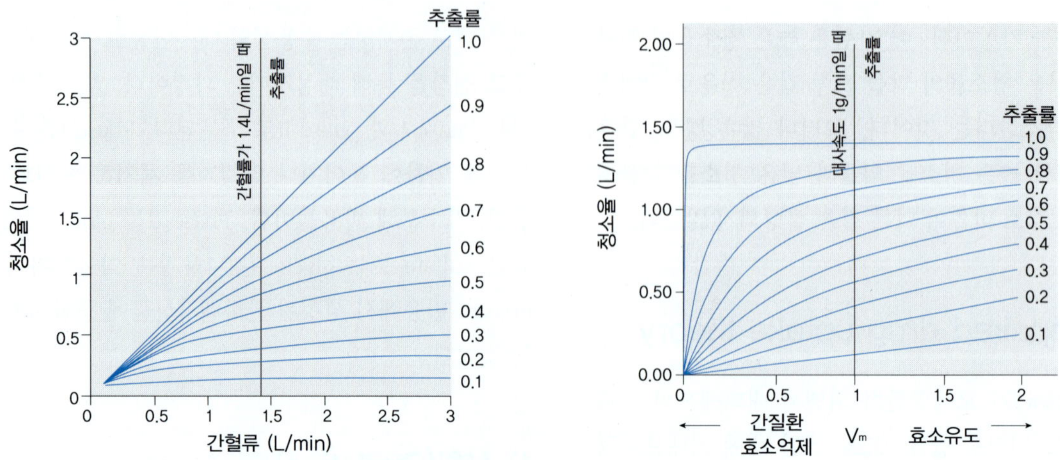

그림 3-6 A. 간혈류와 청소율, 추출률과의 관계
높은 추출률 약물의 청소율은 간혈류와 같다. 낮은 추출률 약물은 간혈류가 변하더라고 청소율에는 거의 변화가 없다.
B. 대사능력, 청소율, 추출률의 관계를 보여준다.
추출률이 높은 약물에서 대사속도는 청소율에 아무런 영향이 없지만 낮은 추출률의 약물에는 대사속도에 비례하여 청소율 변화함을 보여주고 있다.

morphine과 같이 간경화가 있으면 중합반응이 의미 있게 감소하는 약물도 있다. Glucuronide 중합과는 달리 sulfate 중합은 친화성이 크고 용량이 적다. Acetaminophen의 경우 sulfate 중합에 영향을 받는다.

5. 약동학 파라미터

1) 간추출률(Extraction ratio, ER)

간에서 약물이 제거되는 효율을 표현하는 파라미터로 간에서 전혀 제거되지 않는 약물은 0의 값을 갖고 한번 통과에서 간에서 완전히 제거 되는 약물은 ER이 1이 된다. 그러나 간추출률이 높은 약물이라고 해서 반드시 간에서 모두 제거되는 것은 아니다. ER은 다음과 같이 표현된다.

$$ER = (C_{in}-C_{out})/C_{in}$$

C_{in}: 간 통과 전 약물의 농도, C_{out}: 간 통과 후 약물의 농도

2) 간청소율 (Hepatic clearance, CLH)

간청소율은 단위 시간당 간으로 유입되는 혈류량과 제거율로 정의할 수 있다.

$$CL_H = Q_H * ER$$

CL_H = 간청소율, Q_H = 간혈류, ER = 간추출률

3) 내재청소율 (Intrinsic clearance, CL_{int})

혈류나 단백결합 등의 제한이 없는 상태에서 간이 약물을 제거할 수 있는 최대 능력으로 복합기능 산화효소의 활성도를 반영한다.

4) Well stirred model

간혈류, 단백결합, 효소활성 등의 변화에 간청소

율의 변화를 정량화하기 위한 여러가지 모델들이 제시되어 왔다. 그 중 well stirred model은 간내에서 즉각적이고 완전한 혼합이 일어남을 가정한 모델로 정량적인 분석보다는 간청소율이나 추출률이 변할 경우 변화의 방향을 정확히 예측할 수 있다는 장점이 있다. Well stirred model을 이용하여 간청소율을 내재청소율과 간혈류로 표현을 하면 다음과 같다.

$$CL_H = \frac{Q_H * (fu * CLu, int)}{Q_H + fu * CLu, int}$$

Q_H = hepatic blood flow
fu = unbound fraction of drug
(not bound to protein)
CLu,int = intrinsic clearance of unbound fraction of drug

따라서 ER도 단백결합분획과 내재청소율로 표현된다.

$$ER = \frac{fu * CLu, int}{Q_H + fu * CLu, int}$$

fu*CLu,int가 Q_H보다 큰 경우 즉 ER이 0.7이상인 경우, CL_H는 Q_H와 같아지고, fu*CLu,int가 Q_H보다 작은 경우, 즉 ER이 0.3이하인 경우, CL_H는 fu*CLu,int와 같아진다. 말하자면, 간에서 비결합분획 약물을 처리할 수 있는 능력이 간 혈류보다 훨씬 크다면 간청소율은 간혈류와 같고, 처리능력이 간혈류보다 작다면 간의 효소량이나 활성도, 비결합분획의 정도에 따라 달라진다. 간청소율이 간혈류에 따라 달라지는 약물을 혈류제한성(flow-limited) 약물이라고 하고 내재청소율에 따라 달라지는 약물을 용량제한성(capacity-limited) 약물이라고 한다. 용량제한성 약물은 다시 단백결합에 따라 결합감수성, 결합비감수성 약물로 나눌 수 있다. 즉 간청소율은 간혈류, 단백질과의 결합 혹은 단백질과 결합된 약물의 분획, 내재청소율에 의해서 영향을 받는데 제거율이 높을 때는 혈류에 의해 좌우되고 제거율이 낮을 때는 단백질(빌리루빈, 알부민, α1-acid glycoprotein)과의 결합 또는 복합기능 산화효소의 내재성 활성도에 의해서도 영향을 받는다(그림 3-6A,B).

6. 내재청소율과 단백결합에 따른 약물 분류

1) 혈류제한적 제거 (Flow limited elimination)

혈류제한성 청소율을 보이는 약물은 간혈류보다 훨씬 높은 내재성 청소율을 보이고 단백결합은 다양하나 비교적 높은 단백결합률을 보이며 단백결합의 정도에 간청소율이 영향을 받지 않는다.[16] 간청소율에 영향을 주는 요소는 간혈류, 문맥과 동맥혈류의 기여정도, 간내외 문정맥단락 등이 있다. 단백결합된 약물은 sinusoid의 Disse 공간을 지나야 하는데 간경화 환자의 모세혈관화는 약물이 간세포로 접근을 차단하므로 간청소율에 영향을 준다. 이런 약물은 경구투여 할 경우 초회통과 효과가 커서 간질환에서 경구 투여하는 경우 약동학적인 변화가 심하게 나타날 수 있다(그림 3-7).

2) 용량제한적 결합비감수성 (Capacity-limited binding-insensitive)

간혈류보다 내재청소율이 낮으면서 단백결합 30%이하인 약물들이 이 부류에 속하며[15] 간청소는 간세포의 소실, 효소의 감소와 간내 분포, sinusoid

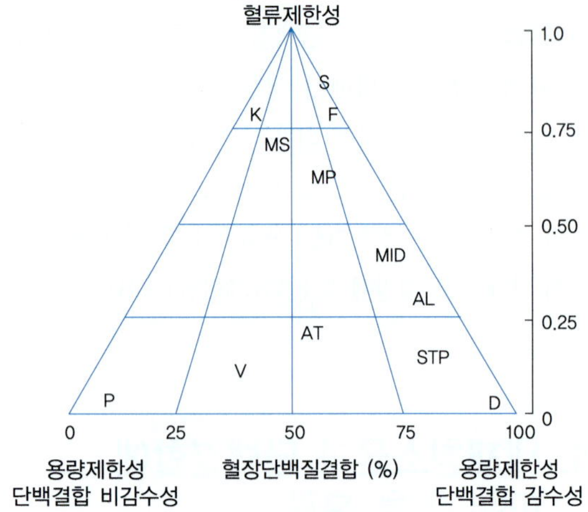

그림 3-7 삼각형의 각 꼭지점에 위치할수록 특징적인 약동학적 행동을 보인다.

의 모세혈관화에 영향을 받는다. 청소율은 거의 효소의 활성도에 따르므로 다른 카테고리에 속한 약물보다 약동학적 예측이 효소 활성도에 직선적이다. 즉 단백결합의 변화에 따른 영향이 적어 약물의 간청소율은 내재청소율을 그대로 반영한다.

3) 용량제한적 결합감수성 (Capacity-limited binding-sensitive)

간혈류보다 내재청소율이 낮으면서 단백결합이 85%이상인 약물들이 속한다.[15] 이 카테고리에 속한 약물의 간청소율을 예측하기 위해서는 약물의 단백합성을 고려해야 한다. 즉 간청소율은 약물의 단백비결합분획의 내재청소율에 달려있다. 그러나 이 카테고리 약물에서 간질환의 영향을 일반화하기가 쉽지 않다. 즉 비결합 분획과 효소의 활성도 변화가 동시에 일어날 수도 있고 어느 한쪽만 변화가 있을 수 있다. Mexiletine의 경우 간경화 환자에서 단백결합분획이 변하지 않았지만 간청소율이 감소한 것은 내재청소율이 감소하였기 때문이다.[16] Midazolam과 erythromycin의 경우 비결합분획은 증가하고 내재청소율은 감소한다. 그러나 결과적으로 내재청소율의 감소가 더 크므로 전체 간청소율은 감소한다.[17,18] Tolbutamide의 경우는 비결합분획이 급성바이러스성 간염 이후 증가되었으나 내재청소율은 변하지 않아 오히려 간청소율이 증가하는 양상을 보이기도 한다.[19]

7. 간에서 대사되는 약물의 반감기

간청소율, 단백결합분획, 내재청소율 이외에 중요한 두가지 약동학 파라미터는 분포용적과 반감기다. 이 파라미터들은 단백결합, 조직결합, 간질환 등의 변화에 민감하게 변한다. 제거반감기는 분포용적과 간청소율에 의존한다.

즉 $t_{1/2}=0.69V/CL_H$

$t_{1/2}$ = 반감기, V = 약물의 분포용적, CL_H = 간청소율

따라서 반감기는 약물의 분포, 단백결합, 내재청소율 등이 변함에 따라 바뀌므로 단순히 반감기만을 측정해서는 간질환의 근본적인 변화를 찾기는 힘들다. 단, 일회 투여후의 작용시간을 예측하는데는 실제적으로 도움이 된다. 그러나 반복 투여에서 항정상태의 혈중농도는 청소율에 달려있다. 간질환의 경우 반감기가 정상인 보다 더 길어지고 투여 약물도 고농도에 도달하기가 쉬워 체내에 약물의 축적이 일어나기가 쉽다. 그러나 반감기의 차이는 간세포내의 효소활성도 뿐만 아니라 간질환에서 볼 수 있는 단백결합의 변화에 대한 분포용적의 변화에 의해서도 초래되므로 간 질환에서는 반드시 청소율과 분포용적을 평가하는 것이 중요하고 반감기가 청소율 변화의 지표는 아님을 명심해야 한다. 고추출율과 저추출율 약물에서 내재청소율과 간혈류

표 3-9 내재청소율과 간혈류 변화에 따른 간청소율 및 혈중농도의 변화

<table>
<tr><th></th><th>내재청소율(CLint) 변화에 따른 영향</th><th>간혈류(Q_H) 변화에 따른 영향</th></tr>
<tr><td>저추출률
(Low ER)</td><td>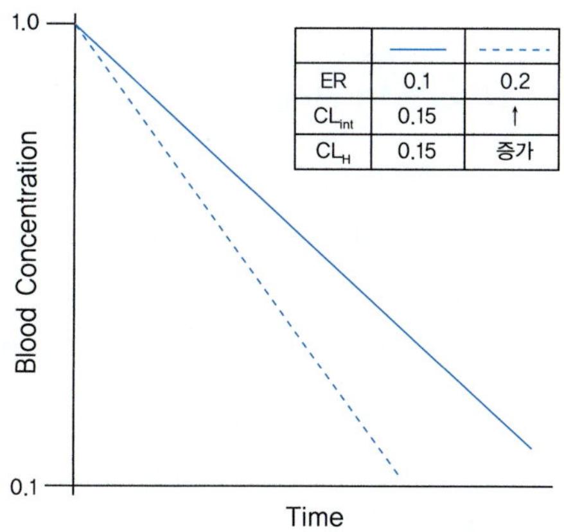
</td><td>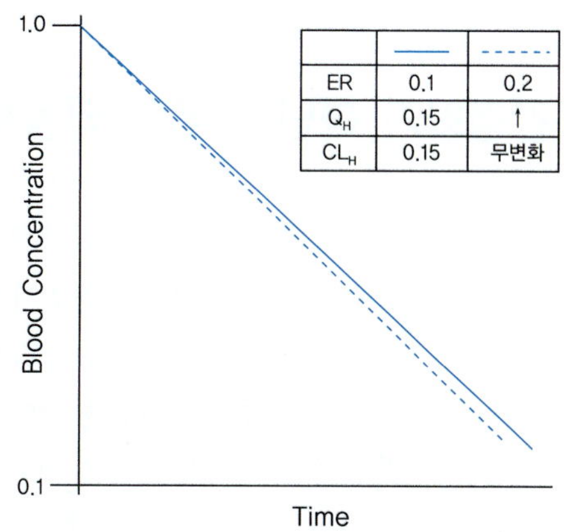
</td></tr>
<tr><td>고추출률
(High ER)</td><td>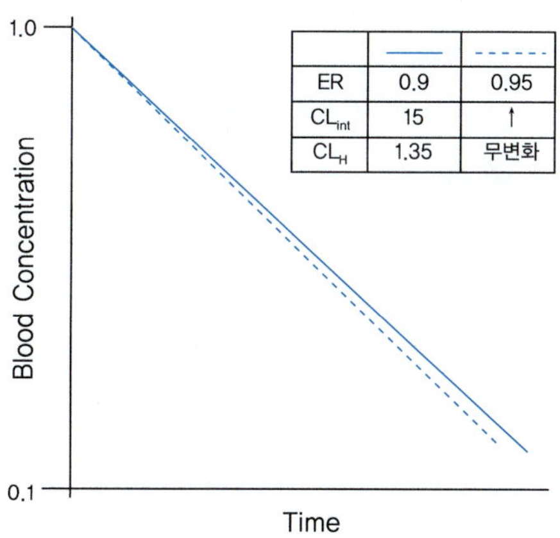
</td><td>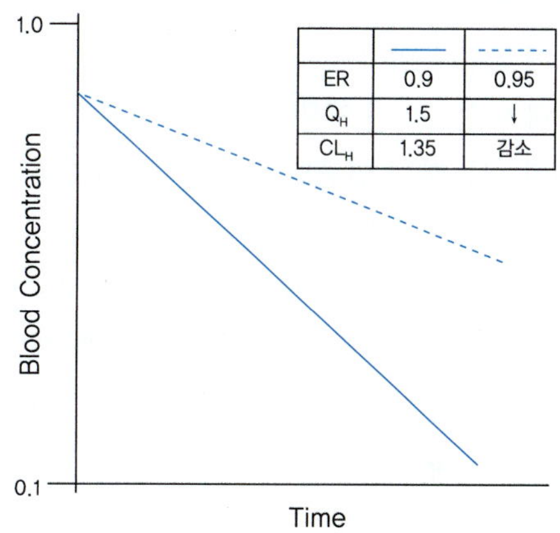
</td></tr>
</table>

의 변화가 시간에 따른 혈중농도에 미치는 영향을 모식적으로 나타내었다(표 3-9).

8. 담도 폐쇄와 간신증후군 (Heratorenal syndrome)의 영향

간질환 후 이차적으로 생긴 담도의 섬유화는 문맥혈류를 감소시킨다. 간내 염증이나 간외 폐쇄가 담즙의 흐름을 감소시키기는 하지만, 담도폐쇄 자체가 약물의 청소율에 영향을 미치는 지는 명확하지 않다. 그러나 담도 폐쇄는 간세포의 변화와 약물 청소율에 영향을 주어 일차적으로 담도 배설에 의존하는 약물의 작용시간을 연장시킬 수 있다.

간신증후군은 신장의 아무런 병리적, 해부학적 이상 없이 간질환 때문에 신장기능에 이상이 생기는 것으로 심한 간질환에서 생긴다. 그러나 중등도의 간질환에서도 신기능에 영향을 미칠 수 있다고 한다. 따라서 신장으로 배설되는 약물이나 활성 대사산물이 있을 경우, 중등도의 간기능 장애가 있는 경우라도 용량을 줄여서 투여해야 되며, 혈장

creatinine 만으로 신기능을 평가하게 되면 약물의 신청소율을 과대평가할 수 있다.[20]

9. 간경화가 아닌 경우의 약동학

만성 활동성 간염의 경우 약물의 제거가 정상인과 간경화 환자의 중간 정도 되거나 정상인과 비슷하다. 따라서 간경화로 진행하거나 약물제거에 명백한 감소가 보일 경우에 약물 투여량을 줄이는 것이 추천된다. 원발성 혹은 전이성 간암에 대한 정보는 부족하나, 원발 부위가 어디든 암이 약물의 대사에 영향을 미칠 수 있으므로 간에 전이된 암은 약물대사에 영향을 미칠 것으로 예상된다.[21] 또 간경화만 동반하지 않는다면 약물의 제거에는 특별한 영향을 미치지 않는다는 연구도 있다.[22] Schistosomiasis는 간섬유화와 연관되어 있어 문맥고혈압과 식도정맥류 등을 일으키지만 간경화는 아니므로 병이 많이 진행되기 전까지는 간세포 기능에 미미한 영향을 미친다. 따라서 간경화가 없는 경우 theophpylline, metronidazole 등의 청소율에 영향을 미치지 않으나, 간내외의 단락으로 인하여 경구 투여되는 propranolol의 이용률이 증가될 수는 있다.[23]

10. 약력학적 변화

간질환이 있는 환자의 약물에 대한 반응은 같은 용량의 약물을 투여하더라도 다르게 나타날 수 있다. 단백결합의 감소, 뇌혈관벽 투과성의 장애 등으로 인하여 약물이 작용부위에 접근성이 변화하고 수용체의 감수성에 변화가 일어나기 때문이다. 진통제, 항불안제, 최면제 등에 대한 대뇌의 감수성의 증가, 이뇨제나 베타 작용제에 대한 감수성 감소 등으로 나타난다.[24]

11. 마취제의 약동력학에 미치는 영향

1) 정맥마취제

간질환은 혈장단백함량과 단백결합 변화, 간혈류 감소와 간내단락, 대사성 효소작용 억제 등 여러 가지 요인이 복합적으로 작용하므로 간질환의 정맥마취제에 대한 약동학과 약력학을 예견하기는 어렵다. 낮은 추출률을 갖는 약물(thiopental, diazepam, lorazepam)의 제거율은 간의 효소작용에 비례하고 간혈류와는 관계가 적다. 높은(etomidate, propofol, ketamine) 혹은 중등도(methohexital, midazolam)의 추출률을 갖는 정맥마취제의 간청소율은 대부분 간혈류에 비례하기 때문에 약물의 대부분은 간혈류에 의존해서 제거된다.

약물의 청소율이 관류에 의해 영향을 받는 경우에는 상복부 수술시 간혈류가 감소하여 약물의 혈중농도가 증가할 수 있다. Etomidate, ketamine, methohexital과 propofol은 간에서 대사되며 높은 간 추출률을 보이므로 말기 간질환에서 청소율이 떨어질 것으로 기대된다.[25]

Thiopental은 낮은 간 추출률을 갖는 약제이므로 간질환이 있는 경우 나쁜 영향을 받을 것으로 예상되지만 간경화 환자에게서 제거 반감기가 변하지 않는데 이는 약제의 분포 용적 자체가 크기 때문이다.[26,27] 간경화가 상당히 진행된 환자라도 thiopental과 결합할 수 있는 단백질이 충분하기 때문에 청소율은 변하지 않는다.[26]

Etomidate는 분포 용적의 증가로 제거반감기가 증가하고 회복시간이 길어질 수 있지만, 실제로 청소율은 간경화 환자에서 변하지 않는다.[28] Etomidate의 간청소율은 18~25 mL/kg/min이고 간추출율은 0.5~0.9이다.[29,30] 따라서 간의 혈류를 변화시키는 약물은 반감기에 영향을 준다. Etomidate의 약효가 사라지는 기전이 재분포이므로 간부전은 마취유도 후 회복에 영향을 주지 않는다. Etomidate는 75%가 단백질과 결합하므로 간질환으로 인한 혈중 단백의 변화는 비결합분획에 변화를 가져와 약력학적으로 과잉반응을 보일 수 있다. 간경화 환자에서는 청소율은 정상인데 반해 분포용적이 두 배가 되어 결국 반감기는 두 배가 된다.[28]

Propofol은 간혈류를 감소시킴으로서 간청소율을 감소시킨다.[31] 임상적으로 일회 정주나 지속정주 동안에 심박출량의 변화는 구획간 청소율을 변화시켜 propofol의 농도를 변화시킨다. 심박출량의 증가는 propofol의 혈장농도를 감소시키고 반대로 심박출량이 감소할 경우에 농도는 증가한다.[32,33] 출혈성 쇼크 모델에서 보상기전이 소실될 때까지 농도가 20% 증가한다.[34] Propofol 을 간경화 환자에 지속정주 하였을 때 혈장농도와 분포용적은 건강한 사람보다 높으나 제거반감기는 변화가 없었다.[35] 그러나 임상에서의 평균 회복시간은 간경화 환자에서 연장될 수 있다. Ketamine의 전체청소율은 1.4 L/min로서 간 혈류량과 비슷하며 청소율은 간혈류의 영향을 많이 받는다.

말기 간질환 환자에서의 midazolam 청소율의 감소는 제거반감기를 연장시키고 단백 결합 분획의 감소와 자유 분획의 증가로 midazolam의 작용시간 연장과 진정 효과의 강화가 반복 정주나 지속 정주 후에 나타날 수 있다.[18,36]

단백결합과 분포용적은 lorazepam, diazepam, midazolam 사이에 차이가 없으나 청소율은 많은 차이를 보인다. Midazolam의 청소율은 6~11 mL/kg/min인 반면, lorazepam은 0.8~1.8 mL/kg/min이고 diazepam은 0.2~0.5 mL/kg/min이다. 반복투여나 지속정주로 투여할 경우에는 midazolam의 청소율이 다른 약제보다 크기 때문에 혈중농도가 빨리 낮아진다.

2) 아편유사제

비록 간이 아편유사제의 생체전환에 주로 관여하는 기관이기는 하나 간이식을 받는 환자를 제외한 수술전후 환자에서 전형적으로 볼 수 있는 정도의 간부전은 대부분의 아편유사제의 약력학에 큰 영향을 미치지는 않는다. 이는 glucuronidation 등의 중합반응과 관계된 간의 대사 예비능력이 상당함을 반영한 것이다. 간질환은 여러 가지 방식으로 아편유사제의 약동력학에 영향을 미칠 수 있다. CYP450 계통과 중합 등의 대사능이 감소되는 것 이외에도 간질환은 간혈류, 간세포량, 혈장단백 등을 감소시킬 수 있다. 진행된 간질환에서 볼 수 있는 체내 수분증가와 부종은 약물의 분포특성을 변화시킬 수 있다. 알코올 중독 초기에 관찰 되는 효소유도는 실제로 간의 대사능을 증가시킬 수 있다. 이러한 장애들 중 어떤 것들은 서로 반대되는 약동력학 효과를 보이며 같이 나타날 경우 서로 상쇄된다. 간질환이 아편유사제의 약동력학을 변화시키는 기전들이 수없이 많기 때문에 간질환이 있는 개개인의 환자에서 아편유사제에 대한 반응이 어떻게 나타나리라고 정확하게 예상하는 것은 어려울 수도 있다.

말기 간질환 환자에서 morphine 대사는 매우 감소되어 반감기의 증가, 경구 투여 morphine 생체이용률의 급격한 증가, 혈장 단백 결합의 감소, 과장된 진정과 호흡억제의 발현 등의 결과를 낳는다. 비록 간경화 환자에서 morphine의 간외 대사가 morphine 제거에 기여하고 있지만 약물의 투여간격은 1.5~2배 연장되어야 하고 경구 투여량은 감량하여야 한다. 그러나 이와는 반대로 다른 결과를 보이는 연구도 있다. 즉, Morphine의 약동력학은 간부전에 의하여 비교적 변하지 않는다.[37] 이는 부분적으로는 신장에 의한 간외대사가 상당하기 때문이다. 간경화가 있는 환자에서 morphine의 청소율이 감소된다고 보고 되어 있으나 이 연구 결과의 약동력학 변수들은 정상

환자를 대상으로 한 다른 연구와 비슷하다는[38] 보고도 있다. Meperidine은 여러 연구에서 간경화와[39, 40] 급성바이러스성 간염[41] 환자에서 청소율 감소와 미부반감기(terminal half life)의 연장이 보고되었다.

Fentanyl은 대부분 간에서 대사되므로 말기 간환자에서는 대사가 지연될 것으로 예상되었으나 실제 연구에서는 간경화 환자에서 fentanyl의 제거 정도가 변하지 않았다.[42, 43] Fentanyl은 간경화 환자의 전신마취 동안 제거가 변하지 않는다.[43] 간질환이나 쇼크 등에 의하여 간혈류가 감소될 경우 fentanyl의 혈장농도 감소가 지연된다. 약력학이 알코올 중독자에게 다르게 나타나는 이유는 아편유사제 효과에 대한 중추신경계의 민감성 감소가 원인일 것이다.[44]

지질 친화성 아편 유사제인 sufentanil도 전적으로 간에서 대사되고 단백 결합을 많이 한다. 간경화 환자에서 1회 정주시의 약동학은 거의 변하지 않으나 지속 정주나 반복 주입에 따른 약동학은 fentanyl과 마찬가지로 잘 알려져 있지 않다.[45] Morphine이나 fentanyl 과 마찬가지로 sufentanil의 약력학도 간경화 환자에서 거의 변하지 않는 것으로 보인다.[46] 그러나 주요 복부수술은 항정분포용적과 미부반감기를 증가시킬 수 있다.[47]

Alfentanil의 약동력학도 간부전에 의하여 변화된다.[12] Alfentanil은 간에서 대사되고 단백 결합률이 높다. 따라서 간경화 환자에게서 반감기가 두 배가 되고 더 많은 자유 분획이 관찰돼 작용시간이 길어지고 효과가 강화된다.[48, 49] 비록 간혈류가 morphine이나 fentanyl만큼은 alfentanil의 약동학에 영향을 미치지 않지만, 간혈류 감소는 alfentanil의 제거를 감소시킨다.[46] 주요 복부수술은 청소율을 감소시켜 alfentanil의 효과를 연장시키는 것으로 알려져 있다.[50] 복부대동맥 수술을 받는 환자에서 alfentanil의 미부반감기가 연장되는 것도 알려져 있다.[51]

Remifentanil은 ester 결합을 갖는 합성 아편유사제인데 이 결합은 혈액과 조직의 esterase에 의해 가수 분해된다. 높은 청소율과 빠른 제거를 가지며 이로 인해 투여량이나 투여시간에 영향을 받지 않는다.[42] 심한 간질환 환자나 간이식 환자에서 약물의 제거가 변하지 않았다.[42] 그러나 호흡억제 효과는 더 민감한 것으로 보인다.[53]

3) 근이완제

간담도 질환이 있는 환자에서 pancuronium, vecuronium, rocuromium, mivacurium의 근이완 작용이 연장된다.[54] 간질환은 여러가지 기전으로 근이완제의 제거를 변화시킨다. Pancuronium, vecuronium, mivacurium은 혈장 청소율의 감소와 연관이 있으나 항상 일정한 것은 아니며 작용의 연장 없이 혈장 청소율이 감소된 경우를 많이 볼 수 있다.[54-56] 간담도 질환이 근이완제의 약동학에 미치는 영향은 복잡하다. 많은 연구에서 간질환은 분포용적을 증가시켜 d-tabocurare, atracurium, pancuronium, rocuronium 등의 초기요구량을 증가시킨다.[57-59] 그러나 일단 목표한 근이완이 되고 나면 회복하는데 더 오래 걸린다.

Pancuronium과 vecuronium의 주된 대사경로는 deacetylation이다.[60] 간질환에서 담즙의 혈장내 증가는 Pancuronium과 vecuronium의 간내 흡수를 감소시키는데 약물의 청소율 감소의 원인이 되기도 한다.[61, 62] 간질환이 있는 환자에서 vecuronium의 작용시간은 건강한 성인에 비하여 연장된다.[63]

Vecuronium에 비해 빠른 작용시간을 보이는 또 다른 스테로이드성 근이완제인 rocuronium 또한 간에서 대사되고 제거된다.[64] 간기능 이상은 rocuronium의 분포 용적을 증가시켜 제거반감기를 연장시키고[64] 회복을 지연시킨다.[64] 비록 신경근 기능의 초기 회복은 간질환에 별 영향을 받지않지만 과량의 초기 투여나 반복 투여는 심각한 간기능 이상이 있는 경우에 rocuronium의 효과를 연장할 것

으로 생각된다.[64]

장기에 비의존적인 대사를 거치는 atracurium (nonspecific ester hydrolysis)이나 cisatracurium (Hofmann elimination) 등은 간질환에 영향을 거의 받지 않는다.[65-67] 사실 다른 근이완제와는 달리 간질환이 있는 환자에서 오히려 청소율이 증가된다.[68,69] 이유는 이러한 근이완제들은 중심구획뿐만 아니라 바깥에서도 대사가 되기 때문에 결국 분포용적이 증가되면 청소율은 증가하게 된다.[67] 간질환 환자에게 atracurium의 주입에서 고려해야 할 것은 laudanosine의 축적이다. Atracurium과 cisatracurium의 대사 물질인 laudanosine은 일차적으로 간에서 제거된다. 그러나 laudanosine의 제거가 간대사와 관련되어 있기는 하지만 간이식 동안 부작용과 관련성은 없다고 한다.[70] 간이식을 받는 환자에서 laudanosine 농도가 증가할 수 있으나 아직까지 이와 관련된 신경독성은 보고되지 않았다.[71]

Mivacurium은 간경화 환자에게서는 정상인보다 더 긴 제거반감기와 회복 시간을 보이는데, 이는 간경화 환자에게서 감소한 butyrylcholinesterase 활성과 관련 있다.[54,72,73,74] 이러한 활성의 감소는 cholinesterase에 의한 mivacurium의 두 이성질체, 즉 cis-trans, trans-trans에 대한 제거 감소에 기인한다.[54] 따라서 말기 간질환 환자에서의 mivacurium 지속 정주는 조절되어야 한다. 진행된 간질환의 결과로 혈장 cholinesterase가 감소한다면[75] 유사한 결과가 succinylcholine에 대해서도 나타날 것으로 예측할 수 있다.

결론적으로 간경화가 있는 만성 간질환 환자에서 약물 혹은 대사산물의 제거 경로가 어디든 용량을 줄여서 투여하는 것이 권장되나 간경화가 없는 간질환에서의 감량은 경우에 따라서 고려해야 한다. 간경화에서 간혈류와 추출률이 변하므로 간청소율이 높거나 낮은 약물의 용량조절이 필요하다. 간질환의 정도가 다른 특정 환자군과 특정 약물에 대한 연구결과에 의존하여 약물의 용량을 조절하는 것은 조심해야 한다. 신장의 기능에도 영향을 미치므로 약물 혹은 활성형 대사물이 신장을 통해 배설될 경우에는 용량 조절이 필요하다. 그러나 약물의 신장청소율과 creatinine clearance는 일치하지 않으므로, 간질환 환자의 안전한 약물투여를 위해서 간, 신장 사이의 다양한 약물대사의 상호작용과 약력학적 변화에 대해서 깊이 인지하고 있어야 한다.

Reference

1. Pang KS, Rowland M: Hepatic clearance of drugs. I. theoretical considerations of a "well-stirred" model and a "parallel tube" model. influence of hepatic blood flow, plasma and blood cell binding, and the hepatocellular enzymatic activity on hepatic drug clearance. J Pharmacokinet Biopharm 1977; 5: 625-53.
2. Villeneuve JP, Huet PM: Microcirculatory abnormalities in liver diseases. Hepatology 1987; 7: 186-7.
3. Horn T, Christoffersen P, Henriksen JH: Alcoholic liver injury: defenestration in noncirrhotic livers--a scanning electron microscopic study. Hepatology 1987; 7: 77-82.
4. Sherman IA, Pappas SC, Fisher MM: Hepatic microvascular changes associated with development of liver fibrosis and cirrhosis. Am J Physiol 1990; 258: H460-5.
5. Morgan DJ, McLean AJ: Clinical pharmacokinetic and pharmacodynamic considerations in patients with liver disease. an update. Clin Pharmacokinet 1995; 29: 370-91.
6. Varin F, Huet PM: Hepatic microcirculation in the perfused cirrhotic rat liver. J Clin Invest 1985; 76: 1904-12.
7. Reichen J, Egger B, Ohara N, Zeltner TB, Zysset T, Zimmermann A: Determinants of hepatic function in liver cirrhosis in the rat. multivariate analysis. J Clin Invest 1988; 82: 2069-76.
8. Morgan DJ, McLean AJ: Therapeutic implications of impaired hepatic oxygen diffusion in chronic liver disease. Hepatology 1991; 14: 1280-2.
9. Brosen K: Recent developments in hepatic drug oxidation. Implications for clinical

pharmacokinetics. Clin Pharmacokinet 1990; 18: 220-39.
10. Dicker E, McHugh T, Cederbaum AI: Increased catalytic activity of cytochrome P-450IIE1 in pericentral hepatocytes compared to periportal hepatocytes isolated from pyrazole-treated rats. Biochim Biophys Acta 1991; 1073: 316-23.
11. Brodie MJ, Boobis AR, Bulpitt CJ, Davies DS: Influence of liver disease and environmental factors on hepatic monooxygenase activity in vitro. Eur J Clin Pharmacol 1981; 20: 39-46.
12. Farrell GC, Zaluzny L: Portal vein ligation selectively lowers hepatic cytochrome P450 levels in rats. Gastroenterology 1983; 85: 275-82.
13. Angus PW, Mihaly GW, Morgan DJ, Smallwood RA: Oxygen dependence of omeprazole clearance and sulfone and sulfide metabolite formation in the isolated perfused rat liver. J Pharmacol Exp Ther 1989; 250: 1043-7.
14. Angus PW, Mihaly GW, Morgan DJ, Smallwood RA: Oxygen dependence of salbutamol elimination by the isolated perfused rat liver. Biochem Pharmacol 1989; 38: 1443-9.
15. Blaschke TF: Protein binding and kinetics of drugs in liver diseases. Clin Pharmacokinet 1977; 2: 32-44.
16. Pentikainen PJ, Hietakorpi S, Halinen MO, Lampinen LM: Cirrhosis of the liver markedly impairs the elimination of mexiletine. Eur J Clin Pharmacol 1986; 30: 83-8.
17. Barre J, Mallat A, Rosenbaum J, Deforges L, Houin G, Dhumeaux D, et al: Pharmacokinetics of erythromycin in patients with severe cirrhosis. respective influence of decreased serum binding and impaired liver metabolic capacity. Br J Clin Pharmacol 1987; 23: 753-7.
18. MacGilchrist AJ, Birnie GG, Cook A, Scobie G, Murray T, Watkinson G, et al: Pharmacokinetics and pharmacodynamics of intravenous midazolam in patients with severe alcoholic cirrhosis. Gut 1986; 27: 190-5.
19. Williams RL, Blaschke TF, Meffin PJ, Melmon KL, Rowland M: Influence of acute viral hepatitis on disposition and plasma binding of tolbutamide. Clin Pharmacol Ther 1977; 21: 301-9.
20. Papadakis MA, Arieff AI: Unpredictability of clinical evaluation of renal function in cirrhosis. Prospective study. Am J Med 1987; 82: 945-52.
21. Robertz-Vaupel GM, Lindecken KD, Edeki T, Funke C, Belwon S, Dengler HJ: Disposition of antipyrine in patients with extensive metastatic liver disease. Eur J Clin Pharmacol 1992; 42: 465-9.
22. Kawasaki S, Imamura H, Bandai Y, Sanjo K, Idezuki Y: Direct evidence for the intact hepatocyte theory in patients with liver cirrhosis. Gastroenterology 1992; 102: 1351-5.
23. Homeida MM, Ali HM, Arbab BM, Harron DW: Propranolol disposition in patients with hepatosplenic schistosomiasis. Br J Clin Pharmacol 1987; 24: 393-6.
24. McLean AJ, Morgan DJ: Clinical pharmacokinetics in patients with liver disease. Clin Pharmacokinet 1991; 21: 42-69.
25. Duvaldestin P, Chauvin M, Lebrault C, Bertrand F, Karolak FT, Farinotti R: Effect of upper abdominal surgery and cirrhosis upon the pharmacokinetics of methohexital. Acta Anaesthesiol Scand 1991; 35: 159-63.
26. Pandele G, Chaux F, Salvadori C, Farinotti M, Duvaldestin P: Thiopental pharmacokinetics in patients with cirrhosis. Anesthesiology 1983; 59: 123-6.
27. Couderc E, Ferrier C, Haberer JP, Henzel D, Duvaldestin P: Thiopentone pharmacokinetics in patients with chronic alcoholism. Br J Anaesth 1984; 56: 1393-7.
28. van Beem H, Manger FW, van Boxtel C, van Bentem N: Etomidate anaesthesia in patients with cirrhosis of the liver: pharmacokinetic data. Anaesthesia 1983; 38 Suppl: 61-2.
29. Nimmo WS, Miller M: Pharmacology of etomidate. Contemp Anesth Pract 1983; 7: 83-95.
30. Fragen RJ, Avram MJ, Henthorn TK, Caldwell NJ: A pharmacokinetically designed etomidate infusion regimen for hypnosis. Anesth Analg 1983; 62: 654-60.
31. Leslie K, Sessler DI, Bjorksten AR, Moayeri A: Mild hypothermia alters propofol pharmacokinetics and increases the duration of action of atracurium. Anesth Analg 1995; 80: 1007-14.
32. Upton RN, Ludbrook GL, Grant C, Martinez AM: Cardiac output is a determinant of the initial concentrations of propofol after short-infusion administration. Anesth Analg 1999; 89: 545-52.
33. Kurita T, Morita K, Kazama T, Sato S: Influence of cardiac output on plasma propofol concentrations during constant infusion in swine. Anesthesiology 2002; 96: 1498-503.
34. Kazama T, Kurita T, Morita K, Nakata J, Sato S:

Influence of hemorrhage on propofol pseudo-steady state concentration. Anesthesiology 2002; 97: 1156-61.
35. Servin F, Cockshott ID, Farinotti R, Haberer JP, Winckler C, Desmonts JM: Pharmacokinetics of propofol infusions in patients with cirrhosis. Br J Anaesth 1990; 65: 177-83.
36. Trouvin JH, Farinotti R, Haberer JP, Servin F, Chauvin M, Duvaldestin P: Pharmacokinetics of midazolam in anaesthetized cirrhotic patients. Br J Anaesth 1988; 60: 762-7.
37. Patwardhan RV, Johnson RF, Hoyumpa A,Jr, Sheehan JJ, Desmond PV, Wilkinson GR, et al: Normal metabolism of morphine in cirrhosis. Gastroenterology 1981; 81: 1006-11.
38. Mazoit JX, Sandouk P, Zetlaoui P, Scherrmann JM: Pharmacokinetics of unchanged morphine in normal and cirrhotic subjects. Anesth Analg 1987; 66: 293-8.
39. Neal EA, Meffin PJ, Gregory PB, Blaschke TF: Enhanced bioavailability and decreased clearance of analgesics in patients with cirrhosis. Gastroenterology 1979; 77: 96-102.
40. Pond SM, Tong T, Benowitz NL, Jacob P, Rigod J: Presystemic metabolism of meperidine to normeperidine in normal and cirrhotic subjects. Clin Pharmacol Ther 1981; 30: 183-8.
41. McHorse TS, Wilkinson GR, Johnson RF, Schenker S: Effect of acute viral hepatitis in man on the disposition and elimination of meperidine. Gastroenterology 1975; 68: 775-80.
42. Tegeder I, Lotsch J, Geisslinger G: Pharmacokinetics of opioids in liver disease. Clin Pharmacokinet 1999; 37: 17-40.
43. Haberer JP, Schoeffler P, Couderc E, Duvaldestin P: Fentanyl pharmacokinetics in anaesthetized patients with cirrhosis. Br J Anaesth 1982; 54: 1267-70.
44. Lemmens HJ, Bovill JG, Hennis PJ, Gladines MP, Burm AG: Alcohol consumption alters the pharmacodynamics of alfentanil. Anesthesiology 1989; 71: 669-74.
45. Chauvin M, Ferrier C, Haberer JP, Spielvogel C, Lebrault C, Levron JC, et al.: Sufentanil pharmacokinetics in patients with cirrhosis. Anesth Analg 1989; 68: 1-4.
46. Chauvin M, Bonnet F, Montembault C, Levron JC, Viars P: The influence of hepatic plasma flow on alfentanil plasma concentration plateaus achieved with an infusion model in humans: measurement of alfentanil hepatic extraction coefficient. Anesth Analg 1986; 65: 999-1003.
47. Hudson RJ, Bergstrom RG, Thomson IR, Sabourin MA, Rosenbloom M, Strunin L: Pharmacokinetics of sufentanil in patients undergoing abdominal aortic surgery. Anesthesiology 1989; 70: 426-31.
48. Ferrier C, Marty J, Bouffard Y, Haberer JP, Levron JC, Duvaldestin P: Alfentanil pharmacokinetics in patients with cirrhosis. Anesthesiology 1985; 62: 480-4.
49. Raucoules-Aime M, Kaidomar M, Levron JC, Le Moing JP, Goubaux B, Gugenheim J, et al: Hepatic disposition of alfentanil and sufentanil in patients undergoing orthotopic liver transplantation. Anesth Analg 1997; 84: 1019-24.
50. Reitz JA, Howie MB, Hoffer L, Kryc J, MacKichan JJ: The pharmacokinetics of alfentanil in gynecologic surgical patients. J Clin Pharmacol 1986; 26: 60-4.
51. Hudson RJ, Thomson IR, Burgess PM, Rosenbloom M: Alfentanil pharmacokinetics in patients undergoing abdominal aortic surgery. Can J Anaesth 1991; 38: 61-7.
52. Navapurkar VU, Archer S, Gupta SK, Muir KT, Frazer N, Park GR: Metabolism of remifentanil during liver transplantation. Br J Anaesth 1998; 81: 881-6.
53. Dershwitz M, Hoke JF, Rosow CE, Michalowski P, Connors PM, Muir KT, et al: Pharmacokinetics and pharmacodynamics of remifentanil in volunteer subjects with severe liver disease. Anesthesiology 1996; 84: 812-20.
54. Head-Rapson AG, Devlin JC, Parker CJ, Hunter JM: Pharmacokinetics of the three isomers of mivacurium and pharmacodynamics of the chiral mixture in hepatic cirrhosis. Br J Anaesth 1994; 73: 613-8.
55. Lebrault C, Berger JL, D'Hollander AA, Gomeni R, Henzel D, Duvaldestin P: Pharmacokinetics and pharmacodynamics of vecuronium (ORG NC 45) in patients with cirrhosis. Anesthesiology 1985; 62: 601-5.
56. Somogyi AA, Shanks CA, Triggs EJ: Disposition kinetics of pancuronium bromide in patients with total biliary obstruction. Br J Anaesth 1977; 49: 1103-8.
57. Gyasi HK, Naguib M: Atracurium and severe hepatic disease: a case report. Can Anaesth Soc J 1985; 32: 161-4.
58. Nana A, Cardan E, Leitersdorfer T: Pancuronium

bromide. Its use in asthmatics and patients with liver disease. Anaesthesia 1972; 27: 154-8.

59. Servin FS, Lavaut E, Kleef U, Desmonts JM: Repeated doses of rocuronium bromide administered to cirrhotic and control patients receiving isoflurane. A clinical and pharmacokinetic study. Anesthesiology 1996; 84: 1092-100.
60. Sharpe MD, Dobkowski WB, Murkin JM, Klein G, Guiraudon G, Yee R: Alfentanil-midazolam anaesthesia has no electrophysiological effects upon the normal conduction system or accessory pathways in patients with Wolff-Parkinson-White syndrome. Can J Anaesth 1992; 39: 816-21.
61. Sharpe MD, Dobkowski WB, Murkin JM, Klein G, Guiraudon G, Yee R: The electrophysiologic effects of volatile anesthetics and sufentanil on the normal atrioventricular conduction system and accessory pathways in Wolff-Parkinson-White syndrome. Anesthesiology 1994; 80: 63-70.
62. Atlee JL, Bosnjak ZJ: Mechanisms for cardiac dysrhythmias during anesthesia. Anesthesiology 1990; 72: 347-74.
63. Lebrault C, Duvaldestin P, Henzel D, Chauvin M, Guesnon P: Pharmacokinetics and pharmacodynamics of vecuronium in patients with cholestasis. Br J Anaesth 1986; 58: 983-7.
64. Magorian T, Wood P, Caldwell J, Fisher D, Segredo V, Szenohradszky J, et al: The pharmacokinetics and neuromuscular effects of rocuronium bromide in patients with liver disease. Anesth Analg 1995; 80: 754-9.
65. Leung JM, Goehner P, O'Kelly BF, Hollenberg M, Pineda N, Cason BA, et al: Isoflurane anesthesia and myocardial ischemia: comparative risk versus sufentanil anesthesia in patients undergoing coronary artery bypass graft surgery. The SPI (Study of Perioperative Ischemia) Research Group. Anesthesiology 1991; 74: 838-47.
66. Sohn JT, Ding X, McCune DF, Perez DM, Murray PA: Fentanyl attenuates alpha1B-adrenoceptor-mediated pulmonary artery contraction. Anesthesiology 2005; 103: 327-34.
67. Kaye AD, Baluch A, Phelps J, Baber SR, Ibrahim IN, Hoover JM, et al.: An analysis of remifentanil in the pulmonary vascular bed of the cat. Anesth Analg 2006; 102: 118-23.
68. Lennander O, Henriksson BA, Martner J, Biber B: Effects of fentanyl, nitrous oxide, or both, on baroreceptor reflex regulation in the cat. Br J Anaesth 1996; 77: 399-403.
69. Anand KJ, Hickey PR: Halothane-morphine compared with high-dose sufentanil for anesthesia and postoperative analgesia in neonatal cardiac surgery. N Engl J Med 1992; 326: 1-9.
70. Osterlund A, Arlander E, Eriksson LI, Lindahl SG: The effects on resting ventilation of intravenous infusions of morphine or sameridine, a novel molecule with both local anesthetic and opioid properties. Anesth Analg 1999; 88: 160-5.
71. Fodale V, Santamaria LB: Laudanosine, an atracurium and cisatracurium metabolite. Eur J Anaesthesiol 2002; 19: 466-73.
72. Cook DR, Freeman JA, Lai AA, Kang Y, Stiller RL, Aggarwal S, et al.: Pharmacokinetics of mivacurium in normal patients and in those with hepatic or renal failure. Br J Anaesth 1992; 69: 580-5.
73. Devlin JC, Head-Rapson AG, Parker CJ, Hunter JM: Pharmacodynamics of mivacurium chloride in patients with hepatic cirrhosis. Br J Anaesth 1993; 71: 227-31.
74. Zhang SZ, Wang NF, Xu J, Gao Q, Lin GH, Bruce IC, et al.: Kappa-opioid receptors mediate cardioprotection by remote preconditioning. Anesthesiology 2006; 105: 550-6.
75. Thomas SD, Boyd AH: Prolonged neuromuscular block associated with acute fatty liver of pregnancy and reduced plasma cholinesterase. Eur J Anaesthesiol 1994; 11: 245-9.

3-6. 신장 질환이 마취약제의 약동력학에 미치는 영향

경북대학교 의과전문대학원 박 성 식

당뇨나 혈관질환 등의 증가와 더불어 만성적인 신 질환이 있거나 신기능에 이상이 있는 인구의 비율은 지속적으로 증가하고 있다.

미국과 유럽에서 약 5%의 인구에서 사구체여과율(glomerular filtration rate, GFR)이 60 ml/min 이하인 것으로 알려져 있다.[1,2] 이러한 비율은 당뇨병과 고혈압 등 만성질환의 증가와 함께 평균 수명의 연장에 기인하는 것으로 보이며 이로 인해 신장 기능의 보조를 위한 투석과 같은 신대체요법 시술을 받는 인구도 증가하고 있다.[3]

신장은 체내 수분의 조절을 위한 주요 기관으로 혈관운동 긴장(vasomotor tone)의 조절이나 저혈량증 혹은 과혈량증에서 전해질 및 수분 대사에 중요한 역할을 한다. 이러한 신장의 기능 이상으로 발생하게 되는 요독증(uremia)은 신체의 다른 기관들에 영향을 미친다. 일반적으로 신장의 문제는 고혈압이나 당뇨 혹은 심장 질환에 비하여 간과되는 경향이 있으나 많은 약제의 대사 및 배설은 정상 신기능에 의존하므로 신기능 장애가 있는 환자에서 약물 용량이 적절히 조절되지 않으면 약물이 체내에 축적되어 독성을 야기할 수 있다. 그러므로 임상의는 신기능 장애 환자에서 약제와 그 대사산물에 대한 흡수와 분포, 대사와 배설의 변화에 대하여 관심을 가져야 한다.

1. 요독증이 약제 대사에 미치는 영향

신기능이 감소된 환자에서 GFR의 저하는 물론 약물의 흡수 및 생체이용률(bioavailability), 단백결합, 간 대사 및 분포용적(volume of distribution)의 변화와 같은 약동학적 변화로 인해 약물 용량의 설정에서 단순히 저하된 신장 배설 속도에만 의존하는 것은 바람직하지 않다.

1) 흡수(Absorption)

생체이용율은 투여한 약제에 비해 혈중에 흡수되는 상대적인 양과 속도를 나타낸다. 정주한 약제는 전신 혈액 내로 들어가 다른 투여 방법에 비해 빠른 작용을 일으키나 다른 경로로 투여된 약제는 여러 막을 통과 하여야 하며 약제의 대사 및 제거와 관계된 장기를 거치면서 투여된 약제의 일부만이 약제의 작용 부위에 도달하게 된다. 정맥으로 투여한 약제 또한 동맥혈에 도달하기 전에 폐를 거쳐야 한다. 다른 장기와 마찬가지로 폐 또한 상당량의 약제를 제거한다. 일례로 신장 보호를 위해 low-dose dopamine을 투여한 환자에서 실제적인 효과가 없었다고 보고하고 있다. 이는 정맥으로 투여된 저용량의 dopamine은 많은 양이 폐에서 대사가 되기 때문인 것으로 설명되고 있다.[4,5]

요독증은 경구로 투여된 약제의 장흡수를 감소시킨다. 요소(urea)가 혈장에 축적되면 타액에서의 요소 농도도 증가하게 되며 이는 다시 위의 요소분해효소(urease)에 의해 암모니아가 형성된다. 생성된 암모니아는 위산을 중화시켜 위산도를 증가시킨다. 암모니아는 다시 흡수되어서 간에서 요소로 전환된다. 이러한 urea-ammonia cycle에 의한 위산도 증가는 pH 의존적으로 산성에서 흡수되는 약제 흡수를 감소시키게 된다.

철분제재는 흡수되기 전 위산에 의하여 가수분해(hydrolyze)되어야 하나 위산도가 높아진 경우 가수분해가 잘 되지 않아 흡수에 영향을 미치게 된다. 알약 형태의 약제들의 용해(dissolution)를 위해서는 산도가 낮아야 하지만 pH가 높을 경우에는 흡수에 지장을 주게 된다.

위산도의 감소는 인산 흡수 억제제(oral phosphate binders)의 작용에도 영향을 미친다. 고인산혈증의 치료를 위하여 투여되는 인산 흡수 억제제는 산도에 의존적으로 작용하게 된다. 제산제나 인산 흡수 억제제에 주로 사용되는 다가 양이온(multivalent cations) 또한 약제의 흡수를 감소시킨다.[6] 킬레이트화(chelation)하거나 미흡수성 화합물을 형성하여 약제의 흡수가 어려워 질 수 있다. 이러한 영향은 몇몇 tetracyline 등의 항생제나 digoxin의 흡수에 있어서 중요한 역할을 한다.

당뇨가 있는 신부전 환자에서 흔히 관찰되는 위마비(gastroparesis)의 경우 위 내용물 배출을 지연시키며 약제 흡수를 지연시킨다. 설사는 장에서 약제가 머무는 시간을 단축시켜 소장에서 약제 흡수를 감소시킨다. 또한 위장관벽 부종은 경구 투여된 약제 흡수를 감소시킨다.

요산은 간에서의 일차통과 대사(first-pass metabolism)를 변화시킨다. 감소된 생체전환(biotransformation)은 전신 혈액 내에 활성화된 약제를 증가시키고 반대로 단백 결합(protein binding)의 감소는 간 대사에서 비결합(unbound) 형태의 약제를 증가시켜 대사를 촉진한다. 그러므로 흡수와 간에서의 일차통과 대사를 통하여 약제의 생체이용율은 정상인에 비하여 신기능 이상이 있는 환자에서 환자 간 차이가 더욱 크게 된다.

2) 분포(Distribution)

흡수된 약제는 이후 전신으로 퍼져 평형을 이루게 된다. 평형 상태에서 겉보기 분포용적(apparent volume of distribution)은 주어진 약제의 양을 혈중 농도로 나눔으로써 얻을 수 있다. 단백결합률이 높거나 수용성인 약제는 주로 세포외액에 분포하여 분포용적이 작다. 그러나 지질용해도가 높은 약제는 신체 조직에 잘 침투하게 되어 높은 분포용적을 가지게 된다.

신기능 저하가 있을 경우 약제의 분포용적에도 영향을 미치게 된다. 부종이나 복수는 단백결합률이 높거나 수용성인 약제의 겉보기 분포용적을 증가시키게 된다. 이런 약제들을 부종이 있는 환자에서 통상 용량으로 줄 경우 불충분한 혈장 농도를 나타내게 된다. 반면 탈수가 있거나 근육의 소모가 있는 경우 분포용적은 감소하여 통상 용량을 주었을 경우 예기치 않게 높은 혈장 농도를 나타내게 된다.

약제의 분포는 투석을 통한 수분 감소에 의하여 영향을 받기도 한다.[7] 또한 장기적인 투석 환자는 시간이 지남에 따라 제지방체중(lean body mass)의 변화가 초래되는데 이러한 변화를 인지하지 못하는 경우에 부적절한 투석으로 인하여 약제의 분포에 영향을 줄 수 있다.

요독증이 있는 환자에서 혈장 단백결합의 이상이 초래되는데 이는 약효의 발현에 상당한 영향을 미친다. 단백결합의 정도에 따라 약제의 분포용적과 약제의 작용에 필요한 유리 약제(free drug)의 양 및 간이나 신장 배설을 통한 약제의 제거 정도 등이 영향을 받게 된다. 단백과 결합하는 약제들은 주로 알부민이나 당단백(glycoprotein)과 가역적으로 결합하게 되며 유기산 혹은 유기염도 결합체를 형성하게 된다. 단백과 결합하는 유기산(hippuric acid, indoxyl sulfate, 3-carboxy-4-methyl-5-propyl-2-furanpropionic acid (CMPF)) 등은 신부전이 있을 경우 축적되어 다른 유기산 약제의 단백 결합을 방해하게 된다.[8] 유기염의 단백결합 변화는 유기산보다는 적다.

요독증 환자에서는 혈중 알부민의 감소와 약제의 알부민 친화성(albumin affinity) 감소로 인하여 단백 결합은 감소하게 된다. 비록 혈청 알부민 수치가 정상이라 하더라도 약제의 단백결합에는 이상이 있을 수 있는데 이러한 알부민 친화성의 감소는 요독증으로 인한 알부민 분자의 변화(structural orientation)나 단백결합 수용체에 대해 약제와 경쟁하게 되는 내인성 억제제(endogenous inhibitor)에 의한 것으로 설명되고 있다.

이러한 혈장 단백에 대한 결합의 감소는 약제에서 유리 약제 비율의 실질적인 증가를 가져오며 이러한 증가는 통상적인 용량을 투여하였을 때에도 독성을 초래할 수 있다.

그러나 요독증에 의하여 변화된 단백 결합으로 인해 임상 결과를 예측하기는 쉽지 않다. 비록 단백 결합의 감소가 약효를 내는 유리 약제의 증가를 의미하기는 하지만 분포용적이 증가하여 혈장 농도를 감소시키기 때문이다. 대사나 배설에 있어서도 유리 약제는 더욱 쉽게 노출되기 때문에 반감기의 감소를 가지고 온다. 표 3-10은 요독증 환자에서 단백 결합이 감소하는 약제들이다.

표 3-10 요독증 환자에서 단백 결합이 감소하는 약제들[2]

Barbiturates
Cardiac glycosides
Dicloxacillin
Cephalosporins
Clofibrate
Doxepin
Loop diuretics
Oxazepam
Penicillins
Pentobarbital
Phenobarbital
Phenytoin
Sulfonamides
Salicylate
Temazepam
Theophylline
Valproic acid
Warfarin

3) 대사(Metabolism)

생체전환은 약제 제거에 있어 중요한 역할을 한다. 지질 용해도가 높은 약제는 쉽게 세포막 등을 통과하여 높은 분포 용적을 가지며 사구체에서 걸러진 후에도 세뇨관으로부터 확산을 통하여 재흡수될 수도 된다. 약제의 대사는 주로 지질 용해도가 높은 약제를 수용성으로 바꾸는 과정이 되고 이를 통하여 좀 더 작은 분포 용적을 가지게 되고 세뇨관을 쉽게 통과할 수 없게 되어 소변을 통한 배설이 더욱 용이하다.

비록 신기능 장애가 일차적으로 약제나 대사산물의 신장을 통한 배설에 영향을 미치나 한편으로는 약제의 생체전환에도 영향을 미친다. 요독증은 약제의 환원 반응이나 가수분해 반응 속도를 느리게 하며 미세소체 산화작용(microsomal oxidation) 또한 영향을 준다. 수용성이나 극성 대사산물을 형성하게 되는 글루쿠론산화(glucuronidation) 또한 억제된다.

약제 대사과정에서 생성되는 활성이나 독성 대사산물(active 또는 toxic metabolites) 또한 신기능 장

표 3-11 투석 환자에서 활성 혹은 독성 대사산물을 생성하는 약제들[2)]

Acetaminophen	Levodopa
Angiotensin-converting enzyme inhibitors	Lorcainide
Angiotensin receptor blockers	Meperidine
Adriamycin	Metronidazole
Allopurinol	Methyldopa
Amoxapine	Miglitol
Azathioprine	Minoxidil
Benzodiazepines	Morphine
βblockers	Nitrofurantoin
Bupropion	Nitroprusside
Buspirone	Procainamide
Cardiac glycosides	Primidone
Clorazepate	Propoxyphene
Cephalosporines	Quinidine
Chloral hydrate	Serotonin reuptake inhibitors
Clofibrate	Spironolactone
Desipramine	Sulfonylureas
Diltiazem	Sulindac
Encainide	Thiazolidinediones
Esmolol	Triamterene
H2-blockers	Trimethadione
Hydroxyzine	Verapamil
Imipramine	Vidarabine
Isosorbide	

애에 영향을 받게 된다. 대사산물의 많은 부분은 신장을 통하여 배설되는데 활성 대사산물의 인체 축적은 약제 부작용의 빈도를 증가시키게 된다. Propoxyphene은 경구투여 후 간에서 일차통과 생체전환을 통해 활성 대산물인 norpropoxyphene을 형성하며 이는 신장을 통하여 배설된다. 신부전이 있는 경우 인체에 축적되어 과진정(oversedation)을 일으키게 된다. 표 3-11는 신기능이 감소된 환자에서 활성 혹은 독성 대사산물을 생성하는 약제들을 나열하였다.

투석 환자에서 약제 용량 지침은 주로 안정된 만성 신부전 환자를 기준으로 연구된 것이다. 그러나 급격히 신기능이 감소된 중환자에서도 이러한 지침이 흔히 적용된다. 급성 신부전이 있는 환자에서는 신기능을 제외한 다른 대사 과정은 상대적으로 유지가 되는 것으로 보고되고 있고 이러한 경우 약제의 용량을 투석 환자의 약제용량 지침을 기준으로 투여할 경우에는 낮은 용량으로 효과를 얻지 못할 수도 있다.

4) 신장 배설(Renal excretion)

신장으로 약제 배설은 사구체 여과 및 세뇨관의 배출과 재흡수(secretion and reabsorption)를 통하여 이루어지게 되며 약제와 대사산물의 제거 속도는 GFR에 비례하며 분자의 크기, 단백 결합의 정도도 영향을 미친다. 비록 단백 결합으로 인하여 사구체 여과는 감소되지만 신세뇨관에서 배출은 증가될 수도 있다. 사구체 여과가 감소하게 되면 여과로 인한 약제의 제거는 감소하게 되어 혈장 반감기는 길어지게 된다.

비록 임상에서 세뇨관의 유기산 배출능에 대하여 측정하기는 어려우나 신질환에서 세뇨관에서 유기이온 수송 시스템(organic ion transport system)에 의한 약제의 배설은 연장된다.

환자의 creatinine 청소율이 감소함에 따라 많은 약제의 배설도 영향을 받게 된다. 근위 세뇨관에서 배출은 운반체에 의한(carrier mediated) 것으로 용량에 한계가 있으므로 세뇨관에서의 약제 배출은 여러 가지 약제가 동시에 투여될 때에는 세뇨관의 배출 시스템은 쉽게 포화된다.

신장에서 약제의 배설은 GFR에 비례하므로 정확한 환자의 신기능 평가는 매우 중요하다. 임상적으로 GFR은 creatinine 청소율을 통하여 추정할 수 있다. 그러나 24시간 요를 채집해야 하고 시간이 많이 걸리므로 혈청 creatinine을 이용하여 creatinine 청소율을 측정하는 Cockroft-Gault equation이 주로 사용된다.[9]

$$C_{Cr} = \frac{(140 - \text{age}) \times \text{lean body weight [kg]}}{P_{Cr}\ [\text{mg/dL}] \times 72}$$

여기서 C_{Cr}은 creatinine 청소율을 나타내며 P_{Cr}은 혈청 creatinine을 나타낸다. 그러나 이 방법은 간단하기는 하나 대략적인 측정방법이기 때문에 실제와 다를 수 있으며 또 다른 오류를 첨가할 수도 있다. 또한 급성기에는 신체 구성의 변화에 따라 변화 될 수 있어 제지방체중과의 연관성도 낮아진다.

계산된 GFR 또한 신기능 측정을 위해 많이 사용되고 있는데 혈장 creatinine 농도, 나이 및 성별을 이용한 Modification of Diet in Renal Disease Study (MDRD) 공식을 통하여 얻어진다.[9] 이 방법 또한 한계가 있는데 근육의 감소가 많은 극히 쇠약한 환자나 사지 절단이 된 환자에서 조절이 필요하다.

혈청 cystatin C 측정은 혈청 creatinine 측정보다 좀 더 믿을 수 있는 신기능 측정 방법으로 제안되고 있다. 그러나 cystatin C는 신기능 변화 이외의 요인에 의하여 영향을 받을 수 있으며 측정이 일반적이지 않고 이 방법을 이용한 약제 투여량을 정하는 정보가 한정되어 있다.[10]

몇몇 투석 환자는 신기능을 일부 유지하고 있어서 실제로 약제 및 대사산물의 배설에 작용한다. 소변을 만들지 못하는 환자에서 잔존 신기능을 추정하는 것은 잔존 GFR과 함께 투석이나 근육량의 영향으로 인해 혈청 creatinine이 변화하기 때문에 어렵다. Creatinine 청소율은 투석을 필요로 하는 신부전 환자의 GFR을 정확하게 반영하지는 않는데 이것은 creatinine 청소율은 아주 작은 값에서는 GFR을 잘 반영하지 못하며 소변의 양은 투석 중의 수분 정도 변화에 많이 영향을 받기 때문이다. 청소율을 측정하는 동안 혈청 creatinine치의 변화, 세뇨관 creatinine 배출의 효과 및 발색소(색소원, chromogens)의 축적 등은 잔존 신기능 측정을 어렵게 한다. 그러므로 혈청 creatinine의 측정만을 이용하여 투석을 받는 환자에서 잔존 신기능을 측정하여서는 안 된다.

혈액 투석 환자에서 전통적인 잔존 신기능의 정량적 측정은 urea 청소율이나 creatinine 청소율 혹은 이 둘을 결합하여 측정한다. 이러한 방법을 이용하기 위하여 24시간 소변 채집을 하여야 하는데 이는 종종 시행하기 어렵기도 하고 부정확하다. 이를 측정할 경우 혈청 urea와 creatinine치는 소변을 모으기 전과 후의 값을 측정하여 소변 채집 중의 평균값을 이용한다.

소변을 통한 약제와 대사산물의 투과 및 배출 과정과 함께 신장은 약제를 대사할 수 있는 효소들을 지니고 있다.[11] 그러므로 신장은 많은 단백과 펩티드의 대사에 중요한 역할을 한다. 임상적으로 신장에서 이루어지는 대사 중 가장 중요한 것은 insulin의 펩티드 가수분해다. 신장은 insulin을 사구체 여과를 통해서 제거하며 다시 근위세뇨관에서 재흡수한다. 이러한 insulin의 신장 대사에 장애가 있을 경우 순환중인 insulin의 반감기가 길어지게 되며 종종 당뇨가 있는 환자에서 insulin 요구량이 감소하게 된다.[12]

2. 약제 용량 결정을 위한 환자 평가

환자에 대한 임상 평가는 병력 청취와 신체검사를 통하여 시작한다. 환자의 지난 약력 및 약제와 관련된 알레르기, 중독현상 및 현재 복용하고 있는 약제에 대한 병력을 평가하고 약제 상호 작용에 대한 가능성에 대해서 고려한다. 평균적으로 투석 환자는 11개의 각각 다른 약제를 복용하며 정상적인 신기능을 가진 환자보다 3배 더 많은 약제의 부작용을 겪는다.

세포외액에 대한 평가도 분포 용적을 확인하기 위하여 필요하다. 부종이나 복수는 많은 약제에서 분포 용적을 증가시키는 반면 탈수는 이를 감소시킨다. 환자의 키와 체중의 확인을 통하여 약제의 처방을 개인마다 조절할 수 있도록 한다. 많은 임상의들이 실제 체중과 이상 체중의 평균을 약제 처방 용량의 기준으로 이용한다.

약제 배출과 관련된 다른 장기의 기능 장애에 대한 평가도 중요하다. 약제의 대사와 배설에 대안이 될 수 있는 장기의 부전은 약제의 사용을 더욱 제한할 수 있는데 간 질환이 있는 환자에서 약제의 용량에 대한 조절은 더욱 세심한 주의가 필요하다.

3. 신기능 장애에서 약제 용량의 계산

약제의 치료 약물 농도(therapeutic drug concentration)에 빨리 도달하기 위해 부하용량(loading dose)을 투여한다. 만약 부하용량이 처방되지 않는다면 약제 반감기의 3~4회가 지나야 안정적인 평형 상태에 도달할 수 있다. 투여되는 약제의 양은 얼마나 빨리 주어진 혈장 농도에 도달하는가에 영향을 주며 또한 평형상태의 혈장 농도에 영향을 준다. 만약 약제의 반감기가 특별히 긴 경우나 신체 검사 상 정상적인 세포외액을 가진 신기능 이상을 가진 환자에서는 정상 신기능을 가진 환자와 같은 양의 부하량이 주어져야 한다. 만약 약제의 부하량이 알려져 있지 않다면 다음과 같은 공식을 통하여 부하량을 얻을 수 있다.

$$\text{Loading dose} = V_d \times \text{IBW} \times \text{Cp}$$

여기서 V_d는 분포용적(L/kg)을 IBW는 환자의 이상적인 체중(kg) 그리고 Cp는 목표로 하는 약제의 평형 상태에서는 혈장 농도이다. 혈장단백 결합률이 높은 약물이나 분포용적이 낮은 약물 등은 분포용적이 변화될 가능성이 있으므로 주의하여야 한다.

신부전 환자에서 약제의 유지량을 결정하기 위해서는 분할용량(the fraction of the normal dose, Df)을 이용할 것을 권한다.

$$Df = t\frac{1}{2}\ normal/t\frac{1}{2}\ renal\ failure$$

여기서 Df는 분할용량을 뜻하며 t½ normal은 정상 환자에서의 소실반감기, t½ renal failure는 신부전 환자에서의 소실반감기를 나타낸다. 부하용량은 약물의 분포용적에 따라 결정되지만 유지량은 약물의 청소율에 비례하므로 신기능에 따라 조절해 주어야 한다.

신기능 장애가 있는 환자에서 정상적인 약제 복용 간격을 원한다면 부하용량 이후 유지량은 다음과 같은 식을 통하여 얻을 수 있다.

$$\text{Dose in renal impairment} = \text{Normal dose} \times \text{Df}$$

이를 통하여 얻은 값은 정상 신기능을 가진 환자와 같은 투약 간격으로 처방될 수 있다. 이러한 방법은 혈장 반감기가 짧고 치료범위(therapeutic range)가 좁은 환자에서 사용될 수 있다.

투석환자에서 약제 복용 간격을 늘리면 약제의 용량을 줄일 수 있다. 이러한 방법은 주로 치료범위가 넓고 긴 혈중 반감기를 가진 약제에서 사용될 수 있다. 만약 투여 약제의 용량을 줄여 자주 투여하는 것보다 약제의 투약 간격을 늘리는 것이 환자에게 유리할 경우에 신기능이 감소된 환자에서 투약간격은 다음과 같이 구할 수 있다.

$$\text{Dose interval in renal impairment} = \text{Normal dose} \times \text{interval/Df}$$

만약 치료범위와 독성 간격이 너무 좁으면 독성작용이나 치료농도 이하의 농도가 유지될 수 있다.

유지량과 시간을 모두 조절하는 것이 더욱 실제적인 경우가 많다. 일일 유지량과 분할용량을 곱하여 용량을 결정하고 적절한 투약 간격으로 나눈다. 투약간격을 24시간 단위로 하여 투여할 것을 고려할 때에는 약제의 최고 농도와 적정 농도를 고려하여 결정하여야 한다. 최고 농도가 가장 중요한 경우에는 투약 간격을 더 늘일 수 있다. 최저 유지용량이 반드시 유지되어야 하는 경우에는 개별 투약 용량을 조절하거나 용량과 투약 간격을 혼합하여 사용하여 정확한 투약 원칙을 정한다. 투석을 통하여 제거되는 약제는 투석을 한 후 다시 투여하여야 한다.

4. 투석 환자에서의 약제 투여

투석은 약물 배설의 또 하나의 경로다. 일반적으로 투석에 의해 약물 청소율은 증가되므로 투석에 의한 체내 약물의 제거를 이해하여야 하며 약물에 따라 용량 보충의 필요 여부를 판단하는 것이 바람직하다.

전통적인 혈액투석을 통하여 제거되는 약제는 투석막을 통한 약제의 확산에 의하여 일어난다. 일반적으로 분자량이 500 D(dalton) 이하이며 90%이하의 단백 결합을 한 약제에서 일어난다. 분포용적이 적은 약제에서 제거가 더 잘 일어나며 적은 분자량의 약제 제거는 혈액과 투석액의 접촉 면적이 넓을 경우 잘 일어난다. 더 큰 분자량의 약제는 더 많은 세공이 있는 막을 사용할 경우 제거가 일어난다. 혈액투석을 통한 약제의 제거는 다음과 같은 연관을 가지고 있다.

$$Cl_{HD} = Cl_{urea} \times (60/MW_{drug})$$

이 식에서 Cl_{HD}는 투석을 통한 약제의 청소율이며, Cl_{urea}는 투석기의 urea 청소율이며, MW_{drug}는 약제의 분자량을 나타낸다.[2] Urea의 청소율은 일반 투석기에서는 약 150~200 ml/min을 보인다.

그러나 이것은 계산상의 추정치일 뿐이다. 임상에서는 투석 중 약제사용에 영향을 미치는 다른 많은 요인들이 있다.

고유량 혈액투석(high-flux dialysis)을 위해 세공형 투석막을 사용하는 경우 투석을 통하여 제거되는 약제를 계산할 때 약제 분자량의 중요성은 감소하는 반면 분포용적과 단백과 결합한 약제의 비율이 약제 청소율에 더욱 중요한 의미를 가진다. 고유량 혈액투석 동안의 약제 제거는 치료 시간, 혈액과 투석액의 유속, 분포용적 및 혈청 단백과의 결합 정도에 의존한다. 결과적으로 고식적인 혈액투석을 기준으로 계산된 약제 제거량보다 고유량 혈액투석에서는 더 많은 약제의 제거가 일어난다. 그러므로 고유량 혈액투석 동안 투여된 약제 중 상당량은 소실되게 된다.

투석막의 종류 또한 중요한 요소이다. 투석막은 단지 투석기의 청소 특성을 결정할 뿐만 아니라 전기적 특성으로 인해 약제 자체의 극성이나 양전하로 충전된 단백과 결합해 있는 약제의 선택적 제거가 일어날 수 있다.

복막투석은 혈액투석과 비교하여 약제의 제거에는 덜 효과적이다. 전통적인 혈액투석과 같이 복막투석에서도 분자량이 낮고 단백과 결합을 잘 하지 않는 약제가 잘 제거 된다. 분자량이 높은 경우 복강 내 림프액의 분비로 인해서 혈액투석에 비해 복막투석에서 좀 더 제거가 많이 된다. 혈액투석에서와 같이 분포용적이 작은 약제가 잘 제거 된다.

지속적 신대체요법(continuous renal replacement therapy, CRRT)을 받는 환자에 있어서도 분자량, 여과막의 성질, 혈류 속도 및 분포용적 등은 약제 제거의 속도나 정도를 결정하는 중요한 요소이다.

CRRT에서는 투석막의 투과성이 좋기 때문에 약제의 제거는 확산이 아닌 대류(convection)에 의하여 결정된다. 대부분의 약제는 1,500 D 이하이므로 CRRT 동안의 약제 제거는 실제로 분자량의 영향은 받지 않는다.

약제의 분포용적은 CRRT 동안의 약제 제거에 가장 중요한 인자가 된다. 분포용적이 큰 약제는 여러 조직에 분포하고 있어서 체외순환을 통하여서는 양적으로 충분히 접촉을 할 수 없으므로 제거율은 낮아진다. 분포용적이 0.7 L/kg 이상인 약제는 제거율이 낮아지게 된다.

5. 마취약제의 투여에서 고려할 사항

1) 흡입 마취제

흡입 마취제의 경우 생체전환은 소량 일어나며 대사된 휘발성 물질은 대부분 신장으로 배설된다. 그러나 흡입마취제의 대부분은 폐를 통해 제거되며 혈역학적 변화가 적고 신혈류에 대한 영향이 적어 신기능 저하가 있는 환자에서 적절한 마취제로 여겨진다.

비록 신기능 손상이 약제의 흡수와 분포에 영향이 없더라도 환자에서 MAC의 감소나 요독증 환자에서 볼 수 있는 혈색소의 감소로 인한 blood:gas partition coefficient 감소로 마취의 유도나 마취로부터의 회복이 정상 환자와 비교하여 빠르다.[13]

Isoflurane이나 halothane과 같은 경우 생체 전환을 통하여 1~5 μM의 fluoride를 생성하나 거의 무시할 만하다.

Desflurane 또한 매우 안정적이어서 쉽게 분해되지 않는다. 이에 비하여 enflurane은 생체전환을 통하여 소량의 무기성 fluoride를 생성한다. Sevoflurane은 상대적으로 불안정하여 soda lime에 의하여 분해되고 간에서의 생체전환은 enflurane과 유사한 양상을 보인다. 그러므로 enflurane과 sevoflurane (gas flow 〈 2 L/min)은 fluoride 축적으로 인하여 긴 수술에서 사용하는 것은 신중해야 한다.

2) 진통제

대부분의 진통제는 간 생체전환(hepatic biotransformation)에 의하여 대사되나 신기능 이상이 있을 경우 대사과정 및 단백결합에 있어 변화를 가져 온다. 활성 대사산물이 축적되어 과진정이 될 수 있으며 독성 대사산물의 생성으로 인하여 중추신경계 독성이나 발작(seizure)을 일으킬 수 있다. 특히 morphine, meperidine 및 dextropropoxyphene을 사용할 경우 활성 혹은 독성 대사산물의 축적을 조심하여야 한다.

Morphine은 간에서 접합(conjugation)에 의해 대사되어 활성 대사산물인 morphine-3-glucuronide(M-3G) 및 morphine-6-glucuronide(M-6G)의 형태로 대사되며 신장에서도 약 40%의 morphine 대사에 관계하며 이 대사산물들은 신장을 통하여 배설하게 된다.[14] M-3G와 M-6G는 혈액뇌장벽(blood brain barrier)을 통과하여 opiate 수용체에 결합하여 진통효과를 나타낸다. 신부전 환자에서 morphine의 대사는 좀 더 느려지며 이러한 활성 대사산물들의 증가로 진통 및 마취 상태가 길어지고 호흡 억제가 일어나기 쉽다.

Meperidine은 생체전환을 통하여 좀 더 극성이 심한 대사산물인 normeperidine을 형성하여 소변으로 빠르게 배설된다. Normeperidine은 narcotic 효과가 크지는 않으나 seizure의 역치를 낮춘다. 신기능에 이상이 있는 환자에서 meperidine의 빈번한 반복적 투여는 혈중 농도를 높여 seizure를 일으키게 된다. Codein과 dihydrocodeine의 경우 지속적인 혼수를 초래할 수 있다. 자가조절진통장치(patient-controlled analgesia)를 사용할 경우 환자의 신기능 저하를 반드시 고려하여야 한다.

Fentanyl은 신부전 환자에서 단백 결합이 감소하여 유리 약제가 증가하나 청소율 또한 변하지 않는다. Sufentanil은 신기능 장애가 있을 경우 청소율과 제거 반감기의 변동성이 증가하나 정상환자와 비교하여 의미 있는 약동학적 차이는 없다. Alfentanil은 초기 분포용적의 감소로 유리 약제가 증가하므로 임상 효과가 증가하는 것으로 여겨지나 회복의 지연은 관찰되지 않는 것으로 보고되었다. Remifentanil은 혈액과 조직의 esterase에 의하여 빠르게 대사되므로 신부전 환자에서 상대적으로 안전하게 사용할 수 있다.

심한 신부전 환자에서의 출혈 경향과 살리실산염(salicylate) 제거의 변동성을 고려하여 심한 신부전 환자에서 고용량의 살리실산염은 처방하지 않도록 한다. 이외의 진통을 위해 사용되는 약한 아편유사제나 아편 대체재(e.g., tramadol, buprenorphine, nefopam) 등도 대사산물의 축적으로 인하여 신기능 저하 환자에서 사용에 주의하여야 한다.

3) 정맥 마취제

Barbiturates 계통의 약제는 주로 간에서 대사되며 빠른 재분포를 통하여 효과가 감소되므로 신기능 변화에도 불구하고 약동학적 변화는 적다. 그러나 thiopental은 albumin과 약 75~85% 정도 결합하게 되는데 신부전에서는 저알부민증으로 인한 유리 약제의 증가로 마취 유도에서 민감도가 증가된 양상을 보인다. 요독증에서 흔히 볼 수 있는 산증은 활성 상태의 약제를 증가시킨다. 그러므로 마취의 유도 및 유지에 사용되는 thiopental의 용량은 감소하여 사용하도록 한다.

Propofol과 etomidate는 신기능 장애로 인한 영향이 비교적 적다. 저알부민증이 있는 환자에서 단백결합의 감소로 인해 etomidate의 작용은 향상된다.

Ketamine은 신기능 변화의 영향을 받지 않는다. 간에서 대사된 활성 대사산물이 신장 배설에 의존하므로 신부전에서는 축적될 수 있다.

대부분의 benzodiazepine 계통의 약제는 단백결합률이 높으므로 저알부민증이 있는 환자에서 민감도가 증가한다. 또한 diazepam, chlordiazepoxide 및 flurazepam 등의 경우 신장으로 배설되는 활성 대사산물이 신기능 저하가 있는 경우 축적되는 경우가 많아 지속적이고 깊은 진정을 일으킬 수 있으므로 약제나 대사산물의 축적 가능성 때문에 신기능이 감소된 환자에서 사용이 제한된다.

4) 근이완제

Succinylcholine은 신부전 환자에서도 혈중 칼륨의 농도가 5 mEq/L 이하인 경우 마취 유도에서 안전하게 사용할 수 있다. 칼륨의 농도가 높은 것으로 의심될 경우에는 비탈분극성 근이완제를 사용한다. 투석을 한 요독증 환자에서 혈장 pseudocholinesterase의 감소가 보고되고 있으나 근이완의 심각한 증가는 드물다.

신부전은 약물 대사에 관여하는 효소의 활성을 저하시키거나 신장을 통한 약물이나 대사산물의 제거를 감소시켜 비탈분극성 근이완제의 지속 시간을 연장시킬 수 있다.

Mivacurium의 제거에 신장의 영향은 거의 없다. 그러나 혈장 pseudocholinesterase의 감소가 있을 경우 작용 시간의 연장이 보고되고 있다. Atracurium은 혈장에서 ester 가수분해와 Hofmann elimination을 통해 분해되어 신부전에 영향을 받지 않으므로 신부전 환자에서 우선적으로 선택된다.

Vecuronium의 제거는 일차적으로 간에서 이루어지나 약 20~30%는 소변으로 배설된다. 신부전 환자에서 많은 양의 vecuronium을 사용하는 경우(0.1 mg/kg)에서 중등도의 근이완 연장이 일어난다. Rocuronium 또한 간에서 일차적으로 대사되어 신부전 환자에서 청소율의 변화는 없지만 분포용적의 증가로 제거 반감기는 증가하고 심한 신질환이 있는 경우 작용시간의 연장이 보고되고 있다.

Pancuronium은 약 40~50%가 생체전환을 하지 않고 배설된다. 또한 간에서 좀 더 활성도가 낮은 3-hydroxypancuronium으로 대사되기는 하지만 신장을 통하여 60~80% 정도 배설된다. Pipecuronium, alcuronium 및 doxacurium 또한 일차적으로 신장을 통하여 60~90% 정도 배설된다. 그러므로 신기능에 이상이 있는 환자에서 이러한 약제는 사용하지 않는 것이 바람직하며 사용할 경우 신경근이완 감시를 철저히 하여야 한다.

Cholinesterase 억제제인 edrophonium, neostigmine 및 pyridostigmine은 주로 신장을 통하여 배설된다. 그러므로 신기능 이상이 있는 환자에서 이들의 반감기는 다른 근이완제와 마찬가지로 증가하게 되므로 다른 근이완제를 사용하였을 때에는 같이 투여하는 것이 바람직하다.

Reference

1. Hallan SI, Dahl K, Oien CM, Grootendorst DC, Aasberg A, Holmen J, et al.: Screening strategies for chronic kidney disease in the general population: Follow-up of cross-sectional health survey. BMJ, 2006; 18: 1047.
2. McIntyre CW, Owen PJ: Prescribing drugs in kidney disease. In: Brenner and Rector's The Kidney. 8th ed. Edited by Brenner BM: Philadelphia, Elsevier. 2006, pp 1930-53.
3. Weiner DE, Tighiouart H, Amin MG, Stark PC, Macleod B, Griffith JL, et al.: Chronic kidney disease as a risk factor for cardiovascular disease and all-cause mortality: A pooled analysis of community-base studies. J Am Soc Nephrol. 2004; 15: 1307-15.
4. Marik PE: Low-dose dopamine: A systemic review. Intensive Care Med. 2002; 28: 877-83.
5. Juste RN, Moran L, Hooper J, Soni N: Dopamine clearance in critically ill patients. Intensive Care Med. 1998; 24: 1217-20.
6. Maton PN, Burton ME: Antacids revisited: A review their clinical pharmacology and recommended therapeutic use. Drugs. 1999; 57: 855-70.

7. Dahaha AA, Oettl K, Klobucar F, Reibnegger G, List WF: End-stage renal failure reduces central clearance and prolongs the elimination half life of remifentanil. Can J Anaesth. 2002; 49: 369-74.
8. Takamura N, Maruyama T, Otagiri M: Effects of uremic toxins and fatty acids on serum protein binding of furosemide: Possible mechanism of the binding defect in uremia. Clin Chem. 1997; 43: 2274-80.
9. Craig RG, Hunter JM: Recent development in the perioperative management of adult patients with chronic kidney disease. Br J Anaesth. 2008; 101: 296-310.
10. Laterza OF, Price CP, Scott MG: Cystatin C: An improved estimator of blomerular filtration rate? Clin Chem. 2002; 48: 699-707.
11. Anders MW: Metabolism of drugs by the kidney. Kidney Int. 1980; 18: 636-47.
12. Rabkin R, Ryan MP, Duckworth WC: The renal metabolism of insulin. Diabetologia. 1984; 27: 351-7.
13. Morgan GE, Mikhal MS, Murray MJ: Clinical anesthesiology. 4th ed., McGraw-Hill. 2006, pp 744-6.
14. Malhotra V, Sudheendra V, O'Hara J, Diwan S: Anesthesia and the renal and genitourinary systems. In: Miller's Anesthesia. 7th ed. Edited by Miller RD: Philadelphia, Churchill Livingstone. 2010, pp 2108-16.

04 마취와 약물유전자학

서울대학교 의과대학 황 정 원

1. 약물유전자학(Pharmacogenomics)란 무엇인가?

임상에서 보면 같은 약물을 투여해도 환자에 따라 그 효과가 다르게 나타나는 경우가 많다. 약물의 주된 효과뿐 아니라 부작용의 발생에도 개인적 차이를 보인다. 약물을 투여할 때 어떤 환자는 효과가 크고 부작용이 적은 반면 다른 환자는 효과는 적고 부작용만 크게 나타나기도 한다. 이러한 현상이 나타나는데는 연령, 주요 장기 기능, 함께 투여한 약물과의 상호작용 등 유전적인 요인이 아닌 원인들도 있겠지만, 때로는 유전자의 변이가 그 원인을 제공했을 수 있다. 유전자 변이로 인한 영향은 약물 흡수, 분포, 운반, 대사, 배출(약동학적 영향, pharmacokinetic effects)에 관한 것과 수용체의 예민도 등 효과처에서의 약물 작용(약력학적 영향, pharmacodynamic effects) 전반적인 과정에 걸쳐 나타나므로 결과적으로 많은 차이를 유발할 수 있다. 다른 요인들과는 달리 유전자형에 의한 약물 효과 또는 부작용 발생의 차이는 태어나면서부터 이미 결정되어지며 그 영향은 평생동안 지속된다.

약물유전자학은 개개인의 유전자형이 약물의 치료에 어떤 영향을 미치는지 연구하는 학문이다. 약물유전자학(pharmacogenetics)은 약리학(pharmacology)과 유전자학(genetics)의 합성어로서 pharmacogenomics라고도 불린다. 약물유전자학의 궁극적 목표는 일률적인 치료가 아니라 환자 개개인의 유전자형에 맞추어 치료의 방침을 조절하고자 하는 것이다. 환자의 환경, 식이, 나이, 생활방식, 건강 등에 의해서도 약물에 대한 반응이 차이가 날 수 있지만 개개인의 유전자형을 아는 것이 개인별 맞춤처방으로 약물 효과를 최대화하고 부작용을 최소화하는데 주요 열쇠가 된다. 약물유전자학은 전통적인 약리학에 유전자, 단백질, 유전자형변이에 대한 영역이 첨가된 것이다.

약물 투여를 결정하면 우선 표준화된 치료를 시행하고 치료 중 약물의 효과 및 부작용을 관찰하면서 약물의 용량 또는 약물의 종류를 변경하는 것이 현재 방식이다. 하지만 약물의 효과를 극대화하고 치명적일 수 있는 약물의 부작용을 예방하기 위해서는 치료 초기부터 유전자형을 포함한 개개인의 특성에 맞추어 치료를 시행하는 것이 좋다. 약물유전자학의 발전으로 인해 미국에서는 해마다 약 10만 명의 죽음을 예방할 있으며 2백만 명의 불필요한 입원을 막을 수 있을 것이라 기대한다. 현재 표준치료로 체중을 기준으로 투여하는 약물요법은 유전자형에 따라 달리 투여하는 것으로 바뀔 수 있다. 이로 인해 약물치료의 효과를 높이고 독성을 나타내는 과용량의 투여를 방지할 수 있다. 처음부터 효과가 좋은 약물을 선택할 수도 있다. 또한 환자의 유전자 암호를 앎으로 인해 환자의 생활방식과 환경을 바꾸어 유전질환의 발현도 줄일 수도 있다.

2. 약물유전자학의 기본 개념

사람의 몸을 구성하는 모든 단백질의 분자구조에 대한 정보는 DNA에 암호화되어 있다. DNA는 4가지 종류의 nucleotide들로 구성되어 있으며 nucleotide는 phosphate, sugar와 purine 또는 pyrimidine base (염기) 부분으로 이루어진다. Base는 A,T,G,C의 4가지 종류가 있어서 purine (A, G)과 pyrimidine(T,C)이 서로 연결된 이중나선(double helix) 형태로 이루어져 있으며 A,T,G,C의 염기 서열을 알면 그가 가진 유전정보를 알 수 있다. 또한 DNA는 promoter region(transcription이 시작되는 곳), enhancer region(transcription factor 결합부위), exon과 intron으로 나누어진다. 단일 염기 다형성(single neucleotide polymorphism, SNP)은 하나의 염기가 다른 것으로 치환된 것으로서 인구의 1% 이상에서 나타나는 것을 말한다. 예를 들어 CGATTA 순서의 염기 배열이 일반적이라고 할 때 어떤 사람이 CGATTG 순서의 유전자를 가졌다면 A/G 다형성(polymorphism)이 있다고 한다. 이 때 유전자형(genotype)은 세가지 종류가 나올 수 있어서 염기 결합 형태가 AA이면 wild type, AG면 heterozygote, GG면 homozygote라고 한다. SNP는 비교적 흔하게 볼 수 있으며 사람이면 누구나 SNP를 가지고 있다. 변이 빈도가 낮아 인구의 1% 이하로 나타난다면 돌연변이(mutation)라고 한다. 이론적으로는 약 3천만 개의 SNP가 나타날 수 있으며 현재까지 4백만 개 이상의 존재가 밝혀져 있다. 각각의 SNP는 독립적으로 존재하기 보다는 서로 연관되는(haplotype) 경향이 있다. 상당히 많은 haplotype들이 여러 세대를 거치는 동안 그 조합의 변화 없이 그대로 유전되고 있다. 처음 SNP를 발견하여 보고할 때 조사된 개체에서 가장 빈도가 많은 유전자형을 wild type이라고 정하는 것이 일반적이다. 여기서 wild type은 개념적인 의미일 뿐이며 언제나 다수인 것은 아니다. 유전자형은 인종에 따라 그 빈도가 다른 경우가 많아서 다른 개체를 대상으로 조사하면 wild type이 homozygote보다 더 적게 나올 수도 있다. 또한 wild type은 "정상" "비정상"을 의미하지 않으며 그 자체가 "우수함"의 의미도 갖지 않는다.

약물유전자학의 연구에서 유전자형과 함께 등장하는 단어가 표현형(phenotype)이다. 표현형은 겉으로 드러나는 모든 임상적 현상을 의미한다. 당뇨, 고혈압 등의 질병 유무를 말할 수도 있고 수술후 구역 및 구토, 통증 등의 증상 또는 약물효과를 얘기할 수도 있다. 예를 들어 어떤 유전자형을 가진 사람에게서 특정한 질병의 발생이 잘 될 수도 있고 약물에 대한 반응이 더 좋을 수도 있다. 대부분의 SNP들은 아미노산의 변화를 가져오지 못하는 의미 없는 것들이지만 (silent) 중요부위의 다형성은 아미노산의 생산 차질로 단백질의 기능을 변화시켜 유전적으로 질병의 발생에 취약하게 할 수 있다. 또한 다형성으로 인해 약물 대사의 개인적 차이가 유발되고 약물에 대한 신체 반응의 차이가 나타날 수 있다. SNP는 인종에 따라 그 발현 양상이 달라서 유전자형의 빈도가 서로 다른 경우가 많다. 따라서 유전자형의 분석은 인종별로 약물 효과 및 부작용 발생이 다르고 질병의 빈도가 다른 기전을 설명할 수 있게 한다. 이와 같이 유전자형과 표현형의 연관성을 연구하는 것이 약물유전자의 기본적인 연구방식이다.

3. 약물유전자학의 현황

약물유전자학은 비교적 늦게 시작된 학문이지만 최근 이에 관한 연구가 활발하게 이루어지고 있다. 임상에서 사용하는 약물은 대부분 간에서 대사가 이루어지며 그 중 약물 대사를 담당하고 있는 주된 효소는 Cytochrome P450이다. DNA의 변이는 이들 효소의 대사 능력에 있어서 다양한 변화를 유발할 수 있고 이로 인해 약물의 효과 및 부작용이 크게 차이가 날 수 있다. 현재까지 알려진 가장 대표적인 약물을 예로 든다면 혈전용해제로 널리 사용되는 warfarin이다. 색전증을 예방하기 위해 사용하는 혈전용해제는 효과를 보이는 치료지수(therapeutic index)가 좁아서 조금만 많이 투여하면 출혈의 위험이 있고 혈중농도가 떨어지면 혈전이 생길 수 있다. 따라서 약물 투여 중에는 적절한 효과를 유지하기 위하여 Prothrombin time의 international normalized ratio(INR)를 모니터하면서 warfarin의 투여용량을 조절해야 한다. 우리 몸에서 warfarin의 대사를 담당하는 효소는 CYP2C9이다. 만약 CYP2C9유전자에 Ile359Leu 다형성 (CYP2C9*3)이 있다면 warfarin의 대사율이 현저하게 저하되는 것으로 알려져 있다. 이런 환자에서는 표준용량의 warfarin을 투여한다고 해도 독성이 나타나 뇌출혈의 위험에 처할 수 있다.[1,2] CYP2C9*3 homozygote는 표준용량의 3분의 1만 투여하여도 wild type과 동등한 효과를 나타내는 것으로 알려져 있다.[1] CYP2C9*1/*3 heterozygote는 두 유전자형의 중간 정도의 용량으로 같은 효과를 볼 수 있다 (gene-dose effect). 따라서 warfarin을 투여할 때 환자의 CYP2C9의 유전자형을 미리 알 수 있다면 유전자형에 맞추어 투여용량을 조절함으로써 안전하고 효과적인 약물치료를 할 수 있다. 또 다른 유전자로서 혈전용해제의 목표가 되는 vitamin K epoxide reductase complex subunit 1 (VKORC1)에 다형성 (C1173T)이 있으면 혈액응고기능이 저하되어 있기 때문에 wild type에 비해 warfarin의 투여용량을 1/2정도로 줄여야 한다.[2] 미국 식약청에서는 2007년 8월부터 상기한 두 유전자형과 연관지어서 warfarin의 부작용에 관한 경고사항을 약제 주의사항(label)에 기입하도록 하고 있다. 또한 천식치료제로 많이 사용되는 albuterol을 처방할 때에도 베타-2 교감신경 수용체의 Arg16Gly 다형성 유무를 검사하는 경우가 많다. 유전자형에 따라 약물의 반응이 크게 차이가 나서 Gly/Gly 유전자형의 경우 거의 albuterol의 효과를 볼 수 없기 때문이다.[3]

약물유전자학의 연구 분야는 유전자형에 따른 질병의 발생 빈도, 약물의 효과(약동학과 약력학), 약물의 부작용, 약물의 상호작용으로 나눌 수 있다. 약물유전자학은 여러가지 임상양상의 다양성을 설명할 수 있게 한다. 현재까지는 임상에서 약물유전자학의 이용범위가 제한적이지만 많은 연구 결과가 발표되면서 그 영역이 점차 확대되고 있다.

4. 마취과 영역에서 약물유전자학

마취제 또는 진통제 투여 후 나타나는 주효과 및 부작용에 대한 개인적 차이를 SNP 또는 여러 다형성과 연관지어서 규명하려는 많은 연구들이 진행되었다. 어떤 환자에서는 succinylcholine 투여 후 다시 호흡이 돌아올 때까지 걸리는 시간이 매우 길다. 1950년대 처음 이 현상을 발견했을 때는 원인을 알 수 없는 임상적 문제였다. 하지만 현재는 유전적 원인으로 인해 혈액 내에서 succinylcholine을 분해하는 효소인 plasma cholinesterase (butyrylcholinesterase 또는 pseudocholinesterase)의 기능이 저하되어 나타나는 현상임을 알고 있다.[4,5] Plasma cholinesterase의 기능에 영향을 주는 여러가지 SNP들이 발견되었다.[5] Plasma cholinesterase는 succinylcholine, mivacurium, procaine, chlorprocaine, tetracaine, cocaine 등의 대사에 관여한다. 일반적으로 succinylcholine 은 1.0~1.5 mg/kg의 용량을 투여했을 때 그 작용시간이 5분에서 10분 정도이다. 하지만 butyrylcholinesterase 유전자에 Asp70Gly 다형성 (A variant)이 있는 경우 heterozygote에서 수십분, homozygote에서는 1시간 이상까지 작용시간이 늘어났다고 보고되었다.[4] 이러한 유전자형은 같은 효소에 의해 분해되는 mivacurium의 작용시간에도 비슷한 영향을 미친다.[6] 그러므로 이런 유전자형을 가진 환자라면 succinylcholine이나 mivacurium을 사용하지 않는 것이 좋을 것이다. 이 유전자형의 빈도는 인종에 따른 차이가 커서 서양인에게서는 heterozygote가 인구의 4%까지 보고되지만 동양인에게서는 드물게 나타난다. K 변이로 불리는 Ala539Thr 다형성 은 좀 더 많은

표 4-1 주요 cytochrome P 450 효소와 대사를 담당하는 약물들

1A2	2B6	2C9	2C19	2D6	3A4,5
amitriptyline	cyclophosphamid	NSAIDs	amitriptyline	amphetamine	alprazolam
caffeine	ketamine	aceclofenac	diazepam	amitriptyline	amitriptyline
chlorpromazine	meperidine	celecoxib	imipramine	chlorphenyramine	citalopram
fluvoxamine	methadone	diclofenac	omeprazol	chlorpromazine	cocaine
imipramine	propofol	fluoxetine	phenytoin	codeine	cortisols
lidocaine	sertraline	ibuprofen	propranolol	desipramine	cyclosporine
melatonin	testosterone	indomethcin		dolesetron	doxepin
naproxen		losartan		doxepin	fexofenadine(Allegra®)
ondansetron		phenobarbital		fluoxetine	fentanyl
propranolol		phenytoin		haloperidol	fluoxetine
R-wafarin		piroxicam		imipramine	granisetron
ropivacaine		S-wafarin		metoclopramide	haloperidol
theophylline				nortriptyline	ketamine
				ondansetron	ketoconazole
				paroxetine	loratadine (Claritin®)
				propranolol	midazolam
				tamoxifen	methadone
				thioridazine	nifedipine
				tramadol	omeprazole
				venlafaxine	perphenazine
					progesterone
					sertraline
					simvastatin
					terfenadine
					triazolam
					vincristine

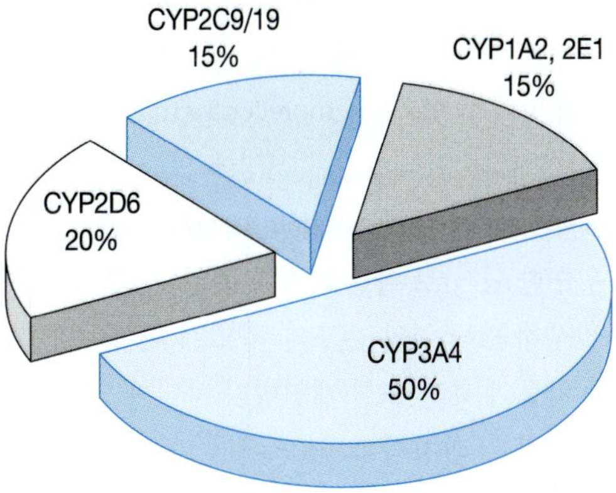

그림 4-1 임상에서 사용되는 약물의 대사에 관여하는 효소들의 비율

사람에게 (13%) 존재하며 butyrylcholinesterase의 생성을 억제하지만 기능에는 별다른 영향을 주지 않는 것으로 알려져있다.[7]

Benzodiazepine 계통 약물은 대부분 간에서 cytochrome P-450 효소에 의해 대사가 이루어진다. 대표적 약물인 diazepam은 CYP2C19에 의해서 desmethyldiazepam (nordiazepam, active metabolite)으로 대사된 후 궁극적으로는 glucuronic acid의 결합에 의해 비활성화되어 배출된다. 그런데 CYP2C19 유전자에 다형성이 있는 사람은 (CYP2C19*2, CYP2C19*3, G681A 다형성) diazepam의 대사에 장애를 일으켜 작용시간이 두 배 이상 길어진다.[8,9] 따라서 이런 환자에서는 수술전 불안해소를 위해 투여된 diazeapm으로 인해 마취에서의 회복이 늦어지고 예기치 않게 오랫동안 의식저하가 지속될 수 있다. Heterozygote인 *1/*2, *1/*3 (intermediate metabolizer, IM)보다 homozygote인 *2/*2, *3/*3와 *2/*3 (poor metabolizer, PM)에서 diazepam의 대사가 더 느리게 나타난다 (gene-dose effect).[8] CYP2C19 G681A 다형성의 homozygote는 diazepam의 제거율이 wild type 보다4배 정도 길다.[9] CYP2C19 다형성은 서양인보다 동양인에 더 많은 것으로 알려져 있다.

약물대사에 관여하는 효소들 중에서 가장 큰 비중을 차지하는 것은 CYP3A로서 전체 약물대사의 50% 이상을 담당하고 있다(그림 4-1, 표 4-1). 이렇게 중요한 역할을 하는 효소인 CYP3A 유전자의 다형성이 약물대사능력에 미치는 영향을 보고자 하는 연구들이 수없이 많이 진행되었다. 하지만 다행이라고 할 수 있는 것은 CYP3A 다형성들이 많이 존재하기는 하지만 대사장애나 독성을 나타내는 등 임상적으로 중요한 의미를 가지고 있는 것은 거의 찾아볼 수 없다는 것이다.[10,11] 우리가 마취전투약이나 진정제로 많이 사용하는 midazolam 역시 CYP3A4와 CYP3A5에 의해 대사가 된다. 정주 투여시 다형성 유무에 따라 작용시간이 조금 영향을 받을 수 있지만 임상적으로 의미있는 차이는 없다고 하겠다.

마약성 진통제가 작용하는 주된 수용체는 u-opioid receptor이다. 그 유전자에 있는 A118G 다형성은 morphine의 진통작용에는 큰 변화를 주지는 않고 부작용의 발생에만 영향을 미치는 것으로 알려져 있다. G allele을 가진 사람은 A allele을 가진 사람보다 morphine 투여 후 구역 및 구토의 발생이 적고, 진정작용이 덜 나타나므로 수술 후 부작용 없이 우수한 진통효과를 가질 수 있다.[12,13] GG 유전자형은 morphine의 active metabolite인 morphine-6-glucuronide (M6G)가 많이 생성되었음에도 불구하고 구역과 졸음 등의 부작용이 적었다.[12] 진통제의 부작용이 적게 나타나므로 오히려 진통제의 사용량은 더 증가할 수 있다. 수술 후 통증조절을 위해 patient-controlled analgesia (PCA)를 사용한 경우, GG 유전자형에서 더 많은 양의 진통제가 투여되었다는 연구 결과가 있다.[14] 이와 비슷한 맥락으로 A118G 다형성을 가진 사람에게 마약남용 또는 알코올중독이 더 많다는 있다는 연구 결과도 있지만 확실한 개연성을 밝히기에는 더 많은 연구들이 진행되어야 할 것으로 생각된다.[15]

Codeine을 경구로 투여하면 체내에서 morphine으로 전환되며 그 때부터 진통작용이 나타나게 된다. Codeine을 morphine으로 바꾸는 과정에 관여하는 효소가 CYP2D6이다. 일반적으로 CYP2D6의 활성도는 개인차가 크며 인종에 따라서도 많은 차이를 보이고 있다.[16] CYP2D6*1형은 대사율이 빠르고 (extensive metabolizer, EM) CYP2D6*4,*5,*6을 가지고 있다면 대사가 느려서 (poor metabolizer, PM) morphine으로의 전환이 천천히 이루어진다. 따라서 환자가 가지고 있는 CYP2D6의 활성도를 알면 codeine의 진통효과를 예측할 수 있다.[17] Morphine과 유사한 형태를 가지고 있는 tramadol 역시u-opioid receptor 에 작용한다. Tramadol에서 active metabolite (desmethyl tramadol)로의 대사에 CYP2D6가 관여하므로 tramadol의 효과 또한 CYP2D6의 활성도에 영향을 받는다.[18] 서양인과 달리 동양인에서는 CYP2D6 PM이 적다고 한다. (Caucasian 7~8%, African-American 2%, Asian 〈1%). 다행인 것은 현재 우리가 많이 사용하는 fentanyl 계통의 마약성 진통제들(fentanyl, alfentanil, sufentanil)은 CYP3A4에 의해 주로 대사되므로 유전적 차이에 의한 영향은 크게 받지 않는다. 물론 앞에서 기술한 바와 같이 fentanyl이 작용하는 마약성 수용체의 예민도가 유전자형에 의해 영향을 받을 수는 있다.

대부분의 소염진통제들은 (nonsteroidal anti-inflammatory drugs, NSAIDs) CYP2C9에 의해 대사가 이루어진다. CYP2C9*3형을 가진 사람에서 celecoxib, ibuprofen의 대사가 느려짐이 보고되었으나[19,20] 이것이 임상적으로 중요한 의미가 있는지는 아직 확실하지 않다.[21] 게다가 CYP2C9 다형성이 NSAIDs의 부작용인 위장관 출혈의 발생을 높이는가에 관해서도 서로 상반된 연구결과들을 발표하고 있다.[22,23]

항암제로 인한 구역과 마찬가지로 수술 후 구역 및 구토가 발생했을 때 serotonin 수용체 차단제 (ondansetron 등)를 투여하면 좋은 효과를 볼 수 있다. serotonin 수용체 길항제는 중추적으로는 화학수용체 방아쇠 영역(chemoreceptor trigger zone)에, 말초적으로는 위장계 미주신경에 있는 serotonin 3 수용체(5-hydroxytryptamine receptor 3)에 작용하며 우수한 항 구토 작용을 가지고 있다. 그러나 수술 후 발생하는 구역의 빈도와 정도가 환자마다 다르듯이 약물의 효과 또한 개인마다 차이가 있다. 약물을 투여받은 환자의 20~30%에서 만족할만한 효과를 보이지 않는다고 한다. 그 원인으로 약물 대사능력의 차이 또는 작용 수용체에서 반응의 차이를 들 수 있다. Serotonin 수용체 길항제는 CYP3A4에 의해 대사되는 granisetron을 제외하고는 모두 CYP2D6에 의해 대사된다. 따라서 유전적으로 CYP2D6의 대사능력이 매우 뛰어나거나 현저히 저하된 사람에게는 약동학의 변화로 인해 serotonin 수용체 차단제의 효과가 달라지게 된다.[24]

회복실에서 보면 같은 수술을 받은 환자라도 통증을 호소하는 정도가 사람마다 무척 다름을 알 수 있다. 환자의 성격과 참을성의 차이라고 볼 수도 있지만 통증 전달의 차이가 원인일 수 있다. 그 예로 catechol-O-methyltransferase(COMT) gene의 기능성 SNP (Val158Met 다형성)가 통증에 대한 예민도와 연관성이 있다는 연구결과가 있다.[25,26] COMT는 신경전달물질 catecholamine의 대사에 관여하는 유전자로서 통증의 전달과 인지를 담당한다. Val homozygote는 COMT의 활성도가 4배정도 증가하며 통증의 전달을 촉진시켜 통증을 더 느끼게 된다. 따라서 수술 후 필요로 하는 morphine의 양도 증가하였다.[25] Met homozygote는 통증으로 인한 감정반응도 더 작게 나타난다고 한다.

최근 사람의 신경에 분포하는 voltage-gated sodium-channel type IX alpha subunit gene (SCN9A)의 기능에 영향을 미칠 수 있는 다형성들이 발견되었다.[27] 이러한 SNP로 인해 SCN9A의 기능이 항진되어 통증을 심하게 느끼는 primary erythermalgia, paroxysmal extreme pain disorder 등이 발생하게 된다. 그와 반대로 exon 10 (S459X), exon 13 (I767X), and exon 15 (W897X)에 존재하는 SNP는 통증의 전달이 되지 않는 channelopathy-associated (congenital) insensitivity to pain (CIP)과 관련되어 있다.[28] CIP는 특정 가계에 유전되는 희귀질환으로 발견되었으며 선천적으로 어떠한 유해한 자극에도 통증을 느끼지 못하는 질병이다. 위험성을 경고하는 통증이 없기 때문에 온 몸에 상처투성이며 감염 또는 골절이 많으며 심한 경우 사고로 인해 일찍 죽음에 이르기도 한다. 이를 보면 적당한 통증은 인체를 위험한 환경으로부터 보호해주는 고마운 증상이라고 할 수 있겠다.

수술에 필수적인 마취는 수세기 동안 실행되었으며 같은 마취제, 동일한 진통제라도 반응하는 정도가 사람마다 다름을 경험적으로 알고 있다. 이러한 현상이 나타나는 데는 여러 가지 원인이 있겠지만 유전학적 입장에서의 접근도 얼마든지 가능하다. 다형성의 존재는 약물의 흡수, 분포, 운반, 대사, 배출 및 수용체 예민도를 포함한 전 과정에 영향을 줄 수 있다. 때로는 함께 투여하는 다른 약물과 상호작용이 나타나는 기전을 설명할 수도 있다. 마취과 영역에서의 약물유전자학에 대한 연구는 아직 걸음마 단계이지만 많은 연구자들의 노력으로 인해 그 영역을 점차 확대하고 있다.

Reference

1. Moyer TP, O'Kane DJ, Baudhuin LM, Wiley CL, Fortini A, Fisher PK, et al.: Warfarin sensitivity genotyping: a review of the literature and summary of patient experience. Mayo Clin Proc 2009; 84: 1079-94.
2. Stehle S, Kirchheiner J, Lazar A, Fuhr U: Pharmacogenetics of oral anticoagulants: a basis for dose individualization. Clin Pharmacokinet 2008; 47: 565-94.
3. Israel E, Chinchilli VM, Ford JG, Boushey HA, Cherniack R, Craig TJ, et al.: Use of regularly scheduled albuterol treatment in asthma: genotype-stratified, randomised, placebo-controlled cross-over trial. Lancet 2004; 364: 1505-12.
4. Pantuck EJ: Plasma cholinesterase: gene and variations. Anesth Analg 1993; 77: 380-6.
5. Jensen FS, Schwartz M, Viby-Mogensen J: Identification of human plasma cholinesterase variants using molecular biological techniques. Acta Anaesthesiol Scand 1995; 39: 142-9.
6. Gatke MR, Ostergaard D, Bundgaard JR, Varin F, Viby-Mogensen J: Response to mivacurium in a patient compound heterozygous for a novel and a known silent mutation in the butyrylcholinesterase gene: genotyping by sequencing. Anesthesiology 2001; 95: 600-6.
7. Levano S, Ginz H, Siegemund M, Filipovic M, Voronkov E, Urwyler A, et al.: Genotyping the butyrylcholinesterase in patients with prolonged neuromuscular block after succinylcholine. Anesthesiology 2005; 102: 531-5.
8. Inomata S, Nagashima A, Itagaki F, Homma M, Nishimura M, Osaka Y, et al.: CYP2C19 genotype affects diazepam pharmacokinetics and emergence from general anesthesia. Clin Pharmacol Ther 2005; 78: 647-55.
9. Qin XP, Xie HG, Wang W, He N, Huang SL, Xu ZH, et al.: Effect of the gene dosage of CgammaP2C19 on diazepam metabolism in Chinese subjects. Clin Pharmacol Ther 1999; 66: 642-6.
10. He P, Court MH, Greenblatt DJ, Von Moltke LL: Genotype-phenotype associations of cytochrome P450 3A4 and 3A5 polymorphism with midazolam clearance in vivo. Clin Pharmacol Ther 2005; 77: 373-87.
11. Floyd MD, Gervasini G, Masica AL, Mayo G, George AL, Jr., Bhat K, et al.: Genotype-phenotype associations for common CYP3A4 and CYP3A5 variants in the basal and induced metabolism of midazolam in European- and African-American men and women. Pharmacogenetics 2003; 13: 595-606.
12. Lotsch J, Zimmermann M, Darimont J, Marx C, Dudziak R, Skarke C, et al.: Does the A118G polymorphism at the mu-opioid receptor gene protect against morphine-6-glucuronide toxicity? Anesthesiology 2002; 97: 814-9.
13. Sia AT, Lim Y, Lim EC, Goh RW, Law HY, Landau

R, et al.: A118G single nucleotide polymorphism of human mu-opioid receptor gene influences pain perception and patient-controlled intravenous morphine consumption after intrathecal morphine for postcesarean analgesia. Anesthesiology 2008; 109: 520-6.

14. Zhang W, Chang YZ, Kan QC, Zhang LR, Lu H, Chu QJ, et al.: Association of human mu-opioid receptor gene polymorphism A118G with fentanyl analgesia consumption in Chinese gynaecological patients. Anaesthesia 2009; 65: 130-5.
15. Mayer P, Hollt V: Pharmacogenetics of opioid receptors and addiction. Pharmacogenet Genomics 2006; 16: 1-7.
16. Ingelman-Sundberg M: Genetic polymorphisms of cytochrome P450 2D6 (CYP2D6): clinical consequences, evolutionary aspects and functional diversity. Pharmacogenomics J 2005; 5: 6-13.
17. Wilcox RA, Owen H: Variable cytochrome P450 2D6 expression and metabolism of codeine and other opioid prodrugs: implications for the Australian anaesthetist. Anaesth Intensive Care 2000; 28: 611-9.
18. Grond S, Sablotzki A: Clinical pharmacology of tramadol. Clin Pharmacokinet 2004; 43: 879-923.
19. Kirchheiner J, Stormer E, Meisel C, Steinbach N, Roots I, Brockmoller J: Influence of CYP2C9 genetic polymorphisms on pharmacokinetics of celecoxib and its metabolites. Pharmacogenetics 2003; 13: 473-80.
20. Garcia-Martin E, Martinez C, Tabares B, Frias J, Agundez JA: Interindividual variability in ibuprofen pharmacokinetics is related to interaction of cytochrome P450 2C8 and 2C9 amino acid polymorphisms. Clin Pharmacol Ther 2004; 76: 119-27.
21. Kirchheiner J, Brockmoller J: Clinical consequences of cytochrome P450 2C9 polymorphisms. Clin Pharmacol Ther 2005; 77: 1-16.
22. Martin JH, Begg EJ, Kennedy MA, Roberts R, Barclay ML: Is cytochrome P450 2C9 genotype associated with NSAID gastric ulceration? Br J Clin Pharmacol 2001; 51: 627-30.
23. Martinez C, Blanco G, Ladero JM, Garcia-Martin E, Taxonera C, Gamito FG, et al: Genetic predisposition to acute gastrointestinal bleeding after NSAIDs use. Br J Pharmacol 2004; 141: 205-8.
24. Candiotti KA, Birnbach DJ, Lubarsky DA, Nhuch F, Kamat A, Koch WH, et al.: The impact of pharmacogenomics on postoperative nausea and vomiting: do CYP2D6 allele copy number and polymorphisms affect the success or failure of ondansetron prophylaxis? Anesthesiology 2005; 102: 543-9.
25. Rakvag TT, Klepstad P, Baar C, Kvam TM, Dale O, Kaasa S, et al.: The Val158Met polymorphism of the human catechol-O-methyltransferase (COMT) gene may influence morphine requirements in cancer pain patients. Pain 2005; 116: 73-8.
26. Zubieta JK, Heitzeg MM, Smith YR, Bueller JA, Xu K, Xu Y, et al.: COMT val158met genotype affects mu-opioid neurotransmitter responses to a pain stressor. Science 2003; 299: 1240-3.
27. Estacion M, Harty TP, Choi JS, Tyrrell L, Dib-Hajj SD, Waxman SG: A sodium channel gene SCN9A polymorphism that increases nociceptor excitability. Ann Neurol 2009; 66: 862-6.
28. Cox JJ, Reimann F, Nicholas AK, Thornton G, Roberts E, Springell K, et al.: An SCN9A channelopathy causes congenital inability to experience pain. Nature 2006; 444: 894-8.

05 약물의 생체 내 변환

전남대학교 의과대학 정 성 욱

약물(drugs)과 생체이물(xenobiotics)에 대한 생체 내 변환(biotransformation)은 전통적인 화학적 지식의 바탕에 분자생물학과 유전공학의 지식이 더해지면서 최근 급격히 발전하고 있는 복잡하고, 다양한 분야라 할 수 있다. 신약개발의 측면에서 볼 때 생체 내 변환 과정과 기전의 완벽한 규명은 바람직하지 않은 반응을 야기할 수 있는 신약개발단계의 화합물을 수정하거나 종결시키기 위해 신약개발 진행과정의 앞쪽에 자리잡게 되었고 이에 따라 신약의 허가기관은 효소와 대사 과정, 가능한 약물 상호 작용들에 대한 보다 완벽한 정보를 요구하게 되었다. 이러한 정보는 과거에는 오랜 기간 동안의 임상적인 사용을 통한 약물 반응들에 관한 보고를 통해 얻었으나 최근에는 in vitro enzyme system(효소의 실험실반응)과 생체 내 변환의 임상적 모델을 이용한 진향적인 연구를 통해 얻어진다. 이렇게 알게 된 생체 내 변환에 관한 자료는 대사 경로와 대사장소 및 투여 목표와 활성물질의 용해도에 따라 허용되는 투여경로를 결정하고 약물의 불활성화 속도를 빠르게 하거나 느리게 하기 위해, 신약 개발분야에서 신중하게 이용된다. 몇몇의 최근 보고와 교과서에서는 약물의 생체 내 변화에 대해 좀더 이해적인 시각을 제공하고 있다.[1-3]

본 장에서는 전형적인 생체 내 변환 반응 즉 약물의 생체 내 변환 과정 (phase I oxidation, hydrolysis, reduction, and dehydrogenation, and phase II glucuronidation, sulphation, acetylation, and glutathione conjugation)뿐 아니라 간 생체 내 변환의 발현, 활성, 조절 및 유전학적인 측면까지 다룰 것이다. 사람과 동물에서 약물의 생체 내 변환은 질적, 양적인 차이가 있으므로, 동물에서의 생체 내 변환 효소에 초점을 맞추기 보다는 사람의 생체 내 변환을 책임지는 효소들에 중점을 두겠다. 간 대사와 더불어 중요성이 커지고 있는 장 내, 신장에서 생체 내 변환에 대해서도 다룰 것이며 또한 생체 내 변화의 매개체는 아니지만, 생체 내 변화와 연관이 있으며 약물 작용에 영향을 미치는 수송 단백질(transport proteins)에 대해서도 알아보겠다. 마지막으로 대사와 반응에 있어 개인간의 다양성에 따른 생체 내 변환의 역할에 대해서도 간략히 설명할 것이다.

치료약물들은 상대적으로 친지질(lipophilic)적인 경향이 있다. 일반적으로 생체 내 변화 반응은 혼합물을 신장, 때로는 위장관을 통하여 배출시키기 편리하도록 더 친수적(hydrophilic)인 화합물로 변화시키는 방향으로 진행한다. 전통적으로 생체 내 변화 반응은 phase I 과 phase II 반응으로 분류

된다. Phase I 반응은 기능화 또는 직능화 반응(functionalization reaction)이라고 칭하고, 이는 functional그룹(hydroxyl, amine, acid)을 노출시키거나 내보내어 약물의 양극성을 높이거나, phase II 반응을 준비한다. Phase II 반응은 약물 혹은 대사물을 높은 양극성 분자와 공유 결합시켜 친수적인 물질로 변환시켜 잘 배설될 수 있는 결합물로 만드는 결합 반응이라 하겠다. Phase I과 phase II 반응은 같은 분자에서 일어날 수도 있으며 어떤 약물은 phase I 또는 phase II 반응 중 한가지로만 대사되기도 한다. 이렇게 약물들은 변화되지 않은 형태 또는 phase I 대사물 또는 phase II 결합물로 제거되는 것이며 이러한 생체 내 변환은 아편유사제(opioids), benzodiazepine, 국소마취제, 근이완제, 그리고 흡입마취제를 포함하여 전신마취에 사용되는 수많은 약물들의 분포와 배설에 중요한 역할을 수행하고 있다.

phase I과 phase II반응은 약물의 불활성화 경로로 생각되고 있지만 몇몇의 다른 결과들을 보일 수 있다. 생체 내 변환은 fentanyl이 대사되어 norfentanyl이 되는 것처럼 활성약물을 불활성화된 대사물로 변환시킬 수 있다. 이는 또한, 활성약물을 약리학적으로 활성인 대사물로 변환할 수도 있다. 예를 들면, midazolam의 첫 대사물인 1-hydroxymidazolam 은 약리학적으로 의미 있는 활성을 가져서 모약(parent drug)의 임상효과에 명백한 영향을 끼치나 이에 반해 1-hydroxymidazolam-glucuronide는 훨씬 낮은 활성을 갖는다.

Phase I 혹은 phase II 반응은 불활성의 전구물질인 parexoxib을 활성의 cyclooxygenase-2 selective inhibitor인 valdecoxib으로 amide hydrolysis 하거나 불활성의 codeine을 보다 활성화된 대사산물인 morphine이나 그 이후의 대사물인 좀 더 강력한 μ-receptor agonist인 morphine-6-glucuronide로 산화시키는 것 등, 비활성의 전구약물(prodrug)을 활성화된 대사산물로 변화시킬 수도 있다. 또한 phase I 또는 II 반응은 meperidine이 N-demethylation에 의해 seizure를 유발할 수 있는 normeperidine으로 변환되는 것과 같이 약물을 독성 대사산물로 변환시킬 수도 있다.

1. 대사의 경로 (Pathways of metabolism)

Phase I과 II 대사의 주요한 경로는 그림 5-1에 나타냈다.[4] 이 반응과 관련된 다양한 효소 체계는 다음에서 다루기로 한다. Phase I 반응의 대부분은 하나의 산소원자가 초기에 들어가게 되는 산화(oxidation) 반응이다.

Cytochrome P 450(CYP)에 의해 매개되는 phase I 산화반응은 aromatic, aliphatic hydroxylation, O-dealkylation, N-dealkylation, epoxidation, 그리고 oxidative deamination과 dehalogenation 등을 포함한다. N-oxidation과 S-oxidation은 CYP 또는 flavin-containing monooxygenase(FMO)에 의해 일어나는 phase I 반응이다.

환원(Reduction)은 또 다른 형태의 phase I 반응으로 이 또한 CYP에 의해 촉진되며 산소가 결핍된 상황(anaerobic condition)에서도 일어난다. 몇몇 약물은 산화와 환원 과정을 모두 거치기도 하는데 이는 산소분압에 달려있다. 예를 들어 Halothane은 CYP에 의해 (1) 산화반응을 거쳐 trifluoroacyl halide 가 되어 간 단백질과 반응하여 trifluoroacetylated protein neoantigen을 형성하거나 물과 반응하여 trifluoroacetic acid 를 형성하고 또는 (2) free radical로 혐기성 환원되어 chlorodifluoroethylene과 chlorotrifluoroethane을 형성한다. 가수분해 (hydrolysis)는 CYP에 의해 매개되지 않고, esterase / amidase에 의해 촉진되는 phase I 반응이다.

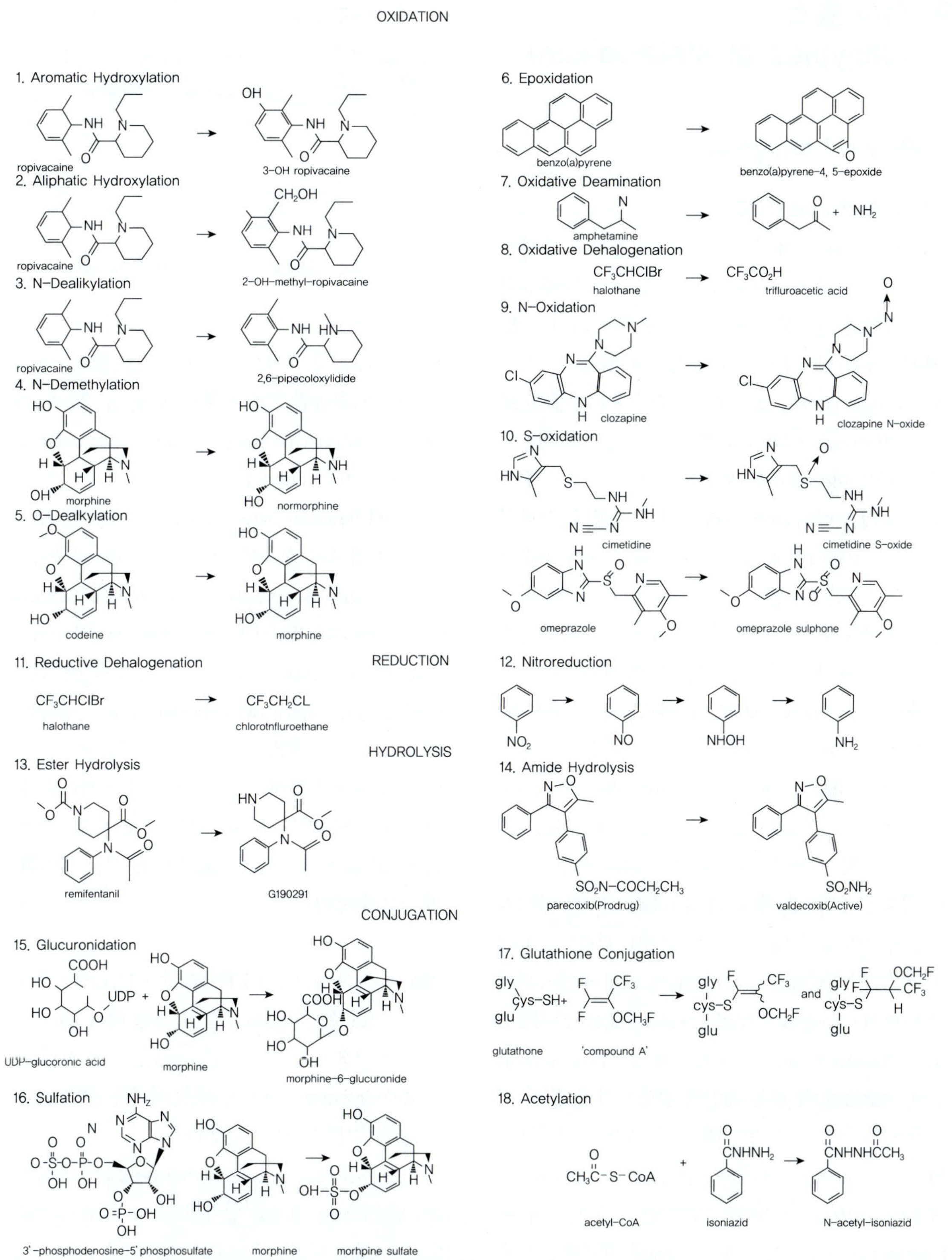

그림 5-1 생체 내 변환(Biotransformation)의 주 경로

2. 대사 효소 (Enzymes of Metabolism)

1) Phase I enzymes

(1) Cytochrome P450

CYP system은 내인성, 외인성 화합물의 대사를 매개하는 Membrane-bound heme protein의 종류이다. CYP들은 산소분자 중 하나의 원자는 기질로, 또 하나는 물에 넣어주므로 혼합기능의 oxidases 또는 monooxygenases로 불리운다. 그러나 CYP들은 또한 환원(reduction)과 같은 다른 반응도 매개할 수 있다. 약물 대사의 주된 부분에서 작은 부분일 뿐이지만, 50개 이상의 human P450이 밝혀졌다. 각각의 CYP들은 일반적인 ancestor protein으로부터 발전되고, 연속된 전개과정에 따라 분류된다.[5] 40% 이상 경로를 공유하는 CYP는 같은 family로 그룹화하며(아라비아 숫자로 지정됨, 예, CYP2), 55% 이상 공유하는 경우는 subfamily로 그룹화(문자로 지정, 예, CYP2A), 그리고 각각의 CYP는 세번째 숫자로 확인된다(예, CYP2A6). 대립유전자 변이(allelic variants)는 단백질 식별자(protein identifier) 뒤에 별표를 하고 숫자를 붙인다(예, CYP2A6*1).[6] 현재 인간에서는 17 개의 CYP family와 42 개의 subfamily 가 밝혀져 있으며 대부분의 생체이물은 CYP1, CYP2, CYP3(특히 CYP2C, CYP2D6, CYP3A)에 의해서 대사되지만 나머지 CYP들이 steroid, cholesterol, arachidonic acid, thromboxane, bile acid, prostacyclin, retinoic acid, vitamin D와 같은 내인성 결합물의 합성 및 대사를 담당하고 있다. 인간의 약물 대사의 대부분을 담당하는 hepatic CYP는 그림 5-2에 기술하였다.[7] Mitochondrial P450도 있지만, CYP는 주된 microsomal enzyme이다. Microsome은 생리적인 세포 기관이라기 보다는 smooth ER(활면 소포체)과 일치한다. Microsome은 저속도 원심분리로 mitochondria, nuclei, debris를 제거한 후 100,000g로 원심분리하여 상층액을 추출함으로써 분리해 낼 수 있다. 다른 microsomal enzyme으로는 glucuronosyltransferase와 glutathione transferase가 있다.

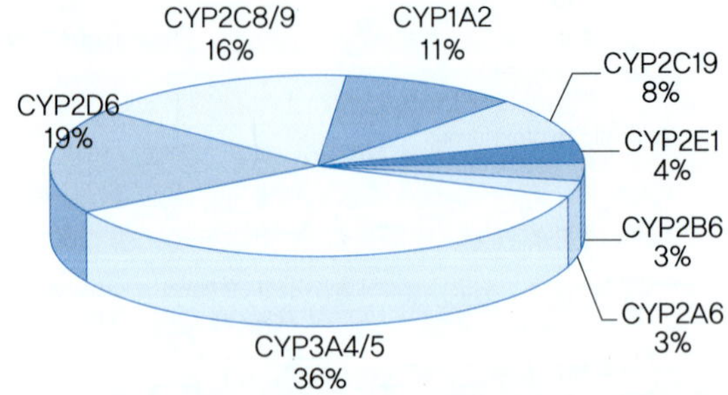

그림 5-2 Content of cytochrome P450 isoforms

Mixed function oxidase system은 CYP에 부가적으로 몇 가지의 효소를 필요로 하는데, 필수적으로 flavoprotein nicotinamide adenine dinucleotide phosphate (NADPH)-CYP reductase, cytochrome b_5, NADPH-cytochrome b_5 reductase 등을 포함한다. P450은 활성부위에 heme-bound iron을 포함한다. 전형적인 산화 반응은 일반적으로 NADPH가 두 개의 전자를 제공하여 산소 분자중 원자 하나를 물로 변환시키고 나머지 원자 하나는 기질로 들어가게 하는 initial hydroxylation을 포함한다. 이를 도식화 하면 다음과 같다.

$$RH + O_2 + NADPH + H^+ \; ROH^+ + H2O + NADP^+$$

(RH는 기질, ROH는 산화된 대사물)

Multienzyme pathway의 촉매반응주기(catalytic cycle)는 그림 5-3에 나타냈다.[8]

기질은 resting oxidized(ferric) protein에 결합하고, NADPH로부터 전자를 받아 flavin mononucleotide와 flavin adenine dinucleotide-containing flavoprotein NADPH-CYP reductase를 통해 heme iron을 ferrous state로 환원시킨다. 이는 산소분자와 결합하여

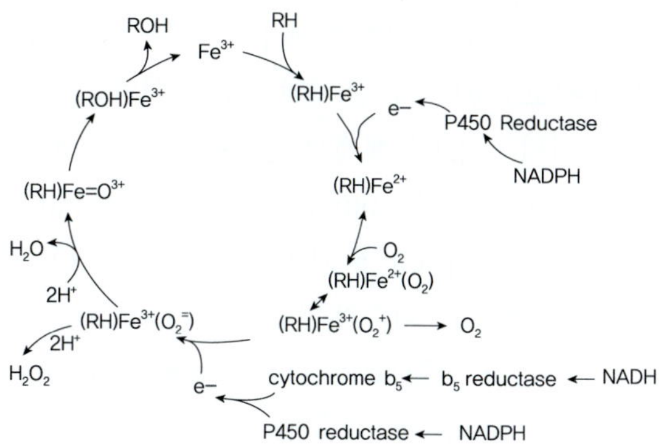

그림 5-3 Cytochrome P450의 촉매반응 주기

ferrous-dioxygen complex를 생성한다. 다음 단계는 NADPH-CYP reductase를 통해서 NADPH로부터, 혹은 NADH-cytochrome b_5 reductase와 cytochrome b_5를 통해서 NADH로부터 두번째 전자를 받는 것이다. P450-oxygen-substrate 합성체의 결과물은 아직 정확하게 밝혀지지 않았으나 다음 단계는 oxygenated substrate, 물, 재생성된 산화(ferric) 단백질을 생성하기 위해 O-O 결합을 쪼개는 것과 관계 있을 것으로 생각된다. P450-oxygen-substrate 합성체에서, 환원되어 활성화된 dioxygen (superoxide or peroxide)과, 변환되지 않은 기질, 재생성된 산화(ferric) 단백질을 유리시키기 위한 또 다른 방법은 기질산화 때 옮겨진 전자의 uncoupling 이라 표현한다. 몇 case에서 NADPH-CYP reductase 그 자체로 nitroreduction 혹은 quinone reduction에서와 같이 약물 대사를 매개할 수 있다.

CYP isoform에 따라 기질특이도(substrate specificity) 정도는 다르게 나타난다. 예를 들어 CYP2E1과 같은 경우는 작고 제한된 활성 부위를 갖고 있어 오직 구조적으로 유사한 기질만 받아들인다. 그러나 CYP3A의 경우에는 개방적이고 수용적인 활성부위(실제로 최소 2개 이상의 활성부위)를 갖고 있어 다양한 구조를 가진 기질들을 대사한다(halothane 에서부터 cyclosporin까지). 이와 유사하게 기질의 P450 isoform 선택성 또한 낮은 선택성(antipyrine은 CYP1A2, CYP2A6, CYP2C9, CYP2C19, CYP2D6, CYP2E1, CYP3A)에 의해 대사된다.[9] 또는 높은 선택성 (alfentanil은 CYP3A4에 의해 대사되는데 구조적으로 유사한 CYP3A5는 alfentanil을 대사에 나타나지 않는다.[10])을 모두 찾아볼 수 있다.

최근 약물과 생체 이물의 대사를 담당하는 CYP의 isoform을 밝혀내는 것이 강조되고 있는데 실제로 이는 약물개발에서 표준이 되고 있으며 허가기관은 이를 요구하고 한다. 많은 in vitro, in vivo reaction phenotyping이 시행되고 있다. In vitro에서는 약물대사의 주된 CYP isoform을 밝혀내는 것인데 (1) human liver microsome을 이용하여 어떠한 isoform-selective chemical inhibitor (mechanism-based inhibitors and competitive alternate substrates)나 immunospecific inhibitory antibody가 기질 대사에 어떤 영향을 미치는지를 통해서, (2) 후보 기질의 대사가 protein content인지, specific CYP isoform의 촉매반응의 활성인지 알아보기 위해 서로 다른 집단의 human liver microsome 사용에 의해서, (3) 각각의 cDNA expressed CYP isoform에 의한 기질 대사를 측정하여서, 이루어지고 있다. 후자의 접근은 각각의 isoform을 개별적으로 분석할 수는 있으나, 간 내 대사에서 각각의 isoform의 기여도를 설명하지는 못한다.

Reaction phenotyping은 치료적 약물농도(therapeutic drug concentration)에서 가상 석설하게 평가된다. 반응이 기질 농도가 높은 곳에서 실행된다면, 결과는 반드시 조심스럽게 해석되어야 한다. 각각의 isoform의 전체 microsomal metabolism에 대한 실제적인 기여도는 isoform/substrate pair의 in vitro 고유의 청소율(V_{max}/K_m), 간 혹은 다른 장기 내의 isoform과 관련된 물질, 생체 내에서(in vivo) 기질의 농도에 달려있다.

① CYP1A

CYP1A family는 68%의 sequence identity를 보이는 CYP1A1과 CYP1A2로 이루어져 있다.[11] CYP1A2는 전체 CYP의 13%정도를 차지하며 적은 양이 뇌와 십이지장에서도 발견되긴 하지만 대부분이 간에서 발현된다. 대조적으로 CYP1A1은 거의 대부분 간 이외에서 발현하며, 특히 폐에서 나타난다. CYP1A1은 benzopyrene과 같은 고리 방향족 탄화수소(polycyclic aromatic hydrocarbons)를 대사시키고 이러한 화합물에 의해 쉽게 유발된다. 실제로 CYP1A1은 유도과정(induction)을 보이는 것으로 알려진 첫 번째 CYP중 하나이며, 유도과정이 aryl hydrocarbon hydroxylase receptor에 의해서 매개되므로 aryl hydrocarbon hydroxylase라고 초기에 명명되었다. CYP1A2는 clomipramine, imipramine, theophylline, lisofylline, olanzapine, tacrine, theophylline, (R)-warfarin, toxic arylamines, nitrosamines 뿐만 아니라, caffeine (paraxantine에 N3-demethylation), phenacetin (O-demethylase)을 대사한다. CYP1A2는 ropivacaine 3-hydroxylation을 매개한다.[12] CYP1A2는 흡연에 의해 유도되는 유일한 CYP이며, 숯불에 구운 음식, 십자화과의 채소 및 (고농도의) omeprazole에 의해서도 유도된다. 비록 간에서의 CYP1A2 발현은 개개인의 차이가 많이 있지만(여러 study에서 40배 이상) 유전적인 다형성(genetic polymorphism)은 알려진 바가 없다. In vitro에서 CYP1A2의 기본적인 억제자는 furafylline과 benzoflavone이다. 그러나 이들은 임상적으로 사용하지 않기 때문에 fluvoxamine이 in vivo 억제 도구로 사용되고 있다. mexiletine, clozapine, theophylline, enoxacin을 포함한 몇몇 약물들이 CYP1A를 억제시킨다고 보고된 바 있으며 인간의 CYP1A2 활성에 있어서 월경주기의 영향은 없다.[13]

② CYP2A

CYP2A6의 발현과 그 촉매작용은 최근 재검토되고 있다.[14,15] CYP2A6는 사람 간에서 발현되는 CYP의 대략 5% 정도(1~10%범위)를 차지한다. 간 외의 CYP2A6는 코 점막(소량)과 폐에서 발견된다. CYP2A6는 약간의 치료약물(coumarin, methoxyflurane, halothane, valproic acid)와 수 많은 환경독소(nicotine, cotinine, 다수의 발암물질, procarcinogen)를 대사시킨다. 이는 halothane의 aerobic oxidation과 anaerobic reduction 모두를 매개하며 사람에서 halothane oxidation을 담당하는 minor CYP isoform이지만, 그럼에도 불구하고 immune-based halothane hepatitis에서 역할을 담당하는 것으로 보인다. 원형의 CYP2A6 기질은 coumarin이다. Coumarin 7-hydroxylation은 오로지 CYP2A6에 의해서만 촉매되며, 이 반응은 CYP2A6 활성도의 in vitro와 in vivo probe로 매우 유용하다. Methoxsalen (8-methoxypsoralen)은 CYP2A6의 억제를 위해 사용되나, 다른 CYP 또한 억제하기 때문에 이상적이지 못하다. 표현형연구(phenotyping study)에서 CYP2A6의 활성(coumarin 7-hydroxylation)은큰 개체간 변이(interindividual variability)가 있음이 발견되었는데 약간의 poor meatbolizer와 nonmetabolizer였다. 현재는 야생형 효소(wild-type enzyme, CYP2A6*1)에 대해 2가지의 대립유전자 변형체(allelic variants. CYP2A6*2, CYP2A6*3)가 알려져 있는데, 이들은 poor metabolizer의 표현형으로 나타내는 결함효소를 생산(coding)한다. 이러한 변형체의 발생률은 민족에 따라 차이가 있는데 특히 일본인에서 높은 발생률을 보이고 있다.

사람의 CYP2A6의 발현을 조절하는 인자에 관해서는 거의 알려져 있지 않으며 CYP2A6의 출현 및 활성에 있어서 뚜렷한 성별의 차이는 없다. 또 다른 CYP2A는 촉매 활성이 알려지지 않은 CYP2A7와 사람의 코 점막과, 기관, 폐에서 발견되는 CYP2A13인데 coumarin 7-hydroxylase activity가 거의 없으나 독소에 대해서는 매우 활성이 강하다.

③ CYP2B

CYP2B family는 CYP2B6와 CYP2B7으로 구성되어 있으며, CYP2B6는 간에서 주로 나타나고 장, 뇌, 신장에서 나타나며, CYP2B7은 오로지 폐에서만 나타난다.[16,17] CYP2B6는 초기에는 몇몇의 개인에서만 간에서 낮은 농도(전체CYP의 0.2% 이하)로 나타나며 그 반응의 다양성도 크게 나타나 사람의 약물의 생체 내 변환에서 그리 중요하게 여겨지지 않았다. 그러나 이러한 생각은 최근 재고되고 있으며, CYP2B6가 모든 개인에서 더 많이(총 CYP의 6%까지) 발현되고, 꽤 많은 다양한 물질을 대사시킨다는 것이 명확해졌다. 이전에는 인정받지 못했던 촉매 역할이 지금은 뚜렷해졌다. CYP2B의 in vitro probe는 bupropion hydroxylation과 S-mephenytoin N-demethylation이다. CYP2B6는 또한 antineoplastic agents (cyclophosphamide, ifosphamide)와 benzodiazepines (diazepam, temazepam, midazolam), 그리고 verapamil, lidocaine, clopidogrel, tamoxifen 같은 다른 약물들을 대사한다. 최근에는 propofol hydroxylation과 (R)-, (S)- ketamine 모두의 N-demethylation을 주도적으로 담당하는 것으로 보여진다.[18,19] 대체로 많은 기질들이 이전에는 microsome의 CYP3A에 의해 우선적으로 대사된다고 생각되었으나, 현재는 CYP2B 와 CYP3A 모두에 의해 대사되는 것으로 인식되고 있는데 그 이유는 두 isoform 모두 같은 약물(barbiturate 같은)에 유도(induction)될 수 있으며, CYP2B/CYP3A 기질 약물간 상호작용의 잠재력이 꽤 많기 때문이다.

CYP2B6는 가장 다형현상(polymorphism)이 많은 CYP중 하나라고 보고되고 있는데, 몇몇의 변이가 잦은 빈도로 일어나며 그러한 것들이 heterozygote와 특히 homozygote에서 CYP2B6의 활성에 영향을 준다.[20] 따라서, 유도/억제를 위한 유전적 다양성과 감수성은 CYP2B6 활성의 개체간 다양성이 100배 이상 임을 설명해준다.

④ CYP2C

CYP2C family는 CYP2C8, CYP2C9, CYP2C18, CYP2C19로 이루어지며, 82% 배열상동성(sequence homology)을 가지며, 모두 합하면 대략 전체 간(liver) CYP의 4분의 1정도를 차지한다.[21] CYP2C는 모든 치료약물들의 대략 15~20% 정도의 약물의 대사를 담당하는 주요한 CYP종이라 할 수 있다. CYP2C 활성의 개체간 변이의 정도는 (5배) 다양한 CYP들 중에서 가장 낮은 편이다.

CYP2C9은 사람 간에서 중요한 CYP2C isoform이며, phenytoin, tolbutamide, diclofenac, (S)-warfarin 등이 probe로 많이 사용되고는 있으나, in vivo 표준 probe는 없다. 다른 CYP2C9 substrate로는 tienilic acid, fluoxetine, losartan, torsemide와 많은 수의 arylacetic, arylpropionic nonsteroidal anti-inflammatory drug을 포함한다. CYP2C9은 antiepileptic drug과 rifampin에 의해서 유도(induction)될 수 있다. Suphapheazole은 CYP2C9의 in vitro, in vivo 표준 억제제이다. 다른 억제제로는 fluconazole과 다른 몇몇의 azole antifungals, fluvastatin, trimethoprim, 다른 몇몇의 sulfa 약물들이 있다. 사실상 감소된 활성을 갖는 CYP2C9 단백질의 몇 가지 변이형들은 밝혀져 있으며, 이는 빈도는 작지만(0.2%), CYP2C9 poor metabolizer가 작은 therapeutic index를 가진(예, warfarin) CYP2C9 기질약물에 좀더 민감한 반응이 나타남에서 알 수 있다. 더 낮은 활성을 갖는 단백질을 coding 하는 변이된 대립유전자의 빈도는 백인에서(10~20%), 아시아인과 흑인(1~3%)보다 더 흔하다.

대표적인 CYP2C8의 기질은 taxol이다. 다른 기질로는 carbamazepine, troglitazone, rosiglitazone, zopiclone, cerivastatin등이 있으며 CYP2C8은 CYP2C isoform들 중에서 가장 한정된 기질 특이도를 나타내지만, CYP2C8과 CYP3A4사이에서 약간 겹치는 부분이 있는 것 같다.

CYP2C18은 사람 간에서 낮은 수준으로 나타나며(CYP2C8 또는 CYP2C9의 10% 이하), 아직 정제되지 않은 상태이며 이는 오직 실험실에서 분리된 DNA(isolated DNA)를 통해서만 발현되었다. CYP2C18은 CYP2C9이나 CYP2C19의 기질을 대사시키지 않으며, 2C18에 특이적인 기질 또한 아직 밝혀지지 않았다.

CYP2C19는 작은 구성요소이나 유전적 다형성(genetic polymorphism)이 밝혀진 초기의 CYP isoform이어서 그 동안 많은 연구가 광범위하게 진행되었다. In vitro 및 in vivo에서 대표적인 CYP2C19의 기질은 S-mephenytoin hydroxyation이며, 유전적 다형성은 mephenytoin polymorphism 이라고 명명되었다. 더 최근에는 opmeprazole 5-hydroxylation과 proguanil oxidation이 CYP2C19 활성의 probe로 사용되었다. 다른 기질로는 barbiturate (R-mephobarbital, hexobarbital), citalopram, diazepam, imipramine 등이 있다. CYP2C19의 in vitro, in vivo 억제제의 표준은 없다. 각각의 개체는 S-mephenytoin의 extensive metabolizer 혹은 poor metabolizer로 분류될 수 있으며, poor metabolizer의 발생률은 백인 2~5%, 흑인 2%, 일본인 18~23%, 중국인 15~17%로 명백하게 인종의 차이가 있는 것으로 보인다. Poor metabolizer는 변이에 의하거나 상염색체 열성의 특성이 유전되어 생기며, 이는 끝을 자른 형태의 불활성 단백질을 유발하므로, CYP2C19를 발현하지 않는다. CYP2C19의 다형성(polymorphism)은 임상에서 종족간 차이를 설명하고, 특히 poor metabolizer의 homozygote에서 diazepam의 용량 요구량을 설명한다. 예를 들자면, poor metalbolizer에서 diazepam의 청소율은 extensive metabolizer의 절반이므로 용량 요구량은 더 적고, heterozygote는 그 중간이다. 이는 중국인에서 diazepam 용량 요구량이 더 적다는 것을 설명할 수 있게 한다. CYP2C19 활성에 있어서 성별 차이는 알려진 바 없다.

⑤ CYP2D

CYP2D6는 사람의 전체 간 CYP 단백질의 2~5% 정도에 불과하고 CYP2D subfamily 의 단 하나의 구성요소이지만 치료약물들의 25%정도를 대사시키는 가장 중요한 세 개의 CYP중 하나이다.[22] CYP2D6는 또한 CYP의 유전적 다형성이 처음으로 밝혀진 CYP이기 때문에 역사적으로도 중요한 의미가 있다. 항고혈압제인 debrisoquine이 소수에서 체위성 저혈압을 일으켰으며 이는 "debrisoquine hydroxylase" (CYP2D6) 라고 명명된 효소의 의한 대사성 제거의 감소와 연관이 있었다. 이와 유사한 형태가 sparteine약물에서도 보이는데, 이 현상은 "debrisoquine/sparteine polymorphism" 이라고 이름 붙여져 있다. In vitro, in vivo probe는 현재 dextromethorphan (O-demethylation)인 데, debrisoquine과 sparteine이 미국에서 사용 불가하기 때문이며 표준 억제제는 quinidine이다. CYP2D6는 phenobarbital에 의해 유도(induction)되지 않으며 rifampin의 영향도 확실하지 않다. CYP2D6 기질과 억제제는 표 5-1에 목록화하였다. 목록의 약물중 CYP2D6-mediated O-demethylation 과 CYP3A4-mediated N-demethylation이 모두 일어날 수 있는 opioids 그룹을 특히 주목할 만하다(그림 5-4). 가장 딱 들어맞는 약물은 codeine으로 현재는 morphine이 되기 위해 대사활성을 필요로 하는 전구약물로 받아들여지고 있다.

Debrisoquine/sparteine 표현형은 상염색체 열성 단일유전자의 멘델법칙의 특성을 따른다. 집단은 extensive metabolizer(wild-type)와 poor metabolizer 그리고 ultrarapid metabolizer로 구성된다. 전체적인 poor metabolizer의 빈도는 백인 7~8%, 흑인 2%, 아시아인에서는 1% 미만이다. 20개 이상의 CYP2D6 대립유전자 변이가 밝혀져 있으며 그 빈도는 인종에 따라 다양하다. 대부분의 변이된 대립유전자는 짧

표 5-1 CYP2D6의 Substrates와 Inhibitors

Substrates
Opioids : Codeine, Dextromethorphan, Dihydrocodeine, Hydrocodone, Oxycodon, Tramadol
Antipsychotics : Haloperidol, Risperidone, Thioridazine, Chlorpromazine
TCAs : Amitriptyline, Clomipramine, Clozapine, Desipramine, Imipramine, Nortriptyline, Maprotiline, Trazodone
Antiarrhythmics : Encainide, Flecainide, Sparteine
Beta-blockers : Alprenolol, Bufurolol, Labetalol, Metoprolol, Propranolol
SSRIs : Fluoxetine, Fluvoxamine, Paroxetine, Sertraline, Citalopram, Venlafaxine
Miscellaneous : Debrisoquine, Selegiline, Dolasetron, Ondansetron, Tropisetron, Tamoxifen
Inhibitors
Quinidine, Cimetidine, Haloperidol, SSRIs

*The most widely used human in vivo probes
SSRIs: selective serotonin reuptake inhibitors.

고, 불활성 단백질을 생산(coding)하며 homozygote는 poor metabolizer이다. 그러나 아시아인에서 흔하게 활성을 감소시키는 단백질을 생산(coding)하는 대립 유전자도 있다. Ultrarapid metabolizer는 13개까지의 유전자 중복이 원인이 된다. 이러한 개체에서는 일반적으로 더 많은 CYP2D6 기질의 양(더 많은 약물이 투여되어야 함)을 필요로 하며 인종간의 차이도 있다(20% Ethiopian, 7% Spanish, 1% Scandinavian). Extended metabolizer내에서도 CYP2D6 활성의 차이가 있는데 이는 2D6 대립유전자의 다양성 때문이다. CYP2D6의 유전자형을 파악하기 위한 상업적 키트도 나와있어 쉽게 파악할 수 있으며 CYP2D6의 활성은 성별에 의해서나 생리 주기에 의해서는 영향을 받지 않는 것으로 알려져 있다.

⑥ CYP2E1

CYP2E1의 발현, 조절 그리고 활성은 최근 재검

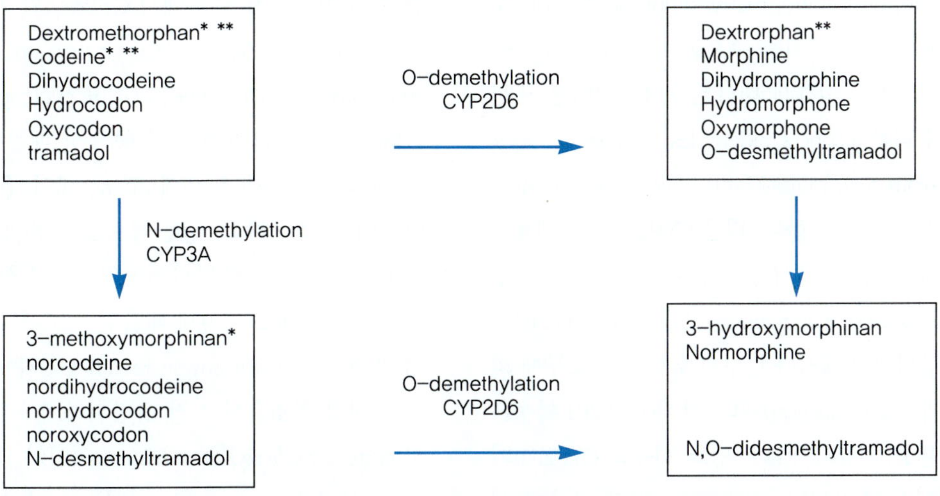

그림 5-4 Role of CYP2D6 & CYP3A4 in the inactivation and biactivation of opioids

토되고 있다.[23,24] CYP2E1는 대략 전체 간의 P450의 6% 정도로 구성되어 있으며 개인에 따라 6배에서 20배까지 차이가 있다. 변이를 일으키는 CYP2E1 유전자가 있긴 하지만 그 빈도는 낮으며 효소 활성을 변화시키지 않아 임상적 의의가 없다. CYP2E1의 발현에 있어서 실제적인 종간의 차이가 있다. 쥐에서 CYP2E1은 간 뿐만 아니라 간 외에서 특히 신장에서도 많이 발견된다. 사람에서 CYP2E1은 일차적으로는 간에서 나타난다. 그러나 간 외 발현은 거의 없으며 (brain 제외), 이는 신장에서 더 두드러진다. 이러한 차이가 CYP2E1 매개의 생체 내 변화와 독성에 관한 동물 모델을 해석하는 것과 관련이 있다. 사람의 CYP2E1 발현에서 나이와 성별에 관련된 뚜렷한 차이는 없다.

CYP2E1은 독성학적으로 의미 있는 중요성을 갖는다. 작은 분자량의, 할로겐화 혹은 휘발성 화합물, 또는 양쪽 모두를 대사한다. In vitro 기질 probe는 chlorzoxazone hydroxylation이며, in vivo에서는 chlorzoxazone plasma clearance이다. In vivo 표준 억제제는 disulfiram이고, in vitro에서는 첫 번째 대사물인 diethyldithiocarbamate이다. CYP2E1은 isoniazid와 acetaminophen을 포함하는 적은 수의 치료약물들을 대사하며, halothane, enflurane, isoflurane, sevoflurane, desflurane, methoxyflurane 등 volatile anesthetics를 산화시키는 주요한 효소이다. 후자는 몇몇의 CYP들에 의해서 대사된다. CYP2E1은 또한 ethanol과 다른 alcohols, aldehydes, alkanes, alkenes, ethers, aromatics, nitrosamine 그리고 halogenated hydrocarbons를 대사한다. 다른 CYP2E1 억제제로는 diallylsulfide와 그 대사물(마늘에서 발견되는), 4-methylpyrazole와 watercress를 포함한다. CYP2E1은 생리적 상태에 의해서나 다수의 화학약품 모두에 의해서 쉽게 유도(induction)된다. 간 내 CYP2E1 활성은 비만, 케톤증, 치료되지 않은 당뇨, 다수의 CYP2E1 기질에 의해서 증가된다. CYP2D6, CYP3A4와 함께 CYP2E1은 마취에 있어서 가장 중요한 CYP중 하나이며, 이는 volatile anesthetics의 대사활성에 의한 간, 신장 독성을 매개하기 때문이다.

⑦ CYP3A

Cytochrome P450 3A family는 사람의 약물 대사에서 임상적으로 매우 중요한 효소그룹이며, 광범위하게 연구되어왔다.[25,26] 이들은 모든 치료 약물의 절반 이상의 대사를 담당하고 있다. 사람의 CYP3A family는 CYP3A4, 다형적으로 표현된 CYP3A5, 그리고 태아에서 나타나는 CYP3A7으로 구성되어 있다. 초기 논문에서는 CYP3A3를 보고했지만 이것은 현재 CYP3A4의 유전적 변이로 밝혀졌다.

CYP3A4는 사람의 간의 CYP중 평균적으로 30%, 어떤 경우에는 60%까지 차지하는 양적으로 가장 풍부한 CYP이다. 또한 사람의 장에서 가장 주요한 CYP이다. CYP3A4는 CYP들 중 가장 광범위한 기질 특이도를 나타내고, 대사 약물 상호작용에서 영향을 받기 쉽다. 이는 표 5-2에서 기술된 임상적인 결론들과 함께, 생체 내에서의 대사와 CYP3A 기질 청소율을 변화시킨다.

CYP3A4 기질의 크기는 halothane (a two carbon alkane, mw 197)부터 cyclosporine (mw 1201)까지 다양하다. CYP3A4는 N-demethylation 반응의 주요한 촉매제이다. In vitro에서 CYP3A4의 기질 probe는 testosteron 6β-hydroxylation, midazolam, erythromycin, nifedipine, 그리고 cyclosporine등이 있다. CYP3A4의 임상적인 중요성 때문에 in vivo probe에도 관심이 많은데 alfentanil이 주목을 얻고 있음에도 불구하고, 일반적으로는 erythromycin demethylation(특히 방사선동위원소로 식별된 약의 N-demethylation에 의해 배출된[14] CO_2를 숨을 내쉴 때 측정하는 erythromycin breath test)과 midazolam의 전신적 청소율이 가장 광범위하게 쓰인다. 내인성 cortisol hydroxylation, lidocaine(일차 대사산물인 monoethylglycinexylidide 혈청농도)과 dapsone 같

표 5-2 CYP3A의 기질, 억제제 및 유도제

기질
Opioids : Alfentanil, Fentanyl, Sufentanil, Methadone, Buprenorphine, Codeine, Dextromethorphan
Benzodiazepine : Midazolam, Triazolam, Diazepam, Alprazolam
Local Anesthetics : Lidocaine, Bupivacaine, Ropivacaine, Cocaine
Ca antagonists : Verapamil, Diltiazem, Nifedipine, Nicardipine, Nimodipine, Felodipine, Amlodipine
Immunosuppressants : Cyclosporin, Taclolimus
Miscellaneous : Erythromycin, tamoxiphen, paclitaxel, ondansetron, Granisetron, Lovastatin, Simvastatin, Atorvastatin, Cortisol, Terfenadine, Quinidine, amiodarone, testosterone.
억제제
Macrolides : Troleandomycin, Erythromycin, Ketoconazole, Miconazole, Clarithromycine, Fluconazole, Itraconazole, Clotrimazole
HIV drugs : Indinavir, Nelfinavir, Ritonavir, Saquinavir, Amprenavir, Nefzodone
Miscellaneous : Grapefruit juice, 3A4 substrates
유도제
Rifampin, Phenobarbital, Phenytoin, Carbamazepine, Dexamethasone, Nelfinavir, Efavirenz

은 것들은 더 이상 쓰이지 않는다. CYP3A4의 활성도는 유도(induction)와 억제(inhibition)에 매우 민감하다. 표준 유도인자는 rifampin이다. 하지만 barbiturates, phenytoin, carbamazepine, glucocorticoids, pregnane compounds, 그리고 St. Johns wort 같은 약초들 또한 CYP3A4 content와 활성도를 몇 배 정도 증가시킨다. 표준 억제제는 비경쟁적(noncompetitive)이며, mechanism-based (suicide-substrate) macrolide 항생제인 troleandomycin과 항진균제인 ketoconazole이 있다. 하지만 같은 계열의 약들 또한 CYP3A4를 억제할 수 있다. CYP3A4 기질인 다른 약들 또한 경쟁적 억제제로 작용한다. 개인 간의 CYP3A4의 활성도의 폭 넓은 차이에도 불구하고, 유전적인 다형성과 활성도의 의미 있는 인종간 차이는 없다. 몇몇의 연구는 여성에서 CYP3A4 활성도가 더 크다고 제시하였으나 의미 있어 보이지 않는다. 여성에서 월경주기나 폐경 후 호르몬 대체요법 또한 CYP3A4 활성도에 영향을 주지 않았다.

CYP3A5는 CYP3A4와 약 84% 배열상동성을 가진다. CYP3A5는 CYP3A4 기질의 전부는 아니지만 다수를 대사하고 항상은 아니지만 대부분 CYP3A4보다 감소된 활성도를 갖는다. 간의 CYP3A5는 다형성으로 나타나며 관례적으로 CYP3A4보다 더 적은 수준으로 사람의 간의 25% 정도에서 나타난다고 여겨진다. 그렇지만 더욱 민감한 기술을 사용한 최근의 조사에서, 간의 CYP3A5 발현이 더 자주 더 높은 수준으로 일어나고 특정한 CYP3A 기질 대사에 이전의 평가보다는 더 기여한다고 보고되었다. 실제로 CYP3A5는 몇몇의 개인에서 간의 CYP3A 단백질의 절반 이상으로 나타났다.[27] CYP3A4와는 다르게, CYP3A5는 인종간 다양성을 보여준다. 백인, 일본, 멕시코인의 30%, 중국인의 40%, 흑인의 50% 이상에서 나타난다. 개인에서 발현되는 CYP3A5는

CYP3A4와 함께 CYP3A 약물의 대사를 증가시킬 것이다. CYP3A5는 CYP3A4보다 더 낮은 수준이지만 장에서도 다형성으로 발현된다. CYP3A5는 인간 신장에서 주요한 CYP이다. 간에서는 CYP3A4가 항상 나타나고 CYP3A5는 때때로 나타나는데, 신장에서는 CYP3A5가 항상 나타나고 CYP3A4는 약 25%정도만 나타난다. 신장의 CYP3A는 생체 내 이물의 대사와 수분과 염분의 항상성 조절에 중요한 역할을 할 것이다.

CYP3A7는 CYP3A4와 88% 배열상 상동관계에 있다. 이는 태아의 간에서 독점적으로 발현되며 전체 CYP의 50%를 차지한다. CYP3A7의 대사능력은 CYP3A4와 CYP3A5와 비슷하다.

(2) Non-P450 enzymes

① Esterases

Ester/amide 가수분해(hydrolysis)는 혈액과 다양한 조직에 배치된 효소에 의해 매개되는 "도처에서의 반응"이라 하겠다. 이러한 반응을 매개하는 두 개의 중요 효소 family는 carboxylesterases와 cholinesterases이다.

Carboxylesterases (EC 3.1.1.1) 는 조직내에 널리 분포하며 lysosome에는 덜 분포하는 주요한 microsomal enzyme이다.[28] 사람의 carboxylesterase의 발현은 간에서 제일 많으며 또한 위장관과 뇌, 혈액에서 나타날 수 있다. 이들은 매우 비선택적인 기질 특이도를 가지며 amide를 가수분해하여 esters와 좀더 물에 잘 녹는 acids, alcohols, amines로 변환시켜 제거한다. Microsomal carboxylesterases는 microsomal CYP를 유도(induction)하는 많은 화합물에 의해서 유도된다. 두 개의 광대역 기질의 human liver microsomal carboxylesterases가 (hCE-1, hCE-2) 분리되었다. 예를 들면, hCE-1은 cocaine을 benzoylecgonine으로 대사하는 methylester가수분해를 매개하며 meperidine을 가수분해하여 meperidinic acid (대사의 주요 경로), heroin (3,6-diacetylmorphine)을 가수분해하여 활성 대사물인 6-monoacetylmorphine으로 되는 과정을 매개한다. hCE-2는 heroin을 6-monoacetylmorphine으로 그리고 다시 morphine으로 가수분해한다. Liver microsomal esterase는 lidocaine의 대사산물인 monoethylglycinexylidide를 2, 6-xylidine과 ethylglycine으로 deamination 시키는 과정을 매개한다.

Human cholinesterase에는 acetylcholinesterase (AChE, EC 3.1.1.7)와 plasma cholinesterase(EC 3.1.1.8), serum cholinesterase, pseudocholinesterase, butyrylcholine esterase, nonspecific cholinesterase로도 알려져 있다)가 있다. AChE의 중요한 기능은 신경근 접합부에서 acetylcholine을 가수분해하는 것으로 synaptic transmission을 종결시킨다. 그러나 현재는 적혈구와 뇌에 다른 두 형태의 AChE form이 있는 것이 알려져 있다. Plasma cholinesterase는 간과 다른 조직뿐 아니라 혈장에 넓게 분포하며 약물 대사에 많은 관련이 있다. Plasma cholinesterase의 생리학적 역할은 알려져 있지 않다. Plasma cholinesterase는 두 개의 활성 부위를 갖는데 anionic site와 ester hydrolysis가 실제적으로 일어나는 esteratic site이다. 활성도는 임신, 간질환, 신부전(투석에 영향을 받지 않음), 심폐 바이패스(혈액희석에 의해)시에 경도 또는 중등도로 감소되며, echothiophate, organophosphate pesticides, AChE의 가역적 억제제 (neostigmine, edrophonium, physostigmine, pyridostigmine) 에 의해 저명하게 억제된다.

Plasma cholinesterase는 succinylcholine의 반응을 통해 관찰된 유전적인 개체간 다양성에 근거하여 약물유전학적인 다양성이 일찍 밝혀진 효소 중 하나이다. 현재 모든 plasma cholinesterase의 변이를 담당하는 단일 상염색체의 위치가 알려져 있다. Plasma cholinesterase의 활성을 평가하는 하나의 방법은

dibucaine에 의한 억제이다. Dibucaine number는 (퍼센트의) 억제 정도인데, 정상은 71-85, 중간은 약 60, 부정형은 약 20 정도이다. 부정형 cholinesterase의 활성도는 70% 정도 감소되는데, homozygote는 succinylcholine에 매우 민감하고, 이러한 변이의 빈도는 2% 정도이다. Plasma cholinesterase의 활성을 평가하는 또 다른 방법으로는 fluoride에 의한 억제정도이며 이는 dibucaine 억제와 전형적으로 유사하다. 그러나 적은 수에서 (0.3%) fluoride-resistane enzyme의 활성도가 60% 감소된 사람에서 succinylcholine에는 중등도의 민감도만을 나타내기도 한다. Silent variant를 갖는 환자는(0.03%) 효소 활성이 아예 없다. 분자생물학적 기술의 발달로 최근 몇몇의 다른 plasma cholinesterase변이들이 밝혀지고 있다.

Plasma cholinesterase의 표준 기질은 succinylcholine이며 이는 succinylmonocholine과 succinic acid로 가수분해된다. 가수분해는 90% 이상의 용량이 1분 안에 대사될 만큼 빠르고 실질적이다. (효소 활성이 70% 억제되었더라도 neuromuscular blockade가 단지 중등도만 연장된다). Mivacurium 또한 succinylcholine의 70~90% 정도의 비율로 plasma cholinesterase에 의해서 가수분해된다. Cholinesterase 변이 환자의 경우, mivacurium과 succinylcholine에 비슷하게 반응한다. Cocaine 대사의 주요 루트는 plasma cholinesterase에 의한 ecgonine ester로의 benzoyl ester hydrolysis이다. Ester 국소마취제인 procaine과 chloroprocaine (procaine보다 3배 빠름)은 plasma cholinesterase에 의해 대사된다. Heroin은 혈액내에서 6-monoacetylmorphine으로의 광범위한 deacetylation을 거친 후 morphine으로 가수분해되는데, 비록 후자의 반응이 생체 내 가수분해의 대부분이고 오직 적혈구 AChE만이 6-monoacetylmorphine을 morphine으로 변환시킬 수 있지만 전자의 반응은 plasma cholinesterase에 의해서 더 빠르게 매개되고 적혈구 AChE에 의해서 더 느리게 매개된다.

Esmolol과 remifentanil을 포함하는 다른 약물들 또한 혈액 내에서 광범위한 생체 내 변환과 불활성화 과정을 거친다. 그러나 그들의 대사는 오로지 적혈구 AChE에 의해서만 매개되며 plasma cholinesterase는 매개효과가 없다. 그러므로 remifentanil elimination은 pseudocholinesterase 결핍이나 간 기능 저하에 의해서 변하지 않는다.[29]

② Flavin-Containing Monooxygenase(FMO)

FMO는 NADPH-dependent microsomal flavoprotein enzyme으로, nitrogen-, sulfur-, phosphorus-, 그리고 다른 heteroatom을 포함한 결합물을 산화시킨다.[30] 현재는 다섯 개의 FMO family가 밝혀져 있다. FMO1은 실험에 사용되는 대부분의 동물에서 주된 hepatic isoform이다. FMO1은 사람 태아의 간과 사람의 신장에서 주된 형태이며, FMO3가 주된 isoform인 성인의 간에서는 인지할만큼 발현되지 않는다. FMO1은 또한 사람의 장에서도 나타나며 FMO5는 사람의 간에서 약간 나타나는 isoform이다. 고리지방족 3차아민(Cyclic and aliphatic tertiary amines)은 표준 기질인 trimethylamine을 안정한 N-oxide로 변환시키는 FMO3의 좋은 기질이다. FMO3는 clozapine과 삼환계 항우울제등의 항정신병제제(antipsychotics), cimetidine 이나 ranitidine 같은 H_2 길항제, amphetamine, methamphetamine, nicotine 그리고 중요한 disulfiram 대사체 등의 N-oxygenation 또는 S-oxygenation을 매개한다. FMO에 의해서 매개되는 대부분의 반응은 또한 CYP에 의해서도 매개된다. 그러나 두 효소 체계의 상대적인 중요성은 각각의 기질에 따라 다르다. 예를 들면, cimetidine과 omeprazole의 S-oxidation(그림 5-1)은 각각 FMO3 와 CYP3A 에 의해 주도적으로 매개된다.

(3) 기타

생체이물(xenobiotics)에 작용하는 수많은 다른 효소들은 치료 약물의 대사의 관점에서 앞서 기술한 것들보다 양적으로 중요성이 덜하다 할 수 있다. 이러한 것들로는 oxidoreductase, xanthine oxidase, xanthine dehydrogenase, aldehyde oxidase, alcohol dehydrogenases, aldehyde dehydrogenases, monoaminde oxidase 및 epoxide hydrolase 등이 있다.

2) Phase II Enzymes

Methyl transferase sulfotransferases, acetyl transferase acyltransferases, glucuronosyltransferases, 그리고 glutathione transferasese 등 직접 약물을 결합(conjugate)시키거나 또는 그들의 산화된 대사물과 결합시키는 몇몇의 효소 family가 있다.

(1) Glucuronosyltransferase

Uridine diphosphate glucuronosyltranferases (UGTs)는 phenolic, alcohol, amine, carboxyl 혹은 sulfhydryl 그룹을 포함한, 지방친화적인 다양한 내인성, 외인성 화합물에 glucuronic acid를 공유결합으로 첨가시키는 반응을 매개하는 효소의 family이다.[31,32]

Glucuronide는 모 화합물 보다 좀더 수용성이고 혈장에서 자유롭게 순환하며 담즙이나 소변으로 빠르게 배설된다. 장에는 glucuronide를 모화합물로 되돌리는 β-glucuronidase가 상당량 분포하기 때문에 free compound는 장에서 재흡수되고 간으로 수송되는 재합성과 재분비 과정을 거칠 수 있다. 이를 장간재순환(enterohepatic recirculation)이라 한다. Glucuronide는 모 약물보다 약리학적 활성이 더 좋을 수도, 나쁠 수도 있다. 15개의 human UGTs가 있는데 크게 UGT1 (phenol/bilirubin)과 UGT2 (steroid/bile) family로 분류한다. 사람에서 UGT1A1, UGT1A3, UGT1A4와 UGT1A6에서 UGT1A10까지 나타나는데 이는 bilirubin, bile acid, steroids, retinoids, thyroid hormones, 그리고 몇 가지의 약물들 (planar and bulky phenols, amines, anthraquinones, flavones)과 같은 내인성 화합물을 glucuronidation 시킨다. 또한 bile acid와 steroids, retinoids, fatty acids, 그리고 소수의 약물들을 glucuronidation 시키는 UGT2A1, UGT2B4, UGT2B7, UGT2B15 그리고 UGT2B17 subfamily도 발현된다. 일반적으로 UGT2B7은 UGT2B isoform 중에서도 가장 광범위한 기질 특이도를 갖는다. 간에서 가장 많이 나타나지만 UGTs는 사람의 신장, 위장관, 전립선, 뇌 등에서도 발현된다. Glucuronidation은 phenobarbital, phenytoin, carbamazepine, rifampin, 그리고 contraceptive steroids에 의해서 유도(induction)되며 probenecid와 또 다른 기질들에 의해 경쟁적(competitive)으로 억제된다.

Glucuronidation은 마취에 사용되는 특정약물들의 중요한 생체 내 변환 경로이다. 사람의 간과 신장의 UGT1A9에 의한 propofol glucuronidation은 전신적인 제거의 주요 경로이다.[33] UGT2B7는 morphine, codeine, naloxone, nalorphine, buprenorphine, oxymorphone, hydromorphone과 같은 opioids및 morphinans의 상당수를 glucuronidation시킨다.[34] Morphine 6-glucuronidation은 그 대사물이 모약물보다 훨씬 강력하기 때문에 특히 중요하다. 이는 morphine에 의한 진통작용에서 의미 있는 역할을 할 것으로 생각되며 사람의 뇌에서의 UGT2B7 발견은 그 대사물의 형성이 진통작용에 역할을 할 것이라고 생각되어진다. 1-hydroxymidazolam의 glucuronide는 약리학적으로 활성이며 혈장에서 고농도로 순환하며 신장으로 배설되는데 이는 중환자실에서의 진정 시, 신장 결함이 있는 환자에서 midazolam의 연장된 근거로 생각된다.

(2) Glutathione-S-transferase(GSTs)

Glutathione-S-transferases(GSTs)는 eletrophilic

carbon, nitrogen, 또는 약물 내의 다양하게 배열된 sulfur, 농약, 그리고 haloalkanes, haloalkenes, epoxides, quinines, aromatic halo와 nitro 화합물을 포함하는 환경적 발암물질 또는 유독물질과 반응하는 tripeptide glutathione(gly-Cys-glu) 반응을 매개한다. GSTs는 해독과 산화 스트레스로부터 보호에 관한 일차적인 방어 시스템이라 할 수 있으며 대부분의 조직에서 많은 양이(전체 hepatic cytosolic protein의 4%) 풍부하게 도처에서 발현된다. GSTs는 두 가지의 superfamily가 있는데, 많은 수의 cytosolic GSTs와 적은 수의 membrane-bound microsomal GSTs가 있다. 사람의 soluble cytosolic GSTs는 α, κ, μ, π, σ, θ, ξ ω class로 분류되며(GSTA, GSTK, GSTM, GSTP, GSTS, GSTT, GSTZ, GSTO), 독성 이물과 생체 내 물질의 합성을 크게 책임지고 있다. Microsomal GSTs는 함께 그룹화되어 arachidonic acid/prostaglandin 그리고 glutathione metabolism에 참여하는 것으로 생각된다.

GST 발현에는 상당한 다형성이 나타나는데 특히, GSTs A, M, P, T 그리고 Z에서 많이 나타난다. GST의 해독작용에서의 중요성 때문에 GST의 발현과 질환의 감수성 간의 관계에 대한, 특히 암과 천식에서 질환을 일으키거나 질환을 변형하는 인자들에 대한 광범위한 연구가 이루어져왔다. 예를 들어, GSTM1 null allele (백인의 50%)과 GSTT null allele (인종 그룹간 12~62% 다양)은 담배와 음식에 연관된 악성질환의 고 위험군으로 간주되며, 난소암 항암치료시 반응감소, 그리고 GSTP1 유전자형과 atopic 기도질환 사이의 관계가 보고된 바 있다.

GSH의 cysteine sulfur와의 결합은 일반적으로 결합물을 더 수용성으로, 화학 반응성이 덜하게, 더 빨리 제거될 수 있게 한다. 그렇지만, haloalkanes와 haloalkenes 같은 소수의 물질에서 GSH 결합물은 bioactivation과 toxification, 특히 신독성을 나타내는 작용을 만들 수도 있다. 이러한 결합물은 담즙으로 배설되고 담도와 소장에서 상응하는 cysteine conjugate 상태로 순차적으로 분해되어 순환계로 재흡수 된다. Cysteine conjugate는 N-acetylation되어 N-acetylcysteine conjugate (mercapturic acid로도 불린다)로 된다. Mercapturates는 무독성이고 소변으로 빠르게 배출된다. 순환하는 glutathione, cysteine 결합물과 mercapturic acid는 신장의 proximal tubular cells에서 능동적으로 흡수가 가능하다. 그곳에서 cysteine 결합물은 cysteine conjugate β-lyase에 의해 proximal tubular cell의 괴사를 야기할 수 있는 고 반응성의 중간물로의 bioactivation이 일어 날 수 있다. 이러한 복잡한 다기관, 다효소 경로는 종종 β-lyase 경로로 불리운다. 이산화탄소 흡수제에 의한 sevoflurane 분해의 결과인 haloalkene "compound A"는 동물과 사람에서 모두 이 복합경로에 의해 일어난다.[35]

(3) N-acetyl-transferase (NAT)

N-acetylation은 heterocyclic aromatic amines, arylamines hydrazines, 그리고 hydroxylamines에서의 일반적인 phase II 반응이다. N-acetylation은 물질을 불활성화(isoniazid)시키거나, 활성 대사산물(N-acetylprocainamide)을 만들거나, 독성 결과물(N-acetylation of arylamine carcinogens)로 bioacivation시킬 수 있다. O-acetylation 또한 bioactivating reaction이다. 두 acetylation 모두 acetyl CoA로부터 acetyl group을 이동시키는 cytosolic enzyme N-acetyltransferase(NAT)에 의해 매개된다. NAT는 유전적 다형성이 밝혀진 첫 번째 약물 대사 효소이기 때문에 역사적으로 의의가 있다. Isoniazid N-acetylation은 몇몇 개인에서 감소된 것이 나타났고 전체 집단을 fast와 slow acetylator로 나눌 수 있으며, 가계도 연구에서 표현형이 유전학적으로 연관이 있는 것으로 보여진다. Slow acetylator는 몇몇 약물들(예, isoniazid, hydralzine, dapsone)에서 fast acetylator 보다 더 큰 치료반응을 보이며 fast acetylator는 더 많은 용량을 필요로 할 것이다. 대조적으로 slow acetylator는 acetylated 대사산물에 의해 매개되는 약물의 부작용에 좀 더 민감할 것이다. 예를 들면 slow acetylator는 isoniazid에 의한 간독성 발생률과 hydralazine과 procainamide에 의한 lupus-like syndrome의 발생률이 더 높다. 발암물질에 대한 민감도 또한 NAT의 유전학적 차이와 연관된다. 사람에서는 기질 특이성이 중첩되는 NAT1과 NAT2 두 개의 N-acetyl-transferase가 분리되었다. NAT1은 좀더 도처에서 발현되는 것에 반하여 NAT2는 간과 장에서 발현된다. NAT1에도 다형성이 있긴 하지만, NAT2의 유전적 다형성이 slow-acetylator의 표현형을 책임지고 있다. 낮은 NAT2활성의 단백질을 code하는 대립유전자의 빈도는 유전학적으로 비교하기 힘들지만 백인에서 50~60%, 흑인에서 40%, 중국인에서 20%, 일본인에서 8%까지의 범위를 나타낸다.

(4) Sulfotransferase

Sulfotransferase는 cytosolic 하며, phosphoadenosine-phosphosulfate에서 다수의 내인성, 그리고 amine, phenol, alcohol 또는 steroid functionalities를 포함하는 소수의 외인성 결합물로의 sulfate 그룹의 전달을 매개한다. Sulfation(황산화)는 신생아에서 acetaminophen과 morphine의 제거에 있어서 중요한 경로이다.

3. 간의 대사 (Extrahepatic Metabolism)

1) 장(Intestine)

경구로 투여된 약물들은 전신 순환에 도달하기 전에 생체 내 변환 기관인 소장과 간을 통과한다. 예전엔 흡수 기관으로만 생각되었지만 이제 소장은 phase Ⅰ, phase Ⅱ 반응에 관여하는 상당한 약물 대사 능력이 있음이 명백해졌다.[36] 투여된 약물 중 전신 순환에 도달한 약물 분율인 'bioavailability'는 소장과 간에서의 생체 내 변환에 의해 감소하게 되고 이를 first-pass, 또는 presystemic metabolism이라 칭한다. 간에서의 생체 내 변환에 관여하는 효소의 대부분은 비록 량은 적지만 소장에도 존재한다. 주요 효소들은 P450을 비롯해 glucuronosyltransferase, sulfotransferases, N-acetyl-transferase, glutathione transferases, esterases, alcohol dehydrogenase 등이다. 전체적으로 생체 내 변환능력이 균등하게 분포하는 간에서와는 다르게 소장에서는 대부분 불균등하게 존재하여 십이지장에서 공장, 회장으로 갈수록 그 농도가 줄어들며 장 융모의 끝 부분에 많이 분포되어 있다.

경구 투여 후의 bioavailability(F)는 각 장기의 bioavailability를 곱한 것(product)으로 $F=f_{abs} \cdot F_G \cdot F_H = f_{abs} \cdot (1-E_G) \cdot (1-E_H)$가 된다 (여기서 f_{abs}는 장 내강을 통해 흡수된 약물 분율, F_G와 F_H는 장과 간의 bioavailability (F=1-E)이다). 추출비란 각 기관을 통과할 때 추출(대사)을 피한 약물의 분율이다. First-pass metabolism은 장과 간 또는 양쪽 모두에서 일어날 수 있다. 장에서의 추출은 1%미만에서 99%이상까지 다양하며, first-pass clearance가 크고 oral bioavailability가 낮은 약물에서 특히 중요하다. 예전에는 oral bioavailability가 낮은 이유가 verapamil, midazolam, cyclosporine 등의 약물이 간에서의 first-pass extraction되기 때문이라고 생각되었으나 이제는 장에서의 first-pass extraction이 상당 부분을 차지하고 특히 약물 상호작용에서 중요하다는 것이 밝혀졌다.

CYP system은 GI tract 전체에 분포한다. 대부분은 소장에 있으며, 적은 양이 식도, 위, 대장에 존재한다. 장의 P450의 평균량(20 pmol/mg microsomal protein)은 간(300 pmol/mg)보다 적다. 하지만 P450이 주로 존재하는 융모 끝 세포는 소량의 장 단백으로 구성되어 있어서 국소 농도는 더 높다. 인간의 장에는 소수의 p450 isoform만이 존재한다. CYP3A4는 가장 많은 isoform으로 전체 장 P450의 대부분(> 70%)을 차지한다. CYP3A5 또한 존재한다. 두 번째로 많은 isoform은 CYP2C family로서 특히 CYP2C9과 CYP2C19가 많다. CYP1A1역시 발견되었으며 일부 연구자들은 CYP2D6을 발견했다고 보고한다. 장 CYP2C총량은 CYP3A4의 1/5정도이다. 장의 CYP3A4 총량은 간의 총량보다 적지만 장에서의 CYP3A4 발현은 다른 간 외 기관보다 더 높다.

인간의 간과 장의 CYP3A4는 동일한 단백질이며 CYP3A4 기질의 대사와 억제제의 작용은 비슷하다. 하지만, 서로 다르게 조절된다. 두 효소는 동등하게 발현되지 않으며 약물 상호작용에 의해 꼭 똑같이 영향 받지는 않는다. 대부분의 간 CYP3A4 기질들은 인간 장 세포나 microsome에서도 대사되며, 장 microsome의 대사율은 (단백 함량을 표준화했을 경우) 간 microsome의 45%에서 118%였으며 CYP총량을 표준화했을 경우 간 microsome보다 훨씬 컸다(이는 CYP3A34가 장 p450에서 더 큰 비율을 차지하기 때문이다). 따라서 microsome의 내인적 청소율은 장에서 간보다 2~3배 높다.

인간 생체 내에서, 여러 CYP3A4 기질들(예, cyclosporine, midazolam, nifedipine, verapamil, saquinavir)들이 장에서 first-pass extraction과 장벽 대사를 거친다는 것이 알려졌다. Cyclosporine, verapamil, saquinavir, midazolam의 장 추출비(intestinal extraction ratio)는 간에서와 동등하거나 오히려 더 크다. 장대사는 경구 투여되는 수많은 CYP3A4 기질들의 first-pass clearance의 상당한 부분을 차지한다.

2) 신장(Kidney)

인간의 신장은 약물과 내인성 기질들을 산화시키고 결합시키는 능력이 충분하다. 신장에서는 P450, glutathione peroxidase, glutathione reductase, glutathione transferases, aldo-keto reductases, flavin monooxygenases, esterases/amidases, glucuronyltransferases, N-acetyl-transferases, cystein conjugate-β-lyase가 발현된다. 인체에서 간 외 glucuronidation의 대부분은 신장에서 일어나는 것으로 생각된다. 신장의 P450 총량은 대략 간의 1/10이고 CYP3A가 가장 풍부하며 그 중 CYP3A5가 신장 전체에 분포하며 CYP3A의 75%를 차지하고 CYP3A4의 발현은 불규칙하다. 신장의 CYP3A는 간 CYP3A의 기질들을 충분히 대사시킬 수 있으며, 코티솔이나 methoxyflurane과 같은 특정 약물과 스테로이드의 신장 내 대사에 크게 기여하는 것으로 생각된다. 인간의 신장은 CYP3A4, CYP3A5, CYP4A, CYP4F 만을 발현한다. 신장의 CYP4A들은 arachidonic acid와 같은 지방산을 hydroxyeicosatetraenoic acid로 hydroxylation시키며, 신장의 염분과 수분 균형과 혈압을 조절하는데 관여한다. 약물대사는 아니지만 신장의 P450은 비타민 D 유도체의 대사에도 관여한다.

사람과 쥐의 신장에서 P450과 GST를 발현하는 정도는 매우 다르다. 여기서 중요한 차이점은 사람 신장에는 CYP2E1가 없다는 것이며, 이는 사람은 간에서 CYP2E1이 P450의 7%나 차지하고 쥐는 신장에서 비교적 높게 발현된다는 점이다. 이 사실은 CYP2E1이 대부분의 휘발성 마취제를 대사시키는 isoform이라는 점에서 중요하다. 사람의 신장에서는 methoxyflurane은 대사(신장 CYP3A포함하는 P450)시키지만 sevoflurane을 대사(CYP2E1)시키지 못하는데 두 약물의 간 대사가 비슷함에도 methoxyflurane은 신독성이 있고 sevoflurane은 신독성이 없는 이유인 것 같다.

3) 뇌(Brain)

비록 위치와 isoform에 따라 발현 정도가 다르긴 하지만 인간의 뇌에서 P450의 주요한 3가지 isoform이 모두 발견되었다. 대뇌의 P450 활성도는 낮으며 (간의 1/100 이하), 몇몇 연구에선 단백질을 직접 추출하기도 했지만 대부분의 연구에서는 mRNA를 찾기 위해 PCR(Polymerase Chain Reaction)을 이용하였다. 몇몇 연구에서 인간의 뇌에서 항 정신병 약물을 대사시키는 능력을 증명해 냈으며 많은 연구에서 쥐의 뇌에 여러 종류의 약물을 대사시키는 능력이 있음을 보여주었다. 인간의 뇌에서 CYP1A1과 CYP2C8이 가장 많이 발현된 isoform이며, CYP2D6, CYP2E1, CYP3A4, CYP3A5가 뇌의 특정 부위들에서 발견되었다.

Reference

1. Lin JH, Lu AY: Interindividual variability in inhibition and induction of cytochrome P450 enzymes. Annu Rev Pharmacol Toxicol 2001; 41: 535-67.
2. Shen DD, Kunze KL, Thummel KE: Enzyme-catalyzed processes of first-pass hepatic and intestinal drug extraction. Adv Drug Deliv Rev 1997; 27: 99-127.
3. Thummel KE, Wilkinson GR: In vitro and in vivo drug interactions involving human CYP3A. Annu Rev Pharmacol Toxicol 1998; 38: 389-430.
4. Evers A, Maze M: Anesthetic pharmacology: physiologic principles and clinical practice: a companion to Miller's Anesthesia, Churchill Livingstone, New York, 2004.
5. Nelson DR: Cytochrome P450 and the individuality of species. Arch Biochem Biophys 1999; 369: 1-10.
6. Nebert DW, Ingelman-Sundberg M, Daly AK: Genetic epidemiology of environmental toxicity and cancer susceptibility: human allelic polymorphisms in drug-metabolizing enzyme genes, their functional importance, and nomenclature issues. Drug Metab Rev 1999; 31: 467-87.
7. Wrighton SA, Stevens JC: The human hepatic cytochromes P450 involved in drug metabolism. Crit Rev Toxicol 1992; 22: 1-21.
8. White RE, Coon MJ: Oxygen activation by cytochrome P-450. Annu Rev Biochem 1980; 49: 315-56.
9. Sharer JE, Wrighton SA: Identification of the human hepatic cytochromes P450 involved in the in vitro oxidation of antipyrine. Drug Metab Dispos 1996; 24: 487-94.
10. Guitton J, Buronfosse T, Desage M, Lepape A, Brazier JL, Beaune P: Possible involvement of multiple cytochrome P450S in fentanyl and sufentanil metabolism as opposed to alfentanil. Biochem Pharmacol 1997; 53: 1613-9.
11. Guengerich FP, Parikh A, Turesky RJ, Josephy PD: Inter-individual differences in the metabolism of environmental toxicants: cytochrome P450 1A2 as a prototype. Mutat Res 1999; 428: 115-24.
12. Oda Y, Furuichi K, Tanaka K, Hiroi T, Imaoka S, Asada A,et al: Metabolism of a new local anesthetic, ropivacaine, by human hepatic cytochrome P450. Anesthesiology 1995; 82: 214-20.
13. Kamimori GH, Joubert A, Otterstetter R, Santaromana M, Eddington ND: The effect of the menstrual cycle on the pharmacokinetics of caffeine in normal, healthy eumenorrheic females. Eur J Clin Pharmacol 1999; 55: 445-9.
14. Lewis DF, Dickins M, Lake BG, Eddershaw PJ, Tarbit MH, Goldfarb PS: Molecular modelling of the human cytochrome P450 isoform CYP2A6 and investigations of CYP2A substrate selectivity. Toxicology 1999; 133: 1-33.
15. Jeong S, Woo MM, Flockhart DA, Desta Z: Inhibition of drug metabolizing cytochrome P450s by the aromatase inhibitor drug letrozole and its major oxidative metabolite 4,4'-methanol-bisbenzonitrile in vitro. Cancer Chemother Pharmacol 2009; 64: 867-75.
16. Ekins S, Wrighton SA: The role of CYP2B6 in human xenobiotic metabolism. Drug Metab Rev 1999; 31: 719-54.
17. Smith G, Stubbins MJ, Harries LW, Wolf CR: Molecular genetics of the human cytochrome P450 monooxygenase superfamily. Xenobiotica 1998; 28: 1129-65.
18. Court MH, Duan SX, Hesse LM, Venkatakrishnan K, Greenblatt DJ: Cytochrome P-450 2B6 is responsible for interindividual variability of

propofol hydroxylation by human liver microsomes. Anesthesiology 2001; 94: 110-9.

19. Yanagihara Y, Kariya S, Ohtani M, Uchino K, Aoyama T, Yamamura Y, et al: Involvement of CYP2B6 in n-demethylation of ketamine in human liver microsomes. Drug Metab Dispos 2001; 29: 887-90.
20. Lang T, Klein K, Fischer J, Nussler AK, Neuhaus P, Hofmann U,et al: Extensive genetic polymorphism in the human CYP2B6 gene with impact on expression and function in human liver. Pharmacogenetics 2001; 11: 399-415.
21. Lasker JM, Wester MR, Aramsombatdee E, Raucy JL: Characterization of CYP2C19 and CYP2C9 from human liver: respective roles in microsomal tolbutamide, S-mephenytoin, and omeprazole hydroxylations. Arch Biochem Biophys 1998; 353: 16-28.
22. Streetman DS, Bertino JS, Jr., Nafziger AN: Phenotyping of drug-metabolizing enzymes in adults: a review of in-vivo cytochrome P450 phenotyping probes. Pharmacogenetics 2000; 10: 187-216.
23. Smith DA, Abel SM, Hyland R, Jones BC: Human cytochrome P450s: selectivity and measurement in vivo. Xenobiotica 1998; 28: 1095-128.
24. Lewis DF, Bird MG, Dickins M, Lake BG, Eddershaw PJ, Tarbit MH,et al: Molecular modelling of human CYP2E1 by homology with the CYP102 haemoprotein domain: investigation of the interactions of substrates and inhibitors within the putative active site of the human CYP2E1 isoform. Xenobiotica 2000; 30: 1-25.
25. Dresser GK, Spence JD, Bailey DG: Pharmacokinetic-pharmacodynamic consequences and clinical relevance of cytochrome P450 3A4 inhibition. Clin Pharmacokinet 2000; 38: 41-57.
26. Wrighton SA, Schuetz EG, Thummel KE, Shen DD, Korzekwa KR, Watkins PB: The human CYP3A subfamily: practical considerations. Drug Metab Rev 2000; 32: 339-61.
27. Kuehl P, Zhang J, Lin Y, Lamba J, Assem M, Schuetz J,et al: Sequence diversity in CYP3A promoters and characterization of the genetic basis of polymorphic CYP3A5 expression. Nat Genet 2001; 27: 383-91.
28. Satoh T, Hosokawa M: The mammalian carboxylesterases: from molecules to functions. Annu Rev Pharmacol Toxicol 1998; 38: 257-88.
29. Dershwitz M, Hoke JF, Rosow CE, Michalowski P, Connors PM, Muir KT,et al: Pharmacokinetics and pharmacodynamics of remifentanil in volunteer subjects with severe liver disease. Anesthesiology 1996; 84: 812-20.
30. Cashman JR: Human flavin-containing monooxygenase: substrate specificity and role in drug metabolism. Curr Drug Metab 2000; 1: 181-91.
31. Tukey RH, Strassburg CP: Human UDP-glucuronosyltransferases: metabolism, expression, and disease. Annu Rev Pharmacol Toxicol 2000; 40: 581-616.
32. Miners JO, Mackenzie PI: Drug glucuronidation in humans. Pharmacol Ther 1991; 51: 347-69.
33. Ethell BT, Beaumont K, Rance DJ, Burchell B: Use of cloned and expressed human UDP-glucuronosyltransferases for the assessment of human drug conjugation and identification of potential drug interactions. Drug Metab Dispos 2001; 29: 48-53.
34. Coffman BL, King CD, Rios GR, Tephly TR: The glucuronidation of opioids, other xenobiotics, and androgens by human UGT2B7Y(268) and UGT2B7H(268). Drug Metab Dispos 1998; 26: 73-7.
35. Kharasch ED, Jubert C, Spracklin DK, Hoffman GM: Dose-dependent metabolism of fluoromethyl-2,2-difluoro-1-(trifluoromethyl)vinyl ether (compound A), an anesthetic degradation product, to mercapturic acids and 3,3,3-trifluoro-2-(fluoromethoxy)propanoic acid in rats. Toxicol Appl Pharmacol 1999; 160: 49-59.
36. Hall SD, Thummel KE, Watkins PB, Lown KS, Benet LZ, Paine MF,et al: Molecular and physical mechanisms of first-pass extraction. Drug Metab Dispos 1999; 27: 161-6.

06 흡입마취제의 섭취와 분포

동국대학교 의과대학 이 윤 석

전신마취를 위해서 현대에 가장 많이 사용되는 약제는 흡입마취제일 것이다. 다루기 편리하고 흡입마취제의 호기농도를 쉽게 측정할 수 있다는 점은 흡입마취의 강점이다. 마취과학 연구 분야에서 흡입마취제의 약동학이 정맥마취제의 약동학에 비해서 사소하게 다루어지고 있는 이유는 크게 두 가지 점에서 비롯된다. 투여된 용량과 농도의 관점에서 기초적 약동학 개념들이 출발하는 반면 흡입마취제의 경우에는 투여된 용량보다는 투여되는 농도의 단위가 마취과의사들에게 훨씬 친숙한 것이 첫째 이유이며, 둘째는 비록 근사값이지만 흡입마취제의 중심구획(central compartment) 농도가 폐포농도(alveolar concentration) 또는 폐포분압(alveolar partial pressure, P_A)의 형태로 실시간 측정이 가능하므로 흡입마취는 항상 목표농도 주입을 통한 마취라고 말할 수 있다는 점이다. 특히 일상적인 감시장비를 통해 흡입마취제의 P_A가 측정 가능하다는 점은 흡입마취제 연구의 발전을 저해하는 요소이면서도, 다른 한편으로 임상실기에서는 복잡한 약동력학 모형(pharmacokinetic/pharmacodynamic modeling)에 의한 추정값을 동원할 필요 없이 매 호흡마다 실측정값을 제공하므로, 흡입마취의 직관적 우수성을 제공하는 강력한 토대이기도 한다.

항정상태(steady state)에서 흡입마취제의 뇌조직내분압(partial pressure in brain, P_B)은 동맥혈내분압(arterial partial pressure, P_a)과 P_A에 평형 관계를 이룬다. 아래의 식으로 표현할 수 있다.

$$P_A \equiv P_a \equiv P_B$$

(식 6-1)

이 식이 유효할 수 있는 까닭은 뇌로 가는 혈류의 양이 다른 장기들에 비해서 상대적으로 대량이므로 가변적인 P_A에 대해서 매우 신속하게 P_B가 점근하기 때문이다.

비평형상태(non-steady state) 또는 동적상태(dynamic state)에서 흡입마취제의 각 구획별 분압이 서로 점근하는 데 필요한 시간차는 흡입마취제의 몇 가지 물리화학적 특성과 생리학 조건이 좌우한다. 그 밖에 꼭 알아야 하는 것은 이 식에서 지시하는 평형과 점근이라는 개념이 구획들의 흡입마취제 분압이 숫자상으로 일치한다는 것을 뜻하지 않는다는 점이다. 이 두 가지를 이해하는 것이 흡입마취제의 약동학에서 가장 중요하며, 이 단원의 제일 목표이다.

Eger가 섭취와 분포(uptake and distribution)라는

표 6-1 흡입마취제의 물리화학적 특징

	Desflurane	Sevoflurane	Isoflurane	N_2O
	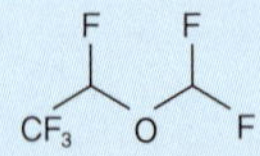	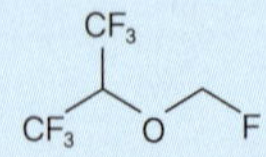	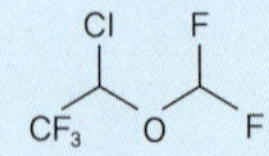	
끓는점 (℃)	24	59	49	-88
증기압 (mmHg) 20℃에서	669	157	238	38700
분자량 (g)	168	200	184	44
기름/기체 분배계수	19	47	97.8	1.4
혈액/기체 분배계수	0.42	0.69	1.43	0.46

용어로 흡입마취제의 약동학을 기술한 뒤로 흡입마취제의 약동학 단원을 묘사하는 대표적인 제목이 되었다.

순수한 학문적 목표를 제외하면 적절한 심도의 마취 깊이를 성취하기 위해 필요한 P_B을 얻기 위한 변동 요인들을 철저하게 파악하는 것은 흡입마취제의 약동학을 이해하는 것으로부터 출발한다.

1. 기초적 약동학 지식

1) 용해도(Solubility)와 분배계수 (Partition coefficients)

기체의 용해도는 온도와 기압에 민감하게 반응하므로 기체의 용해도는 항상 표준 온도와 기압(standard conditions for temperature and pressure, informally abbreviated as STP)에서 측정된 값을 사용한다. 물리화학에서 말하는 STP는 대개 섭씨 0도(273.15 K)와 대기압(100 kPa)이지만, 기관마다 조금씩 다른 견해를 가지고 있으므로 우리가 모두 알 필요는 없다. 달리 수식어를 붙이지 않았다면 이 원고에서 말하는 STP는 언제나 섭씨 37도와 대기압을 뜻한다.

불활성 기체(inert or nonreactive gases)의 용해도는 전통적으로 2가지 형식으로 표현할 수 있다. 첫째는 절대량으로 표현하는 형식이다. 절대량에는 무게, 용적, 또는 몰 단위를 모두 쓸 수 있다. 둘째는 기체가 두 개의 상(phase)에 분포되는 상대 양으로 표현하는 형식이다. 전자에는 Bunsen 용해계수(Bunsen solubility coefficient)가 포함된다. 단위 부피의 액상 용매에 용해된 기체의 부피를 자연과학의 STP로 환산한 것이다. 부피의 측정 단위는 중요하지 않다.

후자는 주어진 온도에서 같은 용적을 가진 두 개의 상에 분포되어 평형을 이룬 기체의 양을 비율로 표현하는 것이다. 일명 Ostwald 용해계수(Ostwald solubility coefficient)라고 부른다. 측정 조건을 STP로 제한하지 않는 대신에 온도와 기압을 함께 명기한다. 두 개 상에 분포된 기체의 양을 비율 단위로 측정하므로 Ostwald 용해계수는 기압에 무관하게 일정한 값을 가진다는 점이 편리하다. 우리가 흔히 알고 있는 흡입마취제의 용해도는 이른바 Ostwald 용해계수와 같다. 단위는 v/v이지만 일상적으로 생략된다(표 6-1).

아산화질소(nitrous oxide, N_2O)와 혈액의 예이다. 37℃, 대기압(이 원고 전반에서 뜻하는 STP 조건이다)에서 2 L의 용기에 1 L의 혈액을 채운 후 N_2O로 충분히 포화시킨 뒤 용기의 뚜껑을 닫았다고 가정하자. 기체상의 N_2O는 1 L이고 혈액 안에 용해된 N_2O는 0.47 L로 측정되었다. 용기 전체에 들어 있는

N_2O의 양은 1.47 L이며 혈액용해도(blood solubility of N_2O), 즉 혈액/기체 분배계수(blood/gas partition coefficient, $\lambda_{B/G}$)는 0.47/1=0.47이다. 두 개의 서로 다른 용매 사이에서 평형을 이루는 경우에도 적용할 수 있다. 2 L의 용기의 아랫부분에 1 L의 혈액을 채우고 혈액 위에 1 L의 기름을 부었다. 이 용기를 N_2O가 충만된 방에 넣어 기름과 혈액에 N_2O를 포화시킨 뒤 용기의 뚜껑을 닫았다. 혈액 안에 용해된 N_2O는 여전히 0.47 L이고 기름 안에 용해된 N_2O는 1.4 L로 측정되었다. N_2O의 기름/혈액 분배계수(λoil/blood)는 1.4/0.47=2.98로서 N_2O의 지방/혈액 분배계수와는 조금 차이가 있다. 지방조직이 균질적인 지방체가 아니기 때문이다. 비교적 균질적인 용매에 속하는 혈액에 대한 혈액/기체 분배계수는 쉽게 측정할 수 있지만[1] 우리에게 잘 알려져 있는 흡입마취제의 여러 조직/혈액 분배계수는 위와 같은 개념 아래 조직의 균질체(tissue homogenates)로부터 측정된 in vitro 값이며 실제로 살아 있는 인체의 조직에서 직접 측정된 것은 아니다.[2] 우리가 사용하는 조직용해도가 생체에서 바로 측정된 것이 아니라는 점 때문에 발생하는 약동학 모형의 계산상의 격차는 여러 연구에서 언급되고 있지만 현재로서는 격차를 인정하는 범위에서 모형을 서술할 것이다.

이 글을 포함한 많은 마취과학 문헌에서는 마치 은어처럼 용해도를 분배계수와 혼용하여 사용하고 있지만 일정한 규칙이 있다. 혈액용해도는 항상 혈액/기체 분배계수이고, 모든 조직용해도는 조직/혈액 분배계수이다. 그냥 용해도라고 하면 대개 혈액용해도를 뜻하지만 맥락에 따라 판단할 일이다.

2) 물질의 상과 흡입마취제를 부르는 용어들

산소와 질소처럼 대기 온도에서 기체로만 존재하는 물질을 물리학에서는 영구기체(permanent gas)라고 부른다. 대기 온도의 조건은 40℃로 본다. 영구기체들에 비해 모든 휘발성마취제(volatile anesthetics)는 20℃에서 대기압보다 낮은 증기압(vapor pressure)을 가지므로 대기에서 액체상과 기체상이 공존한다. 대기에서 액체상이 기체상으로 전환하는 현상을 휘발(volatilization)이라고 하며, 대기에서 액체상과 공존하는 기체상을 특별히 증기(vapor)라고 부른다.

증기압이 높을수록, 또는 끓는점(boiling point)이 대기 온도와 가까울수록 증기의 분획이 높아진다. Desflurane은 증기압이 669 mmHg, 끓는점이 23.5℃로서, 대기에 노출되면 급속하게 휘발될 것이다. Desflurane이 대기로부터 완전히 차폐된 특별한 용기에 납품되며, 용기에서 기화기로 옮길 때 대기에 노출되지 않도록 하는 부수의 장치들은 이 때문에 고안된 것이다.

모든 물질은 임계온도(critical temperature) 이상에서는 액화되지 못한다. 산소의 임계온도는 -119℃이며, 달리 말하면 -119℃ 이상에서는 아무리 압력을 가해도 액상으로 전환되지 못한다는 뜻이다.

그에 반해서 아산화질소의 임계온도는 36.5℃이다. 즉, 아산화질소는 대기에서도 액상으로 존재할 수 있다는 뜻이 된다(그림 6-1). 위에서 액체상과 기체상이 공존하는 기체상을 특별히 증기라고 부른다고 했었는데, 이를 좀더 과학적인 용어로 바꾸어 쓰면, 임계온도 이상의 기체상은 '기체'이고, 임계온도 미만의 기체상은 '증기'이다. 따라서, 자주 쓰이는 용어는 아니지만, 증기 마취제(vapor anesthetics)라고 지칭했을 때에는, 우리가 알고 있는 모든 휘발성마취제들과 더불어 아산화질소도 포함되는 것이 옳다.[3] 현존하는 유일한 기체마취제(gaseous anesthetic)는 xenon뿐이다.

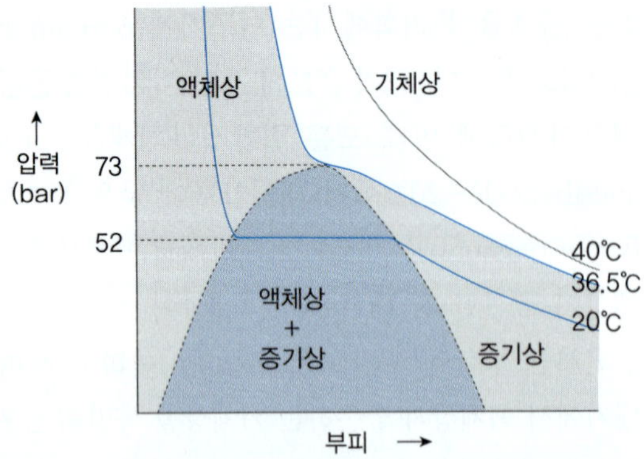

그림 6-1 아산화질소의 등온선(Isotherms for nitrous oxide)
40℃, 36.5℃, 20℃에서 아산화질소의 등온선을 나타내고 있다. 가장 위의 곡선이 40℃에서의 변화를 나타낸다: 그래프의 오른쪽에서 왼쪽으로 이동하면서 아산화질소의 부피가 감소하는데, 보일의 법칙(Boyle' s law)에 따라 압력의 상승을 보인다. 상승 곡선은 직각쌍곡선(rectangular hyperbola)을 이룬다. 임계온도(critical temperature)인 36.5℃에서는 아산화질소가 액화되는 임계압력(critical pressure)은 73 bar임을 알 수 있다. 실온인 20℃에서의 아산화질소의 등온선(가장 아래쪽 곡선)은 아산화질소의 특성에 대해서 시사하는 바가 크다. 온도 20℃, 압력 52 bar에서(이는 실내에 비치된 아산화질소 실린더 환경이다) 아산화질소의 상 변이는 수평선이며, 아산화질소의 포화증기압을 나타낸다.

3) 기체의 확산

(1) 기체와 액체상 간의 확산 (Diffusion in gases and liquids)

순수한 기체상의 흡입마취제가 액상과 만나는 최초의 생리학적 부위는 폐포와 폐 모세혈관의 교점이다. 폐포 내의 이상기체(ideal gas)가 모세혈관 내 혈액과 만날 때 기체의 확산은 Fick의 법칙을 따른다.

$$\frac{\partial N_2}{\partial t} = D\frac{\partial^2 N_2}{\partial x^2}$$

$$\dot{Q} = -D\frac{\partial N_2}{\partial t}$$

식에서 N_2는 이상기체의 농도 또는 분압, D는 이상기체의 확산계수(diffusion coefficient in cm^2/sec), t는 시간(sec), x는 이동 거리(cm)이다.

(2) 불활성기체의 폐포 내 확산 (Diffusion of inert gas within the alveoli)

기체가 제대로 혼합되지 못해 폐포 내에서 기체의 농도 경사가 생긴다면 기체의 폐포-혈액 분배에 영향을 미칠 것이다. 기체의 폐포 내 확산을 폐포 간 확산과 구별해내는 것은 대단히 어려운 일이다. 단, 폐포 내 공기와 폐 조직 사이에 이루어지는 열 교환은 신속성을 고려하면 기체의 확산 역시 신속할 것으로 추측할 수 있다. 대략 1/100초 만에 이루어지는 것으로 알려져 있다.[4] 만일 폐포 내 기체 농도의 경사가 존재한다면 날숨에서 측정한 폐포 농도와 동맥혈 농도 사이에 차이가 존재할 것이지만 이 또한 측정되지 않는다. 분자량이 큰 분무 입자(aerosol particles)의 경우에는 폐포 내에서 분무 입자의 농도 차이가 밝혀져 있고 분무 입자가 폐포 내 확산에 걸리는 시간은 수초로 측정되어 있다.[5]

폐포 내에서 기체가 확산할 때 가로질러야 하는 거리는 정확하게 산출하기 어렵지만 모세혈관에서보다는 길 것으로 여겨진다. 하지만 확산계수(cm^2/sec) 하나만 비교하더라도, 액체나 조직에서보다 기체 혼합물에서 20만 배 이상 크므로 폐포 내 확산은 사실상 문제가 되지 않을 것이다. 일단 하나의 폐포로 진입한 기체는 순식간에 균일한 농도에 도달하여 한 폐포 내에 농도 경사는 존재하지 않는다고 간주하여도 무방하다.

(3) 불활성기체의 모세혈관 내 확산 (Diffusion of inert gas within the capillary blood)

직접 측정된 연구는 없지만 불활성기체의 모세혈관 내 확산은 적어도 혈액이 모세혈관 내 머무는 짧은 시간에 벌어지는 것으로 생각된다. 분자량 300을 가정하더라도 평형의 90%에 이르는 데 걸리는 시간은 0.03초로 아주 짧으므로 폐 모세혈관 내에서 불활성기체의 분압 경사는 없는 것으로 간주한다.

(4) 불활성기체의 폐포로부터 모세혈관으로의 확산(Diffusion of inert gas between capillary blood and the alveoli in the lung)

폐포 내 불활성기체가 모세혈관과 평형을 이루는 데 걸리는 시간(t in second)은 폐확산능력(pulmonary diffusing capacity, D_M)과 폐 모세혈관 내 혈액의 양(V_c)으로부터 산출된다.

$$\frac{P_c - P_A}{P_{c_0} - P_A} = e^{-D_M \cdot (P_B - P_{H_2O}) \cdot t / 60 \cdot V_c \cdot \alpha}$$

P_c는 모세혈관 내 용해된 기체의 분압, Pc_o는 측정을 시작할 때의 P_c이다. P_A는 폐포 내 분압으로, 모든 분압은 mmHg 단위로 계산한다. P_B는 대기압, P_{H_2O}는 포화수증기압으로 STP에서 47 mmHg로 잡는다. D_M은 55 ml/min/mmHg로, V_c는 70 ml로 전제하고, α는 기체의 혈액용해도로서 질소의 경우에는 0.018 ml/ml이다. 마취의 회복기와 동일한 상황을 가정하여, 100% 산소만으로 호흡하던 환자가 대기로 호흡하게 된다면 P_{c_O}=0으로서 계산식을 쉽게 만들 수 있다. 대기로 호흡하기 시작하였으므로 환자의 P_A=0.79로 놓고 P_c를 계산하면, 불과 0.01초 이내에 99%인 P_c=0.78에 도달한다. 질소의 경우에는 폐 모세혈관의 한 순환 주기 안에 폐포와 모세혈관 간의 평형이 이루어진다고 볼 수 있다.

(5) 불활성기체의 모세혈관에서 조직으로의 확산(Diffusion of inert gas between capillary blood and tissue in the periphery)

모세혈관에서 조직으로의 확산을 추정하기 위해서는 조직을 모세혈관을 둘러싼 여러 개의 원통으로 가정한다. 뇌 모세혈관의 반경을 4 μm, 가상적 조직 통의 반경을 18 μm로 가정하면 확산계수는 10^{-5} cm^2/sec이고 평형의 $T_{1/2}$는 약 0.1초이다. 모세혈관의 통과시간을 1초로 가정하면 약 1/10의 혈액이 뇌 조직과 평형을 이룰 것이다. 분자량이 증가하여 확산계수가 3배로 증가하였다면 $T_{1/2}$는 0.3초로 증가하고 1초 단위의 통과시간에서 평형을 이루지 못한 분획은 10%보다 훨씬 증가할 것이다.[6]

4) 폐가 좌우하는 요인(Lung factors)

조직에 기체나 혈액이 유입될 때 잘 혼합된 기체의 세척(washout)은 지수함수식으로 표현할 수 있다. 기체의 분획으로 묘사했다.

$$fraction = 1 - e^{-k \cdot time}$$

(식 6-2)

식에서 k는 속도상수(rate constant, rc)이다. 위 식으로 단위 시간당 기체의 섭취량으로 속도상수를 추정하고자 할 때에는 속도상수는 항상 0보다 크므로 로그속도상수(log rate constant, lrc)의 형식을 쓰는 것이 더 편리하다.

$$fraction = 1 - e^{-e^{lrc} \cdot time}$$

이렇게 계산했을 때에는 시간(*time*)과 같은 단위를 가지는 속도상수는 $k=e^{lrc}$로 계산할 수 있다. 일차약동학에서 말하는 속도상수 *rc=clearance / volume* 이며 속도상수의 역수는 시간상수(time constant, tc)로 정의된다. *time constant = volume / clearance*. 청소율(clearance)은,

$$clearance = \frac{flow}{\lambda}$$

(식 6-3)

표 6-2 마취 회복기에 정맥혈 일회 순환으로 폐에서 청소되는 흡입마취제 백분율

마취제	혈액/기체 분배계수(λ)	폐를 순환하는 혈액으로부터 청소율(%) $\frac{1}{1+\frac{5}{4}\lambda}$*
Desflurane	0.42	66
Sevoflurane	0.69	54
Isoflurane	1.43	36
Nitrous oxide	0.46	63

* During induction, $1/(1+\frac{5}{4}\lambda)$ is percent increase from venous toward inspired concentration in one passage of blood through lungs.

이다. 폐혈류와 폐환기량의 비율은 정상상태에서 5:4로 전제되므로 폐포에서 마취제의 청소율은 오로지 기체의 혈액용해도에 의해서 좌우된다.[7)]

$$clearance = \frac{outflow}{inflow} = \frac{\dot{V}_A \cdot F_A}{\dot{V}_A \cdot F_A + \dot{Q}_A \lambda_{B/G} \cdot F_A}$$

$$= \frac{1}{1 + \frac{\dot{Q}}{\dot{V}_A} \cdot \lambda_{B/G}}$$

$$\therefore \quad clearance \cong \frac{1}{1 + \frac{5}{4} \cdot \lambda_{B/G}} \quad (in\ lungs,\ \frac{\dot{Q}}{\dot{V}_A} \cong \frac{5}{4})$$

(식 6-4)

식 6-4는 흡입마취제가 폐포로 유입되는 시기와 배출되는 시기 모두에 적용할 수 있다(표 6-2).

2. 임상 약동학

1) 서론

식 6-1을 desflurane에 대응하는 몇 개의 약동학 지수로 묘사하는 직관적인 그림에서 (그림 6-2) 세 구획 간 평형을 빨리 이루기 위한 조건은, 1) 흡입마취제가 폐와 혈류 사이, 혈류와 뇌 사이를 빠르게 이동할 수 있어야 하고, 2) 혈액과 조직이 흡입마취제를 적게 섭취하여야 할 것이고, 뇌 이외의 조직으로 재분포(redistribution) 되거나 대사되는 흡입마취제의 분획이 작아야 할 것이다. 그림에서 보이는 desflurane의 예는 나머지 조직으로 재분포 되는 분획을 무시하고 계산된 값의 근사 위치이다. 그림을 그리기 위해서 desflurane을 상정하였고, 식 6-4으로부터 혈액의 desflurane 섭취 속도상수, $k_{blood/alveolus}$=4/(0.42×5)=1.9를 얻었고, 70 kg 성인의 평균적인 뇌 부피를 2.1 L, 뇌 혈류량을 1 L/min으로 해서 뇌 조직의 desflurane 섭취의 속도상수, $k_{brain/blood}$=1/(1.29×2.1)=0.37을 얻은 뒤 시간에 따른 모의값을 얻었다.[8)]

2) 신선기체 분압(Partial pressure in fresh gas, P_{FG}), 흡기분압(Inspired partial pressure, P_I)과 폐포분압(P_A)

필요한 흡입마취제의 뇌 내 분압(P_B)을 성취하기 위한 첫 단계는 기화기를 조정하여 신선기체(fresh gas) 내 마취제 분압(P_{FG})을 맞추어 흡기분압(P_I)을 조정하는 일이다. 마취기 회로에 유입된 신선기체는 회로 내의 기존의 기체와 혼합되어 환자에게 유입되는 흡기분압을 형성하기 위해서 일정한 시간차

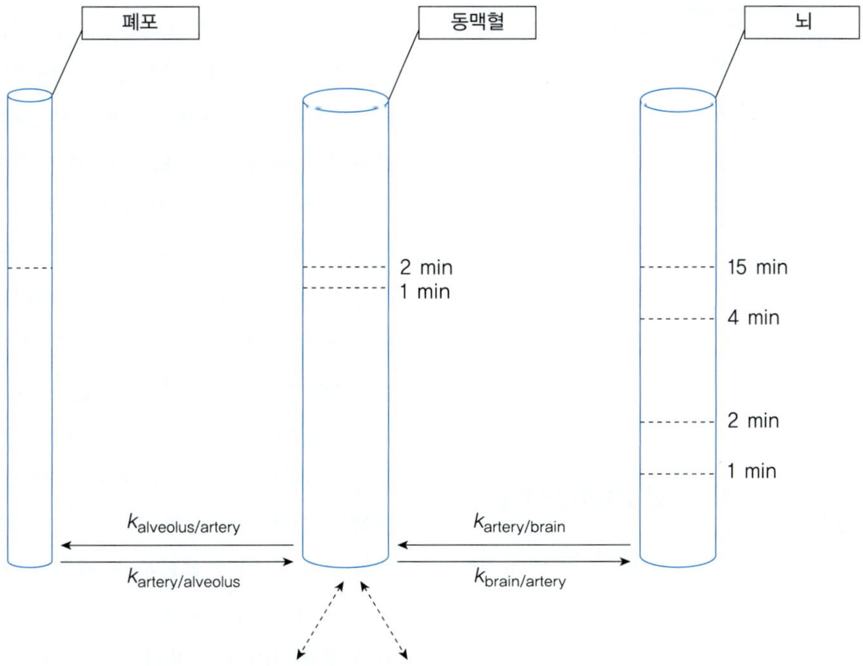

그림 6-2 혈액과 뇌에서 desflurane의 섭취를 묘사하는 직관적 모형

를 가지며 이는 일차약동학으로 묘사할 수 있다.

$$P_I = P_{FG} \cdot (1 - e^{-k_{circuit} \times time})$$

$k_{circuit}$는 마취회로에 의한 속도상수로서 flow/volume이므로 fresh gas flow/circuit volume이다. 회로의 부피는 기화기 이후로부터 마스크의 Y관까지의 부피로 8 L를 전제하고 신선기체 유량을 6 L/min만큼 사용한다면 마취회로에 의한 속도상수는 0.75이고, 시간상수는 1.3분이다. 회로 내 기체의 95%에서 혼합이 완성되는 시점은 시간상수의 3배, 즉 3.9분이다. 만약 신선기체의 유량을 2 L/min만 사용한다면 95% 혼합이 완성되는 시점은 12분까지 지연된다(그림 6-3). 마취회로의 부피를 줄이는 것도 혼합을 가속시킬 수 있다. 반폐쇄식 회로(semiclosed circuit)보다는 Mapleson 형의 반개방식 회로(Mapleson-typed semiopen circuit)의 부피가 훨씬 작으므로 속도상수가 증가한다.

마취회로 내에는 흡입마취제의 포화를 방해하는 교란인자가 존재한다. 회로를 구성하고 있는 부속품이 고무나 플라스틱 재질일 경우에는 흡입마취제를 섭취할 수 있고, 이산화탄소 흡수제도 흡입마취제를 섭취하는 것으로 알려져 있다. 과거의 흡입마취제들은 고무에 대한 용해도가 매우 높았으나 현대의 흡입마취제들은 비교적 낮다. 수일에 걸친 평형 연구에서 플라스틱, 고무, PVC, Teflon에 대한 용해도는 halothane 〉 isoflurane 〉 sevoflurane 〉 desflurane의 순서로 높았다.[9] 특히 desflurane은 회로 부속품의 재질에 대한 용해도가 아주 낮으므로 흡기분압의 변동을 초래할 정도는 아니었으며 흡입마취의 유도와 회복도 영향을 받지 않는다.

흡기분압의 변동은 폐포분압(P_A)의 변동을 초래하여 P_B를 비롯한 전신 장기의 마취제 분압을 변동시킨다. 일반적으로 이해를 돕기 위해서 분압이나

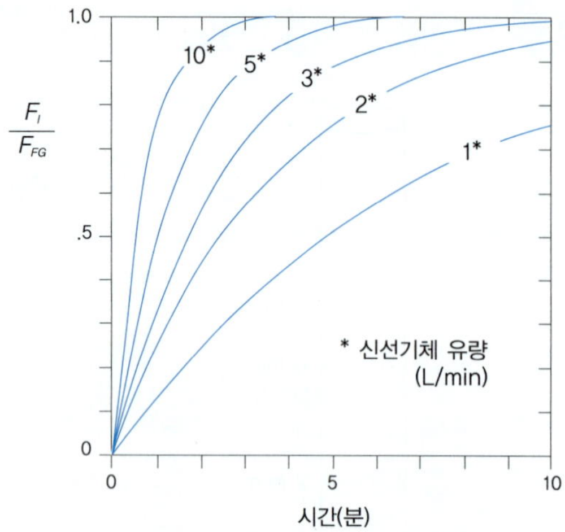

그림 6-3 마취회로 내에서 다양한 신선기체 유량에 따른 흡입마취제의 흡입농도의 변화

신선기체 내 농도(F_{FG}=1~10 L/min)에 대한 흡입농도(F_I)의 비의 상승은 신선기체 유량에 비례한다.

농도의 절대값보다는 F_A/F_I의 비율 형식이 사용되는 경우가 많다.

$$F_A = F_I \cdot (1 - e^{-k_{lung} \times time})$$

$$\frac{F_A}{F_I} = 1 - e^{-k_{lung} \times time}$$

k_{lung}은 폐가 좌우하는 속도상수로서 혈액에 의한 흡입마취제의 섭취를 배제한 개념이다. 일반적으로 환기량/폐의 부피로 계산하는데, 폐의 부피는 기능적잔기용량(functional residual capacity, FRC)을 사용한다.

FRC에는 생리적인 측정값 외에 기도 유지 장치에 의한 죽은공간(dead space)을 포함한다. 엄밀하게 말해서 이렇게 계산된 F_A는 폐포의 분율이라기보다는 전체 폐 내 분율일 것이다. 소아의 흡입마취 유도 속도가 빠른 이유는 소아의 FRC가 폐포환기량에 비해서 상대적으로 작기 때문이다.

K_{lung}은 폐의 부피에는 반비례하고 환기량에는 비례한다. 이미 잘 알려진 대로 과환기는 마취유도의 속도를 가속시키는 것으로 되어 있지만, 주의할 점이 있다. 환기량을 2배로 높이면 위의 식으로 추론할 수 있는 것처럼 속도상수는 2배까지 커질 수 있어서 명백히 F_A/F_I의 상승 속도가 빨라진다. 용해도가 높은 흡입마취제에서 환기량의 증가에 의한 F_A/F_I 증가 효과가 크고 용해도가 낮을수록 환기량의 효과는 미미하다(그림 6-4). 과환기에 의한 동맥혈이산화탄소분압의 감소는 뇌혈류량을 줄인다는 점도 염두에 두어야 한다. 뇌혈류량이 줄어들면 동맥혈 흡입마취제 농도의 상승에 비해서 뇌 조직 내 흡입마취제의 농도가 상승하는 속도는 상대적으로 줄어들 것이다.[10] 과환기가 뇌 조직에서 일으키는 마취 유도의 지연 효과는 과환기가 폐포에서 일으키는 F_A/F_I 증가의 재촉 현상을 상쇄할 수 있다. 지연과 재촉이라는 상반된 두 현상의 균형은 흡입마취제의 혈액용해도에 달려 있다. 혈액용해도가 높을수록 과환기에 의한 F_A/F_I의 상승이 뇌에서의 효과를 상쇄하며, 혈액용해도가 낮을수록 과환기에 의한 F_A/F_I의 상승이 두드러지지 않으므로 불리하다. 이와 같은 맥락이라면, 현대의 모든 흡입마취제는 과거의 사용되던 것들보다 혈액용해도가 매우 낮으므로 과환기 효과는 대체로 마취 유도를 지연시키는 방향으로 나타난다고 판정할 수 있다. Desflurane의 F_A/F_I 상승 속도가 과환기에 의해서 종국에는 지연되는 현상이 임상에서 관찰되었다.[11] 과환기에 의한 이런 불리한 효과는 마취 회복기에도 재현될 수 있으므로 뒤에서 다룰 '회복기: 흡입마취제의 제거'에서도 동등한 무게로 다시 다루어질 것이다.

폐포 내의 흡입마취제는 혈액과 폐 실질로 빠져나가고(섭취), 섭취된 만큼의 흡입마취제가 다음 환기 때 공급된다. 공급은 일정하므로 섭취된 양을 고려한 보다 정확한 폐포분율의 상승을 예측할 수 있을 것이다. 폐포분율의 상승 곡선에서 초기의 빠른 상승 속도가 완화되는 지점이 언제나 관찰되는데,

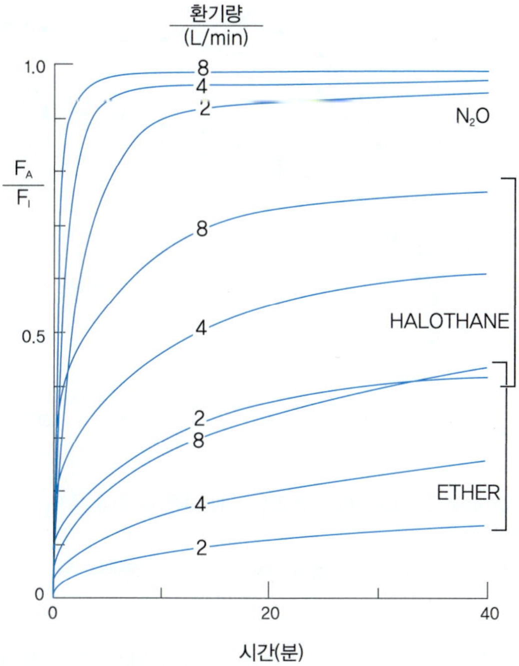

그림 6-4 환기량의 변동에 따른 폐포 내 흡입마취제 분율 (F_A/F_I)의 상승

환기량 증가(at 2, 4, and 8 L/min)에 따라 F_A/F_I의 상승은 재촉된다. 환기량의 영향은 혈액용해도가 낮은 흡입마취제(예. 아산화질소)보다 혈액용해도가 높은 흡입마취제(예. ether)에서 두드러지게 나타난다.

초기 상승은 섭취가 이루어지지 않는 오로지 흡기 분율의 증가에 의해서 영향을 받는 부분이고 무릎 지점을 통과한 이후는 섭취가 시작되는 부분이다. 흡입마취제의 폐 실질로의 섭취를 무시한다면 혈액으로의 섭취는 크게 세 요인에 의해서 좌우될 것이다: (1) 흡입마취제의 특성 중 혈액/기체 분배계수, (2) 심박출량, (3) 폐포-혼합정맥혈 간 농도 경사가 중요한 요인이다. 혈액에 의한 마취제의 섭취가 크면 클수록 폐포농도의 상승이 더디다.

3) 혈액/기체 분배계수

혈액용해도가 낮다는 것은 동일한 부피의 폐포와 평형을 이루기 위한 혈액의 부피가 작다는 뜻이다. 심박출량이 일정하다면 폐포가 만나는 혈액의 양은 곧 시간을 반영한다. 따라서 부피에 시간의 개념을 더하여 폐포가 단위 시간 당 일정한 양의 혈액과 만날 때, 낮은 혈액용해도를 가진 흡입마취제가 더 빠른 시간 안에 평형이 이루어지게 된다. 단순한 예를 들면, isoflurane의 혈액용해도는 1.4이고 desflurane의 혈액용해도는 0.42이므로 두 마취제가 평형을 이루기 위해서 필요한 혈액의 양은 isoflurane 쪽이 1.4/0.42로 약 3.3배 많다. Desflurane이 평형을 이루는 데 필요한 혈액을 단위 시간 T에 만났다고 놓으면 isoflurane이 평형을 이루는 데에는 T×3.3의 시간이 요구된다는 뜻이다.

달리 표현해서, 폐의 부피와 심박출량이 일정하다고 할 때, isoflurane을 흡입한 뒤 숨을 참고 평형을 기다린다면, 흡입한 isoflurane의 41.7%가 폐포에 남을 것이다(58.3/41.7=1.4). 반면에 desflurane이라면 70.4%가 폐포에 남을 것이다.(29.6/70.4=0.42) 이 수치는 F_A/F_I와 동일하다. 평형을 이루기 위해서 단위 시간 동안 desflurane보다 2.0배(58.3/29.6) 더 많은 양의 isoflurane이 폐포로부터 혈액으로 섭취된 셈이다. 즉, 혈액용해도가 높을수록 F_A/F_I의 상승이 느리다.

높은 혈액용해도를 가진 흡입마취제의 유도기에 과압법(overpressurization technique)을 사용함으로써 느린 폐포농도 상승을 얼마간 상쇄할 수 있다. 이르고자 하는 농도의 3~5배까지 흡입농도를 높임으로써 원하는 폐포농도에 더 일찍 도달할 수 있다. 하지만 모든 흡입마취제는 부작용을 내재하고 있으므로 과압법에는 항상 위험이 잠재되어 있음을 알아야 한다.

4) 심박출량

폐포에서 흡입마취제를 섭취하는 가장 중요한 요인은 혈액이다. 폐포가 단위 시간 동안 더 많은 혈액을 만난다면 평형을 이루기 위해 더 많은 흡입마취제가 필요하다는 뜻이 된다. 폐로의 흡입마취

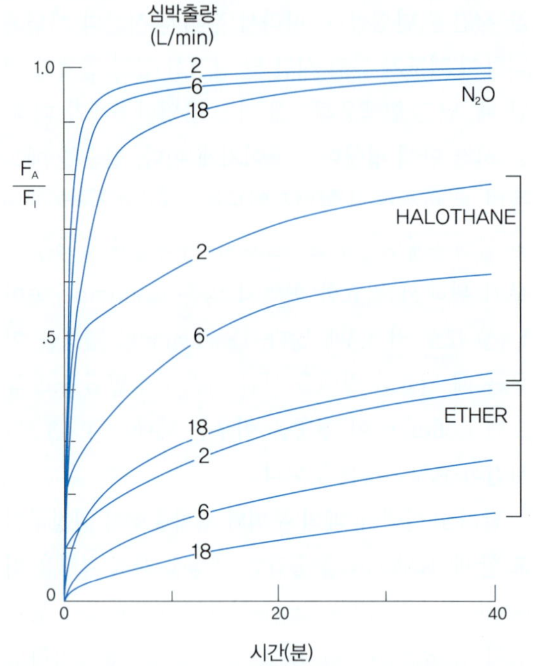

그림 6-5 심박출량의 변동에 따른 흡입마취제의 폐포내 분획(F_A/F_I) 상승

심박출량 증가(2, 6, 18 L/min)에 따라 F_A/F_I의 상승은 더디어진다. 심박출량의 영향은 ether처럼 혈액용해도가 높은 흡입마취제에서 두드러지게 나타난다.

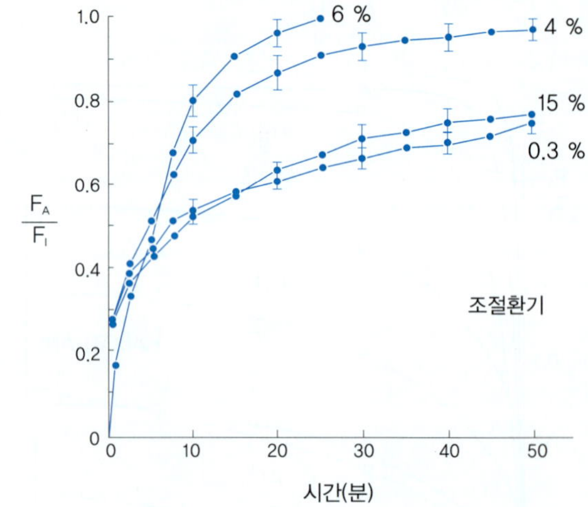

그림 6-6 흡입마취제의 흡입농도에 따른 폐포내 분획(F_A/F_I)의 상승

Halothane의 흡입농도가 높을수록 F_A/F_I의 상승은 재촉된다.

제의 공급은 일정하므로 더 많은 흡입마취제를 공급한다는 것은 곧 평형에 더 많은 시간이 요구된다는 뜻이다(그림 6-5). 심박출량이 폐포농도에 미치는 효과는 혈액용해도와 유사한 방식으로 계산할 수 있다. 심박출량이 2배라면 흡입마취제를 섭취할 수 있는 능력이 2배 증가한다. 환기량의 변동과 마찬가지로 심박출량에 의한 효과 역시 용해도가 높은 흡입마취제에서 두드러지게 나타난다.

흡입마취제의 약동학을 처음 학습하는 이들을 가장 괴롭히는 문제가 바로 혈액용해도와 심박출량과 연관된 흡입마취의 유도 속도가 우리의 직관과는 반대 방향으로 움직이기 때문일 것이다.

혈액용해도가 높으면 더 많은 흡입마취제가 혈액으로 운반되고 심박출량이 높으면 조직으로 흡입마취제를 더 빨리 전달할 수 있을 것으로 오판하는 것이다. 하지만 뇌 내의 흡입마취제 분압은 결코 혈액 내 흡입마취제의 분압을 넘지 못한다. 엄격하게 말하면 desflurane의 뇌조직용해도는 1.3이므로 혈액 내 흡입마취제 분압의 1.3배를 넘지 못한다. 따라서 달리 추정하면, 심박출량이 증가할 때 비록 낮은 흡입마취제의 분압이지만 더 빨리 뇌 내 분압에 도달한다고도 볼 수 있다. 하지만 심박출량 증가는 혈액 내 분압을 떨어뜨리는 폭이 그보다 훨씬 크기 때문에 흡입마취의 유도는 결과적으로 느려질 수밖에 없다.

흡입마취제 자신이 심박출량을 심하게 저하시키는 경우가 있는데, 이런 경우 마취 유도에서 고농도의 흡입마취제를 쓰면[12,13] 심박출량 저하, 섭취 저하, 폐포농도 상승이라는 양성되먹임(positive feedback)으로 더욱 심박출량이 저하될 수 있으므로 주의할 필요가 있다.[14-16] 만약 자발호흡을 유지하고 있는 환자라면 심박출량 저하와 함께 환기량도 함께 저하될 것이므로 흡입마취제의 폐포농도 상승이 얼마간 상쇄될 것이지만, 조절호흡을 하고 있는 경우에는 더욱 주의하여야 한다(그림 6-6).

5) 폐포-혼합정맥혈 간 농도 경사

폐로 순환하는 혼합정맥혈, 즉 폐동맥이 이미 함유하고 있는 흡입마취제 농도는 폐포농도의 상승의 세 번째 결정 요인이다. 유도기에 말초의 조직들은 혈액을 통해 운반된 흡입마취제의 대부분을 섭취하기 때문에 혼합정맥혈의 흡입마취제 농도는 폐포농도에 비해서 현저히 낮다고 추정된다. 이는 폐포로부터 혈액으로의 흡입마취제의 이동이 초기에는 높고, 시간이 흐를수록 혼합정맥혈 내 흡입마취제 농도가 상승하면서 폐포-혼합정맥혈 간 농도 경사가 완만해지고, 혈액으로의 흡입마취제 섭취가 감소함을 뜻한다.

6) 요인의 결합

흡입마취제의 폐포농도를 결정하는 세 가지 요인인 혈액용해도($\lambda_{B/G}$), 심박출량($\dot{Q}$), 폐포-혼합정맥혈 간 농도 경사($P_{A-\dot{v}}$)은 다음으로 결합할 수 있다. P_B는 대기압이다.

$$uptake\ into\ blood\ (\dot{V}_B) = \lambda_{B/G} \times \dot{Q} \times \frac{P_{A-\dot{v}}}{P_B}$$

이는 혈액에 의한 흡입마취제의 섭취를 결정하는 Fick 방정식이다. 식에서 대기압을 제외한 세 결정 요인이 증가하였을 때 섭취가 증가하여 폐포농도의 상승을 저해한다.

7) 분포(Distribution): 조직으로의 흡입마취제의 섭취(Tissue uptake)

위에서 다룬 결정 요인에는 포함하지 않았지만 조직으로의 흡입마취제 섭취는 폐 내 섭취를 결정짓는 중요한 요인이다. 조직에 의한 흡입마취제의 섭취를 '분포(distribution)' 라는 용어로 표현하기도 한다. 일단 혈액이 포화된 뒤로는 벌어지는 폐 내 섭취의 양은 사실상 모든 조직에서 벌어진 섭취의 양의 총합과 동일한 값이다. 다음과 같은 경우는 실제적으로 발생할 수 없지만, 조직을 순환하고 나온 정맥혈의 흡입마취제 농도가 동맥혈의 농도와 같다면 폐에서도 섭취는 중단될 것이고 흡입농도는 항상 폐포농도와 일치할 것이다. 조직으로의 섭취라 함은, 조직으로의 분포와 대사를 모두 반영하지만 모든 흡입마취제의 대사율은 0에 근접하므로 대사율은 대개 무시된다.

조직으로의 섭취는 폐 내 섭취와 같은 맥락으로 계산할 수 있다. $\lambda_{T/B}$는 조직용해도, $\dot{Q}_{tissue}$는 조직관류의 양, $P_{a-\dot{v}}$는 동맥혈 농도와 조직을 순환하고 나온 정맥혈의 혼합 농도의 차이이다. 이 요인들의 상승은 조직 섭취를 상승시킬 것이다.

$$tissue\ uptake = \lambda_{T/B} \times \dot{Q}_{tissue} \times \frac{P_{a-\dot{v}}}{P_B}$$

폐 내 섭취와 다른 점은 조직 섭취를 좌우하는 결정 요인들 중에서 완전 포화 후에는 $P_{a-\dot{v}}$가 0이 될 확률이 존재하며 그렇게 된다면 나머지 요인들의 크기는 조직 섭취를 결정하는 데 크게 중요하지 않다는 점이다. 즉, 뇌 조직에서는 흡입마취제의 포화가 빠르게 이루어지며 일단 포화가 이루어진 뒤에는 $P_{a-brain}$= 0이 되므로 뇌 조직의 섭취는 중단되는 것이다.

조직으로의 섭취는 조직의 저장능과 혈류량에 의해서 결정된다.

흡입마취제의 조직용해도와 조직의 부피가 조직의 흡입마취제 저장능을 반영한다. 대개 두 값의 곱으로 표현한다. 조직용해도가 높거나 조직의 부피가 크면 조직의 저장능이 증가한다.

표 6-3 조직 군의 특성

Eger의 고전적 분획	VRG	MG	FG	VPG
질량 (%)	9	50	19	22
부피 (L) (V_i)	6	33	14.5	12.5
혈류량 (% 심박출량)	75	18.1	5.4	1.5
혈류량(L/min) ($\dot{Q}_i$)	4.5	1.09	0.32	0.075
Yasuda 등의 분획	**VRG**	**MG**	**FCG**	**FG**
질량 (%)	-	-	-	-
부피 (L) (V_i)	6	2.5	2.5	14.5
혈류량 (% 심박출량)	-	-	-	-
혈류량(L/min) ($\dot{Q}_i$)	4.5	1.09	0.25	0.32

VRG; 혈관풍부군, MG; 근육군, FG; 지방군, VPG; 혈관희박군, FCG; 4구획군

$$tissue\ capacity = \lambda_{T/B} \times V_{tissue}$$

조직의 저장능에 대한 조직 혈류량의 비율을 계산하면 조직에서 흡입마취제가 평형을 이루는 데 필요한 속도상수를 얻을 수 있다.

$$rate\ constant\ (rc,\ k_{tissue}) = \frac{supply}{capacity} = \frac{\dot{Q}_{tissue}}{\lambda_{T/B} \times V_{tissue}}$$

조직의 부피에 비해서 혈류량이 많으면 조직은 일찍 평형에 도달할 것이나 반대의 경우에는 늦게 평형에 도달하므로 오랜 시간 동안 마취제를 섭취할 것으로 생각할 수 있다.

모든 조직으로의 섭취의 산술적 합이 폐 내 섭취이지만 섭취량을 알기 위해 모든 조직의 개별 섭취를 계산하는 경우는 없을 것이다. 일반적으로는 관류량과 조직용해도에 따라서 조직들을 크게 4개 구획으로 분류한다.

혈관풍부군(vessel-rich group, VRG)에는 뇌, 심장, 장(간 포함), 콩팥 및 내분비계가 가장 중요한 구획이다. 이들은 부피는 전체의 24%에 해당하지만 심박출량의 73%에 해당하는 혈류를 받는다(표 6-3).

일차약동학(first-order kinetics)에서 목표 농도의 절반에 이르는 시간(half time, $T_{1/2}$)은 0.693/rc 계산할 수 있으므로 desflurane의 경우에는 VRG의 $T_{1/2}$는 1.19분이고 sevoflurane의 경우에는 1.64분으로 계산할 수 있다.[17,18]

$$T_{1/2}\ in\ VRG\ of\ desflurane = \frac{0.693}{\dfrac{4.5}{1.29 \times 6}} = 1.19$$

$$T_{1/2}\ in\ VRG\ of\ sevoflurane = \frac{0.693}{\dfrac{4.5}{1.77 \times 6}} = 1.64$$

흡입마취제의 일차 작용 부위인 뇌의 조직 용해도는 desflurane에서 1.29로 VRG의 평균 조직 용해도와 같고, 성인의 평균적인 뇌 부피를 2.1 L, 뇌혈류량을 1 L/min으로 간주하면 시간상수는,

$$time\ constant\ in\ brain\ of\ desflurane =$$

$$\frac{1.29 \times 2.1}{1} = 2.709\ (min)$$

로 계산된다. 뇌 조직 농도와 동맥혈 농도가 평형(〉 95%)을 이루는 시간을 추정하기 위해서 일차약동학에서는 시간상수의 3배를 취하므로 2.709×3 = 8.127 (*min*)로 추측할 수 있지만 실제 임상에서 측정된 값과는 이 계산값과 큰 차이를 보인다. 뒤에서 이 격차에 대해서 다시 다룰 것이다.

나머지 구획에는 근육군(muscle group, MG), 4구획군(fourth compartment group, FCG), 지방군(fat group, FG)이 존재한다. 조직을 구획화 하는 것은 매우 편리하지만 구획의 설정 기준에는 이견도 있다. 흡입마취제의 구획에 대한 가장 전통적인 견해는 Eger의[19] 제안으로서, VRG, MG, FG, 혈관희박조직군(vessel-poor group, VPG)으로 구분했다. 처음에 인용한 구획은 1991년 Yasuda 등의 측정값을 기준으로 했다.[18] 이들을 각각 Eger의 구획 모형, Yasuda의 구획 모형이라고 부를 것이다(표 6-3).

Yasuda 구획 모형은 MG의 실효 부피를 현저히 작게 추정하고 있으며, FCG라는 구획을 설정하였고, 혈류량이 미미하여 모형에 거의 영향을 미치지 못하는 VPG를 아예 군집에서 제외하였다는 점에 주목할 필요가 있다. FCG는 조직학적으로 FG와 같지만 MG으로부터 직접 확산에 의해서 흡입마취제를 섭취할 수 있는 구획으로 설정하고 있다. 각 구획 모형이 제안된 시대적 배경에 따라 조직용해도가 추정된 흡입마취제의 종류가 모형마다 서로 다르다(표 6-4).

매 시점에서 각 구획을 관류한 정맥혈의 마취제 농도는 구획의 조직 내 평균 농도와 일치한다. 현대의 흡입마취제의 조직용해도가 이용된 Yasuda의 구획 모형을 이용하는 것이 이 시점에서는 타당할 것이다. i번째 구획의 경우라면 다음과 같다.

$$C_i = C_{artery}(1 - e^{-k_{1i} \times time})$$

$$k_{1i} = \frac{\dot{Q}_i}{\lambda_i V_i} \quad [i = 2,3,4,5 \quad (VRG, MG, FCG, and\ FG)]$$

Desflurane의 VRG 내 섭취를 Yasuda 모형을 써서 1분 간격으로 모의 시험을 하였을 때, 일정한 농도로 마취를 유도한 지 섭취가 0.00 미만으로 떨어

표 6-4 조직용해도 (λ_i)

Eger의 고전적 분획	VRG	MG	FG	VPG
Halothane	2.5	3.5	60.0	1.0
Nitrous oxide	1.06	1.13	2.3	1.0
Ether	1.14	1.0	2.0	1.0
Yasuda 등의 분획	**VRG**	**MG**	**FCG**	**FG**
Desflurane	1.29	2.02	31.9	27.2
Sevoflurane	1.77	3.13	32.9	47.5
Isoflurane	2.4	1.5	50	63
Enflurane	1.8	1.5	50	37

VRG; 혈관풍부군, MG; 근육군, FG; 지방군, VPG; 혈관희박군, FCG; 4구획군

지는 것은 11분, VRG 조직 농도와 동맥혈농도가 소수점 2자리에서 일치하는 시간은 12분으로 계산할 수 있다. 모의 시험의 결과는 Lu 등이[8] 경정맥구(jugular bulb)에서 채취된 뇌 정맥혈로부터 실제로 측정했던 결과인 24분과 일치하지 않는다. 이는 아마도 VRG의 조직용해도가 실험실에서 측정되었기 때문일 것으로 추측하며, VRG, 특히 뇌의 조직용해도는 실험실 측정값보다 조금 높을 것으로 추측한다. Sevoflurane, isoflurane의 모의 시험에서는 각각, 19분과 26분째 섭취가 0.00 미만으로 떨어지는 것으로 계산되었다. 이들 또한 실제 측정값인 40분, 50분과 큰 격차를 보인다.[20,21]

혼합정맥혈의 마취제 농도($C_{\dot{V}}$)는 i=2~5 (VRG, MG, FCG, FG) 구획들의 농도의 수학적 합산이다 (그림 6-7).

$$C_{\dot{V}} = \frac{\sum_i \dot{Q}_i C_i}{\dot{Q}_i}$$

재순환된 혼합정맥혈의 농도를 알면, 폐포농도를 계산할 수 있다.

$$F_A = F_I - \frac{uptake\ from\ lung}{alveolar\ ventilation} = F_I - \frac{\lambda_{B/G} \cdot \dot{Q} \cdot P_{A-\dot{V}} / P_B}{\dot{V}_A}$$

이 식에서 F_A의 자리를 바꾸어 F_I - F_A의 꼴로 변환하면, 결국 폐에서 섭취된 흡입마취제의 양을 반영한다.

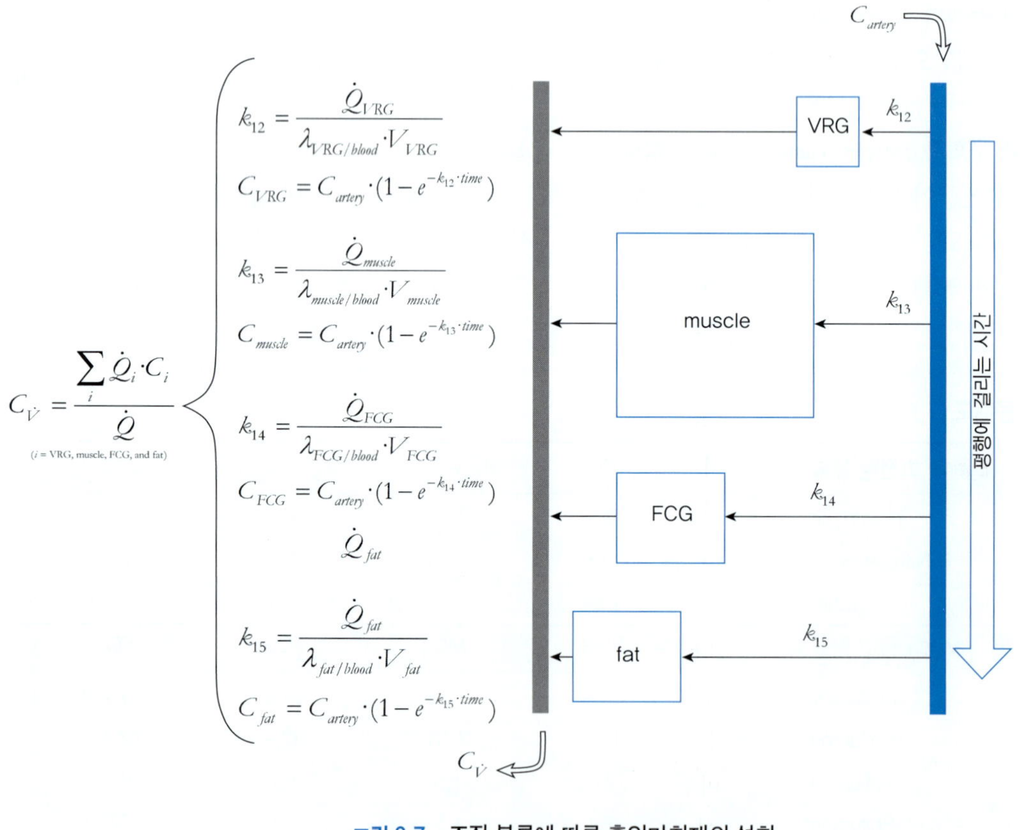

그림 6-7 조직 분류에 따른 흡입마취제의 섭취

흡입마취제의 총 섭취량은 개별 조직에서의 섭취량의 총합이다. 조직은 Yasuda의 구획에 따라 도해하였다. VRG; 혈관풍부군(vessel-rich group), muscle; 근육군(muscle group), fat; 지방조직군(fat tissue group), FCG; 4구획군(fourth compartment group).

$$F_I - F_A \cong uptake$$

F_I - F_A는 마취 중에 지속적으로 감시할 수 있는 측정값으로서, $F_I > F_A$이면 섭취가 일어나고 있고 $F_I < F_A$이면 제거가 일어나고 있으며, $F_I \cong F_A$이면 항정상태일 것이다.

8) 농도효과(Concentration effect)와 과압법(Overpressurization)

앞에서 살펴본 흡입마취제 약동학의 수학 모형은 환기, 세척, 심박출량, 혈액/기체 분배계수($\lambda_{B/G}$), 조직/혈액 분배계수($\lambda_{T/B}$), 조직 간 혈류 분배의 차이 등을 고려하고 있는 반면, 흡입마취제의 농도 자체는 고려되지 않았다.

흡입마취제의 유도기에 폐포농도(alveolar concentration)는 혈액용해도가 작을수록, 즉 $\lambda_{B/G}$가 작을수록 흡입농도(inspired concentration)에 빠르게 도달한다. 그런데 아산화질소와 cyclopropane은 소수점 아래 두 자리에서 같은 혈액용해도를 가지고 있는 반면 아산화질소의 폐포농도가 더 빠르게 상승한다. 두 마취제의 흡입농도가 다르기 때문인데, 일반적으로 높은 흡입농도를 사용할수록 폐포농도가 더 빠르게 흡입농도에 도달한다(그림 6-8). 흡입마취제들의 대표적인 F_A/F_I 상승 곡선에서 용해도가 낮은 desflurane보다 아산화질소가 더 빠른 상승을 보인다. 이들은 농도효과(concentration effect)라고 부르는 현상 때문이다(그림 6-8).

농도효과는 두 가지 기전으로 설명된다. 첫 번째 기전은 흡입마취제가 섭취됨에 따라 폐의 부피가 감소하여 흡입마취제의 폐포농도가 섭취된 양에 비례하지 않는다는 것이다. 단순히 100%의 마취제로 폐를 채운다면, 마취제가 몸으로 얼마나 많이 섭취되느냐에 상관 없이 폐포에 남은 농도는 100%일 것이지

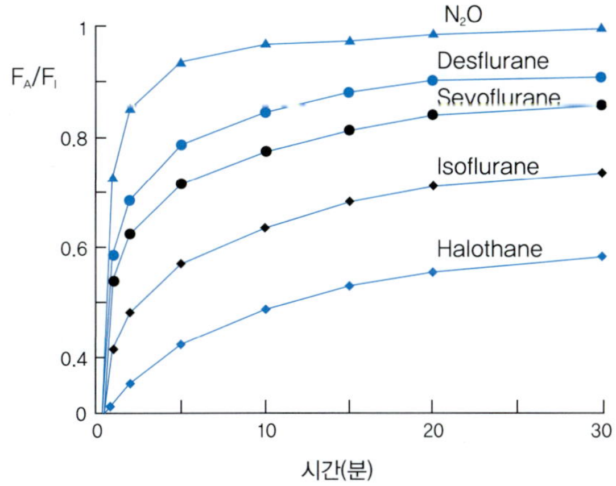

그림 6-8 농도효과(concentration effect)
Cyclopropane과 아산화질소의 용해도는 거의 비슷한 데도 불구하고 폐포 내 흡입마취제 분율(F_A/F_I)은 아산화질소에서 더 빠르게 상승한다. 아산화질소는 desflurane에 비해서 더 높은 용해도를 가졌음에도 불구하고 F_A/F_I는 더 빠르게 상승한다. 농도효과에 기인한다.

만, 만약 100%가 아니라면 남은 양은 처음 농도보다 무조건 감소할 것이다. 만약 2%의 마취제로 채운 폐를 생각해 보자. 가상적인 상황에서 마취제의 반절이 섭취되었다면 폐에 남은 부피는 처음의 99%가 될 것이고 마취제의 농도는 1/(100 - 1) = 0.0101로서 처음 농도의 반인 1%가 된다. 만약 50%의 마취제로 채운 폐에서 반절이 섭취되었다면 남은 마취제의 농도는 25/(100 - 25) = 0.3333으로서 처음 농도의 66.6%인 33.3%가 된다. 이처럼 마취제의 섭취로 인한 감소폭은 흡입농도가 높으면 높을수록 줄어든다. 이 첫번째 기전을 농축효과(concentrating effect)라고 부른다.

두 번째 기전은 흡입마취제가 섭취되어도 폐의 부피가 감소하지 않고 대신에 빈 공간을 새로운 기체가 채운다는 것이다. 50%의 마취제로 채운 폐에서 반절이 섭취되고 남은 자리에는 다시 50%의 농도를 가진 마취제가 채우게 될 것이다. 따라서 남은 마취제의 농도는 (25 + 12.5)/100 = 0.325로서 32.5%인 반면에, 2%의 마취제로 채운 폐에서는 새로 채워지는 마취제를 더해도 (1 + 0.02)/100 = 0.012로 1.2%까지 마취제 농도가 감소할 것이다. 이 기전을 흡기에 의한 증폭

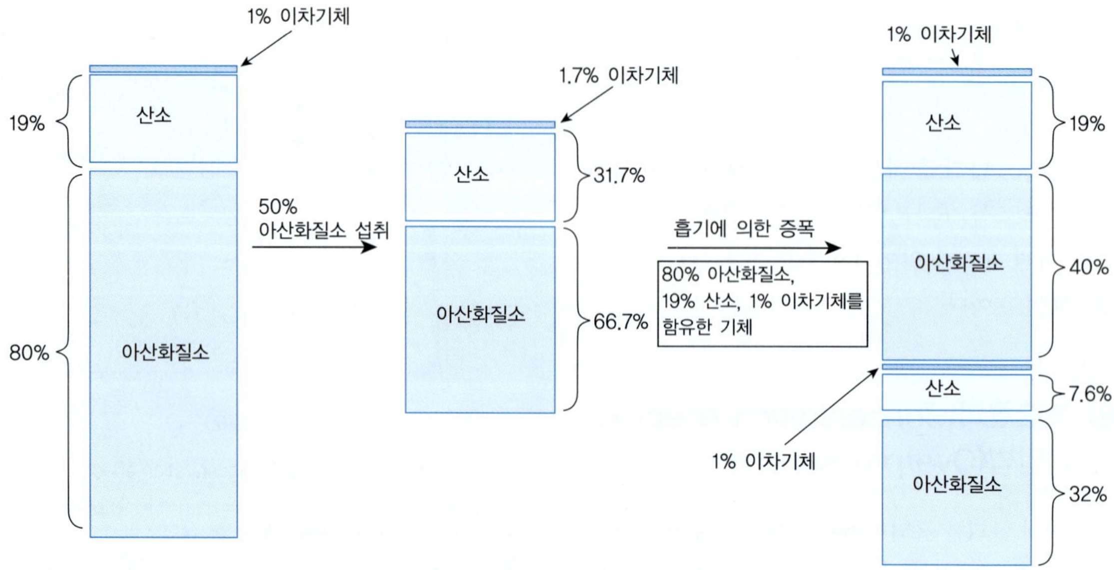

그림 6-9 이차기체효과(second gas effect)

(augmentation of inspired ventilation)이라고 부른다.

일반적으로 농도효과가 F_A/F_I 에 미치는 영향력은 혈액용해도의 영향과 비슷한 수준이어서 흡입농도를 높일수록 유효 용해도는 감소한다. 아산화질소를 50% 흡입하면 대략 아산화질소의 혈액용해도의 1/2의 혈액용해도를 가진 흡입마취제처럼 행동하고, 75% 아산화질소는 1% 아산화질소보다 혈액용해도로 쳐서 약 1/4배의 효과를 가진다. 농도효과는 혈액용해도가 높은 마취제일수록 더욱 크게 반영된다. 흡입마취제의 제거 시기에는 농도효과의 중요성은 상실되는 것으로 알려져 있다.

9) 이차기체효과(Second gas effect)

이차기체효과는 농도효과의 특별한 형태이다. 절대 부피가 큰 흡입마취제인 아산화질소와 동시에 흡입되는 다른 흡입마취제의 농도가 폐포 내에서 농축되는 현상을 지칭한다.[22] 이를 테면 마취 유도 중에 2%의 isoflurane이 70%의 아산화질소와 함께 투여된다면, 첫 흡입 후 폐포에는 2%의 isoflurane이 존재할 것이다. 사고실험의 맥락이므로 수증기와 이산화탄소의 분획은 무시하였다. Isoflurane보다 절대량이 큰 아산화질소의 일정량(임의로 1/2로 정했다)이 먼저 섭취된 시점을 가상하면, 폐포 내 isoflurane은 3.1%로 농축될 것이다. 두 번째 흡입으로 나머지 공간을 다시 2%의 isoflurane과 70%의 아산화질소가 채운다면 폐포 내 isoflurane 농도는 2.7%로 희석되지만 여전히 흡입농도인 2%보다는 농축된다(그림 6-9).

이차기체효과를 설명하는 고전적인 도식은 원리를 단순화시킴으로써 이해를 돕지만, 여러 조건을 엄격하게 제약하고 있으므로 오히려 이해를 방해한다는 지적도 받고 있다. FRC는 없는 것으로 간주되며, 이차기체의 섭취를 무시하였고 폐포와 혈액 간의 평형과 마취제의 재순환이 고려되지 않았다. Korman과 Mapleson의[23] 새로운 이차기체효과 모형이 고전적인 한계를 극복할 수 있는 대안일 것이다. 이차기체효과를 임상에서 입증한 연구는 매우 적다. 아마도 이차기체효과를 실제로 의미 있게 관찰하기 위해서는 임상 마취보다 엄격한 조건이 필요할 것으

로 보인다.[24)]

일정한 유입량(constant-inflow)을 전제로 한 Sun 등의[25)] 5분 산 자료에서 아산화질소와 함께 투여된 enflurane의 농도를 아산화질소를 함께 투여하지 않은 경우와 비교했을 때, 0.075%의 차이를 보일 뿐이며 통계적으로 유의한 차이를 보이지 않았던 것은 조건의 불일치 때문으로 지적되고 있다.[26)]

10) 회복기: 흡입마취제의 제거

흡입마취로부터의 회복은 기화기를 끄는 것으로 시작한다. 신선기체 내 흡입마취제 농도가 떨어지기 시작할 것이며 차례로 흡기농도, 폐포농도, 혈액농도, 각 조직 내 농도가 감소한다. 마취 유도 때와 반대의 과정을 밟게 된다. 흡입마취제의 제거를 좌우하는 요인은 유도를 좌우했던 요인과 같다. 용해도가 높으면 체 내 흡입마취제의 축적량이 많아서 회복기에 폐포농도의 감소를 느리게 한다. 흡입마취 제거의 약동학에는 유도 때의 약동학과 비교했을 때 중요한 차이가 있다. 유도 때는 중요한 역할을 했던 농도효과와 유사한, 또는 정반대의 현상이 제거 때에는 존재하지 않는다. 개념상으로 농도효과의 정반대 상황, 즉 폐포농도가 0 미만인 상황은 존재할 수 없기 때문이다. 농도효과의 부재를 제외하면 나머지 약동학 현상들은 대부분 그대로 유도 때와 같은 방식으로 회복기에 적용할 수 있다.

(1) 과환기

환기량의 증가는 식 6-4에 따라 흡입마취제의 배출 속도를 빠르게 한다. 혈액용해도가 높을수록 환기량 증가의 효과가 두드러진다(그림 6-10).[27)]

환기량 증가에 의한 동맥혈이산화탄소분압의 감소와 연이은 뇌혈류량의 감소는 뇌 조직이 흡입마취제를 배출하는 속도도 함께 감소시키므로, 폐포농도는 신속하게 감소하는 반면 뇌 조직 내 분압의 신속한 감소는 기대하기 어렵기 때문에 회복기의 과환기를 피해야 한다. 이는 마취 유도 중 환기량 증가의 효과와 일치한다.[10)]

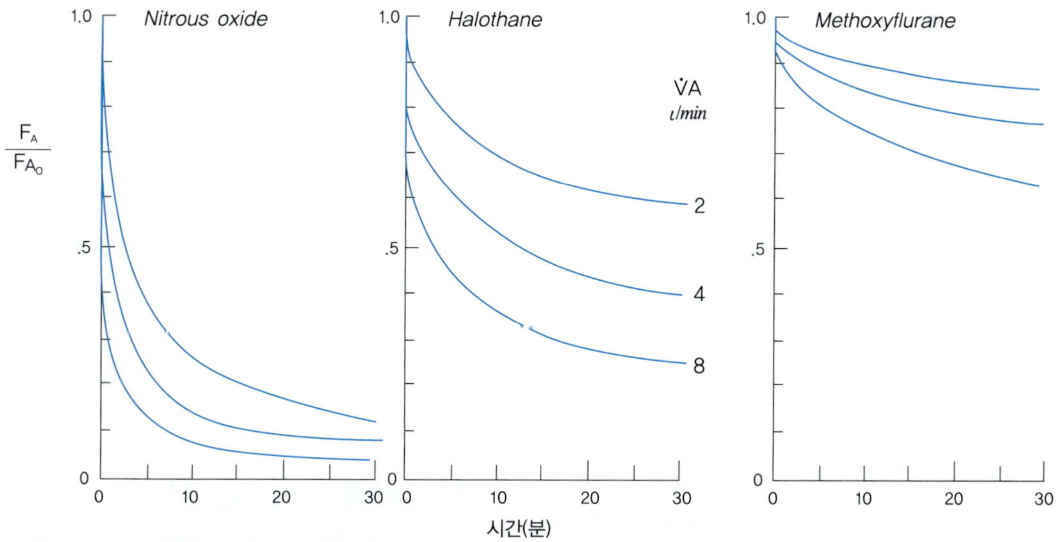

그림 6-10 환기량 변동에 따른 배출기 흡입마취제의 폐포 내 분율(F_A/FA_o)의 감소
분시환기량($\dot{V}_A$)의 증가에 따라 F_A/FA_o의 감소는 재촉된다. 환기량 증가에 따른 F_A/FA_o의 변화는 혈액용해도가 높은 흡입마취제(예. methoxyflurane)에서 두드러진다.

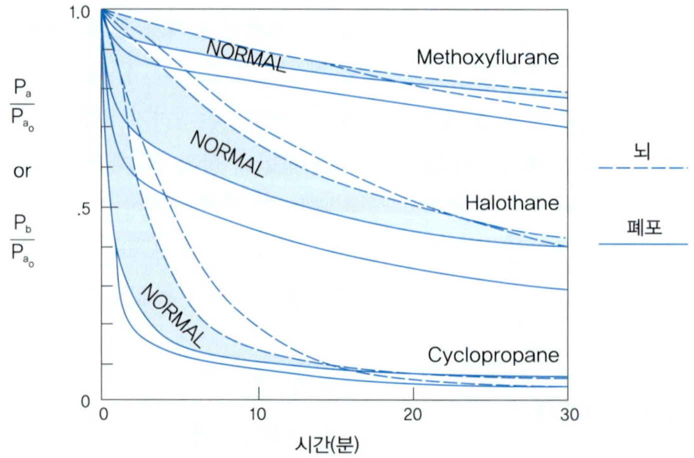

그림 6-11 흡입마취 회복기에 낮은 심박출량의 영향

심박출량의 감소는 폐로부터의 흡입마취제 배출(실선)이 재촉되는 데에도 불구하고 뇌혈류량의 감소로 인해서 뇌로부터의 배출(점선)은 늦어진다.

(2) 심박출량

심박출량의 변동은 흡입마취의 제거와 회복에 아주 복잡하고 미묘한 변동을 초래한다. 우선, 심박출량의 변동은 흡입마취의 유도에 영향을 미쳤던 것처럼 회복에도 같은 영향을 미친다.[10] 심박출량의 감소는 조직의 흡입마취제 배출을 감소시킴으로써 폐포농도의 감소는 가속시킬 수 있지만, 각 조직의 시간상수를 높임으로써 조직의 흡입마취제 배출 시간은 연장시킬 것이다. 일반적으로 구분해서, 용해도가 낮은 흡입마취제는 가속된 폐포농도 감소로도 뇌의 시간상수 연장에 의한 역효과를 만회할 수 없어서 심박출량 감소의 효과는 회복 지연으로 나타날 것이고, 용해도가 높은 흡입마취제라면 폐포농도의 감소 속도 증가로 뇌의 시간상수 연장에 의한 역효과를 만회할 수 있을 것이다(그림 6-11).[28]

임상 상황에서 심박출량의 감소는 단독으로 발생하지 않는다. 신체의 보상기전은 심박출량 감소 때 뇌혈류량을 증가시키는 방향으로 작용한다. 감소된 심박출량과 증가된, 또는 정상의 뇌혈류량을 보이는 상태라면 흡입마취제의 배출은 빨라지고 각성도 재촉된다.[29] 이런 상황은 흡입마취제 자체로 인한 심박출량의 감소라든가 혈류량이 유지되는 쇼크 등에서 자주 만날 것이다(그림 6-12).[12]

심박출량과 환기량이 동시에 변화하는 상황이 종종 발생한다. 마취 회복기에 환자들이 겪는 통증, 떨림(shivering), 섬망(delirium) 등은 환기량과 심박출량을 동시에 증가시킨다. 심박출량의 증가는 조직으로부터 흡입마취제의 배출을 증가시키므로 폐포농도의 감소를 지연시킨다. 환기량의 증가는 폐포농도를 감소시킨다. 심박출량과 환기량이 동시에 변하는 상황에서 두 생리학적 지표의 효과는 서로 상쇄될 것이지만 상쇄의 결과는 대개 체내로부터 흡입마취제의 배출을 가속시키는 방향으로 작용한다. 동맥혈 이산화탄소분압의 증가, 발열 등에 의한 심박출량의 증가는 주로 근육과 지방조직의 혈류를 증가시키므로 초기의 흡입마취제의 폐포농도 감소는 다소 지연시키지만 궁극적으로는 회복을 가속시킨다.[28]

11) 상황민감성 감소시간(Context-sensitive decrement times)

임상 마취에서 흡입마취제의 약효의 소멸을 결정

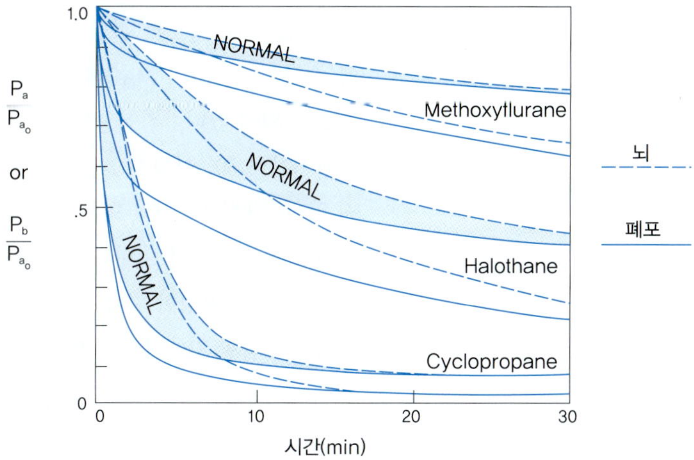

그림 6-12 흡입마취 회복기에 뇌혈류량을 고정한 상태에서 낮은 심박출량이 흡입마취제 배출에 미치는 영향
뇌혈류량이 유지되는 쇼크에서는 심박출량의 감소에도 불구하고 뇌로부터 흡입마취제 농도(점선)의 감소는 정상적으로 일어나 각성은 재촉된다.

하는 요인을 이해하는 것은 중요하며 이는 흡입마취제의 약동학적 특성을 파악하는 것에서 출발한다. 정맥마취제의 경우에는 대개 2구획 또는 3구획 모형을 기반으로 하는 약동학 모형에 따라 주어진 분획의 약제가 소멸되는 시간으로써 이를 계산하고 있다. 상황민감성 반감기(context-sensitive half-time)가 대표적이다.[30] 상황민감성 반감기는 시간에 따른 약제의 투여력(dose history)이 약제의 제거에 미치는 효과를 단일 지표로 나타낸 값이다. 흡입마취제의 경우에도 약동학 모형을 기반으로 한 다중 지수함수(multiexponential function)를 이용하여 상황민감성 반감기 또는 일정 분획의 감소시간(context-sensitive decrement times)을 추정할 수 있지만 실제로는 잘 언급되지 않는다. 정맥으로 투여된 약제의 혈중 농도는 실시간으로 감시할 수 없기 때문에 상황민감성 반감기가 중요한 반면 흡입마취제의 폐포농도는 실시간으로 감시할 수 있기 때문이다.

흡입마취로부터의 회복에 걸리는 시간이 마취 지속시간에 비례한다는 사실은 과거로부터 보고되어 있다.[31,32] 흡입마취제의 혈액용해도가 약동학과 체내 제거를 결정 짓는 가장 중요한 특성임은 분명하지만, 시간에 따른 약제의 투여력과 각 조직에 대한 용해도 또한 약제의 제거에 흥미로운 영향을 미친다. 조직용해도(특히 지방조직에 대한 용해도)가 높을수록 시간에 따른 흡입마취제의 조직 내 축적량을 높여서 약제 감소에 걸리는 시간을 연장시킬 것이다. Yasuda의 5구획 모형을 기반으로 한 Bailey의[33] 광범위한 모의 시험은 마취 시간에 따른 desflurane, sevoflurane, isoflurane과 enflurane의 VRG 내 감소시간을 측정하여 상황민감성 반감기(50% 감소시간), 80% 감소시간, 90% 감소시간을 계산하였다. 상황민감성 반감기는 네 마취제 간에 거의 차이가 없는 반면, 80% 감소시간은 desflurane과 sevoflurane의 비교에서는 차이가 없고 isoflurane과 enflurane은 마취시간 45~60분이 경과하면서부터 desflurane, sevoflurane과 큰 차이가 벌어졌다. 상황민감성 90% 감소시간은, 마취시간 90분까지는 desflurane과 sevoflurane 간에도 차이가 없었지만 90분 이후로는 현저한 차이를 얻었다(그림 6-13).

흡입마취제에 관한 한 상황민감성 감소시간은 마취 지속시간과 흡입마취제의 폐포농도의 하강시간의 결합을 뜻한다. Bailey의[33] 모의 시험은 VRG 내

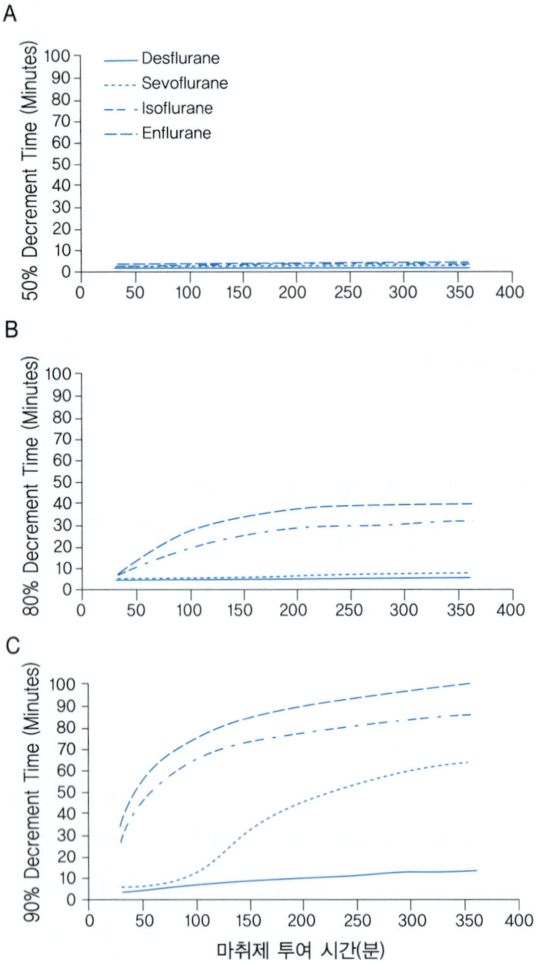

그림 6-13 네 종류의 흡입마취제의 상황민감성 감소시간 (context-sensitive decrement times)

(A) 상황민감성 반감기(context-sensitive half-time)는 마취 지속 시간에 대해서 상대적으로 무관하며 대체로 일정하다. (B) Isoflurane과 enflurane의 상황민감성 80% 감소시간(context-sensitive 80% decrement times)은 마취 지속 시간에 따라 비선형적으로 연장된다. (C) Desflurane을 제외한 모든 흡입마취제의 상황민감성 90% 감소시간(90% decrement times)은 마취 지속 시간에 따라 선형으로 연장되는 양상을 보인다.

농도에 초점을 맞추었지만 Eger와 Shafer의[34] 모의 시험은 제거 중 폐포농도와 VRG 내 농도의 유사성과 심박출량이 감소시간에 미치는 효과를 밝혔다. 심박출량의 증가는 흡입마취제의 상황민감성 감소시간을 현저하게 증가시켰다.

통상적인 기준으로는 흡입마취제의 MAC-awake는 대략 0.15~0.6 정도로 판단되는 듯하며,[35-40] 인지기능의 손상은 대략 0.1 MAC에서도 잔존하고 있는 것으로 보고되어 있다.[41,42] 임상에서 유용한 흡입마취제의 제거시간이 80%인지 90%인지는 합의가 이루어져 있지 않다. 마취로부터의 회복이라는 현상이 단순히 마취제가 몸으로부터 얼마나 제거됐는가, 또는 환자가 눈을 뜨는가, 일정한 자극에 대해서 응답하느냐를 넘어서는 복잡한 약력학적 문제를 내포하기 때문이다.

3. 약동학에 영향을 주는 기타 인자

1) 용해도의 자연적 변동

용해도의 변동을 초래할 수 있는 요인 중에서 화학적으로 가장 중요한 것은 체온의 변동이다. 하지만 생체에서 체온이 변동될 수 있는 폭이 그리 크지 않다는 점을 감안하면 체온이 용해도에 미치는 영향력은 미미한 편이다. STP에서 측정된 기체의 용해도는 Henry의 법칙에 따라 체온이 상승하는 만큼 감소할 것이다. 반드시 체온은 절대온도로 환산되어야 하므로, STP를 대기압과 310°K로 보면, 40℃ 즉 313°K로 증가하는 경우에 보정인수인 310/313의 비율로 감소한다. Desflurane의 STP에서의 혈액용해도는 0.42이며, 313°K에서도 소수점 2자리에서 읽더라도 0.42 (0.42×310/313)로 큰 변동이 없다. 단, 저체온이 유도되는 심폐우회로술을 적용한 경우라면 체온 변동의 폭은 퍽 커질 것이다. 30℃ (303°K)에서는 0.43 (0.42×310/303)까지 desflurane의 혈액용해도가 증가할 수 있다. 하지만 Henry의 법칙으로 계산한 보정인수는 단일 용매에 대해서만 통용될 것이다. 혈액은 단일 용매로 볼 수 없다. 혈액 내에서 지질, 단백질에 대한 흡입마취제의 친화력도 체온에 따라 변동되기 때문에 이를 모두 고려하여야 온도 변화에 대한 흡입마취제의 용해도 변동을 정확하게 계산할 수 있다. 그리하여 온도 변화에 대한 실제적인 보정인수는 흡입마취제에 따라 조금씩 다를 것이다. 약 30~39℃에서 보정인수는 온도 1℃ 변화당 desflurane은 4.4%, sevoflurane은 4.5%로 측정되었다.[43] 이 보정인수를 감안하였을 때 30℃에서 desflurane의 혈액용해도는 0.57이다.

종합적으로 보아, 수술 중 빈번하게 발생하는 저체온은 흡입마취제의 조직용해도도 높인다.[44] 하지만 저체온은 체내 대사율을 감소시키고 호흡 및 순환계에도 영향을 미치기 때문에 마취제의 조직용해도 감소의 단일한 효과를 판단하기 어렵게 만든다. 적어도 조직용해도가 상승하고, 조직의 관류량은 줄어들기 때문에 마취제의 조직 내 농도의 상승은 저해될 것으로 생각할 수 있다. 이 모든 효과는 마취 유도 중에는 유도 시간을 지연시키고 회복 중에는 제거 시간을 지연시키는 방향으로 작용한다.

저체온이 마취 유도를 지연시키는 데 있어서, 저체온에 의해서 초래되는 적어도 한 가지 요인은 전체 방향과 반대로 작용함도 함께 알 필요가 있다. 저체온에 의한 마취제의 50%유효농도(minimum alveolar concentration, MAC)의 감소는 얼마간 마취 유도 시간의 지연을 상쇄할 것이다. 실제 측정값은 아니지만, Eger 구획을 채택한 모의 시험에서 체온의 감소로 인한 MAC의 감소와 혈액용해도의 감소가 흡입마취제의 폐포농도 상승에 미치는 효과는 서로 상쇄되어 마취에 도달하는 농도의 차이를 보이지 않았다.[45] 이 모의 시험의 유일한 조건은 MAC보다 높은 흡기농도를 사용하는 것이다.

2) 용매의 조성

모든 흡입마취제의 혈액용해도는 수분용해도보다 높다. 아마도, 혈액 내의 세포 성분, 더욱 정확하게는 세포막의 지질 성분과 단백질 성분이 마취제의 일부를 섭취하기 때문일 것이다. 이 이론은 부분적

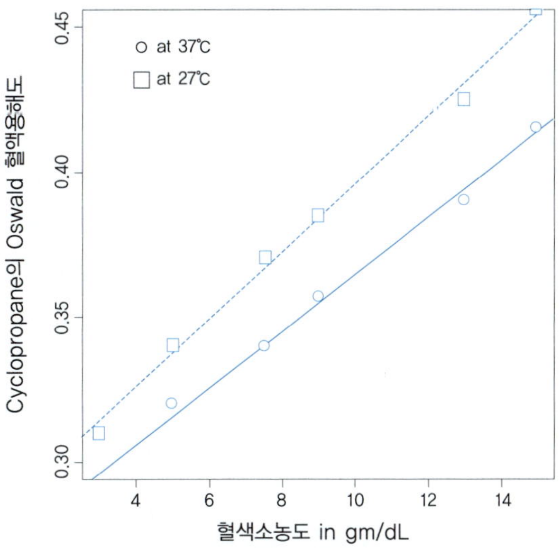

그림 6-14 흡입마취제의 혈액용해도와 혈색소농도
각 점과 직선은 cyclopropane의 Ostwald 혈액용해도 측정값과 회귀직선이다. 동그라미(○)는 37℃, 네모(□)는 27℃에서 측정된 용해도이다. 혈색소농도가 상승하면 혈액용해도가 선형으로 상승된다.

으로는 실험적으로도 증명되었는데, 마취제 ethylene의 혈액용해도는 0.140으로 알려져 있으며, 전혈을 원심분리 하여 얻은 지방질의 부유물질을 동량의 물에 섞어서 측정한 용해도는 0.136로 0.140에 근사하였다. 이는 ethylene의 순수 기름에 대한 용해도의 약 1/10이다. Possati와 Faulconer의[46] 생체 외 정량에서도 혈액 내 혈색소농도가 감소함에 따라 cyclopropane의 혈액용해도가 선형으로 감소했다(그림 6-14). 고지방 식이를 한 뒤에는 cyclopropane의 혈액용해도가 높게 측정되었다는 기록도 있다. 혈액의 조성에 따른 흡입마취제의 혈액용해도의 변동은 흡입마취제에 따라 큰 차이를 보였다. 아산화질소는 거의 차이가 없고[47] halothane은 훨씬 크다. 그런데 놀랍게도 빈혈이 흡입마취제의 혈액용해도에 미치는 영향은 일률적으로 감소하는 방향으로 작용하지 않는다. 혈색소농도의 감소가 어떤 마취제에서는 혈액용해도의 증가를 초래하기도 한다고 알려져 있다. 빈혈에서 혈액용해도가 증가하는 마취제 중에는 ether, halothane 등이 포함되어 있다. 아마도

이 마취제들은 적혈구보다는 혈장 단백질에 대한 친화도가 더 높기 때문일 것으로 추측된다. 생리적인 빈혈 조건이 아니라 혈액을 식염수로 희석하는 경우에는 ether와 halothane의 혈액용해도도 감소했기 때문이다. 현대의 흡입마취제들에서 혈색소농도의 차이에 대해서 혈액용해도를 조사한 문헌은 아직 없다. 혈액 대체제인 perflubron이 혈액 속에 함유되어 있는 경우에는 perflubron 함량이 증가함에 따라 isoflurane, sevoflurane, desflurane의 혈액용해도가 선형으로 상승한다.[48] Perflubron 대체 요법을 받은 피험자들에서 흡입마취의 유도속도가 현저히 감소할 수 있음을 시사한다. 개별 피험자에서 흡입마취제의 혈액용해도를 예측하기 위해서는 혈액의 조성뿐만 아니라 흡입마취제의 종류에 따라 서로 다른 보정이 필요하다는 사실을 알 수 있다.

조직 균질체를 이용한 실험실 측정값인 조직/혈액 분배계수가 과연 생체의 조직에도 적용될 수 있는가에 대해서는 아산화질소에 대해서는 잘 증명되어 있는 반면 나머지 흡입마취제에 대해서는 보외추정(extrapolated estimation)의 영역으로 남아 있다. 조직 균질체에서 측정된 조직/혈액 분배계수, 특히 뇌의 조직/혈액 분배계수는 조직의 처치 절차에서 혈관이 제거된 상태에서 측정되므로 혈관-뇌 장벽(blood-brain barrier)을 고려하지 못한다. 아마도 뇌에서의 마취제의 평형에 걸리는 시간이 생체 외 실험과[49] 생체 내 실험에서[8] 커다란 격차를 보이는 것은 이로부터 발생하는 것으로 추측할 수 있지만 유감스럽게도 현재까지 생체 뇌에서 조직/혈액 분배계수가 측정된 적은 없다. 흡입마취제는 두피의 혈류량을 증가시켜서 경정맥구에서 채취하는 뇌 혼합정맥혈의 뇌 단락(cerebral shunt) 분획을 증가시킨다.[50] 어쩌면 뇌에서의 흡입마취제의 평형이 생체 내 실험에서 보이는 격차를 구성하는 원인들 중의 일부를 담당할 것이다.[51]

연령이 증가함에 따라 근육 조직 내 지방 성분이 증가하는 것으로 알려져 있고 실제로 근육의 균질체에서 측정된 근육/혈액 분배계수는 연령이 증가함에 따라 증가하는 것으로 보고되어 있다.[49]

3) 확산의 장애

앞서 우리는 폐포 내에서 불활성기체가 순식간에 확산하여 모든 폐포 내에서 동일한 농도에 이를 것으로 전제하였었다. 기체의 확산은 기체의 밀도, 즉 분자량의 제곱근에 반비례하므로(Graham의 법칙) 대다수 흡입마취제의 큰 분자량이 폐포 내 확산의 장애로 작용한다고 판단해도 좋은 것이다. 확산의 장애는 호기말 농도와 동맥혈 농도의 격차로 설명할 수 있다. 기체의 밀도에 의한 확산 장애 외에 환기/관류 이상(V/Q abnormalities)도 혈액과 조직의 마취제 농도 변화에 지연 효과를 더하여 마취의 유도와 각성을 더디게 만들 것이다. 폐기종(emphysema) 등에서는 확장된 폐포와 기관지로 인해서 마취제가 이동해야 할 거리가 더욱 증가하여 마취제 확산의 장애를 더욱 극심하게 만든다.[28]

4) 뇌 조직 내 분포의 불균형과 여분의 공간

하나의 조직 내에서 흡입마취제의 용해도가 일정하게 분포하지 않을 것임은 지극히 당연한 일이면서도 조직의 부위별로 따로 용해도가 측정된 보고는 희소하다. 역사적으로는 1962년 Larson과 Eger II가[2] 대표적이지만 halothane의 용해도를 보고하는 데 그쳤다. 비교적 최근의 흡입마취제들에 대해서는 소의 사체에서 얻은 조직으로부터 측정된 2005년의 보고가 있다.[52] 흡입마취제의 조직용해도는 조직의 지방함유량과 연관이 깊어서 뇌 내에서는 지방함유량이 높은 백색질(white matter)에 대한 용해도가 가장 높다. 가장 용해도가 낮은 회색질(gray matter)과 비교

표 6-5 조직혈액 분배계수(섭씨 37도, 소의 뇌)

Tissue	Desflurane	Sevoflurane	Isoflurane	Halothane
백색질(white matter)	0.98	1.95	3.51	8.93
회색질(gray matter)	0.61	1.02	1.84	3.76
시상(thalamus)	0.78	1.21	2.21	4.77
사상하부(hypothalamic area)	0.91	1.56	2.73	6.55
Hippocampus	0.64	1.14	1.98	4.43

하면 약 1.6배가량 높게 측정되었다(표 6-5). 소의 뇌에서 얻은 수치들은 모두 사람의 뇌에서 측정된 평균 용해도보다 낮으므로 이 수치들을 바로 인체에 적용하는 것은 무리가 있다. 하지만, 적어도 회복기의 흡입마취제 농도의 뇌 내 불균형을 설명할 수는 있을 것이다. 흡입마취제가 작용하는 뇌의 부위, 또는 각성의 중추가 뇌의 어느 부위인가에 대해서는 정립된 의견은 존재하지 않는다. 적어도 회색질, 시상(thalamus), 시상하부(hypothalamus)에 존재하는 신경연관체(neural correlates)가 마취와 각성에 영향을 미친다고 할 때[53], 회색질 내 마취제 농도만이 기준 이하로 떨어졌다고 해서 회복에 이르는 것은 결코 아니라고 생각할 수 있다. 아마도 회복 시기에 용해도가 낮은 회색질 내 흡입마취제의 농도가 떨어지기 시작하면 회색질 내에는 일종의 흡입마취제의 음압이 걸림으로써 주위의 백색질로부터 흡입마취제를 끌어당기는 효과를 낳을 것이다.

방사성동위원소를 부착한 물질을 이용하여 가시적으로 확인했던, 뇌 조직 내 세포외공간(extracelluar space)의 존재를 이 자리에서 거론하는 것도 필요할 것이다.[54] 조직의 부위마다 차이를 보이는데, 뇌 절편의 관상면(coronal plane)을 기준으로 볼 때 꼬리핵(caudate nucleus) > 다리뇌(pons) ≈ 시상의 순서로 세포외공간의 크기가 크며(그림 6-15), 세포외공간의 부피는 전체 뇌 조직 부피의 10% 정도를 차지한다. 세포외공간의 존재는 흡입마취제가 분포될 수 있는 여분의 공간이 뇌 조직 내에 감추어져 있음을 시사한다.[55]

5) 대사를 통한 손실

Van Dyke가[56] ether 분해 효소를 발견하기 전까지 전통적으로 체내로 유입된 흡입마취제는 아무런 변화 없이 체외로 배출되는 불활성(inertness)의 물질로 알려져 왔다. 그 뒤로 흡입마취제가 체내에서 대사된다는 증거들이 이어져 발표되었다. Halothane은 약 20%, methoxyflurane은 약 50%까지 대사될 수 있

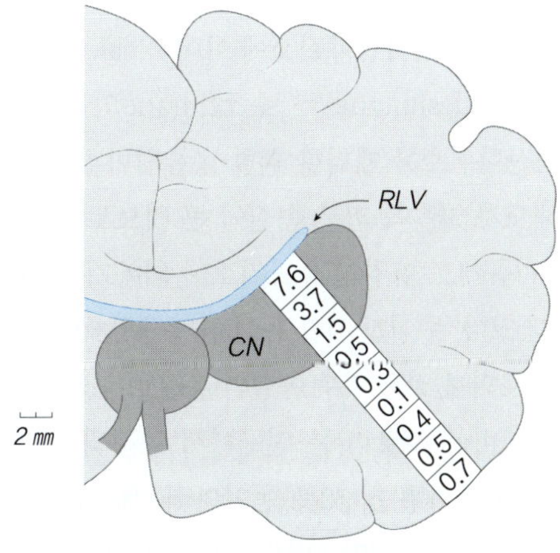

그림 6-15 실험견의 뇌 관상절편

상자 안의 숫자는 조직 관류액에 대한 단위 조직 내 inulin 농도를 백분율로 나타낸 것이다.

CN: 꼬리핵(caudate nucleus), RLV: 오른가쪽뇌실(right lateral ventricle)

다고 하였지만 마취과의사들이 더욱 궁금하게 여기는 것은 대사율 그 자체보다는 대사율이 흡입마취제의 약동학에 영향을 미치는지 여부일 것이다.

피부와 장을 통한 손실이 마취제의 섭취에 의미 있는 분획을 차지하지 않는 반면 대사로 인한 손실은 마취제에 따라서는 큰 영향을 미치기도 한다. 위에서 언급한 halothane과 methoxyflurane의 경우이다. 이들의 대사율을 단지 계산상으로만 비교하면, 상대적으로 대사되지 않는 desflurane과 isoflurane에 비해서 어쩌면 체내 제거가 더 빨리 이루어질 수 있다고 추측하게 하지만 실제로는 그렇지 않다. 흡입마취제의 대사에 관여하는 효소들은 이미 마취 유효 농도보다 훨씬 낮은 농도에서 포화되기 때문에, 대사량은 약동학에 영향을 미치지 못한다.

6) 피부 및 장을 통한 손실

약동학에 유의한 영향을 미치는 정도는 아니지만 모든 흡입마취제는 피부를 통해 소량의 손실이 발생한다. 생체 내, 생체 외 조직에서 모두 증명되었듯이 피부를 통한 손실은 아산화질소에서 가장 크다.[57] 피부까지 도달한 아산화질소의 총 10%가량이 피부 밖으로 빠져 나온다. 아산화질소에 이어서 halothane 〉 isoflurane 〉 desflurane ≈ sevoflurane의 순서이다.[58,59] 아산화질소를 제외한 휘발성 흡입마취제들은 혈액용해도가 클수록 피부 손실이 큰 것으로 알려져 있다. 흥미롭게도 마취의 유도기보다 회복기에 피부 손실이 더 크다. 주어진 시간 동안 흡입마취제의 흉막과 복막으로의 손실은 피부 손실의 총량보다 약 1.5배가량 크다. 비록 서로 다른 연구에서 측정되었지만, 동일한 조건의 마취 첫 30분 동안의 desflurane의 총 섭취량이 206 ± 30 ml인[17] 반면, 피부 손실은 0.42 ± 0.18 ml이고[58] 흉막과 복막으로의 손실은 0.64 ± 0.12 ml로서[60] 전체 약동학에 영향을 미칠 분량은 아니다.

7) 조직 간 확산(Inter-tissue diffusion)으로 인한 손실

인접한 조직 간 마취제의 농도 차이가 존재할 때 마취제가 조직 간으로 확산할 수 있다. 특히 혈액 관류가 잘 되는 조직과 혈액 관류가 잘 일어나지 않는 조직이 서로 인접한 경우에 조직 간 확산이 강화된다. Eger 구획 모형에서 5번째 구획인 VPG에 속하는 연골(cartilage), 인대(ligament), 힘줄(tendon), 뼈(bone)는 혈액 관류가 직접 이루어지지 않고 주변 조직으로부터의 확산에 의존한다.

지방 조직은 완전한 무관류(avascular) 공간은 아니지만 관류량에 비해서 저장능이 엄청나게 크므로 지방 조직 내 마취제 농도는 언제나 낮다. VPG와 지방 조직은 주변 조직으로부터 흡입마취제제의 조직 간 확산이 벌어질 수 있는 여분의 공간을 제공한다. 주변 조직이란 아마도 근육이나 진피, 장, 콩팥 등일 것이다. 이들로부터 나온 흡입마취제는, 각각 피하지방, 그물막(omentum), 콩팥주위피막(perirenal fat)으로 침투한다. 이처럼 한 조직에서 다른 조직으로 마취제가 이동하게 되면 첫 조직의 마취제 저장능이 증가하여 추가적인 마취제 섭취가 일어나고 총 섭취량이 증가한다.[61] 동물의 뇌에서는 흡입마취제의 조직 간 확산이 시간에 따라 가시적으로 관찰되었다.[62]

그러나, 체내에서 얼마나 많은 양의 흡입마취제가 조직 간에 확산하고 있는지 직접 정량화 할 수 있는 방법은 없다. 분명한 것은 조직 간 확산은 분명하게 일어나고 있다는 점이며, 이들의 총합은 정교하게 고안된 약동학 연구에서 미지의 모수(unproven parameters)로서 분리하여 추정될 수 있다는 점이다. Yasuda의 구획 모형에서 4번째 구획(FCG)은 이와 같은 방식으로 desflurane과 sevoflurane에서 추정된 값을 근거로 한다.

4. 그 밖의 관심사

1) 폐쇄공간으로의 아산화질소의 이동

모든 흡입마취제는 체내 폐쇄공간으로 이동할 수 있지만 문제가 되는 것은 사용량의 절대 부피가 큰 흡입마취제, 즉 아산화질소뿐이다. 아산화질소가 폐쇄공간에 미치는 효과는 폐쇄공간이 확장 가능한가에 따라서 부피 효과 또는 압력 효과로 나타난다. 체내 폐쇄공간은 두 가지 형태로 존재한다. 하나는 확장이 가능한 형태로 장 내 공간, 복강, 혈액 내 공기색전(air embolus) 등이 속하며, 기흉(pneumothorax)과 공기뇌증(pneumocephalus)은 초기 단계에서 확장 가능한 형태로 작용한다. 다른 하나의 형태는, 확장이 불가능하여 아산화질소의 침투 효과가 공간 내 압력의 증가로 나타나는 공간들이다. 가운데귀(middle ear)가 대표적이며, 기흉과 공기뇌증의 말기 단계, 안구 내 유리체에 치료적 목적으로 삽입된 sulfur hexafluoride (SF_6)가 이루고 있는 공간들이 여기에 속한다.

(1) 확장 가능한 공간에서 아산화질소의 부피 효과

신체 내 폐쇄 공간들을 채우고 있는 성분은 공간을 이루고 있는 주변 조직을 채우고 있는 기체의 조성과 평형을 이룰 것이므로 만약 동맥 내 색전이라면 79% 질소와 21%의 산소, 즉 공기로 이루어졌다고 쉽게 예측할 수 있다. 반면에 대부분의 폐쇄 공간들을 둘러싼 조직의 기체 조성은 장소마다 다를 것이므로 대부분의 폐쇄 공간들을 채우고 있는 기체의 조성을 정확하게 판단하기는 어렵지만 대부분 질소라고 추측할 수 있다. 질소의 혈액/기체 분배계수는 0.015로서 어떠한 흡입마취제보다 혈액에 대해서 불용성이다.

대기로 호흡하던 환자가 만약 아산화질소가 혼합된 기체로 호흡하기 시작하면, 불용성인 질소가 폐쇄 공간으로부터 빠져 나오기 전에 아산화질소가 침투되어 폐쇄 공간의 부피가 커질 것은 쉽게 예상할 수 있다. 아산화질소의 침투는 폐쇄 공간 내 아산화질소의 농도가 주변 조직의 아산화질소의 농도에 이를 때까지 멈추지 않을 것이다. 만약 질소가 전혀 빠져 나오지 못한다고 가정하면 폐쇄 공간의 크기 V는 다음 식에서 계산된 M 배수만큼, 즉

$$M = \frac{1}{1 - F_{N_2O}}$$

(식 6-5)

상승할 것으로 예측할 수 있다.[28] 식에 따라 50% 아산화질소에서는 최종 부피가 2배, 80% 아산화질소에서는 최종 부피가 5배에 도달한다. 하지만 두 가지 이유로 해서 위 식으로 계산된 최종 부피에는 결코 도달하지 않는다. 아산화질소가 충만되는 동안 비록 소량이지만 질소가 빠져 나오기 때문이며[63], 최종 부피에 도달할 만큼 충분한 시간이(마취 시간) 언제나 주어지는 것은 아니기 때문이다. 75% 아산화질소로 호흡하였을 때 예측할 수 있는 최종 부피의 변화는 4배이지만, 2시간째 1.8배, 4시간째 2.5배만 증가하는 것으로 실험견의 폐색된 장에서 측정된 적이 있다.[64] 물론, 장 조직의 아산화질소가 폐포농도인 75%에 도달하지 못한 탓도 작용했을 것이다. 수술 중 장의 팽창은 수술을 방해할 수 있고, 수술 후에 잔존한 팽창은 오심과 구토를 증가시키며, 호흡을 방해할 수도 있다. 수술 시간이 짧다면 마취제에 아산화질소를 포함할지 여부는 크게 중요하지 않겠지만 아무튼 아산화질소를 사용하지 않는다면 이와 같은 문제들은 피할 수 있다. 일반적인 장 내 기체의 양은 100 ml 정도로 알려져 있으므로 설령 3배까지 증가하더라도 장폐색이 없는 환자들의 마취에 아산화질소를 포함하는 것은 문제가 되지 않는다.

장 내 공간이 아산화질소에 의해서 비교적 천천히 팽창하는 것에 비해서 기흉에서의 변화는 매우 급격하게 벌어진다. 300 ml의 기흉을 가진 실험견에게 75% 아산화질소를 흡입시키면 10분 이내에 2배, 45분에 3배, 2시간째 4배에 이르는 것으로 측정되어 있다.[64] 아마도 폐 실질과 흉막의 두께가 매우 얇기 때문에 아산화질소의 확산에 거의 장애가 없기 때문일 것이다. 따라서 폐쇄된 기흉을 가진 환자의 마취에 아산화질소를 제외하는 것이 안전하다. Hunter는[65] 아산화질소에 의한 기흉의 팽창이 순환과 호흡의 부전까지 초래하였다고 보고하였다. Gold와 Joseph는[66] 애초에는 수포(blebs)만 가진 환자의 아산화질소 마취에서 양측성 긴장기흉(bilateral tension pneumothorax)이 발생했다고 보고하였다. 만약 팽창된 수포가 혈관 쪽으로 파열되었다면 대량의 공기색전증도 발생할 수 있는 상황이었다. 비슷한 이유로 감압병(decompression sickness)을 앓고 있거나 잠수 후 충분한 질소 제거 시간(nitrogen elimination time)이 경과되지 않은 환자에서는 아산화질소를 투여하지 말아야 한다. 잠수 후 환자에게 필요한 질소 제거 시간은 잠수 깊이와 반복 잠수 시간을 알면 미해군 감압표(modified US Navy decompression tables)로부터[67] 읽을 수 있다.

현대에는 복강경을 이용하는 외과적 시술이 늘고 있다. 복강경 시술 중 아산화질소는 복강 내에 축적될 수 있다. 복강을 생성하고 유지하는 근래의 장비들은 대개 일정한 기준 압력을 유지하도록 고안되어 있어서 아산화질소가 복강을 기준 이상 팽창시키거나 압력을 높이지는 않지만, 복강 내 아산화질소의 농도 증가 자체가 때로는 위험할 수도 있다. 복강경 시술 중 폭발과 점화가 일어났다는 보고는 드물지 않다.[68-70] 복강경 중에는 폭발과 점화가 일어날 개연성은 아산화질소가 없이도 다분하다. 복강 내에서 장이 개방되면 폭발성 기체인 수소(H_2)와 메탄(CH_4)이 새어 나오며, 전기소작기(electrocautery)가 불꽃을 제공하며 장은 쉽게 점화될 수 있는 고지방 조직이다. Neuman 등은[71] 이산화탄소 복강 내에서 아산화질소 농도가 29% 이상만 되면 점화가 일어날 수 있다고 경고하였다.

아산화질소의 복강 내 섭취를 예측할 수 있는 수학 모형이 돼지에서 정립되어 있다. 흡입분율 0.66의 아산화질소로 호흡하였을 때 복강 내 아산화질소는 다음의 2구획, 일차동학 모형(two compartmental first-order kinetic model)에 잘 부합했다.[72]

$$peritoneal\ fraction\ of\ N_2O =$$
$$F_{N_2O} \times (1 - e^{-0.005 \times time\,(\min)})$$

하지만, 모형식에 나타난 속도상수 k = 0.005는 우리에게 이미 알려져 있는 다른 약동학 모수로 쉽게 연역되지 않는다. 어쩌면, λ는 기체/조직 분배계수이므로 이 맥락에서 이론적으로는 혈액/기체 분배계수와 조직/혈액 분배계수의 비로 표현될 수 있지만 식 6-3의 k=F/(λ×V)의 맥락에서 조직의 혈류량과 부피를 추정하기는 곤란하다. 인체와 바로 비교하기는 곤란하지만, 복강 내 이산화탄소 이동의 시간상수 (1/k)는 200으로서 Eger 구획 모형의 VPG (1/k = 166.67)보다도 느리게 이동하는 구획 정도로 판정할 수 있다. 하지만, VPG와 다른 점은 복강이라는 폐쇄공간은 기체상이므로 소량의 아산화질소만으로도 큰 부피 효과를 가진다. 0.66 분율의 아산화질소로 호흡할 때 복강 내 아산화질소 분율이 점화의 역치인 0.29에 도달하는 시간은 약 2분 정도이다.

아산화질소가 정맥공기색전에 침투하여 이론적인 최대 크기까지 색전의 크기를 팽창시킬 수 있다는 동물 실험의 결과가 있다. 아산화질소를 사용하지 않은 토끼에서는 공기주입량의 50% 치사용량(median lethal dose, LD_{50})이 0.55 ml/kg인 반면, 아산화질소를 사용하면 LD_{50}이 0.16 ml/kg까지 내려

갔다. 사용된 N_2O의 흡입분율은 0.75로서 수증기에 의한 희석을 감안하면 폐포분율은 0.7 정도에 이르렀을 것이고 식 6-5에 따라 3.3배로 이론적인 팽창 비율 M을 얻을 수 있어서 이는 Munson과 Merrick의[73] 실험결과인 (0.55/0.16 = 3.4)와 일치한다(그림 6-16). 이들의 원자료를 현대적인 통계분석법으로 재분석하면 실제 팽창 비율은 약 2.4배로서 이론적인 팽창 비율까지 도달하지는 못한다.

반대로, Munson의[74] 1971년 실험은 색다른 결과와 제안을 하고 있다. 공기를 주입하여 색전증의 위험도를 높인 실험견에서 아산화질소를 병용하면 색전증의 발생을 더욱 일찍 진단할 수 있을 뿐만 아니라, 일단 색전증을 진단하고 난 뒤에 100% 산소만으로 호흡시키면 아산화질소를 함유하고 있는 색전이 아산화질소를 함유하고 있지 않은 색전보다 더욱 빠르게 부피 감소를 일으킨다는 것이다. Shapiro 등도[75] 공기색전증의 발생 여부를 아산화질소 시험투여(nitrous oxide challenge)를 통해 진단할 수 있다고 밝혔다. 그렇다면 공기색전증의 위험이 높은 수술의 마취에서 아산화질소의 포함 여부를 결정하는 데에는 조심스러운 접근이 필요하다. 철저한 색전증 진단 장비를 갖춘 상태에서는 아산화질소 병용은 완전한 금기라기보다는 마취과의사의 재량에 달려 있다. 하지만, 색전증이 발생하였다면 즉각 아산화질소의 투여를 중단하여야 한다.

기관내튜브의 기낭도 아산화질소가 침투할 수 있는 폐쇄공간에 속한다. 기낭의 팽창은 기도 점막에 압력 손상을 일으킬 수 있다.[76] 한 증례에서는 강화기관내튜브의 철심이 자리잡은 공간에 남아 있던 공기가 아산화질소에 의해서 팽창하여 튜브의 내면으로 성장하여 튜브의 폐쇄를 초래했다.[77] Swan-Ganz 도관의 기낭,[78] 후두마스크의 기낭도[79] 모두 아산화질소가 침투할 수 있는 공간이다. 경막외강에 주입된 공기가 아산화질소에 의해 팽창하면 국소마취제가 경막외강에서 위치가 이탈될 수 있다.[80]

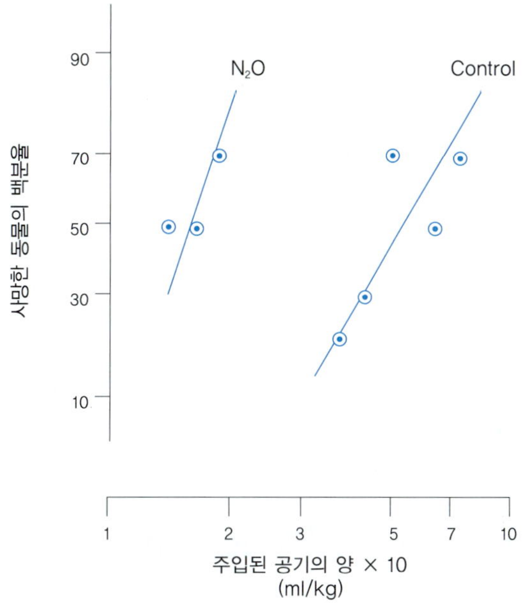

그림 6-16 토끼에서 공기색전의 크기에 따른 치사율
외부에서 주입하는 공기의 중간 치사용량(median lethal dose)은 100% 산소 군에서 0.55 ml/kg, 75% 아산화질소 군에서 0.16 ml/kg로 아산화질소 군에서 더 낮다.

(2) 확장이 가능하지 않은 폐쇄공간에서 아산화질소의 압력 효과

아산화질소가 침투한 폐쇄공간을 이루고 있는 조직이 팽창할 수 없는 구조라면 아산화질소의 효과는 공간 내 압력의 상승으로 나타난다. 치료 목적으로 유리체(vitreous body)에 주사된 SF_6 방울에 아산화질소가 침투할 수 있다. SF_6의 혈액용해도는 0.004로 아산화질소의 117분의 1정도로 알려져 있다. SF_6를 주사한 뒤에는 적어도 10일, SF_6를 회수하고 난 뒤에도 적어도 5일 동안은 아산화질소를 투여해서는 안 된다.[81]

아산화질소가 가운데귀로 침투하는 경우 압력에 의한 손상은 증가 때와 감소 때 모두 일어날 수 있다. 안면마스크만으로 아산화질소를 흡입시켰을 때 가운데귀의 압력 증가 폭은 22~30 cmH_2O까지 이르렀다.[82] 가운데귀의 압력 증가는 대개 자연적으로 감압되는 반면, 압력의 감소는 귀인두관(Eustachian tube)의 볼 밸브(ball valve) 작용 탓으로 쉽게 해소되지 못한다. 아산화질소에 의한 청력 손상은 아산화질소의 투여를 중단하였을 때 가운데귀로부터 아산화질소가 신속하게 빠져 나가면서 형성되는 음압과 관련이 있다. 음압이 해소되지 않은 채 지속되면 주변 조직에서 혈청과 혈액의 삼출로 급성카타르중이염(acute catarrhal otitis media)과 유사한 상태를 초래한다.[83] 귀인두관이 막혀 있거나 귀인두관의 기능에 영향을 줄 만한 수술에서는 아산화질소를 삼가야 할 것이다.

2) 확산저산소증(Diffusion hypoxia)

흡입마취의 회복기에 혈액으로부터 고농도의 아산화질소가 폐포로 밀려 나오면서 폐포 내 산소와 이산화탄소의 농도를 떨어뜨린다. 이 현상은 애초에는 Fink에[84,85] 의해서 확산무산소증(diffusion anoxia)으로 명명되었으나 근래에는 확산저산소증이라고 부른다.[86] 확산저산소증에서 동맥혈저산소혈증(arterial hypoxemia)이 초래되는 원인은 두 가지이다. 폐포 내 산소 농도의 감소에 의한 직접적인 효과와 폐포 내 이산화탄소의 농도 감소에 의한 호흡 중추의 억제에 의한 간접적인 효과이다. 동맥혈저산소혈증이 가장 심하게 발생하는 때는 아산화질소의 최대 세척기에 대응하는 투여 중단 후 3~5분이다(그림 6-17). 확산저산소증은 마취 회복기에 불충분한 자발호흡을 하는 환자들에서는 문제가 될 수 있지만 정상 환기량을 유지할 수 있고 환기/관류 이상이 없는 경우에는 임상 마취의 회복에서 문제되지 않는다.[87] 확산저산소증은 회복의 초기부터 100% 산소를 투여함으로써 해소될 수 있다. 아산화질소와 비슷한 특성을 가진 xenon 마취로부터 회복되는 실험 동물에서는 확산저산소증이 발생하지 않는 것으로 보고되어 있는데 아마도 두 마취제의 용해도 차이에서 기인하는 것으로 보인다.[88]

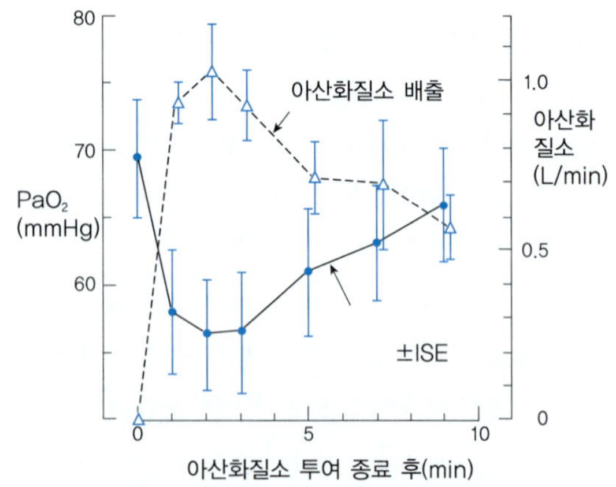

그림 6-17 확산저산소증(Diffusion hypoxia)
21% 산소와 79%의 아산화질소의 혼합 기체로 호흡하다가 21% 산소와 79% 질소로 호흡 기체를 바꾸면 동맥혈산소분압이 감소한다. 동맥혈산소분압의 최저점은 아산화질소의 최대 배출 시기와 동시에 일어나는데 아산화질소 중단 3-5분째에 해당한다.

3) Xenon

Xenon은 자연계에 존재하는 불활성 기체로서 가장 최근에 도입된 흡입마취제이다. 비싼 가격으로 인해서 임상 사용은 극히 제한되어 있지만, 현존하는 흡입마취제 가운데 '이상적인' 흡입마취제의 조건에 가장 잘 부합한다. 혈액용해도는 0.12~0.14이고[89] 사람에서 MAC은 71%로 알려져 있다. MAC 미만에서는 통증에 대한 역치를 높인다.[90] 폭발성, 자극성, 냄새가 없으며 마취 중 심혈관계 반응이 안정적이다.[91] 악성고열증(malignant hyperthermia)과도 무관한 것으로 생각된다.[92] Xenon 마취의 고비용을 감당하기 위해서는 폐쇄회로(closed circuit)를 쓰거나 호기로부터 xenon을 채집할 수 있는 별도의 장치가 필요한데 이 또한 고비용을 요구하기 때문에 아직 보급되는 데 어려움이 있다.[93]

Xenon도 아산화질소처럼 사용량의 절대 부피가 크기 때문에 폐쇄 공간에 침투할 수 있다. 실험동물에서 xenon도 장을 팽창시키지만 아산화질소보다 용해도가 낮으므로 정도는 덜했다.[94] 색전을 팽창시

표 6-6 흡입마취제의 모의 시험에서 유용한 약동학 전세

	Values
몸무게	70 kg
호흡회로 부피(반폐쇄형)	8 L
신선기체 유량	6 L/min
폐 부피(기능적 잔기용량)	2 L
폐포환기 ($\dot{V}_A$)	4 L/min
심박출량 ($\dot{Q}$)	6 (4~8) L/min
$\dot{V}_A/\dot{Q}$	4/5

키지만, 투여를 중단하면 완전하게 재흡수 시킬 수 있다는 수학 모형이 수립되었다.[95]

4) 흡입마취제 약동학 모의 시험

흡입마취제 약동학에 관련된 연구 논문들의 전통에서 모의 시험의 기여도는 상당히 높다. 임상 상황에서는 엄격하게 통제하기 어렵거나 불가능한 상황을 전제하여 모의로 시험할 수 있다는 장점이 있다. 하지만 모의 시험에 필요한 수식들은 대단히 복잡하며 상호 재귀적인 추론을 요구하는 상황과 자주 부딪친다. 시험자는 모든 모의 시험의 과정과 결과를 소상히 밝혀야 하며 과정과 결과는 충분한 상호검증(peer review)을 필요로 한다.

약동학의 모의 시험에 사용되는 인수들의 대푯값을 표에 열거하였다(표 6-6). 이는 잘 알려진 흡입마취제 모의 시험 전용 소프트웨어인 Gas Man® (Version 4.0, developed by Philip JH, Harvard Medical School)에 디폴트로 설정되어 있는 값이기도 하다.[96,97] Gas Man®은 흡입마취의 유도, 유지, 각성기의 마취제의 호기농도 변동을 잘 예측하는 것으로 알려져 있다.[98] PKQuest® (Levitt DG, 2008)는 생리 조건을 기초로 하는 약동학 모형(physiologically based pharmacokinetic model)을 표방하는 소프트웨어이다. Java (Sun Microsystems Inc., USA) 버전을 무료로 배포하고 있으므로 플랫폼에 상관 없이 어디에서나 작동할 수 있다는 장점이 있다. PKQuest® 에서 흡입마취제의 모의 시험을 하기 위해서 Munson 등이[99] 1978년에, Carpenter 등이[100] 1986년에 측정한 섭취와 세척값들을 기본값으로 사용하고 있다. 이런 모의 시험 소프트웨어들은 손 계산이나 다른 표 계산 전용(spreadsheet) 소프트웨어를 이용하는 것보다 오류가 발생할 확률이 낮고 신뢰할 만한 결과를 내므로 본격적인 연구 논문을 작성하는 데에도 실제로 응용되고 있다.[34,101,102]

Reference

1. Powell JF: The solubility or distribution coefficient of trichlorethylene in water, whole blood, and plasma. Br J Ind Med 1947; 4: 233-6.
2. Larson CP, Jr., Eger EI, 2nd, Severinghaus JW: The solubility of halothane in blood and tissue homogenates. Anesthesiology 1962; 23: 349-55.
3. Davis PD, Parbrook GD, Kenny GNC: Basic physics and measurement in anaesthesia, 4th ed. Oxford, Butterworth-Heinemann. 1995, pp 44-60.
4. Forster RE: Exchange of gases between alveolar air and pulmonary capillary blood: pulmonary diffusing capacity. Physiol Rev 1957; 37: 391-452.
5. Altshuler B, Palmes ED, Yarmus L, Nelson N: Intrapulmonary mixing of gases studied with aerosols. J Appl Physiol 1959; 14: 321-7.
6. Forster RE: Diffusion factors in gases and liquids, In: Uptake and distribution of anesthetic agents. Edited by Papper EM, Kitz RJ: New York, McGrow-Hill. 1963, pp 72-87.
7. Severinghaus JW: Role of lung factors, In: Uptake and distribution of anesthetic agents. Edited by Papper EM, Kitz RJ: New York, McGrow-Hill. 1963, pp 72-87.
8. Lu CC, Tsai CS, Ho ST, Chueng CM, Wang JJ, Wong CS, et al.: Pharmacokinetics of desflurane uptake into the brain and body. Anaesthesia 2004; 59: 216-21.
9. Targ AG, Yasuda N, Eger EI, 2nd: Solubility of I-653, sevoflurane, isoflurane, and halothane in plastics and rubber composing a conventional anesthetic circuit. Anesth Analg 1989; 69: 218-25.

10. Munson ES, Bowers DL: Effects of hyperventilation on the rate of cerebral anesthetic equilibration. Calculations using a mathematical model. Anesthesiology 1967; 28: 377-81.
11. Lee Y, In J, Kim KO, Yun D, Lee JH, Cho H, et al.: Hyperventilation delays clinical induction of desflurane. Anesth Pain Med 2010; 5: 216-21.
12. Eger EI, 2nd, Smith NT, Stoelting RK, Cullen DJ, Kadis LB, Whitcher CE: Cardiovascular effects of halothane in man. Anesthesiology 1970; 32: 396-409.
13. Calverley RK, Smith NT, Prys-Roberts C, Eger EI, 2nd, Jones CW: Cardiovascular effects of enflurane anesthesia during controlled ventilation in man. Anesth Analg 1978; 57: 619-28.
14. Munson ES, Eger EI, 2nd, Bowers DL: Effects of anesthetic-depressed ventilation and cardiac output on anesthetic uptake: a computer nonlinear stimulation. Anesthesiology 1973; 38: 251-9.
15. Fukui Y, Smith NT: Interactions among ventilation, the circulation, and the uptake and distribution of halothane--use of a hybrid computer multiple model: I. The basic model. Anesthesiology 1981; 54: 107-18.
16. Gibbons RT, Steffey EP, Eger EI, 2nd: The effect of spontaneous versus controlled ventilation on the rate of rise of alveolar halothane concentration in dogs. Anesth Analg 1977; 56: 32-4.
17. Yasuda N, Lockhart SH, Eger EI, 2nd, Weiskopf RB, Johnson BH, Freire BA, et al.: Kinetics of desflurane, isoflurane, and halothane in humans. Anesthesiology 1991; 74: 489-98.
18. Yasuda N, Lockhart SH, Eger EI, 2nd, Weiskopf RB, Liu J, Laster M, et al.: Comparison of kinetics of sevoflurane and isoflurane in humans. Anesth Analg 1991; 72: 316-24.
19. Eger EI, 2nd: A mathematical model of uptake and distribution, In: Uptake and distribution of anesthetic agents. Edited by Papper EM, Kitz RJ: New York, McGrow-Hill. 1963, pp 72-87.
20. Lu CC, Tsai CS, Ho ST, Chen WY, Wong CS, Wang JJ, et al.: Pharmacokinetics of sevoflurane uptake into the brain and body. Anaesthesia 2003; 58: 951-6.
21. Lu CC, Ho ST, Wang JJ, Wong CS, Hu OY, Chang SY, et al.: Pharmacokinetics of isoflurane: uptake in the brain. Pharmacology 2003; 69: 102-7.
22. Stoelting RK, Eger EI, 2nd: An additional explanation for the second gas effect: a concentrating effect. Anesthesiology 1969; 30: 273-7.
23. Korman B, Mapleson WW: Concentration and second gas effects: can the accepted explanation be improved? Br J Anaesth 1997; 78: 618-25.
24. Taheri S, Eger EI, 2nd: A demonstration of the concentration and second gas effects in humans anesthetized with nitrous oxide and desflurane. Anesth Analg 1999; 89: 774-80.
25. Sun XG, Su F, Shi YQ, Lee C: The "second gas effect" is not a valid concept. Anesth Analg 1999; 88: 188-92.
26. Mapleson WW, Korman B: The second gas effect is a valid concept. Anesth Analg 1999; 89: 1326.
27. Stoelting RK, Eger EI, 2nd: The effects of ventilation and anesthetic solubility on recovery from anesthesia: an in vivo and analog analysis before and after equilibrium. Anesthesiology 1969; 30: 290-6.
28. Eger EI, 2nd: Anesthetic uptake and action. Baltimore, Waverly Press, Inc. 1974, pp 171-83, 192-205, 228-48.
29. Musnon ES, Eger EI, 2nd, Bowers DL: The effects of changes in cardiac output and distribution on the rate of cerebral anesthetic equilibration. Calculations using a mathematical model. Anesthesiology 1968; 29: 533-7.
30. Hughes MA, Glass PS, Jacobs JR: Context-sensitive half-time in multicompartment pharmacokinetic models for intravenous anesthetic drugs. Anesthesiology 1992; 76: 334-41.
31. Eger EI, 2nd, Johnson BH: Rates of awakening from anesthesia with I-653, halothane, isoflurane, and sevoflurane: a test of the effect of anesthetic concentration and duration in rats. Anesth Analg 1987; 66: 977-82.
32. Carpenter RL, Eger EI, 2nd, Johnson BH, Unadkat JD, Sheiner LB: Does the duration of anesthetic administration affect the pharmacokinetics or metabolism of inhaled anesthetics in humans? Anesth Analg 1987; 66: 1-8.
33. Bailey JM: Context-sensitive half-times and other decrement times of inhaled anesthetics. Anesth Analg 1997; 85: 681-6.
34. Eger EI, 2nd, Shafer SL: Tutorial: context-sensitive decrement times for inhaled anesthetics. Anesth Analg 2005; 101: 688-96.
35. Chortkoff BS, Eger EI, 2nd, Crankshaw DP, Gonsowski CT, Dutton RC, Ionescu P:

Concentrations of desflurane and propofol that suppress response to command in humans. Anesth Analg 1995; 81: 737-43.
36. Dwyer R, Bennett HL, Eger EI, 2nd, Heilbron D: Effects of isoflurane and nitrous oxide in subanesthetic concentrations on memory and responsiveness in volunteers. Anesthesiology 1992; 77: 888-98.
37. Glass PS, Bloom M, Kearse L, Rosow C, Sebel P, Manberg P: Bispectral analysis measures sedation and memory effects of propofol, midazolam, isoflurane, and alfentanil in healthy volunteers. Anesthesiology 1997; 86: 836-47.
38. Gross JB, Alexander CM: Awakening concentrations of isoflurane are not affected by analgesic doses of morphine. Anesth Analg 1988; 67: 27-30.
39. Katoh T, Suguro Y, Ikeda T, Kazama T, Ikeda K: Influence of age on awakening concentrations of sevoflurane and isoflurane. Anesth Analg 1993; 76: 348-52.
40. Stoelting RK, Longnecker DE, Eger EI, 2nd: Minimum alveolar concentrations in man on awakening from methoxyflurane, halothane, ether and fluroxene anesthesia: MAC awake. Anesthesiology 1970; 33: 5-9.
41. Cook TL, Smith M, Starkweather JA, Winter PM, Eger EI, 2nd: Behavioral effects of trace and subanesthetic halothane and nitrous oxide in man. Anesthesiology 1978; 49: 419-24.
42. Cook TL, Smith M, Winter PM, Starkweather JA, Eger EI, 3rd: Effect of subanesthetic concentration of enflurane and halothane on human behavior. Anesth Analg 1978; 57: 434-40.
43. Lockwood GG, Sapsed-Byrne SM, Smith MA: Effect of temperature on the solubility of desflurane, sevoflurane, enflurane and halothane in blood. Br J Anaesth 1997; 79: 517-20.
44. Han YH, Helrich M: Effect of temperature on solubility of halothane in human blood and brain tissue homogenate. Anesth Analg 1966; 45: 775-80.
45. Munson ES, Eger EI, 2nd: The effects of hyperthermia and hypothermia on the rate of of induction of anesthesia: calculations using a mathematical model. Anesthesiology 1970; 33: 515-9.
46. Possati S, Faulconer A, Jr: Effects of concentration of hemoglobin on solubility of cyclopropane in human blood. Anesth Analg 1958; 37: 338-40.
47. Kety SS, Harmel MH, et al.: The solubility of nitrous oxide in blood and brain. J Biol Chem 1948; 173: 487-96.
48. Cuignet OY, Baele PM, Van Obbergh LJ: A second-generation blood substitute (perflubron emulsion) increases the blood solubility of modern volatile anesthetics in vitro. Anesth Analg 2002; 95: 368-72, table of contents.
49. Yasuda N, Targ AG, Eger EI, 2nd: Solubility of I-653, sevoflurane, isoflurane, and halothane in human tissues. Anesth Analg 1989; 69: 370-3.
50. Nakamura M, Sanjo Y, Ikeda K: Predicted sevoflurane partial pressure in the brain with an uptake and distribution model comparison with the measured value in internal jugular vein blood. J Clin Monit Comput 1999; 15: 299-305.
51. Turner MJ, McCulloch TJ, Kennedy RR, Baker AB: Pharmacokinetics of sevoflurane uptake into the brain. Anaesthesia 2004; 59: 1201-6.
52. Neumann MA, Eger EI, 2nd, Weiskopf RB: Solubility of volatile anesthetics in bovine white matter, cortical gray matter, thalamus, hippocampus, and hypothalamic area. Anesth Analg 2005; 100: 1003-6.
53. Kelz MB, Mashour GA, Abel TG, Maze M: Sleep, Memory, and Consciousness, In: Miller's Anesthesia, 7th ed. Edited by Miller RD, Eriksson L, I.,, Fleisher L, A.,, Wiener-Kronish JP, Young WL: Philadelpha, Churchill-Livingstone. 2009, pp 237-60.
54. Rall DP, Oppelt WW, Patlak CS: Extracellular space of brain as determined by diffusion of inulin from the ventricular system. Life Sciences 1962; 1: 43-48.
55. Schanker LS: Penetration of drugs into the cebtral nervous system, In: Uptake and distribution of anesthetic agents. Edited by Papper EM, Kitz RJ: New York, McGrow-Hill. 1963, pp 158-67.
56. Van Dyke RA: Metabolism of volatile anesthetics. 3. Induction of microsomal dechlorinating and ether-cleaving enzymes. J Pharmacol Exp Ther 1966; 154: 364-9.
57. Stoelting RK, Eger EI, 2nd: Percutaneous loss of nitrous oxide, cyclopropane, ether and halothane in man. Anesthesiology 1969; 30: 278-83.
58. Lockhart SH, Yasuda N, Peterson N, Laster M, Taheri S, Weiskopf RB, et al.: Comparison of percutaneous losses of sevoflurane and isoflurane in humans. Anesth Analg 1991; 72: 212-5.

59. Fassoulaki A, Lockhart SH, Freire BA, Yasuda N, Eger EI, 2nd, Weiskopf RB, et al.: Percutaneous loss of desflurane, isoflurane, and halothane in humans. Anesthesiology 1991; 74: 479-83.
60. Laster MJ, Taheri S, Eger EI, 2nd, Liu J, Rampil IJ, Dwyer R: Visceral losses of desflurane, isoflurane, and halothane in swine. Anesth Analg 1991; 73: 209-12.
61. Perl W: Large-scale diffusion between body compartments, In: Uptake and distribution of anesthetic agents. Edited by Papper EM, Kitz RJ: New York, McGrow-Hill. 1963, pp 224-30.
62. Cohen EN, Chow KL, Mathers L: Autoradiographic distribution of volatile anesthetics within the brain. Anesthesiology 1972; 37: 324-31.
63. Levitt MD: Volume and composition of human intestinal gas determined by means of an intestinal washout technic. N Engl J Med 1971; 284: 1394-8.
64. Eger EI, 2nd, Saidman LJ: Hazards of Nitrous Oxide Anesthesia in Bowel Obstruction and Pneumothorax. Anesthesiology 1965; 26: 61-6.
65. Hunter AR: Problems of anaesthesia in artificial pneumothorax. Proc R Soc Med 1955; 48: 765-8.
66. Gold MI, Joseph SI: Bilateral tension pneumothorax following induction of anesthesia in two patients with chronic obstructive airway disease. Anesthesiology 1973; 38: 93-6.
67. Wienke BR: Basic diving physics and applications. Flagstaff, Best Publishing Company. 1994, pp 315.
68. El-Kady AA, Abd-El-Razek M: Intraperitoneal explosion during female sterilization by laparoscopic electrocoagulation. A case report. Int J Gynaecol Obstet 1976; 14: 487-8.
69. Gunatilake DE: Case report: fatal intraperitoneal explosion during electrocoagulation via laparoscopy. Int J Gynaecol Obstet 1978; 15: 353-7.
70. Greilich PE, Greilich NB, Froelich EG: Intraabdominal fire during laparoscopic cholecystectomy. Anesthesiology 1995; 83: 871-4.
71. Neuman GG, Sidebotham G, Negoianu E, Bernstein J, Kopman AF, Hicks RG, et al.: Laparoscopy explosion hazards with nitrous oxide. Anesthesiology 1993; 78: 875-9.
72. Diemunsch PA, Torp KD, Van Dorsselaer T, Mutter D, Diemunsch AM, Schaeffer R, et al.: Nitrous oxide fraction in the carbon dioxide pneumoperitoneum during laparoscopy under general inhaled anesthesia in pigs. Anesth Analg 2000; 90: 951-3.
73. Munson ES, Merrick HC: Effect of nitrous oxide on venous air embolism. Anesthesiology 1966; 27: 783-7.
74. Munson ES: Effect of nitrous oxide on the pulmonary circulation during venous air embolism. Anesth Analg 1971; 50: 785-93.
75. Shapiro HM, Yoachim J, Marshall LF: Nitrous oxide challenge for detection of residual intravascular pulmonary gas following venous air embolism. Anesth Analg 1982; 61: 304-6.
76. Stanley TH, Kawamura R, Graves C: Effects of nitrous oxide on volume and pressure of endotracheal tube cuffs. Anesthesiology 1974; 41: 256-62.
77. Munson ES, Stevens DS, Redfern RE: Endotracheal tube obstruction by nitrous oxide. Anesthesiology 1980; 52: 275-6.
78. Kaplan R, Abramowitz MD, Epstein BS: Nitrous oxide and air-filled balloon-tipped catheters. Anesthesiology 1981; 55: 71-3.
79. Algren JT, Gursoy F, Johnson TD, Skjonsby BS: The effect of nitrous oxide diffusion on laryngeal mask airway cuff inflation in children. Paediatr Anaesth 1998; 8: 31-6.
80. Petty R, Stevens R, Erickson S, Lucio J, Kao TC: Inhalation of nitrous oxide expands epidural air bubbles. Reg Anesth 1996; 21: 144-8.
81. Wolf GL, Capuano C, Hartung J: Nitrous oxide increases intraocular pressure after intravitreal sulfur hexafluoride injection. Anesthesiology 1983; 59: 547-8.
82. Thomsen KA, Terkildsen K, Arnfred I: Middle ear pressure variations during anesthesia. Arch Otolaryngol 1965; 82: 609-11.
83. Waun JE, Sweitzer RS, Hamilton WK: Effect of nitrous oxide on middle ear mechanics and hearing acuity. Anesthesiology 1967; 28: 846-50.
84. Fink BR: Diffusion anoxia in clinical anesthesia. Acta Anaesthesiol 1954; 5: 42-6.
85. Fink BR: Diffusion anoxia. Anesthesiology 1955; 16: 511-9.
86. Sheffer L, Steffenson JL, Birch AA: Nitrous-oxide-induced diffusion hypoxia in patients breathing spontaneously. Anesthesiology 1972; 37: 436-9.
87. Frumin MJ, Edelist G. Diffusion anoxia: a critical reappraisal. Anesthesiology 1969; 31: 243-9.
88. Calzia E, Stahl W, Handschuh T, Marx T, Froba G, Georgieff M, et al.: Continuous arterial P(O2) and P(CO2) measurements in swine during

nitrous oxide and xenon elimination: prevention of diffusion hypoxia. Anesthesiology 1999; 90: 829-34.

89. Goto T, Suwa K, Uezono S, Ichinose F, Uchiyama M, Morita S: The blood-gas partition coefficient of xenon may be lower than generally accepted. Br J Anaesth 1998; 80: 255-6.
90. Yagi M, Mashimo T, Kawaguchi T, Yoshiya I: Analgesic and hypnotic effects of subanaesthetic concentrations of xenon in human volunteers: comparison with nitrous oxide. Br J Anaesth 1995; 74: 670-3.
91. Goto T, Saito H, Shinkai M, Nakata Y, Ichinose F, Morita S: Xenon provides faster emergence from anesthesia than does nitrous oxide-sevoflurane or nitrous oxide-isoflurane. Anesthesiology 1997; 86: 1273-8.
92. Froeba G, Marx T, Pazhur J, Baur C, Baeder S, Calzia E, et al.: Xenon does not trigger malignant hyperthermia in susceptible swine. Anesthesiology 1999; 91: 1047-52.
93. Marx T, Schmidt M, Schirmer U, Reinelt H: Xenon anaesthesia. J R Soc Med 2000; 93: 513-7.
94. Reinelt H, Schirmer U, Marx T, Topalidis P, Schmidt M: Diffusion of xenon and nitrous oxide into the bowel. Anesthesiology 2001; 94: 475-7.
95. Sta Maria N, Eckmann DM: Model predictions of gas embolism growth and reabsorption during xenon anesthesia. Anesthesiology 2003; 99: 638-45.
96. Philip JH: Gas Man--an example of goal oriented computer-assisted teaching which results in learning. Int J Clin Monit Comput 1986; 3: 165-73.
97. Garfield JM, Paskin S, Philip JH: An evaluation of the effectiveness of a computer simulation of anaesthetic uptake and distribution as a teaching tool. Med Educ 1989; 23: 457-62.
98. Bouillon T, Shafer SL: Hot air or full steam ahead? An empirical pharmacokinetic model of potent inhalational agents. Br J Anaesth 2000; 84: 429-31.
99. Munson ES, Eger EI, 2nd, Tham MK, Embro WJ: Increase in anesthetic uptake, excretion, and blood solubility in man after eating. Anesth Analg 1978; 57: 224-31.
100. Carpenter RL, Eger EI, 2nd, Johnson BH, Unadkat JD, Sheiner LB: Pharmacokinetics of inhaled anesthetics in humans: measurements during and after the simultaneous administration of enflurane, halothane, isoflurane, methoxyflurane, and nitrous oxide. Anesth Analg 1986; 65: 575-82.
101. Levitt DG: PKQuest: volatile solutes - application to enflurane, nitrous oxide, halothane, methoxyflurane and toluene pharmacokinetics. BMC Anesthesiol 2002; 2: 5.
102. Levitt DG: PKQuest: capillary permeability limitation and plasma protein binding - application to human inulin, dicloxacillin and ceftriaxone pharmacokinetics. BMC Clin Pharmacol 2002; 2: 7.

07 흡입마취제의 작용

연세대학교 의과대학 권 태 동

1. 작용 기전

마취는 인류에 기여한 최대의 발명품 중 하나라고 평가되고 있으며, 매년 전세계에서 수천만명 이상이 전신마취를 받고 있다. 하지만 마취제가 어떻게 작용하여 의식과 기억상실, 진통효과를 보는지에 대해서는 충분히 이해되지 못하고 있다.

흡입마취제의 작용기전에 대한 연구는 1890년대에 Meyer와 Overton이 마취약제의 효능이 지방용해도와 연관성을 가진다는 발표를 시작으로 관심을 가지게 되었고, 1960년대에 Eager 등이 MAC(minimum alveolar concentration)이라는 마취약제의 효능을 평가하는 객관적인 지표를 개발함으로써 연구가 체계적이고 과학적으로 진행하는 발판을 마련했다고 할 수 있다.[1)]

Meyer-Overton 상관성에 위배되는 마취약제의 발견과, Franks와 Lieb이 발표한 마취약제의 효능이 특정 단백질 기능의 차단정도에 비례한다고 발표함에 따라, 마취약제의 작용부위는 세포막이 아니라 단백질이라는 개념이 확산되는 계기가 되었다(그림 7-1).[2-4)]

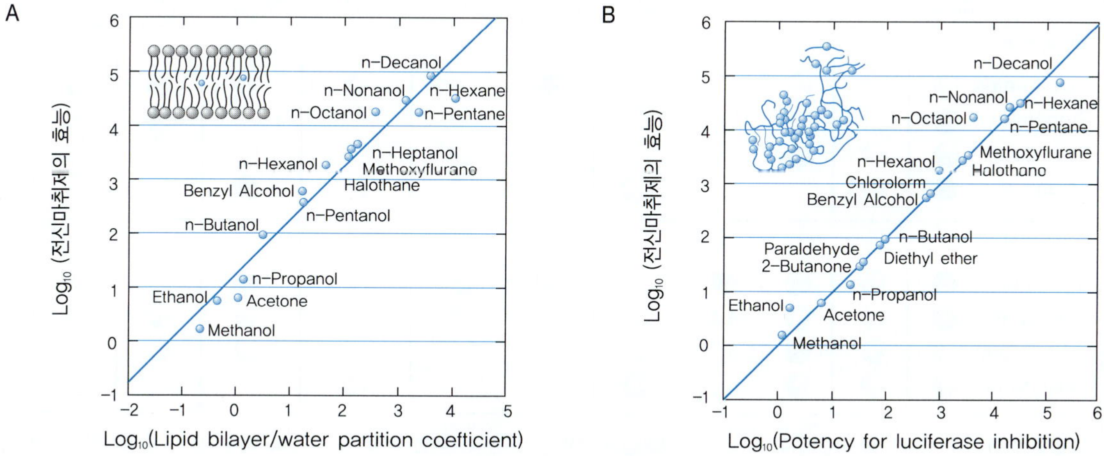

그림 7-1 마취제의 효능와 단백질 결합과의 관계
(A) 지방과의 관계 (B) 단백질과의 관계

이 후 연구는 마취제가 작용하는 분자 생물학적 대상 즉 이온채널(ion channel)이나 신경전달수용체(neurotransmitter receptor)등에 대한 연구와 마취제의 분자생물학적 구조와 마취약제의 활성도가 어떤 연관이 있는지에 대한 연구가 활발하게 진행하게 되었다.

1) 마취제의 작용기전에 대한 연구의 필요성

마취제가 어떻게 작용하는지에 대한 연구가 필요한 이유를 살펴보면, 마취제가 사람에 투여되면 마취 이외에 혈압 저하, 호흡능력 감소, 환자의 인지기능저하 등의 다양한 부작용이 유발된다. 따라서 마취제의 작용기전을 이해한다면 새로운 약물을 개발할 때 부작용을 최소화하는 더욱 안전한 마취약제를 개발할 수 있을 것으로 판단되는 것이 한 이유라고 할 수 있다.

최근에는 마취 중 환자가 의식이 소실되지 않고 각성되는 경우가 드물지만 발생하고 있으며, 이것을 해결하는 것이 매우 중요한 문제로 대두되고 있어서 다양한 방법을 이용하여 환자의 의식을 측정하고자 하는 노력이 시행되고 있다.

따라서 마취제가 신경세포에 작용하는 기전과 의식소실을 일으키는 기전을 파악하고 적절한 측정장치를 개발한다면 마취의 안전성이 더욱 증가될 것이다.

2) 흡입마취제의 작용부위

마취제의 작용부위에 대한 정확한 검증을 위해 아래와 같은 기준이 제시되었다.

첫째, 임상적으로 적절한 농도에서 수용체의 기능이 가역적 회복이 이루어져야 하며, 둘째, 마취의 특정 목표(의식소실, 기억 상실 등)를 조절하는 해부학적 구조물에 흡입마취제 작용부위인 단백질이 표현되어야 한다. 셋째, 인체와 동물실험에서 마취제의 효과가 입체선택적인 효과가 일치하여야 하며, 넷째, 실험적 마취제와 마취효과가 없는 물질에 대해 합당한 반응과 무반응을 보여야 한다(그림 7-2).

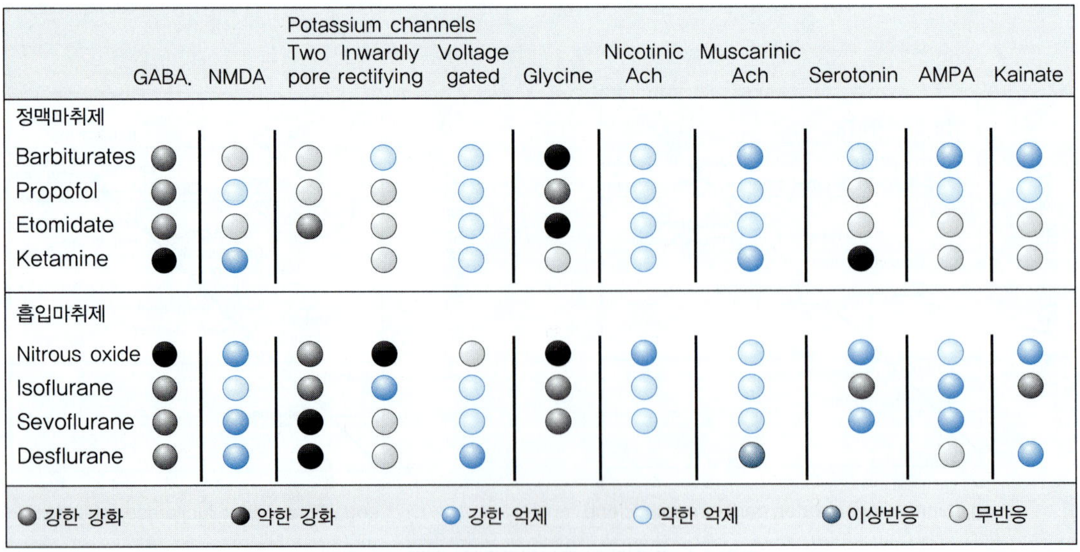

그림 7-2 약물에 따른 작용부위

흡입마취제의 결합부위에 대한 물리화학적 성질은 엑스선 결정학, 분자구조학 등을 이용하여 연구되어 왔으며, 단백질 내에 있는 소수성 공간의 특징을 가진 것으로 밝혀졌다.[5)]

단백질의 성질인 양성성(amphiphilicity)은 흡입마취제 결합부위와 효과적인 상호작용을 위해서 필요한 것으로 알려졌으며, 이는 단백질의 3차원 구조가 밝혀진 루세페레이스(luciferase)와 알부민을 통해서 주로 연구되었으며, 비극성과 극성의 비공유화학 반응에 의해서 결합하는 것으로 나타났다.[5)]

극성의 아미노산 잔류물과 물분자는 약한 수소결합, 비극성의 van der Waals 상호작용, 소수성인 흡입마취제에 비해 상대적으로 양성성 공간의 극성화 작용이 결합에 관여한다.

이 내부 결합부위 공간은 이온통로 활성화에 관여하는 구조적 변화, 수용단백질의 리간드 유도 신호전달에 중요한 역할을 한다. 이들 공간에 임계용량의 마취제가 결합하면 특별한 구조의 선택적인 안정화에 의한 수용체와 이온통로기능의 변화를 위한 합당한 기전을 제공한다. 흡입마취제는 상대적으로 많은 결합부위로부터 결합된 물을 유리시키면서 발생한 엔트로피로부터 결합에 필요한 에너지를 얻는다. 글라이신, $GABA_A$, NMDA(풀어서)수용체로 진행한 연구에서 주요 신경신호단백에서 마취제 결합부위가 존재한다는 믿을 만한 근거를 제공하였다.

지금까지 연구된 흡입마취제에 대한 작용단백을 살펴보면, 흡입마취제에 대한 민감도와 시냅스 전도를 조절하는 생리학적 역할의 관섬에서 $GABA_A$와 glycin, NMDA-type glutamate receptor 등이 주요 흡입마취제의 작용대상으로 보고되고 있다.[6)] 그 외 다른 이온통로는 HCN(hyperpolarization-activated cyclic nucleotide-gated) 채널이나 two-pore domain leak K channel, voltage-gated Na^+, Ca^{2+} 채널 등이 연구되고 있다.[7-9)] 흡입마취제는 약리학적 성격에 따라 두 가지 종류로 나눌 수 있는데, 첫 번째는 강력한 흡입마취제로서 $GABA_A$ 수용체에 양성 조정을 보이며, 억제성 글라이신 수용체의 촉진, 흥분성 NMDA 및 신경세포 니코틴 아세틸콜린 수용체를 억제하며, K_{2P}는 통로를 활성화하고, 시냅스전 Na^+ 통로를 억제한다. 두번째는 가스형 흡입마취제로 아산화질소, 시클로프로판, Xe 등이 있다. 이들은 $GABA_A$ 수용체에는 활성이 없고, 임상농도에서 NMDA 수용체와 특정 K_{2P} 통로를 차단한다.

분자수용체의 세포내 신호기전은 G단백수용체를 통해 세포내 전령들 칼슘, cAMP, IP_3(inositol triphosphate)등의 농도를 변화시킨다. 이는 이온통로나 효소에 직접 작용하거나 조절단백 인산화과정을 통하여 작용한다.

향후의 마취약제의 작용기전에 대한 연구방향은 유전자변형동물, 작용제/길항제, 비마취제/비운동억제제를 이용하거나 고해상도 영상을 이용하여 많은 발전이 있을 것으로 생각된다.

유전자 변형방법으로 Knock out 접근법은 흡입마취제의 대상 단백질을 부호화한 유전자 표현을 삽입 혹은 삭제시켜서 그 기능을 없앤 상태에서 흡입마취제를 투여했을 때의 반응여부에 따라 대상단백질의 기능을 파악하는 방법이다.

Knock in 접근법은 감수성을 보이는 표적단백의 단일아미노산영역의 돌연변이를 통해서 흡입마취제에 대한 반응양상을 보는 방법이다.

이 방법은 유용성과 더불어 해석의 어려움도 보여주고 있다.

예를들어 $GABA_A$수용체 α-1소단위 knock out 생쥐는 야생형보다 isoflurane에 대한 기억상실효과가 적어서 이 수용체가 기억상실에 관여한다고 할 수 있는 반면, $GABA_A$수용체 α1소단위 돌연변이 생쥐에서는 isoflurane에 반응하지 않고 기억상실을 보이지 않아서 상충되는 결과를 가져오기도 한다.[10)]

영상의학적 방법은 양전자방출단층촬영(PET), 기능적 자기공명영상(fMRI)과 같은 혈역학 또는 대사변화를 측정지도화 하거나, 고밀도 뇌파와 저해상 뇌전자기단층촬영의 전기활성을 지도화하는 것이 있다.

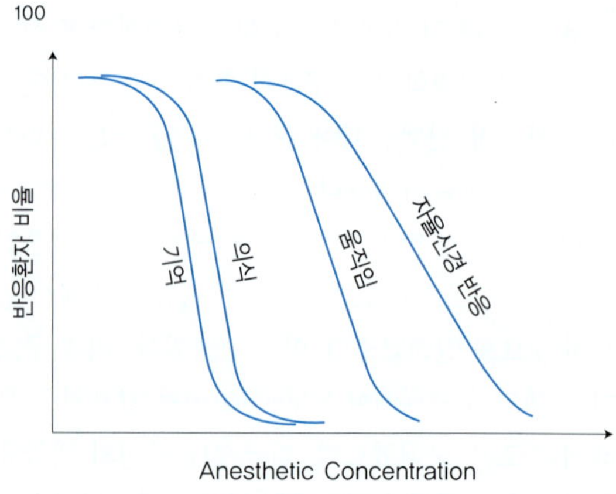

그림 7-3 마취제의 농도에 따른 행동 변화

3) 마취 구성요소에 따른 작용기전

흡입마취제의 분자생물학적 작용부위는 앞에서 설명한 것같이 다양한 곳에 작용하게 되며, 그 결과 나타나는 행동학적 변화는 의식소실, 기억상실, 진통과 운동차단으로 분류된다.

높은 농도에서는 대부분의 흡입마취제가 여러 단백질에 작용하는 것으로 알려진 반면, 그림 7-3에서 보듯이 마취 구성요소에 대한 효과적인 마취제의 농도는 좁은 영역을 나타내는 것으로 보아, 마취제의 작용이 여러 단백질에 작은 변화들이 연쇄반응을 통해 확장되어서 나타나는지, 소수의 단백질에 강한 작용을 하는지에 대해서 연구가 필요할 것으로 생각한다.

(1) 의식소실(Loss of consciousness)

의식소실의 정의는 일반적으로 외부자극에 반응하지 않는 의식상태로 정의되어 왔다. 하지만 이 정의는 약간의 문제점을 가지고 있는데, 꿈을 예로 들면 생생한 기억들이 있지만 반응을 할 수가 없는 경우와, 근육이완제를 쓴 경우 의식은 있지만 반응을 할 수가 없는 경우가 가능하기 때문이다. 또한 전두엽에 문제가 있는 환자의 경우에는 우리가 어떤 질문을 하였을 때 이해는 하지만 반응을 못하는 경우가 있다. 따라서 외부자극에 반응을 하지 않는다고 의식이 소실되었다고 말할 수 없지만, 지금까지 편의상 사용하여 왔다고 할 수 있다. 의식소실과 기억상실과의 관계를 살펴보면, 팔 한쪽을 근이완제에 노출되지 않게 지혈대(tourniquet)를 감고 적절한 마취와 근이완을 시킨 상태에서 환자에게 팔을 움

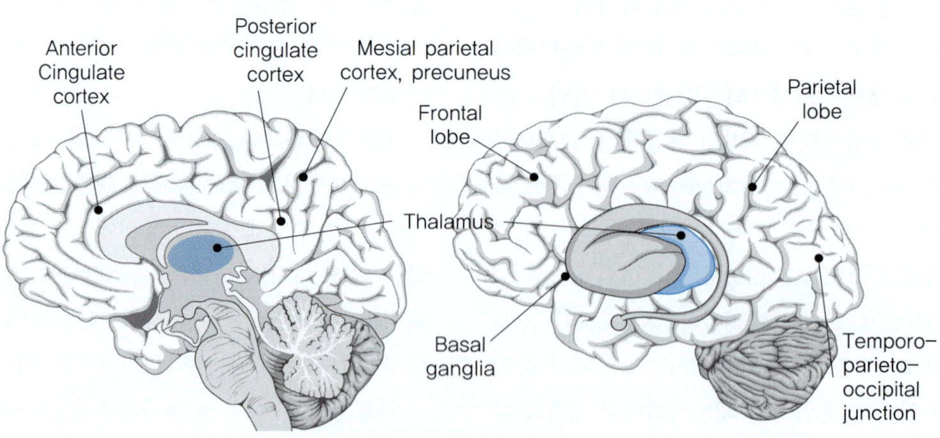

그림 7-4 마취제의 작용부위

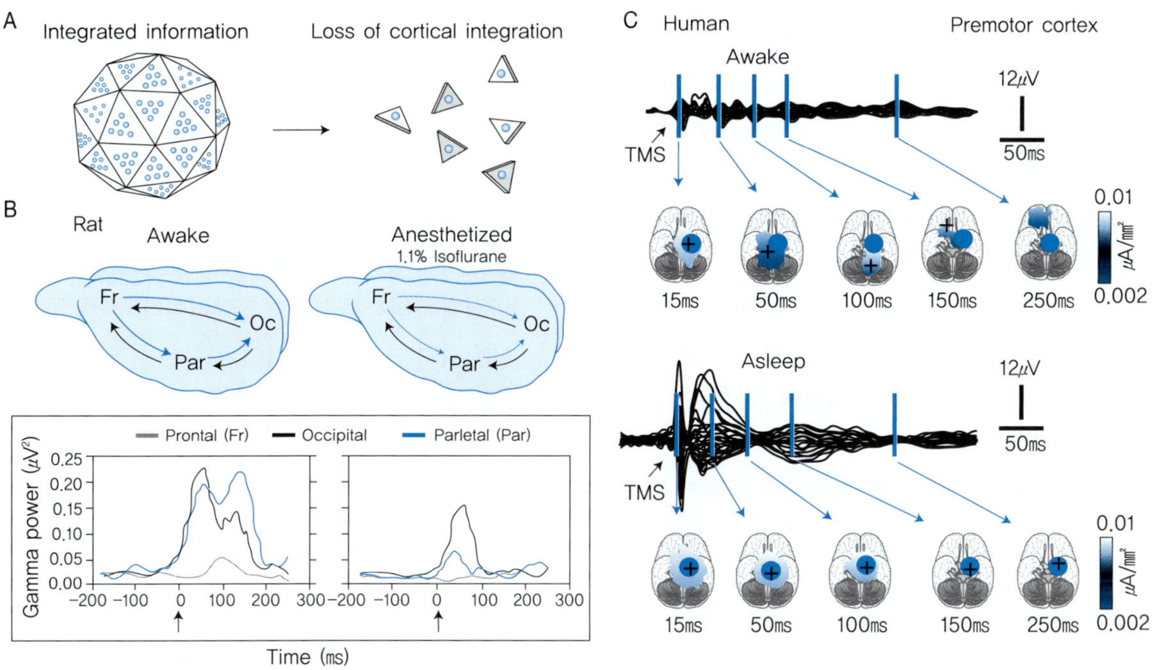

그림 7-5 의식은 정보의 통합과정이 파괴되어 생긴다.

(A) 사상피질계가 다양한 정보의 면을 가진 다면체 구조로 상상할 수 있다. 의식이 있다는 것은 다양한 정보의 면들이 상호 작용을 하고 있다면, 의식소실은 파편화된 정보의 면이 되었을 때이다.

(B) 쥐의 실험에서 마취를 하게되면 뇌의 각 부위간에 정보의 전달을 나타내는 단위인 transfer entropy가 감소함을 보였다. 0.2 Hz의 섬광을 쥐에게 주었을 때, 깨어있는 쥐의 시각영역에서의 반응과 시간적 연관을 가지면서 parietal 영역에서 반응을 보이는 반면, 마취된 쥐는 뇌의 두 영역에서 시간적 반응이 없음을 보였다.

(C) premotor cortex에 TMS(transcranial magnetic stimulation)를 가한 경우 깨어있는 뇌와 수면중인 경우에 뇌의 각 부위에서의 신호를 분석한 결과, 깨어있는 뇌에서는 자극에 의한 EEG의 변화가 자극부위에서 주위로 퍼져나가는데 반해, 수면중인 뇌에서는 자극에 의한 EEG의 변화가 국소부위에 머물러있는 것을 보여준다.

직이라고 하면 70%에서 움직이지만 마취 후에 기억을 하지 못한다고 발표된 바 있다.[11] 여기서 표현된 적절한 마취는 의식은 있지만 기억은 하지 못하는 상태를 의미하며, 이는 근육이완제를 쓰는 마취에서 환자의 마취가 정말로 의식소실을 일으키고 있는지 정확한 평가가 쉽지 않다는 것을 나타낸다.

의식소실을 적절히 평가하는 것은 마취에서 중요하기 때문에 객관적인 방법으로 의식소실을 평가하기 위해 다양한 시도들이 있었다.

우선 의식소실을 평가하기 위해서는 의식소실을 일으키는 해부학적 구조물과 전기생리학적 기전을 밝히는 것이 필요하기 때문에 그 분야에 많은 연구가 진행되었다.

의식은 현재 정보의 통합(information integration)으로 설명을 시도하고 있다. Alkire 등은 의식이란 기능적으로 특화된 각각의 단위에서 발생하는 정보를 통합하는 고차원적인 기능을 나타낸다고 표현하였다.[12] 좀더 구체적으로 표현하면 색깔, 형태, 움직임의 하부 단위를 통합하는 시각과 다양한 종류의 촉각의 정보가 통합되어야만 의식으로 이해할 수 있다는 의미이다. 따라서 이런 통합의 기능이 발생하기 위해서는 다양한 기능을 가진 해부학적 구조물간에 정보교환이 이루어지며, 이는 수렴(convergence), 결합(assembly), 동조(synchrony) 등으로 정보가 통합된다고 보고되고 있다. 이런 의식소실에 관여하는 해부학적 구조물은 전기자극, 수술, 약물의 주입, PET

등의 방법으로 연구되었으며, 현재 thalamus(시상하부), 시상피질계(thalamocortical system), 시각 영역(visual area), 상측 두고랑(superior temporal sulcus), (anterior cingulate system, 내두정엽 영역(mesial parietal cortex) 등의 부위가 의식에 관여하는 것으로 보고되고 있다(그림 7-4).

이런 다양한 부위가 의식에 관여하지만, 어느 한 부위의 기능이 떨어진다고 의식이 소실되는 것은 아니고 다양한 부위에서의 정보의 통합이 깨어져서 생긴다고 알려져있다.

전기생리학적으로 흡입마취제에 의해서 전두엽과 후두엽사이의 정보의 통합의 양을 나타내는 γ-frequency 범위(20~80 Hz)의 동기화가 감소가 의식소실과 함께 나타나며, cortico-cortical integration의 파괴를 관찰할 수 있으며, 그림 7-5B에서 보면 쥐에서 흡입마취제에 의해 feedback interaction이 우선적으로 감소한다. 또 corticothalamic system또한 흡입마취제에 민감한 부위로 알려져있다.

지금까지 연구를 종합하면, 경험은 여러 개별 정보의 통합으로 이루어져있으며 이런 통합이 깨어지면 의식의 소실이 나타나고, 흡입마취제는 정보의 통합 과정을 파괴하여 의식소실을 일으킨다고 할 수 있다.

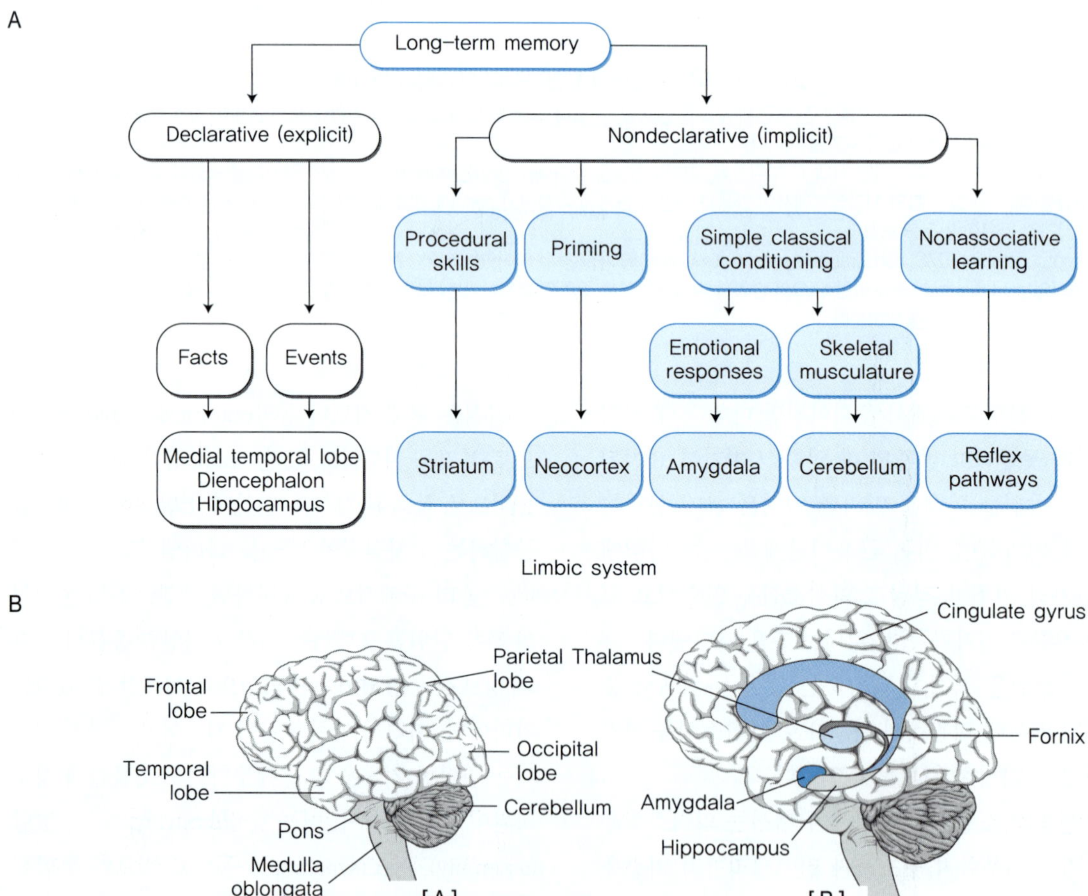

그림 7-6 장기기억의 분류 및 해부학적 장소
(A) 장기기억의 분류 (B) 기억을 담당하는 해부학적 장소

(2) 기억상실(Amnesia)

초창기에는 기억이 뇌 전체적인 기능에 의해서 이루어진다고 생각되어져 왔다. 하지만 1997년 한 신경외과 의사가 간질환자의 치료를 위해 양측 hippocampus와 amygdala를 제거하는 수술을 한 후, 환자가 선행성 기억(antegrade memory)와 역행성 기억(retrograde memory)모두에 손상을 가져왔으며 특히 역행성 기억에 있어서는 시간적인 간격에 따라 기억소실정도가 달랐다. 이는 두 부위가 기억에 관여한다는 것과 시간에 따른 기억소실 정도가 다르게 나타난 것은 기억이 단기기억과 장기기억이 있고 그 기전이 다를 것으로 해석하였으며, 어떤 일을 수행하는 것에 있어서의 기억이 보전되는 현상은 기억의 종류 중 행동에 대한 기억은 다른 뇌 부위에서 담당할 것을 의미한다고 발표하였다.[13]

이를 토대로 많은 연구가 진행되어 현재는 기억을 단기기억과 장기 기억, 서술적 기억(declarative memory)과 절차적 기억(non-declarative) 그리고 기억의 종류에 따른 담당하는 뇌의 부위까지 연구가 진행되었다(그림 7-6).[14]

기억이 저장되는 기전에 대해서는 Miller등이(삭제) 인간이 어떤 단어를 듣고 난 후 기억하는 정도는 처음 단어를 듣고 난 후 30초 있다가 다른 단어를 기억하게 하면 처음 단어의 기억이 감소함을 보였으며, 이는 기억이 형성되기 위해서는 일정한 시간이 필요하다는 것을 의미한다.[15]

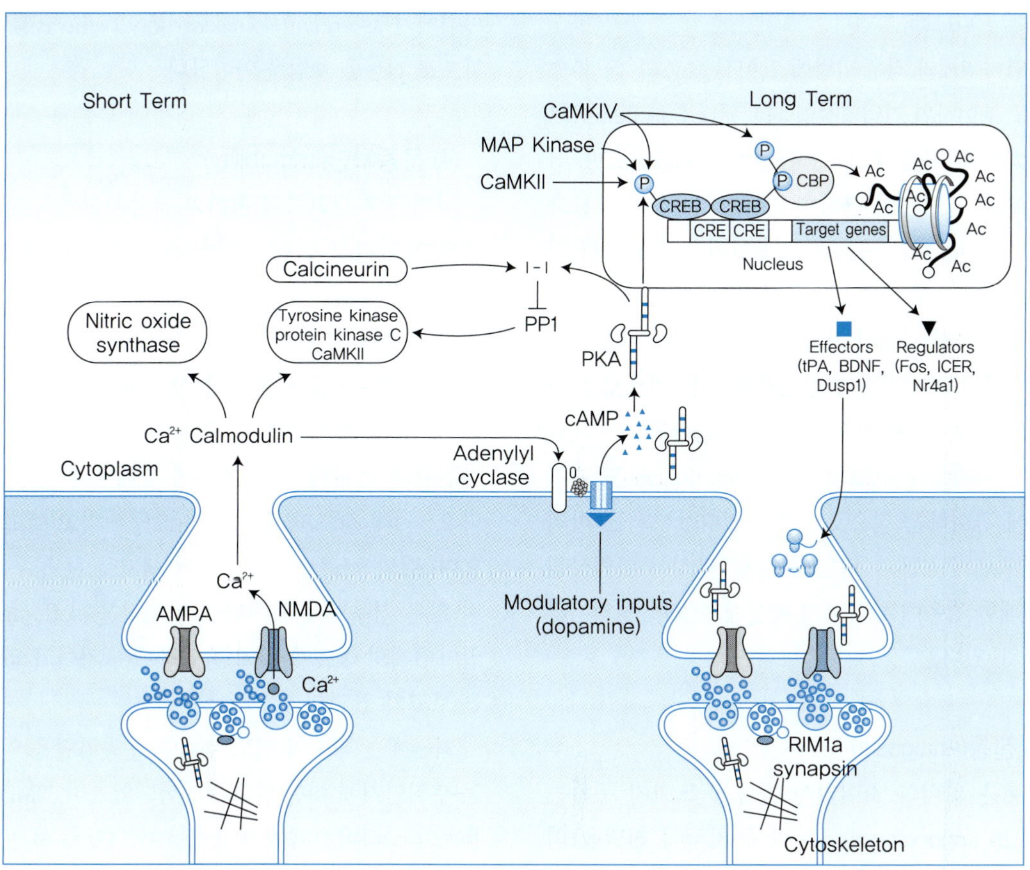

그림 7-7 단기 기억과 장기기억의 기전

또한 Hebb와 Gerard가 기억응고화과정은 단기기억과 장기기억으로 구성되어있다고 보고하였다.[16-17] 세포 수준에서의 기전에 대한 연구는 Bliss와 Lomo가 해마(hippocampus)에 반복적인 자극을 주면 시냅스 전도에 LTP(long-term potentiation)이 발생한다고 발표하였다.[18-19]

해마의 절편에서 지속적인 시냅스 자극을 전달하면 NMDA glutamate 수용체가 활성화되고 이는 calmodulin kinases(CaMKs), adenylyl cyclase, mitognen-activated protein kinases(MAPKs)등이 활성화되고 이로 인해 새로운 단백질의 합성 혹은 epigenetic 기전을 통한 transcription의 조절을 통해 장기지속하는 LTP를 형성하게 된다.[20] 또 시냅스 가소성과 행동의 기억은 dopamine, norepinephrine과 같은 G-protein coupled receptors활성화 물질에 의해 조절된다(그림 7-7).

흡입마취제의 경우 사람에 있어서 MAC의 25~50 % 정도를 투여하면 기억형성이 파괴된다.[21] Isoflurane의 경우 해마 절편에서 LTP를 완전히 억제하였으며, 이는 $GABA_A$ 수용체를 통하여 LTP를 억제한다고 보고되었다. 반면 다른 수용체도 흡입마취제에 의한 기억상실에 관여한다는 보고들이 있다. 해마의 θ리듬이 포유동물의 뇌에서 기록되는 EEG 신호인데, 흡입마취제에 의해 θ리듬의 신호가 변하는 것으로 보아서 기억상실을 나타내는 신호라고 판단된다.[22] 해마뿐만 아니라 amygdala의 basolateral nucleus도 기억상실에 관여하는 것으로 보고되었다.[23-24] 최근 마취과 영역에서 문제가 되는 수술 중 각성이 기억상실에 실패한 경우에 발생하기 때문에 중요한 영역이라고 할 수 있다.

(3) 진통(Analgesia)

진통은 의식의 소실없이 통증을 느끼지 못하는 상태, 또 antinociception은 통증 자극의 전달을 억제하는 것으로 정의할 수 있다.

수술적 자극에 의해 발생하는 통증자극과 대사와 호르몬의 변화를 적절히 억제하는 것은 마취의 중요한 요소중의 하나라고 할 수 있다. 반면 깊은 마취가 이루어질 경우 진통을 일으킴과 동시에 혈역학적 불안전성을 일으킬 수 있기 때문에, 연관된 기전을 살펴보고 안전한 대안이 있는지 알아보는 것은 중요하다.

흡입마취제는 체성감각, 시각, 청각에 의한 유발전위를 모두 감소시키며, 반면 subcortical potential은 덜 영향을 받는 것으로 보아 감각전도 일부는 뇌의 상부로 전달된다고 할 수 있다.[25-28]

Antognini 등은 fMRI를 이용하여 감각은 isoflurane 0.7%, 통증자극에 대한 반응은 cortical area는 0.7%, subcortical region(thalamus and caudate nucleus)는 1.3% 정도에서 완전히 차단됨을 보였다.[29] 이는 흡입마취제가 ascending somatosensory pathway를 차단함으로 진통을 보임을 의미한다.

(4) 운동차단(Immobility)

뇌의 전기생리학적 변화와 운동차단과의 정량적 관계가 없다고 알려지면서, 운동차단이 일어나는 해부학적 부위가 뇌가 아니라 척수일 것이라는 가설이 대두되었다. Antognini 등의 연구에서 뇌와 척추로의 혈류공급을 분리한 상태에서, 뇌에만 흡입마취제를 투여하였을 때 운동차단이 일어나는 흡입마취제의 농도가 뇌와 척추에 함께 투여한 경우보다 2.5~4배 정도 높은 농도가 요구된다고 보고하였으며, 쥐의 forebrain을 수술적 제거를 한 경우와 하지 않은 경우에 운동차단이 일어나는 isoflurane 흡입마취제의 농도를 비교한 연구에서 차이가 없었다는 보고가 있었다.[30-31]

최근에는 척수의 어느 부위가 운동차단을 일으키는 부위인지에 대한 연구가 진행되었으며, NMDA 수용체와 글라이신 수용체가 중요한 역할을 하는 반면 $GABA_A$ 수용체는 역할이 미미한 것으로 나타났다.

최근에는 TASK-1, TASK-3, TREK-1 K_{2P} 통로가 없는 mutant mice에서 운동차단에 필요한 흡입마취제의 농도가 높게 나타난 것으로 보아서 위 통로들이 운동차단에 관여할 것으로 예상된다.[32-34)]

2. 임상적 작용

지금까지 흡입마취제가 마취의 구성요소인 의식소실, 기억상실, 진통 및 운동차단을 일으키는 기전에 대해서 살펴보았다. 위에서 설명한 대로 흡입마취제는 매우 다양한 작용부위를 가지기 때문에 마취 뿐만이 아니라 호흡기계 심혈관계, 뇌혈관계를 비롯해서 다양한 신체부위에 영향을 미치며, 이것을 이해하고 적절하게 대처하는 것이 마취관리의 가장 중요한 부분이라고 말할 수 있다.

1) 호흡기계에 미치는 영향

(1) 세기관지 민무늬근육 긴장도에 미치는 영향

부교감신경은 기도의 정상 긴장도를 유지하고 반사기관지수축을 중계한다. 부교감신경이 자극을 받으면 기관지 민무늬근육 내의 cyclic nucleotide 변화에 의해 칼슘이온의 유입이 일어나 세포 내 칼슘치가 증가하게 된다. 작용제가 기관지민무늬근육에 작용하면 세포 내 칼슘치가 증가하고 이 증가된 칼슘에 의해 myosin light chain kinase가 활성화된다. 그리고 이는 20kd regulatory myosin light chain을 인산화시키고 칼슘 민감도를 증가시킨다.

아세틸콜린을 투여하거나 미주신경을 자극하면 cAMP에 비해 cGMP가 증가한다. 또한 ryanodine channel을 활성화시킴으로써 간접적으로 sarcoplasmic reticulum(SR)에서 칼슘이온을 유리시킨다.

기관지 민무늬근육에 있는 $\beta 2$ 수용체가 자극되면 cAMP를 매개하여 protein kinase A가 활성화되고 이어서 칼슘이온을 세포 밖으로 방출시키고 sarcoplasmic reticulum내로 유입시킴으로써 기관지 민무늬근육을 이완시킨다.

모든 흡입마취제는 기관지를 확장시키지만 어떤 흡입마취제가 가장 강력한지는 논란의 여지가 있다. 여러 동물실험에서 halothane이 기관지 민무늬근육을 가장 강력하게 이완시키는 것으로 보인다. 컴퓨터단층촬영을 이용하여 흡입마취제에 의한 기관지 확장작용을 조사한 연구에서 저농도의 halothane이 isoflurane에 비해 기관지 확장을 더욱 잘 일으킨다.[35-36)] Halothane, desflurane, isoflurane은 기관지보다는 세기관지를 더 확장시키는 것으로 보이며, isoflurane과 sevoflurane은 기관민무늬근육보다는 기관지민무늬근육을 더 확장시킨다.[37)] 이러한 차이는 VDC(voltage-dependent calcium channel)의 유형과 관계가 있는 것으로 보인다. 1 MAC 또는 2 MAC의 halothane, enflurane, isoflurane, sevoflurane을 투여하면 기저 폐저항과 동적 폐탄성을 변화시키지는 않았으나 정맥내 히스타민 투여에 의한 폐저항 증가와 동적 폐탄성 감소를 의미 있게 억제하였다. 기관지를 확장시키는 데는 halothane이 가장 효과적이었으며 isoflurane, enflurane, sevoflurane이 거의 비슷하였다. 반면 desflurane은 1 MAC에서는 기관지를 이완시키지만 2 MAC에서는 오히려 기도저항이 증가하였다.

(2) 기도민무늬근육에 대한 작용기선

흡입마취제의 기도민무늬근육 이완작용은 기관지상피와 기도민무늬근육세포에 대한 직접적인 작용과 반사신경경로의 간접적인 억제 작용에 의해 일어난다. 직접적인 이완작용은 세포내 칼슘의 감소에 의한다. 세포내 칼슘이 감소하는 가장 중요한 기전은 VDC의 억제로 세포액 내로의 칼슘이온의 유입이 억제되는 것이다.[38)] 또한 흡입마취제에 의해

cAMP 농도가 증가하면 세포내 칼슘의 유출이 촉진되고 SR 로의 칼슘의 흡수가 촉진되어 세포내 칼슘이 감소한다. halothane은 IP3와 ryanodine receptor channel 활성화를 통해 SR의 칼슘이온을 고갈시키기도 한다. 흡입마취제가 기도민무늬근육을 이완시키는 데 작용하는 중요한 다른 기전은 칼슘이온의 민감도 변화이다. 이 작용은 흡입마취제가 민무늬근육 protein phosphatase를 증가시키고 cGMP에 영향을 미치는 G protein을 조절함으로써 나타난다(그림 7-8).

Halothane, isoflurane, sevoflurane, desflurane의 투여에 의해 기관지가 확장되는 것은 기관지상피의 존재 유무에 달려있다. 천식이 있거나 기도가 항원에 노출되어 상피가 손상을 받았거나 염증반응이 있는 경우 흡입마취제에 의한 기관지확장반응이 억제된다.

위에 기술한 직접적인 작용에 더하여, 흡입마취제에 의한 기관지확장 작용은 접합전 기전과 접합후 기전을 통해 매개되는 기도의 콜린성 신경전도를 조정함으로써 이루어지기도 한다.

(2) 기관지운동 긴장도에 미치는 영향

건강한 환자에게 마취를 유도하고 기관내 삽관을 시행한 후 halothane, isoflurane, sevoflurane, 티오펜탈/아산화질소를 투여하여 기관지확장 정도를 비교한 연구에서 흡입마취제가 티오펜탈/아산화질소와 비교하여 호흡기계저항을 유의하게 감소시켰다(그림 7-9).[39]

환자에게 흡입마취제를 투여하면 기능잔기용량이 감소되기 때문에 기도저항이 증가하고 따라서 기관지운동 긴장도와 신경매개기도반사를 감소시키는 효과의 일부분을 상쇄시킨다. 또 수술 중 저체온상태가 되면 흡입마취제에 의한 기관지확장효과가 감소하게 된다.

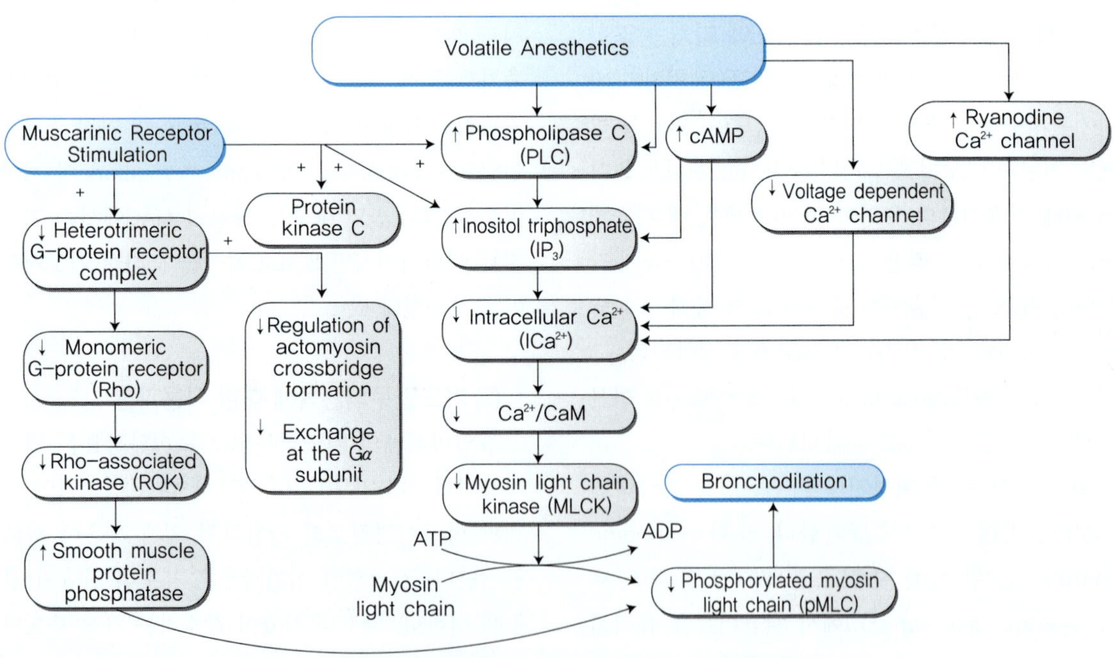

그림 7-8 흡입마취제의 무스카리닉 수용체를 통한 기관지 평활근 이완 혹은 수축 기전

+, 무스카리닉 수용체 작용제의 흥분성 작용; ↑, 흡입마취제에 의한 활성화 혹은 증가; ↓, 흡입마취제에 의한 억제 혹은 감소.

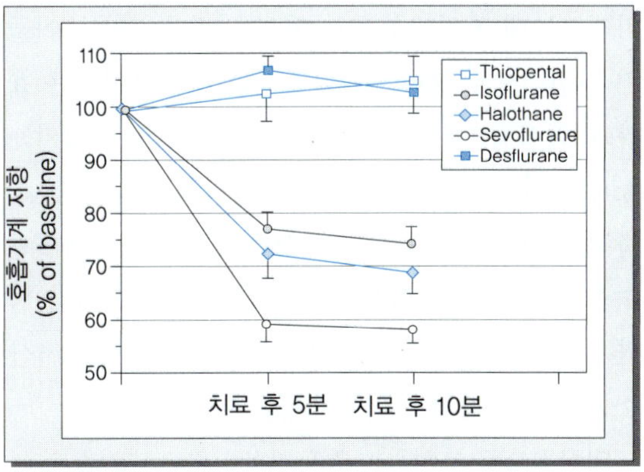

그림 7-9 마취약물 투여 5분과10분 후 환자의 호흡기계 저항의 변화

Thiopental: 0.25 mg/kg/min thiopental plus 50% nitrous oxide
sevoflurane, halothane, or isoflurane : 1.1 minimum alveolar concentration (MAC)
desflurane: 1 MAC

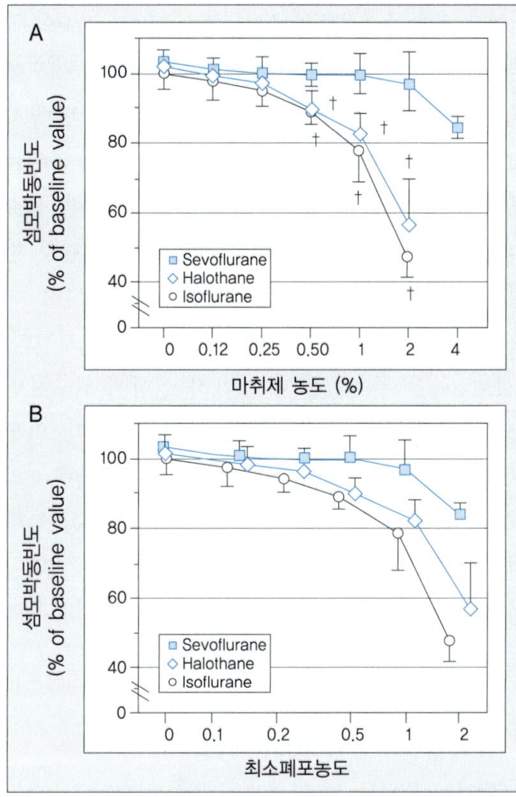

그림 7-10 쥐의 기관지 상피세포에서 섬모박동빈도(ciliary beat frequency, CBF) 에 흡입마취제가 미치는 영향

섬모박동빈도는 흡입마취제 투여전과 투여 30분 후에 측정됨. Values represent means ± SD. (A) 섬모박동빈도와 마취제와의 관계 (B) 섬모박동빈도와 최소폐포농도와의 관계

흡입마취제의 종류에 따라 기관지확장효과의 차이가 분명히 있지만, 흡입마취제가 때때로 상기도에 심한 자극을 가하여 이 자극에 대한 기도반응이 직접 기관지확장작용효과보다 더 클 수 있기 때문에 실제 임상에서는 마취 시행 시 기도에 대한 자극을 최소화하고 적절한 마취 깊이를 유지하는 것이 더 중요하다.

기도저항에 대한 Xe의 작용은 다른 흡입마취제와 현저하게 차이가 나는데, 이유는 Xe이 공기에 비해 밀도와 점성이 더 높기 때문이다. 이론적으로 이러한 작용은 소기도질환이 있는 환자나 동맥혈산소분압이 저하되어 있는 환자에서 기관지경련이 더욱 악화되어 나타날 수 있다.

(3) 점액섬모기능에 미치는 영향

흡입마취제와 아산화질소는 섬모박동빈도를 감소시키고 metachronism(주석; 주를 표시하고 설명을 해주는 것이 필요함)을 중단시키며, 점액의 물리적 특성과 양을 변화시킴으로써 점액청소율을 억제한다.

흡입마취제 중에서 sevoflurane이 쥐의 배양 기도상피세포에서 섬모를 억제하는 정도가 가장 낮았다(그림 7-10).[40] 마취 중이나 후에 점액이 고이고 기관지점액 운반속도가 늦어지면 폐합병증이 증가할 수 있다. 흡연자에 흡입마취제를 투여하면 점액 운반이 더욱 감소한다고 추정하고 있다.

(4) 표면활성제에 미치는 영향

폐표면활성제는 허파꽈리 제 II형 세포에 의해 생성되는 단백질과 인지질의 혼합체이며 주요 지질 성분은 phosphatidylcholine이다. Halothane과 isoflurane을 4 시간 이상 투여하는 도중에 용량 의존적으로 허파꽈리세포에서 phosphatidylcholine의 합성이 일과성으로 억제된다. 허파꽈리 제 2형 세포에서만 합성되는 소수성인 표면활성제연합단백 C (surfactant-associated protein C)는 인지질로 하여금 표면에 신속하게 흡착하는 특성과 표면장력을 감소시키는 특성을 나타나게 하고, 표면활성제 단층 형성을 위해 인지질의 흡착과 확산을 촉진시키며, 허파꽈리 제 2형 세포에서 지질의 흡수를 항진시킨다. Halothane을 투여했을 때 생체외 실험에서는 표면활성제연합단백 C의 mRNA를 증가시키지만, 인공호흡을 시키는 쥐에서는 표면활성제연합단백 C의 mRNA를 감소시켰다.[41] 흡입마취제를 오랫동안 투여하면 점액이 고이고 허파꽈리세포에서의 표면활성제 대사에 악영향을 끼치게 되어 무기폐나 감염 등 폐기능에 나쁜 영향을 미칠 수 있다.

(5) 폐혈관저항에 미치는 영향

흡입마취제는 자유세포질칼슘을 감소시키고 myofilament에서의 칼슘민감도를 억제시켜 폐혈관을 확장시킨다. 흡입마취제에 의해 폐혈관저항이 감소하지만 동시에 심박출량이 감소하기 때문에 폐동맥압은 거의 변화가 없고 총 폐혈류량은 약간 감소한다.

흡입마취제는 저산소폐혈관수축(hypoxic pulmonary vasoconstriction, HPV)을 억제하여 폐에 대한 유해한 효과를 나타낼 수 있다. 일반적으로 생체외 실험에서 모든 흡입마취제는 저산소폐혈관수축을 어느 정도 약화시키는 반면, 정맥마취제는 저산소폐혈관수축을 약화시키지 않는다. 흡입마취제가 저산소폐혈관수축을 직접 억제하는 작용기전은 잘 알려져 있지 않다. 생체 내에서는 체온, pH, 저산소증의 정도와 저산소증 부위의 크기, 사용한 약제 등 다른 인자들의 영향으로 흡입마취제가 저산소폐혈관수축에 대한 작용을 정확히 설명하기 힘들다. 또 폐혈류와 저산소폐혈관수축의 정도는 반비례하는데 흡입마취제로 인해 심박출량이 줄어들면 간접적으로 저산소폐혈관수축을 증가시키는 효과와 직접적으로 저산소폐혈관수축을 감소시키는 효과가 서로 상쇄될 수 있다. 폐동압이 증가하면 수축된 폐혈관을 수동적으로 확장시켜 저산소폐혈관수축이 역전될 수 있으며 저혈압에 따른 반사적 혈관수축은 정상 부위의 폐혈관저항을 증가시켜 저산소증 부위로 폐혈류를 증가시킬 수 있다.

임상적으로 투여하는 농도의 halothane, isoflurane, enflurane, sevoflurane 및 desflurane은 저산소폐혈관수축반응에 거의 영향을 미치지 않는다고 한다. 생체 외 실험과 비교하여 생체실험에서 흡입마취제가 저산소폐혈관수축반응에 미치는 영향은 상대적으로 작으나, 폐질환이 동반되어 있으면 마취제에 의한 가스교환 장애가 더욱 심해질 수 있다.

흡입마취제가 사람의 폐혈관에 미치는 영향에 대해서 살펴보면, isoflurane을 저혈압을 일으킬 수 있는 농도로 투여하더라도 폐션트기능에는 변화가 없다.[42] 한쪽 폐환기를 시행한 대부분의 환자나 실험동물에서 흡입마취제를 투여하였을 때 저산소폐혈관수축을 임상적으로 심각하게 억제함을 증명하지 못하였다. Multiple inert gas elimination technique을 이용하여 션트율을 직접 측정한 결과, 1.5% isoflurane에 의해 저산소폐혈관수축이 약 20% 정도 억제되는데 이에 해당하는 션트율을 2~3%였다.[43] Isoflurane이나 enflurane을 임상적인 적정용량을 투여했을 때 동맥혈산소공급에 영향을 미치지 않으며 한쪽 폐환기를 시킬 때에도 안전하게 사용할 수 있을 뿐만 아니라 폐허혈이 발생하기 전에 isoflurane을 투여하면 허혈-재관류손상이 발생하는 것을 예방할 수 있다.

폐질환이 있는 환자에서 흡입마취제가 저산소폐혈관수축과 폐션트에 미치는 영향은 아직 정확히 규명되지 않았다. 임상적으로 흡입마취제가 저산소폐혈관수축과 동맥혈산소화에 직접적으로 미치는 영향은 적으므로 마취와 수술 중에 자주 일어날 수 있는 간접적인 작용도 고려해야 한다.

(6) 호흡조절에 미치는 영향

뇌줄기(brain stem)에 호흡리듬을 유지시키는 호흡발생기가 있고 여기에는 두 가지 유형의 respiratory neuron이 있다. 하나는 등쪽호흡군(Dorsal Respiratory Group)으로 주로 들숨에 관여하고, 다른 하나는 배쪽호흡군(Ventral Respiraotry Group)으로 들숨과 날숨에 관여한다. Rostral VRG를 포함하는 Ventrolateral medulla에 리듬을 발생하는 자기진동신경세포가 있다. Rostral pons에 있는 호흡조정중추(pneumotaxic center)는 미주신경자극과 화학수용체자극을 통합하고 호흡리듬을 섬세하게 조율하는 기능을 한다. Pons의 아랫부위에 있는 지속흡입중추(apneusitc center)는 medullar에서 들숨부위를 흥분시키는 역할을 하는 것으로 보이나, 정상호흡을 하는데 중요한 역할을 하는지는 알려져 있지 않다. Caudal VRG의 bulbospinal inspiratory neuron의 흥분은 NMDA receptor를 통한 tonic input과 non-NMDA glutamate receptor를 통한 phasic input에 의하며 bulbospinal expiratory neuron의 신경전달은 NMDA type glutamate receptor에 의해 매개되고 GABA type A receptor에 의해 조절된다.

상기도, 폐, 가슴벽에 있는 화학수용체와 기계수용체가 자극을 받으면 미주신경과 척수신경에 전달된다. 폐간가수용체는 slowly adapting stretchreceptor(SARs), rapidly adapting stretchreceptor(RARs), bronchopulmonary C fiber의 세 군으로 나뉜다. SAR은 기도민무늬근육 내에 있으며 허파꽈리가 지속팽창하면 날숨시간을 연장시켜 호흡횟수를 감소시키고 반대로 수축하면 들숨을 촉진시켜 호흡횟수를 증가시킨다. 이 현상을 Hering-Breuer 반사라고 한다. RAR은 자극수용체로서 기도상피세포사이에 존재하며 먼지, 찬 공기, 기도유해자극 등에 의해 자극되어 기관지수축, 과다호흡 등이 빨리 나타나고 빨리 소멸된다. Bronchopulmonary C fiber는 폐의 팽창에 반응하고 문턱값이 높다. 활성화되면 빠른 호흡, 기관지수축, 점액분비 등이 나타난다.

가슴벽 위치가 변화하면 갈비사이근육방추에 있는 신장수용체에서 나오는 impulse가 가슴벽의 운동에 변화를 일으키기 때문에 체위, 들숨저항, 폐탄성이 변화하더라도 정상환기를 유지할 수 있도록 한다.

중추화학수용체와 말초화학수용체는 호흡을 조절하는 데 중요한 역할을 한다. 중추화학수용체는 ventrolateral medulla와 다른 brain stem 부위에 존재하며 $PaCO_2$나 pH가 아닌 뇌척수액 수소이온의 변화에 반응한다. 말초화학수용체는 carotid body에 널리 분포되어 있고 aortic body에도 상당수가 자리 잡고 있다. 말초화학수용체는 PaO_2가 정상 이하일 때 강한 자극을 받아 분당호흡량이 증가한다. 탄산가스의 변화와 수소이온농도의 변화에 따라 말초화학수용체가 반응하기는 하나 여기에는 중추화학수용체의 작용이 훨씬 더 민감하다.

사람에서 저산소증에 대한 호흡반응은 이상성반응이다. 어른과 신생아 모두 저산소증에 노출되면 초기에 환기가 증가하나, 저산소증이 지속되면 호흡이 억제되는데 그 정도가 성인에 비해 신생아에서 훨씬 더 심하다.

일반적으로 모든 흡입마취제는 용량 의존적으로 일회 호흡량을 감소시키고 동시에 호흡수를 증가시키나, 분당호흡량을 유지할 만큼 호흡수가 충분하게 증가하지 않기 때문에 결과적으로 분당호흡량이 줄어들어 안정상태 하에서 동맥혈탄산가스분압은 증가하게 된다(그림 7-11). 흡입마취제를 1.24 MAC 이하로 투여한 후 동맥혈탄산가스분압을 측정하여 호흡억제의 정도를 비교하면 호흡억제가 가장 심한 마취제는 enflurane이고, 그 다음이 desflurane과

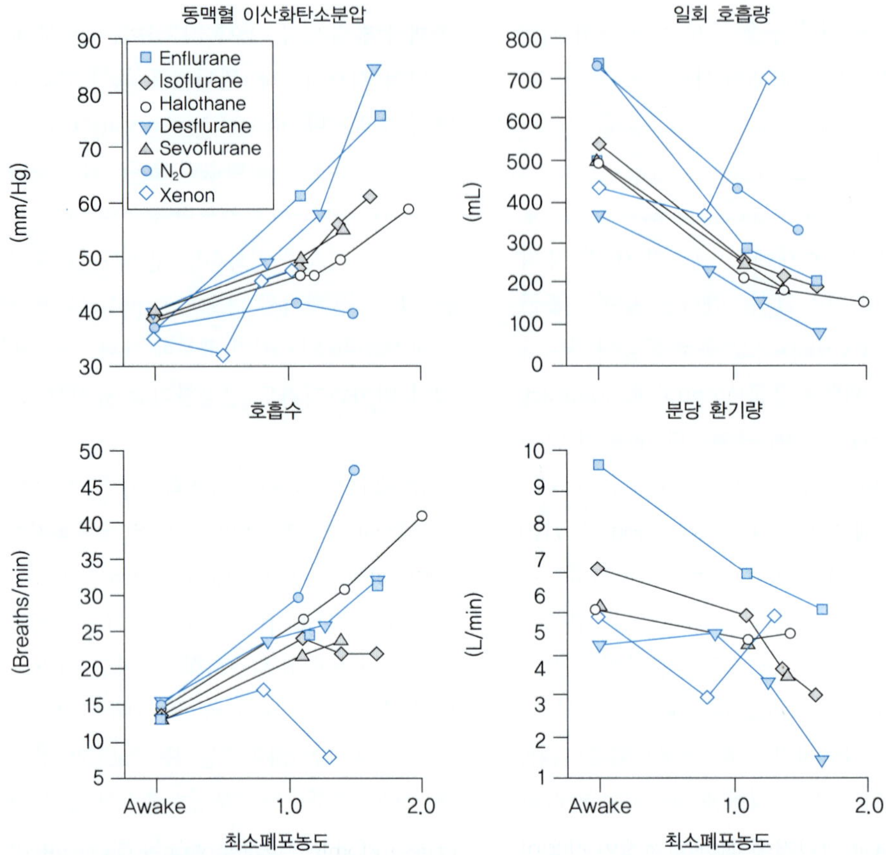

그림 7-11 흡입마취제로 마취된 환자에 있어서 동맥혈 이산화탄소분압, 일회 환기량, 호흡수, 분당 환기량의 변화

isoflurane, 그리고 그 다음이 sevoflurane과 halothane이다. 호흡억제가 가장 적은 흡입마취제는 아산화질소이다. Xe은 다른 흡입마취제와 달리 분당호흡량의 감소는 호흡횟수의 감소에 의하며 일회 호흡량이 증가하여 일부 보상된다.[44]

흡입마취제가 폐와 기도수용체에 미치는 영향을 살펴보면, 흡입마취제는 후두자극수용기의 활성을 증가시키고 폐자극수용기의 활성은 억제시킨다. 예정수술 환자에게 1 MAC의 sevoflurane을 투여하면 desflurane에 비해 후두마스크의 자극이나 기관에 대한 반응을 더 억제하게 된다. 더 고농도(1.8 MAC)로 투여하면 기관을 자극하였을 때 기침, 빈맥, 고혈압을 억제하는 효과가 비슷하지만 1 MAC 이상의 desflurane은 기도를 자극할 수 있다. desflurane의 흡입농도를 갑자기 증가시키면 심한 심장혈관자극반응이 나타나는데, 이는 기관폐의 RAR 활성과 관계가 있다.

상기도의 직경은 상기도를 수축시키는 힘(들숨 도중 대기압보다 낮은 관내압)과 확장시키는 힘(genioglossus muscle, posterior cricoarytenoid muscle, hyoid muscle)의 균형에 의해 결정된다. 흡입마취제는 genioglossus muscle을 이완시켜 혀를 뒤쪽으로 이동시키고, 상기도의 직경을 감소시킴으로써 상기도를 막히게 할 수 있다. 흡입마취제는 GABA작용성억제활성을 증가시키고 동시에 글루타민작용성 흥분작용을 억제함으로써 respiratory premotor neuron을 억제한다. 흡입마취제의 마취 농도 이하에서도 혀근육을 신경지배하며 들숨 도중 기도를 열리게 하는 hypoglossal motor neuron이 매우 민감하게 억제되고 이는 tonic modulatory inhibition의 항진에 의한 것으로 보인다.

흡입마취제가 환기역학과 가슴벽의 기계수용체에 미치는 영향을 살펴보면, 흡입마취를 유도하면 기능잔기용량(FRC)이 감소하며 이는 parasternal intercostal muscle의 활동 억제, 호흡근의 위상날숨활동의 증가, 가로막의 위치변동, 가슴혈액량의 변화에 의한다. 마취 중에는 가로막의 아래쪽 부위는 머리쪽으로 위쪽 부위는 꼬리쪽으로 이동한다. 마취에 의해 날숨근육의 활성이 증가하여 rib cage가 안쪽으로 전위되는데 이로 인해 FRC가 감소한다. 들숨 시 parasternal intercostal muscle이 억제되지만 scalene muscle의 위상들숨활동에 의해 들숨 시 rib cage는 비교적 잘 팽창된다. 흡입마취제가 들숨근육과 날숨근육에 대한 작용에 차이가 나타나는 이유는 아마도 brainstem 조절기전에 대한 직접적인 작용이던지 또는 premotor neuron과 motor neuron의 민감도의 차이일 것이라고 추측된다. Halothane은 inspiratory bulbospinal premotor neuron 보다는 expiratory bulbospinal premotor neuron을 억제하는 작용이 더 약하다. 이로 미루어 흡입마취제가 호흡근에 미치는 영향은 brainstem을 통하는 기전보다는 motor efferent pathway에 더 큰 작용을 하는 것으로 보인다.

흡입마취제는 종류에 따라 신경근육전달과 골격근육수축을 억제하는 방법이 다르다. halothane은 excitation-contraction coupling과 neuromuscular transmission을 동일한 정도로 억제하나, isoflurane, sevoflurane, enflurane은 주로 neuromuscular transmission을 억제하여 가로막수축을 억제한다. 아산화질소를 다른 흡입마취제와 유사하게 호흡근으로 가는 신경구동의 시간과 분포를 변화시켜 가슴벽 기능과 호흡에 영향을 미친다. 반면 Xe은 신경근전달을 잘 유지하기 때문에 transdiaphragmatic pressure나 가로막근전도검사에 영향을 미치지 않는다.

흡입마취제는 어른이나 어린이 모두에서 호흡일을 증가시킨다. Sevoflurane을 정상 쥐에 투여하면 폐의 viscoelastic pressure와 elastic pressure를 증가시키는데, 이는 기도부위에서보다는 폐의 변두리에서의 compliance를 감소시킴을 나타낸다. 반면 사람의 경우 낮은 농도의 흡입마취제는 상부 및 하부 호흡계통의 저항을 현저히 감소시킨다. 만성천식을 유도한 생쥐모델에서 sevoflurane은 상기도와 하부기도의 저항을 감소시키고 폐 변두리의 저항도 감소시켰다. 이는 만성 기도폐쇄가 있는 환자에게 흡입마취제가 호흡일을 감소시킬 수도 있음을 시사한다.

환자에게 마취를 시행하면 날숨저항에 대한 호흡반응이 들숨저항에 대한 호흡반응보다 훨씬 더 많이 억제된다. 사람의 경우 의식이 있거나 마취상태이거나 호흡수가 감소하지만 마취상태에서는 rib cage-abdominal wall motion asynchrony로 인해 환기가 억제되고 $PaCO_2$가 증가한다. 이러한 개념은 호흡회로의 부분막힘, 천식이나 emphysema, 기도분비물에 의해 날숨 중 기도막힘이 있는 환자에서 자발호흡 중 흡입마취제를 투여하는 경우에 $PaCO_2$가 증가할 수 있으므로 특히 중요하다.

흡입마취제가 화학자극에 대한 환기반응에 미치는 영향을 살펴보면 환자에게서 무호흡상태를 초래할 수 있는 $PaCO_2$의 최고값을 무호흡문턱값이라고 한다. 일반적으로 무호흡문턱값은 자발호흡 중 안정상태에서의 $PaCO_2$보다 4~5 mmHg 낮은 값이다. 안정상태에서의 $PaCO_2$와 무호흡문턱값의 차이는 흡입마취제의 종류와 관계없이 거의 일정하며 흡입마취제의 농도가 증가함에 따라 호흡이 억제되면 안정상태 하에서의 $PaCO_2$와 무호흡문턱값이 거의 동일하게 상승한다. 따라서 마취 중에 보조호흡에 의해 $PaCO_2$가 무호흡문턱값 이하로 유지되면 무호흡을 초래하게 된다. 마취에서 깨어나는 시간을 줄이기 위해 사용하는 두 가지 전략은 양압호흡을 지속하여 흡입마취제의 제거를 신속히 하고, 인공호흡을 시킬 때 상대적으로 고탄산혈증을 유지하는 것이다.

(7) 탄산가스반응곡선에 미치는 영향

흡입마취제는 용량의존적으로 고탄산혈증에 대한 환기반응을 억제한다. 1 MAC 이하의 농도에서도 고탄산혈증에 의한 환기구동의 증가가 현저하게 억제되거나 완전히 없어질 수도 있다. 아산화질소를 저농도로 투여한다 하더라도 고탄산혈증에 대한 호흡반응이 억제된다. 0.2 MAC 이하의 마취 농도에서는 고탄산혈증에 대한 환기구동을 크게 억제하지는 않는 것으로 보인다.

미주신경을 절단하고 마비시킨 개에서 halothane으로 마취한 후 탄산가스로 말초화학수용체를 자극하면 halothane이 용량 의존적으로 말초화학수용체에 의한 가로막신경반응을 억제한다. 또한 halothane은 말초화학수용체와 중추화학수용체에서의 탄산가스에 대한 호흡반응을 거의 비슷하게 억제하는데 말초화학수용체의 탄산가스에 대한 호흡작용은 임상적으로 중요하지는 않으나 말초화학수용체의 저산소증에 대한 호흡반응이 흡입마취제의 마취이하 농도에서도 없어지므로 고탄산혈증과 저산소증이

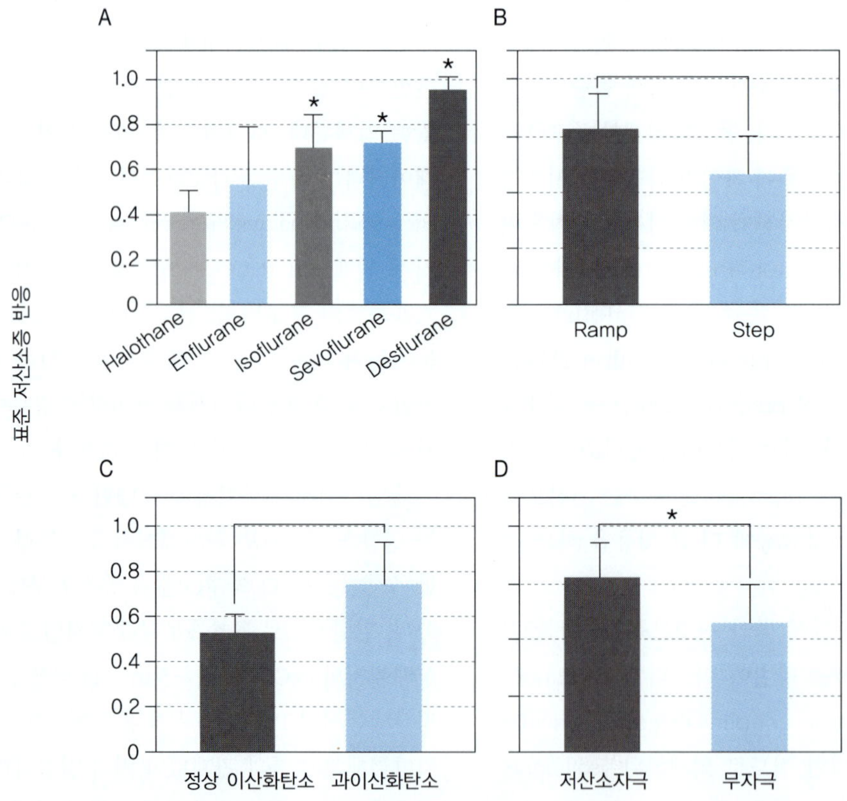

그림 7-12 인간에 있어서 급성 환기 반응에 대한 low-dose 흡입마취제의 영향

(A) 흡입마취제가 halothane, enflurane, isoflurane, sevoflurane, desflurane 순서로 저산소성 호흡반응을 억제시킨다. *P < 0.05 halothane과의 비교. (B) 저산소 자극의 속도에 따른 분류 (C) 이산화탄소 상태에 따른 분류 (D) 저산소자극을 자극 유무에 따라 분류

*P < .05. *Error bars*는 95% 신뢰구간을 나타낸다.

동시에 수술 전후에 발생하면 호흡장애가 올 수 있다.

(8) 저산소증에 대한 환기반응에 미치는 영향

아산화질소를 포함한 모든 흡입마취제가 동물과 사람에서 저산소증에 대한 호흡반응을 용량의존적으로 억제하는데, 이 흡입마취제 억제작용의 주 위치는 말초화학수용체이다. 흡입마취제가 저산소증에 의한 환기반응에 미치는 영향이 고탄산혈증에 대한 환기반응에 미치는 영향에 비해 더 민감하다. 0.1 MAC 정도의 낮은 농도에서도 말초화학수용체를 억제할 수 있다. 낮은 농도에서의 흡입마취제가 저산소증에 대한 환기반응에 미치는 영향을 조사한 결과 halothane이 가장 민감하였으며 그 다음이 enflurane, isoflurane, sevoflurane, desflurane의 순이었으나(그림 7-12),[45] 여러 연구에서 환자의 각성상태, 흡입마취제의 종류, 저산소증 자극의 강도와 가하는 속도, 고탄산혈증의 유무에 따라 논란의 여지가 있는 결과를 보이고 있다. 흡입마취제가 저산소증에 대한 환기반응을 억제하는 기전은 잘 알려지지 않았으나 carotid body에 있는 산소감각요소의 산화-환원 상태에 영향을 미쳐 나타나는 것 일 수 있다. 흡입마취제는 저산소증에 대한 환기반응을 심하게 억제하기 때문에 마취가 끝난 후 회복실에서 저산소증에 의한 환기반응이 억제될 수 있음을 간과해서는 안 된다.

2) 심혈관계에 미치는 영향

(1) 심근 수축력

Halothane부터 sevoflurane과 desflurane을 포함한 모든 최근의 흡입마취제는 심근의 수축력을 억제한다. 이전의 연구에의하면 halothane과 enflurane은 비슷한 정도의 심근 수축력, 억제 효과를 보였으며, isoflurane은 halothane보다는 심근 수축력의 억제 효과가 작았다. Desflurane의 경우에는 여러 연구에서 isoflurane과 매우 유사한 심혈관계에 대한 결과를 보였다. 다만, desflurane은 급격히 흡입 농도를 증가시켰을 경우 교감신경계 항진에 의한 일시적으로 심근 수축력을 증가시키는 특징을 보인다. Sevoflurane의 심근 수축력의 억제 효과는 isoflurane이나 desflurane과 거의 유사한 정도이다. 따라서, 정상 심장에서 심근 수축력 억제 효과는 halothane과 enflurane이 가장 심하고 isoflurane, desflurane, sevoflurane은 서로 비슷하며 억제 정도가 심하지 않다.

흡입마취제는 여러 가지 기전에 의해서 심근 수축에 필요한 세포내 칼슘을 감소시킴으로서 수축력을 억제한다. 흡입마취제가 세포내 칼슘을 감소시키는 기전은 크게 세포막의 칼슘 통로 억제와 근소포체로부터 칼슘 유리를 억제하고 칼슘의 저장을 고갈시키는 것이다. 이를 자세히 알아보면 흡입마취제는 세포막의 전압의존성 칼슘 통로를 억제하여 수축에 필요한 세포내 칼슘 농도를 감소시키고 이에 따라서 근소포체의 칼슘 유리 기전(Ca^{2+}-dependent Ca^{2+} release)이 억제되며, 근소포체에 저장되는 칼슘량이 감소된다. 또한, 근소포체의 칼슘 유리 통로의 활성과 비특이적 칼슘의 유출에 의해서 심근 수축에 필요한 근소포체 내의 칼슘 저장량의 감소에 의해서 심근 수축력의 감소가 발생한다. Halothane과 enflurane은 세포막의 칼슘 통로를 억제 할 뿐만 아니라 근소포체로부터 칼슘의 유출을 초래하여 저장된 칼슘을 고갈시킨다. Isoflurane의 경우 심근 수축력이 일부분 보존되는 것은 halothane이나 enflurane과는 달리 근소포체의 기능이 유지되기 때문에 수축에 필요한 세포내 칼슘 농도의 감소가 상대적으로 적기 때문이다. 따라서, 정상 심실근의 수축력에 대한 억제 효과는 다음과 같다고 할 수 있다. Halothane = enflurane > isoflurane = desflurane = sevoflurane. 아산화질소(N_2O)는 근소포체로부터 칼슘의 유리와 흡수에는 영향 없이 용량에 비례하여 세포내의 일과성 칼슘 농도를 감소시킴으로서 심근 수축력을 저하시킨다.

심부전 환자에서 심근 수축력에 대한 흡입마취제의 영향에 대해서는 충분한 연구가 되어 있지는 않지만, 심부전이 세포내 칼슘 항상성의 심한 이상을 특징으로 하기 때문에 심부전 환자의 심근에서는 흡입마취제가 수축력을 더욱 감소시키는 것으로 알려져 있다. 따라서, 흡입마취제에 의한 심근 억제 효과는 정상 심기능을 가진 환자보다는 수축력이 감소된 환자에서 심한 억제를 보일 수 있다.

(2) 이완기 기능

심부전은 수축력의 장애뿐만 아니라 좌심실의 이완 기능의 장애에 의해서도 발생되기 때문에 심장의 기능을 고려할 때 단순히 심근의 수축력만을 생각할 것이 아니라 이완기능에 대한 평가가 꼭 필요하다. 좌심실의 이완은 순서적으로 좌심실의 등용이완기(isovolumetric relaxation), 급속충혈기, 완속충혈기 및 좌심방 수축기로 나뉜다. 휘발성 흡입마취제는 용량에 비례하여 등용성 이완 즉, 이완 초기를 지연시킨다. 이렇게 흡입마취제에 의한 좌심실의 이완 지연이 좌심실의 경직성에는 영향을 주지 않지만 초기 충혈을 감소시키게 된다. 또한, 심장의 관상 혈류가 이완기의 초기, 즉 좌심실의 등용성 이완기에 주로 관류되는 것을 감안하면 흡입마취제에 의한 이완의 지연은 결국 관상동맥을 통한 혈류를 감소시킬 것이다. Desflurane, sevoflurane을 포함한 모든 흡입마취제가 좌심실의 이완기 지연을 가져오는 것은 수축력 감소의 결과이지 흡입마취제가 이완촉진작용(lusitropic) 자체를 직접 억압하거나 심근의 탄력성을 제한함으로써 초래되는 것은 아니다. 따라서 흡입마취제는 수축력 감소효과에 의한 이완기의 지연에 의해서 초기 충혈을 감소시키고 심방 수축을 억제함으로써 좌심실 충만을 감소시킨다. 정상 심기능을 가진 경우와는 달리 확장성 심근병증을 가진 개에서는 isoflurane이 심근 수축력을 억제함에도 불구하고 좌심실의 등용성 이완과 충만 역학을 개선시킴으로써 심박출량을 유지하였다. 이는 심한 허혈성 심질환이나 울혈성 심부전 환자들이 isoflurane이나 halothane을 이용한 마취에 잘 견딘다는 보고를 뒷받침 해준다. N_2O는 등용성, 등장성 좌심실 이완 속도에 영향이 없지만 좌심실 유순도를 증가시키고 초기 좌심실 충만을 감소시키기 때문에 관상동맥우회술에서는 N_2O 사용이 좌심실의 이완 기능 이상을 초래할 수 있다.

(3) 좌심실과 동맥의 연결 및 기계적 효율

좌심실로부터 대동맥으로 적절한 혈액의 박출을 위해서는 좌심실과 대동맥 사이의 좋은 기계적 연결(coupling)이 필요하다. 이에 수축 시 좌심실의 탄성(Ees)과 동맥의 탄성(Ea)의 비율을(Ees/Ea) 좌심실과 동맥 순환 사이의 연결이라 정의하고, 흡입마취제 같은 약물이 좌심실과 동맥의 연결에 미치는 영향을 평가하는데 유용한 지표로 사용된다. 또한, 좌심실의 수축기말 압력-용적 관계의 분석은 박출 작업량(stroke work, SW)과 압력-용적의 면적(pressure-volume area, PVA)의 비율로(SW/PVA) 정의하며 좌심실의 기계적 효율을 산출할 수 있다. Halothane은 낮은 농도(1 MAC)에서 Ees/Ea가 감소하는 반면에 desflurane과 sevoflurane, isoflurane은 모두 0.9 MAC 이하의 낮은 농도에서 Ees/Ea와 SW/PVA를 적절히 유지시켜 주는 것으로 알려졌다.[46-47] 그러나 그 이상의 흡입 농도에서는 좌심실 후부하의 감소가 심근 수축력 감소와 균형을 이룰 만큼 감소하지 못하기 때문에 좌심실-동맥 연결이 감소되어 전체적으로 심장의 기능을 제한한다.

(4) 좌심실 후부하

비록, 전신혈관저항을 좌심실 후부하의 지표로 가장 널리 사용하고 있지만 이는 혈액과 동맥벽의 기계적 특성, 동맥압과 혈류의 파장, 동맥압 파의 반사 작용 등을 무시한 지표이기 때문에 흡입마취제 같은 약제나 심혈관 질환에 의한 좌심실의 후부하의 변화를 옳게 반영하지 못하고 대동맥 입력 임피던스(Zin(ω))가 좌심실의 후부하를 종합적으로 잘 반영한다. 시간에 따른 혈류량(Ft)과 압력(Pt)은 일차적으로 상행대동맥 통과 시 좌심실 박출에 대한 저항인 상행대동맥 임피던스(Zc)의 영향을 받고 통과 후는 총동맥 저항(R)과 총동맥 유순도(C)에 의하여 결정된다. 휘발성 흡입마취제는 동맥의 기계적 성질을 변화시켜 대동맥 입력 임피던스(Zin(ω)) 즉, 좌심실 후부하를 변화시킨다. 상행대동맥 임피던스(Zc)와 총동맥 유순도(C)는 isoflurane과 halothane 모두 증가시키나, 총동맥 저항(R)은 isoflurane만 감소시킨다. 이는 halothane과 isoflurane의 차이가 대동맥에 대한 효과보다는 작은 동맥의 저항에 대한 효과의 차이가 있다는 것을 의미한다. 한편, deflurane이 총동맥 저항을 감소시키는 점은 isoflurane과 같으나 상행대동맥 임피던스(Zc)와 총동맥 유순도(C)에 영향이 없다는 점은 isoflurane과 다르다. 즉, desflurane은 대동맥의 기계적 특성에 대한 영향은 없다. 그러나 sevoflurane은 isoflurane이나 desflurane과는 다르게 총동맥 저항을 감소시키지 않는다. 휘발성 흡입마취제는 심근병증에서 좌심실 후부하에 대하여 유익한 점은 없다.

(5) 우심실 기능

초생달 모양의 우심실은 태생학적으로 유입관과 유출관으로 구분되어 있으며 구조나 자율신경에 대한 반응이 다르다. 우심실은 유입관으로부터 유출관으로 연동 운동과 유사한 수축을 하기 때문에 우심실에서는 진정한 등용성 이완이 일어나지 않는다. 우심실의 유입관과 유출관의 연속적인 수축과 기능에 대한 휘발성 흡입마취제의 영향은 완전히 밝혀지지는 않았으나 halothane은 실험에서 용량에 비례하여 우심실의 수축력을 감소시키는 것으로 알려져 있다. 이러한 결과들은 휘발성 흡입마취제가 심장의 자율신경계에 영향을 미쳐 우심실 수축 역학을 변화시키는 것으로 추정된다.

(6) 전신 혈역학

심박수에 대한 휘발성 흡입마취제의 영향은 동방결절에 대한 영향보다는 주로 압수용체 반사에 대한 효과에 의해서 결정된다. Halothane은 압수용체 반사를 억제하기 때문에 동맥압의 감소에도 불구하고 심박수를 변화시키지 않는다. Enflurane은 심박수를 증가시키나 심박출량을 유지할 정도는 되지 못한다. Isoflurane과 desflurane은 halothane이나 enflurane에 비하여 상대적으로 압수용체 반사를 잘 유지하므로 동맥압 감소에 따른 반응으로 심박수를 증가시킨다. Desflurane과 isoflurane에 의한 빈맥은 소아나 미주 신경 차단제를 사용한 환자에서 더 심하며, 신생아와 노인환자에서는 경미하다. Desflurane과 isoflurane을 급작스럽게 투여하면 교감신경계를 자극하여 일시적으로 동맥압과 심박수가 증가한다. 그러나 sevoflurane은 desflurane이나 isoflurane과는 달리 흡입농도를 빠르게 증가시켜도 빈맥이나 심혈관계 자극을 초래하지 않는다. 현재 사용되는 모든 휘발성 마취제는 농도에 비례하여 동맥압을 감소시킨다. Halothane과 enflurane은 심근 수축력과 심박출량의 감소에 의해 동맥압이 감소하는 반면, isoflurane, desflurane, sevoflurane은 심근 수축력은 잘 유지하나 좌심실의 후부하 감소가 동맥압 감소의 원인이다. Isoflurane과 desflurane은 다른 흡입마취제보다 순환계의 자율신경 억제가 작으며, 압수용체 반사로 유도되는 빈맥에 의해서 심근 수축력의 감소에도 불구하고 심박출량을 유지시켜 준다. 인체에서 휘발성흡입마취제는 농도에 비례하여 우심방압을 증가시키며 이는 심근 수축력 감소 때문으로 해석된다. Isoflurane, desflurane, sevoflurane의 혈관 이완작용에 의한 우심방압 증가는 halothane과 enflurane

에서 보다 작다. 흡입마취제가 심혈관계에 미치는 영향은 마취시간에 따라서도 다르다. 즉, 일정한 MAC으로 장시간 마취를 하면 심근 수축력과 심박출량은 증가하고 좌심실의 전부하와 후부하는 감소한다. 이렇게 장시간 마취 시에는 심혈관계의 억제로부터 약간 회복되는데, 이는 교감신경계의 항진에 의한 것으로 생각되고 halothane 마취시 회복 정도가 가장 크고 isoflurane과 desflurane의 경우에는 적다. N_2O는 40~70% 투여 시 교감신경을 항진시켜서 심박수와 동맥압 및 심박출량과 일회 박출량을 약간 증가시킨다. 또한, 전신혈관저항을 증가시키고 정맥의 긴장도를 항진시켜 정맥의 혈액저장을 감소시킨다. 또한 폐혈관 저항을 증가시켜 폐동맥압을 상승시킨다.

좌심실 기능 이상이나 관상동맥 질환이 있는 환자에서는 압수용체 반사의 감소, β1-수용체의 저하, 중추성 교감신경 및 부교감신경의 변화에 의해 isoflurane에 대한 심박수의 변화가 거의 없다. Isoflurane과 enflurane, halothane은 관상동맥 질환과 심부전 환자에서 좌심실의 전부하 감소와 수축력 감소로 심박출량의 감소를 더욱 심화시킨다.

(7) 심장 전기 생리에 대한 영향

휘발성 흡입마취제는 동방 결절의 자동성을 억제하고 Purkinje 섬유의 활동 전위와 불응기를 단축시키나 His-Purkinje 섬유와 심실 섬유 내와 심방과 심실 사이의 전도 시간은 연장시킨다. 흡입마취제의 이런 효과는 2도 또는 3도의 방실 차단의 발생 가능성을 의미하지만 실제 방실 전도시간을 직접 연장시키는 약물 사용이나 전도 장애가 없는 한 흡입마취제에 의해 고도의 방실 차단이 발생되지는 않는다. 휘발성 흡입마취제는 심근 허혈이나 심근 경색으로 유발되는 비정상적 심장 전기생리 작용에 대하여 부정맥 유발 전구 작용이나 항부정맥 작용을 할 수 있다. Isoflurane과 sevoflurane을 포함한 흡입마취제는 인체에서 QTc 간격을 연장시키기 때문에 QT 연장 증후군 환자에서는 torsade de pointes tachycardia를 초래할 위험이 크다.

또한, 흡입마취제는 epinephrine 같은 catecholamine에 대한 심장의 부정맥 유발 역치를 낮춤으로서 조기심실수축과 지속성 심실빈맥성부정맥을 초래할 수 있다. Halothane-epinephrine에 의해서 초래되는 심실성 부정맥은 α1-과 β-수용체의 상승작용에 의한 것으로 생각된다. Desflurane과 sevoflurane 마취 중에 부정맥이 발생될 수 있는 epinephrine의 용량은 isoflurane 마취 시의 용량과는 비슷하지만 halothane 마취 시의 용량에 비해서는 훨씬 낮다. 이는 sevoflurane, desflurane, isoflurane이 catecholamine이 증가되어 있는 pheochromocytoma 환자에서 우선적으로 선택될 수 있는 흡입마취제 임을 의미한다. Halothane 마취 시 N_2O 추가 투여가 부정맥 유발 역치를 감소시켜 부정맥을 초래할 수 있는데, 이는 N_2O에 의한 교감신경 항진과 함께 halothane이 catecholamine에 대한 심근을 감작하여 발생할 수 있다.

(8) 관상혈류 순환에 대한 영향

조직 실험에서 휘발성 흡입마취제는 관상동맥을 이완시키나, 생체에서는 흡입마취제가 심근의 산소 소모량을 감소시키기 때문에 대사성 자동조절에 의해서 관상동맥을 수축시킨다. 따라서 흡입마취제가 관상동맥을 수축시킨다고 잘 못 생각할 수 있으나, 흡입마취제 투여 시 심근의 산소 추출률이 감소하고 관상 정맥동의 산소 분압이 증가하는 등 산소 공급량이 산소 소모량을 초과하는 것으로 보아 흡입마취제는 관상동맥 확장제이다.

관상동맥의 이완 효과는 isoflurane에 비해 halothane과 enflurane은 미약하다. Desflurane은 isoflurane과 유사한 정도의 관상동맥 이완 효과가 있으나, desflurane에 의한 관상동맥 이완 효과는

isoflurane과는 달리 자율신경계 차단에 의해 약화되는 것으로 보아 직접적인 관상동맥 이완 효과는 isoflurane이 더 강하다고 추측된다. Sevoflurane은 다른 흡입마취제와 다르게 관상동맥 이완 효과가 없다. 실제 관상동맥 혈류량은 관상동맥 이완 효과뿐만 아니라 흡입마취제에 의한 관상동맥 관류압의 감소에 의해서도 영향을 받는다. N_2O는 관상혈관에 직접적인 영향은 없으나, 관상동맥의 혈류를 재분포하여 심내막하 혈류량보다 상대적으로 심외막하 혈류량을 증가시킨다.

일시적인 관상동맥 폐쇄 후 최고 관상 혈류량(reactive hyperemia)과 안정 시의 관상 혈류량의 비율인 관상동맥 이완 예비력(coronary vasodilator reserve)은 isoflurane이 halothane에 비하여 크다.이것은 halothane에 의해 안정 시 이미 강력한 관상동맥 이완이 초래된 상태에서 허혈에 의한 추가적 이완 반응이 경미하다고 생각할 수 있다. 그러나 실제로는 인체에서 halothane은 isoflurane에 비해 심근 산소 소모량을 결정하는 인자들을 더욱 심하게 억제하여 관상동맥 결찰시 허혈의 정도가 약하고 이에 비례하여 일시적인 관상동맥 폐쇄 후 관상 혈류량의 증가가 적은 것이다. 따라서, 관상동맥 이완 예비력은 흡입마취제의 혈관 이완 효과보다는 일시적인 관상동맥 폐쇄에 따른 허혈의 정도를 반영한다. 관상동맥 혈류는 자동 조절 기능을 가지는데, 휘발성 흡입마취제는 대동맥의 이완기압에 대한 관상동맥의 자동 조절 기능을 isoflurane, enflurane, halothane 순으로 억제한다. 흡입마취 중에는 관상동맥 자동조절 기능이 억제되므로 관상 동맥압이 혈류량 결정에 중요하나 그 정도가 adenosine 같은 관상동맥 이완제에 비해서는 미약하다. 휘발성 흡입마취제는 단지 미약한 관상동맥 이완제로 작용할 뿐이다.

관상동맥 협착과 관상동맥 관류압의 감소가 있는 경우 흡입마취제는 심내막하 혈류량과 심근의 젖산 추출을 감소시키고 심근 수축 장애와 심전도의 변화를 유발한다. 관상동맥 협착이 있는 경우 halothane보다는 isoflurane 마취 시 관상동맥 이완에 의해서 정상 부위로의 혈류는 증가시키는 반면, 허혈 부위로의 심내막하 혈류는 감소시켜 심근의 수축 장애를 더욱 초래하는 coronary-steal현상이 발생한다고 알려져 있다. 이런 허혈 부위로의 심내막하 혈류 감소 효과는 관상동맥 관류압이 회복되면 측부 혈행이 증가하고 허혈 부위의 심근 산소분압도 증가한다. 그러나, coronary-steal에 관한 다른 연구에서는 이완기 대동맥압이 일정하게 유지된 상태에서는 isoflurane과 halothane은 측부 관류 및 허혈 부위 혈류량를 감소시키지 않았으며 심내막하/심외막하 혈류량의 분포와 심전도의 변화도 야기하지 않았다. 또한, 평균 동맥압이 50 mmHg에서 halothane과 isoflurane 마취에 의해서 관상동맥의 측부 혈류가 변하지 않았다. 또 다른 연구들에 의하면 관상동맥의 협착 정도나 측부 관류의 발달 정도와는 관계없이 isoflurane, halothane, desflurane, sevoflurane 모두 coronary steal 현상은 초래하지 않았다.[48-50] 이런 연구들은 isoflurane이 허혈 부위로의 관상동맥의 측부 관류를 감소시키고 coronary-steal을 초래한다는 이전의 연구에 반대되는 결과로서 흡입마취제는 adenosine 같은 강력한 관상동맥 이완제와는 달리 coronary steal을 야기하지 않는다는 것을 시사한다.

(9) 심근 보호

휘발성 흡입마취제는 심근 허혈과 재관류 손상으로부터 심장을 보호하는 효과를 가지고 있다. 즉, 휘발성 흡입마취제는 관상동맥 폐색에 따른 심근 경색의 크기를 감소시키고 허혈 및 재관류 중 심근의 기능적 회복을 촉진시키며 심근 세포의 대사와 구조를 보존하게 끔 도와주고 관상동맥 폐쇄 시 좌심실 이완기 수행 지표들을 개선시킨다. 또한 흡입마취제는 허혈 부위로의 상대적인 측부 혈류를 증가시키며 심근의 산소소모량에 대한 산소공급량을 증가시키고 혈소판의 혈전 혈성을 방해하며 백혈구와 혈소판이 관상혈관에 유착되는 것을 막아주는 효과가 있다. 휘발성 흡입마취제에 의한 심근 보호의 기전에 대해서는 아직 완전히 알려지지는 않았지만 흡입마취제에 의한 심근의 산소 요구량의 감소와 함께 칼슘 통로 및 활성 산소의 억제, K_{ATP} 통로의 활성 같은 기전이 알려져 있다. 그러나, N_2O는 기절 심근의 수축 기능의 회복을 방해하는데 이는 N_2O에 의한 교감신경 항진과 심근 산소 공급량과 소모량의 불균형에 의한 것으로 생각된다.

사람의 심근에서도 흡입마취제에 의한 심근 보호 작용은 있는 것으로 생각되나 동물 실험과는 달리 정확한 평가가 매우 어렵다. 그러나 여러 연구에서 관상동맥우회술을 받은 환자에서 isoflurane, enflurane 또는 sevoflurane을 이용한 마취를 한 경우 수술 후 CK-MB와 troponin I같은 심장효소의 유리가 감소하였으며 기능적인 회복이 빨랐다고 보고하였다. 이에 대해 아직까지 대규모의 임상실험은 없었지만, 이런 결과는 휘발성 흡입마취제가 사람에서도 심근 허혈에 대해 보호 효과가 있을 것임을 강력히 시사한다.

이상에서 흡입마취제가 관상순환에 미치는 여러 가지 영향에 대하여 알아보았다. 그러나, 실제 임상에서는 동물 실험에 사용한 방법의 적용이 제한될 뿐만 아니라, 마취 중 혈역학의 변화와 혈관 작용 약물의 사용, 수술의 영향, 마취제 등의 영향에 의해서 관상순환에 대한 흡입마취제의 영향을 임상 소견으로 평가하기가 매우 어렵다. 그러나 알려진 바에 의하면, 모든 흡입마취제는 관상동맥 이완에 의해 심근의 산소 공급량에 비해 산소 소모량과 산소 추출률을 감소시킨다. 일부 보고에서는 isoflurane 마취 중에 coronary steal에 의해서 심근 허혈이 발생하였다고 하나, isoflurane 마취 단독에 의해서 허혈이 발생하였다는 증거는 없고 대부분의 경우 빈맥과 저혈압이 동반되어 있다. 따라서 isoflurane이 심장의 허혈 부위로부터 정상 부위로 혈류를 재분포 시킨다는 증거는 아직 없다.

(10) 순환의 신경인성 조절 대한 영향

휘발성 흡입마취제는 실험에서 동맥압 조절에 관여하는 압수용체 반사를 억제하는데, 이것은 중추신경계에서 구심성 압수용체 입력의 통합이 억제되고, 원심성 자율신경의 활동성 약화와 신경절 전도 및 말단 장기의 반응 감소에 의한다. 또한 흡입마취제는 안정 시의 구심성 신경 전도를 증가시키고 동맥 압수용체의 감수성을 증가시킨다. 이런 압수용체의 감수성 증가와 방전 빈도의 증가는 전체적인 교감신경 활성의 강직성 감소를 야기하고 동맥압 감소에 대한 교감신경계의 활동을 약화시킨다. Halothane, enflurane, isoflurane은 생체에서 원심성 교감 전신경절 및 후신경절의 활동을 감소시킨다.

Halothane은 교감 후신경절 억제에 의한 norepinephrine 유리 감소에 의해서 말초혈관의 반사성 혈관 수축을 억제한다. 흡입마취제는 교감신경뿐만 아니라 부교감신경도 약화시켜 동맥압 증가에 따른 반사성 서맥을 차단한다. 흡입마취제에 의한 교감신경과 부교감신경의 억제정도는 비슷하다. Halothane과 enflurane에 의한 압수용체 반사의 차단 정도는 isoflurane보다 훨씬 크며, sevoflurane은 desflurane에 비해 교감신경 억제 작용이 크다. 압수용체 반사에 대한 흡입마취제 효과는 노인, 고혈압, 당뇨, 심부전등에 의해서 자율신경 부전이 있는 경우에는 크게 변할 수 있다. N_2O는 교감신경 자극하기 때문에 N_2O 사용 시 압수용체 반사에 의한 심박수 상승은 억제되지만 교감신경 조절은 잘 유지되기 때문에 말초혈관을 수축시켜 혈역학적 안정성을 보인다.

3) 뇌혈관계에 미치는 영향

(1) 뇌혈류의 조절

뇌혈류의 조절은 뇌조직의 에너지원 전달과 두개내압 조절의 측면에서 뇌신경 마취에 있어 매우 중요하다. 이로 인해 뇌혈류에 영향을 줄 수 있는 적절한 마취제와 마취 방법의 선택이 중요하며 이를 위해 각각의 마취제가 뇌혈류 및 뇌대사에 미치는 영향에 대한 지식이 필요하다.

흡입 마취제는 용량에 비례하여 뇌대사를 감소시키며 직접적인 뇌혈관 확장을 유발한다.[51-53] 이로 인해 흡입 마취제의 뇌혈류에 미치는 영향은 뇌대사 감소에 의한 뇌혈류 감소효과와 뇌혈관 확장에 의한 뇌혈류 증가라는 상반된 작용의 균형에 의해 좌우되며 그것은 흡입마취제의 농도에 영향을 받는다. 흡입 마취제 0.5 MAC 에서는 뇌대사 감소에 의한 뇌혈류 감소가 우세하며 1 MAC 에서는 두 작용이 균형을 이루어 뇌혈류는 변함이 없고 1.0 MAC 이상에서는 뇌혈관 확장에 의한 작용이 우세하여 뇌혈류는 증가하며 'luxury' perfusion 현상을 보인다. 뇌혈류가 증가하게 되면 뇌혈량도 증가하게 되고 결과적으로 두개내압은 증가하게 되는데 이러한 효과는 N_2O를 같이 사용하는 경우 극대화된다. 흡입 마취제의 뇌혈관 확장 정도는 halothane 〉〉 enflurane 〉 desflurane ≈isoflurane 〉 sevoflurane 순이다.

(2) 혈관에 미치는 영향

흡입 마취제는 직접적인 혈관 확장 작용으로 뇌혈관 자동능을 변화시킴은 물론 용량에 비례하여 혈압을 감소시킨다. 또한 동시에 투여 되는 중추 신경 작용 약물에 의해 뇌혈관 작용이 영향을 받으므로 각성시와 진정시, 그리고 마취시 흡입 마취제의 뇌혈류와 뇌대사에 미치는 영향을 이해할 필요가 있다(그림 7-13).

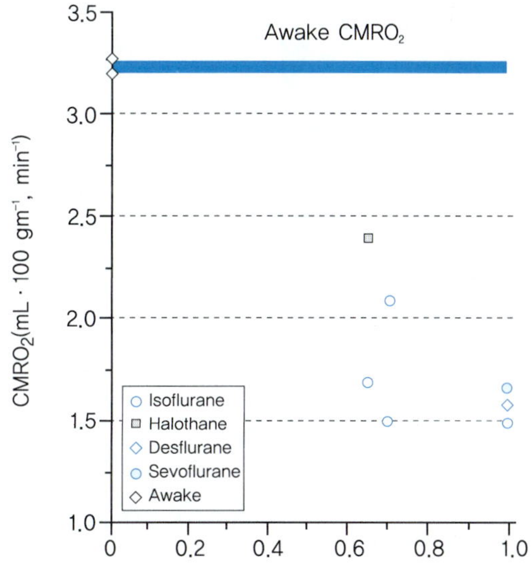

그림 7-13 흡입 마취제의 농도에 따른 뇌혈류(A)와 뇌대사(B)의 변화

이산화탄소 분압과 평균 동맥압이 정상범위일 때 인간에서 얻은 결과이다.

Halothane 1 MAC에서 뇌혈류는 증가하고 1.1 MAC에서는 각성시와 비교하여 뇌혈류는 191% 증가하고 뇌대사는 10% 감소한다. Enflurane의 경우도 뇌대사는 감소하지만 상당한 뇌혈류의 증가를 보이는데 이는 두 마취제의 뇌혈관 확장 정도가 크기 때문이다. Isoflurane은 위 두 마취제에 비하여 뇌혈류의 증가 정도가 크지 않으며 1.1 MAC에서 뇌혈류 19% 증가, 뇌대사 45%의 감소를 보인다(그림 7-14). Sevoflurane, Desflurane은 각성시와 비교하여 뇌혈류를 감소 시키는데 1.0 MAC에서 뇌혈류는 각각 38%, 22%, 뇌대사는 39%, 35% 를 감소시키는 것으로 나타났다.[54-55]

(3) 뇌대사에 미치는 영향

흡입 마취제는 모두 뇌대사 감소를 유발한다. 이 중 halothane은 다른 흡입 마취제에 비해 감소 정도가 작으며 sevoflurane의 뇌대사에 미치는 영향은 isoflurane과 비슷하다. Desflurane의 경우 뇌대사의

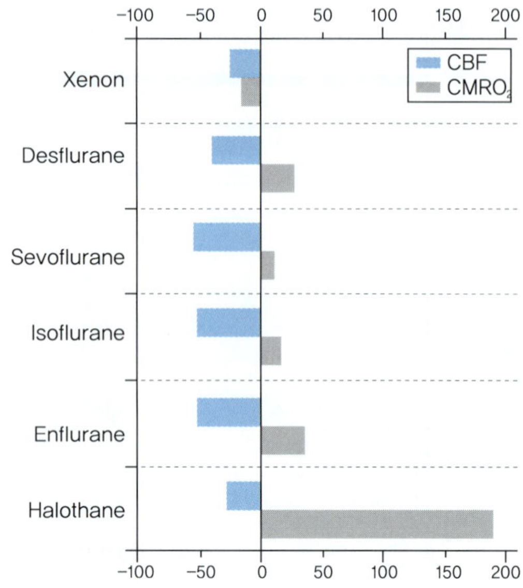

그림 7-14 흡입 마취제에 종류에 따른 뇌혈류와 뇌대사의 변화량

halothane, enflurane, isoflurane의 뇌혈류 데이터는 인간에서 각성시에 비하여 흡입 마취제 각각 1.1 MAC 일때 얻어진 변화량 % 이며 뇌대사 결과는 고양이에서 N_2O 로 진정시와 비교한 것이다. Sevoflurane의 뇌대사 데이터는 토끼에서 morphine-N_2O 마취시에 비하여 1.1 MAC 일때의 변화량이며 뇌혈류는 사람에서 1 MAC 마취하에 얻은 결과이다. Desflurane 결과는 1 MAC 마취하에 환자에서 얻은 결과이다.

감소 영향은 isoflurane 보다 적으며 1.0 MAC 이상에서 더욱 그렇다. 결과적으로 여러 연구 결과를 보았을 때 1.0 MAC에서 isoflurane, sevoflurane, desflurane의 뇌대사 감소 정도는 각각 25%, 38%, 22% 정도이다. 흡입 마취제의 뇌대사 감소 정도는 용량에 비례하나 직선적으로 나타나지는 않는다. 흡입 마취제 투여 시작시 급격하게 감소하던 뇌대사의 속도는 마취제 농도 증가시 감소 속도는 점점 줄어들게 된다. 그러나 desflurane, sevoflurane과 마찬가지로 isoflurane 에 있어서 뇌파의 돌발파 억제가 발생될 때까지 뇌대사는 50% 감소하게 되고 이는 보통 인간에서 1.5에서 2 MAC에 도달시 발생된다. 이후 농도를 더 증가시켜도 뇌대사 감소는 더 이상 발생하지 않는다.

Halothane과 isoflurane의 국소적 뇌혈류와 뇌대사 분포는 상당히 다르다. Halothane은 대뇌반구 전체의 뇌혈류와 뇌대사의 변화를 유발한다. 반면 isoflurane의 경우 뇌혈류는 신피질(neocortex)보다는 피질하부(subcortex)와 후뇌(hindbrain)에서 높고 뇌대사는 반대로 신피질 부위에서 더 큰 감소를 보였다. Sevoflurane 1.0 MAC에서 뇌혈류는 소뇌부위에서 증가하고 피질 부위에서 감소하여 isoflurane과 비슷한 양상을 보인다.

(4) 흡입 마취제에 의한 뇌혈관 확장의 임상적 의의

뇌혈류와 뇌혈류용적은 직접적인 관계에 있지만 엄밀히 말해 1 : 1은 아니다. 그리고 임상적으로 의의를 두어야 할 부분이 뇌혈류용적이므로 이에 대한 조심스런 분석이 필요하다. 뇌혈류의 변화 정도에 비해 뇌혈류용적의 변화는 크지 않으며 뇌혈류의 감소가 뇌혈류용적의 감소로 이르는 것은 아니다. 뇌손상이 있는 상태에서 흡입 마취제는 뇌압을 상당히 증가시켰으며 이는 저탄산혈증에 의해서도 개선되지 않았다. 결과적으로 흡입 마취제는 정상적인 두개강내 탄성(compliance)을 가진 환자의 뇌혈역학에 미치는 영향은 미미하다. 그러나 비정상적인 두개강내 탄성을 가진 환자에서 흡입 마취제에 의한 뇌혈류용적과 두개내압 상승의 위험은 존재한다. 따라서 두개강내를 크게 차지하고 있는 덩어리가 있거나 두개내압이 불안정한 경우 흡입 마취제의 사용은 신중을 기하여야 한다. 만약 두개내압 상승의 징후가 있는 경우 두개골과 경막이 열릴 때까지 정맥 마취를 사용하는 것이 안전하다.

(5) 뇌혈류용적

흡입 마취제의 뇌혈류에 미치는 영향에 관한 많은 연구는 뇌혈관 확장에 의한 두개내압 증가의 가능성 때문이다. 그러나 앞서 언급하였지만 두개내압에 영향을 주는 것은 뇌혈류용적이다. Isoflurane 마

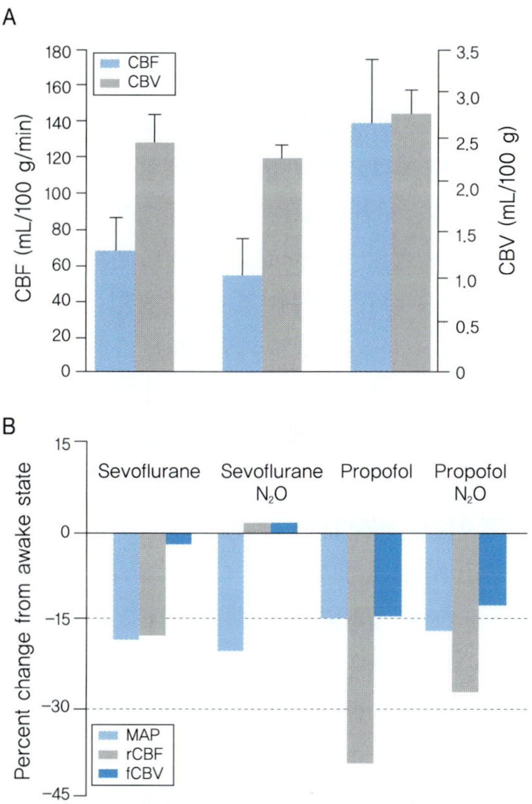

그림 7-15 마취제가 뇌혈류와 뇌혈관용적에 미치는 영향
(A) isoflurane과 비교하여 propofol과 pentobarbital의 뇌혈류 감소는 상당하나 뇌혈류용적의 감소는 별로 크지 않다. (B) 마취제의 뇌혈류와 뇌혈류용적의 감소 효과는 동일하지 않음을 보여주고 있다.

취시 propofol이나 pentobarbital 마취시와 비교하여 뇌혈류용적은 상당히 크다. 1 MAC sevoflurane 마취시에 국소뇌혈류는 감소하지만 국소적 뇌혈관용적은 그렇지 않으며 propofol에 의해서는 국소뇌혈류와 뇌혈류용적 모두 감소하게 된다(그림 7-15). 종합해보면 마취제와 그 외의 요소들이 뇌혈류에 미치는 영향은 뇌혈류용적에 미치는 영향과 같은 방향으로 향하지만 상당한 질적 양적 차이가 존재한다.

(6) 이산화탄소 반응성과 자가 조절

일반적으로 흡입 마취제에 의한 전신 마취시에 이산화탄소 반응성은 유지된다. 그러나 마취제의 농도가 2 MAC 이상이 되면 기존의 뇌혈관확장에 의해서 과탄산혈증에 대한 이산화탄소 반응도가 감소하거나 소실될 수 있다. 또한 3시간 이상 마취 유지시 시간이 경과하면서 정상탄산상태에서의 뇌혈류는 감소하며, 이산화탄소반응도도 감소한다.

뇌혈류자동조절은 흡입 마취제 농도에 의해 변한다. 85~120 mmHg의 평균동맥압 범위에서 1 MAC isoflurane 사용시 뇌혈류자동조절은 유지되었지만, 그 이상의 농도에서는 뇌혈류자동조절능력이 억제되어 뇌관류압이 증가함에 따라 뇌혈류도 증가하게 된다. Sevoflurane은 다른 흡입 마취제에 비하여 뇌혈류자동조절이 덜 손상된다. 뇌혈류자동조절은 또한 평균동맥압이 상승하면서 손상되는데 이는 뇌혈관 확장 정도가 큰 마취제일수록 뚜렷하다.

(7) 이산화질소

N_2O는 다른 흡입 마취제와는 달리 뇌대사를 촉진시키며 이에 의해 뇌혈류와 그리고 두개내압이 증가하는데 이는 교감신경계 자극 작용에 의한 것이 어느 정도 기여하는 것으로 보인다. 또한 여러가지 마취제의 동시 사용에 따라 다양한 양상을 보이게 된다. N_2O를 정맥 마취제와 병용 투여시 아산화질소에 의한 뇌혈관확장효과는 최소화되거나 사라지게 되어 뇌혈류에 대한 효과는 단독 투여시 보다 상당히 감소된다. N_2O 단독 투여시 뇌혈류와 두개내압은 상당히 상승하지만 흡입 마취제와 병용 투여시 뇌혈류의 증가는 단독 투여 보다는 적다. 그러나 1.0 MAC 또는 그 이상의 흡입 마취제와 동시에 투여할 경우 상당한 뇌혈류의 증가를 보인다. 이는 흡입 마취제가 투여되고 있는 상태에서의 N_2O의 동시 투여는 상당한 혈관 확장 효과를 유발하여 뇌혈류를 증가시키는 것으로 보고 있다. 그러나 건강한 환자에서 50% N_2O 투여시 뇌혈류용적에는 큰 변화가 없었다. 즉 N_2O는 뇌혈류를 증가시킬수 있으나 뇌혈류용적에 미치는 영향은 미미한 것으로

보인다. N_2O의 뇌대사에 미치는 영향은 논란이 많은 상황이나 인간을 대상으로 한 최근의 연구에서 sevoflurane이나 propofol 마취하에서 70% N_2O의 투여는 뇌대사를 증가시키는 것으로 보고 하였다.

이산화탄소에 대한 뇌혈류의 반응은 N_2O 투여시에도 보존된다.

두개내 탄성(compliance)이 감소되어 있는 신경외과 환자에게서 N_2O의 혈관 확장 효과는 임상적으로 상당하다. 그러나 이 효과는 정맥 마취제의 동시 투여시 감소되고 반면에 흡입 마취제와 동시 투여시 뇌혈류는 비교적 증가하며 뇌대사도 증가시킨다. 두개내압이 증가되어 있는 상태거나 수술 부위가 지속적으로 'tight' 한 경우 N_2O가 원인일 수 있는 것을 유념해야 한다.

4) 기타 작용

(1) 간에 대한 작용

마취 후에 간의 기능 저하에 대한 보고들이 있어 왔으며 이는 두가지 기전 즉 내인성(intrinsic) 기전과 특이성(idiosyncratic) 기전으로 나눌 수 있다. 내인성 기전은 약물의 독성 대사산물의 흡수 증가와 제거 감소 등으로 인한 내인성 독성에 의해 나타난다. 특이성 기전은 약물 자체에 의한 것이 아니라 약물과 단백질의 부가 화합물에 의해 나타나는 알레르기 또는 과민반응에 의해 나타난다. Halothane, isoflurane, desflurane은 cytochrome P450에 의한 산화 대사과정에 의해 trifluoroacetic acid로 대사되며, 이들이 간 단백질에 결합되어 trifluoroacetylated protein이 된다 이러한 약물의 대사산물과 단백질의 부가 산물인 hapten-carrier conjugate가 형성 된 후 hapten-carrier 또는 hapten에 의한 carrier molecule의 antigenic determinant에 대한 특이 항체나 T 세포 면역 반응에 의해 면역 병리적 손상이 나타나게 된다. 이것이 항원으로 작용하여 면역 반응을 통해 간 손상을 일으키게 된다.

마취 중에 저산소증에 의해 간세포가 파괴되는 경우가 있는데, 이는 간질환이 있는 환자에서 특히 위험하다. 에테르형의 흡입마취제인 isoflurane, sevoflurane, desflurane은 간동맥의 혈류량은 증가시키고 간문맥의 혈류는 감소시키거나 변화가 없기 때문에 간으로의 혈류에 미치는 영향에 있어서는 장점이 있다고 하겠다. 또한 체외순환을 요하는 관상동맥술을 시행하는 경우 sevoflurane이 간 기능을 보호한다는 보고도 있어서 유용할 것으로 생각된다.

(2) 신경근계에 대한 작용

흡입마취제는 신경근계에 있어서 두가지 중요한 역할을 한다. 첫번째는 직접적으로 골격근을 이완시키고, 근이완제의 작용을 상승시킨다.[56-57] 반면 nitrous oxide는 골격근을 이완시키지 못한다. 흡입마취제의 근이완효과는 1MAC 이상에서 효과가 잘 나타나며, myasthenia gravis가 있는 환자에 있어서 40% 근이완효과를 증가시킨다.

따라서 근이완제와 흡입마취제를 같이 쓸때, 충분한 근이완효과를 보기위한 rocuronium의 양을 알아본 연구에서 propofol에 비해서 isoflurane, desflurane, sevoflurane이 30~40% 감소함을 나타내었으며, Cis-atracurium의 경우도 위와 비슷한 결과를 보고하였다.

흡입마취제의 골격근 이완효과에 대한 기전은 아직 확실하게 밝혀지지는 않았지만, 신경근접합부위에서 nicotinic acetylcholine receptor을 통해서 효과가 나타나는 것으로 알려져있다.

(3) 유전적, 산부인과적 작용

흡입마취제의 유전자에 대한 독성에 대해서는 미미할 것으로 보이며, 유전자 변이나 암 유발에 대한 가능성도 낮은 것으로 보인다. 다만 desflurane의 경우 림프구에서 SCE(sister chromatid exchange)를 일으키는 것으로 보고된 바 있으나, sevoflurane의 경우에는 발견되지 않았다. 동물실험에서 흡입마취제가 기형유발 효과를 보고된 바 있지만, 인간에게는 아직 보고된 바가 없다.

자궁의 민무늬평활근에 대한 영향을 살펴보면, 흡입마취제는 용량의존적으로 근육수축을 억제하는 것으로 보고되었다.[58-59] Desflurane과 sevoflurane의 경우 옥시토신에 유발된 자궁근육 수축의 강도와 빈도를 용량의존적으로 억제한다. 1MAC 이상의 흡입마취제를 사용하게 되면 자궁 이완/무력, 신생아 호흡 저하 등을 초래할 위험이 있기 때문에 0.5~0.75 MAC 정도를 추천되고 있다.

N_2O에 의한 자연유산의 가능성이 보고된 바 있으며, 미국의 국립 직업 안전 건강 연구소(National institute for Occupational Safety and Health)의 기준에 따르면 8시간 동안 25 ppm으로 규정하고 있다.

Reference

1. Eger EI, Saidman LJ, Brandstater B: Minimum alveolar anesthetic concentration: A standard of anesthetic potency. *Anesthesiology* 1965; 26: 756-763.
2. Koblin DD, Chortkoff BS, Laster MJ, Eger EI 2nd, Halsey MJ, Ionescu P: Polyhalogenated and perfluorinated compounds that disobey the Meyer-Overton hypothesis. *Anesth Analg* 1994; 79: 1043-1048.
3. Raines DE, Miller KW: On the importance of volatile agents devoid of anesthetic action. *Anesth Analg* 1994; 79: 1031-1033.
4. Franks NP, Lieb WR: Seeing the light: Protein theories of general anesthesia: 1984. *Anesthesiology* 2004; 101: 235-237.
5. Bertaccini EJ, Trudell JR, Franks NP: The common chemical motifs within anesthetic binding sites. *Anesth Analg* 2007; 104: 318-324.
6. Rudolph U, Antkowiak B: Molecular and neuronal substrates for general anaesthetics. *Nat Rev Neurosci* 2004; 5: 709-720.
7. Sirois JE, Lei Q, Talley EM, Lynch C, Bayliss DA: The TASK-1 two-pore domain K+ channel is a molecular substrate for neuronal effects of inhalation anesthetics. *J Neurosci* 2000; 20: 6347-6354.
8. Patel AJ, Honore E, Lesage F, Fink M, Romey G, Lazdunski M: Inhalational anesthetics activate two-pore-domain background K+ channels. *Nat Neurosci* 1999; 2: 422-426.
9. Perouansky M, Hemmings HC: *Presynaptic actions of general anesthetics*. In: Antognini JF, Carlens E, Raines D, ed. *Neural Mechanisms of Anesthesia*, Totowa, NJ: Humana Press; 2003: 345-370.
10. Sonner JM, Cascio M, Xing Y, Fanselow MS, Kralic JE, Morrow AL et al: Alpha 1 subunit?containing GABA type A receptors in forebrain contribute to the effect of inhaled anesthetics on conditioned fear. *Mol Pharmacol* 2005; 68: 61-68.
11. Russel I.F., M. Wang. Absence of memory for intraopertive information during surgery under adequate general anaesthesia. British Journal of Anaesthesia 1997; 78: 3-9.
12. Michael T. Alkire, Anthony G. Hudetz, Guilio Tononi. Consciousness and Anesthesia. Science 2008; 322: 876-880.
13. Corkin S, Amaral DG, Gonzalez RG, Johnson KA, Hyman BT: H.M.'s medial temporal lobe lesion: Findings from magnetic resonance imaging. *J Neurosci* 1997; 17: 3964.
14. Squire LR, Zola SM: Structure and function of declarative and nondeclarative memory systems. *Proc Natl Acad Sci U S A* 1996; 93: 13515.
15. Lechner HA, Squire LR, Byrne JH: 100 years of consolidation?remembering Muller and Pilzecker. *Learn Mem* 1999; 6: 77.
16. Gerard RW: Physiology and psychiatry. *Am J Psychiatry* 1949; 106: 161.
17. Hebb DO: *The Organization of Behavior*. New York, John Wiley & Sons, 1949.
18. Bliss TV, Collingridge GL: A synaptic model of memory: Long-term potentiation in the hippocampus. *Nature* 1993; 361: 31.
19. Martin SJ, Grimwood PD, Morris RG: Synaptic plasticity and memory: An evaluation of the hypothesis. *Annu Rev Neurosci* 2000; 23: 649.
20. Malenka RC, Nicoll RA: Long-term potentiation ? a decade of progress?. *Science* 1999; 285: 1870.
21. Dutton RC, Maurer AJ, Sonner JM, Fanselow MS, Laster MJ, Eger EI 2nd: The concentration of isoflurane required to suppress learning depends

on the type of learning. *Anesthesiology* 2001; 94: 514.

22. Perouansky M, Hentschke H, Perkins M, Pearce RA: Amnesic concentrations of the nonimmobilizer 1,2-dichlorohexafluorocyclobutane (F6, 2N) and isoflurane alter hippocampal theta oscillations in vivo. *Anesthesiology* 2007; 106: 1168.
23. Alkire MT, Nathan SV: Does the amygdala mediate anesthetic-induced amnesia? Basolateral amygdala lesions block sevoflurane-induced amnesia. *Anesthesiology* 2005; 102: 754.
24. Alkire MT, Vazdarjanova A, Dickinson-Anson H, White NS, Cahill L: Lesions of the basolateral amygdala complex block propofol-induced amnesia for inhibitory avoidance learning in rats. *Anesthesiology* 2001; 95: 708.
25. Angel A. Central neuronal pathways and the process of anaestheisa. Br J Anaesth 1993; 71: 148-163
26. Sloan TB. Anesthetic effects on electrophysiologic recording. J Clin Neurophysiol 1998; 15: 217-226.
27. Banoub M. Tetzlaff JE, Schubert A. Pharmacologic and physiologic influences affecting sensory evoked potentials: implications for perioperative monitoring. Anesthesilogy 2003; 99: 716-737.
28. Samra SK, Vanderzant CW, Domer PA, Sackellares JC. Differential effects of isoflurane on human median nerve somatosensory evoked potentials. Anesthesiology 1987; 66: 29-35.
29. Antognini JF, Buonocore MH, Disbrow EA, Carstens E. Isoflurane anesthesia blunts cerebral responses to noxious and innocuous stimuli: an fMRI study. Life Sci 1997;61:PL 349-354.
30. Antognini JF, Schwartz K: Exaggerated anesthetic requirements in the preferentially anesthetized brain. *Anesthesiology* 1993; 79: 1244-1249.
31. Antognini JF, Carstens E, Atherley R: Does the immobilizing effect of thiopental in brain exceed that of halothane?. *Anesthesiology* 2002; 96: 980-986.
32. Heurteaux C, Guy N, Laigle C, Blondeau N, Duprat F, Mazzuca M et al: TREK-1, a K(+) channel involved in neuroprotection and general anesthesia. *EMBO J* 2004; 23: 2684-2695.
33. Linden AM, Aller MI, Leppa E, Vekovischeva O, Aitta-Aho T, Veale EL et al: The in vivo contributions of TASK-1-containing channels to the actions of inhalation anesthetics, the alpha(2) adrenergic sedative dexmedetomidine, and cannabinoid agonists. *J Pharmacol Exp Ther* 2006; 317: 615-626.
34. Linden AM, Sandu C, Aller MI, Vekovischeva OY, Rosenberg PH, Wisden W et al: TASK-3 knockout mice exhibit exaggerated nocturnal activity, impairments in cognitive functions, and reduced sensitivity to inhalation anesthetics. *J Pharmacol Exp Ther* 2007; 323: 924-934.
35. Brown RH, Mitzner W, Zerhouni E, Hirshman CA: Direct in vivo visualization of bronchodilation induced by inhalational anesthesia using high-resolution computed tomography. *Anesthesiology* 1993; 78:295.
36. Brown RH, Zerhouni E, Hirshman CA: Comparison of low concentrations of halothane and isoflurane as bronchodilators. *Anesthesiology* 1993; 78: 1097.
37. Yamakage M, Chen X, Tsuijiguchi N, Kamada Y, Namiki A: Different inhibitory effects of volatile anesthetics on T- and L-type voltage-dependent Ca2+ channels in porcine tracheal and bronchial smooth muscles. *Anesthesiology* 2001; 94: 683.
38. Iwasaki S, Yamakage M, Satoh J-I, Namiki A: Different inhibitory effects of sevoflurane on hyperreactive airway smooth muscle contractility in ovalbumin-sensitized and chronic cigarette-smoking guinea pig models. *Anesthesiology* 2006; 105: 753.
39. Rooke GA, Choi J-H, Bishop MJ: The effect of isoflurane, halothane, sevoflurane, and thiopental/nitrous oxide on respiratory system resistance after tracheal intubation. *Anesthesiology* 1997; 86: 1294.
40. Matsuura S, Shirakami G, Iada H, Tanimoto K, Fukuda K: The effect of sevoflurane on ciliary motility in rat cultured tracheal epithelial cells: A comparison with isoflurane and halothane. *Anesth Analg* 2006; 102: 1703.
41. Paugam-Burtz C, Molliex S, Lardeux B, Rolland C, Aubier M, Desmonts JM et al: Differential effects of halothane and thiopental on surfactant protein C messenger RNA in vivo and in vitro in rats. *Anesthesiology* 2000; 93: 805.
42. Nishiwaki K, Nyhan DP, Rock P, Desai PM, Peterson WP, Pribble CG et al: N-omega-nitro-l-arginine and pulmonary vascular pressure-flow relationship in conscious dogs. *Am J Physiol Heart Circ Physiol* 1992; 262: H1331.
43. Carlsson AJ, Bindslev L, Hedenstierna G: Hypoxia-induced pulmonary vasoconstriction in the human lung: The effect of isoflurane

anesthesia. *Anesthesiology* 1987; 66: 312.

44. Winkler SS, Nielsen A, Mesina J: Respiratory depression in goats by stable xenon: Implications for CT studies. *J Comput Assist Tomogr* 1987; 11: 496.
45. Pandit JJ: The variable effect of low-dose volatile anaesthetics on the acute ventilatory response to hypoxia in humans: A quantitative review. *Anaesthesia* 2002; 57: 632.
46. Heerdt PM, Pleimann BE: The dose-dependent effects of halothane on right ventricular contraction pattern and regional inotropy in swine. *Anesth Analg* 1996; 82: 1152-1158.
47. Heerdt PM, Gandhi CD, Dickstein ML: Disparity of isoflurane effects on left and right ventricular afterload and hydraulic power generation in swine. *Anesth Analg* 1998; 87: 511-521.
48. Hartman JC, Kampine JP, Schmeling WT, Warltier DC: Volatile anesthetics and regional myocardial perfusion in chronically instrumented dogs: Halothane versus isoflurane in a single-vessel disease model with enhanced collateral development. *J Cardiothorac Anesth* 1990; 4: 588-603.
49. Hartman JC, Pagel PS, Kampine JP, Schmeling WT, Warltier DC: Influence of desflurane on the regional distribution of coronary blood flow in a chronically instrumented canine model of multivessel coronary artery obstruction. *Anesth Analg* 1991; 72: 289-299.
50. Kersten JR, Brayer AP, Pagel PS, Tessmer JP, Warltier DC: Perfusion of ischemic myocardium during anesthesia with sevoflurane. *Anesthesiology* 1994; 81: 995-1004.
51. Michenfelder JD, Milde JH: Influence of anesthetics on metabolic, functional and pathological responses to regional cerebral ischemia. *Stroke* 1975; 6: 405-410.
52. Michenfelder JD, Sundt TM, Fode N, Sharbrough FW: Isoflurane when compared to enflurane and halothane decreases the frequency of cerebral ischemia during carotid endarterectomy. *Anesthesiology* 1987; 67: 336-340.
53. Todd MM, Drummond JC: A comparison of the cerebrovascular and metabolic effects of halothane and isoflurane in the cat. *Anesthesiology* 1984; 60: 276-282.
54. Mielck F, Stephan H, Weyland A, Sonntag H: Effects of one minimum alveolar anesthetic concentration sevoflurane on cerebral metabolism, blood flow, and CO2 reactivity in cardiac patients. *Anesth Analg* 1999; 89: 364-369.
55. Sakabe T, Maekawa T, Fujii S, Ishikawa T, Tateishi A, Takeshita H: Cerebral circulation and metabolism during enflurane anesthesia in humans. *Anesthesiology* 1983; 59: 532-536.
56. Kurahashi K, Maruta H: The effect of sevoflurane and isoflurane on the neuromuscular block produced by vecuronium continuous infusion. Anesth Analg 1996; 82: 942.
57. Wulf H,Kahl M, Ledowski T: Augmentation of the neuromuscular blocking effects of cisatracurium during desflurane, sevoflurane, isoflurane, or total i.v. anaesthesia. Br J Anaesth 1998; 80: 308
58. Yildiz K, Dogru K, Dalgic H, Sezer Z, Yaba G, Madenoglu H: Inhibitory effects of desflurane and sevoflurane on oxytocin-induced contractions of isolated pregnant human myometrium. Acta Anaesthesil Scand 2005; 49: 1355
59. Munson ES, Embro WJ: Enflurane, isoflurane and halothane and isolated human uterine muscle. Anesthesiology 1977; 46: 11.

08 흡입마취제의 전달체계

고려대학교 의과대학 윤 승 주

마취가 시작된 지 이제 갓 100년이 지났다. 여타 다른 의학 분야에서와 마찬가지로 100년의 기간 동안 마취 방법은 매우 급격한 변화를 겪어 왔다. 마취의 여명기에 쓰이던 약물들은 현재 임상에서 자취를 감추었고, 흡입마취제를 전달하는 방식도 근본적인 변화를 겪었다. 불과 10년 전만해도 수술실에서 환자의 마취를 위해 사용하는 마취제나 흡입마취 기계는 지금과는 완전히 다른 양상이었다.

흡입마취제나 근이완제 및 정맥마취제는 끊임없는 신약의 개발로 인하여 현란한 발전을 이룬 것과는 대조적으로, 흡입 마취 장비는 마취가 시작된 이래로 시간을 갖고 조금씩 이나마 발전을 지속하였다. 20세기에 이루어진 마취 방식에 있어서 근본적인 변화를 유도한 사건들을 시간 순서대로 살펴 보면, 마취에 산소의 사용, 마취 호흡회로에 탄산가스 흡수장치의 도입, 기관내관삽관의 대중적인 보급, 마취기에 ventilator의 도입, 할로텐의 개발 등을 들 수 있다. 21세기에 들어서면서 전자 기술의 발전에 힘입어 흡입마취장비는 이전 세기와 비교하여 근본적인 변화를 하였다. 이 변화의 흐름은 너무도 빨라서 마취과 의사들이 신기술의 발전에 조금만이라도 주의를 게을리하면 테크놀로지의 발전 속도를 따라가지 못할 지경에 이르렀다.

그러나 온고이지신(溫故而知新)이라고 하지 않았던가? 저자는 흡입마취의 개념이 변화하여 온 역사를 살펴 보고, 이러한 흐름 속에서 흡입마취장비가 어떻게 변화하여 왔는지를 살펴 보고자 한다. 또한 21세기에 이루어진 흡입마취장비의 변화를 살펴 보고자 한다.

1. 흡입마취제 전달 방법

흡입마취제는 액체 상태의 마취제가 기화하여 환자의 폐로 전달되어 환자의 폐에서 흡수가 되어야 마취 작용을 일으킨다. 흡입마취제를 환자에게 전달하는 개념의 변천은 흡입마취 장비의 변화 과정을 잘 보여 주는데, 그림 8-1에서 보여 주는 바와 같이 개방식(open system), 반개방식(semi-open system), 반폐쇄식(semi-closed system), 폐쇄식(closed system)의 방법으로 환자에게 마취제를 전달 할 수 있다(그림 8-1). 개방식과 폐쇄식을 구별하는 가장 큰 특징은 재호흡으로 인한 이산화탄소 제거 방법의 차이이다. 이산화탄소는 적절한 신선가스의 유입으로 제거(washout)하든가(개방식) 이산화탄소 흡수제를 사용하여 제거할 수 있다(폐쇄식).

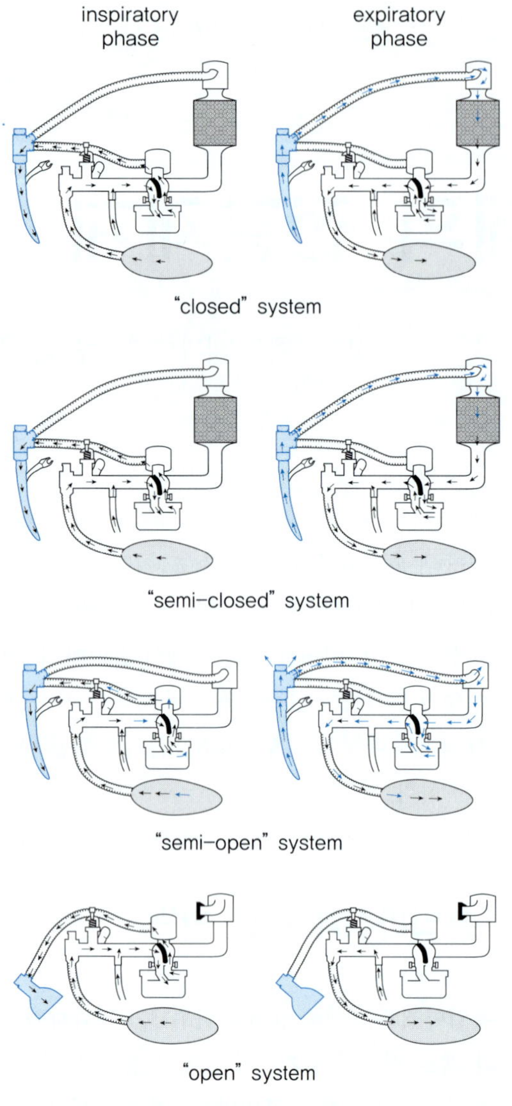

그림 8-1 흡입 마취제 전달 방법

2. 개방식 마취기

개방식 전달 방법은 마취 가스를 포함한 혼합 기체가 환자에게 전달 되고 모두 대기 중으로 배출 되는 방법이다. 따라서 전달 될 다음 호흡 가스는 모두 외부에서 들어 오는 신선 가스를 통해서 충당 된다. 여기에 속하는 마취 방법은 개방점적법(open drop method)과 통기법(insufflations)이 포함 된다.

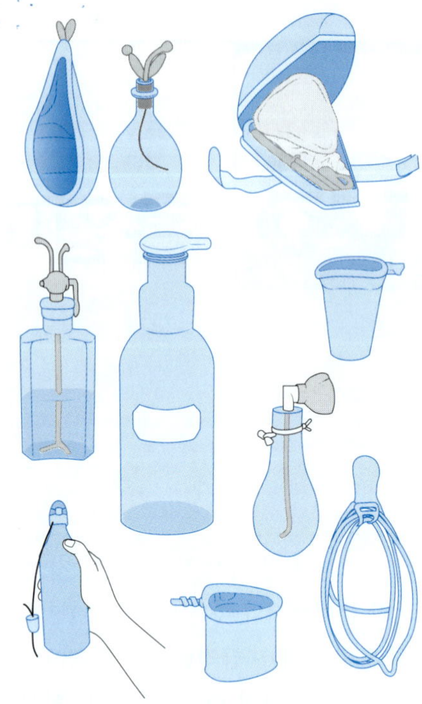

그림 8-2 개방식 마취제 전달 기구

두 방법 모두 19세기 말에서 20세기 초까지 쓰였던 마취제 전달 방법으로 현재는 사용되지 않고 있는 방법이다.

개방점적법은 마취의 가장 초기에 쓰였던 방법으로, 금속망으로 만들어진 마스크에 6겹 정도의 거즈를 덮고 그 위에 마취액을 점적하여 거즈 위에서 기화된 마취 가스가 대기 중의 산소와 함께 환자에게 흡입되게 하는 마취 방법이다. 통기법은 흡낭이나 탄산가스 흡수장치 없이 속이 비고 굽은 금속관을 입 속이나 후두에 삽입한 후 마취제와 산소를 이 관을 통하여 기도에 지속적으로 공급하는 방법이다(그림 8-2).

3. 반개방식 마취기

산소를 액체화 시키는 기술은 1880년대 이전에

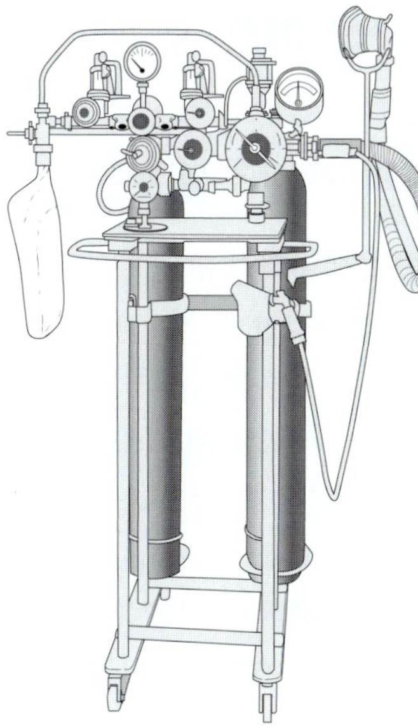

그림 8-3 반개방식 마취기

개발된 기술이었다. 그러나 액체 산소를 압축 시켜서 기통에 보관하는 기술이 1880년대 이전에는 존재하지 않았다. 1885년에 기통(cylinder)에 압축 산소를 주입하는 기술이 개발됨에 따라 마취의 방식에도 변화가 일어나게 되었다. 기통에 산소를 보관할 수 있음으로 인해서 기존 개방식 마취기와는 다른 형태의 마취기가 출현하였다.

그림 8-3은 1920-40년대에 많이 쓰이던 마취기이다. 이 당시 산소는 철제 기통에 150 bar 의 압력으로 저장되어 있다가 감압기에 의해서 압력이 감소되어 배출되었다. 배출된 기체는 동시에 저장병에 있는 chloroform을 이끌어 내는 분사기(injector)를 가동시킨다. 마취제는 분당 방울 수에 의해서 정확히 조절 되고, 산소 흐름에 의해 기화된다. 그림 8-4는 기화기의 단면도이다. H판이 열리면, 압력계 M의 압력에 의거해 감압판 A에 위에 있는 조절자 B를 이용해 세팅한 유량이 분사기 D1과 D2로 흐른다. 진공이 조망 유리(sightglass) K1과 K2내에 조성되면 마취제는 S1과 S2로 빨려 올라오는데 여기서 떨어지는 마취제 방울을 볼 수 있다. 분당 떨어지는 방울의 수는 R1과 R2를 조절해서 진공의 정도를 바꾸면 조절할 수 있다. 활짝 열면 순환 기체의 유량이 증가하여 진공의 정도는 줄어든다. Chloroform-oxygen vapour과 ether-oxygen vapour는 호흡낭이나 저장낭 G에서 섞이며 inspiratory non-return valve P를 지나서 금속 관으로 유입되고 종국에 마스크로 이동한다. 환자는 자발 호흡을 하면서 마스

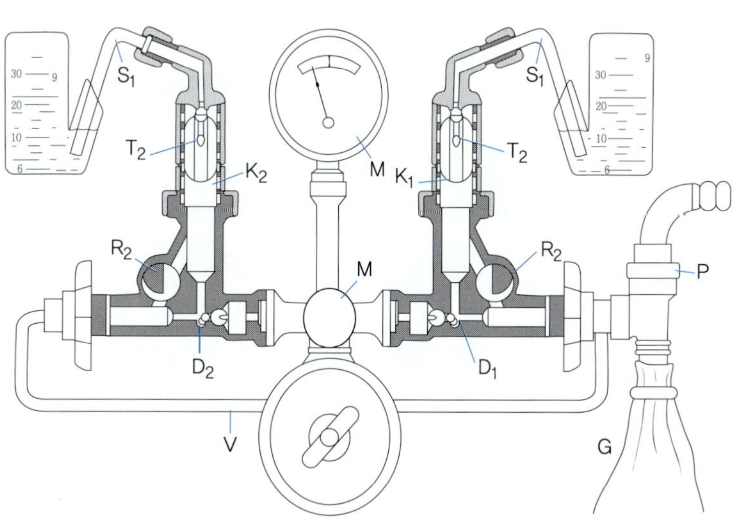

그림 8-4 반개방식 마취기의 기화기 단면도

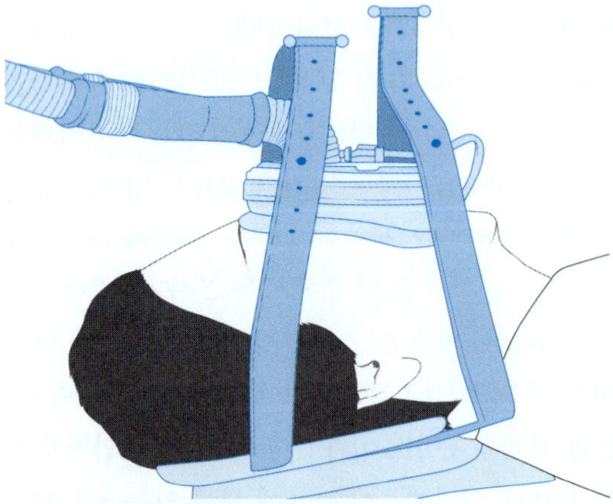

그림 8-5 반개방식 흡입마취 전달 방식

크로 유입된 혼합 마취 가스를 흡입한다(그림 8-5). 대기 중으로 가스의 방출은 마스크에 있는 독립적인 호기판을 통하여 일어난다.

4. 반폐쇄식 마취기

1) 마취기의 기체 조절 부위

(1) 마취기의 일반적인 구조

그림 8-6은 일반적인 이중 기체(two-gas) 마취기의 단순 모식도이다. 마취기 내의 압력들은 고압력, 중압력, 저압력의 세 개의 회로(circuit)로 구분할 수 있다. 고압력 회로는 기통(cylinder)과 기통 압력 주 조절기(cylinder primary pressure regulators)로 구성 되어있다. 산소의 경우 고압력 회로에서 압력의 범위는 기통 내에서 2200 pounds per square inch gauge (psig)이고 조절기를 거치면 45 psig이다. 아산화질소의 경우 기통 내에서 750 psig이고 조절기를 거치면 45 psig이다. 중압력 회로는 45 psig 의 조

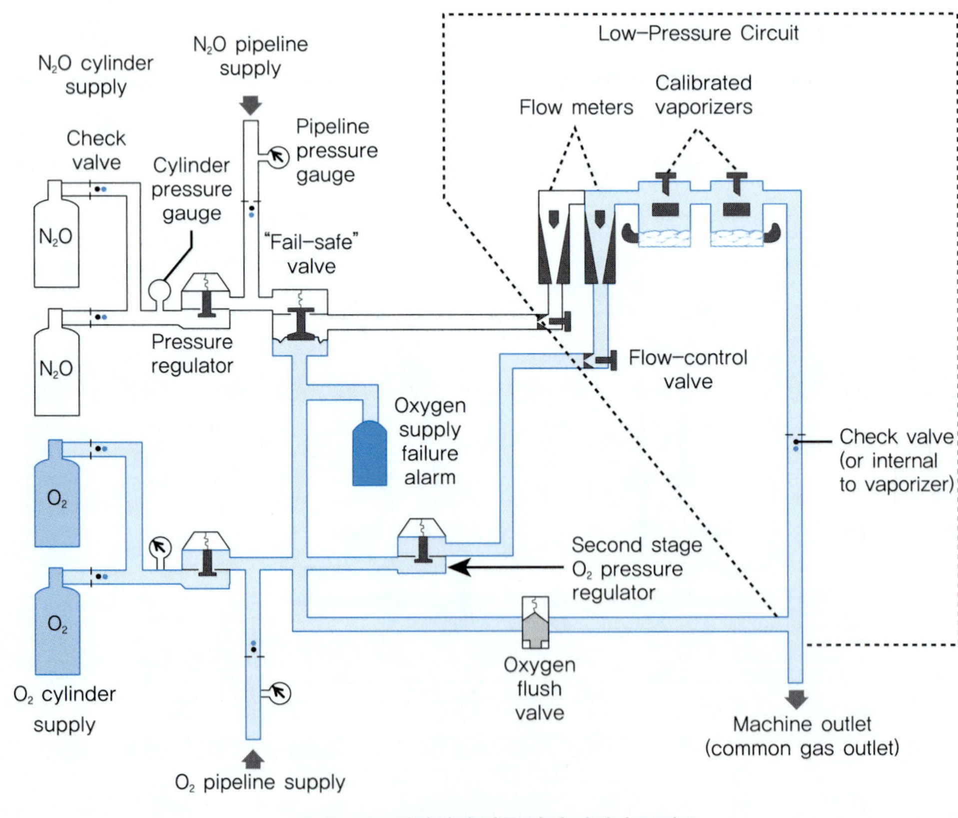

그림 8-6 일반적인 이중 기체 마취기 모식도

절된 기통 공급원 또는 50~55 psig의 도관(pipeline) 공급원에서 시작하여 유량 조절 밸브까지이다. 일부 제조사나 특정 마취기에서는 second-stage pressure regulators를 이용하여 중압력 회로 내에서 도관 공급 압력을 더 낮게 14 /26 psig로 만들어서 유량 조절 밸브로 전달하기도 한다.[1,2] 저압력 회로는 유량 조절 밸브에서 시작하여 공통가스배출구(common gas outlet)에서 끝난다. 따라서 저압력 회로는 유량 튜브(flow tubes), 기화기 다기관 (vaporizer manifold), 기화기(vaporizers), 그리고 대부분의 Datex-Ohmeda에 있는 일방 역류방지판(the one-way check valve)으로 구성되어 있다.[1)]

산소와 아산화질소는 기통 공급원과 도관 공급원을 동시에 가지고 있다. 도관 공급원은 마취기의 주된 가스 공급원이다. 병원의 도관 공급 시스템은 대부분 마취기의 정상 작동 압력인 50 psig 를 제공한다. 기통 공급원은 도관 공급이 작동하지 않을 때 대체용으로 사용 되거나 도관으로 공급되는 가스를 사용 할 수 없는 장소에서 마취기를 사용할 때 가스의 주된 공급원으로 이용 된다.

안전제어밸브라고 전통적으로 명명된 안전 장비는 아산화질소 공급원 하류에 위치하는데, 산소와 아산화질소 공급원 사이의 접촉면이다. 산소의 공급이 줄어들면 안전제어밸브에 의해서 아산화질소(혹은 다른 가스)의 공급이 차단되거나 비례적으로 줄어든다. ASTM 기준을 충족시키기 위해서 최신 마취기에는 산소 공급압을 감시하는 경보장치가 장치되어 있다. 최우선 경보(high-priority alarm)는 산소 공급압이 30 psig와 같은 사전에 결정된 압력 이하로 감소하면 작동한다.[1-3)]

대부분의 Datex-Ohmeda 마취기는 중압력 회로 내의 산소 공급원 하류에 2단계 산소 조절기(second-stage oxygen regulator)가 장착 되어있다. 도관에서 공급되는 가스압은 변동이 심하기 때문에 이 조절기는 산소 유량조절 밸브에 항상 일정한 압력의 가스를 공급하는데 중요한 역할을 한다. 즉, 도관에서 공급되는 산소압이 아무리 높더라도 조절기를 통과한 산소압은 항상 14 psig 정도의 일정한 압력을 유지한다.[2)]

유량조절 밸브는 중압력 회로와 저압력 회로를 분리하기 때문에 마취기 내에서 구조적으로 중요한 경계표이다. 저압력 회로는 유량조절 밸브 하류에 위치한 마취기의 한 부분이다. 마취기 조작자는 유량조절 밸브를 조절해서 저압력 회로에 유입되는 유량을 통제할 수 있다. 산소와 아산화질소 유량조절 밸브는 저산소 혼합가스가 유입되는 것을 방지하기 위한 proportioning system에 의해서 기계적으로 혹은 기체 역학적으로 연결되어 있다. 유량 튜브를 떠난 혼합가스는 공통 다기관(多岐管, manifold)을 통과하여 기화기에 이른다. 기화기 조절 다이얼 세팅에 의하여 혼합가스에 정확한 양의 흡입마취제가 첨가 된다. 기화 마취제와 신선가스는 공통가스배출구로 이동한다.[1,2)]

대부분의 Datex-Ohmeda 마취기에는 혼합 가스 도관 내의 기화기와 공통가스배출구 사이에 일방 역류방지판이 있어서 양압호흡 시에 기화기 내로 역류가 생기는 것을 방지 한다. 따라서 간헐적 역류에 의해 발생하는 흡입마취제 농도의 변동성을 감소 시킨다. 산소분출(oxygen flush) 연결은 혼합가스 도관과 연결되어 있어서 산소를 일방 역류방지판과 공통가스배출구 사이로 공급한다. 따라서 산소분출판이 작동 되면 도관 산소 공급압이 바로 공통가스배출구로 전달 된다.[1,2)]

(2) 중압력 회로

① 도관 공급원

정상적인 상황이라면 도관 공급은 마취기에 가스를 공급하는 주된 공급원이다. 대부분의 병원은 수술방에 산소, 아산화질소, 소기(air)를 공급하기 위하여 중앙 도관 시설을 구비하고 있다. 중앙 도관 시설은 마취기의 적절한 작동을 위해서 항상 정확한 가스를 적절한 압력으로 공급 하여야 한다. 그러나 중앙 공급이 원활히 이루어지는 것은 아니어서, 2002년의 한 보고에 의하면, 자체 액화 산소 저장고를 구비한 대형 병원에서도 심각한 중앙 산소 공급 중단 사태가 발생하였다.[4] 이 경우 산소 저장 탱크의 이음새에 균열이 발생하여 다량의 액화 산소가 누출 되었고 이로 인하여 병원에 산소 공급이 중단 되는 사태가 벌어진 것이다. 1976년에 200개의 병원을 대상으로 한 조사에 의하면, 31%의 병원이 중앙 도관 시설에 애로 사항이 있는 것으로 조사 되었다.[5] 가장 흔한 문제점은 부적절한 산소 공급압이었고 그 다음이 과도한 도관압이었다. 그러나 환자를 죽음으로 몰아 갈 수도 있는 가장 심각한 문제는 산소와 아산화질소 도관을 실수로 바꿔 끼는 경우이다. 실제로 온타리오 주 Sudbury 에 있는 한 병원에서 신관 개관 후 5개월 동안에 이러한 문제로 23건의 사망 사고가 발생하였다는 보고가 있었다.[5,6] 최근에는 2002년에 Connecticut 주 New Haven에서 산소 유량계가 아산화질소 공급원에 잘못 연결 되어서 2건의 저산소증에 의한 사망이 보고 되었다.[7] 만약 도관 교차 연결이 의심 된다면 마취과 의사는 다음의 두 가지 교정 행동을 즉시 취해야 한다. 첫 번째는 대체용 산소 기통을 튼다. 그리고 도관 공급을 분리 시킨다. 두 번째 행동은 필수적인데, 만약 벽에서 공급되는 가스를 차단하지 않으면 마취기는 저압력(45 psig)의 기통 공급원 보다는 부적절한 50 psig의 도관 공급원을 이용하여 작동할 것이기 때문이다.

가스는 도관 가스투입구(pipeline inlet connections)를 통하여 마취기에 들어 온다 (그림 8-6의 화살표). 도관 가스투입구는 가스별 지름지표 안전장치(gas-specific Diameter Index Safety System, DISS)에 따른 형태로 만들어져서 구멍에 연결되어 있다. 부적절한 연결의 위험성을 최소화하기 위해서 DISS는 각각의 의료용 가스를 연결하는데 상호교환이 불가능한 연결고리를 제공하고 있다.

② 기통 공급원

E-기통 형태로 공급되는 의료용 가스는 갈고리 가로대 조립(hanger yoke assembly)을 통하여 마취기에 부착 된다. 갈고리 가로대 조립은 기통을 지지하고 바른 위치에 놓이도록 하는 역할을 한다. 또한 가스가 새지 않도록 밀봉하며 마취기로 일방향의 가스 흐름을 유도한다.[1] 각각의 갈고리 가로대는 핀지표 안전 장치(Pin Index Safety System, PISS)를 구비하고 있다. PISS는 기통 상호교환과 원래 다른 기체를 장착하도록 되어있는 갈고리에 부적절한 가스를 연결할 가능성을 없애주는 안전장치이다. 가로대 조립 위에 있는 두 개의 금속 핀은 기통 밸브 위에 있는 구멍과 결합하는데, 각각의 가스는 그 가스에만 맞도록 설계 된 핀의 조합이 있어서 산소는 산소 위치에 아산화질소는 아산화질소의 위치에만 고정이 된다.[8]

기통을 켜면 압축 가스가 고압의 기통에서 마취기로 이동한다. 만약 이중 가로대 조립(double-yoke assembly)이 사용된 마취기라면 각각의 기통 하류에 역류방지판이 위치한다. 이 역류방지판은 몇 가지 작용을 한다. 첫째는, 고압의 기통에서 저압 상태의 회로에 가스를 전달해 준다. 두번째는, 소진된 기통을 새 것으로 교환하는 동안에 가스나 압력의 손실을 최소화 하면서 마취기 내로 가스의 흐름을 유지 시킨다. 세 번째로, 기통이 비었을 때 개방된 기통에서 대기로 기체가 새어 나가는 것을 최소화 시킨다.[1,2] 기통 공급압 계량기는 역류방지판 하류에 위치해 있다.

각각의 기통 공급원은 기통압 조절기로 명명된 감압판을 가지고 있어서, 기통내의 고압의 변화가 심한 저장압을 마취기에서 쓰기 용이한 저압의 안정적인 압력으로 전환한다. 산소 기통의 경우 기통 내에서의 압력은 2200 psig 으로 높지만 조절기를 거치며 45 psig 정도로 감소하며, 아산화질소의 경우 745 psig에서 45 psig 정도로 감소한다.[1,2]

기통의 밸브는 사용하지 않을 때는 꼭 잠가놓아야 하지만 술 전 마취기 점검 시에는 예외이다. 만약 기통 밸브가 계속 열려 있다면, 마취기 내의 압력이 조절된 기통압 보다 낮을 때 마다 예비용 기통 공급이 부지불식간에 소모 될 수 있다. 마취기 내의 압력은 산소분출이나 고흡기 유량수를 사용하는 기체역학 구동 인공호흡기(pneumatically driven ventilator)를 사용하는 경우에 45 psig 이하로 감소할 수 있는데 이때 기통 공급 산소가 마취기 내로 들어갈 수 있다. 또한 중앙 공급 시설에 문제가 발생하면 모든 기체의 도관 공급압이 45 psig 이하로 감소할 수 있다. 이런 경우에도 기통이 열려 있다면 기통 기체는 점점 소모 되고 도관이 작동하지 않을 때 더 이상 예비 가스가 남아있지 않게 될 가능성이 있다.[2]

기통 공급원을 이용하여 마취기가 얼마나 오래 작동 할 수 있는가는 중요한 문제이다. 이 문제는 최근 병원 내에서 수술방 이외의 원격 장소 등지에서 마취가 자주 이루어지는 현실을 반영 했을 때 마취과 의사에게는 특히나 중요한 문제로 대두되고 있다. 산소는 기통 내에 남아있는 가스의 양은 기통압에 비례한다. 다음의 공식으로 남아있는 산소의 양을 대략적으로 예상 할 수 있다; approximate remaining time (h) = oxygen cylinder pressure (psig) / 200 X oxygen flow rate (L/min)[9] 여기서 중요한 점은 이 공식은 남아있는 산소의 대략적인 양을 예측하는 데만 유용하며 정확히 얼마나 남아있는지는 알 수 없다는 점이다. 또한 공기압 가동 인공호흡기(pneumatically driven mechanical ventilator) 사용 시 산소 소모량이 매우 증가한다는 사실에 주의 하여야 한다. 이 경우 기통 소진은 예상보다 짧을 수 있다. 저유량의 수기 환기는 중간 유량의 가스 흐름으로 공기압 가동 인공 호흡기를 사용하는 것과 비교하여 약 5% 정도 산소를 덜 소모할 수 있다.[4] Dräger Medical Fabius GS 나 Narkomed 6000 series와 같은 피스톤 형 마취기는 산소 소모량에 영향을 주지 않기 때문에, 실제 임상에서 고식적 마취기 보다 더 유용할 수 있다.

③ 산소 공급압 부전 감시 장비(Oxygen Supply Pressure Failure Safety Devices)

구형 마취기에서는 산소와 아신화질소 공급원이 독립적인 구조물로 존재하며, 공기역학적 혹은 기계적인 접촉면이 없었다. 따라서 돌발적이거나 감지 불가능한 산소 공급압 부전에 의해서 저산소 혼합가스를 환자에게 공급할 가능성이 상존했었다. 2000 ASTM F1850-00 standard는 다음과 같은 기준을 제사하였다; "마취 가스 공급기는 제조사가 지시한 최소 기준 이하로 산소 공급압이 감소하더라도 공통가스배출구로 전달되는 산소의 농도는 19%이하로 감소해서는 안 된다." 최신 마취기는 산소압이 감소함에 의하여 저산소 혼합가스를 전달하는 위험을 최소화 시키기 위하여 일련의 연쇄 반응을 일으키는 안전 장치를 구비하고 있다.

가. 기체/전자 경보 장치(Pneumatic and Electronic Alarm Devices)

대부분의 구형 마취기는 30 psig 의 미리 정해진 역치압 이하로 산소압이 감소하면 경보음을 발하는 공기역학적 경보장치를 가지고 있다. 2000 ASTM F1850-00 standard는 산소압이 제조사가 지정한 역치압 이하로 감소하면 5초 이내에 활성화 되는 우선순위 경보기(medium-priority alarm)의 장착을 의무화 하였다. 이 권고안을 충족시키기 위하여 최근에는 전자 경보기가 사용되고 있다.

나. 안전제어판(Fail-safe valves)

안전제어판은 산소를 제외한 각각의 유량계의 가스 공급 선에 장치되어있다. 안전제어판에 의하여 산소 공급압이 감소하면 다른 모든 가스의 공급압은 차단되거나 산소 공급압 감소에 비례하여 감소한다. 그러나 "제어판"이 주는 의미와 같이 안전제어판이 저산소 혼합 가스가 환자에게 전달되는 것을 완전히 예방하는 것은 아니다. 정상적으로 작동하는 마취기라도 유량 비례 시스템이 없거나 사용자

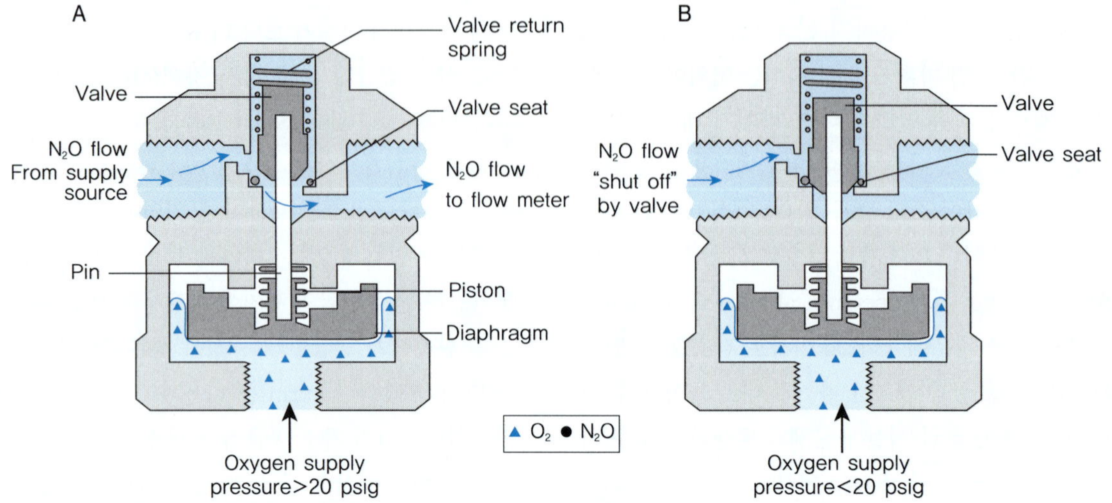

그림 8-7 **압력 감지 차단판(Pressure sensor shut-off valve). A는 산소 공급압이 20 psig의 역치압 보다 크기 때문에 판이 개방되어 있는 것을 보여 준다. B는 부적절한 산소압 때문에 닫혀있다.**

가 작동을 중지시켜 놓으면 저산소 혼합기체가 환자에게 전달될 수 있다. 이런 마취기에서는 의도적 혹은 사고로 산소 유량 조절 밸브가 잠길 수 있다.[1,2)]

압력 감지 차단판으로 알려진 안전 제어판은 대부분의 Datex-Ohmeda 마취기에 장착되어 있다(그림 8-7). 이 차단판은 역치에 의해서 움직이므로 열리거나 닫히는 운동을 한다. 산소 공급압이 차단판을 열고 차단판의 회귀 스프링이 판을 차단한다. 그림 8-7은 역치가 20 psig 인 아산화질소 압력 감지 차단판을 보여주고 있다. 그림 8-7A에서는 20 psig 이상의 산소 공급압이 유동성 격막에 전달되고 있다. 이 압력이 피스톤과 핀을 위로 밀어 올려서 차단판을 개방하고 있다. 그림 8-7B는 산소 공급압이 20 psig 이하인 경우이다. 이 경우 차단판의 회귀 스프링이 차단판을 완전히 차단하고 있다.[2)] 아산화질소의 흐름은 안전제어판이 닫힘에 의해서 차단되어 유량 조절판으로 더 이상의 아산화질소는 흘러 들어가지 않는다.

North American Dräger는 산소부전 방지기(oxygen failure protection device, OFPD)라는 제어판을 사용하고 있는데, 이 제어판에서는 산소압이 아산화질소나 다른 불활성 기체압과 조화를 이루고 있다. 역치를 이용한 Datex-Ohmeda사의 산소 압력 감지 차단판과 달리 OFPD는 비례 원리를 차용하고 있다. OFPD에 의해서 조절되는 모든 기체의 압력은 산소압이 감소함에 따라 비례적으로 감소한다. OFPD는 용수철 적재 피스톤(spring-loaded piston)이 연결된 주둥이 안장 조립(seat nozzle assembly)으로 구성되어있다(그림 8-8). 그림 8-8에서 좌측 도판의 산소 공급압은 50 psig 이다. 이 압력에 의해서 피스톤이 상방으로 움직이면 주둥이(nozzle)가 판 안장(valve seat)에서 떨어진다. 50 psig 의 압력으로 아산화질소는 단독으로 혹은 다른 가스와 혼합되어 유량 조절 밸브로 진행한다. 우측 도판의 산소압은 0이다. 이 경우 용수철은 팽창해서 주둥이가 판안장에 안착되고 이 장비 안으로 어떠한 가스의 흐름도 차단 된다. 중앙 도판은 25 psig 의 중간 산소압일 경우이다. 용수철 팽창력은 부분적으로 밸브를 폐쇄시킨다. 유량 조절 밸브로 전달되는 아산화질소의 압력은 25 psig이다. 이 양극단의 산소압 (0~50 psig) 사이에 연속적인 중간 형태의 압력이 OFPD의 비례성 이라는 성질에 의해서

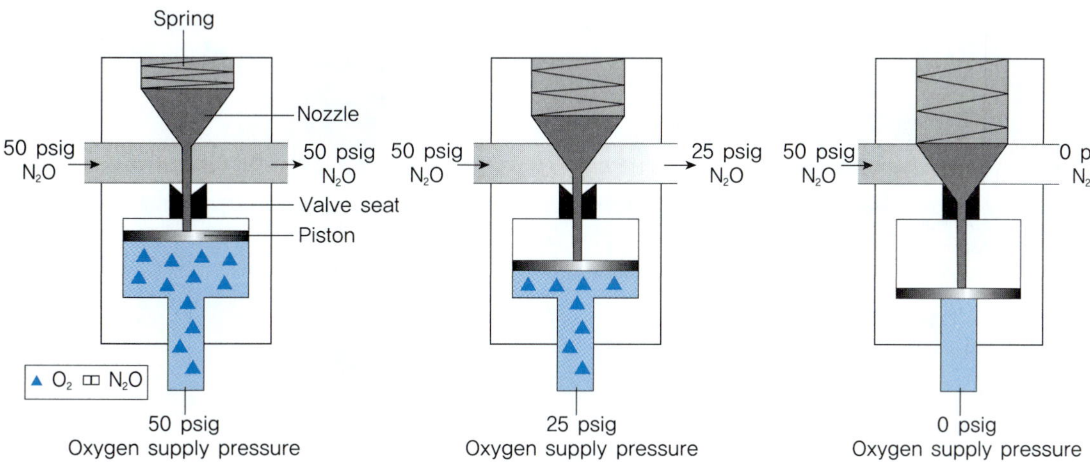

그림 8-8 산소 공급 부전 방지 장치

존재 가능하다. 즉, 안전 제어판이라는 장치에서 중요한 점은 Datex-Ohmeda 압력 감지 차단판은 역치(all or nothing)의 원리를 사용하였다는 점이고 Dräger OFPD는 가변 유량식 비례 시스템을 사용하였다는 점이다.

다. 2단계 산소압 조절기(Second-Stage Oxygen Pressure Regulator)

대부분의 최신 Datex-Ohmeda 마취기들은 12~19 psig 의 특정 범위로 지정된 2단계 산소 조절기를 가지고 있어서 산소 공급압이 최소 임계 압력 이하 이더라도 산소 유량계의 흐름이 항상 일정하게 해 준다. Datex-Ohmeda 압력 감지 차단판은 산소압 부전이 생기더라도 마취기 내에 흐르는 기체는 항상 산소가 되게 하기 위해서 더 높은 임계 압력(20~30 psig)으로 세팅 되어 있다.

(3) 저압력 회로

① 유량계 조립(Flow Meter Assemblies)

유량계 조립(그림 8-9)은 공통가스 배출구로 가는 가스의 흐름을 정확히 측정하고 조절한다. 기존의 유리 유량계 조립에서는 유량 조절판(flow control valve)이 Thorpe 관으로 알려진 투명하고 점점 가늘어지는 유량관으로 진입하는 흐름의 총량을 제한한다. 관 내의 유동성 지시자가 연과 유량 조절판에 흐

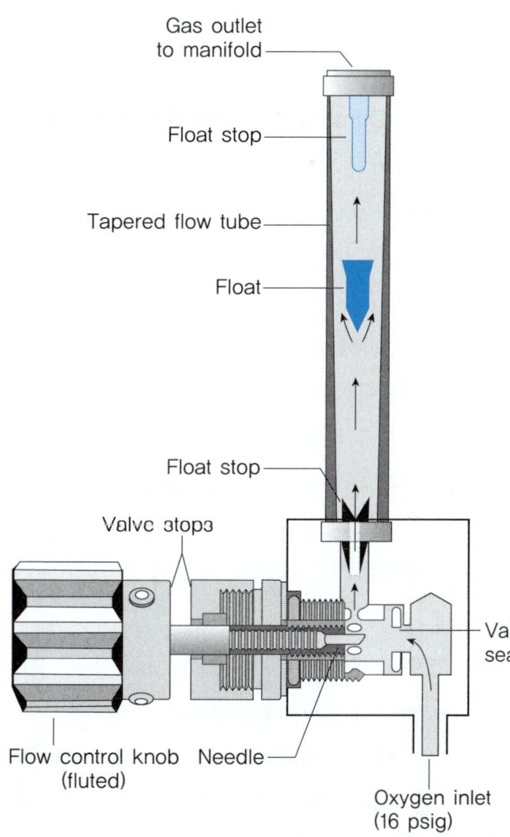

그림 8-9 산소 유량계 조립

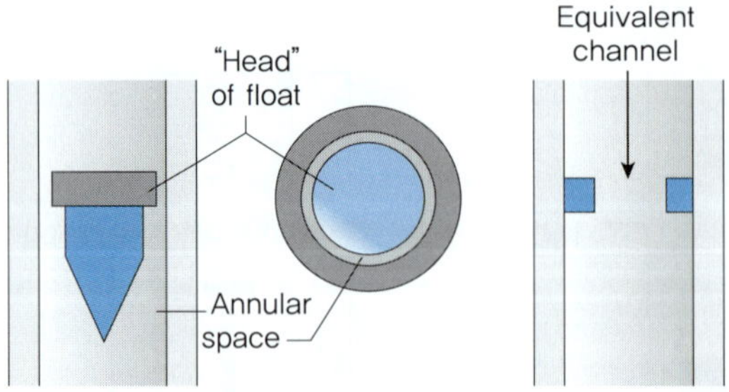

그림 8-10 윤상공간
부표 머리와 유량관 사이의 공간이 윤상 공간이다.

르는 유량을 표시해 준다. 유동량은 유량관에 있는 눈금을 통해서 알 수 있다.[1,2] 몇몇 최신 마취기는 개개 기체의 흐름을 측정하는 전자 유동 감지기가 기존의 유리 유량관을 대신하고 있다. 이 유속 자료는 숫자, 도표 또는 양쪽 모두의 형태로 마취과 의사에게 제공 된다. 만약 컴퓨터화 된 마취 기록 저장 시스템(computerized anesthesia record-keeping systems)과 같이 마취기가 완전히 마취 정보 포획 시스템(anesthesia data-capturing systems)과 통합 되려면 마취기의 발전 과정에서 전자 유량계의 도입은 필연적인 요소이다.

가. 유량계의 작동 원리

유량 조절판을 열면 유량관과 부표 사이의 윤상 공간(annular space)으로 기체가 유입된다(그림 8-10). 일정한 유량에서 부표는 기체 흐름에 의해 생성된 상승 기류의 힘과 부표의 무게에 의해 생성된 하방 힘이 평형을 이루는 지점에서 자유롭게 떠있게 된다. 유량이 변화하면 부표는 관 내에서 새로운 평형이 이루어 지는 지점으로 이동한다. 이러한 원리에 의해 작동되는 유량계는 부표가 관 내에서 어느 위치에 있더라도 기체가 부표를 가로지를 때 감소하는 압력이 항상 일정하므로 고정압 유량계(*constant-pressure* flow meters)라고 한다.[1,8,10]

유량관은, 지름이 바닥에서 가장 작고 꼭대기에서 가장 큰, 점점 가늘어 지는 구조를 가지고 있다. 유량관의 내벽과 부표가 이루는 윤상 공간이 부표의

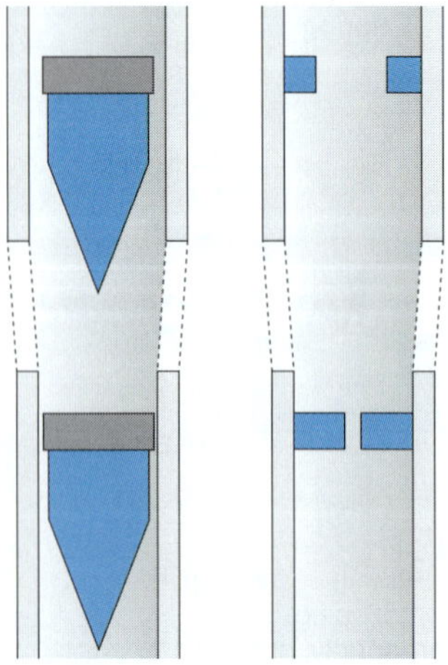

그림 8-11 유량관 구조

위치에 따라서 변화하기 때문에 변이성 구경(*variable orifice*)은 이런 형태의 구성을 명명하는 것이다. 부표에 의해 생성된 유량계 내의 협착을 지나는 기체의 흐름은 유속에 따라서 결기류(laminar) 또는 난기류(turbulent)가 된다(그림 8-11). 주어진 넓이의 협착을 통과하는 기체의 유속에 영향을 주는 기체의 특성은 점성(정기류)과 밀도(난기류)이다. 저 유속에서 윤상 공간은 관 모양이기 때문에 정기류가 형성되고 점성(*viscosity*)이 기체의 유속을 결정한다. 고 유속에서 윤상 공간은 구멍과 같은 역할을 하고 난기류는 기체의 밀도(*density*)에 전적으로 달려있다.[1,10]

나. 유량계 조립의 구성 요소

i) 유량 조절판 조립

유량 조절판(그림 8-9)은 유량 조절 손잡이(flow control knob), 바늘 판막(needle valve), 판막 안장(valve seat), 그리고 판막 멈춤 일조(a pair of valve stops)로 구성되어있다. 이 조립은 도관 공급원(50 psig)이나 2단계 압력 조절기에서 직접 기체를 공급 받는다. 판막 안장 내에서 바늘 판막의 위치는 유량 조절판 밸브의 조절에 따라 각기 다른 구경을 이루기 위해서 변한다. 기체의 흐름은 유량 조절 밸브가 반시계 방향으로 돌아가면 증가하고 시계 방향으로

돌아가면 감소한다. 시계 방향으로 밸브를 끝까지 돌리면 바늘 판막과 판막 안장에 손상을 줄 수 있기 때문에 유량 조절 밸브에는 판막 멈춤 이라는 구조물이 있다.[2]

- 안전 장치 : 최신 유량 조절 밸브 조립은 수많은 안전 장치를 구비하고 있다. 산소 유량 조절 손잡이는 다른 기체의 손잡이와 형태적으로 차이가 난다. 산소 손잡이는 다른 기체 조절 손잡이보다 직경이 크고 더 많이 튀어 나와 있으며 구별이 분명한 세로 홈이 있다. 모든 손잡이는 해당 기체에 지정되어 있는 색체로 채색 되어 있으며, 기체의 화학 구조식이나 이름이 새겨져 있다. 유량 조절 손잡이는 이미 지정된 위치에서 갑자기 변동 되는 것을 최소화하기 위해서 장애물이나 방패로 보호되거나 우묵 파진 곳에 위치하고 있다. 만약 한가지 기체가 두 개의 유량관을 통해 흐르게 되더라도 관은 일렬로 배치 되거나 단일 유량 조절 밸브에 의해서 조절 된다.[11]

ii) 유량계 조립

유량계 조립(그림 8-9)은 유량관(flow tube), 부표 멈춤 장치를 가진 지시 부표(indicator float with float stops), 그리고 지시 척도(indicator scale)로 구성 된다.[1]

- 유량관 : 최신 유량관은 유리로 만들어진다. 대부분은 끝이 뾰족한 모양인데 내경이 바닥에서 꼭대기로 갈수록 증가한다. 제조사는 산소와 아산화질소에 이중 유량관을 채택하여 저유량 마취시에 시각적인 확인을 용이하게 하였다. 미세 유량관은 200에서 1 L/min의 유량을 지시하고 있으며, 굵은 유량관은 1에서 10 또는 20 L/min의 유량을 지시한다. 두개의 관은 일렬로 배치되어 연결 되어 있으며 단일 조절 밸브에 의해서 기체가 공급된다.

- 지시 부표와 부표 멈춤(INDICATOR FLOATS AND FLOAT STOPS); 마취기는 다양한 형태의 부표나 얼레(bobbins)를 사용하고 있다. 수직 부동(浮動)(plumb-bob) 부표에서 유량은 부표의 꼭대기에서 측정 되며, 공 타입의 부표에서는 부표의 중심에서 유량을 측정한다.[1] 유량관은 바닥과 꼭대기에 부표 멈춤을 장착하고 있다. 상방 멈춤은 부표가 관 위까지 올라가서 배출구를 틀어 막는 것을 방지 하며 최대 유속일 때도 부표가 잘 보이도록 도와 준다. 바닥 멈춤은 유량 조절 밸브를 잠궜을 때 부표가 안착할 수 있는 장소를 제공해 준다.[1,2]

- 단위 : 유량계 단위는 유량관 위에 직접 표시하거나 관의 오른쪽에 표시한다.[11] 유량관에 표시된 단위는 일정한 간격으로 배열 되어 있지 않다. 실제 유량에 상응하는 단위는 관의 상방이 하방 보다 더 촘촘 한데 이는 관의 내경이 바닥에서 꼭대기로 증가함에 따라 증가하는 것 보다 윤상 공간이 더 빨리 바닥에서 꼭대기로 감에 따라 더 빨리 증가하기 때문이다. 이런 압축 효과를 최소화하기 위해서 공 형태의 지시계를 사용하는 일부 유량관에서는 이랑 도표(Rib guides)를 사용하고 있다. 보통 관의 내부 원주를 둘러서 세 개의 이랑도표가 위치하고 있다. 이랑 도표가 존재함으로 해서 바닥에서 꼭대기까지의 윤상 공간이 유량관과 거의 동일하게 비례적으로 증가한다. 따라서 거의 일정한 단위 매김이 가능하게 된다.[1] Dräger 마취기 유량관에는 이랑 도표가 사용되고 있다.

다. 유량계의 문제점

i) 누출

유량계는 산소 분석기를 제외하고는 마취기의 다른 안전 장치 보다 하류에 위치하고 있기 때문에 유량계 누출은 실제적인 위험 요소이다.[12] 누출은 마취기의 가장 깨지기 쉬운 기체 구성 요소에서 자주 발생하는데 주된 발생 장소는 유리 유량관과 금속 다기관 사이의 O-ring 접경부, 유리 유량관의 갈라진 금이나 파손 부위이다. 유리 유량관의 육안적 손상은 확연하지만, 갈라진 틈이나 깨진 조각은 간과하기 쉬워서 환자에게 전달되는 기체에 문제가 발생하기도 한다.[13]

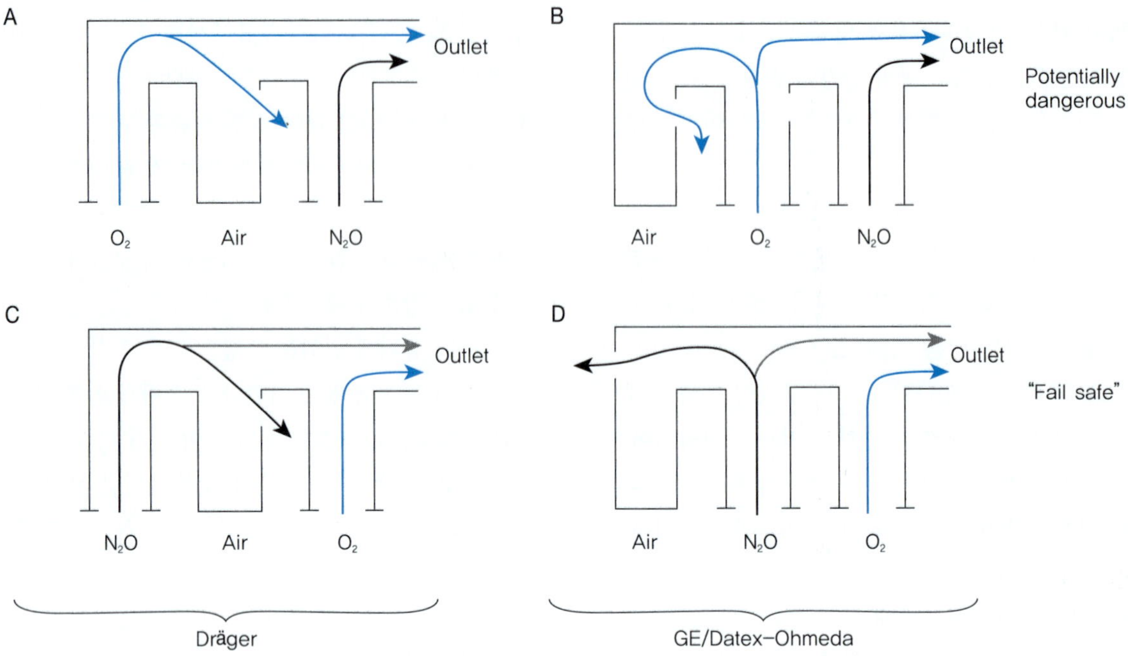

그림 8-12 유량계의 순서는 저산소증의 잠재적인 원인이다. 유량계 누출 발생 시 아산화질소가 하류에 위치 해 있을 시 잠재적으로 매우 위험한 배열이다 (A, B). 가장 안전한 구조는 산소가 하류에 위치하는 것이다. (C, D)

산소 유량계 누출이 발생 했을 때 산소 유량계가 다른 가스들 보다 더 하류에 위치 한다면 저산소 혼합이 발생할 가능성은 줄어든다.[10] 그림 8-12에서 사용하고 있지 않는 소기 유량계에서 다량의 누출이 발생하였다. 아산화질소와 산소의 유속은 3:1의 비율이다. 아산화질소가 하류에 위치하고 있기 때문에 그림 8-12 A와 B는 잠재적으로 위험한 배열이다. 상당한 양의 산소가 누출구를 통하여 빠져 나가고 모든 아산화질소가 공통가스배출구로 흘러 가므로 저산소 혼합이 발생한다. 더 안전한 형태가 그림 8-12 C와 D다. 산소 유량계는 하류에 위치하고 있다. 아산화질소의 일부분이 누출구를 통하여 빠져 나가고 나머지가 공통가스배출구를 향해 흘러간다. 모든 산소는 아산화질소와 같이 나아가기 때문에 저산소 혼합이 발생할 가능성은 줄어든다.[14] Dräger 사의 유량계는 그림 8-12 C의 형태이고, Datex-Ohmeda 사의 유량계는 그림 8-12 D의 형태이다.

산소가 하류에 위치하고 있더라도 아산화질소의

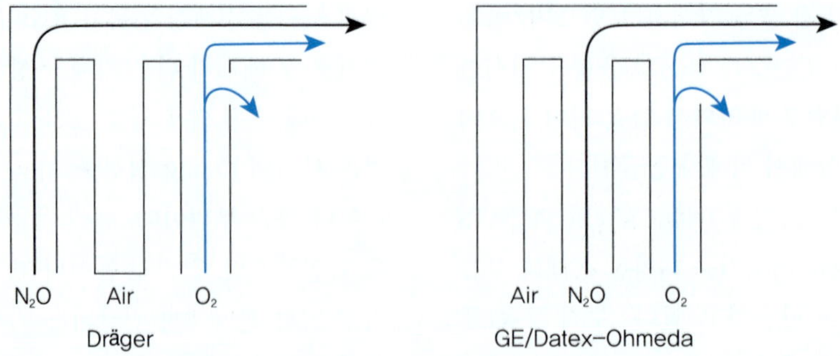

그림 8-13 유량계의 배열과 상관없이 산소가 유량계에서 누출되면 저산소 혼합이 발생한다.

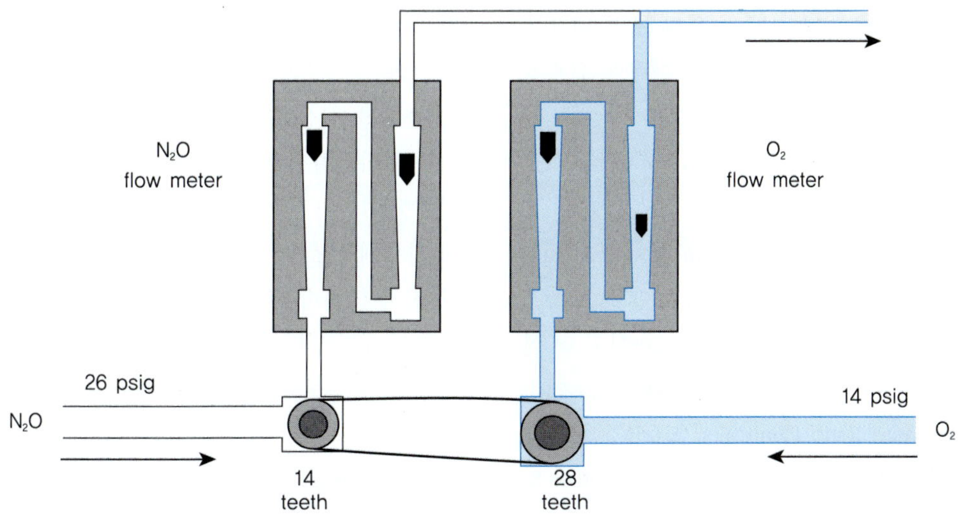

그림 8-14 Ohmeda Link-25 Proportion-Limiting Control system

비율이 산소 보다 매우 높다면 산소 유량계 누출에 의한 저산소 혼합의 발생이 생길 수 있다(그림 8-13).[12-3)]

ii) 부정확

유량 측정 실책은 유량계의 모든 구성 요소가 정상이어도 발생할 수 있다. 먼지나 정전기가 부표를 고정 시킬 수 있다. 따라서 실제 유량은 유량계가 가리키는 것 보다 적거나 많을 수 있다. 윤상 공간이 적은 저유량에서는 지시 부표 고정 현상이 더 자주 발생한다. 부표 손상은 부표와 유량관 사이의 관계를 변화시키기 때문에 부정확한 측정을 야기할 수 있다. 호흡 회로로부터의 역압(Backpressure)은 부표를 강하 시켜서 실제 유량 보다 더 적게 유량이 측정 되게 할 수 있다. 마지막으로 유량계가 수직으로 서 있지 않다면 경사가 윤상 공간을 왜곡 시켜서 측정이 부정확 할 수 있다.[13)]

② 비례체계 proportioning systems

제조사들은 저산소 혼합이 생성되어 환자에게 전달되는 것을 방지 하고자 마취기에 비례체계를 장착 시켰다. 아산화질소와 산소는 공통가스분출구에서 산소의 농도가 적어도 23% 또는 25%가 되도록 기계적으로나 기체 역학적으로 연결되어 있다.

가. Datex-Ohmeda사의 Link-25 Proportion-Limiting Control System

Datex-Ohmeda 마취기는 Link-25 system을 사용하고 있다. 이 시스템의 핵심은 산소와 아산화질소 유량 조절판을 기계적으로 통합하여, 각각의 밸브는 독립적인 조절이 가능하지만, 자동적으로 아산화질소-산소 유량 비가 최대한 3:1이 넘지 않도록 하여 최소산소 농도가 25% 이상이 되도록 조정한다. Link-25는 자동적으로 저산소 혼합이 환자에게 전달 되지 않도록 산소의 유량을 증가 시킨다. 그림 8-14는 Datex-Ohmeda사의 Link-25 system을 보여주고 있다. 아산화질소와 산소의 유량 조절 밸브는 동일하게 생겼다. 14개의 이빨이 달린 톱니바퀴가 아산화질소 유량 조절 밸브에 달려 있고 산소 유량 조절 밸브에는 28개의 이빨이 달린 톱니 바퀴가 달려있다. 쇠사슬이 이 두 개의 톱니바퀴를 연결하고 있는데, 아산화질 유량 조절 밸브가 두 번 회전하면, 즉 톱니바퀴 이빨이 28번 선회하면, 톱니장치 비가 2:1이기 때문에 산소 유량 조절 밸브가 한 번 선회하게 된다. 아산화질소 유량 조절 밸브는 약 26 psig

의 압력을 공급 받고 있고 산소 유량 조절 밸브는 약 14 psig의 압력을 공급 받고 있기 때문에 최종적인 유량 비는 3:1이 된다.

나. Dräger사의 Oxygen Ratio Monitor Controller/ Sensitive Oxygen Ratio Controller System

Dräger사의 proportioning system (Oxygen Ratio Monitor Controller, ORMC)은 Narkomed 2A, 2B, 3, 그리고 4 series에 사용 되고 있다. Dräger사의 더 신형 기종인 Fabius GS나 Narkomed 6000 series에는 Sensitive Oxygen Ratio Controller (S-ORC)라고 명명된 비슷한 시스템이 사용 되고 있다. ORMC와 S-ORC는 신선 가스 산소 농도가 최소한 25% ± 3%이상을 유지 할 수 있도록 고안된 산소-아산화질소 기체 연동 장치 이다. 이 장치는 산소 유량이 1 L/min 이하 이더라도 신선 가스 산소 농도가 25% 이상을 유지 할 수 있도록 해 준다. ORMC과 S-ORC는 저산소 혼합이 전달되는 것을 방지하기 위하여 아산화질소의 흐름을 제한 하는데 이는 산소의 흐름을 능동적으로 증가시키는 Datex-Ohmeda Link-25와 다른 점이다.

그림 8-15는 ORMC가 산소 격실, 아산화질소 격실, 그리고 아산화질소 종속 조절판으로 구성 되어 있으며, 이 세 구조물이 유동 수평 자루(mobile horizontal shaft)에 의해서 서로 연결되어 있는 것을 보여 주고 있다. 산소와 아산화질소 유량계에서 이 기구로 기체의 유입이 발생한다. 유량계는 유량 조절판의 하류에 저항기가 위치한다는 점이 특이하다. 저항기는 산소 격실과 아산화질소 격실로 역압(backpressure)을 생성한다. 산소 유량관의 저항 값은 아산화질소 유량관의 저항 값보다 3~4배 크다. 이 상대적인 저항 값에 의해서 신선 가스 산소 농도가 결정 된다. 산소와 아산화질소 격실의 역압이 유동 수평 자루와 연결 된 고무 가로막을 밀어서 움직이게 한다. 자루의 움직임이 아산화질소 종속 조절판을 조절하고 이에 의해서 아산화질소 유량 조절판에 아산화질소가 공급된다.

만약 산소의 압력이 비례적으로 아산화질소 보다 높다면, 아산화질소 종속 조절판이 활짝 열려서 다량의 아산화질소가 통과할 수 있다. 수동 조작에 의해서 아산화질소 유량이 증가하면, 아산화질소압이 자루에 산소 격실 쪽으로의 힘을 전달해서 밸브가 점차 닫히게 되고 유량계로 가는 아산화질소의 흐름이 제한 된다.

그림 8-15는 여러 가지 경우에 ORMC/S-ORC의 작동 방식을 설명한 그림이다. 위의 그림에서 산소 가로막에 작용하는 역압이 아산화질소에 작용하는 역압 보다 크면 수평 자루가 좌측으로 움직이게 한다. 따라서 아산화질소 종속 밸브가 개방 된다. 밸브가 개방 되면 아산화질소는 유량 조절판으로 흐르고 결국 유량계로 흘러 들어가게 된다. 아래 그림에서 부적절한 산소 역압에 의해서 아산화질소 종속 밸브가 닫혀 있다.[2)]

요약하자면, 신선 가스 산소 농도를 25% 이상으로 유지 시키기 위해 적극적으로 산소 유량을 증가시키는 Datex-Ohmeda Link-25 system 에 비하여 Dräger ORMC/S-ORC은 산소 농도가 25% 이하의 혼합 가스가 전달 되는 것을 방지 하기 위하여 아산화질소의 흐름을 제한 한다.

다. 한계점

Proportioning system은 완벽히 안전한 것은 아니다. 다음의 기술들은 저산소 혼합이 전달될 수 있는 상황들을 간략히 정리해 놓은 것이다.

i) 잘못된 기체 연결 : Datex-Ohmeda Link-25나 Dräger ORMC/S-ORC도 산소 도관에 산소 이외의 다른 기체가 연결 되면 오작동 할 수 있다. Link-25 system에서는 산소와 아산화질소 유량 조절판은 기계적으로 지속적으로 연결 되어 있으므로 저산소 혼합이 공통 가스 배출구로 전달 된다. Dräger ORMC/S-ORC의 경우, 산소의 고무 가로막이 비록 부정확한 가스에 의한 압력이라도 산소 쪽에서 오

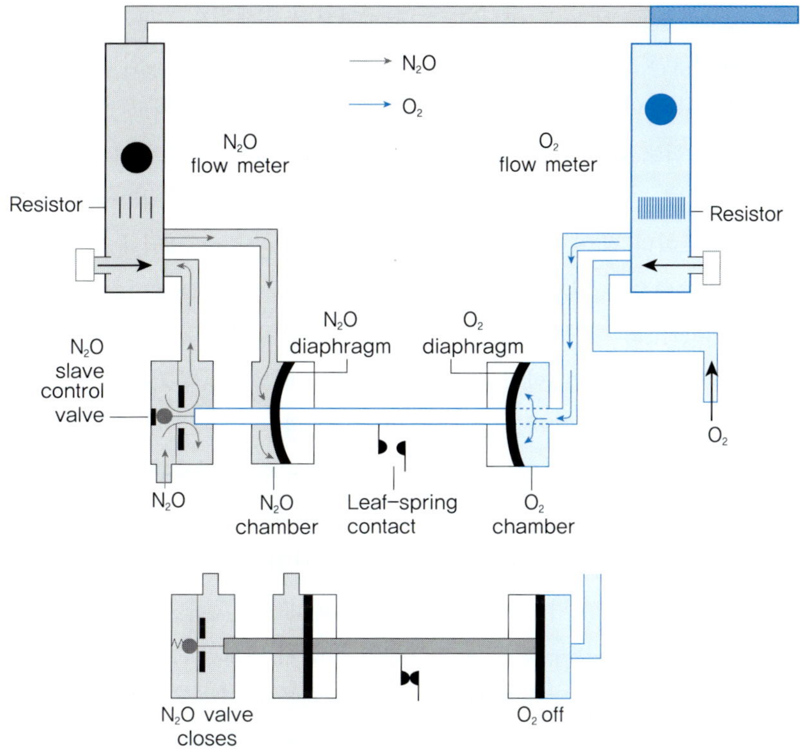

그림 8-15 North American Drager Oxygen Ratio Monitor Controller

는 압력이라면 적절한 압력이 전달 된다고 판단하기 때문에 부적절한 기체와 아산화질소 혼합이 일어나게 된다. 따라서 산소 분석기가 두 마취기 모두에서 이런 상황을 조기 감지하는데 중요한 역할을 하는 감시장치가 된다.

ii) 기계적 손상(Defective Pneumatics or Mechanics) : Datex-Ohmeda Link-25와 Dräger ORMC/S-ORC의 정상적인 작동은 기체역학적 혹은 기계적인 완벽성을 전제로 하고 있다.[15] Datex-Ohmeda system에서 기체역학적 완벽은 2단계 조절기의 정상 작동을 의미한다. 조절기가 정확하지 않다면 산소-아산화질소 비가 3:1이 아닌 다른 비가 될 것이다. 두 개의 톱니바퀴를 연결하는 쇠사슬은 손상을 입어서는 안 되는데, 쇠사슬이 절단 되거나 파손 되면 아산화질소 농도가 97%까지 증가할 수 있다.[16] Dräger system에서는 ORMC에 적절한 압력을 공급하기 위해서 OFPD 작동이 중요하다. 고무 가로막, 유량관 저항기, 아산화질소 종속 조절판 등과 같은 ORMC/S-ORC의 기계적 부위도 마찬가지로 손상이 되어서는 안 된다.

iii) 하류에서 누출 : ORMC/S-ORC과 Link-25은 유량 조절판 레벨에서 작동한다. 산소 유량관의 파손과 같이 이 기기들 보다 하류에서 누출이 발생하면 공통 가스배출구로 저산소 혼합이 전달된다. 이런 경우에 산소는 누출구를 통하여 대부분 방출 되고 환자에게 전달되는 기체는 주로 아산화질소이다. 산소 감시기와 통합 다기체 분석기(integrated multigas analyzer)는 이런 문제를 감지할 수 있는 유일한 마취기 안전 장비이다.[12] Dräger사는 이런 누출을 미리 발견하기 위해서 마취 전 양압 누출 시험(positive-pressure leak test)과 음압 누출 시험(negative-pressure leak test)을 모든 장비에서 시행하도록 권고하고 있다. Datex-Ohmeda 사는 공통 가스 배출구에 역류 방지판이 있으므로 마취 전 음압 누출 시험(negative-pressure leak test)을 대부분 권고하고 있다.

iii) 불활성 기체 투여 : 헬륨이나 질소, 이산화탄소 같은 불활성의 기체, 헬륨의 주입은 현재 마취기의 proportioning systems이 산소와 아산화질소만을 연결하고 있기 때문에 저산소 혼합을 유발할 수 있다.[17] 만약 마취의가 불활성 기체를 사용하고 싶다면 산소 분석기는 필수 요소이다.

③ 산소 분출판(Oxygen Flush Valve)

산소 분출판은 산소 고압 회로와 저압 회로를 직접적으로 연결 시킨다. 산소 분출판에서 나온 가스는 기화기 하류의 저압 회로로 들어간다. 무엇 보다 중요한 점은 Datex-Ohmeda사 마취기의 역류 방지판 하류로 유입된다는 점이다. 스프링 적하(spring-loaded) 산소 분출판은 조작자가 산소 분출 버튼을 누르기 전까지는 닫혀진 상태로 남아 있는다. 산소 분출판의 발동은 호흡 회로에 35에서 75 L/min의 속도로 100% 산소를 전달한다.[1]

산소 분출판은 다음과 같은 경우에 jet ventilation에 적합한 고압 산소 공급원으로 쓰일 수 있다; (1) 마취기에 기화기와 산소 분출판 사이에 일방향 역류 방지판이 있는 경우, (2) 분출구 역류 방지판 상류에 있어야 하는 양압 안전판(relief valve)이 기화기 하류에 있는 경우. Ohmeda Modulus II는 이러한 일방향 역류 방지판을 가지고 있고 양압 안전판이 역류 방지판 상류에 있기 때문에 50 psig 정도의 고압에서 공통가스분출구로 35에서 75 L/min의 속도로 산소 유속이 전달 된다. 이와 반대로 Ohmeda Modulus II Plus와 일부 Ohmeda Excel 마취기는 적절한 jet ventilation 산소 공급원이 될 수 없다. 역류 방지판이 없는 Ohmeda Modulus II Plus에서 일부 산소 흐름은 산소 분출판에서 상류에 위치한 내부 안전판으로 역행적으로 흘러 들어가기 때문에 공통가스분출구에 단지 7 psig의 압력을 전달할 수 있다. 일방 역류 방지판을 가지고 있는 Ohmeda Excel 210 양압 안전판 또한 역류 방지판 하류에 위치하고 있기 때문에 jet ventilation에 적합하지 않다. Narkomed 2A(분출구 역류 방지판을 가지고 있지 않다) 같은 구형 Dräger 마취기에서는 일부 압력이 기화기에 위치한 압력 안전판을 통해서 역행적으로 배출 되기 때문에 공통가스분출구로 18 psig의 압력이 전달된다.[18]

지금까지 산소 분출판에 관한 위험성에 관한 보고들이 이루어졌다. 결함이 있거나 손상 받은 밸브는 완전 개방 위치에 고정돼서 압력 손상(barotraumas)을 일으킬 수 있다.[19] 부분적 개방 위치에 고정된 밸브는 부적절한 밸브에서 흘러 오는 산소의 흐름에 의해서 흡입 마취제가 희석 되므로 환자의 각성을 유발할 수 있다.[20] 정상적으로 작동하는 산소 분출판이더라도 부적절하게 사용하면 문제를 야기할 수 있다. 수술 중에 과도한 산소 분출은 흡입 마취제를 희석시킬 수 있다. 양압 환기의 흡기 도중에 산소 분출은 마취기가 신선가스 비동조화(decoupling)가 되어있지 않거나 마취기의 흡입압 한정기(limiter)가 적절히 조절되어 있지 않다면 압력 손상(barotraumas)을 일으킬 수 있다. 신선가스 비동조화가 되어 있는 마취기들(Dräger Narkomed 6000 series, Julian, Fabius GS, 그리고 Datascope Anestar)은 부적절한 산소 분출판 사용으로 인한 압력손상이 발생할 가능성이 구조적으로 매우 낮다고 할 수 있다. 이 마취기들은 환자의 폐에 전달 되는 일회 호흡량(tidal volume)이 유량계나 산소 분출판에서 오는 신선가스 유량과 물리적으로 분리 되어있다. 기존 마취기의 호흡 회로에서 기계 환기 흡기 시 과도한 압력이 발생해도 압력의 방출이 불가능 했다. 이는 압력 안전판이 닫혀 있고 APL이 닫혀 있거나 회로 바깥에 존재하기 때문이

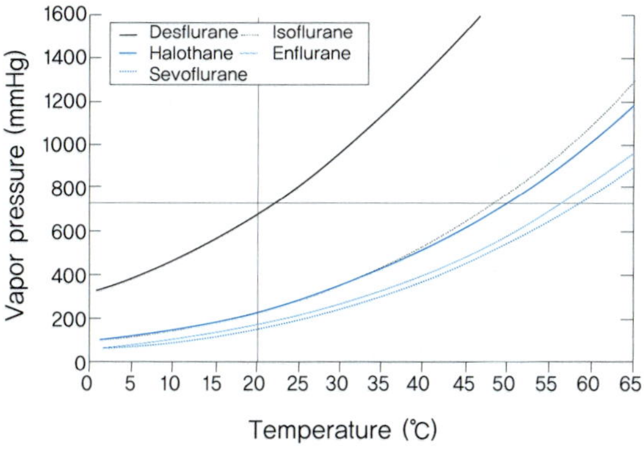

그림 8-16 기화압-온도 곡선

다.[21] Datex-Ohmeda사의 S/5 ADU나 Aestiva 마취기 회로에서는 통합 변동 압력 제한기(integrated adjustable pressure limiter)를 사용하고 있다. 이 기기가 적절히 조절 되면 이는 APL 밸브와 같이 동작하여 최고압을 안전역 이하로 제한하고 압력 손상의 가능성을 줄여 준다.

일부 매우 오래된 마취기는 공통가스분출구 하류에 독립적인 기화기를 채용하고 있다. 이 마취기에서 산소 분출은 환자에게 다량의 흡입마취제를 전달할 수 있다. 저압 회로 누출을 체크하기 위해 술전 검사를 시행 시 산소 분출을 부적절히 사용하면 특히 Datex-Ohmeda사 마취기와 같이 공통분출구에 일방 역류방지판을 사용하는 마취기에서 잘못된 결론을 유도 할 수 있다.[22] 호흡 회로에서 오는 역압이 일방 역류방지판을 완전히 폐쇄 시키기 때문에 중요한 저압 회로 누출은 누출 검사에서 발견 되지 않을 수 있다.

④ 기화기(Vaporizers)

가. 물리(Physics)

i) 증기압

현재 쓰이고 있는 휘발성 마취제는 20℃ 이하의 기온에서 액체 상태로 존재한다. 휘발성 액체가 밀폐 용기 내에 있을 때, 증기상(vapor phase)의 분자 수가 일정하게 될 때까지 액상(liquid phase)의 분자는 증기상으로 변화한다. 증기상의 분자들은 용기의 벽을 입자로 충격을 가하고 포화 증기압(*saturated vapor pressure*)으로 알려진 압력을 생성한다. 기온이 증가 할수록 더 많은 분자들이 증기상으로 변화하고 증기압은 증가한다(그림 8-16). 증기압은 대기압에 독립적이고 액체의 온도나 물리적 성질에만 달려 있다. 액체의 비등점은 증기압과 대기압이 평형을 이루는 온도로 정의 된다.[23-5] 760 mmHg에서 desflurane, isoflurane, halothane, enflurane, sevoflurane의 비등점은 각각 대략 22.8℃, 48.5℃, 50.2℃, 56.5℃, 58.5℃이다. 다른 흡입 마취제와 달리 desflurane은 소아 환자나 화상 환자를 마취하는 임상 상황에서 마주칠 수 있는 온도에서 끓는(비등)다. 이런 독특한 물리적 성질 때문에 desflurane 사용을 위해서는 특별히 고안된 기화기가 필요하다.

ii) 기화기 잠열(潛熱, Latent Heat of Vaporization)

분자가 액상에서 기체상으로 전환될 때 액체 분자들이 응집하는 경향이 있기 때문에 에너지가 소모된다. 기화기 잠열은 단위 액체가 증기로 변화하는데 소모되는 에너지의 총량으로 정의 된다. 더 정확히 정의 하자면, 기온의 변화 없이 1g의 액체가 증기로 변화하는데 요구 되는 열량이다. 기화에 필요한 에너지는 액체 자체나 외부 공급원에서 조달 되어야만 한다. 외부 에너지 공급원이 없는 상태에서 기화 도중 액체 온도는 감소하게 된다. 이 에너지 손실은 남아 있는 액체의 온도를 심각하게 감소 시켜서 이후의 기화를 매우 저해 할 수도 있다.[23,25,26]

iii) 비열

일정 재료의 비열은 그 재료 1g의 온도를 1℃ 올리는데 필요한 열량이다.[23,25] 재료는 기체, 액체, 고체일 수 있다. 비열 개념은 다음의 두 가지 방식으로 기화기에 적용 되므로 기화기의 설계, 작동 그리고 구조에 중요하다. 첫째는, 기화 시에 열이 소모 되는데 일정한 온도를 유지하기 위해서 액체에 얼마의 열을 공급해야 하는지를 알려 주기 때문에 흡입마취제의

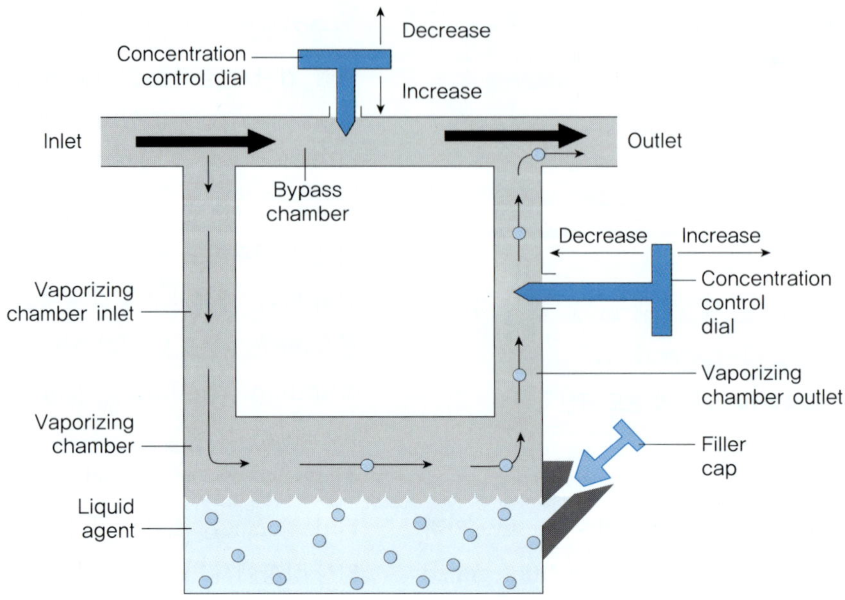

그림 8-17 일반적 가변성 우회 기화기

비열은 중요하다. 두번째로, 제조사가 기화와 연관된 온도 변화를 최소화 시키기 위해 높은 비열을 가진 기화기 구성 물질을 선택해야 하기 때문이다.

iii) 열전도율

열전도율은 특정 물질을 열이 통과하는 속도 단위이다. 열전도율이 높을수록 물질은 열 전달을 잘 한다.[25] 기화기는 비교적 열전도율이 높은 물질로 제조 되어서 내부 온도를 균일하게 유지할 수 있다.

나. 가변성 우회 기화기(Variable-Bypass Vaporizers)

Datex-Ohmeda사의 Tec 4, Tec 5, Tec 7과 Dräger 사의 Vapor 19.n and 20.n 기화기는 가변성 우회(variable-bypass), 상방흐름(flow-over), 온도 보정(temperature-compensated), 전용 마취제(agent-specific), 호흡회로 외부(out-of-breathing-circuit) 기화기로 분류 된다.[25] 우회란 기화기의 마취제 산출 농도를 조절하는 방법이다. 농도 조절 다이얼 세팅이 신선가스가 유량계에서 기화기 입구로 들어갈 때 우회 격실과 기화 격실을 흐르는 유량의 비율을 결정한다. 기화 격실로 들어온 기체는 액상 마취제에 흠뻑 젖은 심지계(wick system)를 흐르게 되고 결과적으로 마취제 증기와도 포화 상태에 이른다. 상방흐름은 기화 방식을 일컫는 말로 일부 구형 copper kettle-type 기화기에 채택된 bubble-through system 과는 상반된 방식이다. Tec 4, Tec 5, Tec 7과 Dräger Vapor 19.n, 20.n는 온도 보정 기화기로 세분류 된다. 이 기화기들은 자동 온도 보장 장치가 장착되어 있어서 아무리 작동 온도가 변하더라도 기화기 산출이 일정하게 유지 되도록 도와 준다. 각각의 마취기는 단일 마취제만 넣을 수 있도록 설계 되어 있고 호흡 회로 밖에 위치 해 있으므로 전용 마취제, 호흡 회로 외부 기화기이다. 가변성 우회로 기화기는 desflurane을 제외한 halothane, enflurane, isoflurane, sevoflurane을 환자에게 투약하는데 사용된다.

i) 기본 작동 원리

그림 8-17은 일반적인 가변성 우회로 기화기 도해이다. 기화기는 농도 조절 다이얼, 우회 격실, 기화 격실, 충전 입구(filler port), 충전 마개로 구성 되어있다. 조작자는 충전 입구를 통하여 기화 격실에

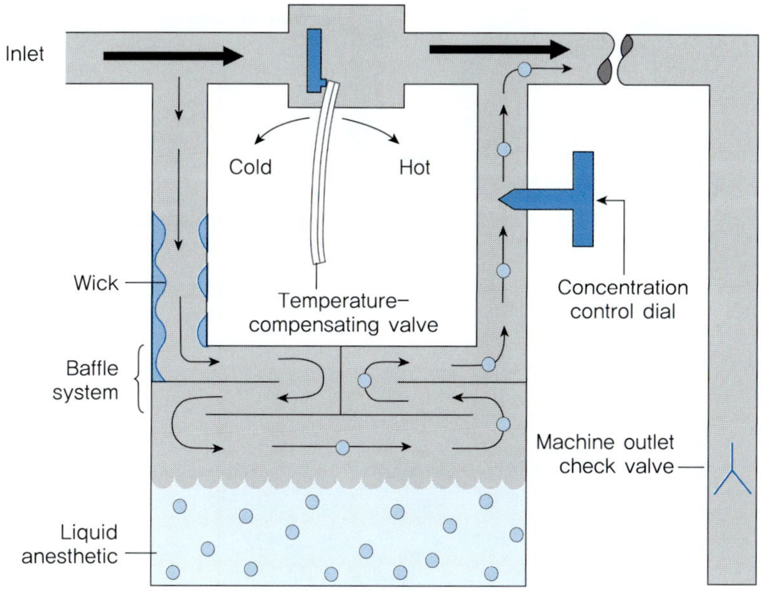

그림 8-18 Ohmeda Tec형 기화기 모식도

액상 마취제를 충전할 수 있다. 충전 최대 안전 수위는 충전 입구의 위치에 의하여 미리 계산 되어 있는데, 충전 입구는 마취제를 넘치도록 넣을 기회를 최소화하는 위치에 있다. 만약 기화기가 기울어지거나 넘치도록 충전 되면 액상 마취제는 우회 격실로 넘치게 된다. 이런 사건이 발생하면 기화 격실 유량과 우회 격실 유량이 모두 포화 마취 증기를 전달할 수 있어서 과용량 투약이 발생할 수 있다. 농도 조절 다이얼은 가변성 흐름 제한 장치로, 우회 격실에 위치하거나 기화 격실의 방출구에 위치 할 수 있다. 농도 조절 다이얼의 작용은 우회와 기화 격실을 흐르는 상대적 유속을 조절하는 것이다.

유량계에서 기화기 입구로 기체가 유입되면, 80% 이상이 곧바로 우회 격실로 들어가서 기화기의 방출구로 빠져나가고 20% 이하는 기화 격실로 유입된다. 개별 흡입 마취제의 온도와 증기압에 따라서 기화 격실에 들어간 신선 가스는 흡입 마취제의 특정 유량을 끌고 간다. 따라서 기화기에서 나오는 혼합가스는 우회 격실에서 나온 유량, 기화 격실에서 나온 유량, 마취 증기를 태우고 나온 유량의 합이다. 흡입 마취제의 최종 농도는 흡입 마취제 유량/신선 가스 총량이다.[25,27]

흡입 마취제의 증기압은 주위 온도에 영향을 받는다. 20℃에서 isoflurane의 증기압은 238 mmHg이지만 35℃에서는 증기압이 거의 두 배가 된다(450 mmHg). 가변성 우회 기화기는 주위 온도의 변화에 따른 보상 작용을 하는 내부 기전이 있다. 그림 8-18은 Datex-Ohmeda Tec 4의 온도 보정 밸브를 보여주는 그림이다. 주위 온도가 비교적 높으면, 수술 방 온도가 높을 때, 기화 격실 내의 증기압도 올라간다. 증가된 증기압을 보상하기 위하여 이중 금속 조각(bimetallic strip) 구조의 온도 보정 밸브가 우측으로 기운다. 이에 의하여 우회 격실로 흐름에 저항이 감소하고 우회 격실로 더 많은 유량이 유입되고 기화 격실로 더 적은 유량이 유입 된다. 이와 반대로 수술방이 추우면 기화 격실 내의 증기압은 감소한다. 증기압의 감소를 보상하기 위하여 이중 금속 조각이 좌측으로 기운다. 우회 격실로 가는 유량에 저항이

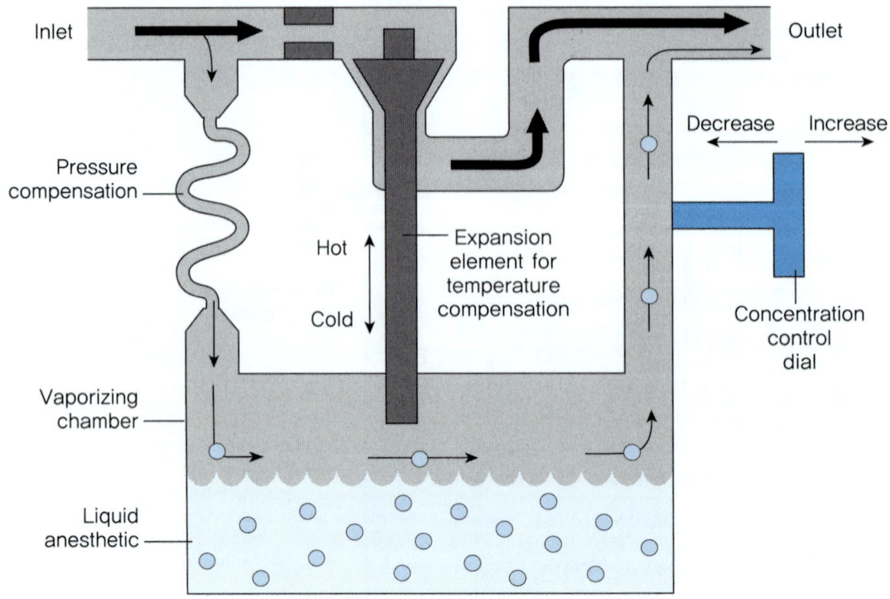

그림 8-19 Dräger Vapor 19.n 와 20.n 기화기 모식도

증가하여 기화 격실로 가는 유량이 증가하고 우회 격실로 가는 유량이 감소한다.

ii) 기화기 산출에 영향을 미치는 요소

만약 이상적인 기화기가 존재한다면, 고정된 다이얼 세팅하에서 기화기의 산출은 유속의 변화, 기온, 역압, 운반 기체(carrier gases)에 상관없이 일정할 것이다. 주변의 온도는 수시로 변화하고, 기체들과 기화기 자체의 물리적인 성질도 변할 수 있기 때문에 이상적인 기화기를 설계 하는 것은 매우 어려운 일이다.[27]

- 유속(Flow Rate) : 고정된 다이얼 세팅 하에서 기화기의 산출은 기화기를 흐르는 기체의 속도에 따라 변 할 수 있다. 이 변화는 극단적인 유속에서 주목할 만 하다. 모든 가변성 우회 기화기는 휘발성 흡입 마취제의 비교적 높은 밀도 때문에 저유속(〈250 mL/min)에서 다이얼의 세팅 보다 산출이 적다. 저유속에서는 기화 격실에 기화 분자를 위로 밀어 올리는 난기류가 불충분하게 생긴다. 15 L/min와 같은 극단적인 고유속에서 모든 가변성 우회 기화기는 다이얼의 세팅 보다 산출이 적다. 이는 기화 격실 내에서 운반기체 포화가 잘 이루어지지 않고 혼합도 불충분 하기 때문이다. 또한 우회 격실과 기화 격실이 저항으로 작용하는 성질도 유량이 증가함에 따라 변해서 기화기 산출 농도의 감소를 야기한다.[27]

- 온도 : 설계 기술의 발전에 힘입어 최신 온도 보정 기화기의 산출은 온도가 급격하게 변화하여도 거의 일정하다. 우회 격실 내의 자동 온도 보정 기전이 다양한 온도 조건 하에서 일정한 기화기 산출을 유지 하게 만들어 준다.[1] 앞서 언급한 온도 보정 장치 이외에 심지계가 기화기의 금속 표면과 직접적인 접촉을 하고 있어서 기화 동안에 일어난 열량 손실 복원을 도와주고 있다. 기화기를 만드는 금속은 높은 비열과 열 전도성을 가지고 있다. 이런 요소들에 의하여 기화 동안에 생기는 냉각 현상을 최소화 할 수 있다.

- 간헐적 역압(Intermittent Backpressure) : 양압 환기나 산소 분출판 사용에 의하여 발생한 간헐적

역압은 기화기의 산출이 예상보다 높게 만들 수 있다. 펌핑 효과라고 알려진 이러한 현상은 저유량 마취, 다이얼 세팅이 낮을 때, 기화 격실에 액상 마취제의 양이 적을 때 잘 발생한다.[25,27-30] 또한 호흡수가 빠를 때, 최고 흡기압이 높을 때, 호기 시 압력이 급격히 감소할 때 펌핑 효과가 증가 한다.[20-5] Datex-Ohmeda Tec 4, Tec 5, Tec 7 와 Dräger Vapor 19.n, 20.n 같은 최신 가변성 우회 기화기는 펌핑 효과에 비교적 영향을 받지 않는다. 펌핑 효과의 한가지 가능한 기전은 양압 환기의 흡기 시 환자 회로에서 기화기로 압력이 후향적으로 전달 되는 것이다. 기체 분자는 우회/기화 격실 양 쪽에서 모두 압축이 된다. 양압 환기의 흡기 시 갑자기 역압이 사라지면, 우회 격실의 저항이, 특히 다이얼 세팅이 낮을 때, 기화 격실 보다 낮기 때문에 증기는 기화 격실의 배출구와 입구 양쪽으로 동시에 배출된다. 산출 농도의 증가는 후향적으로 우회 격실로 들어간 증기의 증가에 기인하여 발생한다.[27-30]

펌핑 효과를 줄이기 위하여 최근의 기화 격실은 이전 기화기에 비하여 작다.[29] 따라서 의미 있을 정도의 증기량이 호기 시 기화 격실에서 우회 격실로 방출되지 않는다. Dräger Vapor 19.n, 20.n 기화기는 (그림 8-19) 기화 격실의 입구에 긴 나선형 관을 가지고 있다.[29] 기화 격실의 압력이 감압 될 때, 관의 길이 때문에 이 관으로 들어오는 증기는 우회 격실로 들어가지 않는다.[28] Tec 4 는(그림 8-18) 기화 격실에 광범한 차폐계(baffle system)를 가지고 있으며 공통가스배출구에 역류 방지판을 가지고 있어서 펌핑 효과를 최소화 하고 있다. 양압 환기의 흡기 시 유량계에서 기화기로 지속적으로 기체의 흐름이 존재하기 때문에 이 역류방지판은 압력 증가를 감소시킬 수는 있지만 완전히 없앨 수는 없다.[27,31]

- 운반 기체 조성 : 기화기 산출은 기화기를 흐르는 운반기체의 조성에 영향을 받는다.[32-9] 운반 기체를 100% 산소에서 갑자기 100% 아산화질소로 변화

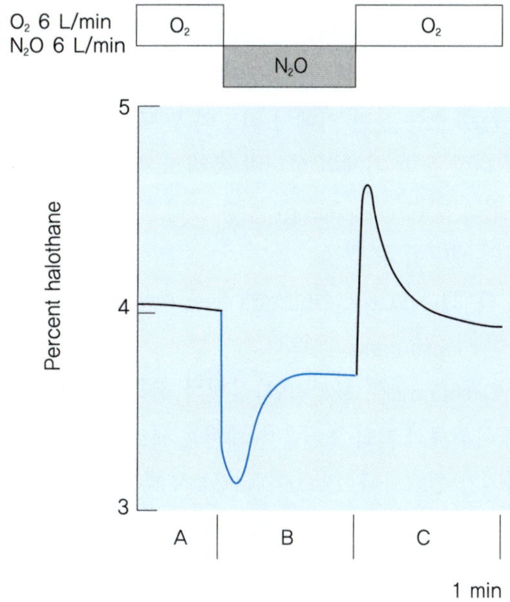

그림 8-20 Dräger Vapor 19.n
기화기에서 운반 기체가 다를 때의 Halothane 산출. 유속이 6 L/min인 산소를 운반 기체로 사용할 때 초기 산출 농도는 대략 4%이다. (A). 운반 기체가 갑작스럽게 100% 아산화질소로 전환되면 (B), 8-10 내에 halothane 농도가 3%로 간소 된다. 그 후 1분 이내에 3.5%의 항정 상태 농도에 도달하게 된다.

시키면 기화기 산출이 갑자기 일시적으로 감소하다가 새로운 항정상태(steady-state) 값으로 서서히 증가한다(그림 8-20의 B).[37,38] 기화기 물웅덩이 내의 할로겐화 액체에 아산화질소가 산소보다 더 잘 용해 되기 때문에 이런 전환이 발생하면 기화 격실의 산출이 일시적으로 감소한다.[37] 액상 마취제가 아산화질소로 완전히 포화되면 기화 격실의 산출이 어느 정도 증가하고 새로운 항정상태에 이르게 된다.

새로운 항정상태 산출 값에 대해서는 설명이 어렵다.[39] Dräger Vapor 19.n, 20.n과 Ohmeda Tec-type 기화기들에서 산소 대신 아산화질소를 운반기체로 사용하면 항정상태 산출 값이 작다(그림 8-20의 B). 이와 반대로 구형 기화기들의 산출은 산소 대신 아산화질소를 운반 기체로 사용하면 강화된다.[32,34] 항정상태 평탄역(steady-state plateau)에는 궁극적인 산출 값이 어떻든 간에 유속이 증가하면

빨리 도달할 수 있다.[38] 다양한 운반 기체를 사용함에 의하여 발생하는 항정상태 반응 특징에 영향을 주는 요소는 운반 기체의 점도와 밀도, 액상 마취제에 대한 운반 기체의 상대적 용해도, 특정 기화기의 흐름 분할(flow-splitting) 특징 그리고 농도 조절 다이얼 세팅이다.[37-9]

다. The Datex-Ohmeda Tec 6 Vaporizer for Desflurane

Desflurane은 물리적인 성질이 독특하기 때문에 이 마취제의 기화 조절을 위해서는 새로운 개념의 기화기가 필요하다. Datex-Ohmeda사에서는 1993년에 최초로 임상에서 사용 가능한 Tec 6 기화기를 출시하였다. Tec 6 기화기는 특별히 desflurane 투약을 위한 전기적 가온, 가압기 이다.[40,41] Desflurane은 거의 실온인 22.8℃에서 끓고[42] 증기압은 다른 흡입 마취제의 3~4배 이다. Desflurane의 MAC(minimum alveolar anesthetic concentration)은 6% 에서 7%이다.[42] Desflurane은 37℃에서 0.45의 낮은 혈액-기체 용해 계수(blood-gas solubility coefficient)를 가지므로 다른 흡입 마취제에 비하여 마취에서 회복하는 속도가 빠르다.[42] 2004에는 Dräger사에서도 desflurane 전용 기화기를 출시하였다.

i) Desflurane 의 조절 기화에 가변성 우회 기화기의 무용성

Desflurane의 높은 휘발성과 중등도의 효능(potency)은 다음의 두 가지 이유로 기존 가변성 우회 기화기에서 desflurane 의 사용을 부적절하게 하였다.[40]

1. 20℃에서 desflurane의 증기압은 거의 1 atm이다. 20℃에서 enflurane, isoflurane, halothane, desflurane의 증기압은 각각 172, 240, 244, 669 mmHg이다.[42] 기존 기화기에 동일 유량이 흐르면 다른 마취제 보다 더 많은 분자의 desflurane이 기화된다. 예를 들어, 1 atm 20℃에서, 100 mL/min가 기화 격실을 통과하면 735 mL/min의 desflurane, 29 mL/min의 enflurane, 46 mL/min의 isoflurane, 47 mL/min의 halothane을 흡수해서 나온다.[40] 이런 상황에서 1%의 desflurane 산출을 만들기 위해서 다량의 desflurane 포화 마취 증기를 희석시키기 위해 필요한 우회 유량은 대략 73 L/min이다. 이에 비해 다른 마취제는 5 L/min 이하가 필요하다. 또한 1기압 하에서 desflurane은 22.8℃ 이상이 되면 끓기 시작한다.[40]
2. 기화기는 외부 열 공급원이 없다. Desflurane의 기화 잠열은 enflurane, isoflurane, halothane과 거의 동일하다. 그러나 MAC은 이들 마취제에 비하여 3~4배 높다. 따라서 일정 기간에 기화되는 desflurane의 절대 양은 다른 마취제에 비하여 상당히 많은 양이다. 따라서 기존 기화기에서 desflurane을 고농도로 사용하면 기화기의 과도한 냉각을 유발하여 산출을 떨어뜨린다. 외부 열 공급원이 없다면 기존 기화기를 이용한 온도 보정은 거의 불가능하다. 임상 상황에서 기화기가 사용되는 온도의 범위는 매우 넓고 desflurane의 증기압 대 온도 곡선(vapor pressure-versus-temperature curve) 기울기는 매우 급하기 때문에, desflurane을 고식적 기화기를 이용하여 환자에게 투약하는 것은 상상하기 어렵다.[767]

ii) Tec 6 /Tec 6 Plus 의 작동 원리

기능적으로 Tec 6 작동은 기화기라기보다는 이중 기체 혼합기(dual-gas blender)라는 표현이 더 정확할 것 같다. 그림 8-21은 Tec 6의 단순 모식도이다. 기화기는 평형으로 정열 되어 있는 두 개의 독립적인 기체 회로를 가지고 있다. 신선 가스 회로는 오랜지 색이고 기화 회로는 파란색이다. 유량계에서 들어온 신선가스는 신선가스 입구로 들어와서 고정 흐름제한장치(fixed restrictor, R1)를 지나서 기화기 가스 배출구로 나간다. 기화 회로는 desflurane이 전기

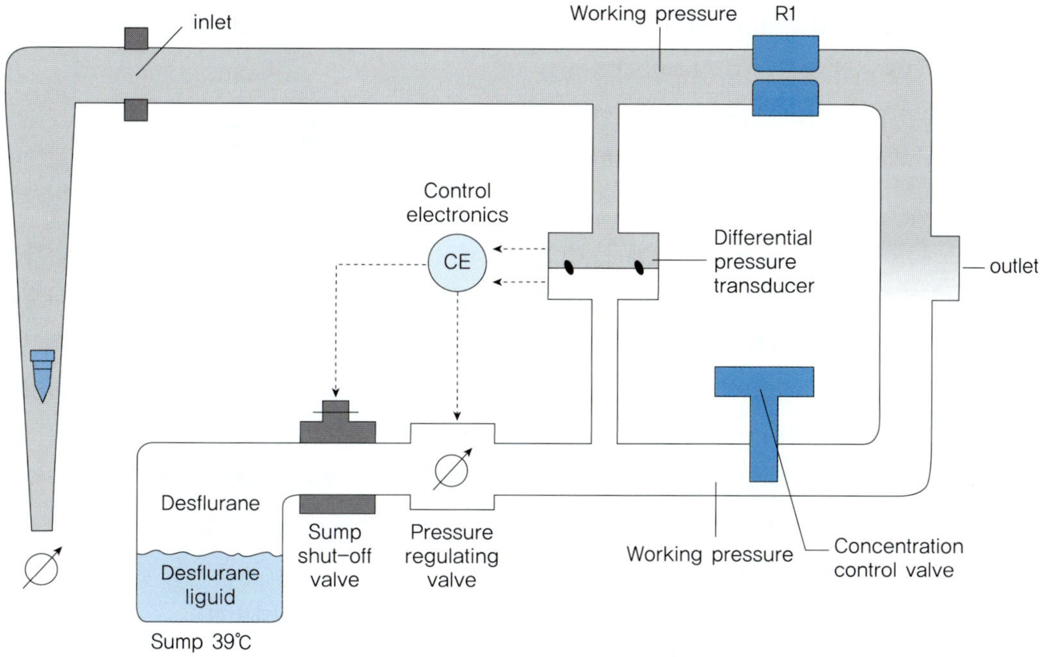

그림 8-21 Tec 6 desflurane 기화기 모식도

적으로 가온 되어서 39℃를 유지하고 있는 웅덩이(sump)에서 시작한다. 가온 웅덩이는 desflurane 증기의 저장고로 작용한다. 39℃에서 웅덩이 내의 증기압은 대략 1300 mmHg absolute,[43] 또는 2 atm absolute 이다. 웅덩이 바로 하류에 차단판이 있다. 기화기가 따뜻해지고 농도 조절판이 "ON" 위치에 놓이게 되면 차단판이 완전히 열린다. 신선가스 유속이 10 L/min 일 때 차단판 하류에 있는 압력 조절판이 압력을 1.1 atm absolute (74 mmHg gauge) 정도로 감압 시킨다. 조작자는 가변 흐름제한장치인 농도 조절판 (R2)를 조작함으로써 desflurane 의 산출을 조절할 수 있다.[40]

R2 를 통과한 증기 흐름은 흐름제한장치 하류의 한 지점에서 R1을 통과한 신선가스와 합류한다. 이 지점까지 두 회로는 물리적으로 완전히 분리 되어 있다. 그러나 이들은 차별압변환기(differential pressure transducers), 전기조절장치, 압력조절판에 의해서 공기역학적으로 전기적으로 접촉해서 조절되고 있다. 일정한 유속의 신선가스가 R1을 만나면 신선가스 유속에 비례한 특정 역압이 차별압변환기의 가로막을 밀친다. 차별압변환기는 신선가스 회로와 기화 회로 사이의 압력 차이를 전기조절장치로 전달한다. 전기조절장치는 기화 회로의 압력이 신선가스 회로의 압력이 같아 지도록 압력조절판을 제어한다. R1과 R2에 공급되는 동일 압력을 작동압이라고 하며 작동압은 고정 신선가스 유속의 일정한 압력이다. 만약 신선가스 유속이 증가하면 더 많은 역압이 압력 변환기의 가로막에 더 많이 작용하므로 기화기의 작동압이 증가한다.[40]

iii) 기화기 산출에 영향을 주는 요소들

- 고도의 변화 : 대기압의 변화가 volume percent (%vol/vol; 농도)로 표시되는 기존 기화기의 산출에 많은 영향을 미치지만 마취제 효능(분압)에는 거의 영향을 주지 않는다. 1기압에서 isoflurane 다이얼 세팅이 지속적으로 0.89%이면 전달되는 %vol/vol 는 0.89%이고 분압은 6.8 mmHg이다. 똑같은 다이

얼 세팅을 유지하면서 대기압을 0.66 atm 또는 502 mmHg(대략 3048 m의 높이)으로 낮추면 산출 농도가 거의 두 배인 1.75% 로 증가하지만 대기압의 비례적 감소로 분압은 단지 29% 증가하여 8.77 mmHg가 된다.

일반적으로 중추신경계의 흡입 마취제 분압(농도가 아님)이 마취 작용과 연관이 있다고 알려져 있다. 따라서 명백한 기압의 변화가 생겼을 때 일정한 심도의 마취를 유지하기 위해서는 기압 변화의 역비례로 %vol/vol를 변화하여야 한다. 대부분의 경우 기존의 가변성 우회 기화기는 이런 변화를 자동적으로 보상한다. 따라서 임상적으로 기압의 변화는 무시할 만 하다.

Tec 6 desflurane 기화기에서 고도의 변화는 명백히 다르게 간주되어야 한다. 대기압이 어떻든 간에 Tec 6는 분압을 일정하게 유지하는 것이 아니라 증기 산출(%vol/vol)을 일정하게 유지 시킨다. 이는 고도(高度)에서 desflurane의 분압은 기압이 감소함에 따라 감소한다는 것을 의미한다. 따라서 다음의 공식에 따라서 다이얼 세팅을 바꾸어야 한다 :

Required dial setting = normal dial setting(vol%) × {769 mmHg/ ambient pressure (mmHg)}

- 운반 기체 조성 : Tec 6 는 100% 산소로 눈금조정(calibration) 되어 있기 때문에 산소가 운반기체로 사용 되었을 때 기화기 산출은 다이얼 세팅에 거의 근접한다. 그러나 100% 산소 이외의 기체가 운반 기체로 사용된 저유량 마취 시에는 확연히 기화기 산출의 감소가 드러난다. 이 감소는 운반 기체 점도 감소의 정도와 평형 관계에 있다. 아산화질소는 산소에 비해 점도가 낮기 때문에, 아산화질소를 운반 기체로 사용하였을 때 R1에 의해 발생하는 역압이 적고 작동압도 감소한다. 저유속에서 아산화질소를 운반기체로 사용하였을 때 기화기의 산출은 기화기 다이얼 세팅 보다 20% 감소한다.

2) 마취 호흡 회로 (Anesthetic breathing circuits)

유량계와 기화기에서 나온 혼합 마취가스가 공통 가스 배출구를 통하여 마취기에서 나오면 마취 호흡 회로로 들어가게 된다. 마취 호흡 회로의 작용은 환자에게 산소와 마취제를 전달하는 것뿐만 아니라 이산화탄소를 제거하는 것이다. 이산화탄소는 적절한 신선 가스를 유입시켜 날려 보낼 수도 있고 이산화탄소 흡수제를 사용할 수도 있다.

(1) Mapleson systems

1954년 Mapleson 이 다섯 종류의 반폐쇄식 마취 시스템에 대한 분석과 기술을 하였다. 따라서 현재 이 시스템들은 Mapleson 시스템이라 불리고 A형에서 E형까지 분류되어 있다(그림 8-22).[44] 이후에 1975년 Willis 등이 원래 다섯 개에 더하여 F 시스템을 기술하였다.[45] Mapleson 시스템은 몇 가지의 공통적인 구성 요소를 가지고 있는데 이는 안면 마스크, 용수철이 달린 pop-off valve, 저장관(reservoir tubing), 신선 가스 유입 관(fresh gas inflow tubing), 저장낭(reservoir bag)이다. Mapleson 시스템 내에서 기능적으로 A, BC, DEF 군으로 분류해 볼 수 있다. Magill 회로라고도 알려진 Mapleson A는 안면 마스크 근처에 용수철이 달린 pop-off valve를 가지고 있다. 신선 가스는 저장낭 근처의 회로 반대편 끝에서 유입 된다. B와 C 시스템은 spring-loaded pop-off valve가 안면 마스크 근처에 있지만 신선 가스 유입관이 환자 옆에 위치한다. 저장관과 호흡낭은 맹관(blind limb)으로 작용하여 신선 가스, 사강 가스(dead space gas), 폐포 가스가 여기에 모일 수 있다. Mapleson D, E, F 또는 "T-piece" 군에서는 신선 가스가 환자 근처에서 들어오고 과도 가스는 회로의

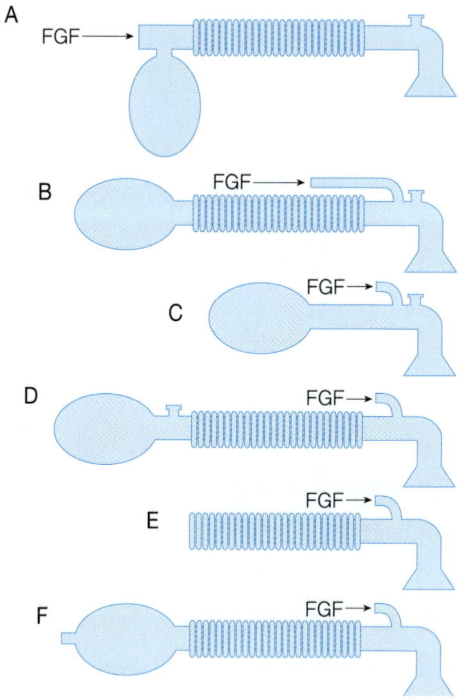

그림 8-22 Mapleson breathing systems (A-F)

반대 편에서 빠져 나간다.

Mapleson 시스템이 구성 요소와 이의 배열은 간단하지만 기능적인 분석은 복잡하다.[46,47] 각각의 시스템에서 이산화탄소의 재호흡양은 여러 요소에 영향을 받으며 궁극적인 이산화탄소 농도에 영향을 끼치는 변수들은 다음과 같다; (1) 신선 가스 유속, (2) 분시 호흡량(minute ventilation), (3) 환기 방법(the mode of ventilation, spontaneous or controlled), (4) 일회 호흡량(tidal volume), (5) 호흡수, (6) 흡기/호기비, (7) expiratory pause의 지속 시간, (8) 최고 흡기 유속(peak inspiratory flow rate), (9) 저장낭의 용량, (10) 호흡낭의 용량, (11) 마스크를 이용한 환기, (12) 기관 내관을 통한 환기, (13) 이산화탄소 시료 채취 장소.

호흡 주기의 호기를 연구하면 Mapleson 시스템의 성능을 가장 잘 이해 할 수 있다.[48] 자발 호흡 동안에는, Mapleson A가 이산화탄소의 재호흡을 예방하기 위해서 분시환기량과 동일한 신선가스 유입속도만을 필요로 하므로 여섯 개의 시스템 중에 효율이 가장 좋다.[49] 그러나 조절 호흡 동안에는 재호흡을 예방하기 위해 분시 환기량을 20 L/min까지 높여야 하므로 효율이 가장 떨어진다. DEF 시스템은 BC 시스템 보다 효율이 약간 좋다. 이산화탄소 재호흡을 예방하기 위해서 DEF 시스템은 분시 환기량의 약 2.5배의 시선 가스 유입 속도를 필요로 한다. 반면 BC 시스템에서는 이 보다 약간 더 많은 신선 가스 유입 속도를 필요로 한다.[47]

자발 호흡 시에 Mapleson 시스템의 상대적인 재호흡 예방 효율은 다음과 같다: A 〉 DFE 〉 CB. 조절 호흡 시에는, DFE 〉 BC 〉 A.[44,47] Mapleson A, B, C 시스템은 현재 거의 사용되지 않고 있으나 D, E, F 시스템은 종종 사용되고 있다. DEF 군의 가장 대표적인 형태는 Bain 회로이다.

(2) Bain circuit

Bain 회로는 공축(共軸, coaxial) 회로로 Mapleson D의 변형이다. 신선가스는 외부 파형 도관 내에 있는 소구경 내관을 통하여 흐른다.[50] 중심부의 신선가스관은 저장낭 근처에서 외부 파형 도관으로 합쳐진다. 그러나 실제로 환자 쪽 끝에서 신선 가스는 회로로 흘러 들어간다(그림 8-23). 호기는 파형 도관으로 들어가서 저장낭 인근의 호기판을 통하여 배기된다. Bain 회로는 자발 호흡이나 인공 호흡 시에 모두 사용 할 수 있다. 재호흡을 방지하기 위한 신선 가스 유입 속도는 분시 호흡량의 2.5배이다.

Bain 회로의 장점은 경량이고, 쓰기 편하며, 소독이 간편하고, 재사용도 가능하다는 것이다. 외부 저장관의 호기 가스는 내부 흡기 가스와 상호 열 교환을 하여 흡기 가스에 가온을 한다. Bain 회로 사용 시 위험성은 내부 신선 가스관의 꼬임이나 disconnection 을 인지하지 못하여 과탄산 혈증이 발생하는 것이다. 외부 파형 도관은 내관을 관찰 할 수 있도록 속이 보

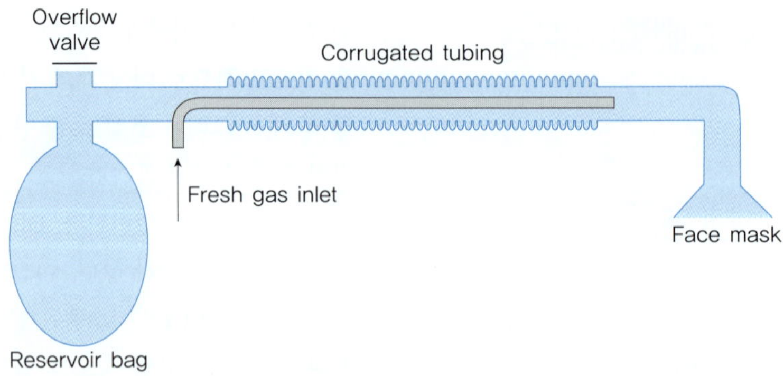

그림 8-23 Bain 회로

이는 재질로 만들어져야 한다. 내관의 상태를 파악하기 위해서는 회로의 환자 쪽 끝을 막은 후 저장낭이 찰 때까지 고속의 산소를 회로 내에 흘려 보내 다가 환자 쪽 끝을 열어서 산소가 회로 내로 유입되게 하는 것이다.[51] 만약 내관이 정상이라면 환자 쪽 끝에서 벤츄리 효과가 발생하여 회로 내의 압력이 감소하고 저장낭이 쭈그러든다. 역으로 내관에 누출이 있다면 신선 가스는 호기 분지로 빠져 나가서 저장낭이 부푼 상태로 있게 된다.

(3) 원형 호흡 시스템(Circle breathing systems)

① 전통적 원형 호흡 시스템(the traditional circle breathing system)

원형 호흡 시스템은 이 시스템을 구성하는 요소들이 원형으로 배열되어 있어서 붙여진 이름이다. "universal F" 또는 "single-limb circuit"이라고 명명된 전통적 원형 시스템의 한 형태가 최근 많이 이용되고 있다. 비록 이 두 시스템이 외향적으로는 차이가 있어 보이지만 둘 다 전통적 원형 시스템의 기능적 배치를 따르고 있다.

원형 시스템은 다음의 일곱 가지 기본 구성 요소로 이루어져 있다(그림 8-24). (1) 신선 가스 유입원, (2) 흡기/호기 일방판(unidirectional valves), (3) 흡기/호기 파형도관(corrugated tubes), (4) Y-조각 연결기(Y-piece connector), (5) APL 판이라고 알려진 과유량판(overflow or pop-off valve), (6) 호흡낭(reservoir bag), (7) 이산화탄소 흡수제를 담은 통. 흡기/호기 판은 파형 도관을 흐르는 기체가 언제나 한 쪽 방향으로 이동하게 만들 수 있는 자리에 시스템 내에서 위치하고 있다. 신선 가스는 마취기의 공통가스 배출구에서 나와서 연결부를 통해서 원형 시스템에 들어온다.

전통적 원형 호흡 시스템에서 이산화탄소의 재호흡을 예방하기 위해서 다음 세가지 규칙은 꼭 지켜져야 한다 : (1) 일방판은 회로의 흡기와 호기 분지 양쪽에서 환자와 호흡낭 사이에 위치하여야 한다. (2) 신선 가스 유입은 호기판과 환자 사이에서 회로 내로 들어 와서는 안 된다. (3) overflow (pop-off) valve는 환자와 흡기판 사이에 위치해서는 안 된다. 이 규칙을 충실히 이행하면 다른 구성 요소를 어떻게 배열하여도 이산화탄소 재호흡을 예방할 수 있다.[49]

신선 가스를 가장 많이 보호 하면서 가장 효율적인 원형 시스템의 배열은 일방판은 환자 근처에 있고 pop-off valve 는 호기판의 바로 하류에 위치 시키는 것이다. 이런 배열은 사강 기체를 최소화 하면서 우선적으로 호기 폐포 가스를 제거한다.

원형 시스템의 다른 호흡 회로 보다 우수한 점은 다음과 같다. (1) 흡입 기체 농도를 비교적 안정적으로 유지, (2) 호흡 습도와 온도 보존, (3) 수술 실 오염

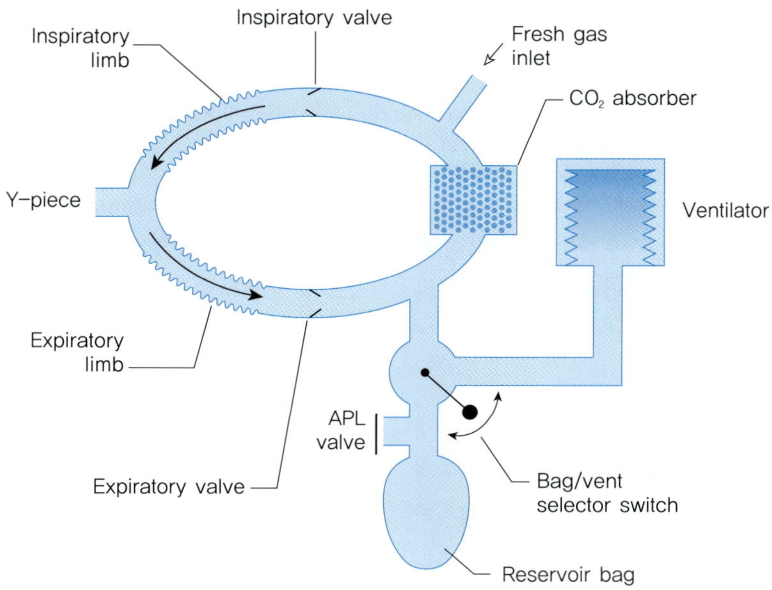

그림 8-24 원형 회로의 구성 요소

방지. 또한 원형 회로를 이용하여 매우 적은 신선 가스 유량으로 폐쇄식 혹은 반폐쇄식 마취를 할 수 있다. 원형 회로의 주된 단점은 설계가 복잡하다는 것이다. 일반적으로 원형 시스템은 10개 이상의 연결점이 있다. 이 연결점들에서 연결 이상(misconnections, disconnections), 폐쇄, 누출이 발생할 수 있다. 최근에 실시된 기체 전달 기구 때문에 발생한 마취 부작용에 대한 조사에 의하면, 1/3 이상의 사고가 호흡회로 연결 이상에 의한 것이었다.[52] 원형 시스템의 일방향판의 오작동은 생명을 위협하는 문제를 야기할 수 있다. 일방향판이 개방 위치에 고정되어 있으면 재호흡이 발생할 수 있으며, 닫힘 위치에 고정 되면 회로의 완전 폐색이 발생할 수 있다. 호기판이 폐쇄 위치에 고정되면 호흡이 막혀서(breath stacking) 압력상해(barotraumas)나 용량상해(volutrauma)를 유발할 수 있다. 원형 호흡 시스템의 호기 분지에 위치한 필터가 차단 되면 기도압 증가, 심폐 허탈, 양측 긴장성 기흉을 유발한다. 원형 시스템의 폐색이나 부전의 원인으로는 제조상 실수, 환자 분비물, 부스러기, albuterol nebulization과 같은 뜻밖의 공급원에서 온 미립자에 의한 폐색을 들 수 있다.[53-6)]

② 이산화탄소 흡수제

최근 이산화탄소 흡수제와 마취제의 화학적 반응에 의한 부작용에 대해서 많은 논의가 이루어지고 있다. 이러한 바람직하지 않은 몇 가지 상호작용은 매우 극적인데, 건조한 바라라임(Baralyme)은 sevoflurane과 반응하여 호흡회로 내에서 화재를 유발하여 환자에게 심각한 손상을 일으킬 수 있다.[57,58] 물론 다른 원인에 의한 호흡회로에서 발화 및 화재가 일어났다는 보고들이 지속적으로 있어 왔지만,[59] Baralyme-sevoflurane 문제는 화재가 발생하는데 어떠한 것도 첨가되거나 제거되지 않았다는 점에서 특이성을 갖는다. Sevoflurane이나 desflurane이 건조한 강 염기성의 흡수제와 반응하는 현상은 일산화탄소나 compound A와 같은 부산물을 발생하여 환자에게 매우 잠행성의 질환을 유발하여 심지어는 사망에 이르게 할 수도 있다.[60] 비록 흡수제 재질이 문제를 야기할 수 있지만, 흡수제는 아직 호흡회로의 중요한 요소이다. 상이한 마취 호흡회로들은 다양한 능률로 이산화탄소를 제거한다. 폐쇄식 혹은 반폐쇄식 회로는 과탄산혈증을 피하기 위해서 호기의 이산화탄소를 반드시 흡수해야만 한다. 이상적인 이산화탄소 흡수제의 조건은 통상의 마취제와 반응이 적고, 독성이 없으며, 저렴하고, 공기의 흐름에 저항성이 작고, 조작하기 간단하며, 높은 이산화탄소의 흡수력이다.

가. 흡수제 통

현대적 마취기에서 흡수제 통은 하나 혹은 두 개의 투명한 플라스틱 통으로 이루어져 있다. 흡수제 통은 포장되지 않은 상품 형태의 흡수제로 채우거나 공장에서 미리 충진 된 일회용의 플라스틱 카트리지로 채울 수 있다.

나. 흡수제의 화학

현재 소다라임(soda lime)과 calcium hydroxide lime (Amsorb) 두 가지 형태의 이산화탄소 흡수제가 널리 쓰이고 있다. 이 중에 가장 많이 쓰이고 있는 것은 소다라임이다. 최근까지 바라라임도 흔히 사용 되었으나, 바라라임은 최신 흡입마취제와 심각한 상호작용을 일으킨다는 사실이 밝혀 지면서 현재 시장에서 자취를 감춘 상태이다.

소다라임은 80% calcium hydroxide, 15% water, 4% sodium hydroxide, 그리고 1% potassium hydroxide(활성제)으로 구성되어있다. 소량의 silica가 첨가되어 calcium과 sodium silicate가 생성되는데, silica의 첨가로 소다라임은 단단하고 더 안정적인 입자를 형성하므로 먼지의 발생이 줄어든다. 그런데, 소다라임의 흡수능은 강도와 역의 상관관계를 가지므로 최근의 소다라임에는 최소량의 silica만을 사용하고 있다. Sodium hydroxide은 소다라임의 이산화탄소흡수 성질을 가지게 하는 촉매이다.[61,62] Calcium hydroxide lime은 가장 최근 임상에 도입된 이산화탄소 흡수제로 calcium hydroxide와 calcium chloride로 구성되어있다. 흡수제의 견고성과 다공성(porosity)을 강화시키기 위해서 calcium sulfate and polyvinylpyrrolidine를 첨가하였다.[63] Calcium hydroxide lime의 가장 중요한 장점은 strong bases sodium과 potassium hydroxide가 적다는 점이다. 이 두 화학물질이 존재하지 않음으로 인하여 일산화탄소와 신독성 물질인 compound A 가 생성되지 않으며, 호흡회로 내에서 화재 발생의 가능성이 매우 줄어들 수 있다.[64] Calcium hydroxide lime의 단점은, 강염기를 포함하는 다른 흡수제에 비해 약 50%정도 흡수능이 떨어진다는 점, 그리고 고가라는 점이다.[65,66]

흡수제 과립의 크기가 얼마가 적당한지는 그간 수많은 시행 착오를 겪으며 결정되었다. 최근 과립 크기는 공기 흐름의 저항성과 흡수능의 절충점이다.[67] 과립의 크기가 작으면 작을수록 흡수에 필요한 표면적이 넓어진다. 그러나, 과립의 크기가 감소함에 따라 공기 흐름의 저항은 증가한다. 임상에서 사용하고 있는 소다라임과 바라라임 과립의 크기는 흡수 면적과 공기 저항성이 최적화 되는 크기인 4와 8 mesh 사이이다. Mesh의 정의는 과립 입자가 통과 할 수 있는 체에서 인치(linear inch)당 구멍의 개수이다.[61]

소다라임과 같은 흡수제에 의한 이산화탄소의 흡수는 일련의 화학적 반응을 통하여 일어난다. 이산화탄소는 물과 결합하여 carbonic acid를 생성한다. Carbonic acid는 hydroxides와 반응하여 sodium (or potassium) carbonate와 물을 생성한다. Calcium hydroxide가 carbonate를 받아 들여서 calcium carbonate와 sodium (or potassium) hydroxide를 생성한다.

1. $CO_2 + H_2O \Leftrightarrow H_2CO_3$

2. $H_2CO_3 + 2NaOH\ (KOH) \Leftrightarrow Na_2CO_3\ (K_2CO_3) + 2H_2O + Heat$

3. Na_2CO_3 (K_2CO_3) + $Ca(OH)_2$ ⇔ $CaCO_3$ + $2NaOH$ (KOH)

일부 이산화탄소는 $Ca(OH)_2$와 직접 반응할 수 있지만 이 반응은 매우 느린 반응이다.

i) 흡수능

소다라임에 의해서 흡수될 수 있는 최대 이산화탄소의 양은 100 g의 흡수제당 이산화탄소 26 L이다. Calcium hydroxide lime의 흡수능은 매우 작아서 100 g의 흡수제당 이산화탄소 10.2 L이다.[63,66] 그러나 흡수능은 가용 화학 작용과 물리적 작용의 합이다. 흡수제 과립은 흡수제 통 내에서 쌓여 있기 때문에 작은 통로가 필연적으로 생기게 된다. 이 작은 통로들이 저항이 작은 지역으로 가스의 경로를 바꾼다. 이 현상으로 인하여 실질적인 soda lime 또는 calcium hydroxide lime의 흡수능은 매우 감소할 수 있다. 실제로 경로변경으로 인하여 소다라임의 효율이 감소하여 100 g의 흡수제당 단지 10~20 L의 이산화탄소만을 흡수할 수 있게 될 수 있다.[68]

ii) 지시자

Ethyl violet은 흡수제의 기능 보전 상태 측정을 도와주기 위해 soda lime과 calcium hydroxide에 첨가된 pH indicator이다. 이 화합물은 치환 triphenylmethane dye로 임계 pH는 10.3이다.[62] Ethyl violet은 이산화탄소 흡수로 인하여 흡수제의 pH가 감소하면 무색에서 보라색으로 변화한다. 흡수제가 새것이라면 지시제 염색약(indicator dye)의 pH가 임계 pH보다 높아서 지시제는 무색의 형태로 존재한다. 그러나, 흡수제가 소모 됨에 따라서 pH가 10.3 이하로 감소하고 ethyl violet 은 alcohol dehydration 에 의하여 보라색 형태로 전환한다. 흡수제 색깔의 변화는 흡수능이 소진 되었다는 것을 의미한다. Ethyl violet 은 어떠한 경우나 흡수제의 기능적 상태를 나타내는 정확한 척도가 아닐 수도 있는데, 형광 빛에 장기간 노출 되면 염색약의 photodeactivation이 발생할 수 있다. 이런 현상이 발생하면 흡수능이 다 소진 되고 pH가 감소하였어도 흡수제는 백색을 띠게 된다.[69]

iii) 흡입 마취제와 흡수제의 상호 작용

이산화탄소 흡수제가 마취제에 노출 되었을 때 독성 물질/연무를 배출하지 않고 독성 화합물을 생성하지 않는 것은 중요한 고려 사항이다. Soda lime과 Baralyme은 일반적으로 이 기준을 충족 시키지만, 흡입마취제는 어느 정도 흡수제와 상호 반응을 일으킨다.

Sevoflurane은 이산화탄소 흡수제와 상호작용하여 분해산물을 생성하는 것으로 알려져 있다.[70,71] 생성된 주된 분해산물은 olefin 화합물로 fluoromethyl-2,2-difluoro-1-(trifluoromethyl) vinyl ether 또는 compound A로 알려져 있다. Sevoflurane 마취 시 compound A 의 농도를 증가시킨다고 명백히 알려진 요소들로는 (1) 저유량 혹은 폐쇄식 마취 방법, (2) soda lime 대신 Baralyme 사용, (3) 마취 회로 내에 고농도의 sevoflurane, (4) 고온의 흡수제, (5) 신선한 흡수제 등 이다[70-73] 흥미로운 사실은 Baralyme의 탈수는 compound A 농도를 증가시키지만, soda lime의 탈수는 compound A 농도를 감소시킨다는 점이다.[74,75] 그러나, 지금까지 일반적인 임상의 상황에서, 심지어는 저유량 마취에서도, 발생한 분해산물이 인체에 부작용을 일으킨다는 보고는 없었다.[72] 따라서 앞으로 이와 관련한 연구가 필요한 상황이다.[76-8]

건조한 강염기 흡수제는 현재 사용 중인 흡입마취제를 분해하여 임상적으로 의미가 있을 만큼의 일산화탄소와 trifluoromethane를 생성하여 마취 가스 감시장비에 영향을 끼칠 수 있다.[60] 이러한 일련의 반응은 35% 이상의 매우 높은 혈중 carboxyhemoglobin 농도를 유발 할 수 있다.[79] 고농도의 일산화탄소는 장기간 흡수제와 마취제가 접촉한 경우나 주말이 지난 경우와 같이 적어도 2일 이상 흡수제를 사용하지 않고 방치한 경우에 발생할 수 있다. 따라서 일산화중독에 관한 증례보고는 월요일 아침에 마취를 시행 받은 환자에서 가장 흔한데, 이는 마취기 내에 지속적으로 흐르고 있는 신선가스의 흐름에 의해서 주말 동안에 흡수제가 탈수 되어 발생한 것으로 보인다.[80,81] 환자에 연결이 되지 않은 상태에서 호흡계(breathing system)와 흡수제에 흐르는 신선가스의 유속이 5 L/min 이상이면 흡수제 재료에 임계 건조를 일으킬 수 있다(그림 8-24).[79]

몇 가지의 요소들이 일산화탄소 생성을 증가시켜 혈 중 carboxyhemoglobin을 증가 시키는데 이에는 (1) 사용 된 흡입 마취제 (일산화탄소 생성의 정도는 큰 것부터 작은 것의 순서대로, desflurane ≥ enflurane 〉 isoflurane ≫halothane = sevoflurane), (2) 흡수제의 건조 정도(완전 건조된 흡수제는 탈수 된 흡수제 보다 일산화탄소를 더 많이 생성), (3) 흡수제의 종류(동일한 습도에서 Baralyme이 soda lime 보다 더 많은 일산화탄소 생성), (4) 온도(온도가 증가하면 일산화탄소 생성을 촉진), (5) 마취제 농도(고농도의 마취제 상태에서 일산화탄소가 더 많이 생성 됨),[82] (6) 낮은 신선가스 유량 (7) 100 g의 흡수제당 실험동물(혹은 환자)의 크기가 작은 경우 이다.[60,83]

다음의 조작들은 전신마취를 받는 환자가 일산화탄소에 폭로되는 것을 감소 시키기 위해서 지금까지 소개된 방법들이다.[81] (1) 마취와 관련된 의료진에게 일산화탄소 생성의 원인에 관한 교육; (2) 신선가스 흐름을 차단하기 위하여 그날 마지막 수술이 종료 되면 마취기를 끄는 것; (3) 오전 장비 점검 시에 신선가스가 흐르고 있는 것을 발견하면 흡수제의 교환; (4) 흡수제에 물을 첨가하여 건조한 흡수제에 수분 공급 ; (5) potassium hydroxide을 줄이거나 제거한 화학적 조성을 가진 soda lime으로 전환 (현재 이용 가능한 흡수제로는 Dragersorb 800 Plus, Sofnolime, 그리고 Spherasorb이 있다), (6) calcium hydroxide lime과 같이 sodium과 potassium hydroxide 가 첨가되지 않은 흡수제 재료의 사용.

3) 마취 인공호흡기 (Anesthesia ventilators)

현대식 마취기의 인공호흡기는 마취과 의사가 손으로 각종 호흡 회로의 호흡낭을 조작하는 것의 기계적 대체용품이다. 1980년대 후반만 하더라도 마취 인공호흡기는 마취기의 부속물 정도였다. 현재는 마취기에서 핵심적인 역할을 담당하고 있다.

(1) 분류

인공호흡기는 동력원(power source), 추진방법(drive mechanism), 주기방법(cycling mechanism), 풀무(bellow) 유형에 따라 분류된다.

① 동력원

인공호흡기를 작동시키는데 필요한 동력원은 압축 가스, 전기 또는 두 가지 모두이다. 구형 공기압으로 움직이는 인공호흡기를 적절히 가동 시키는데는 단지 기체 동력원만 있으면 충분하다. Dräger사나 Datex-Ohmeda사의 최신 전기 작동 인공호흡기는 전원이 필요하거나 전원과 기체 동력원 모두를 필요로 한다.

② 추진 방법과 회로(Drive Mechanism and Circuit Designation)

이중 회로 인공호흡기는 현대적 마취기에 가장 많이 사용되고 있고 일반적으로 기체 추진 방식이다. 이중 회로 인공호흡기에서 가압 기체와 같은 추진력이 인공호흡기 풀무로 알려진 호흡낭과 동일 구조물을 압축한다. 압축된 풀무는 환자를 환기 시킨다. Datex-Ohmeda 7000, 7810, 7100, 7900에서 추진 기체는 100% 산소이다. Dräger AV-E, AV-2+는 산소와 소기 혼합가스이다.

③ Cycling Mechanism

대부분의 마취기 인공호흡기는 time cycled이며

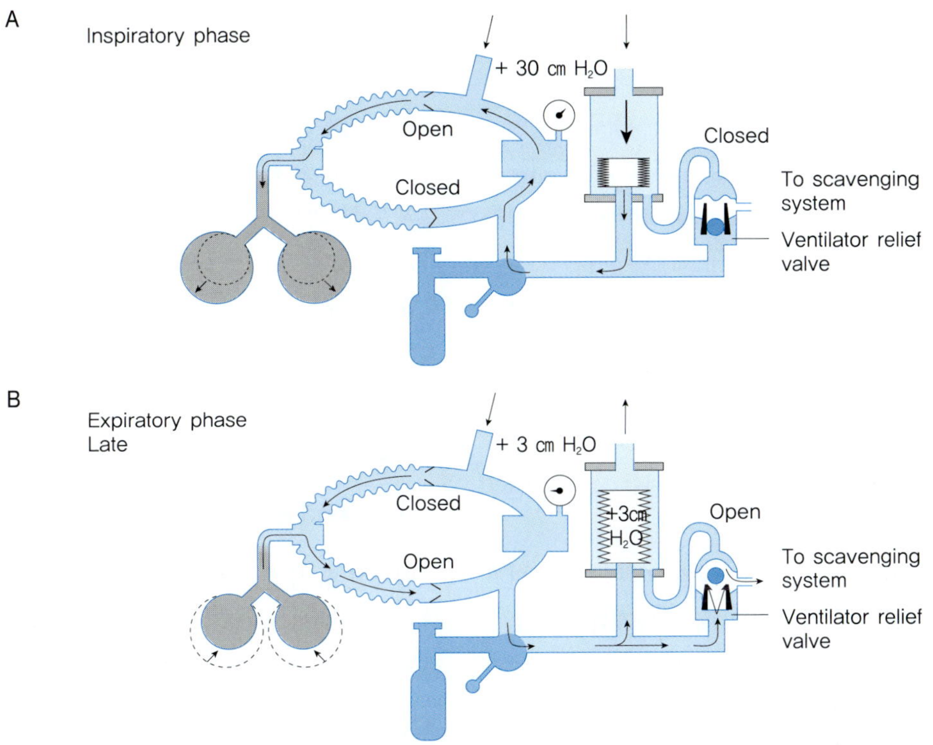

그림 8-25 상승 풀무 인공호흡기를 장착한 전통적 호흡 회로에서 흡기(A) 와 호기(B)시 기체의 흐름도
풀무는 환자의 기체 회로와 추진 기체 회로를 물리적으로 분리하고 있다. 추진 기체 회로는 풀무 외곽에 위치해 있고, 환자 기체 회로는 풀무 내부에 위치해 있다. 흡기 동안에(A), 추진 기체가 풀무 격실 내로 들어와서 격실 내의 압력을 증가 시킨다. 압력의 증가로 인공호흡기 감압판이 닫혀서 마취 가스가 배기 시스템으로 빠져 나가는 것을 방지하고, 풀무를 압박한다. 이에 의해서 풀무 내의 마취 가스가 환자의 폐로 전달 된다. 호기 동안에 (B), 풀무 격실과 파일럿 관 내의 압력이 0까지 감소한다. 따라서 인공호흡기 감압판 버섯 부위가 개방 된다. 배기가 되기 이전에 환자에서 배출 된 기체가 풀무를 다시 채운다. 호기 동안에만 인공호흡기 감압판이 개방 되므로 배기는 호기시에만 일어 난다.

control mode로 인공호흡을 제공한다. 흡기는 타이밍 장치에 의해서 유도된다.

④ 풀무 분류(Bellows Classification)

풀무는 호기 시에 풀무의 운동 방향이 어디냐에 따라서 분류한다. 상승(standing) 풀무는 호기 시에 상방 운동을 하며(그림 8-25 B), 하강(hanging) 풀무는 호기 시에 하방 운동을 한다. 구형 기체역학 인공호흡기와 일부 신형 마취기가 하강 풀무를 사용하고 있지만 최신의 전자 인공호흡기는 상승 풀무 구조이다. 두 가지 형태의 풀무 중에 상승 풀무가 일반적으로 더 안전하다. 상승 풀무는 회로의 완전 분리가 발생할 경우 충진(fill) 되지 않는다. 그러나 하강 풀무의 풀무는 환자와 회로가 분리 되더라도 상하 양방향의 운동을 지속한다. 추진 기체는 흡기 동안에 풀무를 위로 밀어 올린다. 호기 시에는 중력이 풀무의 무게에 작용하므로 분리점을 통하여 대기가 호흡 회로 내로 진입한다. 따라서 완전 분리가 발생하여도 분리압 감시장비나 용량 감시 장비가 작동 안 할 수도 있다.

(2) 상승 풀무 인공 호흡기의 작동 원리

최신 상승 풀무, 이중 회로, 전자 인공호흡기의 예는 Dräger Medical AV-E, AV-2+과 Datex-Ohmeda 7000, 7800, 7900 series이다. 그림 8-25는 일반적인 상승 풀무의 모식도이다. 이는 마치 투명한 플라스틱 통 안에 호흡낭이 있는 구조인 것 같이 보인다. 풀무는 물리적으로 환자 기체 회로와 추진 기체 회로가 분리되어 있다. 추진 기체 회로는 풀무 외부에 위치해 있고 환자 기체 회로는 풀무 내부에 위치해 있다. 호기 동안에(그림 8-25 A) 추진 기체가 풀무 격실로 진입하여 격실 내의 압력을 증가시킨다. 압력의 증가는 다음의 두 사건을 야기한다. 첫째는, 인공호흡기 감압판을 폐쇄시켜서 마취 가스가 배기 시스템(scavenging system)으로 방출 되는 것을 예방한다. 두번째는, 풀무가 압축되어 풀무 내의 마취 가스가 환자의 폐로 전달 된다. 이 압축은 마취과 의사가 손으로 호흡낭을 짜는 것과 동일한 행위이다.

호기 동안에(그림 8-25 B), 추진 기체는 풀무의 단단한 덮개를 빠져 나가므로, 풀무 덮개와 인공호흡기 감압판으로 가는 길잡이관(pilot line) 내의 압력이 대기압으로 감압 된다. 인공호흡기 감압판으로 가는 압력의 감소는 조립의 "버섯판(mushroom valve)" 부분을 개방한다. 환자의 흡기 가스가 배기가 시작 되기 전에 풀무를 다시 채운다. 공 타입 PEEP 판에 쓰이는 것과 비슷한 가중 공이나 이와 유사한 기구가 인공호흡기 감압판의 기저에 포함되어 있으므로 풀무가 가장 먼저 다시 채워진다. 이 구는 2~3 cmH_2O의 역압을 형성하므로, 풀무가 완전히 채워져서 풀무 내의 압력이 "구판(ball valve)"의 역치 압력을 넘어서야 배기가 시작된다. 이 설계에 의해서 모든 상승 풀무 인공호흡기는 인공호흡기가 사용될 때 호흡 회로 내에 2~3 cmH_2O의 PEEP이 발생한다. 호기 때만 인공호흡기 감압판이 열리므로 배기는 호기 시에만 일어난다.

마취기에서 호흡 회로로 흐르는 기체의 흐름은 지속적이며 인공호흡기의 활동성과는 상관이 없다는 것을 이해하는 것이 마취과 의사에게 매우 중요하다. 기계 인공호흡의 흡기 동안에 인공호흡기 감압판은 폐쇄 되어있고 호흡 회로의 APL valve (pop-off valve)는 대부분 회로 외부에 위치해 있다(그림 8-25 A). 따라서 환자의 폐는 풀무에서 오는 용량에 더해서 흡기 시의 유량계에서 오는 용량을 받게 된다. 맞춰진 일회호흡량과 내쉬는 일회호흡량의 차이에 영향을 미치는 요소는 유량계 세팅, 흡기 시간, 호흡 회로의 탄성, 외부 누출, 일회호흡량 감지기의 위치 등이다. 보통 흡기 시 유량계에서 들어온 유량 증가는 호흡회로의 탄성에 의한 용량 소실로 상쇄되므로 맞춰진 일회호흡량은 호기 일회호흡량에 근접한다.

4) 배기 시스템 (Scavenging systems)

배기란 폐 마취 가스(waste anesthetic gas)를 모아서 수술 방에서 제거하는 것이다.[84)[146] 대부분의 경우 한 환자를 마취 시키기 위해서 투약된 마취제의 총량은 최소 요구 마취제의 양 보다 훨씬 많다. 따라서 배기는 이 잉여 가스를 제거해서 수술 방의 오염을 최소화 한다. ASTM 은 " 마취 장비 기준 명세 - 마취 가스의 배기 시스템" 이라고 명명된 ASTM F1343-91을 1991년에 발표하였다.[85)] 이 기준은 마취를 행하는 구역의 오염을 감소 시키기 위해 폐 마취 가스를 안전하고 효과적으로 배기 시키는 장비에 대한 지침을 제공하였다.[85)]

폐기체가 수술방을 오염시키는 두 가지 주요한 원인은 사용된 마취 기법과 장비의 문제이다.[86,87)] 마취 기법과 상관없이 다음의 요소들은 수술방 오염을 유발한다: (1) 마취 과정 종료 후 가스 유량 조절판을 끄지 않은 경우, (2) 마스크 밀착이 잘 안될 때, (3) 회로 분출(flushing the circuit), (4) 마취 기화기 충진, (5) 기낭 없는 기관내관의 사용, (6) Jackson-Rees 와 같은 배기가 어려운 호흡 회로의 사용. 장비 부전이나 장비에 대한 적절한 이해 없이 장비를 사용하는 것은 수술방 오염을 유발 할 수 있다. 누출은 고압 호스, 이산화질소 탱크 설치대, 마취기의 고압/저압 회로, 호흡 회로(특히 이산화질소 흡수제

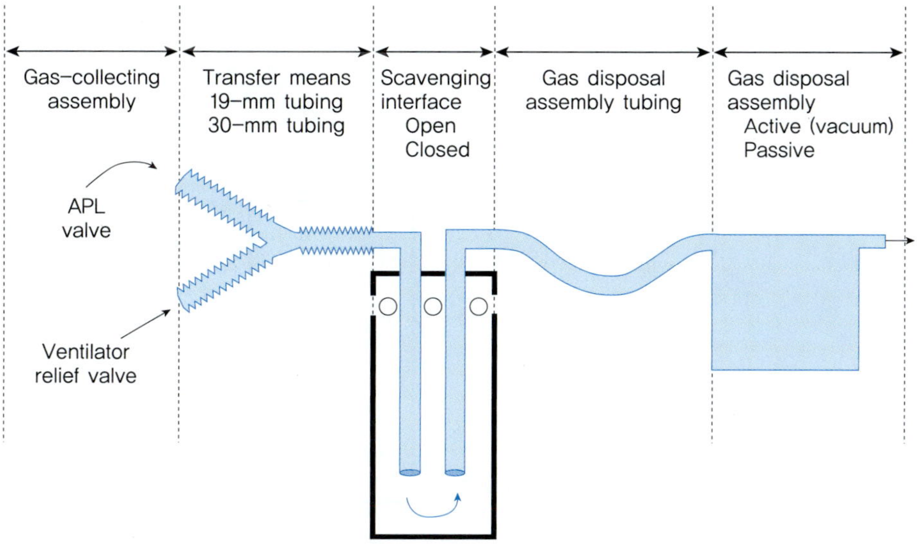

그림 8-26 배기 시스템의 구성 요소

부위)에서 발생할 수 있다.

(1) 구성요소

배기 시스템은 일반적으로 다섯 개의 구성요소로 이루어져 있다(그림 8-26): (1) 기체 수집 집합(gas-collecting assembly), (2) 전달 매체(transfer means), (3) 배기 경계면(scavenging interface), (4) 기체 배기 집합관(gas disposal assembly tubing), (5) 수동 혹은 능동 기체 배기 집합(active or passive gas disposal assembly).[85] 능동계(active system)는 폐기체를 제거하기 위해서 중앙 소개(疎開, evacuation) 시스템을 사용하고 있다. 폐기체의 압력이 흐름을 발생하여 수동계(passive system)를 통하여 흐를 수도 있다.

(2) 기체 수집 집합(Gas-collecting assembly)

기체 수집 집합은 과잉 마취 가스를 포획하여 전달관으로 보낸다. 폐 마취 가스는 마취기의 APL밸브나 인공호흡기의 감압판에서 배출된 기체들이다. 환자에서 오는 모든 잉여 가스는 이 밸브들 중 하나를 통하여 호흡 회로를 빠져 나가거나 대기 중으로 빠져 나간다(facemask 가 잘 맞지 않거나 기관내관의 누출로 생긴 가스). 이 밸브들을 통과한 가스는 기체 수집 집합에 모였다가 전달 매체로 향한다.

Datex-Ohmeda S/5 ADU와 같은 신형 마취기에서 인공호흡기 추진 기체가 배기 시스템을 통하여 배출된다. 이는 신선가스 유속이 빠를 때와 분시 환기량이 많을 때 배기 경계면에 흘러 드는 기체가 소개 시스템을 압도할 수 있으므로 중요성을 갖는다. 이럴 경우 폐 마취 가스가 양압환기 감압판을 경유하거나(폐쇄식) 대기 배출(개방식)을 통하여 넘치기 때문에 수술방을 오염 시킨다.

(3) 전달 매체(Transfer means)

전달 매체는 기체 수집 집합에서 들어온 잉여 가스를 배기 경계면으로 전달한다. 관은 ASTM F1343-91 기준에 부합하자면 19 또는 30 mm이어야 한다.[85] 관은 꼬임을 에방예방 할 수 있을 정도로 단단해야 하며 폐색의 기회를 최소화하기 위해서 가능한 한 짧아야 한다. 일부 제조사는 노란색 띠를 붙여서 전달관을 색채 인식할 수 있도록 하여 22-mm의

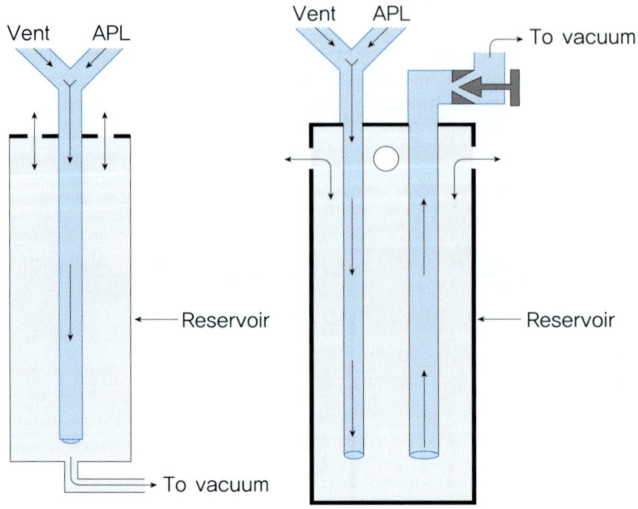

그림 8-27 개방 배기 경계면

호흡 회로관과 구별이 용이 하게 하였다. 대부분의 마취기에서 APL밸브와 인공호흡기 감압판에 각각의 전달 관을 부착하고 있다. 두 개의 관은 배기 경계면으로 연결 되기 전에 하나의 관으로 합쳐진다. 전달 매체가 막히면 호흡 회로의 기본압이 증가하여 압력 손상이 발생 할 수 있다.

(4) 배기 경계면(Scavenging interface)

배기 경계면은 과도한 양압이나 음압으로 부터 호흡회로와 인공호흡기를 보호해 주므로 가장 중요한 구성요소이다.[84] 정상 작동 조건에서 경계면은 전달매체 바로 하류의 압력을 -0.5과 +10 cmH_2O 사이로 제한한다.[85] 어떠한 배기 시스템이 사용 되던 간에 경계면 하류에 폐쇄가 발생하였을 때 잉여 가스를 배출하기 위하여 양압 감압은 필수 요소이다. 배출 시스템이 능동형이라면 과도하게 대기압보다 낮은 압력이 호흡회로와 인공호흡기에 걸리는 것을 방지하기 위하여 음압 감압이 필요하다. 능동형의 경우 소개 시스템이 폐기체를 제거하기 전까지 폐기체를 저장 할 수 있는 저장소가 있어야 한다. 경계면은 양압/음압 감압을 어떤 방식으로 하였는지에 따라서 개방형 또는 폐쇄형으로 나뉜다.[84]

① 개방 경계면(Open Interfaces)

개방 경계면은 밸브가 없어서 대기 중으로 개방되어 있고 이를 통해서 양압/음압 감압이 이루어 진다. 개방 경계면은 중앙 소개 시스템이 있는 능동 배출 시스템이 사용 되는 경우에만 채택 되어야 한다. 개방 경계면은 소개 시스템의 흡인은 일정한데 반해서 폐기체는 간헐적으로 밀어닥치므로 저장소가 있어야 한다.[84]

대부분 현재의 마취기는 그림 8-27과 같은 형태의 개방 경계면을 장착하고 있다.[88] 개방형 통이 저장소 기능을 제공하고 있다. 통의 용량은 다양한 폐기체 유속을 담을 수 있을 만큼 충분히 커야 한다. 기체는 통의 최상부로 들어와서 내부의 가는 관을 통하여 이동하며 결국 통의 바닥에 도착한다. 기체는 호흡 중간에 저장소 내에 비축된다. 통의 최상부에 있는 구멍을 통하여 양압/음압 감압이 이루어진다. 그림 8-27A의 개방 경계면과 그림 8-27B의 개방 경계면이 형태상 차이가 있는데 그림 8-27B에서는 조작자가 진공 조절판을 조작함으로써 진공을 제어할 수 있다.[88]

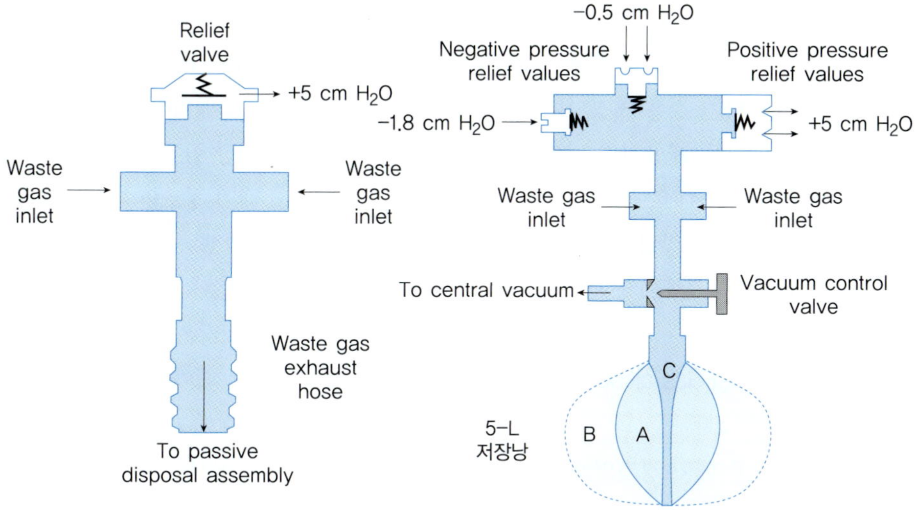

그림 8-28 폐쇄 배기 경계면
(좌측) 수동적 배기계를 사용하는 경계면. (우측) 능동적 배기계를 사용하는 경계면

② 폐쇄 경계면(Closed Interfaces)

폐쇄 경계면은 대기와 밸브를 통하여 소통하고 있다. 모든 폐쇄 경계면은 경계면 하류에 폐쇄가 발생 하였을 때 과도한 시스템의 압력을 배출하기 위하여 양압 감압판이 있어야 한다. 전술한 바와 같이 능동형 배출 시스템이 사용된다면 음압 감압판도 필수 요소이다.[84] 현재 사용 중인 폐쇄 경계면은 두 가지 형태로, 하나는 양압 감압판만 있는 형태이고 다른 하나는 양압/음압 감압판이 같이 있는 형태이다.

가. 양압 감압판 단독형(Positive-pressure relief only)

이 경계면(그림 8-28, 좌측)은 단독 양압 감압판이 있으며 수동 배기 시스템만을 사용하도록 설계되어 있다. 폐기체는 폐기체 입구를 통하여 경계면에 들어온다. 경계면에서 배기 시스템으로 폐가스를 이동시키는 것은 폐가스 자체 압력이나 "무게"에 의존하는데 이는 음압 소개 시스템이 없기 때문이다. 경계면과 배기 시스템 사이가 폐쇄되면 양압 감압판은 미리 정해진 압력인 약 5 cmH_2O 의 압력에서 열린다.[89] 이 시스템에서 저장낭(reservoir bag)은 필요하지 않다.

나. 양압/음압 감압판 혼합형(Positive- and negative-pressure relief)

이 경계면은 하나의 양압 감압판과 적어도 하나의 음압 감압판 그리고 저장낭(reservoir bag)으로 구성되어있으며 능동형 배기 시스템을 사용하고 있다. 그림 8-28 (우측)은 Dräger사의 소기 시스템이 있는 폐쇄형 경계면을 보여주고 있다. 폐기체 입구를 통해서 가변량의 폐기체가 간헐적으로 경계면으로 들어오면 소기 시스템이 이를 제거하기 전까지 저장소에 축적된다.

조작자는 저장낭 조절판을 적절히 조절해서 저장낭이 완전히 압착 되거나(C), 과팽창(B)이 되지 않고 적절히 펴지도록(A) 해야 한다. 시스템의 압력이 +5 cmH_2O 를 넘으면 기체는 양압 감압판을 통해서 대기로 배출 되고 시스템 압력이 -0.5 cmH_2O 이하면 대기가 음압 감압판을 통해서 유입된다. 일부 마취기는 주된 음압 감압판이 막힐 때를 대비하여 -1.8 cmH_2O에서 음압 감압판이 열리도록 설계되어있는 것도 있다.

기체 유출을 예방하는 폐쇄 시스템의 효율은 폐기체 유입 속도, 소기 유속, 저장소의 크기에 달려있다. 폐기체가 대기로 누출 되는 것은 저장낭이 완전히 차서 압력이 양압 감압판을 개방시킬 정도로 증가 되었을 때 발생한다. 이와 반대로, 기체 유출을 예방하는 개방 시스템의 효율은 저장낭의 크기뿐만 아니라 경계면 내에서 흐름의 특성과도 연관이 있다.

(5) 기체 배기 집합 도관(Gas disposal assembly conduit)

기체 배기 집합 도관은 배기 경계면에서 기체 배기 집합까지 폐기체를 전달한다. 이 도관은 완전히 허탈 되어서는 안되며 가능하다면 위에 위치하도록 하여 우발적인 폐쇄 가능성을 최소화 하여야 한다.[85]

(6) 기체 배기 집합(Gas disposal assembly)

기체 배기 집합이 최후로 잉여 기체를 제거하며 동형과 수동형 두 가지 종류의 베기 시스템이 존재한다. 가장 흔한 방법은 능동형 배기로 중앙 소기 시스템을 사용한다. 건물 외부에 있는 소기 펌프(suction pump)가 폐기체를 없애주는 기계적 흐름 유도 장치(mechanical flow-inducing device)로 작동한다. 시스템 내부의 압력은 음압 이므로 음압 감압 밸브와의 경계면은 필수 요소이다. 저장소가 있는 것이 매우 바람직하며 저장소가 크면 클수록 소기 유압은 작아도 충분하다.[84,88]

수동형 배기 시스템은 기계적 흐름 유도 장치를 사용하지 않는다. 대신 대기보다 무거운 마취 가스에 의하여 생성된 무게나 압력에 의해 발생한 흐름이 이 시스템을 흐르도록 만든다. 양압 감압 밸브는 필수 요소이지만 음압 감압 밸브와 저장소는 불필요하다. 잉여 폐기체는 몇 가지 방법(벽, 천정, 바닥을 통한 환기, air-conditioning system의 배출 석쇠로 환기)을 통하여 수술 방에서 제거된다.[84,88]

(7) 위험(Hazards)

배기 시스템은 기능적으로 마취 회로를 마취기에서 최종적으로 배기가 일어나는 곳까지 연장 시킨다. 길이가 연장 됨에 따라 문제가 발생할 가능성도 증가한다. 배기 경로의 폐쇄는 호흡 회로 내부에 과도한 양압을 발생 시켜서 압력 손상을 야기 할 수 있다. 배기 시스템에 걸리는 과도한 소기는 호흡계 내에 바람직하지 않은 음압을 생성할 수 있다. 마지막으로 2004년에 폐마취 가스 배출을 위한 소기 펌프가 있는 기계실에 화재가 발생했다는 보고가 있었다. 일부 병원에서는 폐가스가 바로 외부로 환기되는 것이 아니고 기계실로 이동하였다가 외부로 환기 되는 것 같다. Datex-Ohmeda S/5 ADU 와 Aestiva 같은 마취기들은 인공 호흡기 기동 가스(대부분 100% 산소이다)가 호흡 회로의 기체와 같이 배기 된다. 따라서 기계실로 이 기체들이 이동하면 기계실은 산소가 매우 풍부한 환경이 된다. 또한 기계실은 산소가 많은 환경에서 발화성이 높은 석유 제품이 많은 장소라서 수술 실 밖에서 배기 시스템에 의한 화재의 위험성이 상존하고 있다.[90]

5. 최신 반폐쇄식 마취기

21세기에 들어오면서 진보된 IT기술이 마취기에 도입 되면서 마취기에 많은 변화를 가지고 왔다. 대표적인 변화는 마취 감시장비의 비약적인 발전을 들 수 있다. 기존 마취기에 비해서 신형 마취기들은 산소 감시장비, 호기 이산화탄소 감시(capnography), 마취제 농도 감시 등이 기본으로 장착 되어 있어서 보다 안전한 마취를 할 수 있게 되었다. 그러나 마취과 의사들이 느끼기에 가장 놀라운 변화는 마취기 외관의 변화인데, 전자 유량계의 도입이나 내장형 기화기의 개발, 피스톤 타입 인공호흡기의 도입이 대표적인 사례가 될 것이다.

기존(conventional) 마취기는 Datex-Ohmeda사의 Modulus series 와 Excel, Dräger사의 Narkomed와 GS를 들 수 있다. 신형 마취기는 Datex-Ohmeda사의 Aestiva/5 (with 7900 ventilator) 와 Anesthesia Delivery Unit (S/5 ADU), Dräger사의 Gato, Fabius, Julian, Primus를 들 수 있다. 여기서는 신형 마취기의 변화들을 살펴 보고자 한다.

1) 저압력 회로

(1) 전자 유량계

Datex-Ohmeda 사의 S/5 ADU 나 Dräger 사의 Fabius GS 같은 신형 마취기에는 기존의 조절 손잡이와 유량 조절판은 있지만 유리 유량관 대신에 전자 유량 감지기와 디지털 디스플레이가 장착되어 있다. 유량 조절판에서 나가는 유량은 그래픽, 숫자 또는 두 가지 모두의 형태로 마취기 화면에 표시 된다. 이 마취기들은 가스 유량을 정확히 나타내는데 전기 공급원이 꼭 필요한 것은 아니다. 그러나 정전이 되더라도 유량 조절판은 전자 기기가 아니므로 산소는 마취기 내로 반드시 흘러야 한다. 이 마취기들은 각각의 가스 유량을 실질적으로 계량할 수 있는 개별 유량관이 없으므로 모든 유량 조절판에서 들어오는 신선가스의 총량에 관한 정보를 사용자에게 제공하기 위하여 전자 유량계 감지기나 기존의 기체 지시기(indicator)를 소형화하여 사용하고 있다. 소형 유량관 지시기는 이용자에게 마취기의 공통가스분출구에서 나가는 가스의 양이 얼마인지에 대한 대략적인 정보를 제공해 준다. 그리고 이 장치는 정전 시에도 작동 가능하다.

(2) The Datex-Ohmeda Aladin Cassette Vaporizer

Datex-Ohmeda S/5 ADU 에 사용되는 기화기는 halothane, isoflurane, enflurane, sevoflurane, desflurane 다섯 가지 흡입 마취제를 한 종류의 전자 통제 기화기를 통하여 투약한다는 점이 특이하다. 기화기는 ADU에 내장 되어있는 영구적 내부 조절부와 액상 마취기를 담는 호환성의 Aladin 마취제 카세트로 구성되어 있다. Aladin 마취제 카세트는 개별 마취제 별로 색체 분류되어 있으며 자기적으로도 분류 되어 있어서 Datex-Ohmeda ADU가 어떤 마취제 카세트가 삽입 되었는지를 식별할 수 있게 해 준다. 카세트는 전용 마취제 충전기를 이용하여 충전한다.

외양은 매우 다르게 보이지만, S/5 ADU 카세트 기화기의 기본적인 구조는 (그림 8-29) Dräger Vapor 19.n, 20.n나 Datex-Ohmeda Tec 4, Tec 5, Tec 7 기화기와 매우 유사하다. Aladin 시스템은 우회 격실과 기화 격실로 구성 되어있다는 점에서 기존 기화기와 기능적으로도 유사하다. 고정 흐름제한장치가 우회 격실에 위치해 있고, 유량 측정 센서가 우회 격실과 기화 격실의 배출구에 위치해 있다. 카세트 기화기의 핵심은 기화 격실의 배출구에 있는 전자 제어 유량 조절판이다. 이 판은 central processing unit(CPU)에 의해서 제어 된다. CPU는 농도 조절 다이얼, 기화 격실에 있는 압력 센서, 기화 격실의 온도 센서, 우회 격실 내의 유량 측정 센서, 기화 격실 배출구에 있는 유량 측정 센서 등의 다양한 정보원에서 정보를 받는다. CPU는 유량계로부터 운반 기체 조성에 관한 정보도 받는다. 다양한 정보원에서 받은 정보를 이용하여, CPU는 유량 조절판을 정확히 제어하여 원하는 기화 농도 산출을 얻게 해 준다. 적절한 전자적 유량 조절판 제어는 이 기화기의 정확한 작동을 위한 핵심이다.[91]

고정 흐름제한장치가 우회 격실에 있어서 기화기 입구에서 들어오는 흐름을 두 갈래의 흐름으로 갈라 놓는다(그림 8-29). 한 흐름은 우회 격실로 흘러 들어가고 나머지는 기화 격실 입구로 들어가서 일방 역류 방지판을 통과한다. 이 역류 방지판의 존재가 Aladin 시스템의 독특한 점이다. 일방판은 우

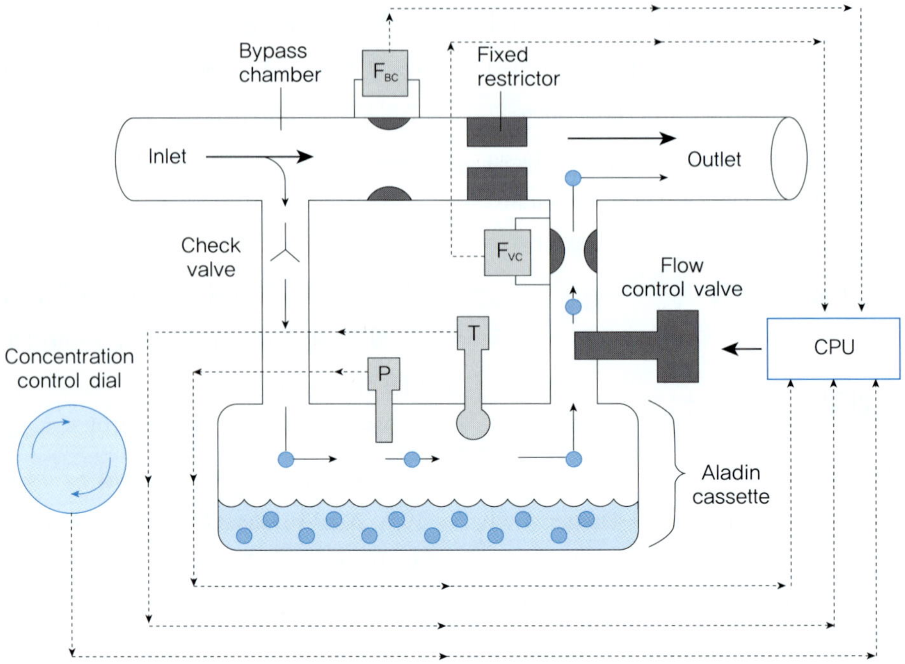

그림 8-29 Datex-Ohmeda Aladin Cassette 기화기

회 격실로 마취 증기가 역류해 흘러 들어 오는 것을 방지한다. 또한 일방판은 desflurane 사용 시 실내 온도가 desflurane 의 비등점 이상으로 높을 때 중요한 역할을 한다(22.8℃). CPU에서 제어되는 정확한 양의 증기 포화 운반 기체가 유량 조절판을 통과한다. 이는 우회 흐름과 만나서 기화기 배출구로 향한다.

Tec 6의 설명에서 언급한 바 있지만 실내 온도가 desflurane의 비등점 보다 높으면(22.8℃) desflurane 기화 조절은 독특한 문제를 야기한다. 고온에서 기화기 웅덩이 내의 압력은 증가하고 웅덩이는 점차 가압된다. 웅덩이 압력이 우회 격실의 압력보다 높아지면 기화 격실 입구에 있는 일방 역류방지판이 닫혀서 운반 기체가 기화 격실로 들어오는 것을 방지한다. 이때 운반 기체는 우회 격실로 바로 흘러 들어가고 이 흐름은 유량 센서에 감지 된다. 이런 상황에서 전자 제어 유량 조절판은 사용자에 의해 선택된 최종 농도를 유지하기 위하여 순수 desflurane 증기의 적절한 유량을 계량한다.

신선 가스 유속이 빠르거나 다이얼 세팅이 높은 경우(혹은 양쪽 다)와 같은 가동 조건에서는 대량의 액상 마취제가 신속히 기화 된다. 이에 따라 열량이 소모되거나 기화 잠열에 의해서 남아있는 액상 마취제나 기화기의 온도가 떨어지게 된다. 이런 냉각 효과를 상쇄 시키기 위해서 S/5 ADU 는 필요하면 카세트의 온도를 올리기 위해서 더운 공기를 불어넣어 주는 팬을 가지고 있다. 팬은 다음의 경우에 주로 작동 된다 : (1) desflurane 마취 유도 및 유지 (2) sevoflurane 마취 유도.

2) 마취 호흡회로

(1) 기존 마취기의 호흡 회로

인공호흡기 호흡 회로의 구성 요소들의 위치는

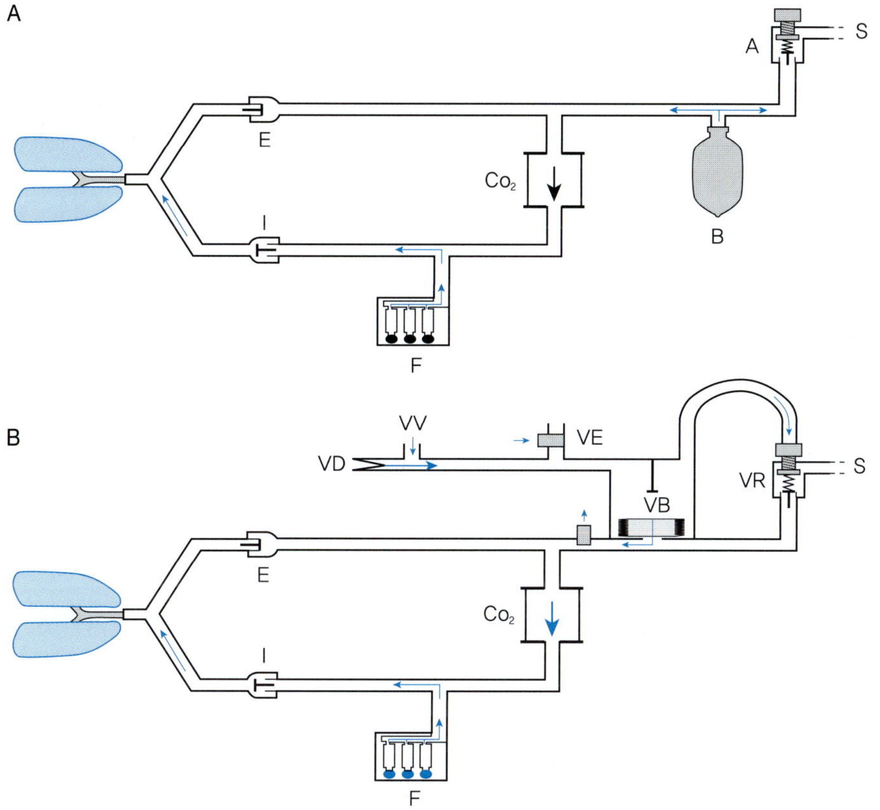

그림 8-30 전통적인 호흡 회로 모식도
A 수동 인공 호흡 모식도. B 상승 풀무 장착 모식도

이유가 있기 때문에 그 위치에 배열 된 것이다. 호흡 회로는 I (inspiratory)와 E (expiratory)의 두 개의 일방판을 가지고 있어서 호기와 흡기가 한 방향으로만 흐르게 만들어서 이산화탄소의 재호흡을 방지한다.

그림 8-30 A는 저장낭 B를 짜서 하는 수동 인공호흡의 흡기를 보여 주고 있다. 신선 가스 유입구(F)를 보면 I의 바로 근위부에 있어서 흡기 동안에 환자에게 신선 가스가 제일 먼저 들어가도록 되어있다. 이산화탄소 흡수제는 위치에 의해 호기 시에 이산화탄소를 흡수하지 않고 오히려 흡기 동안에 호기 가스가 밀려 들어오도록 되어있다. F가 흡입 유량보다 많을 경우, 흡기 동안에 흡수제를 통과하는 흐름에 역행하는 흐름을 만들게 되고 저장낭 안에 있는 호기 가스의 방향을 APL, A, 밸브 쪽으로 바꾸어 놓는다. 조절 호흡 동안에는 흡수제 사용이 덜 효과적이기 때문에 B는 흡수제와 흡기판 사이에 있지 않다. 흡기를 위한 저장낭 압착에 의해 발생한 역류가 존재하는 동안에 호기 동안에 이산화탄소 흡수제를 통과한 환자 기체의 일부는 배기[scavenge(S)]된다.

그림 8-30 B는 마취기에 저장낭의 압착을 대신할 목적으로 기계 인공호흡기를 구비하고 있는 모식도이다. 인공호흡기 풀무(VB)는 흡수제를 효율적으로 사용하기 위해서 앞서 언급한 저장낭의 자리에 위치하여야 한다. 전통적 인공호흡기도 자체 APL 밸브를 가지고 있어서 인공호흡기 감압판(ventilator relief valve, VR)이라 불리며 호기 말에 환자 호흡 회로로부터 전해 오는 과도한 가스를 감압하는데, 이

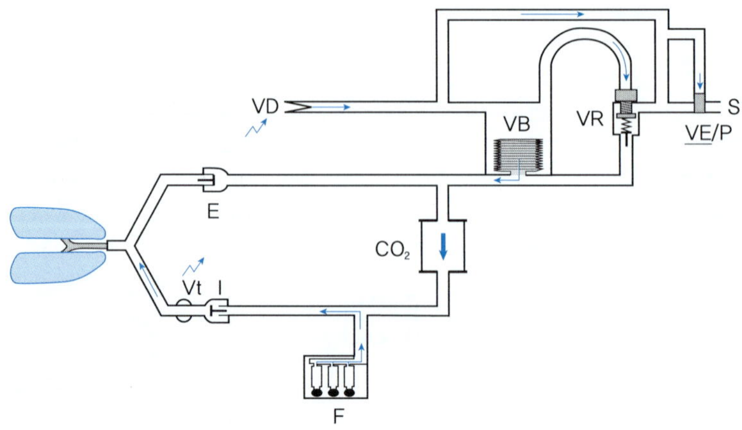

그림 8-31 Datex-Ohmeda사 Aestiva/5 호흡 회로 모식도

는 흡기 시에 과도한 환자 가스를 감압하는 수동 환기와는 반대이다. VR은 또한 흡기 동안에 회로를 밀폐한다. 수동 혹은 기계 환기에 있어서, APL 또는 VR은 반드시 호기판과 흡수제 사이에 위치 하여야 이산화탄소를 가지고 있는 호기 가스가 배기구로 환기 되기 용이하다.

그림 8-30 B에서와 같이 매달린 저장낭이 기립 풀무(VB)로 대체됨으로 해서 풀무가 누출이나 분리 시 찌부러짐으로 해서 쉽게 이를 탐지 할 수 있게 되었다. 풀무는 벤츄리(VV)를 통해 들어온 대기를 포함하는 인공 호흡기 조절 압력 추진 기체(pressure-regulated ventilator drive gas, VD)에 의해서 하방으로 압착된다. VB를 압축하기 위해서 인공호흡기 배기판 (exhaust valve, VE)을 흡기 동안에는 닫아 놓아야 한다. 흡기 동안에 환자로 가는 기체의 유출을 예방하기 위하여 길잡이관(pilot line)은 추진 기체 압을 인공호흡기 감압판(VR)으로 전달하여 감압판이 닫혀 있도록 한다. 인공호흡기 추진 기체는 호기 말 정지기(end-inspiratory pause)나 호기 동안에 VE를 통하여 대기로 방출 된다. PEEP 판은 호기 말에 풀무를 제외한 모든 호흡 회로에 압력을 가할 수 있는 위치에 놓여있다. 신선 가스 (F)가 흡기 시에 환자에게 지속적으로 흘러 가서 일회 호흡량과 기도압에 미치는 영향을 주목하기 하기 바란다.

(2) Datex-Ohmeda사 호흡 회로의 변화

① Aestiva/5

그림 8-31은 Aestiva/5 호흡 회로의 모식도이다. 이 마취기에서는 인공 호흡기 추진 기체의 방향을 재설정 하여 VR의 원위부와 연결 되어있다. 또한 인공 호흡기 배기판(VE)과 PEEP판(P)이 하나로 합쳐져서 배기구로 환자 기체가 흐르는 길에 같이 배열되어있다. 이는 몇 가지 변화를 야기하는데; (1) 배기 시스템을 매우 필요로 하게 되었다, (2) 전자적으로 PEEP을 제어할 수 있게 되었다, (3) 전체 회로에 PEEP이 걸리므로 전달 되는 일회 호흡량(Vt)이 감소할 수 있다.

이 마취기의 또 다른 특징은 servo-feedback loop를 통하여 환자에게 전달되는 일회 호흡량을 조절한다는 것이다. 이 루프에서 VD는 벤츄리를 통한 대기의 흡입을 필요로 하지 않는다. 흡기판에서 환자에게 전달되는 일회 호흡량을 측정하여 이에 따라서 인공 호흡기 추진 기체(VD)를 조절한다. 원하는 Vt와 전달되는 Vt의 차이에 의하여 VD는 결정되

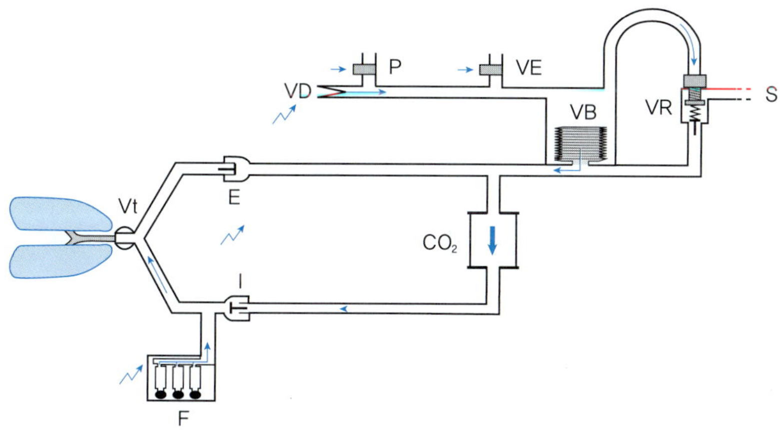

그림 8-32 Datex-Ohmeda사 S/5 ADU 모식도
신선 가스 흐름의 재배치가 주된 차이점이다.

고 풀무는 정점에서 VD를 통하여 전달되는 유량만큼만 하방 운동을 하여 환자에게 호흡량을 전달한다. 이는 신선 가스 비동조화(fresh gas decoupling, FDS)의 한 형태이다.

② S/5 ADU

그림 8-32는 Datex-Ohmeda사의 S/5 ADU 마취기 모식도이다. 이 마취기는 신선 가스 유입(F)을 흡기판(I) 원위부로 재위치 시켰다. 이 신선 가스 유입의 새로운 위치는 기존 마취기와 비교하였을 때 장점들이 있다. 첫째는 흡기가 시작 되기 전에 호흡 회로의 흡기 분지를 원하는 신선 가스로 가득 채울 수 있다. 또한 흡기의 나머지 기간 동안에도 신선 가스를 지속적으로 전달할 수 있다. 따라서 흡기 가스와 신선 가스의 평형에 더 빨리 도달하므로 저유량 마취 시에 유리하다. 두 번째는 정확한 측정을 위하여 폐활량센서(respirometer)를 기관내관에 더 가깝게 위치 시켜야 한다. 따라서 흡기/호기 호흡량을 동시에 측정 가능하게 하므로 기관내관 누출, 내관에서 부분 분리 등을 발견하기 용이하게 되었으며 환자의 실제 기도압을 측정 가능하게 되었다.

F는 전자 계측되어 인공호흡기 컴퓨터로 전달된다. 컴퓨터에 전달된 F의 정보에 의해서 원하는 일회호흡량(Vt)을 유지하기 위하여 추진 기체인 VD의 양이 조절된다. Vt의 계측치는 마취과 의사에게 제공되지만 Aestiva와 같이 인공호흡기 조절을 위해서 사용되지는 않는다. S/5 ADU 의 또 다른 특징은 Vt의 탄성 보상(compliance compensation)으로, 호흡회로와 호흡관 탄성 측정치가 원하는 일화호흡량(Vt)을 유지하기 위하여 추진 기체인 VD의 양을 조절한다.

(3) Dräger사 호흡 회로의 변화

① Cato

가. 호흡낭 재배치(Relocation of the reservoir bag)

그림 8-33은 호흡낭을 재배치 시킨 모식도이다. 호흡낭을 흡수제의 원위부, 신선 가스 유입구의 근위부에 위치 시키면 다음의 사항이 변화한다. 1) 흡기 동안에 신선 가스와 저장 가스의 혼합 가스가 지속적으로 환자에게 유입 된다. 2) 호흡낭에서 일부 가스가 역류 되어 흡수제를 통과하고 APL 밸브를 통하여 유출된다. 이는 이미 이산화탄소가 제거된 일부 호기 가스가 배기 시스템으로 버려진다는 것을 의미한다. 따라서 흡수제가 비효율적으로 사용된다. 그러나 이 역류는 흡수제 먼지가 환자에게 날

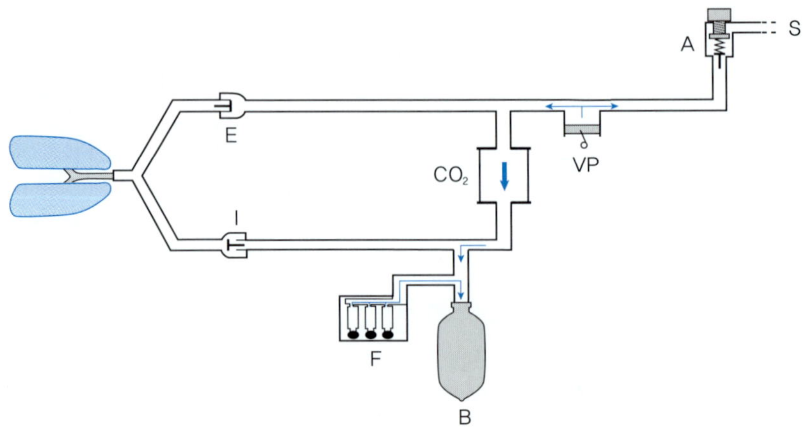

그림 8-33 호흡낭의 재배치 및 피스톤 인공 호흡기 장착

라 들어가는 것을 예방하는 장점이 있다. 3) 그림 8-33에서 보이지는 않지만 호기 동안에 호흡낭에 신선 가스가 유입되기 용이한 장점이 있다. 신선 가스의 유량이 많으면 호흡낭은 호기 가스와 섞이지 않은 신선 가스로 차게 된다.

나. 피스톤 인공호흡기(Piston Ventilator)

그림 8-33의 회로는 수동 인공호흡에는 적절치 않은 호흡회로이다. 이 회로를 기계 인공 호흡에도 입하면호흡에 도입하면 어떻게 될까? 신선가스의 새로운 저장소의 위치와 저장소가 호기 동안에 충진 된다는 점을 고려해 보면, 몇 가지 새로운 개념을 신형 마취 회로 생성에 적용할 수 있다. 첫째로 인공 호흡기를 사용하는 동안에 호흡낭을 호흡 회로에서 분리 시키는 대신에, 호흡낭을 이 위치에 둠으로 해서 흡기 동안에 신선 가스 수집 저장소로 역할 하게 한다. 이에 의해서 흡기 동안에 신선 가스는 환자에게 향하지 않고 호흡낭으로 향하게 된다. 흡기 동안에 환자에게 가스 흐름이 전혀 없으므로 이는 FGD의 또 다른 한 형태이다. 두 번째로 중환자실에서 사용되고 있는 전자-기계 피스톤 인공호흡기를 사용하였다.

그러나 새로운 호흡 회로의 문제점은 다음과 같다. 1) 흡기를 위해 피스톤 인공 호흡기가 위로 올라갈 때, 호흡 기체가 환자에게 가지 않고 호흡낭으로 직행하게 된다. 2) 신선가스 유량이 많을 때 호흡낭이 팽창하고 신선 가스가 상류로 역류할 수 있다. 이런 상황에서 역류한 가스가 피스톤에서 나온 가스와 합류하게 되면 일회 호흡량에 영향을 준다. 이는 FGD와 명백히 배치되는 상황이다. 3) 흡수제의 경제적 사용이라는 점에서 문제가 있다. 4) 흡기 동안에 기체의 이탈을 예방하기 위해서 APL 밸브는 자동 인공 호흡기 감압판으로 바뀌어야 한다.

다. Divian 인공호흡기

앞서 지적된 문제점들을 해결하기 위해서 Dräger 사는 호흡 회로에 조절판을 배치하였다. 우선 비동조판(decoupling valve, DV)을 호흡낭의 신선가스 유입구에 배치하였다. 그리고 수동/자발 배기가스판(manual/spontaneous-exhaust, M/S-E, valve)을 APL판 입구에 배치 하였으며 새로 설치한 배기판(SV)으로 직행하는 또 다른 인공 호흡기 감압판(VR)을 설치하였다.

그림 8-34A는 이 조절판들이 흡기 동안에 작동하는 모식이다. DV는 흡기 동안에 닫혀서 피스톤에서 오는 기체를 호흡낭으로 향하지 않고 환자로 향하게 한다. DV는 신선 가스 유량이 많아도 가스가 호흡낭으로만 흐르도록 강제하여서 흡기 동안에 일회

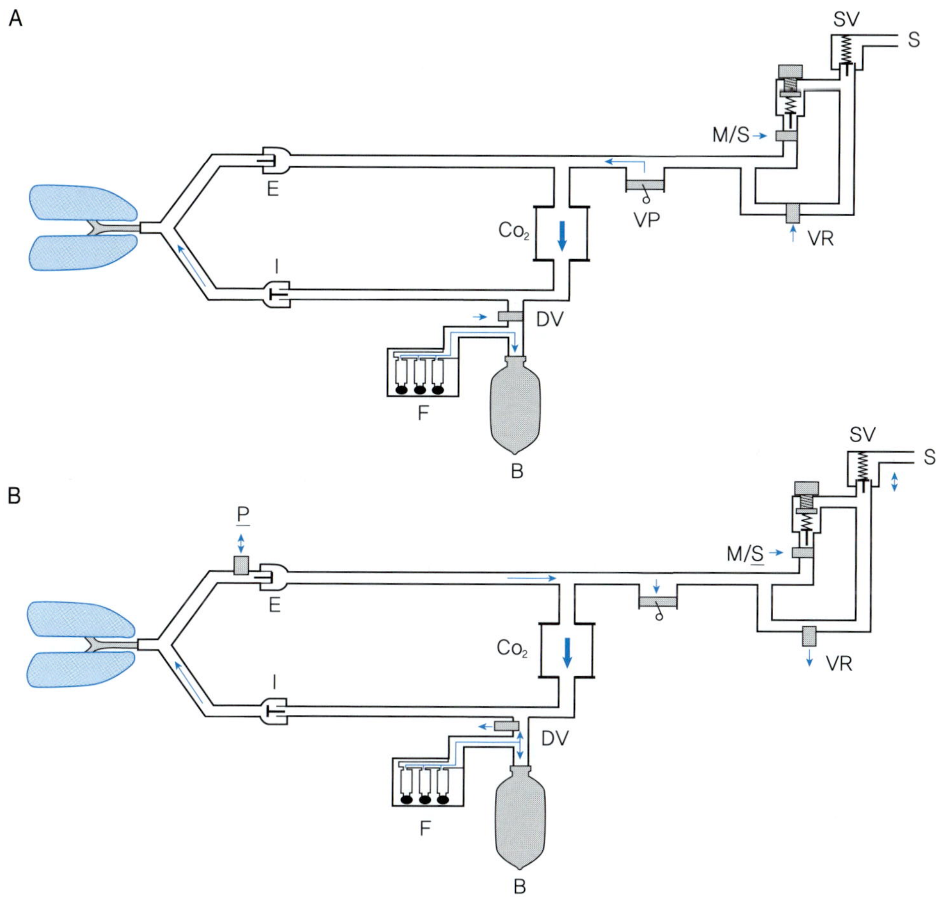

그림 8-34 Drager사의 Divian 인공호흡기
(A) 흡기 시, (B) 호기 시

호흡량에 영향을 미치지 않도록 한다. 호기 동안에 호기 가스가 호흡낭으로 흘러 가는 동안에 흡수제를 가로 지르기 때문에 흡수제의 경제성은 향상되지 않는다. 기계 호흡 동안에 VR로 들어오는 모든 기체를 주기적으로 SV로 향하게 하기 위해서 M/S-E는 지속적으로 닫혀있는다. VR은 흡기 동안에는 닫혀있고 호기말에 열린다. 수동 호흡 동안에 VR은 계속 닫혀있고 M/S-E는 열려있다. 자발호흡 동안에 M/S는 닫히고 VR과 A 는 열린다.

그림 8-34B는 이 조절판들이 호기 동안에 작동하는 모식이다. PEEP판의 위치를 보면 PEEP판을 호흡 회로의 흡기 분지의 호기판 근위에 배치하였다. 이 회로도는 기능적으로 Cato를 나타내고 있지만 APL판, A, 위에 위치한 수동 조작 레버가 있는데 Dräger 마취기에는 "Man/Spont" 로 표기 되어있다. 실제 M/S-E 판은 호흡회로의 판 블록 조립내에 숨겨져 있으며 기계 인공호흡 동안에 전자 제어에 의해 닫힌다. DV 개방 초기에 호기 가스의 이산화탄소가 제거되고 호흡낭에 있던 신선가스를 희석 시킨다. 저항판(P)을 조절해서 호기 동안에 PEEP을 제공할 수 있다. 피스톤이 움츠려듦에 따라 흡수제를 통과했던 기체를 흡수제를 통하여 끌어들여서 피스톤 실린더로 보낸다. 이에 의해서 인공 호흡기 감압판이 개방된다. 만약 신선 가스 유량이 충분히

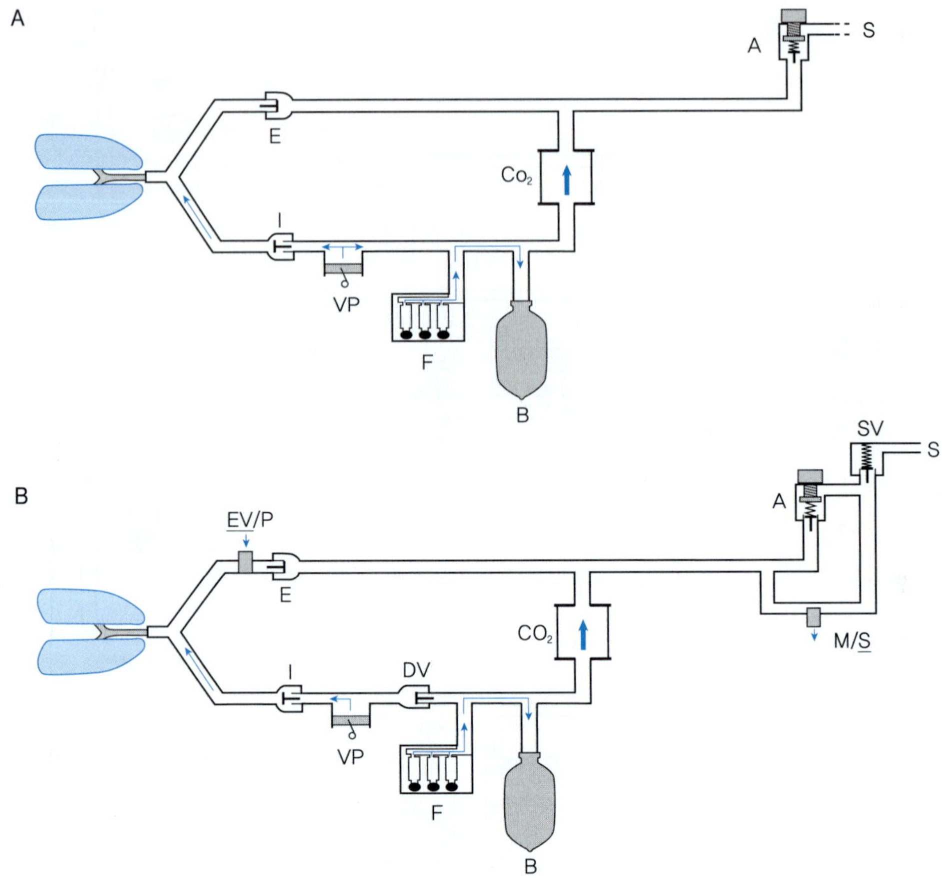

그림 8-35 Dräger사의 Fabius GS
A; 인공 호흡기 피스톤을 재배치 시킨 호흡 회로, B; Fabius GS 호흡 회로의 모식도

많다면 압력이 낮더라도 잉여 기체는 수동적으로 SV를 개방하여 배기 된다.

② Fabius

Fabius 인공 호흡기는 인공 호흡기 피스톤을 새로운 자리에 위치 시키는 데서 (그림 8-35A) 출발한다. 피스톤을 새로운 자리에 위치 시킴으로 해서 흡기 동안에 인공 호흡기 가스는 저항이 가장적은 경로를 통해 흘러서 결국 호흡낭으로 들어가게 된다. 따라서 이 회로는 기계호흡 동안에 작동하지 않는다.

그러나 이 회로에서는 역류의 문제가 발생 할 수 있다. 역류의 문제를 해결하기 위해서 Dräger 사는 흡기 동안 피스톤이 위로 움직일 때 자동적으로 폐쇄되는 일방 역류 방지판(decoupling valve, DV)을 첨가하였다(그림 8-35B). 이제 가스는 환자를 향해 흐르지만 호기판(E)을 폐쇄시키는 역류가 전혀 발생하지 않는다. 기술자들은 호기판(EV/P)을 호기 분지의 E 밸브 바로 근위부에 장착해야만 하였다. 이 밸브는 전자 조절(regulate), 기체역학 제어(control) 밸브로 흡기 동안에 닫힌다.

M/S 판은 기계 환기 동안에 인공 호흡기 컴퓨터에 의해서 자동적으로 열려야 한다. 이에 의해서 APL (Dräger사는 "APL bypass valve"라고 부른다) 우회로가 생기고 잉여 기체가 회로에서 배출 가능하게 한다. 만약 이 판이 열리지 않고 APL판이 닫혀

있다면 신선가스 유량에 비례하여 호흡 회로 내에 압력이 걸린다(그림 8-36B).

3) 인공호흡기

최근에는 중환자실에서 사용하는 인공호흡기 특징들이 마취 인공호흡기에도 도입되고 있다. 마취과 의사는 최신 마취기와 중환자실 인공호흡기와 상당히 유사한 점이 많지만 환기 파라미터와 제어 시스템에 근본적인 차이가 있다는 것을 명심해야 한다.

(1) 동력원

최근 신선가스 비동조화(fresh gas decoupling, FGD)가 완벽한 호흡 회로가 도입됨에 따라 기계 추진 마취 인공호흡기가 재등장하였다. 이런 피스톤형 인공호흡기는 호흡 회로 내에서 공기 운동을 일으키기 위해서 압축 추진 기체 대신에 컴퓨터 제어 모터를 사용한다. 이 회로에서는, 환자 기체와 추진 기체가 각각 들어오는 이중 회로를 사용하기 보다는, 단일 환자 기체 회로를 사용하고 있다. 따라서 피스톤 추진 단일 회로 인공호흡기로 분류할 수 있다. 피스톤은 환자에게 정해진 일회 환기량이나 기도압을 전달하기 위해서 주사기의 플런저와 비슷하게 작동한다. 정교한 컴퓨터 제어로 인하여 기존의 control-mode ventilation 뿐만 아니라 synchronized intermittent mandatory ventilation (SIMV), pressure-controlled ventilation (PCV), pressure-support assisted ventilation 와 같은 진일보한 형태의 인공호흡도 가능하게 되었다.

(2) Cycling Mechanism

최신 전자 인공호흡기는 반도체를 이용한 타이밍 장치를 사용하므로 전자 제어 time cycled 형으로 분류 된다. SIMV, PCV, 그리고 압력 보조 선택 환기법과 같은 진보된 인공호흡 모드에서 조절 가능 역치 촉발압(adjustable threshold pressure trigger) 설정도 가능하다. 압력 감지기는 인공호흡 조절기에 피드백을 주어서 호흡 사이클을 언제 시작하고 언제 끝낼지를 결정한다.

(3) 풀무

일부 최신 마취기는 FGD를 통합시키기 위해서 하강 풀무를 사용하는 설계를 사용하기도 한다. (Dräger Medical Julian과 Datascope Anestar). 하강 풀무를 사용하는 마취기에 필수적인 안전 장비는 인공호흡기를 사용하는 동안에 언제나 작동하는 통합 CO_2 무호흡 경보 장치이다.

Reference

1. Dorsch JA, Dorsch SE: The anesthesia machine. In: Dorsch JA, Dorsch SE, ed. Understanding Anesthesia Equipment, 4th ed. Baltimore: Williams & Wilkins; 1999: 75.
2. Bowie E., Huffman LM: The Anesthesia Machine: Essentials for Understanding. Madison, WI, Ohmeda, BOC Group, Inc, 1985.
3. Cicman JH, Jacoby MI, Skibo VF, et al: Anesthesia systems. Part 1: Operating principles of fundamental components. J Clin Monit 1992; 8: 295.
4. Schumacher SD, Brockwell RC, Andrews JJ, et al: Bulk liquid oxygen supply failure. Anesthesiology 2004; 100: 186.
5. Feeley TW, Hedley-Whyte J: Bulk oxygen and nitrous oxide delivery systems: Design and dangers. Anesthesiology 1976; 44: 301.
6. Pelton DA: Non-flammable medical gas pipeline systems. In: Wyant GM, ed. Mechanical Misadventures in Anesthesia, Toronto: University of Toronto Press; 1978: 8.
7. Stassou A: Two Die in Hospital Mix-up. Available at http://www.wtnh.com/Global/story.asp?S=624589
8. Adriani J: Clinical application of physical principles concerning gases and vapor to anesthesiology. In: Adriani J, ed. The Chemistry and Physics of Anesthesia, 2nd ed. Springfield,

IL: Charles C Thomas; 1962: 58.
9. Atlas G: A method to quickly estimate remaining time for an oxygen E-cylinder. Anesth Analg 2004; 98: 1190.
10. Macintosh R, Mushin WW, Epstein HG: Flowmeters. In: Macintosh R, Mushin WW, Epstein HG, ed. Physics for the Anaesthetist, 3rd ed. Oxford: Blackwell Scientific; 1963: 196.
11. American Society for Testing and Materials: Standard Specification for Particular Requirements for Anesthesia Workstations and Their Components (ASTM F1850-00). West Conshohoken, PA, American Society for Testing and Materials, 2000.
12. Schreiber P: Safety Guidelines for Anesthesia Systems. Telford, PA, North American Drä er, 1984.
13. Eger II EI, Epstein RM: Hazards of anesthetic equipment. Anesthesiology 1964; 24: 490.
14. Eger II EI, Hylton RR, Irwin RH, et al: Anesthetic flowmeter sequence-a cause for hypoxia. Anesthesiology 1963; 24: 396.
15. Richards C: Failure of a nitrous oxide?oxygen proportioning device. Anesthesiology 1989; 71: 997.
16. Abraham ZA, Basagoitia B: A potentially lethal anesthesia machine failure. Anesthesiology 1987; 66: 589.
17. Neubarth J: Another hazardous gas supply misconnection [letter]. Anesth Analg 1995; 80: 206.
18. Gaughan SD, Benumof JL, Ozaki GT: Can an anesthesia machine flush valve provide for effective jet ventilation?. Anesth Analg 1993; 76: 800.
19. Anderson CE, Rendell-Baker L: Exposed O2 flush hazard. Anesthesiology 1982; 56: 328.
20. Internal leakage from anesthesia unit flush valves. Health Devices 1981; 10: 172.
21. Andrews JJ: Understanding your anesthesia machine and ventilator. 1989 Review Course Lectures, Cleveland, OH: International Anesthesia Research Society; 1989: 59.
22. Dodgson BG: Inappropriate use of the oxygen flush to check an anaesthetic machine. Can J Anaesth 1988; 35: 336.
23. Dorsch JA, Dorsch SE: Vaporizers (anesthetic agent delivery devices). In: Dorsch JA, Dorsch SE, ed. Understanding Anesthesia Machines, 4th ed. Baltimore: Williams & Wilkins; 1999: 121.
24. Macintosh R, Mushin WW, Epstein HG: Vapor pressure. In: Macintosh R, Mushin WW, Epstein HG, ed. Physics for the Anaesthetist, 3rd ed. Oxford: Blackwell Scientific; 1963: 68.
25. Adriani J: Principles of physics and chemistry of solids and fluids applicable to anesthesiology. In: Adriani J, ed. The Chemistry and Physics of Anesthesia, 2nd ed. Springfield, IL: Charles C Thomas; 1962: 7.
26. Macintosh R, Mushin WW, Epstein HG: Vaporization. In: Macintosh R, Mushin WW, Epstein HG, ed. Physics for the Anaesthetist, 3rd ed. Oxford: Blackwell Scientific; 1963: 26.
27. Schreiber P: Anaesthetic equipment: Performance, Classification, and Safety. New York, Springer-Verlag, 1972.
28. Hill DW, Lowe HJ: Comparison of concentration of halothane in closed and semi-closed circuits during controlled ventilation. Anesthesiology 1962; 23: 291.
29. Hill DW: The design and calibration of vaporizers for volatile anaesthesia agents. In: Scurr C, Feldman S, ed. Scientific Foundations of Anaesthesia, 3rd ed. London: William Heineman; 1982: 544.
30. Hill DW: The design and calibration of vaporizers for volatile anaesthetic agents. Br J Anaesth 1968; 40: 648.
31. Morris LE: Problems in the performance of anesthesia vaporizers. Int Anesthesiol Clin 1974; 12: 199.
32. Stoelting RK: The effects of nitrous oxide on halothane output from Fluotec Mark 2 vaporizers. Anesthesiology 1971; 35: 215.
33. Diaz PD: The influence of carrier gas on the output of automatic vaporizers. Br J Anaesth 1976; 48: 387.
34. Nawaf K, Stoelting RK: Nitrous oxide increases enflurane concentrations delivered by ethrane vaporizers. Anesth Analg 1979; 58: 30.
35. Prins L, Strupat J, Clement J: An evaluation of gas density dependence of anaesthetic vaporizers. Can Anaesth Soc J 1980; 27: 106.
36. Lin CY: Assessment of vaporizer performance in low-flow and closed-circuit anesthesia. Anesth Analg 1980; 59: 359.
37. Gould DB, Lampert BA, MacKrell TN: Effect of nitrous oxide solubility on vaporizer aberrance. Anesth Analg 1982; 61: 938.
38. Palayiwa E, Sanderson MH, Hahn CEW: Effects of

carrier gas composition on the output of six anaesthetic vaporizers. Br J Anaesth 1983; 55: 1025.

39. Scheller MS, Drummond JC: Solubility of N2O in volatile anesthetics contributes to vaporizer aberrancy when changing carrier gases. Anesth Analg 1986; 65: 88.
40. Andrews JJ, Johnston Jr RV: The new Tec 6 desflurane vaporizer. Anesth Analg 1993; 76: 1338.
41. Weiskopf RB, Sampson D, Moore MA: The desflurane (Tec 6) vaporizer: Design, design considerations and performance evaluation. Br J Anaesth 1994; 72: 474.
42. Eger EI: New inhaled anesthetics. Anesthesiology 1994; 80: 906.
43. Susay SR, Smith MA, Lockwood GG: The saturated vapor pressure of desflurane at various temperatures. Anesth Analg 1996; 83: 864.
44. Mapleson WW: The elimination of rebreathing in various semiclosed anaesthetic systems. Br J Anaesth 1954; 26: 323.
45. Willis BA, Pender JW, Mapleson WW: Rebreathing in a T-piece: Volunteer and theoretical studies of the Jackson-Rees modification of Ayre's T-piece during spontaneous respiration. Br J Anaesth 1975; 47: 1239.
46. Rose DK, Froese AB: The regulation of Paco2 during controlled ventilation of children with a T-piece. Canad Anaesth Soc J 1979; 26: 104.
47. Froese AB, Rose DK: A detailed analysis of T-piece systems. In: Steward DJ, ed. Some Aspects of Paediatric Anaesthesia, Amsterdam: Elsevier North-Holland Biomedical Press; 1982: 101.
48. Sykes MK: Rebreathing circuits: A review. Br J Anaesth 1968; 40: 666.
49. Dorsch JA, Dorsch SE: The breathing system II. The Mapleson systems. In: Dorsch JA, Dorsch SE, ed. Understanding Anesthesia Equipment, 2nd ed. Baltimore: Williams & Wilkins; 1984: 182.
50. Bain JA, Spoerel WE: A streamlined anaesthetic system. Can Anaesth Soc J 1972; 19: 426.
51. Pethick SL: Letter to the editor. Can Anaesth Soc J 1975; 22: 115.
52. Caplan RA, Vistica MF, Posner KL, et al: Adverse anesthetic outcomes arising from gas delivery equipment. Anesthesiology 1997; 87: 741.
53. Smith CR, Otworth JR, Kaluszyk GSW: Bilateral tension pneumothorax due to a defective anesthesia breathing circuit filter. J Clin Anesth 1991; 3: 229.
54. McEwan AI, Dowell L, Karis JH: Bilateral tension pneumothorax caused by a blocked bacterial filter in an anesthesia breathing circuit. Anesth Analg 1993; 76: 440.
55. Walton JS, Fears R, Burt N, Dorman BH: Intraoperative breathing circuit obstruction caused by albuterol nebulization. Anesth Analg 1999; 89: 650.
56. Chacon A, Kuczkowski K, Sanchez R: Unusual case of breathing circuit obstruction: Plastic packaging revisited [letter]. Anesthesiology 2004; 100: 753.
57. Kanno T, Aso C, Saito S, et al: A combustive destruction of expiration valve in an anesthetic circuit. Anesthesiology 2003; 98: 577.
58. Laster M, Roth P, Eger II E: Fires from the interaction of anesthetics with desiccated absorbent. Anesth Analg 2004; 99: 769.
59. Fatheree R, Leighton B: Acute respiratory distress syndrome after an exothermic Baralyme-sevoflurane reaction. Anesthesiology 2004; 101: 531.
60. Holak E, Mei D, Dunning III M, et al: Carbon monoxide production from sevoflurane breakdown. Anesth Analg 2003; 96: 757.
61. Adriani J: Carbon dioxide absorption. In: Adriani J, ed. The Chemistry and Physics of Anesthesia, 2nd ed. Springfield, IL: Charles C Thomas; 1962: 151.
62. Dewey & Almy Chemical Division: The Sodasorb Manual of CO2 Absorption, New York, W. R. Grace and Company, 1962.
63. Murray MM, Renfrew CW, Bedi A, et al: A new carbon dioxide absorbent for use in anesthetic breathing systems. Anesthesiology 1999; 91: 1342.
64. Versichelen LF, Bouche MP, Rolly G, et al: Only carbon dioxide absorbents free of both NaOH and KOH do not generate compound-A during in vitro closed system sevoflurane. Anesthesiology 2003; 95: 750.
65. Sosis M: Why not use Amsorb alone as the CO2 absorbent and avoid any risk of CO production [letter]. Anesthesiology 2003; 98: 1299.
66. Higuchi H, Adachi Y, Arimura S, et al: The carbon dioxide absorption capacity of Amsorb is half that of soda lime. Anesth Analg 2001; 93: 221.

67. Hunt HE: Resistance in respiratory valves and canisters. Anesthesiology 1955; 16: 190.
68. Brown ES: Performance of absorbents: Continuous flow. Anesthesiology 1959; 20: 41.
69. Andrews JJ, Johnston Jr RV, Bee DE, et al: Photodeactivation of ethyl violet: A potential hazard. of Sodasorb. Anesthesiology 1990; 72: 59.
70. Morio M, Fujii K, Satoh N, et al: Reaction of sevoflurane and its degradation products with soda lime. Anesthesiology 1992; 77: 1155.
71. Kharasch ED, Powers KM, Artru AA, et al: Comparison of Amsorb, soda lime, Baralyme degradation of volatile anesthetics and formation of carbon monoxide and compound A in swine in vivo. Anesthesiology 2002; 96: 173.
72. Frink Jr EJ, Malan TP, Morgan SE, et al: Quantification of the degradation products of sevoflurane in two CO2 absorbents during low-flow anesthesia in surgical patients. Anesthesiology 1992; 77: 1064.
73. Fang ZX, Kandel L, Laster MJ, et al: Factors affecting production of compound-A from the interaction of sevoflurane with Baralyme and soda lime. Anesth Analg 1996; 82: 775.
74. Eger II EI, Ion P, Laster MJ, et al: Baralyme dehydration increases and soda lime dehydration decreases the concentration of compound A resulting from sevoflurane degradation in a standard anesthetic circuit. Anesth Analg 1997; 85: 892.
75. Steffey EP, Laster MJ, Ionescu P, et al: Dehydration of Baralyme increases compound A resulting from sevoflurane degradation in a standard anesthetic circuit used to anesthetize swine. Anesth Analg 1997; 85: 1382.
76. Eger II EL, Koblin DD, Bowland T, et al: Nephrotoxicity of sevoflurane versus desflurane anesthesia in volunteers. Anesth Analg 1997; 84: 160.
77. Kharasch ED, Frink Jr EJ, Zager R, et al: Assessment of low-flow sevoflurane and isoflurane effects on renal function using sensitive markers of tubular toxicity. Anesthesiology 1997; 86: 1238.
78. Bito H, Ikeuchi Y, Ikeda K: Effects of low-flow sevoflurane anesthesia on renal function: Comparison with high-flow sevoflurane anesthesia and low-flow isoflurane anesthesia. Anesthesiology 1997; 86: 1231.
79. Berry PD, Sessler DI, Larson MD: Severe carbon monoxide poisoning during desflurane anesthesia. Anesthesiology 1999; 90: 613.
80. Baxter PJ, Kharasch ED: Rehydration of desiccated baralyme prevents carbon monoxide formation from desflurane in an anesthesia machine. Anesthesiology 1997; 86: 1061.
81. Woehlick HJ, Dunning M, Connolly LA: Reduction in the incidence of carbon monoxide exposures in humans undergoing general anesthesia. Anesthesiology 1997; 87: 228.
82. Fang ZX, Eger EI, Laster MJ, et al: Carbon monoxide production from degradation of desflurane, enflurane, isoflurane, halothane, and sevoflurane by soda lime and Baralyme. Anesth Analg 1995; 80: 1187.
83. Bonome C, Belda J, Alavarez-Refojo F, et al: Low-flow anesthesia and reduced animal size increase carboxyhemoglobin levels in swine during desflurane and isoflurane breakdown in dried soda lime. Anesth Analg 1999; 89: 909.
84. Dorsch JA, Dorsch SE: Controlling trace gas levels. In: Dorsch JA, Dorsch SE, ed. Understanding Anesthesia Equipment, 4th ed. Baltimore: Williams & Wilkins; 1999: 355.
85. American Society for Testing and Materials: Standard Specification for Anesthetic Equipment?Scavenging Systems for Anesthetic Gases (ASTM F1343-91). Philadelphia, American Society for Testing and Materials, 1991.
86. McGregor (chair) DG: Waste Anesthetic Gases: Information for Management in Anesthetizing Areas and the Postanesthesia Care Unit (PACU). Park Ridge, IL, ASA Task Force on Trace Anesthetic Gases, American Society of Anesthesiologists, 1999.
87. 150.. Kanmura Y, Sakai J, Yoshinaka H, et al: Causes of nitrous oxide contamination in operating rooms. Anesthesiology 1999; 90: 693.
88. Open Reservoir Scavenger: Operator's Instruction Manual. Telford, PA, North American Drä er, 1986.
89. Scavenger Interface for Air Conditioning: Instruction Manual. Telford, PA, North American Drä er, 1984.
90. Allen M, Lees DE.: Fires in medical vacuum pumps: Do you need to be concerned?. ASA Newsl 2004; 68(10): 22.
91. Hendrickx JF, Carette RM, Deloof T, et al: Severe ADU desflurane vaporizing unit malfunction. Anesthesiology 2003; 99: 1459.

09 정맥 마취제

아주대학교 의과대학 민 상 기

마취의가 약물을 투여할 경우 가장 큰 관심사 중 하나는, 마취약물이 작용하는 부위, 즉 대개는 뇌에서 약물이 얼마나 존재하는 지에 대한 것일 것이다. 흡입마취제의 경우에는 실측 가능한 호기말 흡입마취제의 농도와 최소폐포농도(minimum alveolar concentration)의 개념으로 비교적 쉽게 예측할 수 있다. 그러나 정맥마취제의 경우에는 체내의 약물 농도를 실시간으로 측정할 수 있는 방법이 아직까지는 불가능하다. 따라서 마취를 유지하고 환자가 빨리 회복될 수 있는 약물의 요구량을 알아내기 위해서는 약리학적인 기본적인 이해가 필수적일 것이다. 여기서 우리는 약물의 작용기전, 약동학, 대사 그리고 부작용과 같은, 정맥마취제들의 약리학에 대하여 살펴볼 것이다.

마취제의 작용에 대하여 이해하려면 마취약물의 효능(potency)과 지질용해도(lipid solubility) 간의 밀접한 관계에 기초한 Meyer-Overton의 법칙에[1] 의한 전형적인 관계에 기초해야 할 것이다. 이 법칙은 정맥마취제보다 흡입마취제에 더 잘 적용할 수 있다. 지질용해도는 약물이 작용부위에 도달하는 점을 설명하는데 있어서는 중요하지만, 적어도 신경전달체계가 관련되는 한, 어떻게 마취제가 작용을 나타내는 지를 설명하기는 힘들다.

일부 흡입마취제, etomidate, steroid들이 diastereo 혹은 enatio에 민감한 방식으로 효과를 나타내므로, 마취제의 작용을 나타내는 것이 단백질임을 시사하고 있다. 여러 가지의 단백질 부위가 마취제의 작용을 나타내는 것으로 알려져 왔다. 특히 transmitter-gated ion channel이 마취제가 작용을 나타내는 곳으로 생각하기도 한다.

억제성 신경전달체계는 주로 GABA와 glycine에 의한다. 마취를 위한 농도 수준에서 모든 마취제는 GABAa 수용체와 관련된 모든 반응을 증가시킨다. 그리고 많은 마취제들이 strychnine에 민감한 glycine 수용체에도 비슷한 작용을 나타낸다.[2] 한편 몇 가지 약제들은 nicotinic acetylcholine에 의한 흥분성 반응을 억제하기도 하며, inotrophic glutamate 수용체와도 연관이 있는 것으로 보고되고 있다. 한편 최근의 연구들에 의하면 마취제들이 transmitter-gated ion channel의 종류뿐만 아니라 중추신경계 전반에 차이 있게 분포하고 있는 동일한 종류의 수용체의 아류형(subtype) 사이에도 분별력 있게 작용되고 있는 특성이 보고되고 있다.

기초적인 약동학의 원칙들은 약물을 일회 정주하였을 경우, 약물이 몸 안에서 어떻게 분포되는 지를 설명하는데 도움이 된다. 반복적으로 약물을 정

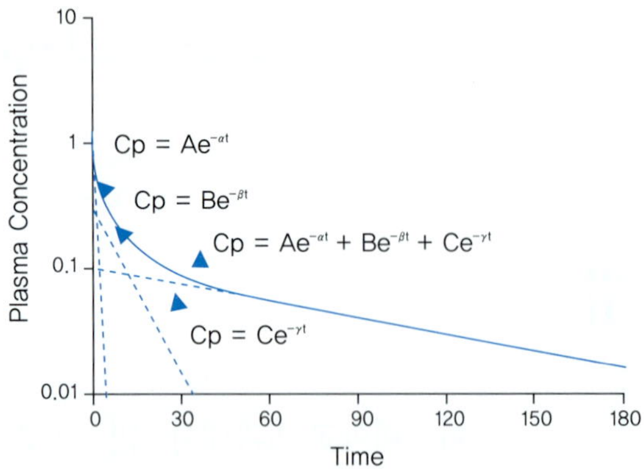

그림 9-1 정맥마취제 일회 정주 후에 시간 경과에 따른 각 구획에서의 혈중농도 곡선과 이들의 합으로 표현되는 혈중 농도곡선

주하거나 지속적으로 주입할 경우는 더욱 복잡한 약동학 원리를 적용해야 한다. 체내에 약물이 존재하지 않는 상태에서 약물을 정주하게 되면 그림 9-1과 같이, 초기에는 빠른 속도로, 그 후에는 비교적 느린 속도로 혈중농도가 감소한다. 초기에 빠른 속도로 약물의 농도가 감소하는 현상은 혈관이 풍부한 기관, 즉 뇌, 간, 신장, 심장 등으로 빠르게 재분포되기 때문이다. 그 후 근육과 지방과 같은 조직으로 천천히 이동하게 된다. 이렇게 서로 다른 조직으로 약물이 분포되는 순서는 기관으로 가는 혈류량에 의하여 결정된다. 그리고 가장 천천히 감소하는 양상을 보이는 곡선의 마지막 부분은 혈액 내에서 약물이 제거되는 시기에 해당된다. 혈액 내에서 약물의 제거는 간과 같은 대사 기관에서 제거되는 부분도 있으며, 재분포되었던 조직으로부터 혈액으로 다시 돌아온 약물의 제거도 간접적으로 영향을 준다. 이런 세 가지의 과정이 순차적으로 일어나는 것은 아니며, 약물 투여 후 세 가지 과정이 동시적으로 발생하게 되므로 결과적으로 세 과정을 산술적으로 합하면, 시간 경과에 따른 혈액에서의 약물의 농도를 계산할 수 있게 된다.

이런 시간경과에 따른 혈중농도 곡선은, 약물 투여 후 혈중농도를 채취하여 농도를 측정한 후, 어떤 곡선이 가장 실측한 농도에 적합한지를 선택하여 결정하게 된다. 어떤 약물을 이구획 모델(two-compartment model)이, 또 다른 약물은 삼구획 모델(three-compartment model)이 적합하기도 하지만, 동일한 약물에 대해서도 연구 결과에 따라 적절한 개수의 구획을 가진 모델이 다르게 선택되기도 한다. 즉 측정한 약물의 혈중농도를 가장 잘 묘사할 수 있는 모델을 선택하는 것이 중요한 관건이다. 이런 시간-농도 변화 곡선으로부터 우리는 다음과 같은 일련의 정보를 알아낼 수 있다.

① 반감기(half-times): 농도가 절반으로 감소하는 데 걸리는 시간으로 정의할 수 있다. 약동학 모델이 곡선으로부터 미분된 일련의 직선에 적합하게 적용될 경우(fitting), 어느 곳에서든지 반감기를 쉽게 계산 할 수 있다. 물론 기본적으로 여러 개의 반감기가 존재한다. 이구획 모델에서는 두 개의 지수가 포함된 곡선(bi-exponential curve)이므로, $t_{1/2\alpha}$는 재분포에 해당되는 반감기이며, $t_{1/2\beta}$는 제거 반감기에 해당한다. 한편 삼구획 모델로, 세 개의 지수가 포함되는 tri-exponential curve에 fitting될 경우에는, 빠르게 재분포되는 구획에 대해서는 $t_{1/2\alpha}$가, 느리게 재분포되는 구획에 대해서는 $t_{1/2\beta}$가, 그리고 마지막으로 제거반감기는 $t_{1/2\gamma}$로 계산할 수 있다. 대부분의 정맥마취제의 경우, 일회 정주 후 약물로부터의 회복은 재분포에 의존하게 되므로, $t_{1/2\alpha}$로부터 약물의 작용시간을 예측할 수 있다. 그리고 약물의 반복 투여하거나 많은 양을 투여할 경우 혹은 마취제의 지속주입으로 후 완전히 회복되는 점을 고려할 경우에는 제거반감기가 유용한 지표가 될 것이다.

② 분포용적(volume of distribution)은, 이상적으로는 약물을 투여하는 시점(time zero)에서 약물 투여량을 혈액내의 농도로 나누어주면 계산할 수 있다. 약물 투여량은 우리가 알고 있고, 혈액내의 제거율을 나타내는 직선을 연장하여 Y축과 만나는 지점이 혈액내의 농도가 될 것이다. 분포용적은 지질

용해도와 관련이 깊으며, 얼마나 많은 양이 중심구획에 존재하는지, 그리고 제거에 관여하게 되는 지를 알려주는 지표로 생각할 수 있다. 분포용적이 큰 약물(즉 지질 용해도가 높은 약물)은 결과적으로 아주 적은 양만 혈장에 분포하게 된다. 분포용적은 제거율과 반대되는 개념으로 간주할 때 더 큰 의미를 갖게 된다.

앞서 말한 바와 같이, 약물로부터의 회복은 제거반감기에 주로 의존할 것이다. 그러나 마취약물이 작용을 나타내는 뇌와 같은 효과처에서의 농도를 결정하는 점에 있어서는 큰 의미를 갖지 못한다. 특히 일회 정주시의 제거반감기가 갖는 의미는, 지속주입할 경우에는 차이점을 보일 수 있다. 지속 주입시에는 제거반감기보다 혈중농도가 절반으로 감소하는 시간을 고려해야 하는 상황 민감성 반감기(context-sensitive half time)가 약물로부터 회복에 더 큰 의미가 있다.

한편 정맥마취제들의 약동학에 있어서 더 큰 어려움은, 약물에 따라서 용량과 혈중농도, 그리고 혈중농도와 효과와의 관계를 규명하는데 있어 개인간의 차이가 심하게는 2~5배 정도 다양성을 보이는 점이다. 흡입마취제의 경우에는 오랜 시간 동안 약물의 농도를 실시간으로 감시하면서 약물 효과의 관계를 규명하여 왔기 때문에 효과를 예측하는데 더 용이한 점에서 정맥마취제와 차이를 나타내고 있다.

1. Barbiturates

Barbiturates는 1934년 thiopental이 임상에 도입된 이후 임상에서 가장 많이 사용되는 정맥마취제가 되었으며, 이것은 정맥마취분야에 있어 획기적인 계기가 되었다. 특히 작용발현시간과 지속시간이 짧고, 적절히 사용될 경우 안정성에도 거의 문제가 없기 때문에 지속적인 인기를 얻으며 사용되어 왔다. 특히 methohexital 보다 thiopental이 더 많이 사용되었다. Thiopental은 일회 정주 시, 대사보다는 효과처에서 약물이 다른 곳으로 재분포되면서 약물의 효과가 소멸된다.[3] Barbiturate를 지속적으로 주입하여 사용할 경우에는, 혈압이 심하게 하강하며 수면시간이 과다하게 연장되므로 특별한 경우를 제외하고는 거의 지속 주입법을 사용하지는 않는다. 오랜 시간 주입할 경우에는 약물이 재분포되는 부위에서의 농도가 포화에 이르기 때문에 약물투여를 중단해도 혈중농도가 빠르게 감소하지 않기 때문이다.

Barbiturate는 제조상 6% anhydrous sodium carbonate와 혼합한 후, 물과 생리식염수와 함께 용액으로 만들어 지며, thiopental은 2.5%의 용액으로 만들어서 사용하게 된다. 일단 수용액 상태로 만들어 진 후에는 thiobarbiturate의 경우에는 냉장보관의 일주일 정도 보관해도 안정성에 문제가 없다. Barbiturate는 보관 시에는 수용성(water-soluble) enol 형태로 존재한다. 이것은 6% sodium carbonate에서 pH 10~11 정도의 알칼리성 용액으로 약물 주입을 위한 수용성 상태로 유지된다. 만일 용액의 염기성이 감소할 경우에는, 산성화되어서 barbiturate 침전물 생길 수 있다. 따라서 하트만용액이나 다른 산성약물 용액과 함께 사용하는 것은 조성의 변화를 가져올 수 있다. Barbiturate와 동시투여 혹은 혼합한 용액으로 투여해서는 안 되는 약물로는 pancuronium, vecuronium, atracurium, alfentanil, sufentanil, midazolam 등이다. 특히 빠른 마취유도를 위해 thiopental과 vecuronium 혹은 pancuronium을 혼합하여 투여할 경우 침전물이 생겨서 정맥로 카테터 폐쇄가 발생한다고 보고되어 있다.[4] 체외에서는 enol 형태로 유지되어 수용성이지만, 일단 체내로 주입되면 enol 형태는, 지용성(lipid-soluble) keto 형태로 변환하게 된다. Barbiturate는 steroisomer로 존재하며, l-isomer가 d-isomer보다 효과가 강하다. 그러나 racemic 혼합체로 상품화 되어 있다. GABAa 수용체에는 barbiturate를 인식하는 부위가 있다. Barbiturate는 GABA의 전달을 증가시키기도 하며, 한편으로는 수용체에서의 chloride 채널을 통한 전달에 직접적으로 작용하기도 한다. 따라서 신경세포는 과분극 상태를 유지하고 흥분성을 감소하게 된다. 즉 중추신경계의 뇌 생리학 체계에서 barbiturate의 작용은 억제성 신경전달물질의 신경접합부에서의 작용을 증가시키며, 흥분성 신경전달물질의 신경접합부에서의 작용을 억제한다고 요약할 수 있다.[5]

1) 약동학

일회 정주 후, thiopental은 혈액과 빠르게 혼합되며, 여러 조직과 기관으로 이동하게 되는데, 이때 영향을 주는 요소로는, 조직의 관류율, 조직의 약물 친화력 그리고 조직과 혈액간의 약물의 농도차이 등이 있다. 시간 경과에 따른 혈중 약물 농도는 초기에는 아주 높았다가 thiopental이 조직으로 이동하면서 농도가 빠르게 감소한다.[6] 뇌와 같이 혈액의 관류가 잘되고 용적이 작은 기관에서는 조직내의 농도가 혈액내의 농도와 빠르게 평형을 이루게 되어 마취 발현시간이 빠르게 된다. 한편 근육과 같이 과류관류가 잘 일어나지 않는 조직에 비하여 뇌에서는 약물 농도의 감소 역시 빠르게 진행된다. 따라서 thiopental로 마취유도를 할 경우 상대적으로 빠른 회복을 보이게 된다. 지방조직으로는 약물이 거의 이동을 하지 않기 때문에 일회 정주 용량으로는 약동학에 거의 영향을 주지 않는다. 간에서의 대사를 통한 약물의 제거는 조직으로 이동하는 약물의 양에 비하면 상대적으로 미약하므로 일회 정주 후 회복에 미치는 영향은 아주 작다.

Phenobarbital을 제외한 barbiturate 계열의 약물들은 간에서 대사되며, 대사물은 거의 비활성화 물질로 수용성이며 소변으로 배설된다. Barbiturate는 체내에서 산화, N-dealkylation, desulfuration, barbituric acid 고리의 파괴와 같은 네 가지의 과정을 통해 생체 내 변화가 일어난다.[7] 산화과정은 가장 중요한 과정으로, 그 결과 alcohol, ketone, phenol, carboxylic acid를 생성한다. 이런 대사물들은 소변으로 배설되거나 담즙에서 glucuronic acid conjugate로 배설된다. Barbituric acid ring은 생체내에서 아주 안정적으로 유지되므로 barbiturate의 전체 대사과정에 미치는 영향은 아주 미비하다. 따라서 간 소포체 효소를 활성화시킬 수 있는 약물을 장기간 투여 받은 환자는 barbiturate의 대사를 증가시킬 수 있다. 특히 barbiturate에 의한 효소 활성화 가능성이 있을 경우 급성 간헐성 포르피린증(acute intermittent porphyria)이 있는 환자에게는 투여해서는 안 된다. Porphyrin의 생성에 관여하는 효소인 γ-aminolevulinic acid synthetase를 자극할 수도 있기 때문이다.

Thiopental을 반복적으로 투여하거나 지속적으로 주입할 경우(예: cerebral resuscitation, 불응성 간질의 치료), 근육과 같이 약물을 흡수하는 체조직들의 용량은, 혈중농도와 평형을 이루어 가게 되므로 시간이 경과할수록 감소하게 된다. 따라서 이런 경우 약물의 효과가 없어지기 위해서는 지방조직으로의 흡수와 간에서의 대사가 점차적으로 중요하게 된다. Thiopental은 단백질 결합력이 높기 때문에 간추출률(hepatic extraction ratio)이 상대적으로 낮다(0.15 정도). 따라서 낮은 약물 제거율(3.4 ± 0.5 ml/kg/min)을 보이게 된다.

특히 thiopental에서 흥미로운 점은 투여용량에 따라 약동학이 다르게 나타나는 점이다. 4~5 mg/kg의 평상 마취유도용량을 투여할 경우에는 thiopental은 일차-약동학(first-order kinetics)적 특징을 보이므로, 시간 당 체내에 있는 약물의 일정 비율씩 제거가 된다. 그러나 300~600 mg/kg의 아주 고용량을 투여할 경우에는 수용체들이 포화 상태가 되기 때문에,

시간 경과에 따라 일정한 양의 약물이 제거되는, 영차-약동학(zero-order kinetics)으로 설명하게 된다.

여성환자의 경우에는 약물의 분포용적이 약간 증가하므로, 남자에 비하여 제거 반감기가 길어진다.[8] 임신 중에도 분포용적이 증가하여 제거 반감기가 증가된다.[9] 한편 간경화가 있는 환자에서 thiopental의 제거율이 거의 영향을 받지 않는데, 이것은 간경화가 아주 진행된 경우라도 약물과 결합하는 protein의 양은 비교적 충분하기 때문이다.[10]

반복 투여와 지속 주입의 경우, 약물의 대사는 점차 포화에 도달하여 비선형적으로 대사되며, 약물의 회복도 지연되며 예측하기도 힘들어 진다. 이런 현상은 상황민감성 반감기를 비교하면 다른 약제와 차이를 보인다. 상황민감성 반감기는 중심구획(central compartment)에서 약물의 농도가 50% 감소하는데 걸리는 시간을 의미하는데, 더 간단히 언급하면, 약물의 투여를 중단할 경우 혈중농도가 50% 감소하는 시간으로 정의할 수 있으며, 약물을 지속 주입할 경우 회복을 예측하는 지표로 더 유용하게 사용할 수 있다.[11]

2) 각 기관에 미치는 영향

(1) 중추신경계

Barbiturate는 마취용량보다 적은 양을 사용할 경우, 항통각과민성 (hyperalgesic) 현상을 보인다. 약물의 용량에 비례하여 뇌산소대사율(cerebral metabolism of oxygen; $CMRO_2$)을 감소시키며, 뇌혈류량(cerebral blood flow; CBF)과 뇌압(intracranial pressure; ICP)도 감소시킨다. 이런 연유로, 뇌신경마취에 많이 사용되어 왔다. Thiopental과 다르게 methohexitone은 수술 후 간질 발생과 연관이 있다고 보고되고 있다. 또한 마취유도 용량을 사용할 경우, barbiturate는 안압(intraocular pressure; IOP)을 40%까지 감소시킨다.

(2) 호흡계

중추성 호흡억제(central respiratory depression)를 유발하므로 마취 유도 시 무호흡이 발생한다. 과이산화탄소혈증(hypercarbia)과 저산소증(hypoxia)에 대한 호흡 반응성(respiratory response)이 감소되며, 아주 적은 용량에서도 민감하게 발생된다. 후두반사(laryngeal reflex)는 비교적 잘 유지되는 편이지만 후두마스크 사용시에는 후두연축(laryngospasm)이 발생할 수 있다.[12]

(3) 심혈관계

가장 중요한 작용은 정맥혈관확장(venodilatation)으로, 이로 인해 심박출량도 감소시킨다. 미약하지만 심근억제(myocardial depression) 작용이 있으며, 심박수를 증가시켜, 심근산소소모량이 증가한다. 저혈량증(hypovolemia), 울혈성심부전(congestive heart failure), 심장차단(heart block) 등의 증상을 보이는 환자에게 barbiturate를 사용할 경우, 심박수가 증가되고 전부하(preload)가 감소되므로 심각한 결과를 초래할 수 있으므로 사용을 피해야 한다. 특히 고혈압이 있는 환자의 경우, 고혈압 치료에 상관없이 심각한 저혈압을 유발할 수 있다.

(4) 기타

신혈류량(renal blood flow)을 감소시켜 소변량이 감소할 수 있다. 혈관확장작용에 의해 열손실이 증가하여 술후 전율(shivering)의 빈도가 증가한다. 혈중 cortisol의 농도는 감소하지만, etomidate와 같이 수술 자극에 대한 adrenocortical 자극을 억제하지는 않는다. Thiopental 투여 후, 3~4%에서 정맥혈전증이 높게 발생하는 보고도 있다. Barbiturate 자체만으로 오심과 구토의 발생이 증가하지는 않으며, aminolevulinic acid synthetase를 유도하여 porphyria가 발생할 가능성도 있다.

Barbiturate가 이상적인 정맥마취제라고 말하기

는 어렵다.

최면(hypnosis)을 유발하기는 하지만 마취의 중요한 요소인 진통(analgesia)과 기억상실(amnesia)의 효과까지 나타내지는 못하기 때문이다. 그러나 큰 부작용 없이 마취 유도에 사용될 수 있는 유용한 약제라 할 수 있다. 그러나 다음과 같은 상황에서는 주의 깊게 사용하여야 한다. 첫째, 호흡기 폐쇄가 있거나 기도 유지가 불충분환자에서는 thiopental 투여로 호흡억제가 더 악화될 수 있으므로 주의를 요한다. 둘째, 심혈관계가 심하게 불안정하거나 쇼크 상태의 환자에서는 사용하지 않는 것이 안전하다. 셋째, 천식이 있는 상태에서는 thiopental 투여로 더 악화될 수 있음을 염두에 두어야 한다. 넷째, 포르피린증(porphyria)이 발생할 수도 있으며, 급성기에는 thiopental 투여로 더 악화될 수도 있다. 다섯째, 정맥로를 확보하거나 기도 유지와 인공호흡을 시행할 수 있는 장비가 없는 상황에서는 thiopental의 사용을 자제하는 것이 좋을 것이다.

2. Benzodiazepines

Benzodiazepine은 수면(sedative), 항불안(anxiolytic), 최면(hypnotic), 기억상실(amnesic), 항경련(anticonvulsant) 등의 작용이 있으며, 중추성 근이완 효과도 나타낸다. Benzodiazepine은 우연히 발견된 약물이다. Chlordiazepoxide가 1955년 Sternbach가 합성하였으나 효과가 없는 것으로 더 이상 연구를 하지 않았다가 1957년 쥐에서, 진정, 최면 그리고 항스트리크닌(anti-strychnine) 효과가 있음이 밝혀졌다.[13] 그러나 그 후에도 경구 투여용으로만 사용되었다. 그러다가 chlordiazepoxide를 복용하고 있던 환자가 사고로 요부가 골절되었는데, 사고에 대한 기억도 없고 통증도 느끼지 못한 것을 계기로, 외상 수술을 위한 마취에 투여되기 시작하였다. Sternbach는 더 좋은 약물을 개발하다가 diazepam을 1959년에 합성을 하게 되었으며, 수용성 benzodiazepine인 midazolam은 1976년에 소개되었다.

Benzodiazepine은 chloride channel을 작동시키는 GABAa 수용체와 연관되어 작용을 나타낸다. 결합은 높은 친화성을 보이며 stereo-specific 하고 포화성도 나타낸다. 강화된 GABA 전달성은 신경의 과분극을 유지하고 흥분성도 감소시킨다. 수용체의 20%가 점유되면 항불안 작용을 나타내며 30~50%가 점유되면 수면작용을 보이며 60% 이상 점유되면 무의식을 유발한다.[14] Benzodiazepine 수용체가 많이 분포하는 곳은 뇌피질, 소뇌, 해마, 뇌간, 척수 등이다. Benzodiazepine 수용체는 형태가 아주 간단하여 어떤 ligand들은 GABA 전달을 강화시켜 작용제로 작용하게 되고, 다른 ligand들은 GABA 전달을 억제하여 inverse agonist로 작용하게 된다. 수용체의 수가 감소하여 down regulation을 나타내거나 친화성이 감소하여 내성(tolerance)이 발생하며, 급성 내성(acute tolerance)이 발생하는 보고도 있다.

Benzodiazepine은 생체 내 pH에서 지용성이고 작은 분자로 구성되어 있다. Diazepam은 propylene glycol, ethanol, benzyl alcohol 그리고 물과 함께 sodium benzoate/benzoic acid에 용해되어 pH 6.2~6.9 상태로 유지된다. 한편 지질 매체(lipid medium)인 diazemulus로 구성되어 있다. Midazolam은 0.8% Sodium chloride, disodium edetate 그리고 benzyl alcohol에 용해되어 있으며, hydrochloric acid/sodium hydroxide와 함께 pH 3인 상태로 유지되어 산성도에 따라 수용성 정도가 변한다. 그리고 imidazole 고리형태로 되어 있어 수용액이 안정적이며 빠르게 대사된다. Midazolam은 체내에 주입 후 pH 7.4에서 열려있던 imidazole 고리가 닫치면서 지용성으로 변하게 되며, 지용성으로 변하여 빠른 중추신경계 작용을 나타낸다.

1) 약동학

약물의 대사는 간 미세소체 산화(hepatic microsomal oxidation; phase I) 혹은 glucuronide conjugation (phase II)에 의한다. 이 두 가지 대사 경로는 임상적으로 중요한 의미를 갖는다. 왜냐하면 산화과정(oxidation)은 고령환자, 간경화와 같은 질병상태 그리고 cimetidine과 같이 산화능력에 영향을 주는 약물을 함께 투여하는 경우는 장애를 보일 수 있기 때문이다. Conjugation 과정은 산화과정에 비해 이런 요인들에 덜 영향을 받는다. 특히 닫혀진 imidazole 고리는 간에서 빠르게 산화되기 때문에 diazepine 고리를 가지고 있는 다른 약제보다 높은 간 제거율(hepatic clearance)을 보인다. Lorazepam은 효소유도(enzyme induction)이나 cytochrome P450 혹은 phase I 효소에 영향을 주는 다른 요인들에 의해서 덜 영향을 받는다. 즉 cimetidine을 복용중인 환자의 경우에도 lorazepam의 제거율에는 영향을 주지 않는다. 흡연은 diazepam의 제거율을 증가시키며, 나이가 증가할수록 제거율은 감소한다. 습관성 음주는 midazolam의 제거율을 증가시킨다.[15] 한편 hydroxylation에 관여하는 isoenzyme이 인종간 차이를 보이기 때문에 약물의 대사에도 영향을 줄 수 있다.[16] 특히 아시아 인종에게는 CYP2C19를 위한 gene coding에서 돌연변이가 발견되는 빈도가 많기 때문에 간에서 diazepam의 대사가 감소되는 현상이 발생할 수 있다.

Benzodiazepine의 대사물은 중요한 의미를 갖는다. Diazepam은 oxazepam과 desmethyldiazepam과 같은 활성 대사물(active metabolite)을 생성하게 되는데, 이것들 때문에 약물의 작용이 증가되거나 연장될 수 있다. Midazolam도 역시 hydroxymidazolam이라는 대사물을 생성하지만, 오랜 시간 주입할 경우에만 활성화되므로 일반적으로 일회 정주하는 경우에는 비활성 대사물로 간주하여도 무방하다. 그러나 이런 대사물들은 빠르게 conjugation되어 소변으로 대사된다. 1-Hhydorxymidazolam은 midazolam의 효능에 20~30% 정도의 임상 효과를 나타내게 되므로, 신장 손상이 심한 환자의 경우에는 소변으로 배설이 안되므로 심한 진정 작용을 유발할 수 있다.[17] 초기에 생성되는 hyroxymetabolite는 건강한 성인의 경우에는 빠르게 체내에서 제거된다.[18] 따라서 대사물들은 덜 강력하며, midazolam보다 빠르게 제거되므로 정상적인 간기능과 신기능이 환자에서는 큰 의

표 9-1 정맥마취제들의 약동학 요약

정맥마취제	Vd_{ss} (Liter/kg)	Elimination $t_{1/2}$ (hr)	Clearance (ml/kg/min)
Thiopental	1.5~3.0	11.6 ± 6	3.4 ± 0.5
Methohexitone	1.5~3.0	3.9 ± 2.1	10.9 ± 3.0
Diazepam	0.7~1.7	20~50	0.2~0.5
Midazolam	1.1~1.7	1.7~2.6	6.4~11
Ketamine	3.1	2.5~2.8	12~17
Etomidate	2.5~4.5	2.9~5.3	18~25
Propofol	2~10	4~7	20~30
Droperidol	2.0	1.7~2.2	14

Vd_{ss} : 항정상태(steady state)에서의 분포용적(volume of distribution)

미가 없다. Lorazepam은 다섯 가지의 대사물을 생성하지만, 주요한 대사물은 glucuronide로 conjugation된다. 이 대사물은 비활동성이며, 수용성으로 신장으로 빠르게 배설된다. Midazolam은 활성 대사물을 생성하지 않는다.

Midazolam은 제거반감기가 1.7~2.6시간으로 비교적 작용시간이 짧으며, 반면 diazepam은 제거반감기가 20~50시간으로 작용시간이 길다(표 9-1). 비록 작용지속시간이 지질용해도와 관련이 있지만, 일회 정주 후 midazolam의 작용지속시간이 짧은 원인은 빠른 재분포로 설명할 수 있다. 즉 회복은 뇌에서 약물이 관류가 잘 일어나지 않는 다른 조직으로 재분포되기 때문이다. Midazolam10 mg 정도를 일회 정주한 후 회복에 15분 정도가 소요되므로 thiopental과 propofol에 비해서는 작용시간이 길다고 할 수 있다. 단백결합력과 분포용적은 서로 비슷하지만, midazolam은 6~11 ml/kg/min의 높은 제거율을 보이며, diazepam은 0.2~0.5 ml/kg/min의 낮은 제거율을 나타낸다. 상황 민감성 반감기는 큰 차이를 보인다. 약물의 회복은 재분포에 의하지만, 반복투여와 지속 주입 시 midazolam은 간추출률이 높기 때문에 diazepam보다는 빠르게 혈중농도가 감소하지만, 회복에 소요되는 시간은 비교적 길다.

Benzodiazepine의 약동학에 영향을 줄 수 있는 인자들로는 나이, 성별, 인종, 효소유도(enzyme induction), 간질환과 신장질환 등이 있다. 이들 인자들 중에 diazepam에 영향을 많이 주는 것이 나이이다. 나이가 증가할수록 diazepam의 제거율이 의미있게 감소하지만,[19] midazolam의 제거율은 정도가 덜하다.[20] Lorazepam의 약동학은 나이, 성별 그리고 신장질환 등에 영향을 받지 않는다. 그러나 이들 약제들은 모두 비만 환자에서는 약동학이 차이를 보인다. 약물이 혈액에서 지방조직으로 이동이 많이 되므로 분포용적이 증가하게 된다. 비록 제거율은 차이를 보이지는 않지만, 비만환자에서는 지방조직에서 혈액으로 다시 돌아오는 약물의 양이 많아지므로 제거 반감기가 증가하게 된다.[20] 대개 특정 환자군에서는 benzodiazepine에 대한 민감성이 차이를 보이므로 특히 노인환자에서는 차이가 많이 발생할 수 있으므로 사용시 여러 인자들을 고려해야 할 것이다.

2) 각 기관에 미치는 영향

(1) 중추신경계

Benzodiazepine은 $CMRO_2$와 CBF를 감소시키지만, CBF/$CMRO_2$는 정상 비율 상태를 유지한다. Benzodiazepine은 뇌 저산소증에 대한 방어작용이 있으며 국소마취제에 의한 경련에 대한 항경련 효과도 나타낸다.

(2) 호흡계

Benzodiazepine은 중추성 호흡억제 작용이 있다. 과이산화탄소혈증에 대한 호흡반응곡선이 대조치에 비하여 다소 편평한 모양을 보이지만, 아편유사제에서와 같이 우측으로 이동되는 현상은 나타나지 않는다. 혈중 midazolam의 농도가 증가할수록 휴식기 동맥혈 이산화탄소분압이 증가된다. Midazolam 0.1~0.2 mg/kg를 투여할 경우 최대 호흡억제 효과는 3분 정도로 빠르게 발생하며 60~120분 정도 지속된다.[21] 아편유사제와 benzodiazepine은 호흡억제에 있어 서로 항진작용을 보인다.

(3) 심혈관계

Benzodiazepine은 중등도 정도의 변화를 보이는데, 전신혈관저항을 감소시켜 수축기 혈압이 미약하나마 감소하게 된다. 항상성 반사기능(homeostatic reflex)들은 비교적 잘 유지가 되지만, 압반사(baroreflex)는 다소 억제된다. 심박수, 심실충만압(ventricular filling pressure), 심박출량은 비교적 잘 유지된다. Benzodiazepine은 심한 대동맥

판막 협착증이 있을 경우에도 안전하게 사용될 수 있다. 그러나 아편유사제와 함께 사용할 경우에는 심혈관계에 미치는 영향을 크게 증가하게 되는데, 이는 동시 투여할 경우에는 교감신경계의 긴장도가 감소하기 때문으로 추정하고 있다.

Midazolam은 thiopental에 비하여 기억상실효과(amnesia)가 우수하며, 심혈관계에 미치는 영향도 적다. 한편 아편유사제 요구량과 흡입마취제의 요구량을 감소시킬 수도 있다. 그러나 호흡억제 작용은 여전히 큰 문제로 남는다.

3. Flumazenil

Flumazenil은 benzodiazepine 길항제로 친화성이 아주 높고 특정한 경쟁성을 갖지만 자체적으로는 작용이 미비하다.[22] 이 약물을 투여하면 benzodiazepine의 작용에 의한 무의식, 호흡억제, 진정, 기억상실 등의 증상을 빠르게 가역한다.

수용체와 리간드 사이의 상호작용의 반감기가 수 millisecond에서 수 초에 이를 정도로 아주 빠르다. 이런 동적인 상황은 질량작용의 법칙(law of mass action), 친화성 그리고 두 약물간의 농도차이 등에 영향을 받는다. Flumazenil은 다른 benzodiazepine들과 유사한 구조를 갖는데, carbonyl 기가 phenyl 기로 치환되어 있다. 수용액 상태로 존재하지만 pH 7.4에서도 중등도의 지질용해도를 보인다. Flumazenil은 간에서 빠르게 대사된다. 여러 가지의 대사물이 생성되지만, 이들의 작용은 미비하다. 약물의 제거율이 높으며 반감기도 매우 짧다(제거반감기는 0.7~1.3 시간). 또한 결합되지 않은 free drug가 54~64%이므로 제거율이 비교적 높다.

Flumazenil의 제거율이 빠르기 때문에 재진정(re-sedation)이 발생할 수도 있는데, 특히 제거반감기가 긴 diazepam에서 발생할 수 있으며 midazolam은 그리 심하지 않다. 따라서 반복 투여 하거나, 0.5~1.0 μg/kg/min로 지속 주입하는 것이 도움이 될 수 있다.[23] Flumazenil 자체가, 혹은 benzodiazepine의 작용을 가역할 경우, 심혈관계에 미치는 영향은 거의 없다. 이것은 아편유사제를 naloxone으로 가역하는 경우와 비교될 수 있다. Benzodiazepine의 가역은 서로 차이를 보이는데, 기억상실의 가역보다 진정과 호흡억제를 가역하는데 더 효율적이다. 용량은 0.1~0.2 mg이 사용되며 1.0 mg까지 증량해도, 안전역이 넓으므로 안전하다.

4. Ketamine

Ketamine은 1959년에 처음 사용된 phencyclidine이다. 어느 정도 진통작용이 있으며, 심혈관계 및 호흡계에 미치는 영향이 적어 마취약제로 유용하게 사용되어 오고 있지만 환각(hallucination)과 섬망(delirium)의 빈도가 높다.

Ketamine은 chiral center를 포함하고 있고, S-(+)와 R-(-), 두 개의 이성체(isomer)가 있고 racemic 혼합물로도 사용된다. S-(+) 형태는 효과가 더 강력하며 작용발현시간도 빠르다. 약물이 효과를 나타내는 곳은 thalamo-neocortical projection으로 추정되고 있다. Ketamine은 대뇌피질과 시상(thalamus)은 억제하지만, 해마(hippocampus)와 같은 변연계는 자극하게 되어, 결과적으로 중뇌(midbrain)와 시상 사이의 신경전달 체계를 기능적으로 해리시키게 된다. 한편 S-(+) 형의 경우에는 뇌와 척수에 있는 아편양 수용체를 점유하는 경우도 있다. Glutamate 수용체 효과의 NMDA 아형(subtype)을 억제하여 진통작용을 나타낸다고 알려져 있다. Ketamine의 효과를 길항할 수 있는 약물은 아직 알려져 있지 않다.

Ketamine의 pKa는 7.5로 부분적으로 수용성이다. Thiopental 보다 5~10배 정도 지용성이다.

Ketamine은 sodium chloride와 함께 pH 3.5-5.5 정도의 산성용액으로 되어 있으며, benzathonium chloride가 첨가제로 포함되어 있다.

1) 약동학

Ketamine의 대사는 간에서 미세소체 효소(microsomal enzyme)에 의하여 이루어지며, glucuronidation보다는 methylation과 hydroxylation에 의하여 대사된다.[24] 주 대사산물(metabolite)은 methylation에 결과 생성된 norketamine으로 20~30% 정도의 활동성을 갖는다.

Ketamine의 시간경과에 따른 혈중농도의 변화를 가장 잘 설명하는 것은 이구획(two-compartment) 모델이다. Ketamine은 높은 지용성을 보이기 때문에 뇌로 빨리 이동하여, 빠른 작용발현시간을 보인다. 그리고 11~16분 정도의 빠른 재분포를 보이며, 회복은 뇌와 혈관이 풍부한 조직으로부터의 재분포에 기인한다고 추정하고 있다. Ketamine 2 mg/kg를 일회 정주할 경우 작용발현시간은 30~60초이며, 10~15분간 효과를 나타낸다. 높은 지용성을 보이므로 분포용적도 아주 크지만, 제거율 역시 12~17 ml/kg/min로 높아서, 2.5~2.8시간 정도의 짧은 말기 반감기를 나타낸다. Ketamine의 제거율은 간혈류량과 밀접한 관계를 나타내므로, halothane과 같이, 간혈류량을 감소시키는 약물과 동시에 사용할 경우 ketamine의 제거율이 감소할 수 있다. Ketamine은 30~90 μg/kg/min의 주입속도로 지속 주입할 수 있으며, 이것은 아산화질소와 benzodiazepine과 투여할 경우 감량할 수 있다.

2) 각 기관에 미치는 영향

(1) 중추신경계

Ketamine은 다른 정맥마취제들과 다른 양상을 보인다. Ketamine 투여 후 환자는 진통효과와 강직성(cataleptic) 상태를 보이지만, 눈은 뜨고 있으며 각막반사, 기침반사 그리고 연하반사(swallow reflex) 등은 온전한 상태를 보이기 때문에 해리성 마취(dissociative anesthesia)라고 한다. 그러나 이런 반사들이 방어적인 기능을 보이는지는 확실하지 않다. 수술에 대한 기억을 못하는 경우가 대부분이지만, benzodiazepine과 같은 기억상실을 보이기에는 충분하지 못하다. 마취유도 시에는, 동공확대, 안구진탕(nystagmus), 눈물 흘림(lacrimation), 침 분비(salivation) 그리고 상지, 하지, 몸통 그리고 두부의 운동과 함께 근육 긴장도가 증가되는 증상을 보인다. 혈중농도가 0.1 μg/ml에서도 진통작용을 보이지만, 마취를 위해서는 0.7~2.2 μg/ml가 필요하다. 따라서 수술 후에도 진통작용이 지속될 수 있으며, 마취에 필요한 수준보다 낮아도 진통효과를 나타낸다.

Ketamine은 뇌대사율, CBF 그리고 ICP를 증가시킨다. 뇌파에서도 전반적인 흥분효과를 나타낸다. 뇌혈류의 자가조절(autoregulation)은 보존되므로 동맥혈 이산화탄소분압이 감소하더라도 CBF와 ICP의 증가가 심하게 나타나지는 않는다.

Ketamine 투여 후 나타나는 정신과적 반응은 'emergence reaction' 이라고도 하며, 생생한 꿈을 꾸거나, 신체분리현상, 환상 등의 증상을 동반하거나, 흥분, 혼동, 행복감 그리고 공포감 등이 동반되기도 한다. 이런 증상은 1~3시간 동안 지속될 수 있으며, 10~30%에서 발생한다고 보고되고 있다.

(2) 호흡계

Ketamine이 호흡계에 미치는 영향은 미약하다. 이산화탄소에 대한 환기 반응성(ventilatory response)과 동맥혈가스분석 소견도 거의 변화가 없다. 그러나 다른 약제를 추가로 사용할 경우에는 호흡억제가 발생할 가능성이 있을 수 있다. Ketamine은 기관지 내 평활근을 이완시킨다. 이것은 교감신경계 흥분으로 인한 결과일 수도 있고, 직접 평활근에 작용을 한다고 추정되고 있기도 하다. 소아환자에서는 침 분비로 인하여 후두경련(laryngospasm)이 발생할 수 있으며, 비록 반사작용이 유지되기는 하지만 폐로 흡인(aspiration)될 수도 있다.

(3) 심혈관계

Ketamine은 다른 마취제와는 달리 혈압, 심박출량 그리고 심박수를 증가시킨다. 그 결과 심근 산모소모량도 증가한다. 선천성 심장기형 환자에서 shunt의 방향이나 비율은 변하지 않지만, 폐동맥고혈압 환자에서는 폐동맥압을 선택적으로 상승시킨다.[25] Ketamine은 catecholamine의 신경말단에서의 재흡수를 억제하는 것으로 알려져 있기 때문에 압수용체(baroreceptor) 기능을 중추성으로 완화시키며 중추성 자율신경계 자극성을 나타낸다. 이런 자극성 심혈관계 작용들은 benzodiazepine, barbiturate, droperidol, 아드레날린성 길항제, clonidine에 의해 완화시킬 수 있다.

5. Etomidate

Etomidate는 1972년에 처음 도입되었으며, 혈역학적으로 안정성을 보이고 호흡억제가 적고 중추신경보호 작용을 위해 개발되었다. 약동학 역시 빠른 회복을 보이며 thiopental에 비해 안전역(margin of safety)이 넓다. 그러나 명백하게 알려져 있는 단점들로는 스테로이드의 합성을 억제하고 주사 시 통증, 혈전정맥염(thrombophlebitis), 간대성근경련증(myoclonus), 그리고 구역 및 구토 등이 보고되어 있으며 이로 인해 널리 사용되고 있지는 못하다.

Etomidate는 imidazole 유도체이다. 두 가지의 입체이성질체(stereoisomer)가 존재하며, (+)-isomer가 주로 작용을 나타낸다. Etomidate는 물에 용해되지 않으므로 propylene glycol 35%에 용해시키며 pH 6.9이다.

1) 약동학

대사는 ester hydrolysis와 N-dealkylation에 의하며, 비활성 대사물을 생성하며, 신장과 담즙으로 배설된다.

Etomidate의 약동학은 삼구획(three-compartment) 모델로 가장 잘 설명될 수 있다. 빠른 재분포(rapid redistribution) 반감기가 2.7분, 느린 재분포(slower redistribution) 반감기는 29분 그리고 제거 반감기는 2.9~5.3시간이다. 간추출률은 0.5~0.9로 높은 제거율을 보인다. 제거 반감기가 짧은 편이며 빠르게 대사가 되므로 반복 투여와 지속 주입 시에도 이상적인 마취제이다. 분포용적도 비교적 크며, 단백질 결합은 75% 이다.

일회 정주 후 작용발현시간은 한 번의 arm-brain circulation 시간에 나타나며, 10 μg/kg/min 의 투여 속도로 지속주입하며, 아편유사제과 함께 투여하면 좋다. 마취유지는 혈중농도가 300~500 ng/ml 정도에서 유지할 수 있으며, 150~250 ng/ml 에서 의식회복을 보인다. 지속주입을 할 경우에도 빠른 회복을 보인다.

2) 각 기관에 미치는 영향

(1) 중추신경계

Etomidate는 최면 효과가 있지만, 진통 효과는 거의 없다. 작용기전은 GABA와 연관이 있다. Etomidate는 CBF를 감소시키며, CMRO2도 감소하지만 평균동맥압은 감소하지 않기 때문에 뇌에서의 산모공급량과 산모소모량의 비율은 증가하게 된다. 종양과 같은 space-occupying lesion으로 ICP가 증가된 경우에는 이를 감소시킨다. ICP를 감소시키고 뇌파에서 burst suppression을 보이지만, 전신혈관

저항과 연관이 있는 것이 아니라고 추정되고 있다. Etomidate는 동물 실험에서 뇌신경계 보호작용이 있다고 보고되고 있다. 일회 정주 후, IOP(intraocular pressure)는 5분까지 감소되며, 지속 주입 시에는 지속적으로 감소현상을 보인다. 뇌파 실험에서는 epileptogenic foci에서 활동성이 증가되고 대발작(grandmal seizure) 소견을 보이며, 뇌간에서의 활동성에 관여하므로, 뇌파의 활동성 변화 없이도 간대성 근경련성 운동의 빈도가 증가한다.

(2) 호흡계

Etomidate는 호흡계에 미치는 영향이 거의 미비하다. Histamine 분비도 없다. 이산화탄소에 대한 환기 반응성(ventilatory response)은 감소한다. 마취 유도 시에는 잠시 환기량이 증가하였다가 무호흡을 보이며, 딸꾹질과 기침이 자주 발생한다.

(3) 심혈관계

Etomidate가 심혈관계에 미치는 영향은 다른 정맥마취제에 비해 특이한데, 허혈성 혹은 판막성 심장질환이 있는 환자에서도 비교적 큰 영향을 주지 않는다. 마취 유도 시 심근 혈류량과 산소소모량의 비율도 일정하게 유지되며, 교감신경계와 압수용체의 기능도 비교적 잘 유지된다. Etomidate 단독 투여로는 진통효과가 없기 때문에 기관내 삽관 시에는 역시 fentanyl과 같은 아편유사제와 병용 투여하는 것이 바람직하다.

(4) 내분비계

Etomidate는 용량에 비례하여, cholesterol로부터 cortisol을 생산하는데 관여하는 두 가지의 효소를 억제하여 cortisol의 생산을 억제한다. 하나는 11-β-hyroxylase로 이것이 major site이며, 17-α-hydroxylate는 minor site이다. 그러나 이런 현상은 가역적으로 일어난다. Etomidate의 imidazole 유리기(free-radical)는 cytochrome P450과 결합을 일으키는데, 이때 hyroxylase 효소가 관여한다. 이런 과정은 ascorbic acid의 재합성을 억제하는데 연관되어 있으며, 비타민 C를 보충하면 cortisol 생성이 회복된다. 한편 동일한 효소와 연관되어 mineralcorticoid의 생성이 감소된다. 단순히 일회 정주만 하여도 일시적으로 부신피질 억제(adrenocortical suppression) 현상이 일시적으로 발생할 수 있으며, 이것은 특별한 부작용 없이 호전될 수도 있다. 그러나 etomidate를 중환자에게 진정을 목적으로 장시간 지속 주입법으로 투여할 경우에는 부신피질 억제가 심하게 발생할 수도 있으며, 사망률이 증가하게 된다.

(5) 기타

다른 정맥마취제에 비하여 오심과 구토의 발생률이 높다. 특히 아편유사제와 함께 사용할 경우 발생 빈도가 더 증가하므로, 술후 오심/구토의 기왕력이 있는 환자에게는 사용을 금하는 것이 좋다. 정주통과 혈전정맥염(thrombophlebitis)의 발생 빈도도 20%로 보고되고 있으며, lidocaine 사전 투여로 정주통을 방지할 수 있다.

6. Propofol

Propofol은 phenol 유도체로, 구조는 2,6-di-isopropylphenol로 상온에서 약물 원액은 무색의 액체이다. 1977년에 처음 사용되기 시작하였으며, 비용 문제가 허락된다면, 가장 유용하게 사용되는 마취유도제이며, 마취유지를 위한 지속 주입 시에도 많은 장점을 가지고 있으며, 오랜 시간 주입하여도 빠른 회복을 보인다. Propofol은 혈압과 환기(ventilation)을 저하시키는 효과가 있으나, 지속주입 시에는 단지 주의를 기울일 정도이다.

Propofol의 작용기전은 GABA 전달을 증강시켜

효과가 나타나는 것으로 알려져 있다. 대부분 일반 약물들은 물에 잘 녹지만, propofol은 octanol/water 분배계수(partition coefficient)가 6761이므로 물에는 거의 용해되지 않는다. 처음 개발된 propofol은 Cremophor EL에 만들어졌으나 analphylactoid reaction이 발생하여, 현재 사용되는 emulsion 형태로 재구성되었다.[26] 지질 용액으로 구성된 Propofol은 10% soybean oil에 녹인 후, emulsion을 위해 정제된 egg phosphatide를 첨가하고 2.25% glycerol로 등장액으로 조정되고, pH 7.0의 조성(fomulation formulation)으로 만들어 진다. 미국에서 사용되고 있는 다른 종류의 propofol은 항균작용을 위해 metabisulfite가 추가되어 상품화되어 있으며, 유럽의 경우에는 2% propofol도 사용 가능하며, medium과 long-chain triglyceride가 혼합된 emulsion으로 시판되어 있다. 만일 propofol의 농도를 바꿀 경우에는 약동학에 영향을 줄 수 있으며, emulsion이 깨지거나 propofol 자체가 변성될 수 있어 약리학적 작용에 영향을 줄 수도 있다. 만일 농도를 낮추어 사용하고자 할 경우에는 5% dextrose 용액을 사용하는 것이 안전하다.

1) 약동학

Propofol은 glucuronide와 sulfate로 conjugation 되면서 수용성의 비활성 대사물로 빠르게 대사되며, 신장을 통해서 배설된다. 투여된 Propofol의 1% 미만의 소량만이 소변으로 바로 배설되며, 2% 정도는 대변으로 배설된다. 제거율은 간 혈류량보다 많게 계산되므로, 간 이외의 기관에서 대사가 되는 것으로 추정되고 있다. 간외 대사(extra-hepatic metabolism)는 간 이식을 받는 환자에서 anhepatic phase에도 대사가 일어나는 현상으로 입증되었다.[27] 간 이외의 대사 기관으로는 폐(lung)가 가장 중요한 역할을 한다. 일회 정주 후 대개 30% 정도의 약제가 흡수되며 일차 제거(first-pass elimination)가 일어난다. 지속 주입 시 propofol의 혈중농도를 측정해 보면, 동맥혈에서의 2,6-diisopropyl-1,4-quinol의 농도가 20~30% 정도 높게 측정되는 현상을 보인다.[28] 신장 역시 대사에 관여하는 것으로 보고되고 있다. 인간 신장과 소장(small intestine)의 체외실험 결과, 이들 조직들의 소포체(microsome)가 propofol glucuronide를 생성할 수 있는 능력이 있음이 보고되어 있다.[29] Propofol 자체는 농도에 비례하여 cytochrome P450을 억제하므로, 아편유사제와 같이 이 효소와 관련에 있는 약물의 대사에 영향을 줄 수 있다.[30]

Propofol의 일회 정주 및 지속 주입에 관한 여러 용량에 대한 많은 약동학 연구들이 보고되어 있으며, 약동학은 이구획(two-compartment) 혹은 삼구획(three-compartment)모델로 설명되기도 한다. 일회 정주 후 propofol의 혈중 농도의 감소는 다른 약물과 마찬가지로 재분포와 제거에 의한다.[31] 재분포 반감기는 2~8분, 제거 반감기는 1~3시간으로 추정된다. 혹은 삼구획 모델을 적용할 경우에는 재분포 반감기는 1~8분, 그러나 제거 반감기가 4~23.5시간으로 길게 산정되는데, 관류가 잘 일어나지 않는 심부 구획(deep compartment)에서는 이론적으로 관류가 잘 안되어 중심구획으로 약물이 아주 천천히 다시 이동되기 때문이다. 실제 임상에서 propofol은, 8시간 지속 주입을 한 후에도 40분 정도의 안정적인 상황민감성 반감기를 보인다. 분포용적은 20~40 L로 추정되며, 평형을 이루기 위한 분포용적은 150~700 L 정도이다. Propofol의 뇌-혈액 평형상수(ke0)는 의식소실과 연관된 뇌파의 반응을 이용하여 측정할 경우에는 0.3 /min로 보고되고 있으며, 혈중 농도와 뇌파간의 평형을 이루는 반감기는 2.5분이라고 보고되어 있다. Propofol은 최대 효과를 나타내는 시간이 90~100초 정도로 빠른 발현시간을 보이며, 대개 한 번의 arm-brain circulation 이내에 효과가 나타난다. 일회 정주로 2.0~2.5 mg/kg를 투여할 경우 5~10분간 마취가 지속되며 회복 또한 아주 빠르다. 한편 2 mg/kg/hr로 지속 주입하면 sedation과 amnesia를 유발할 수 있다. 뇌파에서 propofol의 효과가 나타나는 작용발현시간은 나이와는 무관하다. 그러나 약물의 효과를 측정하는 것을 동맥혈압에 기초할 경우에는 발현시간이 두 배 이상 늦어지며, 나이에 따라서는 증가하는 것으로 보고되고 있다.[32]

Propofol의 약동학은 성별, 신장, 나이, 질병유무 그리고 병용 약물투여와 같은 여러 가지 요소에 의하여 변할 수 있다. 한편 propofol은 간혈류량을 감소시키므로 자기 자신의 약동학에도 영향을 줄 수 있다.[33] 한편 임상적으로 중요한 의미를 둘 수 있는 점은 심박출량에도 영향을 주기 때문에, 자기 자신의 구획간의 제거율(inter-compartmental clearance)을 변화시킬 수 있는 점이다. 심박출량이 증가하면, propofol의 혈중농도가 감소하며, 심박출량이 감소하면 혈중농도는 증가하게 된다. 출혈성 쇼크 모델에서의 실험 결과, 비보상성(uncompensated) 쇼크가 발생하기 전까지는, 혈중농도가 20%까지 지속적으로 증가하며, 비보상성 쇼크가 발생하는 순간부터는 혈중농도가 빠르고 가파른 증가를 보인다고 한다.[34] 여성환자의 경우, 분포용적이 더 크며, 높은 제거율을 보이지만, 제거 반감기는 남성과 여성간에 차이가 없다. 노인환자에서는 제거율은 감소하지만 중심구획의 용적은 작다. 소아의 경우에는 중심구획의 용적이 성인에 비해 50% 크고, 제거반감기도 25% 정도 빠르다. 특히 3세 이상의 소아에서는 체중에 비례하여 용적과 제거율을 조절해야 한다. 3세 미만의 소아에서도 체중에 연관 있게 약동학적 매개변수들(pharmacokinetic parameters)이 변하지만, 성인이나 더 큰 소아환자보다 중심구획과 전신 제거율이 크다. 따라서 이런 연령의 소아에게 propofol을 투여할 경우에는 고용량이 필요하다. Fentanyl의 투여가 propofol의 약동학에 미치는 영향에 대해서는 논란이 많다.

Fentanyl은 propofol의 분포 뿐만이 아니라 구획간 제거율 그리고 전신 제거율을 감소한다고 보고되어 있기도 하다. Alfentanil을 propofol과 동일한 주입속도로 주입할 경우에는 propofol 단독 투여 시보다 propofol의 혈중농도가 22% 증가시킨다고 한다.[35] 그러나 다른 연구들에 의하면 fentanyl이 propofol의 약동학에는 영향을 주지 않는다고 한다. 이렇게 연구마다 차이가 나는 점은 폐에서의 흡수를 생각해 볼 수 있다. 동물실험에서 fentanyl 투여 직후 propofol을 투여할 경우에는 폐에서의 propofol의 흡수가 30% 감소하지만, propofol을 3분 이후에 투여할 경우에는 변화가 없었다고 보고하고 있다.[36] 한편 비생체 연구 결과, 인간의 간세포에서 propofol이 sufentanil과 alfentanil의 효소에 의한 대사과정을 용량에 비례하여 억제하는 점도 염두에 두어야 할 것이다.

2) 각 기관에 미치는 영향

(1) 중추신경계

Propofol은 신경 흥분성에 있어 복잡한 관계를 나타낸다. 여러 가지 경련자극에 대하여 항경련 효과가 있으며, methohexitone에 비하여 뇌파 간질 활동성이 짧아진다고 한다. 그러나 마취 후 대발작이 발생한다는 여러 보고도 있다. Propofol은 뇌관류압을 감소시키는 것 이상으로 뇌압을 감소시킨다. $CMRO_2$ 역시 감소한다. 그리고 동물실험에서 뇌신경 보호효과도 있다고 보고되고 있다. Propofol 지속주입 시 중추 자가조절(cerebral autoregulation)은 유지된다. 기관내 삽관으로 인한 뇌압의 증가도 방지할 수 있으며, 특히 fentanyl과 함께 사용할 경우 더 유용하다. 기관내 삽관과 suxamethonium 투여 시 뇌압 증가를 감소시키며, 뇌압 자체를 감소시킨다.

Propofol은 드물지만 환각(hallucination), 성적 환상(sexual fantasy), 활모양강직(opisthotonus)이 발생하기도 한다.

(2) 호흡계

마취유도 시 25~30%의 환자에서 무호흡이 발생하며, 이는 propofol의 용량, 주입속도, 다른 약물의 투여와 관련이 있다. 무호흡은 오래 지속될 수도 있으며 30초 이상 지속된다. 만일 아편유사제와 같이 투여될 경우 더 연장될 수 있다. 대개 일회 호흡량이 감소하면서 호흡수가 증가한 후 무호흡이 발생된다. 마취유도 후 수분 동안은 호흡수와 분시 호흡량이 감소하는 경우도 있다. 지속 주입할 경우에는 일회 호흡량과 호흡수가 감소하며, 이산화탄소와 저산소증에 대한 환기 반응성(ventilatory response)이 감소한다. Propofol은 만성 폐쇄성 폐질환이 있는 환자에게서도 기관지확장을 유발하지만, halothane 만큼 두드러지지는 않는다.

(3) 심혈관계

마취유도 용량 투여 후, 평균 동맥압은 25~40% 감소하고, 심박출량도 감소한다. 이런 현상의 원인은 혈관 확장과 심근 억제에 기인한다. 혈관확장을 일으키는 이유는 교감신경 활동성이 감소되고 혈관의 평활근에서 calcium의 이동에 직접 영향을 주기 때문이다. Propofol은 압수용체 기능에 영향을 주어, 저혈압이 발생하여도 빈맥이 잘 발생하지 않는다. 지속 주입 시, 혈압은 술 전 대조치보다 20~30% 감소되어 유지되지만 심박출량은 거의 변하지 않는다. 그러나 만일 아편유사제나 아산화질소와 함께 사용되는 경우에는 심박출량이 감소할 수 있다. 지속주입 시에는 심근혈류량과 산소소모량이 의미 있게 감소할 수 있으나, 산소 공급/요구량의 비율은 유지된다.

(4) 기타

Propofol은 근이완 효과가 없으므로, 악성 고열증(malignant hyperpyrexia)을 촉진시키지도 않으며, 스테로이드 합성에도 영향을 주지 않는다. 약물의 유탁액(emulsion)은 간, 혈액 그리고 응고 기능에 영향을 주지 않는다. 과민성 반응(anaphylactoid)이 몇몇 보고되어 있으므로, 알러지 병력이 있는 환자에게는 조심스럽게 사용해야 한다. Propofol은 histamine 분비를 유발하지 않으며 적은 용량으로도 항구토 작용을 나타낸다. 오랜 시간 지속 주입하여도 비교적 안전한 약물로 사용되고 있으며 내성이 발생할 수도 있지만 심각하지는 않다. 정주통은 자주 발생하는 부작용으로 lidocaine으로 빈도를 감소시킬 수 있다.

Reference

1. Johnston MF, Simon SA, Ramon F: Interaction of anaesthetics with electrical synapses. Nature 1980; 286: 498-500.
2. Milutinovic PS, Yang L, Cantor RS, Eger EI, 2nd, Sonner JM: Anesthetic-like modulation of a gamma-aminobutyric acid type a, strychnine-sensitive glycine, and n-methyl-d-aspartate receptors by coreleased neurotransmitters. Anesth Analg 2007; 105: 386-92.
3. Stanski DR, Maitre PO: Population pharmacokinetics and pharmacodynamics of thiopental: The effect of age revisited. Anesthesiology 1990; 72: 412-22.
4. Mahisekar UL, Callan CM, Derasari M, Kirkpatrick AF: Infusion of large particles of thiopental sodium during anesthesia induction. J Clin Anesth 1994; 6: 55-8.
5. Judge SE: Effect of general anaesthetics on synaptic ion channels. Br J Anaesth 1983; 55: 191-200.
6. Henthorn TK, Avram MJ, Krejcie TC: Intravascular mixing and drug distribution: The concurrent disposition of thiopental and indocyanine green. Clin Pharmacol Ther 1989; 45: 56-65.
7. Mark LC: Metabolism of the barbiturates. Ann R

Coll Surg Engl 1971; 48: 77-8.
8. Christensen JH, Andreasen F, Jansen JA: Pharmacokinetics of thiopentone in a group of young women and a group of young men. Br J Anaesth 1980; 52: 913-8.
9. Morgan DJ, Blackman GL, Paull JD, Wolf LJ: Pharmacokinetics and plasma binding of thiopental. Ii: Studies at cesarean section. Anesthesiology 1981; 54: 474-80.
10. Pandele G, Chaux F, Salvadori C, Farinotti M, Duvaldestin P: Thiopental pharmacokinetics in patients with cirrhosis. Anesthesiology 1983; 59: 123-6.
11. Hughes MA, Glass PS, Jacobs JR: Context-sensitive half-time in multicompartment pharmacokinetic models for intravenous anesthetic drugs. Anesthesiology 1992; 76: 334-41.
12. Barker P, Langton JA, Wilson IG, Smith G: Movements of the vocal cords on induction of anaesthesia with thiopentone or propofol. Br J Anaesth 1992; 69: 23-5.
13. Randall LO, Schallek W, Heise GA, Keith EF, Bagdon RE: The psychosedative properties of methaminodiazepoxide. J Pharmacol Exp Ther 1960; 129: 163-71.
14. Amrein R, Hetzel W, Hartmann D, Lorscheid T: Clinical pharmacology of flumazenil. Eur J Anaesthesiol Suppl 1988; 2: 65-80.
15. Kassai A, Toth G, Eichelbaum M, Klotz U: No evidence of a genetic polymorphism in the oxidative metabolism of midazolam. Clin Pharmacokinet 1988; 15: 319-25.
16. Bertilsson L: Geographical/interracial differences in polymorphic drug oxidation. Current state of knowledge of cytochromes p450 (cyp) 2d6 and 2c19. Clin Pharmacokinet 1995; 29: 192-209.
17. Bauer TM, Ritz R, Haberthur C, Ha HR, Hunkeler W, Sleight AJ, et al.: Prolonged sedation due to accumulation of conjugated metabolites of midazolam. Lancet 1995; 346: 145-7.
18. Mandema JW, Tuk B, van Steveninck AL, Breimer DD, Cohen AF, Danhof M: Pharmacokinetic-pharmacodynamic modeling of the central nervous system effects of midazolam and its main metabolite alpha-hydroxymidazolam in healthy volunteers. Clin Pharmacol Ther 1992; 51: 715-28.
19. MacLeod SM, Giles HG, Bengert B, Liu FF, Sellers EM: Age- and gender-related differences in diazepam pharmacokinetics. J Clin Pharmacol 1979; 19: 15-9.
20. Greenblatt DJ, Abernethy DR, Locniskar A, Harmatz JS, Limjuco RA, Shader RI: Effect of age, gender, and obesity on midazolam kinetics. Anesthesiology 1984; 61: 27-35.
21. Gross JB, Zebrowski ME, Carel WD, Gardner S, Smith TC: Time course of ventilatory depression after thiopental and midazolam in normal subjects and in patients with chronic obstructive pulmonary disease. Anesthesiology 1983; 58: 540-4.
22. Haefely W: The preclinical pharmacology of flumazenil. Eur J Anaesthesiol Suppl 1988; 2: 25-36.
23. Kleinberger G, Grimm G, Laggner A, Drume W, Lenz K, Schneeweiss B: Weaning patients from mechanical ventilation by benzodiazepine antagonist ro15-1788. Lancet 1985; 2: 268-9.
24. White PF, Way WL, Trevor AJ: Ketamine--its pharmacology and therapeutic uses. Anesthesiology 1982; 56: 119-36.
25. Spotoft H, Korshin JD, Sorensen MB, Skovsted P: The cardiovascular effects of ketamine used for induction of anaesthesia in patients with valvular heart disease. Can Anaesth Soc J 1979; 26: 463-7.
26. Briggs LP, Clarke RS, Watkins J: An adverse reaction to the administration of disoprofol (diprivan). Anaesthesia 1982; 37: 1099-101.
27. Veroli P, O' Kelly B, Bertrand F, Trouvin JH, Farinotti R, Ecoffey C: Extrahepatic metabolism of propofol in man during the anhepatic phase of orthotopic liver transplantation. Br J Anaesth 1992; 68: 183-6.
28. Dawidowicz AL, Fornal E, Mardarowicz M, Fijalkowska A: The role of human lungs in the biotransformation of propofol. Anesthesiology 2000; 93: 992-7.
29. Raoof AA, van Obbergh LJ, de Ville de Goyet J, Verbeeck RK: Extrahepatic glucuronidation of propofol in man: Possible contribution of gut wall and kidney. Eur J Clin Pharmacol 1996; 50: 91-6.
30. Chen TL, Ueng TH, Chen SH, Lee PH, Fan SZ, Liu CC: Human cytochrome p450 mono-oxygenase system is suppressed by propofol. Br J Anaesth 1995; 74: 558-62.
31. Kay NH, Sear JW, Uppington J, Cockshott ID, Douglas EJ: Disposition of propofol in patients undergoing surgery. A comparison in men and

women. Br J Anaesth 1986; 58: 1075-9.
32. Kazama T, Ikeda K, Morita K, Kikura M, Doi M, Ikeda T, et al.: Comparison of the effect-site k(eo)s of propofol for blood pressure and eeg bispectral index in elderly and younger patients. Anesthesiology 1999; 90: 1517-27.
33. Leslie K, Sessler DI, Bjorksten AR, Moayeri A: Mild hypothermia alters propofol pharmacokinetics and increases the duration of action of atracurium. Anesth Analg 1995; 80: 1007-14.
34. Kazama T, Kurita T, Morita K, Nakata J, Sato S: Influence of hemorrhage on propofol pseudo-steady state concentration. Anesthesiology 2002; 97: 1156-61.
35. Pavlin DJ, Coda B, Shen DD, Tschanz J, Nguyen Q, Schaffer R, et al.: Effects of combining propofol and alfentanil on ventilation, analgesia, sedation, and emesis in human volunteers. Anesthesiology 1996; 84: 23-37.
36. Matot I, Neely CF, Katz RY, Marshall BE: Fentanyl and propofol uptake by the lung: Effect of time between injections. Acta Anaesthesiol Scand 1994; 38: 711-5.

10 아편유사제

이화여자대학교 의학전문대학원 이 희 승

1. 역사

고대의 기록과 역사학자들에 의하면 지금으로부터 3천여 년 전쯤에 현재의 이라크 지역에 거주하던 수메르인들이 양귀비를 재배하며 그 씨의 껍질로부터 아편을 추출해 내었다고 한다. 주로 아편은 종교적인 주술 의식을 수행할 때 환각제로서 사용되었다. 그러나 기원전 200년 전부터 의학적인 목적으로 사용하였으며 주후 80년경부터 아라비아의 상인들에 의해서 인도와 중국에 전해졌고 10~13 세기에 걸쳐 유럽 전역에 전파되었다.[1]

아편이 의존성과 금단 증상을 유발한다는 사실이 차차 알려지기 시작했다. 16세기부터 보고된 문헌들에 의하면 터키, 이집트, 독일, 영국, 그리고 중국 등에서 아편 중독에 대해 기술하고 있다. 1806년 세르튀너(Sertürner)가 아편으로부터 활성 성분을 분리해 내었으며 "신의 꿈"이라는 뜻으로 morphine이라고 이름 붙였다. 그 뒤 1850년경 주사기와 바늘이 개발되면서 morphine은 수술적인 처치와 전신마취의 보조제, 수술 후 통증, 그리고 만성 통증 등을 다스리기 위해 본격적으로 사용되기 시작했다. Morphine은 아편 그 자체로서 중독을 일으킬 내재적 위험성이 매우 높았기 때문에 더 안전하고 효과적이며 중독성이 없는 아편유사제를 개발하기 위한 노력이 계속되었다. 1898년 heroin이 합성되었으며 한때 중독이 없는 아편유사제라고 천명되기도 했다. 그러나 매번 새로운 아편유사제가 개발되고 발표될 때마다 중독 유무에 대한 논란이 지속되었을 뿐 임상적으로 중독 문제에서 자유로운 아편유사제는 아직 현존하지 않는다.

Morphine과 구조적인 차별화를 보이는 아편유사제가 처음 발견되었는데 1939년의 meperidine, 1946년의 methadon이 그것이다. 1942년 nalorphine이 최초의 아편유사제 길항제로 생산되었다. 그러나 nalorphine은 morphine의 일부 약리 작용은 길항하지만 단독 투여 시 제한적인 진통 작용을 나타내기도 하므로 복합적인 작용-길항 작용을 한다고 할 수 있다. 이 발견으로 순수한 아편유사제 길항제인 naloxone의 개발이 이루어지는 계기가 되었다.[2]

2. 약리 작용의 기전

1) 아편유사수용체의 분류

1960년대 중반까지 여러 아편유사수용체에 따른 약리 작용(작용제, 길항제, 작용-길항제)에 대한 분분한 구분과 가설이 있었다. 드디어 1973년에는 Pert와 Snyder,[3] Simon,[4] Terenius[5] 등에 의해 거의 동시에 중추신경계 내의 아편유사제 결합 부위에 대한 입체적인 모델을 제시하였다. 아편유사수용체에 대한 연구가 광범위하게 계속되면서 차차 μ, δ, 그리고 κ, 이 세 가지 종류의 아편유사수용체의 분류가 가능하게 되었다. 이 세가지 아편유사수용체의 활성화에 의해 통증 경감이 가능하다는 것을 실험적으로 확인하게 되었다. σ와 ε수용체는 당시에는 아편유사수용체의 범주에 들어갔으나 더 이상 그렇게 생각하지 않는 편이다.

분자생물학의 진보로 μ, δ, 그리고 κ, 이 세가지 종류의 아편유사수용체의 cDNA가 복제되었다.[6,7] 설치류로부터 복제된 이 아편유사수용체들은 인간의 유전자와 거의 96~98%의 동질성을 가지는 것으로 판명되었다. 또 하나의 아편유사수용체인 "opioid receptor-like 1 (ORL-1)" 수용체도 발견되었는데 이는 기존의 아편유사수용체와 60~70%의 염기서열 동질성을 지니며, 특히 설치류에서 상당 부분 아편유사제와는 상반되는 약리 작용의 양상을 보이는 것으로 알려져 있다.[8]

생물학적으로 합성 아편유사제는 각 아편유사수용체들 간에도 이질성이 존재할지도 모른다는 전제에서 유용하다. 그러므로 수용체 아형이 존재한다는 논의가 제시되었다: μ_1, μ_2, δ_1, δ_2, κ_{1a}, κ_{1b}, κ_2, and κ_3. 그러나 각 군마다 현재까지 공식적으로 단지 한 개의 아편유사수용체가 복제되었기 때문에 아형 존재의 유무는 여전히 논쟁거리로 남아 있다. 아직까지 밝혀지지 않은 아편유사수용체가 남아 있을 수 있다는 점, 유전자간의 교차 접합, 전사 후 변이, 리간드에 의해 유도된 수용체 전환, 타 G 단백과의 연관성, 수용체 올리고머, 혹은 세포의 구획화 등이 거론되고 있다.[9]

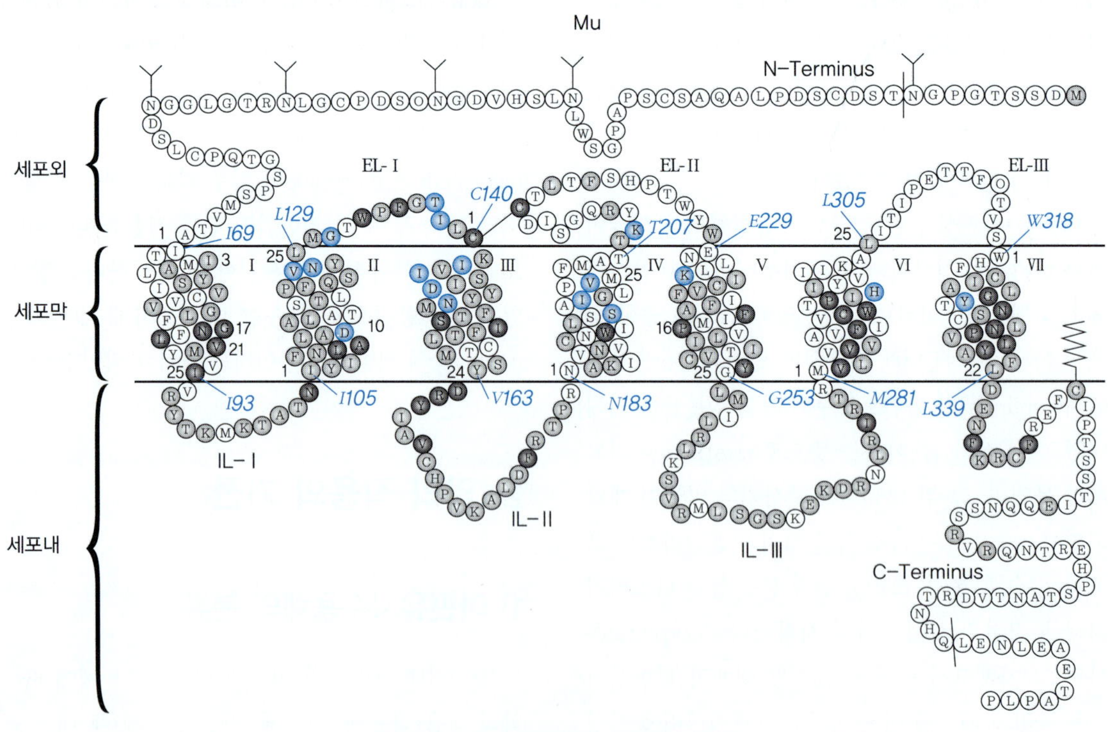

그림 10-1 μ 아편유사수용체의 분자구조

2) 유전자 구조

아편유사수용체의 구조는 설치류와 인간에서 연구되어 왔으며 모두 세 개의 수용체 유전자로서 일정 부분 유사한 엑손과 인트론 부위를 공유하고 있다. 암호화된 부위는 세 개의 엑손에 걸쳐 있으며 그 접합 부위들이 첫번째와 네번째의 막투과(transmembrane, TM) 부위 후에 동일한 위치에서 발견된다(그림 10-1). 예를 들면 μ 아편유사수용체 유전자는 δ 및 κ 아편유사수용체 유전자와 세번째 엑손 부위에서 차이가 나는데 이것은 12 C-말단 아미노산이 네번째 엑손에 의해 암호화되는 정지 암호 전에 끝나게 되어 있다. 전사 개시 부위와 촉진 부위는 세 아편유사수용체 유전자에서 모두 고유하며 단지 다른 접합 기전이 이 세 수용체의 mRNA에 나타나 있는 것이다. 어떤 mRNA 이성체들은 같은 μ 아편유사수용체 단백이라도 서로 다른 C-말단 염기서열을 가지고 있다고 하였다. 이 중 특히 MOR-1B (μ opioid receptor-1B)라는 아편유사수용체 단백은 고전적인 μ 아편유사수용체와는 다른 기전으로 탈감작을 일으키는데 관여한다고 하며 이것은 내성을 유발하는 기전으로 관심을 모으고 있다.[9] 최근에 특이한 mRNA 이성체를 생성하는 대체 전사에 관한 연구가 진행중이긴 하지만 결합 특성이나 수용체 단백의 아형에 관한 증거는 아직 없다고 하겠다.

3) "Knockout" 유전자

유전자 정보의 일부를 제거함으로써 생체내 약리 작용에 다소 제한이 따를 수 있다. 이는 작용 시간, 작용제나 길항제, 항체 등의 다양한 선택성을 단순화함으로써 오는 부작용이다. 그럼에도 불구하고 소위 "knockout" 연구는 어느 한 아편유사수용체의 유전자만을 제거할 경우 다른 조직과 장기의 기능을 크게 훼손하지 않으면서도 기본적인 통증의 역치나 다른 행동 반응들에 영향을 거의 미치지 않은 채로 연구를 진행할 수 있기 때문에 큰 매력이 있다고 하겠다. 이러한 연구들은 고유한 작용제에 의해 유발되는 진통을 매개하는 세 가지 아편유사수용체들을 대상으로 각각 진행하여 확인된 것이다. 통상적으로 morphine이 δ 및 κ 아편유사수용체를 활성화한다고 알려져 있다 하더라도 μ 아편유사수용체 제거 마우스 모델에서 morphine을 투여했을 때 진통, 탐닉, 호흡 억제 등 μ 아편유사수용체 고유의 약리 작용들이 나타나지 않았다고 보고하고 있다.[10] 이러한 결과는 반대로 δ 및 κ 아편유사수용체 제거 마우스 모델에 morphine을 투여한 경우 그 약리 작용에 별다른 영향을 주지 않는 다는 사실로 인해 확증되고 있다. 또한 δ 및 μ 아편유사수용체 사이에 모종의 상승 작용이 있다는 점도 보고되고 있다.[11]

4) 구조적 특이성

아편유사수용체는 G단백 연계 수용체군에 속해 있으며 특징적으로 7개의 TM 부위를 가지고 있다. 몇몇 부위에서 수용체 서로 간에 상당한 염기 서열의 동질성을 나타낸다: 2, 3, 5, 6, 7 TM부위, 3개의 세포내 루프, 그리고 세포막 인접 부위의 C 말단 꼬리의 짧은 부분. 이와는 대조적으로 세포외 N 말단 부위, 세포내 C 말단, 그리고 세포외 루프 등의 부분은 거의 염기 서열 상의 동질성을 보이지 않는다. 이러한 구조적인 특징이 각각의 리간드를 인식하게 해 준다고 볼 수 있다. 7개의 TM덩어리는 결합 부위를 형성하는데 각기 고유의 아편유사수용체 모양을 하고 있다. 세포외 도메인도 서로 다른 모양을 하고 있어서 μ, δ, κ 각각의 아편유사수용체를 구분하여 인지하는 역할을 하고 있다. 세포내 부위는 세포내 신호 전달과 조절에 관여하는 부분이다. 세번째 세포내 루프와 C 말단의 막인접 부위는 G 단백 연계에 관여한다. 세 가지 아편유사수용체에 있어서 이 부위의 염기서열 동질성이 크다는 사실은 각각의 아편유사수용체들이 비슷한 G 단백을 사용하며 상호 작용 하고 있다고 볼 수 있다.[2)]

5) 신호 전달

세 가지 신호 전달 체계가 잘 알려져 있다. 모든 아편유사수용체들은 G 단백(주로 G_i/G_0)과 연계되어 adenyl cyclase를 억제해서 Ca^{2+} 통로의 차단이나 K^+ 통로의 개방을 일으키는 방식으로 신호 전달을 하게 된다. 이러한 과정들을 궁극적으로 신경의 활동성을 감퇴시킨다. 최근에는 phosphoinositide-signaling, mitogen activated protein kinase, phospholipase C 등을 매개로 하는 신호전달 체계에도 아편유사수용체가 관여한다는 것이 발견되었다. Ca^{2+} 이온의 유입은 통증 전구성 신경전달물질의 유리를 억제하는데, 대표적인 예가 말초 자극이 들어왔을 때 척수의 구심성 감각신경 세포 말단에서 분비되는 substance P를 억제하는 것이다. 이것은 또 아편유사제로 인한 척수 진통 기전의 합리적인 근거라고 할 수 있다. 신경접합후막에서 아편유사수용체는 K^+ 이온 통로의 활성화로 과분극을 일으키며 따라서 활동 전위의 생성과 전파를 억제하게 된다. Ca^{2+}과 K^+ 이온 통로 외에도 아편유사제는 다른 이온 통로의 기능을 조절하기도 한다. 예를 들면 NMDA (*N*-methyl-D-aspartate) 수용체나 일차성 구심성 감각신경세포의 Na^+ 이온 통로 등에 의한 신경접합후막의 흥분성 전달이 μ 아편유사수용체 작용제에 의해서 길항된다는 보고가 있다.[12)]

6) 탈감작, 내재화, 하향 조절 약물 내성

지속적인 아편유사수용체의 활성화는 많은 다른 신경세포들에서 보상 기전을 일으킨다. 이러한 적응이라 함은 작용제가 작용하는 수용체 부위의 감수성 저하(동질성 탈감작), 같은 신경세포 내에서 비슷한 작용을 일으키는 수용체의 감수성 저하(이질성 탈감작), 신경세포와 동일하거나 또는 기능적으로 연계된 다른 신경세포 내에서 효과기, 즉 신호전달 체계에 있어서의 변화, 등을 말한다. 수용체 탈감작화에서 초기 단계에서는 수용체의 C 말단에서 G 단백과 연계된 수용체 활성효소에 의한 인산화가 일어난다. 그런 다음에 arrestin이나 dynamine과 같은 조절 단백들이 결합하여 아편유사수용체를 세포막으로부터 총 수용체 수의 감소 없이(내재화)-clathrin으로 둘러싸인 함몰 군집을 세포막에 만듦-분리해 낸다. 내재화된 아편유사수용체들은 탈인산화하여 세포 표면에서 재활용되거나 용해소체 내에서 분해된다(하향 조절: 세포에 수용체의 총 개수가 감소됨).

이 외에도 작용제의 효과가 명백히 떨어지는 현상인 내성에 대한 설명으로서 새로이 합성되는 수용체의 개수 감소나 약물 대사의 변화 등이 제시되었다. 생체 내 동물실험들에서 때로 NMDA 길항제에 의해 내성 발생이 억제되기도 한다는 보고가 있다.[9)] 그러나 임상적으로 내성은 일반적으로 발생되는 것은 아니며 종종 질병이 경과됨에 따라 증가된 통증 자극이나 빈도로 상쇄되어 나타나는 경우가 대부분이기 때문에, 동물 실험의 경우에도 이와 유사한 모델, 즉 지속적으로 가중되는 염증성 통증을 가할 수 있는 모델을 개발하여 실험했을 경우 아편유사제로 인한 진통에 있어서 내성이 생기는 것이 억제되는 것을 보고하였다.[12)]

통증은 수술 후 통증이라든가 관절염 등처럼 주로 염증성 조직 손상을 동반하므로 이러한 동물 모델의 개발이 기존의 hot plate나 tail-flick test 같은 급성 열 자극 모델 보다는 임상 상황에 더 가까운 결과를 얻을 수 있다고 하겠다.

3. 전임상 약리학

1) 내인성 리간드

아편유사수용체의 발견 이후 기니아픽 회장의 신경 말단으로부터 acytylcholine의 유리를 억제하는 요소가 뇌 추출물에 함유되어 있으며 이 물질은 naloxone에 의해 억제된다는 것이 밝혀졌다. 또 백서의 뇌 특정 부위를 전기적으로 자극하면 엄청난 진통 물질이 뿜어져 나오는데 이것 역시 naloxone에 의해 가역된다는 것이 증명되었다. 이러한 결과는 내인성 아편유사제의 존재를 시사하는 것이었고 곧 두 가지 내인성 아편유사제, Met-enkephalin과 Leu-enkephalin이 발견되어 명명되었다. 총 20여 종의 내인성 아편유사제가 뇌, 뇌하수체, 부신, 면역 조직, 그리고 기타 조직들에서 발견되었으며, 모두 5~31개의 아미노산으로 구성되어 있고, C 말단의 아미노산 배열이 Tyr-Gly-Gly-Phe-[Met/Leu]로 끝나는데 이는 나중에 알려진 바와 같이 모든 아편유사제의 공통 사항이다.

이러한 내인성 아편유사제의 세 가지 전구체가 1979년에서 1982년 사이에 복제되었는데 이는 pro-opiomelanocortin(POMC), proenkephain, prodynorphin으로서[13] 각각의 전구체들은 β-endorphin과 corticotropin, Met-enkephalin과 Leu-enkephalin, dynorphin A, dynorphin B와 α-neoendorphin을 생성한다(그림 10-2). 생물학적 활성을 지닌 아편유사제는 펩타이드 분해효소에 의해 비활성 분절로 나뉘어지며 따라서 분해효소 억제제를 사용했을 경우 통각억제 효과가 강화되는 것을

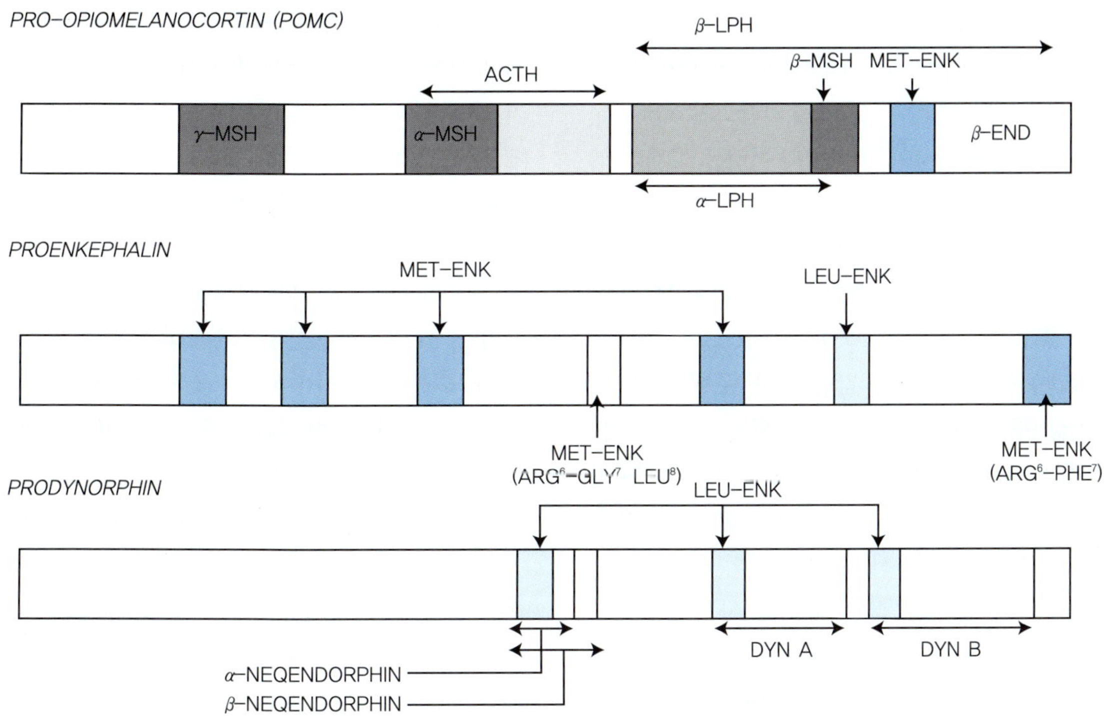

그림 10-2 내인성 아편유사제의 전구체와 그 생성 물질
pro-opiomelanocortin (POMC), proenkephain, prodynorphin 등 이 세가지 물질이 내인성 아편유사제의 전구체가 되며 이들 전구체들은 각각 β-endorphin과 corticotropin (ACTH), Met-enkephalin과 Leu-enkephalin, dynorphin A, B 와 α-neoendorphin 을 생성한다.

관찰할 수 있다.

2) 리간드 수용체 상호 작용

세 군의 내인성 아편유사제들과 유전자 염기서열이 드러난 세가지의 아편유사수용체는 구색 맞춰 잘 결합할 것 같지만 실제로는 그리 분명하지 않다. Proenkephalin은 주로 δ 아편유사수용체와 결합하며 prodynorphin은 κ 아편유사수용체와 결합하지만 실제로는 이들 간에 일정 부분 "교차 결합"이 이루어짐이 분명하다. 상대적으로 μ 아편유사수용체에 친화도가 낮은 내인성 리간드를 찾으려는 연구가 계속되어 왔는데 그 결실로서 endomorphin-1과 endomorphin-2를 발견하게 되었다. 이들은 4개의 펩타이드로 구성되어 있으며 앞서 언급된 전형적인 아편유사제의 구조를 가지고 있지 않지만 μ 아편유사수용체에 대한 친화도와 선택성이 강하며 전구체는 아직 발견되지 않았다.

"Opioid receptor-like 1(ORL-1)" 고아(orphan) 수용체에 대한 연구로서 내인성 리간드인 orphanin FQ (nociceptin)가 발견되었는데 이것은 17개의 펩타이드로 구성되어 있으며 dynorphin A와 70% 이상 유사한 유전자 구조를 가지고 있다. 재미있게도 아편유사수용체에 대한 친화도는 거의 무시할 만큼 낮고 고유한 수용체인 NOP (nociceptin opioid peptide) 수용체와 상호 작용 한다. 투여 경로, 종특이성, 투여용량 등에 따라 통각억제 작용을 하는지 진통 작용을 하는지 자체에 대해서도 상반된 의견으로 논쟁이 분분하다. 그러나 영장류의 중추신경계에 특히 μ 아편유사수용체 부위와 연접하여 분포됨으로써 통증의 전달 경로나 사이신경세포(interneuron) 작용에 관여하여 통증의 역치를 조절하거나 NOP 수용체에 직접 결합하여 진통 작용에 관여하는 것으로 생각되고 있다.[14]

3) 외인성 작용제와 길항제

리간드는 보통 G 단백에 대해 그 작용을 유도하든가(작용제) 영향을 미치지 않든가(중립적 길항제) 억제하든가(역작용제) 하는 방향으로 작용한다. 길항제는 이와는 차별적으로 그 해당 능력만큼 adenylyl cyclase를 억제함으로써 지속적인 반응을 유도한다. 부분 작용제는 작용제만큼 그 반응을 완전히 이끌어내지 못하면서도 상당 부분 수용체 구획은 점유한다. Buprenorphine, butorphanol, nalbuphine, pentazocin과 같은 혼합 작용-길항제는 저용량에서는 작용제처럼 작용하고 고용량에선 해당 수용체나 혹은 다른 수용체와 결합하여 길항제처럼 행동한다. 이러한 약물들은 진통의 측면에서는 천장 효과를 보여주면서 μ-아편유사작용제에 신체적 의존성이 있었던 환자들에게 투여되었을 때 금단 증상을 나타내기도 한다.[15]

세 가지 아편유사수용체와 이들 수용체에 선택적인 각각의 작용제와 길항제들에 대해서는 많은 연구가 있었다. 아편유사수용체 μ, κ, δ에 대하여 작용제로서 DAMGO, U69593, 그리고 DPDPE가 있으며 선택적인 길항제로서 CTOP, norbinaltorphimine, naltrindole 등이 있다. 이러한 리간드들은 결합의 성격, 해부학적인 분포, 각 수용체의 기능에 따라 구분되었다. 세 수용체들 모두 진통 작용이 있다. 덧붙이면 μ 와 δ 아편유사수용체는 호흡 억제와 진정, 유쾌감, 보상, 변비 등의 약리 작용을 매개하고 κ 아편유사수용체는 불쾌감, 이뇨증 등을 매개한다고 알려져 있는데 이러한 약리 작용의 구분은 중추신경계의 주요 부위의 아편유사수용체의 분포가 다르므로 선택한 종과 연구 방법에 따라서 다소 차이를 보인다.[15] 아편유사수용체 별로 내인성, 합성 리간드들과 주된 약리 작용, 수용체의 분포 부위에 대한 내용은 아래 2008년 IUPHAR (International union of basic and clinical pharmacology)에서 제시한 권고를 바탕

표 10-1 아편유사수용체의 분류

	μ	δ	κ	ORL_1
IUPHAR 이름	MOP	DOP	KOP	NOP
아미노산 개수	400	372	380	370
선택적 작용제	DAMGO fentanyl morphine	DPDPE BW373U86 SNC80	U69593 U50488 EKC	Ro 64-6198
선택적 길항제	CTAP CTOP	naltrindole	nor-binaltorphimine	J-113397
내인성	β-endorphin	β-endorphin	dynorphin A	nociceptin/orphanin FQ
펩타이드	endomorphin-1, 2 [Leu^5]-enkephalin [Leu^5]-enkephalin	[Met^5]-enkephalin [Met^5]-enkephalin		
비선택적	naloxone	naloxone	naloxone	
길항제	naltrexone diprenorphine	naltrexone diprenorphine	naltrexone diprenorphine	
분포 부위	중추신경계 전반 (특히 시상), 꼬리핵, 조가비핵, 신피질, 편도핵, 다리사이핵, 상하둔덕, 해마핵, 위장관계, 면역세포, 기타 말초조직	전두엽, 후각팽대, 신피질, 꼬리핵, 해마핵, 시상하부, 시상, 척수 후각 (I, II 부위), 위장관계, 기타 말초조직	대뇌 피질, 담장, 시상하부	대뇌 피질, 척수 전후각핵, 해마핵 측벽, 시상하부, 조가비핵, 다리사이핵, 면역세포, 기타 말초조직, 다리뇌핵, 흑색질, 솔기핵, 청색반점
약리 작용	진통, 쾌감, 축동, 진정, 탐닉, 금단, 식욕감퇴, 변비, 호흡억제, 가려움, 오심/구토, 기침억제, 소화기능저하, 우울, 서맥, 저혈압, 근골격 근 강직, Prolactin 분비촉진, LH, ADH, 성호르몬 분비저하	척수 진통, 축동, 우울, 저혈압, GH 분비증가, LH, 성호르몬 분비저하	척수진통, 불쾌감, 깊은 진정, 축동, 이뇨, 항가려움증	상척수부위의 과감작과 이질통, 척수진통, 항불안, 기억력 저하, 식욕 증진, 항우울

2008년 IUPHAR (International union of basic and clinical pharmacology)에서 제시한 권고를 바탕으로 하였다. μ, δ, κ 아편유사수용체들과 nociceptin 수용체의 공식적인 명칭은 각각 MOP (μ opioid peptide), DOP (δ opioid peptide), KOP (κ opioid peptide), NOP (nociceptin opioid peptide) 수용체이다.

으로 간략화하였으며 표 10-1과 같다.[16)]

4) 아편유사제의 진통 작용 부위

1980년 후반까지 아편유사제는 중추신경계에 주로 작용한다고 알려져 왔으나 요즘 내인성 펩타이드와 아편유사수용체들은 우리 몸의 어디에나 분포하며 중추뿐 아니라 말초신경조직에도 널리 퍼져있음이 확인되었다. 일차성 구심성 신경세포, 척수의 후각 신경절, 척수, 뇌간, 중뇌, 그리고 대뇌 피질에 이르기까지 다양하다.[16)] 게다가 신경내분비기관(뇌하수체, 부신), 면역 조직과 외배엽 조직들에도 광범위하게 분포되어 있다.[17)]

4. 임상적인 아편유사제의 약리

임상적으로는 선택적인 κ나 δ아편유사수용체의 작용제를 사용하는 것이 추천되지 않는다. δ아편유사수용체는 설치류의 중추신경계에서는 수용체 밀도면에서 μ 다음으로 우세하지만 영장류에선 κ아편유사수용체보다 비중이 극히 작으므로 단독투여로 부작용 없이 월등한 진통 효과를 보기 어렵기 때문일 것이다.[18)] 또한 κ 아편유사수용체도 양적인 면에서는 μ 아편유사수용체에 뒤지지 않으나 단독 투여 시 정신 이상을 보이거나 강한 불유쾌감을 유발하기 때문에 임상적으로 아편유사제라고 얘기할 때는 대부분 μ 아편유사제를 의미한다고 보면 되겠다.

1) 진통

아편유사제는 가장 효과적인 진통제이며 상척수, 척수, 말초 부위에 이르기까지 다방면으로 작용할 수 있다. 아편유사제는 통상적으로 내장통에 가장 효과적이며 신경병증성 통증이나 절개 시 나타나는 통증 등에는 상대적으로 진통효과가 미약하다고 알려져 있다.[19)] 아편유사제는 촉각, 압력과 같은 타 감각보다는 통각 자체만 선택적으로 억제한다. 전신적으로 아편유사제를 투여하면 일반적인 아편유사제의 진통 작용이 중추성으로 나타나긴 하지만 환자가 여전히 통증을 인지할 수는 있으되 통증의 역치가 높아지고 통증으로 인한 불편감이 경감되는 식이다. 이것은 전두엽의 매개로 인해 정신적인 혼돈과 해리가 나타나기 때문인데 종종 기분의 고양을 동반한다. 환자들은 이점을 대체로 반기지만 침해성 통증 자극과의 균형이 깨어져 과량 투여되거나 오남용되면 중독으로 진행될 수도 있다. 척수강 내로 아편유사제를 투여할 경우 작용기전이 중요하다.

아편유사제는 용량의존적으로 급성 통증의 강도를 감소시킨다. 수술 후 통증을 감소시키는 연구를 바탕으로 다양한 아편유사제의 동일 진통용량이 제시되고 있지만 통상적인 용량이란 존재하지 않으며 언제든지 환자에 따라 상황에 따라 과용량이 되거나 턱없이 부족한 용량이 될 수 있기 때문에 늘 주의를 기울여야 한다.

수술 후 통증 조절을 목적으로 초회량 meperidine 100 mg을 근주한 성인에서 오직 20%만이 목적을 이루었다는 예가 있다. 또 Austin 등에[20)] 의하면 혈중 meperidine의 농도가 수술 후 환자가 느끼는 통증이 급격하게 줄어드는데도 동시에 급상승할 수 있다는 것을 보고한 바 있다. 이는 서서히 통증이 경감되는 것이 아니라 급격하게 역치 이하로 감소할 수 있다는 점과 환자마다 통증의 역치가 4~5배 이상 차이가 날 수도 있다는 점을 시사한다. 따라서 아편유사제의 요구량은 환자마다 같은 수술을 경험했더라도 수술 후 통증 조절에 있어서 개인차가 크게 나타날 수 있음을 알아야 한다. 이러한 사실은 수술 중 아편유사제를 사용할 때도 적용되어야 하며, 즉 혈압, 심박수, 그리고 움직임 등을 준계점으로 하여 환자마다 조절되어야 할 것이다.

(1) 통증 자극의 부위와 강도가 중요하다. 개흉술 후의 통증이 당연히 탈장 수술 후의 통증에 비해 더 많은 양의 아편유사제를 필요로 할 것이다. 또 후두경술로 인한 반응을 둔화시키는 것이 피부절개로 인한 반응을 둔화하는 것보다 더욱 힘들다.

(2) 통증은 그 자체가 주관적인 반응이면서 또한 다양한 정신심리적이 요소들이 복합되어 표현될 수 있다는 점을 기억해야 한다. 과거의 진통제에 대한 긍정적 혹은 부정적인 입장이 현재의 진통 효과를 좌지우지할 수도 있다. 따라서 통증 연구에는 항상 진통제와 속임약을 무작위로 선정한 합리적인 방법이 고려되어야 한다.

(3) 치료 약물간의 상호 작용도 임상적인 진통에서 상당히 중요하다. 다른 종류의 진통제라든가 진정제의 사용은 아편유사제로 인한 진통작용을 강화한다.

(4) 나이가 진통에 미치는 영향을 고려해야 한다. 일반적으로 고령에서 아편유사제에 더 민감한데 청소율과 분포 용적의 감소로 인한 약동학적 변화와 노인일수록 요구되는 약물 용량이 감소하는 약력학적 변화 때문이다.

(5) 병태생리학적인 원인도 무시할 수 없다. 갑상선기능저하증, 기존의 중추신경성 질환 등은 민감도를 증가시킨다. 천식이나 폐쇄성 폐질환 환자에서도 기침반응의 억제나 깊은 호흡을 하기 힘들다는 점 때문에 객담 배출이 어려워지고 기관지경련을 유발하기 쉬울 수 있다.

(6) 간과 신장의 기능 이상은 약물 그 자체나 활성인 중간 대사산물의 축적을 가져온다. 단 속효성 아편유사제인 remifentanil은 간과 신장 기능의 이상에 거의 영향을 받지 않고 대사와 배출이 가능하다.

(7) 성별이 아편유사제의 반응에 영향을 미친다는 전임상 연구가 있었으나 임상적으로 통증 치료에 차이를 보일 만한 근거는 아직 미미하다.

(8) 아편유사제의 요구량에 미치는 영향에 있어서 유전적인 차이는 결정적이다. 예로 codein의 진통 작용은 morphine의 탈메틸화에 의하며 이에 간 효소계 cytochrome P450 중 CYP2D6이 관여한다. 그런데 이 CYP2D6는 유전적 다형성을 보이는 효소로서 백인의 10%와 대부분의 중국인이 이에 해당되며 이들은 codein을 투여 받아도 불완전 대사로 진통 작용이 부적절하게 된다.[21] 또 콜롬비아 인디언들 중 일부는 morphine을 투여 받은 후에 일반적인 경우보다 더욱 극심한 호흡 억제가 일어나는데 이들 역시 morphine을 대사하는 간의 2상 효소가 결핍된 데 기인한다고 한다.[22]

2) 아편유사제의 약동학

(1) 흡수

대부분의 경구 아편유사제들은 빠르게 흡수되지만, 아편유사제의 발현 개시 시간보다는 지속 시간이 더욱 중요한 임상적인 문제가 되는데 특히 서방형 아편유사제는 흡수가 지연될 수 있다. Loperamide와 dyphenoxylate는 강력한 아편유사제로서 흡수가 거의 되지 않는데 이 경우 역으로 중추신경계에 별다른 영향을 미치지 않으면서 지사제로 사용할 수 있다는 약동학적인 잇점이 있다고 하겠다.

아편유사제의 지방용해도는 상당히 높아서 말초 조직에서도 흡수 측면에서 최대의 효과를 발휘한다. N-octanol/water 분배계수는 생리적인 pH에서 morphine (1.4) 〈 remifentanil (17.9) 〈 meperidine (38.8) 〈 alfentanil (130) 〈 fentanyl (860) 〈 sufentanil (1778)의 순으로 높다. 설하 투여 시 morphine의 생물학적 유용성은 12%에 불과하나 fentanyl과 buprenorphine은 60~70%에 달한다. 따라서 지방 용해도가 높은 아편유사제의 경우 구강 점막, 비강, 피하를 투여 경로로 상업적으로 제작하여도 여전히 유용하다고 할 수 있겠다.

(2) 분포

아편유사제는 우리 몸의 구석구석으로 빠르고 광범위하게 분포하며 혈장 농도의 증감 속도는 morphine과 fentanyl이 유사하다. 약효의 발현 개시와 지속시간의 차이는 혈장과 뇌 농도의 평형에 걸리는 시간 차이 때문에 발생한다. 지방 용해도가 매우 높은 fentanyl의 경우 중추신경계 내와 혈장 내 농도가 거의 동시적으로 평형에 도달하여 순환 혈류량이 많은 근육과 지방 조직으로 빠르게 이동하여 혈장 농도가 감소하게 된다. 이런 관점에서 fentanyl은 propofol이나 thiopental과 유사하게 행동한다. Morphine의 경우는 혈장 농도와 뇌 및 뇌척수액에서의 농도에 큰 차이가 있다.

아편유사제를 척수강 내 혹은 경막 외로 투여할 때도 비슷한 원리가 적용된다. 척수강 내로 투여된 아편유사제의 작용 속도는 얼마나 빨리 척수로 진입하여 후각의 아편유사수용체와 결합하느냐 하는 데 달려 있다. 아편유사제는 척수강 내에서 거의 대사되지 않으며 결국 혈관으로 흡수되어 재분포가 되면서 작용 지속시간이 결정되기 때문이다. 따라서 지방 용해도가 높은 fentanyl의 경우 빠르게 세포막을 통과하여 확산되어 들어가 진통 작용을 개시하며 넓은 구획의 분절 차단에 도달하며 또 빠르게 재분포가 되어 약리 효과가 소실되지만, morphine의 경우는 척수 후각 부위의 농도와 뇌척수액 내의 농도가 평형을 이루는 데 상당한 시간이 소요되며 또 뇌척수액 내에 머물다가 뇌척수액의 흐름을 따라 두개강 내로 회전하여 올라가서 중추신경계의 전반적인 약리 작용을 나타내기도 하고 척수 강 내에서도 천천히 재흡수 된다.

이러한 morphine의 행동을 정리하면 다음과 같다.

① Morphine을 중추신경계 내로 투여하면 상당히 오랜 시간 동안 뇌척수액에 머무르며 고농도를 유지하게 되고 또 천천히 제거되므로 장시간 진통 효과를 나타내게 된다.

② 뇌척수액은 평균적으로 6시간 동안에 걸쳐 요추 척수 강 내에서부터 뇌실까지 천천히 이동하게 되므로, morphine을 뇌척수강으로 투여하게 되면 약 6~10 시간 후까지 호흡 억제를 초래할 수도 있다.

(3) 대사와 배설

모든 아편유사제는 간 대사 후 극성 물질로 변환해서 신장으로 배설된다. 여기에 한 가지 예외가 있는데 그것이 바로 remifentanil이다. Remifentanil은 비특이성 에스테르분해효소에 의해 혈장과 말초 조직에서 빠르게 가수분해된다. Morphine과 그 동류물들은 주로 glucuronide와 결합한 형태로 대사되며 meperidine과 fentanyl 등은 간의 cytochrome P450 효소에 의해 산화 대사되므로, 모두 간추출률이 0.6~0.7에 이르고 따라서 이들 아편유사제의 청소율은 간혈류량에 따라 좌우된다. 실제로 심부전이 있는 환자에서 morphine의 청소율은 증가되며 간효소 억제제나 유도제를 사용했던 과거력은 청소율에 별다른 영향을 미치지 못했다.

Morphine은 활성 대사 산물로서 주로 morphine-3-glucuronide(M3G)를 생성한다. 약 15% 정도는 morphine-6- glucuronide(M6G)를 생성하는 것으로 알려져 있다.

동물 실험에서 M6G는 진통 작용을 나타내지만 인간에서는 morphine의 일회 정주 시 M6G가 생성되어 진통 작용에 영향을 미친다고 보기에는 아직 미흡한 점이 많다. 그러나 만성적으로 morphine을 투여 받은 환자에서 서서히 극성을 띤 M6G가 축적되며 신부전으로 배설 능력이 감퇴되어 있는 환자에서 M6G로 인한 독성이 보고되고 있다.[23] Meperidine은 탈메틸화에 의해 normeperidine이라는 중간 대사 산물은 생성하는데 동물에서는 진통 작용을 나타내지만 사람에서는 반복 사용으로 축적될 경우 경련 발작의 원인이 되므로 신부전이 있는 환자에서 meperidine 사용 시 고려해야 한다.[24]

3) 진정과 최면

아편유사제는 진정을 유발하는데 통증이 경감되면서 수면 상태가 되기도 한다. 단독 투여하면 보통 최면 상태까지 가진 않는다. Alfentanil의 경우 진통밑용량인 3 μg/kg를 투여했을 때 midazolam의 진정 역가를 2배 정도 증가시켰다는 보고가 있다[25]. Propofol 혹은 barbiturates 등과 함께 투여해도 비슷한 상승 작용을 보인다고 알려져 있다.[26] κ아편유사수용체 작용제인 butorphanol을 진통밑용량으로 투여하면 상당한 수준의 진정을 얻을 수 있다.[27]

4) 중추신경계 독성

아편유사제는 흔히 사용되는 순수한 μ 아편유사작용제의 진통 용량 범주를 제외하고는 대부분 불유쾌감과 정신운동초조를 유발하며 앞서 언급했듯이 몇몇 종류에서는 경련을 일으키기도 한다. 두개외상 환자에서는 과탄산혈증으로 두개강내압을 증가시킬 수 있다. 중등도의 직접적인 뇌혈관 확장 작용이 있을 수도 있으나 환기 조절 시에는 큰 문제가 되지 않는다. 아편유사제의 축동 효과로 신경학적 징후가 변화될 수 있음을 알아야 한다.

5) 호흡 억제

아편유사제는 연수의 호흡 중추를 자극하여 용량의존적으로 과이산화탄소증과 저산소증에 대한 환기 반응을 둔화시킨다. 이러한 작용은 호흡 횟수와 깊이가 임상적으로 명백해지기 전에 대부분 발견된다. 용량을 증가할수록 호흡 횟수는 줄어들고 일회호흡량은 늘어나다가 결국 줄어들게 된다. 고용량에서는 무호흡이 발생할 수 있으며 이는 여전히 아편유사제로 인한 호흡 억제로 사망을 일으키는 원인이 되고 있다. 주로 여러 가지 약물을 동시에 복용하는 환자가 수술적인 자극이나 스트레스로부터 자유로워져서 자극이 없는 채로 감시 장치 없이 놓여져 있을 때 잘 발생한다.[28]

진통과 호흡 억제를 일으키는 아편유사제의 기전이 비슷하기 때문에 다음과 같은 점에 주의를 기울여야 한다.

① 같은 진통용량의 모든 아편유사제는 비슷한 정도의 호흡 억제를 일으킬 수 있다. 따라서 어떤 아편유사제가 morphine보다 더 안전하다든가 위험하다든가 한 것은 아니다.

② 호흡 억제를 역전시키기 위해 아편유사제의 길항제인 naloxone 등을 투여하면 아편유사제의 진통도 역전된다.

③ 아편유사제에 내성이 있어서 통증 완화를 위해 증량이 요구되는 환자는 아편유사제의 호흡 억제 효과에 대해서도 어느 정도 내성이 있는 상태라고 생각하면 된다.

6) 기침 억제

아편유사제는 기침 억제 중추가 있는 연수에 영향을 미쳐 기침을 억제하는데 이는 호흡 중추와는 별개이다. 항기침 효과를 위한 아편유사제의 요구량은 통상적인 μ 아편유사수용체의 약리 작용에 필요한 용량과 다르다. 최대 활성도는 codeine과 heroin 같은 morphine 동류군들에서 나타나는데, 이들은 모두 3번 탄소에 큰 부피의 치환체를 가지고 있다. 이러한 약리 작용의 입체구조적 특이성은 매우 색다르다. 예를 들면 진통 작용이 없는 dextromethorphan의 광학이성질체에 의해서도 기침 억제가 나타나기도 한다.

7) 오심과 구토

오심과 구토는 맨아래구역(area postrema)의 화학수용체 유발 지역을 아편유사제가 직접적으로 자극함으로서 일어난다. 이러한 작용은 미로의 자극 유입에 의해 가중되는데 즉 가만히 누워있는 환자보다는 움직임이 많은 환자에서 오심과 구토가 더 잘 발생하는 것으로 알 수 있다.[29] 어떤 환자들은 morphine 투여 후 구토를 하고 다른 환자들은 전혀 하지 않는 경우도 있다. 또 어떤 환자들은 한 가지 아편유사제에 오심과 구토를 일으키나 다른 아편유사제를 투여 받으면 그렇지 않은 경우도 있으므로 아편유사제과 관련하여 오심과 구토를 일으키는 기전은 아직 명확하지 않다고 할 수 있다. 또 오심과 구토 반응에 대해서는 아직 용량의존성 여부도 분명하지 않다.

8) 축동

아편유사제는 동안신경의 자율성 덧눈돌림신경핵(accessory oculomotor nucleus)에 직접적으로 작용함으로써 축동을 일으킨다. 따라서 부교감신경성이 증가하게 된다. 이러한 효과는 아주 소량의 fentanyl이나 alfentanil을 투여하더라도 발생하는데 alfentanil로 유도된 축동에 필요한 최소 효과농도는 거의 진통 작용을 일으킬 수 있는 용량 범위이다. 축동은 거의 내성을 일으키지 않는 약리 작용이며 따라서 상당한 고용량의 아편유사제를 투여 받는 환자에서도 지속적인 축동을 관찰할 수 있다.

9) 골격근 강직

골격근 강직은 몸통 혹은 흉벽 강직으로 알려져 있는데 실질적으로 줄무늬의 과강직이 일어나는 것이다. 이러한 작용은 역가가 높은 fentanyl 같은 아편유사제가 빠른 속도로 다량 투여될 때 일어난다. 원인은 줄무늬근의 아미노부틸산 유리의 억제와 도파민 생성 증가로 인한 것으로 생각된다. 아편유사제로 인한 골격근 강직은 주로 마취유도 시에 나타나며 각성 시에는 드물다. 마취 유도 시에 환자의 환기를 매우 어렵게 만들기도 한다. 혹자는 흉벽 줄무늬근의 강직에 의해서라기 보다는 인두와 후두 부위의 강직으로 후두부 입구가 좁아져서 환기가 어려워지는 것이라고 하였다.[30] 너무 심하게 나타나서 위급할 경우 근이완제를 투여하거나 경우에 따라서는 naloxone을 소량 투여하여 길항할 수도 있다.

10) 심혈관계에 미치는 영향

아편유사제는 임상적인 용량에서 심혈관계의 서맥과 혈관이완을 초래한다. 건강한 성인의 경우 약간의 체위성 저혈압이 나타날 수 있지만 수액을 투여하고 누운 자세를 유지하면 곧 회복된다. 서맥은 아편유사제가 중심성 미주핵을 직접적으로 자극함으로써 일어난다. 따라서 atropine이나 pancuronium 혹은 다른 미주신경 차단제를 투여하면 역전될 수 있다. Meperidine은 보통 서맥을 유발하지 않는다. 미주신경 기능 항진은 심방심실 전도 지연을 유발하고 또한 meperidine이 동물 실험 등에서 동방결절의 직접적인 억제 효과가 있음을 보고하기도 하였다.[31]

아편유사제 유도성으로 연수의 혈관운동중추가 억제되므로 전부하와 후부하가 감소하고 연쇄적으로 중추신경성 교감신경활동도 감소한다. Morphine이 골격근 혈관 저항에 미치는 영향은 신경성 조절을 받으며 교감신경기능이 고도로 항진되었을 때 주로 발생한다. 정맥확장은 상당한 혈류저류를 일으키는데 특히 내장혈관계에서 심하다. 아편유사제 유발성 정맥확장은 시간이 조금 지난 후에 나타나고 소동맥보다 더 오래 지속된다.[32]

아편유사제에 의해 발생하지 않은 심혈관계 효과는 마취 수행 자체에 의한 것이다. 임상적으로 허락되는 용량 범위내에서 보통 아편유사제는 의미있는 심근 억제나 심부정맥을 초래하지 않는다. 아편유사제는 압수용체의 반사를 억제하지도 않으며 순환 카테콜라민으로 인한 심혈관계의 반응성을 그런대로 잘 유지한다. 이러한 이유에서 아편유사제를 주된 기반으로 하는 마취는 심혈관계 보유력이 감퇴된 중환자들에게 선택하기에 좋은 방법이다.[33]

11) 평활근 연축

아편유사수용체는 장의 신경얼기, 천추신경얼기, 담도계, 요관, 방광 등 위장관계신경계 전반에 걸쳐 분포하고 있다. 아편유사제는 이러한 모든 평활근 부위를 자극하여 긴장성 수축을 일으킨다. 이로써 아편유사제로 인한 이환의 가능성이 높다.

① 정상적인 장 분비와 연동 운동의 억제는 수분 흡수의 증가와 변비를 유발한다. 이 약리 작용에는 내성이 거의 발생하지 않으며 따라서 만성적으로 아편유사제를 복용하는 환자들은 심각한 변비를 가지고 있다. 암환자에서 공통적인 문제점이다.

② 위내용물 배출 시간의 지연으로 약물의 위장관내 흡수가 감소되고 수술이 예정되어 있는 환자에서는 충분한 금식 시간을 가졌음에도 불구하고 위팽만 상태인 경우가 흔하다.

③ 아편유사제로 인한 장폐쇄증은 매우 흔하며 특히 수술 후 퇴원을 지연시키는 중요한 원인이 된다. 몇몇 보고에 의하면 4가로 치환된 아편유사수용체 길항제, methylnaltrexone 같은 약물들은 이러한 장폐쇄증 환자에게 투여하면 말초성 아편유사수용체를 길항하여 효과적으로 장폐쇄증이나 변비의 치료제로 사용할 수 있으면서도 극성 때문에 혈액뇌장벽은 쉽게 통과하지 못하기 때문에 선행 투여된 아편유사제의 진통은 길항되지 않는다.

④ 담낭과 담관 주위의 평활근을 자극하면 오디조임근의 수축으로 담낭내압이 증가하여 쓸개급통증과 담낭조영술의 위양성이 초래된다. 담낭내압 증가는 naloxone에 의해서 완전히 역전되며 atropine이나 nitroglycerine에 의해서 일부 역전될 수 있다.

⑤ 아편유사제는 요정체를 야기하는데 이는 방광배뇨근의 긴장도를 완화하고 요도조임근의 긴장도를 증가시키기 때문이다. 아편유사제는 또한 방광팽만의 인지나 배뇨의에 관한 반사를 억제한다. 이러한 부작용은 아편유사제가 경막외나 척수강내로 투여되었을 경우, 또 여성보다는 남성일 경우, 더 흔하게 발생한다.

5. 만성적인 아편유사제의 사용

1) 약물 내성

아편유사제의 반복 투여로 인한 내성은 너무나 잘 알려져 있어서 만성적인 통증에 시달리는 환자들의 경우 오히려 아편유사제의 사용을 주저하게 만드는 요인이 되고 있다. 인간이나 동물 모두에서 아편유사제로 인한 내성은 급성과 만성 이 두 가지 형태로 나타난다. 급성 내성이라 함은 수 시간 내에 발생하며 일 회의 고용량 주사나 빠른 시간 내의 지속주입 시에 일어난다. 급성 내성은 꽤 제한적인 상황에서만 발생하면 임상적 관련성은 증명되어야 할 부분이 남아 있다. 만성 내성은 발발하는데 시간이 더 걸리며 더욱 오래 지속된다. 가장 초기의 임상적인 내성의 증후는 일 회 주된 아편유사제의 작용 지속 시간이 줄어드는 것이며 그 다음엔 약리 효과, 즉 진통 작용의 강도가 감소하는 양상이 따라 온다. 한 가지 μ 아편유사제에 대해 내성이 생기면 다른 종류의 μ 아편유사제에 대해서도 교차 내성이 생기고 이러한 교차 내성은 종종 불완전하다. 내성은 아편유사제에 유도되는 억제 효과, 즉 진통이나 호흡억제 등에 대해서는 빠르게 일어나고 반대로 아편유사제로 인해 유도된 자극 효과, 즉 변비나 축동 등에 대해서는 천천히 일어나는 편이다.

아편유사제의 의한 내성의 기전은 아직 뚜렷하게 알려져 있지 않다. 급성 내성에서의 빠른 변화 속도는 빠른 세포내자동조절 반응 때문인 반면, 만성 내성은 세포 내의 구조와 기능에 있어서의 더 영구적인 변환이 일어나기 때문인 것으로 생각하는 정도이다. 앞서 언급했듯이 수용체의 인산화, G단백 탈접합, 수용체 내재화(수용체가 세포표면으로부터 제거되는 것) 등이 연관된다. 최근의 연구에 의하면 또 아편유사제의 내성은 NMDA 수용체의 활성화와 산화질소의 생성과 관련이 있다.[34] 따라서 최근의 동향은 NMDA 길항제인 dizocilpine이나 dextromethorphan 등을 투여하거나 산화질소 합성효소 억제제를 투여함으로써 내성을 조절해 보려고 하고 있다.

2) 신체적 의존성

충분한 용량의 아편유사제가 투여된 후에 거의 모든 아편유사제는 신체적 의존성을 유발한다. 아편유사제를 갑작스럽게 중단하면 안절부절, 동공산대, 소름 돋은 피부, 코 훌쩍임, 설사, 오한으로 인한 떨림, 약물을 갈구하는 행동 등의 금단 증상을 나타낸다. 아편유사제의 길항제를 투여하면 즉각적인 예견된 금단 증상들이 나타나며 때로 상당히 과격하고 폭력적일 수 있다. 금단 증상은 아주 소량의 morphine을 정주함으로써 바로 없어진다.[35]

신체적 의존성이 있는 환자를 해독하려면 흔히 methadone 같은 다른 아편유사제로 교환하여 약물의 용량을 서서히 줄여나가는 방법으로 한다. 이렇게 하면 금단 증상을 완화할 수 있다. Heroin이나 methadone에 중독된 환자의 경우 이 방법으로 해독하는 것은 권장되지 않는다.

만성적으로 아편유사제를 투여 받는 환자들의 경우 임상적으로 아주 미미한 정도의 신체적 의존성을 가지고 있는 경우가 많다. 대부분 환자나 의사 모두 알아채지 못한 채로 금단 증상이 지나가 버린다. 신체적 의존성은 정신적 의존성이나 탐닉과 구분되는데 이 경우는 거의 강박적으로 약물을 갈구하는 상태를 보인다.

3) 만성 통증에서 아편유사제의 사용

만성 통증 환자에서 아편유사제의 사용은 중립적이다. 말기 암환자에서 아편유사제를 사용해야 한다는 것은 부인할 수 없지만 그러면 암환자가 아닌 경우에는 어떻게 해야 하겠는가? 이미 많은 환자들이 뚜렷한 문제 없이 만성적으로 아편유사제를 사용해 오고 있음에도 불구하고 아편유사제가 정말 이들 환자의 통증 조절에 실질적인 역할을 하고 있는지도 아무도 모른다. 최근에 다른 종류의 통증에 비해서 신경병증성 통증이나 중추매개성 통증의 경우 아편유사제를 사용했을 때 나아지는 정도가 덜하다는 점에 관심이 집중되고 있다. 불행히도 실은 다수의 환자들이 그들이 암환자이건 아니건 간에 대부분 신경병증성 통증의 범주에 있다는 점이다.

요통이나 신경병증성 통증 치료에 있어서 아편유사제의 효력은 이제껏 많은 수의 증례 보고와 연구를 통해 검증되어 왔다. 그러나 임상적인 상황에서 대조군을 설정하여 아편유사제의 효력을 비교하고 부작용을 검증하는 연구는 드물었다. 최근에는 아편유사제 치료에 관한 최대 작용시간에 관하여 9주에 걸쳐 이중맹검법, 대조군 설정 방법으로 연구되었다.[36] 대부분의 다른 연구 결과에선 주관적인 통증 점수의 감소만을 보았지만 이 연구에서는 정신사회적 관점, 삶의 질, 약물 의존성, 혹은 기능적인 측면에 이르기까지 자세하게 살피고 있다. 이런 기능적인 측면의 요소들은 유의한 차이를 보이고 있지 않았지만 재미있는 것은 환자들이 전반적으로 아편유사제를 더 선호하지도 않는다는 점이다. 따라서 저자들은 morphine이 탐닉에 대한 위험도가 적으면서도 비교적 만족스런 진통의 질을 제공해 주기는 하지만 정신적 기능적인 측면에서의 만족도를 높여준다고 볼 수는 없다고 결론짓고 있다. 아편유사제로 인한 부작용도 연구에 따라 60%까지 보고되었으며 이로써 연구에서 제외되기도 하였다.

결론적으로 아편유사제에 대하여 적어도 몇 달에 걸쳐서 이루어지는 후향적인 대조군 연구가 부족하다. 그리고 앞으로는 환자의 주관적인 통증 점수의 변화보다는 만성 통증 환자에 있어서 좀 더 총체적인 관점, 즉 우울의 감소, 기능의 호전, 환자의 고용률 증가, 보건소 이용의 감소 등 전반적인 삶의 질을 다각적인 안목으로 보여줄 수 있는 긍정적은 연구 결과가 제시되어야 할 것이다.

Reference

1. Brownstein M: A brief history of opiates, opioid peptides, and opioid receptors. Proc Natl Acad Sci USA 1993; 90: 5391-3.
2. Herz A: Handbook of experimental pharmacology: Opioid I, II. Hong Kong, Springer-Verlag. 1993, p 140.
3. Pert, C, Snyder S: Opiate receptor: demonstration in nervous tissue. Science. 1973; 179: 1011-4.
4. Simon E, Hiller J, Edelman I: Stereospecific binding of the potent narcotic analgesic (3H) Etorphine to rat-brain homogenate. Proc Natl Acad Sci USA 1973; 70: 1947-9.
5. Terenius L: Characteristics of the "receptor" for narcotic analgesics in synaptic plasma membrane fraction from rat brain. Acta Pharmacol Toxicol (Copenh) 1973; 33: 377-84.
6. Yasuda, K, Raynor K, Kong H, Breder C, Takeda J, Reisine T, et al: Cloning and functional comparison of kappa and delta opioid receptors from mouse brain. Proc Natl Acad Sci USA 1993; 90: 6736-40.
7. Chen Y, Mestek A, Liu J, Hurley J, Yu L: Molecular cloning and functional expression of a mu-opioid receptor from rat brain. Mol Pharmacol 1993; 44: 8-12.
8. Kieffer B: Recent advances in molecular recognition and signal transduction of active peptides: receptors for opioid peptides. Cell Mol Neurobiol 1995; 15: 615-35.
9. Law P, Wong Y, Loh H Molecular mechanisms and regulation of opioid receptor signaling. Annu Rev Pharmacol Toxicol 2000; 40: 389-430.
10. Clarke S, Kitchen I: Opioid analgesia: new information from gene knockout studies. Curr Opin Anaesthesiol 1999; 12: 609-14.
11. Kieffer BL: Opioids: first lessons from knockout mice. Trends Pharmacol Sci 1999; 20: 19-26.
12. Stein C, Machelska H, Schäfer M: Peripheral analgesic and antiinflammatory effects of opioids. Z Rheumatol 2001; 60: 416-24.
13. Akil H, Owens C, Gutstein H, Taylor L, Curran E, Watson S: Endogenous opioids: overview and current issues. Drug Alcohol Depend 1998; 51: 127-40.
14. Hu E, Calantinociceptive spinal effects in primates of the novel nociceptin/orphanin FQ receptor agonist UFP-112. Pain 2009: 148: 10-13.
15. Bruton LL: Goodman & Gillman' s the pharmacological basis of therapeutics: Opioid analgesia. 11th ed. USA, McGraw-Hill Companies, Inc. 2006, pp 547-90.
16. Harmar AJ, Hills RA, Rosser EM, Jones M, Buneman OP, Dunbar DR, et al: IUPHAR-DB: the IUPHAR database of G protein-coupled receptors and ion channels. Nucl Acids Res 2009; 37(Database issue): D680-5. Available from http://www.iuphar-db.org/DATABASE/FamilyMenuForward?familyId=50
17. Stein C, Machelska H, Binder W, Schäfer M: Peripheral opioid analgesia. Curr Opin Pharmacol 2001; 1: 62-5.
18. Ko MCH, Lee H, Harrison C, Clark MJ, Song HF, Naughton NN, et al: Studies of μ, κ, and δ opioid receptor density and G-protein activation in the cortex and thalamus of monkeys. J Pharmacol Exp Ther 2003; 306: 179-86.
19. McQuay HJ: Parmacological treatment of neuralgic and neuropathic pain. Cancer Surv 1988; 7: 141-59.
20. Austin KL, Stapleton JV, Mather LE: Relationship between blood meperidine concentrations and analgesic response: A preliminary report. Anesthesiology 1980; 53: 460-6.
21. Caraco Y, Sheller J, Woods AJ: Impact od ethnic origin and quinidine coadministration on codeine' s disposition and pharmacokinetic effects. J Pharmacol Exp Ther 1999; 290: 413-22.

22. Cepeda MS, Farrar JT, Roa JH, Boston R, Meng QC, Ruiz F, et al: Ethnicity influence morphine pharmacokinetics and pharmacodynamics. Clin Pharmacol Ther 2001; 70: 351-61.
23. Lotsch J, Weiss M, Ahne G, Kobal G, Geisslinger G: Pharmacokinetic Modeling of M6G Formation after Oral Administration of Morphine in Healthy Volunteers Anesthesiology 1999; 90: 1026-38.
24. Kaiko RF, Foley KM, Grabinski PY, Heidrich G, Rogers AG, Inturrisi CE, et al: Central nervous system excitatory effects of meperidine in cancer patients. Ann Neurol 1983; 13: 180-5.
25. Kissin I, Vinik HR, Castillo R, Bradley EL Jr.: Alfentanil potentiates midazolam-induced unconsciousness in subanalgesic doses. Anesth Analg 1990; 71: 65-9.
26. Short TG, Plummer JL, Chui PT: Hypnotic and anaesthetic interactions between midazolam, propofol and alfentanil. Br J Anaesth 1992; 69: 162-7.
27. Dershwitz M, Rosow CE, DiBiase PM, Zaslavsky A: Comparison of the sedative effects of butorphanol and midazolam. Anesthesiology 1991; 74: 717-24.
28. Forrest WH Jr, Bellville JW: The effect of sleep plus morphine on the respiratory response to carbon dioxide. Anesthesiology 1964; 25: 137-41.
29. Kim SI: Current management of postoperative nausea and vomiting. Korean J Anesthesiol 2005; 48: 1-9.
30. Arandia HY, Patil VU: Glottic closure following large doses of fentanyl. Anesthesiology 1987; 66: 574-5.
31. Urthaler F, Isobe JH, James TN: Direct and vagally mediated chronotropic effects of morphine studied by selective perfusion of the sinus node of awake dogs. Chest. 1975; 68: 222-8.
32. Hsu HO, Hickey RF, Forbes AR: Morphine decreases peripheral vascular resistance and increases capacitance in man. Anesthesiology 1979; 50: 98-102.
33. Miller RD: Miller' s anesthesia. 6th ed. Philadelphia, Churchill Livingstone. 2005, pp 379-437.
34. Elliott K, Minami N, Kolesnikov YA, Pasternak GW, Inturrisi CE: The NMDA receptor antagonists, LY274614 and MK-801, and the nitric oxide synthase inhibitor, NG-nitro-L-arginine, attenuate analgesic tolerance to the mu-opioid morphine but not to kappa opioids. Pain 1994; 56: 69-75.
35. Tseng LF: Thepharmacology of opioid peptides. Wisconsin, Harwood academic publishers. 1995, pp 463-502.
36. Moulin DE, Iezzi A, Amireh R, Sharpe WK, Boyd D, Merskey H: Randomised trial of oral morphine for chronic non-cancer pain. Lancet 1996; 347: 143-7.

11 기타 진통제

단국대학교 의과대학 김 동 희

정맥마취시 아편유사제를 제외하고 가장 많이 사용되는 진통제는 비아편유사진통제(nonopioid analgesics)로서 여기에는 비스테로이드성 소염진통제(nonsteroidal antiinflammatory drugs, $NSAID_S$)가 포함되는데, 이중에서 정주가 가능한 ketorolac이 주로 사용되고 있고, 그 외로는 α_2-작용제(α_2-agonist)가 진통목적으로 사용되기도 한다.[1)]

1. 비스테로이드성 소염진통제

이 약제들은 염증반응시 나타나는 prostaglandin 생성을 억제함으로써 진통제 효과를 나타내고, 다음과 같은 점에서 아편유사제와 차이를 보인다.

A. 천정효과(ceiling effect)가 있어 적정용량 이상 투여 시에는 진통효과는 더 이상 증가되지 않고 부작용만 증대된다.

B. 신체, 정신적 의존성이 없으므로 갑자기 투여를 중단해도 금단증상이 없다.

C. 해열작용이 있다.

1) 약력학 및 약동학

대부분은 광범위한 단백질 결합(protein-bound)을 하고 간대사를 거쳐 신장으로 배설된다. 따라서 간 또는 신장질환이 있을 경우에는 대사와 배설이 감소되며, 최대혈장농도(peak plasma concentration, Cmax)가 상승되고, 유지기간도 길어지므로 투여가 권장되지 않는다. 이 약제들의 흡수, 최대 혈장농도, 대사 등은 위장관의 pH, 환자의 나이, 병용투여되는 다른 약제, 환자의 질환 상태에 의해 영향을 받는다.[2)]

2) 작동체계

이 약제들은 cyclooxygenase(COX) 효소를 억제하여 prostaglandin 생성을 억제한다. 말초적 기능뿐만 아니라 뇌와 척수에서의 중추적 기전이 진통효과에 중요한 역할을 한다. COX-1은 혈소판, 위장관, 신장, 기타 인간조직 등에서 발견되고, COX-2는 신장과 중추신경계에서 발견되며, 염증반응과 통증을 일으키는 유해자극에 의해 말초조직에서 유도된다. COX-1의 억제는 위장관 출혈, 신장계 부작용을 일으킨다. $NSAID_S$의 치료효과는 COX-1이 아닌 COX-2 억제에 기인한다. 대부분의 $NSAID_S$ 약제는 두 효소를 모두 억제하고, 일부 약제들(diclofenac, meloxicam, nimesulide)은 COX-2에 좀 더 작용한다.

3) 상호작용

$NSAID_S$는 COX-1억제로 인하여 출혈 성향이 있어 수술 후 출혈, 특히 상부위장관 출혈을 일으킬 수 있다. 따라서 항응고제와 병용투여시 더욱더 출혈성향이 증대된다. 또한 아편유사제와 병용투여시 수술 후 통증치료에서 진통효과가 증대되며, $NSAID_S$의 흡수, 청소율, 약동학적 요소가 아편유사제에 의해 부정적인 영향을 받지는 않는다.

4) 약동학에 대한 질환의 영향

$NSAID_S$는 간에서 대사되고 신장으로 배설되므로, 간질환이나 신장질환 환자에서는 주의를 기울여야 한다. 신장질환은 $NSAID_S$의 단백질 결합이 감소되어 약물의 분포용적(volume of distribution)의 변화를 가져와 신장 내에 생체내 변화물이 축척된다.

5) 임상적 사용

다양한 $NSAID_S$계 약물이 수술 후 통증에 사용되고, 주로 수술 후 아편유사제와 함께 투여된다. 그러나 소규모의 수술시에는 아편유사제 투여없이 단독으로 사용되기도 한다.[3] $NSAID_S$ 약물의 부작용은 표 11-1과 같다.

6) Ketorolac

진통효과는 강력하나 소염효과는 중등도이므로 진통제로 사용되며, 수술 후 경도 내지 중등도의 통증에 morphine 대신 투여되기도 한다. 통증치료를 위해 아편유사제와 함께 사용시 아편유사제의 필요량을 25~50% 정도 감소시킬 수 있어 아편유사제에 의한 부작용을 줄일 수 있다.[1] 30 mg 일시 정주 후 필요에 따라 12~15 mg을 6시간 간격으로 추가 주입하되 하루 150 mg 이상을 넘지 않아야하며, 이는 morphine 6~12 mg과 거의 동일한 진통효과를 보인다. 혈중 반감기는 6시간이며, 노인 환자와 저혈당 환자에서는 신부전이 촉진될 수 있고, 노인 환자에서는 6시간마다 10~15 mg의 투여가 적절하다. 따라서 일반 통증치료에 사용시 ketorolac의 사용은 최대 5일까지로 제한된다.[2]

정주시 5분 내에 최대 혈장농도에 도달하는데 (Tmax) 10 mg 정주 시의 최대혈장농도는 2.39 ㎍/㎖ 이다. 또한 99%가 혈장 단백질, 특히 알부민과 결합하여 세포외 공간으로의 분포가 제한을 받는다. Ketorolac은 우선적으로 glucuronidation(75%)과 parahydroxylation(12%)에 의하여 대사되고 91%와 그 대사물은 주입 후 2일내에 소변 으로 배설된다. 따라서 정주된 ketorolac의 반감기($t\frac{1}{2}$)는 5시간이며 청소율(clearance)은 0.01 L/hr/kg이다.[1]

정맥마취시 fentanyl, remifentanil, alfentanil, sufentanil 등과 같은 아편유사제와 병용투여하는 경우 ketorolac 30 mg이 정주되며, 하루 최대 투여

표 11-1 비스테로이드성 소염진통제의 부작용

심혈관계	고혈압, 고혈압약 효과 감소, 혈소판 기능 저하, 쉽게 멍들고 출혈성향
위장관계	궤양, 빈혈, 위장관 출혈, 천공, 설사, 오심, 식욕부진, 부종
신장계	신기능 장애, 진통제로 인한 신기능 장애, 염분 및 수분 저류, 부종, 이뇨제 효과 감소, urate 배설 감소, 과칼륨증
뇌신경계	두통, 현기증, 어지러움, 우울증, 혼돈
과민반응	비염, 천식, 발진, 홍조, 저혈압, 쇼크

허용량을 넘지 않는 범위에서 수술 중과 수술 후에 진통목적으로 사용된다.

2. α_2-작용제

α_2-작용제는 초기에는 고혈압 치료제로 사용되었고, 근래에 이르러 통증치료와 전신마취보조제로 사용되어 왔다. 이 약제는 아편유사제와 함께 투여시 진통효과 상승작용이 있고, 아편유사제의 투여량을 감소시킬 수 있는 이점(opioid-sparing effect)이 있다. 이미 α_2-작용제는 수술 후 급성통증, 암성통증, 신경병성 통증, 두통, 근근막 통증 등에 광범위하게 사용되고 있고 clonidine이 가장 많이 사용되고, tizanidine과 dexmedetomidine이 새로운 α_2-작용제로서 사용된다. Tizanidine은 근육 연축(spasm)과 관련된 강직(spasticity)과 근육통 질환에 유용하게 사용되며, dexmedetomidine은 호흡저하나 중추신경 억제를 유발하지 않는 진정진통제로 사용된다. 또한 clonidine은 구강, 경피, 척수강 내로 투여되며, 부위 마취시 국소마취제에 보조적으로 사용되기도 한다. Tizanidine은 구강으로만 투여되고, dexmedetomidine은 정주로 투여된다. 이 약제들은 G-단백 연관 수용체를 통하여 교감신경 활성화를 감소시키고 통증전달과 관련된 신경세포로 부터의 신경전달 물질 분비를 억제한다. 따라서 부작용으로 저혈압이 발생될 수 있어 임상적 사용이 제한적이며, 진정효과도 자주 관찰되는 부작용 중의 하나이다. α_2-작용제는 마취과 통증치료에서 이미 중요한 역할을 하고 있으며, 앞으로 새로운 약제의 개발도 기대되고 있다.

1) 약리와 대사

(1) Clonidine

통증치료 목적으로 전신적 또는 척수강 내로 투여되는데 부위마취시 첨가되거나 관절강내 주사되기도 한다. 미국에서 이 약제는 정제로 구강내 투여되고 또는 피부 첩포도 가능하다. 구강내 투여 후 3~5시간 안에 혈중 최고 농도에 도달하고, 반감기는 12~16시간이다. 피부 첩포시에는 부착 후 2일이 되어야 혈중 최고 농도에 도달하고, 경막외 투여시는 19분 후 혈중 최고 농도, 26분 후 뇌척수액에 최고농도에 도달한다. 흡수 후 50% 정도는 간대사를 거치고, 나머지는 투여 24시간 이내에 소변으로 배설된다. 간질환 또는 신장질환 환자는 용량을 감소시켜 투여해야 한다. 구강내 투여시 0.1 mg을 하루 2회 또는 3회 복용하는데 하루 총 2.4 mg까지 투여 가능하다. 첩포는 0.1 mg (하루에 투여되는 용량, Catapres-TTS-1 첩포)이고 0.6 mg까지 투여 가능하며 일주일 단위로 교환한다. 경막외 투여시는 30 ㎍/hr로 시작해 40 ㎍/hr 까지 투여가 가능하고 경막외 최대 일시 주입 용량은 700 ㎍이다.[4]

(2) Tizanidine

정제와 캡슐로 경구 투여만 가능하며 경구 투여 후 거의 완벽하게 흡수되어 광범위한 first-pass 효과로 인해 40%의 생체 이용률을 보인다. 공복시 투여 1시간 후 최대 혈장 농도를 보이고 반감기는 2~2.5시간이다. 주로 간내 cytochrome P-450(CYP450) 효소 CYP1A2에 의해 95%가 대사되며, 20~40시간의 반감기를 가진 비활동성 대사물도 있다. 배설은 신장(60%)과 배변(20%)을 통해 이루어지고, 신장 혹은 간 질환 환자에서는 용량조절이 필요하다. 초기용량은 4 mg이나 2~4 mg 씩 증가시켜 적절한 효과를 얻고, 최대용량은 36 mg 이고 3회로 나누어 투여한다.[5]

(3) Dexmedetomidine

α_2 수용체 작용제이기는 하나 고용량 또는 빠른 주입 시에는 α_1 수용체 작용제 역할을 하며, 분포반감기는 6분, 제거반감기는 2시간이다. CYP450 효

소 체계와 glucuronidation을 통해 간대사가 이루어지며, 간질환 환자에서는 제거 기능 저하로 인하여 투여 용량을 감소시켜야 한다. 또한 신장기능 저하 환자에서도 제거 반감기는 증가되지 않으나 진정 작용은 연장되는 경향이 있으므로 주의를 요한다. 더불어 노인 환자에서도 서맥과 저혈압 빈도가 증가되므로 투여 용량을 감소시켜야 한다. 투여 초기에는 10분이상에 걸쳐 1 ㎍/kg을 부하량으로 투여 후 0.2~0.7 ㎍/kg/hr로 유지한다. 최고 24시간 이상의 투여는 권장하지 않고 있으며, 수술 전후와 중환자실 외에서는 투여하지 않는다.[6]

2) 마취와 통증 치료에서의 임상 사용

Clonidine은 이미 통증 치료에서 사용되고 있고, tizanidine은 근근막 통증과 경직 환자, 두통환자에서 사용되며, dexmedetomidine은 중환자실에서 단기간의 진정목적으로 사용되거나 수술 및 수술 전후의 마취제 또는 마취보조제로 투여 되는데, 기관내 삽관과 수술적 절개시의 혈액학적 변화를 감소시키는 역할을 한다. 특히 상기 조작시 발생되는 빈맥과 고혈압은 심장동맥 질환 환자에게 심근허혈을 발생시키기 때문에 더욱 위험한데, dexmedetomidine의 투여로 이러한 위험을 감소시킬 수 있는 이점이 있다. 또한 dexmedetomidine은 호흡저하와 같은 부작용 없이 진정효과가 있으므로 심한 비만 환자에서 아편유사제 사용으로 인한 호흡저하를 예방될 수 있다. 특히 최근 연구에서 dexmedetomidine 사용으로 수술 전후의 아편유사제 사용을 감소시킬 수 있다는 발표가 있었고, 특히 폐쇄성 수면 무호흡 환자에게 유용하였다. 또한 dexmedetomidine은 propofol 등의 진정제에서 나타나는 중추신경 탈억제(disinhibition)가 없으며, 대신 청반(locus ceruleus)에 대한 작용으로 정상 수면과 거의 같은 상태의 수면 효과를 보여준다. 따라서 신속한 각성과 협조가 가능하며 수술 중 신경기능 확인이 필요한 경우에 유용하다. 특히 목동맥 내막 절제술(carotid endarterectomy) 또는 개두술(craniotomy)과 같이 수술 중 각성이 필요한 경우에 사용된다. 또한 dexmedetomidine 사용으로 수술 중 thiopental, isoflurane, fentanyl 등의 마취제 투여량이 감소되는 효과가 있다. 몇몇 연구에서는 dexmedetomidine의 최대 투여기간으로 알려진 24시간 이상의 투여에도 금단 현상은 발견되지 않았다고 발표되었다.

3) 주의사항 및 부작용

α_2- 작용제는 특히 수술 전 후 심근허혈 발생 위험이 높은 환자들에게 혈역학적으로 도움을 주나, 저혈압 빈도가 높으므로 뇌혈관 질환, 만성 신부전, 급성 심근경색 환자에서는 조심스럽게 사용해야 한다. 또한 노인 환자에서도 기립성 저혈압의 빈도가 높으므로 주의를 요하고 이로 인한 실신으로 골절의 위험도 있게 된다. β-차단제, 칼슘통로 차단제 또는 digitalis와 α_2-작용제의 병용투여는 심각한 서맥과 심방심실 차단 위험이 있다. 급속한 dexmedetomidine의 주입으로 동정지(sinus arrest)가 발생될 수 있으므로 심전도 장애가 있는 환자는 이 약물의 빠른 주입은 피하는 것이 좋다. 임상에서 사용되는 모든 α_2- 작용제는 임신시 사용 C 약품군으로 분류되며, 입안건조, 진정, 현기증, 발열, 오심 등의 부작용이 있다. 또한 clonidine과 tizanidine은 우울증을 발생시키기도 하고, 진행시키기도 한다. Tizanidine은 무력증을 일으키기도 하고, 간독성이 있다. 최근 clonidine 투여를 급격히 중단했을 때(경막외 투여시도 포함) 금단 증후군이 발생된다는 보고가 있었는데, 여기에는 심각한 고혈압이 포함되고, 일부 환자에서는 심근 경색이나 뇌경색이 초래되었다는 보고도 있다. 따라서 clonidine은 서서히 중단해야 하며 tizanidine 이나 dexmedetomidine

에서는 이러한 보고가 없었다.

4) 미래의 α_2-작용제

미래에는 α_2 작용제가 통증치료에 널리 이용되고, 진정과 같은 부작용이 감소된 새로운 약물이 개발될 것으로 본다. 또한 dexmedetomidine과 tizanidine도 통증 치료에 사용되고, 척수강내 투여도 이루어질 것으로 전망된다. Clonidine과 흡사한 moxonidine은 동물실험에서 morphine과 함께 척수강내 투여시 상승작용이 있고, clonidine보다 진정작용이 적은 잇점이 있었다. 이는 moxonidine이 clonidine과는 다른 α-수용체 아형에 작용하기 때문인데, 이로서 상승 효과와 총 진통제 투여량 감소, 부작용 감소 등의 잇점을 갖게 된다. Moxonidine은 미국 이외의 지역에서는 고혈압 치료제로 사용된다. Radolmidine은 개발 중인 또 다른 α_2-작용제로서 척수강내 투여시 moxonidine과 거의 동등한 침해수용 억제효과를 갖고, dexmedetomidine 보다는 진정작용이 덜하다.

5) 결론

α_2-작용제는 수십년간 마취와 통증치료 분야에서 사용되어 왔으며 진통작용을 가지고 있고, 다양한 경로로 투여된다. α_2-작용제는 수술과 연관된 급성통증이나 암성통증, 두통, 신경병성 통증, 복합부위 통증증후군, 근근막 통증, 강직 등과 같은 질환 치료에 유용하다. 또한 진통효과의 상승작용으로 아편유사제와 마취제 투여량 감소 효과를 갖는다. Clonidine은 α_2-작용제 중 가장 오래되고 가장 널리 사용되는 약이다. Tizanidine은 경직과 근육통 치료에 중요한 역할을 하고 dexmedetomidine은 수술 전후나 중환자실에서 유용하게 사용된다. 미래에는 moxonidine, radolmidine 같은 새로운 약제가 통증치료에 사용될 것으로 예측된다. 따라서 α_2-작용제의 마취 및 통증치료에서의 역할은 미래에도 계속 이어질 것임을 충분히 미루어 짐작할 수 있다.

Reference

1. The Korean Pain Society; Pain Medicine. 3rd ed. Seoul, Koonja Publishing Inc. 2007, p 483.
2. Munir MA, Cianciolo E, Zhang JM: Nonsteroidal anti-inflammatory drugs and cyclooxygenase-2 inhibitors. In: Current therapy in pain. Edited by Smith HS: Philadelphia, Saunders Elsevier. 2009, pp 442-7.
3. Voilley N: Acid-sensing ion channels(ASICs): new targets for the analgesic effects of non-steroid anti-inflammatory drugs(NSAIDs). Curr Drug Targets Inflamm Allegy 2004; 3: 71-9.
4. De Koch M, Lavand'homme P, Waterloo H: The short-lasting analgesia and long-term antihyperalgesic effect of intrathecal clonidine in patients undergoing colonic surgery. Anesth Analg 2005; 101: 566-72.
5. Semenchuk MR, Sherman S: Effectiveness of tizanidine in neuropathic pain: an open-label study. J Pain 2000; 1: 285-92.
6. Smith H, Elliott J: Alpha2 receptors and agonists in pain management. Curr Opin Anesthesiol 2001; 14: 513-8.

12 근이완제 및 길항제

가톨릭대학교 의과대학 전 진 영

1. 역사적 배경

1856년 Claude Bernard(1811~1878)는 curare가 신경근접합부(neuromuscular junction, NMJ)에 작용한다고 언급하였다.[1-3] 마취과학의 역사에서 가장 획기적인 첫번째 이정표(milestone)를 든다면 curare를 근이완에 사용한 것을 들 수 있다. 최초로 curare를 사용하여 외과적인 근이완(surgical relaxation)을 이룬 것은 1912년 독일 Leipzig출신의 외과의사인 Arthur Lawen이 부분적으로 정제된 curare를 사용하였다.[4] 그러나 Lawen의 발견은 30년간 무시되었다가 1942년 1월 23일 Harold R. Griffith의 지도하에 Enid Johnson이 캐나다 몬트리올의 Queen Elizabeth Hospital에서 20세 남자환자의 충수절제술에 cyclopropane을 이용한 전신마취에 최초로 5 mL의 curare를 정주하여 사용한 이후 근이완제는 전신마취에 있어서 매우 중요한 영역을 차지하게 되었으며 지속적인 약리학적 연구와 임상수기의 발달과 함께 점차 적용범위가 넓어지게 되었다.[5-7] 전신마취에 사용될 뿐만 아니라 응급실과 중환자실에서 기관내 삽관, 호흡관리, 후두경련과 흉부경직의 치료와 신경근질환의 감별진단 등 임상에서 유용하게 적용되어 사용되고 있다.[6,8-10] 1940년 소개된 이래 d-Tubocurarine은[11] 사용이 거의 없어졌으며, metocurine과 pancuronium으로 대체되었다가 이후 atracurium과 vecuronium으로 대체되었고, rocuronium 등 더 빠른 효과 발현과 짧고 예상 가능한 작용시간, 최소한의 부작용을 갖는 근이완제가 계속해서 발달하고 있다.[8] 근이완제는 신경근접합부에서 원하는 효과를 내나 많은 다른 부위에서 불특정한 효과 또한 낸다. 신경근 전도의 생리학을 이해하는 것은 근이완제와 길항제의 작용을 이해하는 데 도움을 준다.

2. 현대의학 발전에 대한 공헌

근이완제(muscle relaxants)라는 단어는 신경근차단제라고 일컫는 것이 근이완을 유발하는 모든 약물 중에서 신경근접합부에 작용하는 약물을 나타내는데 적합한 것으로 보이나, 신경근차단제라는 단어도 영문상으로는 neuromuscular relaxants 혹은 neuromuscular blockades로 혼용 표기되고 있으며, 이에 대한 국제적인 통일된 용어 정립은 아직 없다. 마찬가지로 신경근 길항제(antagonists of muscle relaxants)도 현대 의학에서 sugammadex[12]

이외의 약물은 진정한 신경근 길항을 시키는 약물로 볼 수는 없으며, 용어 또한 신경근 역전제, 신경근 길항제 및 역전약물(reversal drugs, reversal agents)과 혼용 사용되고 있다.

근이완제의 마취진료에 크나큰 공헌은 첫째로는 마취 심도를 낮게 유지할 수 있게 하여 주마취제에 의한 심혈관계 억제를 줄임으로써 심혈관계 불안정성을 보이는 환자도 수술을 가능하게 한 것이다. 즉, 주마취제에 의해 근이완을 유발하려면 너무 깊은 마취심도가 요구되고 이에 따른 심폐 기능 억제를 피할 수가 없게 되나 근이완제로 근력을 제압해 주면 그만큼의 부담을 피할 수 있게 되어 전신 상태가 불량하여 수술을 단념해야 하는 환자가 줄게 되었다. 둘째로는 기도 유지를 위한 기관내삽관이 용이해진 점이다. 이 점이 오히려 마취과학에서는 더 큰 공헌으로 평가할 수도 있겠으며 안전하게 마취유도를 할 수 있다는 관점에서 가장 혁혁한 공헌이라 할 수 있다. 셋째로는 충분한 근이완으로 충분한 복강내 시야와 공간 확보를 제공하여 세밀하고 정확한 수술적 조작이 용이, 현재의 복강경 수술 분야에 혁신을 가져온 계기가 되었다는 점이다. 넷째로는 장기적 환기 보조가 요구되는 중환자가 인공적인 기계환기의 적절한 환기 형태를 수용할 수 있게 되어 최적의 호흡요법에 적응할 수 있도록 한 것을 들 수 있다.

3. 신경근 생리의 요약

신경근 접합은 신경축삭의 종말부, 근육의 운동종판, 이들 사이의 연접틈새로 구성된다(그림 12-1).[13] ACh을 포함한 소포는 신경의 끝 부위에 위치한다. 이온통로를 형성하기 위해 고리모양으로 배열된 5개의 소단위로 이루어진 거대 단백질인 니코틴 수용체(nicotinic receptors)는 연접틈새나 연접부 접합부근의 운동종판에 위치한다. 축삭의 신경종말부위에는 소포들이 있는데, 각각에는 대략 1만개의 ACh 분자가 들어있다. 운동종판의 표면적에는 연접주름이 있다. 운동종판 표면적을 따라 니코틴 수용체가 있는데, 이것은 5개의 소단위로 구성된 거대단백질로 이온통로를 만드는 고리로 배열되어 있다. 이 수용체는 각각의 연접주름의 어깨 부위에 가장 고농도로 존재한다.[13] 정상적인 신경근전도는 신경에서 시작한다. 휴식기에 능동 수송 기전인 Na^+-K^+ pump가 축삭의 안쪽은 K^+ 이온, 바깥쪽은 Na^+ 이온을 고농도로 유지하면서 막전위 잠재력(transmembrane potential)을 대략 -90 mV로 만든다. 신경이 자극되면 Na 통로가 열리면서 Na^+ 이온이 막을 가로질러 통과 한다. 막전위 잠재력이 덜 음의 값으로 되면서, 분극의 역치에 도달하고 활동전위가 만들어진다. 이것은 또한 신경표면을 따라 local current를 형성하고, 이웃한 Na 통로를 열면서 신경을 따라 활동전위가 전파된다.[14] 활동전위가 신경종말 부위에 도달하면서 Ca^{2+}이 신경으로 들어와서 소포를 이동하게 하여 세포막에 합쳐져서 ACh을 연접틈새로 유리하게끔 한다. 이런 ACh 분자는 좁은 연접틈새(50 nm)를 통과하여 니코틴 수용체의 1개 혹은 2개의 α아단위와 결합하여 형태를 변화시킨다. 2개의 α아단위가 ACh에의해 점유되면, 이온통로가 열리면서 Na 이온을 빨리 들어오게 하며 운동종판을 탈분극시킨다.

ACh은 수용체에 단단히 결합되지 않고, 수용체에 빠르게 붙었다가 떨어진다. 나노 초(nanosecond) 내에, 결합되지 않은 ACh은 연접틈새 내에 있는 아세틸콜린에스테라제에 의해 대사된다. 이 반응의 산물은 콜린(choline)과 초산염(아세트산염, acetate)으로써 신경종말부에 되돌아가서 새로운 ACh을 합성하는데 쓰이게 된다. 신경이 전기적으로 자극될 때 생긴 근수축은 연축(twitch)으로 알려져 있다. 신경근 전도가 정상일 때 이 연축의 진폭

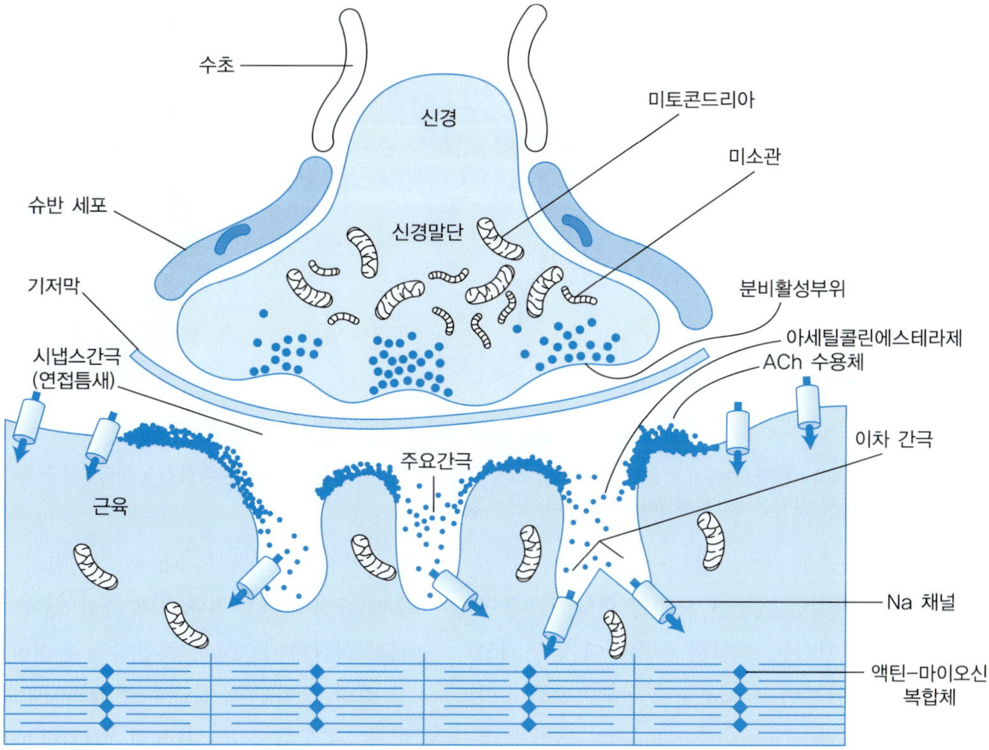

그림 12-1 신경근 접합부위의 모식도

성인 신경근 접합부는 운동신경 세포의 신경말단, 근육섬유와 슈반 세포의 세가지 세포로 구성된다. 신경이 근육섬유에 가까워 지면 그 자체가 근육섬유의 표면에 접합되기 전에 그 가지가 많은 각각의 근육섬유에 분리되어 연결된다. 운동신경은 자체의 수초가 없어지면서 나뉘어 근육 섬유의 표면에 연결된다. 슈반세포에 싸인 신경종말은 두터운 막 주위에 운집한 세세한 물집을 보유하는데 이곳을 분비활성부위(능동구역 혹은 방출부위)라 하며, 연접틈새는 주요간극(일차간극 혹은 일차 틈)과 수 많은 이차간극(이차 틈)으로 근 세포로부터 신경을 분리하고 있다. 근 세포의 표면은 많은 주름이 잡혀있으며 주름의 둔부에 ACh 수용체가 밀집되어 있다. Na 채널은 이차간극의 바닥에 위치하고 근세포막의 전체에 산재하여 존재한다. 신경근 접합부를 안정화하는 아세틸콜린에스테라제, 단백질 등은 연접틈새에 존재한다.

은 전기적 자극이 빠르게 반복적으로 생긴 경우에도 비슷하게 유지된다. 현재 제시되고 있는 ACh수용체의 구조는 그림 12-1과 같다.[15]

니코틴성 ACh수용체는 두 가지로 분류할 수 있다. 정상 수용체는 ε 아단위(Subunit)를 가지고 있으며 태아 수용체와 접합부외 수용체는 ε 아단위 대신에 γ 아단위를 가진다. 이들 수용체의 차이점은 작용제와 길항제에 대한 감수성에 있다. 그러나 두 형태의 수용체는 4개의 막횡단 영역(transmembranedomain)을 갖는다. 각각은 세포막을 네번 지나는 긴 아미노산의 연결(string)이다. ACh의 결합 위치는 세포막 외측에 있는 α 아단위의 첫 번째 막횡단 영역이다.[15]

1) 신경근 접합후막 작용

신경분포와 지배가 건강한 횡문근에서는 ACh수용체가 신경근말단의 종판 부분에 대부분 분포되어 있다. 하지만 신경지배가 없어진 경우, 즉 신경이 절단되거나 미성숙한 수용체인 경우에는 아단위가 변화되어 ε 아단위 대신에 γ 아단위를 가지게 된다.[16]

α7 아단위가 신경뿐만 아니라 횡문근의 신경근 말단에서도 신경절단, 화상 혹은 부동고정(immobilization) 등의 상태에서 발견되어 병태생리적인 역할이 거론되고 있다(그림 12-2). 비탈분극성

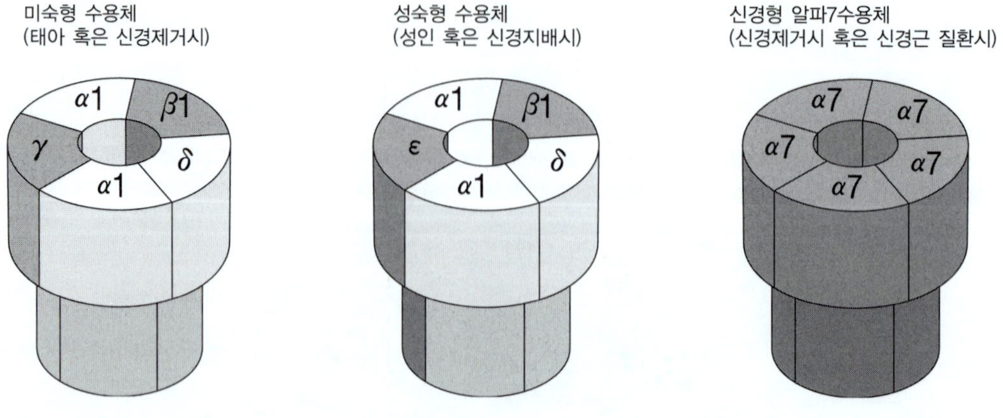

그림 12-2 접합후막의 니코틴성 ACh 수용체의 구조

성숙한 수용체는 두 개의 α1 아단위와 β, δ, γ 아단위로 되었으며, 접합부의 미숙한 수용체는 γ 아단위 대신 ε 아단위로 구성되어 있다. 최근에는 α7 아단위 5개로 구성된 수용체의 병태생리학적 역할이 거론되고 있다.

근이완제의 저항적인 반응을 보이는 현상이 α7 아단위와 관련이 된다는 실험적 증거들이 연구되고 있다.[15] 연구에 따르면 α-bungarotoxin에 의하여 차단된 α7 아단위가 시토카인(cytokine)의 분비를 증가시킨다는 것이 알려져서 중환자실에서의 비탈분극성 근이완제의 장기간 사용이 근병증을 악화시키는데 시토카인의 분비 증가와 α7 아단위와의 상관관계가 의심되고 있다.[16]

근육섬유가 역치 이상으로 탈분극되면 두 가지의 독특한 전기적 반응에 따른 활동전위와 기계적인 반응으로 근육이 수축된다. 전체 근육활동은 각 근육 섬유들의 반응을 합한 것으로 전기적 활동(예: electromyography, EMG) 또는 수축력(예: mechanomygraphy, MMG)으로 측정할 수 있다.

비탈분극성 근이완제의 주요 작용은 두개의 α 아단위중 최소한 하나와 결합하여 접합후 ACh수용체를 차단하여 ACh과의 결합을 막는 것이다. 정상상태에서 근 수축을 유발하는 충분한 탈분극에 이용 가능한 수용체 중에서 단지 일부만이 ACh과 결합한다. 다시 말하면 안전역이 매우 넓다. 근이완제가 작용을 나타내려면 많은 수의 수용체와 결합을 하여야 한다. 실험 동물에서 d-Tubocurarine 투여 후에 수용체의 75%와 결합하면 연축 높이가 저하되기 시작하며 92%가 결합하면 완전하게 차단된다고 한다.[17] 차단을 위하여 결합되어야 하는 수용체의 수는 동물의 종, 근육의 형태에 따라서 차이가 있으며 사람에서는 상태변화에 따라서 안전역이 변화된다.[18] 그러나 일반적으로 임상에서 신경근 차단을 위한 수용체와 근이완제의 결합 정도는 매우 좁은 범위에서 측정할 수 있다. ACh은 연접틈새의 기저막에 묻혀있는 종판 주름에 있는 아세틸콜린에스테라제에 의하여 분비된 ACh 전량이 종판에 도달하지 않도록 중도에서 빠르게 분해된다.

2) 신경근 접합전막 작용

신경근 접합부의 접합전막에서 ACh는 칼슘이온이 전류의존성칼슘통로(voltage-dependent calcium channel)를 통하여 유입됨으로써 방출된다. 신경근말단에서의 여러가지 약물들이 이러한 칼슘이온의 유입을 방해함으로써 ACh의 방출을 방해하게 된다. 따라서 이러한 약물들은 신경근말단의 전도를 방해하게 되어 근이완제의 작용을 강화시킨다.

마그네슘은 신경근 말단에서 경쟁적인 방해로 칼슘이온의 유입을 방해하고 칼슘통로차단제 및 aminoglycoside계통의 항생제는 칼슘 통로를 차단시킨다. 따라서 추론적으로 보면 이들 약물에 의한 ACh의 방출 차단에 따르는 신경근 차단작용은 외부적인 칼슘의 공급으로 부분적으로 역전시킬 수 있다.

ACh수용체는 접합전막에도 위치하고 있는데 접합후막에서의 수용체와는 달리 α1 아단위가 아닌 α3 아단위로 알려져 있다.[19] 이들 접합전막의 ACh수용체들의 작용은 양성피드백작용에 의하여 ACh의 방출을 촉진시키는 것으로 알려져 있다. 이러한 작용은 운동신경에서 자극률(impulse rate)이 증가됨으로 인한 전달체의 방출에 따른 미성숙한 쇠퇴(premature fade)를 예방할 수 있다. 비탈분극성 근이완제는 접합후막에뿐만 아니라 접합전막의 수용체들에도 작용한다. 고주파 신경 활동전위(high-frequency nerve action potential)에서 근이완제는 양성피드백작용에 의한 ACh의 방출을 촉진하는 작용을 방해하게 하는데 임상에서 말초신경자극기에 의한 2Hz 이상의 반복된 신경자극을 행할 때 이러한 작용이 나타나는 양상을 "쇠퇴(fade)"라 한다.[20]

ACh을 근육섬유 가까운 동맥에 주사하면 속상수축반응이 나타나며, ACh 투여후 신경자극을 하면 초기에 연축의 높이가 증대되고, 직후에 일시적인 억제반응이 나타난다.[21] 속상수축반응과 연축높이의 증대는 tetradotoxin(TTx)으로 예방할 수 있으며 이는 TTx이 접합전막 수용체의 Na 통로를 차단함으로써 ACh에 의한 접합전막의 탈분극이 발생하지 않게되어 접합전막의 역행성 활성전위(antidromic firing)에 의한 속상수축은 물론 양성피드백 작용에 의한 ACh의 추가 분비도 발생하지 않게 된다. 이와 같은 작용은 ACh의 접합부전막 효과를 설명하는 것으로 여겨진다.

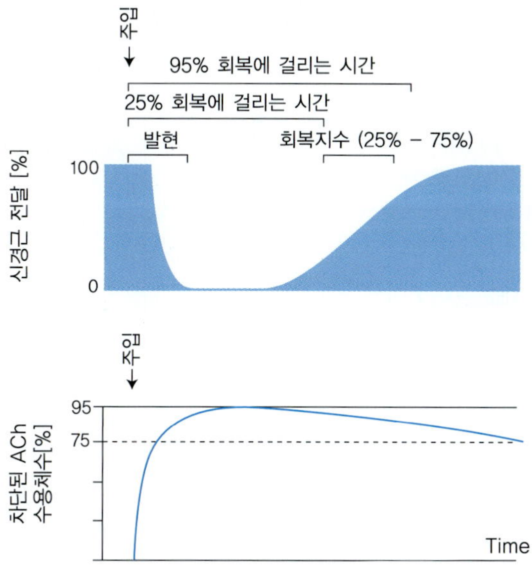

그림 12-3 신경근 변수들의 정의

3) 신경근 전달의 안전역

이온들의 유출입을 위하여 전체의 약 10%의 ACh 수용체가 열려야만 신경종판에서의 전위가 역치(threshold)에 이르러 근 활동전위가 발생하게 된다.

신경근 차단은 잠재적인 안전역(margin of safety)이 있다고 일컬어 지는데 이는 잠재적인 예비능(reserve capacity)이 있기 때문이다.[18] 임상에서는 약 75%의 ACh수용체가 근이완제등의 약물로 점유되어야 어떠한 효과가 나타난다.

연축의 완전한 억제는 적어도 수용체가 95% 이상 점유되어야 나타난다(그림 12-3).[22] 절대적인 수용체의 수적인 차단이 아닌 수용체의 점유율은 투여되는 약물의 용량과 신경근 말단에 도달하는 약물의 농도에 따라 변화되는 것이다. 다시 말하면 만약 수용체의 수가 신경근 접합부위에서 증가되었는데 근이완제가 같은 퍼센트의 수용체를 점유하였다면 점유되지 않은 수용체의 절대 수는 아직도 많은 것이다.

표 12-1 근이완제의 작용시간에 따른 분류

	탈분극성 근이완제	비탈분극성 근이완제			
		Aminosteroid	Benzylisoquinoline derivative.		Others
			Benzylisoquinolinium	Bisquaternary ammonium	
Ultrashort	Succinylcholine (Choline derivatives)	Rapacuronium (Org9487)			Gantacurium (GW280430A, AV430A) TAAC3 (Org-25415)
Short	Decamethonium (Polyalkylene derivatives)	SZ1677	Mivacurium	G-1-64	
Intermediate		Rocuronium Vecuronium	Atracurium Cisatracurium		Fazadinium AV002(CW002) CW011
Long		Pancuronium Pipecuronium	Doxacurium	Tubocurarine Metocurine	Alcuronium Gallamine

4) 임상적용

근이완제의 임상 적용에 두가지 역사적인 변화가 있었다. 1950년대 초 영국의 Cecil Gray와 동료들이 아산화질소(nitrous oxide, N_2O)와 산소를 대량의 근이완제와 함께 사용하여 마취를 실시하였다.[23] 일부 환자는 이러한 마취 방법으로는 대부분의 환자가 기억을 하지 못하였으나 일부 환자는 기억을 할 수 있었다. 이는 환자에게 마취제를 추가 투여하기보다 근이완제를 추가하여 움직임을 억제하였기 때문이다. 이와 같이 외과적 자극을 억제하기 위하여 진통제 또는 최면제보다 근이완제만을 추가 투여하는 것은 잘못된 것이다. 이러한 방법을 심혈관계가 불안정한 환자의 전신마취 방법으로 고려할 수는 있으나 환자 상태에 관계없이 충분한 진통과 최면제의 사용없이 근이완제를 사용하여서는 안된다.

근이완제는 마취에서 불충분한 것을 보충해주는 역할을 하므로 마취제가 아닌 보조제로서 사용하여야 한다. 근이완과 더불어 최면, 진통, 기억력 상실 등의 작용을 나타내는 약물을 투여하여 충분한 마취 깊이를 유지하여야 한다. 신경근 기능은 반드시 감시되어야 하며 수술 후 근이완 작용의 잔류를 최소화할 수 있도록 적절한 용량을 투여하여야 한다.

신경근 기능의 적절한 감시는 특히 강조하여야 할 사항이다. 신경근 감시는 근이완제에 대하여 엄지보다는 기도와 관련된 턱, 후두, 기관지 근육이 빠르게 반응하므로 장시간 작용 근이완제에 많은 시간이 필요하고 측정이 어려운 잔류 근이완의 길항과 측정을 가능하게 하였다. 이러한 문제점은 단시간 작용을 갖는 근이완제의 출현으로 비용 절감과 함께 용이하게 되었다.

세심한 감시는 더욱 정밀하고 안전하며 경제적으로 근이완제를 임상에 적용할 수 있도록 하였다. 임상에서 사용되고 있거나 개발되고 있는 근이완제의 종류는 표 12-1과 같다.

4. 근이완제의 작용기전

임상에서 근이완제에 의한 작용은 주로 접막후 ACh수용체의 작용이 차단됨으로써 근이완이 이루어지게 된다. 비탈분극성 근이완제의 수용체에 대한 경쟁적인 차단과 탈분극성 근이완제의 비경쟁적인 차단이외에도 마취 진료에 사용되는 여러가지 약물들이 신경근 전달의 수용체 수준에서 작용하게 된다.

1) 경쟁적 차단

비탈분극성 근이완제는 ACh과 마찬가지로 수용체의 α아단위에 결합한다. 그러나 이들 자체적으로의 근원적인 작용은 없으므로 수용체를 닫힌상태에서 열린상태로 전환시키는 구조적 변화를 일으키지는 않는다. 비탈분극성 근이완제의 한 분자는 수용체를 점유하고 이온통로와 이온의 흐름을 방해하기에 충분하다. 그러므로 ACh과 비탈분극성 근이완제는 수용체의 같은 접합부위를 두고 서로 경쟁하게 되는데 이를 경쟁적 차단(competitive block)이라 한다.

접합의 가능성은 순전히 신경근 접합부에서의 각 리간드(ligand)의 농도와 수용체에 대한 친화력(affinity)에 따라 달라지게 된다.

신경근 이완제들이 신경근 접합부에서 밖으로 확산되자마자 ACh에 의한 수용체의 접합의 가능성이 증가하게 되어 약물의 근이완작용이 감소하게 된다.

2) 비경쟁적 차단

탈분극성 근이완제에 의한 근이완은 비경쟁적이며, 대표적인 약물로 SCh(succinylcholine, Suxamethonium)을 들 수 있다.

SCh은 분자구조적으로는 두개의 ACh이 서로 붙어 있는 구조를 하고 있으며 부분적인 작용제로써 이온통로를 탈분극시켜서 열게하는 작용을 한다. 이러한 열림은 수용체의 α아단위에 단 한 분자의 SCh이 접합하여도 일어나게 된다. 다른 한 α아단위는 SCh 혹은 ACh에 점유될 수 있다. SCh은 아세틸콜린에스테라제에 의하여 가수분해되지 않기 때문에 수용체부터 떨어져서 계속 같은 ACh수용체에 붙게 되는데 이러한 작용은 SCh이 신경근 접합부에서 이동하여 혈장으로 가서 혈장에 있는 혈장콜린에스테라제(plasma cholinesterase, pseudocholinesterase 또는 butyrylcholinesterase)에 의하여 분해되기까지 발생한다.

SCh은 ACh수용체에 대하여 작용제로써 작용하므로 접합하게 되면 초기에 근육의 속상수축(fasciculation)을 발생시키는데 이는 조화되지 않은 소수축을 나타내며 결국 이완기에 처하게 되어 근이완이 발생한다.

SCh이 존재하는 동안에는 운동신경 섬유의 종판이 지속적으로 탈분극되기 때문에 근육의 활동전위(action potential)를 발생시키는 신경근 접합부에 있는 전압작동Na통로(voltage-gated sodium channel)는 초기의 탈분극상태 이후에는 활성화 되지 못한다. 초기의 속상수축 이후에는 비록 신경근 접합부 주위까지 세포막이 재분극(repolarization) 되어도 근육은 이완된 상태로 남게 된다. 그러므로 직접적인 근육에의 전기적 자극에는 근육의 수축이 발생할 수 있는 것이다.

3) 제 2상차단

제 2상차단(phase II block)은 복잡한 현상으로 탈분극성 근이완제를 과용량으로 한번 주입하였거나 혹은 반복 주입하여 축적된 용량에서 발생될 뿐만 아니라 혈장콜린에스테라제가 부족하거나 기능이 충분하지 않을 경우에 나타난다. 후자의 경우에는 초기의 탈분극성 차단인 제 1상차단(phase I block)이 나중에 비탈분극성 차단인 제 2상차단으로 전환되기도 한다.[24] 이는 감소된 SCh의 대사로 인하여 접합부에서 상대적인 과용량이 되기 때문이다. 제 2상차단의 정확한 기전은 아직도 밝혀지지 않았다. 가설로는 SCh으로 인한 반복적인 통로의 열림이 접합부에서 전기적인 불균형을 초래하여 기인된다는 것이 있다. 초기의 SCh의 작용에 의하여 접합부가 탈분극되고 난 후 접합부가 아직도 약물에 노출되어 있는 상태에서 근육의 세포막 전위는 이후 정상적인 휴지기 전위(resting potential)로 회복되어 버리기 때문이라는 가설이다.

임상적으로 제 2상차단은 tetanic자극 혹은 TOF fade로 특징을 알 수 있게 된다. 아세틸콜린에스테라제 억제제가 제 2상차단을 길항할 수도 있지만 차단을 더욱 증가시킬 수도 있어서 사용이 권고되지 않는다.

4) 탈감작 차단

탈감작(desensitization) 상태는 ACh이 수용체에 결합할 수는 있으나 통로를 활성화하거나 열 수 없는 상태를 말한다. 이러한 상태는 생리적으로 ACh수용체가 과도한 신경 자극에 의하여 과도한 근육의 반응을 나타내는 것을 방지하기 위하여 나타나는 것이라고 여겨진다.[24] 이러한 탈감작된 수용체의 수가 증가되는 것은 비생리적으로 과도한 용량의 작용제, 즉 아세틸콜린에스테라제 효소의 차단으로 인한 고농도의 ACh, 또는 대사의 감소로 기인되거나 반복적인 투여로 인한 고농도의 SCh에 의하여 발생된다. 니코틴(nicotine) 자체도 수용체의 탈감작을 발생시킨다고 알려져 있으나 정확한 기전 자체는 아직도 밝혀져 있지 않다.

하지만 특정한 아단위를 가진 즉, $\alpha_1\beta_1$ 아단위 대신 $\alpha_8\beta_2$ 아단위를 가진 수용체는 고농도의 작용제가 투여되면 칼슘 이온에 대한 높은 선택성에 의하여 이온통로가 열리게 되고, 칼슘이온의 이동은 protein kinase C를 활성화시킴으로써 정상적 $(\alpha_1)_2\beta_1\delta\varepsilon$ 아단위를 가진 수용체를 인산화시켜서 탈감작시킨다.[25] 이러한 탈감작은 흡입마취제, barbiturate, alcohol, phenothiazine, verapamil, polymyxin B 및 cocaine을 포함한 국소 마취제에 의하여 유발되기도 한다.

안전역이 감소하거나 신경근차단에 있어서 비탈분극성 근이완제의 효과가 증가된다는 점이 탈감작 차단과 동반되는 양상이다.[26] 이러한 탈감작 차단은 수용체의 접합부위가 아닌 다른 모양을 가진 부위가 차단되어도 발생한다. 탈감작된 수용체가 존재한다는 것은 생리적인 전위를 발생시킬 수 있는 작동가능한 수용체의 통로가 정상적인 경우보다 적다는 것을 의미한다. 그러므로 탈감작된 수용체가 많아지면 신경근 전도의 안전역과 효용성이 감소하게 되고 길항제인 탈분극성 근이완제에 대한 감수성이 증가되어 운동말단에서 충분한 정상적인 수용체의 수가 감소되어 효과적인 신경근 전도가 발생할 수 없게 된다.

5) 통로 차단

생리적인 ACh수용체 통로의 개폐를 비경쟁적으로 차단하여 탈분극을 발생시키는 것은 직접적인 통로 차단(channel block)을 통하여 발생한다. 만약 어떤 분자가 수용체에 결합하여 ACh이 α 아단위에 결합하는 것을 형태적으로 변형하여 방해가 되게 한다면 작용부위가 더 이상 ACh을 인식할 수 있는 부위가 아니므로 ACh와 경쟁적인 대립관계가 성립되지 않아 아세틸콜린에스테라제 억제제에 의하여도 역전되지 않게 된다. ACh수용체의 형태적인 변형, 차단의 시간, 차단하는 분자의 크기에 따라서 통로가 열린 차단(개방성 통로차단, open channel block), 통로가 닫힌 차단(폐쇄성 통로차단, closed channel block) 혹은 두 가지 상태를 겸하는 상태인지가 결정된다.

폐쇄성 통로차단은 일부항생제, cocaine, quinidine, piperocaine, tricyclic antidepressants, naltrexone, naloxone 및 histrionicotoxin 에 의하여 유발된다. 개방성 통로차단은 양이온으로 된 분자에 의하여 발생하는데 이들은 열린 통로로 들어와서 생리적으로 구멍을 막아서 이온의 흐름을 차단한다. 이런 양상은 실제로 제 1상차단에 있어서의 통로 탈분극화와 마비에 기여한다.[27,28] Pancuronium, gallamine 및 SCh이 대표적인 약물이다.

d-Tubocurarine은 이중적인 작용을하는데 저용량에서는 순수한 경쟁적인 길항제의 작용을 보이다가 고용량에서는 통로로 들어가서 개통로 차단을 야기시킨다.

만약 비탈분극성 근이완제에 의한 깊은 차단을 항콜린에스테라제로 길항하려 할 때는 ACh수용체가 특별히 통로차단에 취약하게 된다. 증가된 ACh 수용체의 수가 근이완제 분자들을 수용체의 α 아단위로부터 치환하는 것으로 통로가 열리게 된다. 이때 아직도 고농도로 존재하고 있는 근이완제의 분자들이 열린 통로로 유입되어 수용체를 막아서 원래의 α 아단위에 결합되어 나타나는 차단보다도 더욱 장시간의 수용체 차단이 발생하게 된다. 게다가 항콜린에스테라제 자체도 통로를 막게 된다.

5. 신경근 기능의 감시

신경근 기능의 감시는 근 긴장도를 측정하여 수치화하거나 신경자극기와 반응을 표시하는 기록장치가 필요하다. 반응을 시각 및 촉각으로 어림잡아 평가하는 하는 직접적인 방법이 있으며, 간접적인 방법으로는 이학적 소견을 얻어 예측하는 것으로, ED95를 근이완의 적정 용량 표시의 대표값으로 사용한다. 이는 100%가 차단되면 마치 빙산의 수면 아랫부분을 볼 수 없는 것처럼 근이완의 심도를 알 수 없기 때문에 5%의 수축을 보이도록 가시화한 값으로서 이를 100% 차단 용량으로 보는 방법이다.

1) 말초신경의 자극 방법

팔목 또는 팔꿈치에서 척골 신경자극과 같은 말초 신경자극과 엄지모음근(adductor follicis muscle)과 손가락 굴절근 수축의 육안 관찰은 임상에서 가장 많이 사용되는 신경근 감시방법이다.

자극의 종류로는 (1) 단일수축자극(single twitch stimulus), (2) 사연속자극(train-of-four stimulation, TOF), (3) 강직자극(tetanic stimulation), (4) 강직후 수축반응수(posttetanic count, PTC), (5) 이중방출자극(double burst stimulation, DBS)이 있다. 종류별 대표적인 모양은 그림 12-4와 같다.[29]

반응 측정의 기록은 감각을 이용하는 방법과 기록장치를 사용하는 방법이 있는데, 전자는 주관적인 요소가 개입될 가능성이 있어 객관적인 자료로써는 후자를 많이 사용하고 있다.

기록 장치들은 근력도(mechanomyogram, MMG), 근전도(electromyogram, EMG) 및 근가속도(acceleromyogram, accelerogram, ACG)가 있다.

현재 임상에서 널리 사용되는 근가속도 중 하나인 TOF Watch SX를 이용한 신경근 감시의 예는 그림 12-5와 같다.[29] 또한 안면신경 또는 비골신경(peroneal nerve)과 같은 하지 운동신경자극과 근육의 수축정도를 측정하여 신경근 기능을 감시할 수도 있다. 서로 다른 신경근 단위를 비교하여 작용의 발현과 회복을 평가할 수 있어야 한다. 말초신경자극으로 신경근 차단의 정도와 형태를 파악할 수 있다. 그러나 객관적으로 표현할 수 있어야 결과를 정확히 판별할 수 있다. 신경근 기능은 안전역이 넓으므로 말초신경자극에 따른 수축반응의 저하가 수용체와 결합한 근이완제의 작용과 수적으로 비례하지

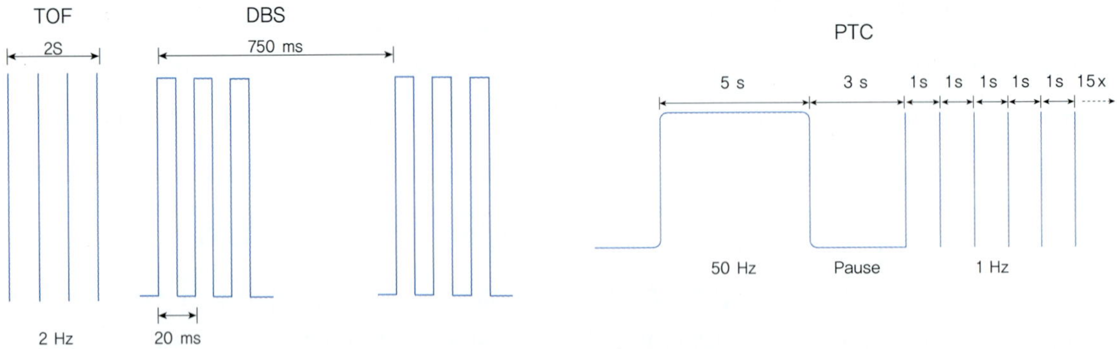

그림 12-4 말초신경자극의 예
TOF, DBS 및 Post-tetanic count (PTC) 의 대표적인 그림의 예

는 않는다. 고양이의 전경골근(tibialis anterior muscle) 실험에서 비탈분극성 근이완제와 수용체의 70% 이상이 결합되지 않는다면 일회 최대상 자극에 대한 연축 반응은 저하되지 않는다고 하였다.[18] 수용체의 90%가 근이완제와 결합된다면 연축반응은 완전히 없어진다. TOF에서 사연속 자극 비(T_4/T_1 Ratio)가 0.4이하에서는 임상적으로 쉽게 인식하지 못한다.[30] 이러한 변화는 신경근 기능이 충분하게 회복되기 전에 기관내튜브를 제거하게 한다.[31] 이와 같은 제한사항에도 불구하고 말초신경자극에 의한 감시는 매우 유용하며 결과는 ① 근이완 상태가 충분한가 ② 근이완제가 과도하게 투여되지 않았는가 ③ 근이완이 길항될 수 있을까 ④ 근이완이 충분하게 길항되었는가와 같은 정보를 제공한다.

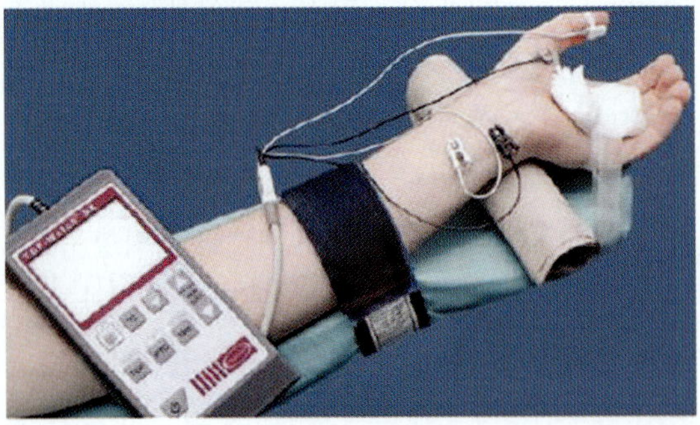

그림 12-5 Acceleromyography 중 하나인 TOF Watch SX를 이용한 신경근 감시의 예

어떠한 형태의 신경자극방법이라도 말초 근육의 반응으로 미미한 근이완의 관찰은 어렵다. 특히 사연속 자극 비가 0.7이어도 완전한 회복으로는 불충분하므로 미세한 근이완의 탐지가 중요하다. 근래에 사연속 자극 비가 0.8 또는 0.9이상이 되어야 완전한 회복으로 보는 경향이 많아지고 있다.[31]

말초 신경자극에는 여러 가지 방법이 있으며 충분한 근이완과 만족할 수 있는 길항 등 임상 목적에 따라 선택하여 사용한다. 잔류 근이완의 감시에는 신경근 접합부에 단순 연축보다는 크고 긴 자극을 주어야 한다.

2) 신경자극에 영향을 주는 인자

ACh과 비탈분극성 근이완제의 상호작용은 경쟁적이며 근이완제와 결합이 증가되면 근이완이 증강되고 저하되면 감소된다. 이러한 기본 개념은 신경근 기능의 감시에서 중요한 위치를 차지한다. 다른 기본 개념으로는 ACh의 합성, 저장과 분비에 대한 이해이다. 각 신경의 활동 전위에서 분비되는 ACh의 양은 단위 시간당 신경 말단에서 활동 전위에 도달한 수와 자극빈도에 반비례한다. 이러한 이유로 낮은 농도의 비탈분극성 근이완제는 높은 빈도의 자극(예, 100Hz)에 반응하므로 낮은 빈도의 자극

표 12-2 잔류근이완에 대한 DBS, TOF(acceleromyography) 및 100Hz tetanus의 비교

	DBS	TOF	Tetanus 100 Hz
민감도 (Sensitivity)	29 (13-45)	70 (54-86)	74 (56-89)
특이도 (Specificity)	100 (100-100)	88 (67-100)	55 (23-88)
부정 예측치 (Negative Predictive Value)	29 (13-45)	47 (23-71)	38 (12-64)
긍정 예측치 (Positive Predictive Value)	100 (100-100)	95 (86-100)	85 (72-99)

(예, 1Hz)에 반응을 하지 않으려면 비교적 높은 농도의 비탈분극성 근이완제가 필요하다. 비탈분극성 근이완제에 의한 근이완의 깊이는 자극의 빈도와 비례한다. 그래서 자극의 빈도를 증가시키면 미세한 근이완을 찾아낼 수 있다. 100Hz의 강직성 자극과 같이 매우 빠른 자극으로는 미약한 근력의 저하에서 자극에 대한 반응이 극히 적게 저하되므로 미세한 근이완을 찾아낼 수 있다.[32)]

TOF자극을 가하여 보면 탈분극성 근이완제에 대한 반응은 높거나 낮은 자극 모두에서 같은 반응이 나타난다. 그러므로 탈분극성 근이완제에 의한 근이완에서는 단순 연축과 강직성 반응이 같은 정보를 제공한다.

수술 중에 비탈분극성 근이완제에 의한 신경근기능의 감시에서 작용 발현에는 단순 연축과 사연속 자극이 권장된다. 또한 사연속 자극은 근이완을 유지하거나 쇠퇴가 더 이상 나타나지 않을 때까지는 회복 과정에 적용한다. 50~100 Hz의 강직성자극에 뒤이은 DBS은 회복의 마지막 과정에서 잔류 근이완을 더욱 정확하게 찾아내기 위하여 적용한다. 연구들에 의한 DBS, TOF 및 tetanus 자극의 비교는 표 12-2와 같다.[33)]

미세한 잔류 근이완을 효과적으로 인지하지 못하는 것은 임상에서 판독에 영향을 줄 수 있는 사연속 자극의 두 번째와 세 번째 반응이 반복된 자극으로 기준선으로부터 엄지가 이동하기 때문이다. 자연적 또는 길항제에 의한 회복을 5초간 머리들기와 같은 적절한 임상 검사로 판단 할 수 있다. 환자가 보조없이 수평 체위에서 머리를 들어보는 방법과 같은 검사가 적절하게 적용되어야 한다. 마취과 의사는 미세한 근이완이 잔류하고 있으나 사연속 자극 비가 85% 이상이라면 환자가 앞니를 나란히 할 수 있다는 것을 인지하여야 한다.

3) 시기별 자극형태의 의의

마취 유도시에는 작용발현시간을 보는 것이 중요하므로 최대 억제 때까지는 1초 간격의 변화를 계속 볼 수 있는 1Hz의 단일수축 자극을 하는 것이 바람직하다. 하지만 지속적인 단일수축의 경우 근육의 피로가 발생할 가능성이 있어 임상에서는 TOF 자극을 사용하기도 한다. 수술중 감시에 있어서 복강내 수술 등과 같이 수술 조작을 위한 근이완이 지속적으로 필요한 경우 0.1Hz의 단일연축을 10% 내외로 유지하거나 TOF의 첫째 반응을 볼 수 있을 정도로 유지하는 것을 추천하며, 더욱 깊은 근이완 상태에서 심도를 예측하고자 할 때에는 DBS 또는 강직 자극을 사용한 PTC를 적용해 볼 수 있다.[34)] 회복시에는 각성 상태라면 통증 때문에 강직 자극보다는 TOF의 사연속자극비를 보는 것이 타당하다. 사연속자극비가 0.7 이상이면 기도유지를 위한 근육의 수축력이 회복되기 시작하였다고 판단을 할 수 있다.

4) 수용체 결합 방법

신경근 기능을 검사하는 여러 가지 방법에서 수용체와 결합부분에 대한 평가는 Waud 등이 처음 시행하였다.[18] 이러한 방법은 기본적으로 작용제와 길항제의 관계에 기준을 두고 있으나, 임상에서 사용되는 다양한 방법들의 예민한 정도를 평가할 수 있다는 중요성이 있다. 근이완제와 결합한 수용체의 비율을 측정할 수 없더라도 근이완제와 결합하지 않은 수용체는 정상기능을 유지한다. 비탈분극성 근이완제와 결합된 수용체의 비율은 SCh과 같은 작용제와 d-Tubocurarine 또는 pancuronium과 같은 비탈분극성 근이완제의 유무와 관계없이 여러 가지 용량에 따른 탈분극 곡선으로 알 수 있다.

비탈분극성 근이완제에 의하여 차단되지 않았거나 신경근 전달이 가능한 수용체의 비율은 작용제와 길항제 용량의 비로 측정할 수 있다. 예를 들면 d-Tubocurarine이 없을 경우에는 10 nmol의 SCh으로 탈분극을 시킬 수 있으나 d-Tubocurarine이 있다면 100 nmol의 SCh이 필요하다.[35] d-Tubocurarine과 함께 10배의 SCh이 필요하기 때문에 90% 수용체가 차단이 되고 10%의 수용체는 안정을 유지하고 있다. 모든 다른 검사 방법은 많은 수의 수용체가 차단될 때까지 200Hz의 강직성 자극에서도 정상 반응을 유지한다.[14] 이러한 결과는 수용체가 근이완제와 얼마나 결합하였는가를 측정 할 수 있는 방법이 없다는 것을 의미한다.

5) 호흡에 의한 평가

충분한 호흡을 유지하고 특히 기도 폐쇄 또는 구토가 동반된 경우에 기도를 보호할 수 있는 힘은 신경근 기능이 회복되었을 때에 나타난다. 많은 근이완제에 대한 연구가 있으나 충분한 호흡과 관련된 신경근 기능을 측정하는 방법은 없다.

흡기와 호기량이 정상값의 90%보다 크다면 머리들기와 주먹쥐기 등은 정상값의 38~48%를 나타낸다. 더욱이 폐활량과 호기량이 정상값의 90%보다 크다면 흡기력이 정상값의 70%를 유지한다. 환자가 머리를 5초간 들거나 최고흡기압이 -35 cmH_2O를 유지하더라도 일부 근이완이 잔류할 수 있으며 흡기압이 -50 cmH_2O 이상이 되면 말초 근육이 회복되었음을 의미한다.[31]

사연속 자극비가 50% 이상일 때 기도를 유지할 수 있는 최저값이라고 하지만 사연속 자극 비가 90%이상에서도 40%에서 흡인이 발생하였으며 폐합병증의 빈도는 사연속 자극 비가 0.7이하에서 증가된다고 한다.[31,36] 그러므로 임상적으로 미세한 근이완의 측정은 시행할 수 없으며 사연속 자극비가 0.9에 도달하면 충분히 호흡을 유지할 수 있으나 적절한 회복을 위한 가장 중요한 문제는 근이완제의 선택과 용량 조절이다. 회복실 근무자는 잔류 근이완의 위험이 완전히 사라졌는가를 확인할 수 있어야 한다.

6) 기도근육의 평가

후두, 턱 및 가로막 근육과 같이 기도와 관련된 근육은 엄지 내전근보다 탈분극성 및 비탈분극성 근이완제에 더 빨리 반응한다고 보고되고 있다.[37,38] 이러한 기도근육은 근이완이 빨리 나타나며 작용시간도 짧아서 조기에 회복된다. 엄지보다 기도관련 근육에서 근이완제 작용이 더 빠르게 나타나므로 기관내 삽관은 엄지모음근에서 완전한 근이완이 나타나기 전에 실시할 수 있다.[38]

비탈분극성 근이완제 투여 후 작용발현은 엄지모음근보다 후두에서 1~2분 먼저 나타난다.[38] 근이완작용의 발현, 깊이 및 회복 속도 등에서 후두와 안윤근(orbiculais oculi)은 비슷하다. 따라서 안윤근으로부터 근이완의 작용발현을 감시하여 기관내

삽관에 필요한 시기를 예견할 수 있다. 후두에서 최대 작용발현 시점은 엄지모음근에 근이완이 나타나려는 시점으로 알려져 있다.

기도근육의 회복은 엄지에서 보다 빠르므로 엄지모음근의 회복시 기도근육은 이미 정상으로 회복되었다는 것을 진단할 수 있다.[39] 엄지의 반응이 정상을 유지한다면 기도 보호반사가 완전하다는 것을 나타내는 것이다.

7) 근이완제의 선택과 회복을 확인하는 임상적 평가

기도폐쇄를 차단할 수 있거나 효과적으로 기침을 할 수 있는 충분한 근육의 힘을 평가할 수 있는 근이완제와 결합된 수용체 비율의 효과적인 검사방법은 아직 밝혀져 있지 않다. 마취과 의사는 한가지 방법에 의존하지 말고 임상적으로 가능성 있는 여러가지 방법을 적용하여야 한다. 예를 들면 환자는 수술이 끝날 무렵의 마취상태에서 강직성자극 50Hz, TOF, 단순연축과 흡기력으로 근이완의 완전한 길항을 결정할 수 있다. 그리고 환자가 각성상태라면 5초간 머리들기를 적용 할 수 있다. 미세한 근이완을 측정하려고 신경근 접합부에 자극을 주는 방법도 중요하다. 흔히 환자는 마취과 의사가 인지하지 못하는 잔류 근이완을 가지고 회복실로 이송되고 있으며 수술과 마취 후에 잔류 근이완이 없음을 임상적으로 확인하기는 어렵다.

회복실에서 atracurium 및 vecuronium과 같은 중간시간 작용 근이완제보다 pancuronium과 같은 장시간 작용 근이완제에서 잔류 근이완의 빈도가 높으며 깊은 근이완 상태에서 완전히 길항시키는데 필요한 시간도 길어진다고 하였다. 이러한 이유로 장시간 작용 근이완제를 투여한 환자에서는 수술이 끝날 무렵에 기관내튜브의 제거를 삼가하여야 한다. 4시간 이상의 긴 수술이면 중간 또는 단시간 작용 근이완제의 지속 주입법이 효과적이다. 중환자실 또는 회복실에서 장시간 기관내삽관이 필요하거나 지속적으로 기계적 보조호흡이 필요한 복합적인 환자는 장시간 작용 근이완제가 선택될 수 있다. 반대로 당일 수술 또는 수분 내에 끝나는 짧은 수술이 필요한 환자에서는 안전과 경제적인 측면에서 단시간 또는 중간시간 작용 근이완제를 선택하여야 한다.

6. 근이완제의 화학적 구조와 특성

1) 근이완제의 구조 및 활성도 관계

ACh와 유사하게 모든 근이완제는 적어도 하나의 4가 아민 그룹(quarternary amine group)을 가짐으로써 니코틴성 ACh수용체의 α소단위에 결합하는데 기여하게 된다. 근이완제들은 구조와 활성이 서로 관련이 있다. 탈분극성 근이완제는 길고 얇으며 유연한 분자구조를 가지고 비탈분극성 근이완제는 크고 무거우며 견고한 고리 구조의 4가 형태를 가진다.

SCh는 두개의 ACh분자가 서로 결합되어 있는 구조로써 diacetylcholine을 형성하고 있다(그림 12-6).[21] SCh는 ACh의 탈분극성 능력을 가지고 있지만 아세틸콜린에스테라제에 의하여 가수분해가 거의 되지 않는다. 분해는 반드시 신경근 접합부에서 혈장으로 분산된 후에 혈장에 있는 혈장콜린에스테라제에 의하여서만 일어난다(그림 12-7).[40] ACh 보다 늦은 화학적 분해는 신경근 접합부에서 상대적으로 약물의 높은 농도가 유지되게 되어 신경근 차단이 이루어 지는 것이다.

비탈분극성 근이완제는 대부분 두 개의 아민 그룹을 가진다. 몇몇 비탈분극성 근이완제, 예를 들어 d-Tubocurarine, vecuronium과 rocuronium 등은 생리적 pH에서 전환되는 3가 아민 그룹(tertiary amine group)을 가진다.[21] 즉 두번째 아민 그룹이 양전자

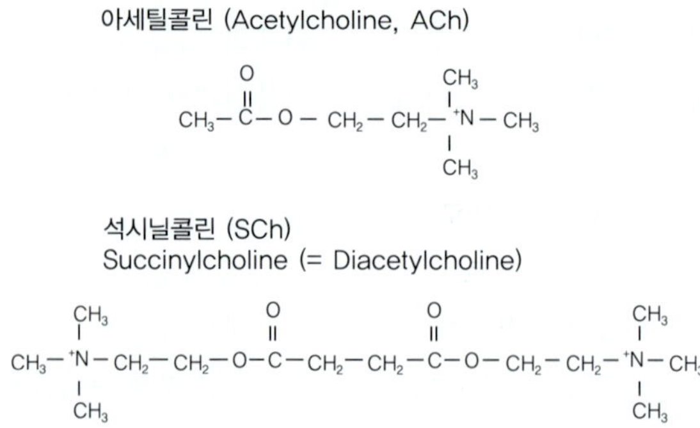

그림 12-6 ACh와 SCh의 화학적 구조

화되어 극성이 없는 상태가 되어 3가 아민이 된다(그림 12-8).

스테로이드형 근이완제의 bisquaternary 구조는 postganglionic muscarinic ACh 수용체의 차단을 시키는데 기여하는 것으로 알려져있다. 따라서 이들 약물들은 무스카린성 차단효과(미주신경 차단효과, vagolytic effect)를 가진다. 이러한 효과는 monoquaternary 구조를 가진 vecuronium과 rocuronium에서는 훨씬 약해 진다.

복합체의 입체화학적 구조는 구조 및 작용관계에 있어서 큰 역할을 하는 것으로 알려져 있다.

Benzylisoquinoline계의 d-Tubocurarine, metocurine, atracurium과 mivacuriume 등은 히스타민을 분비시킨다. Metocurine, mivacurium과 atracurium에서는 methoxy기로 인하여 히스타민 분비가 저하된다. Atracurium의 입체화학구조상 가능한 16가지 이성질체(isomer)중 하나인 cisatracurium은 R-cis, R' -cis 형태로 히스타민을 거의 분비시키지 않지만 다른 이성질체는 히스타민을 분비시킨다(그림 12-9).[21]

근이완제의 작용발현시간(onset time)에 있어서

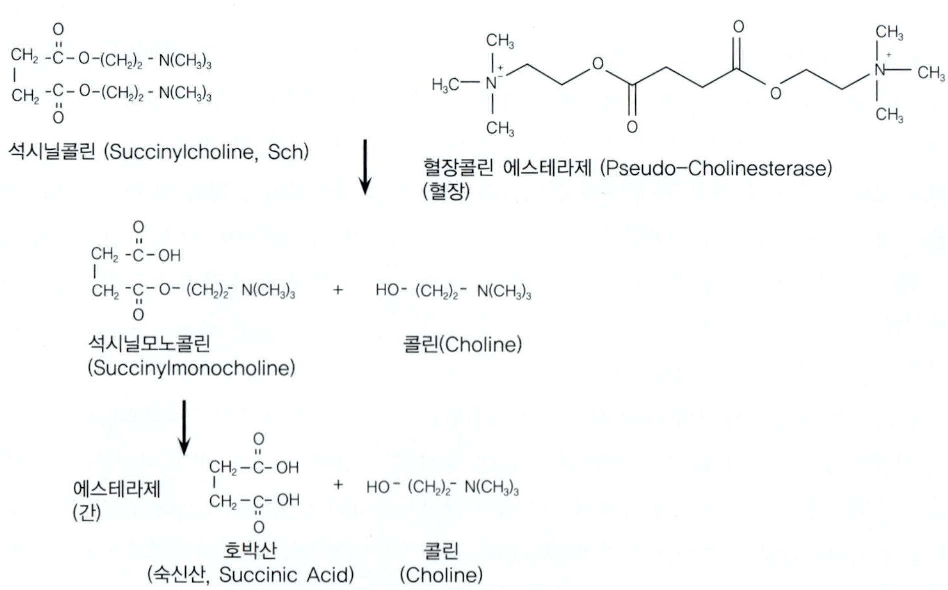

그림 12-7 SCh의 생화학적 대사

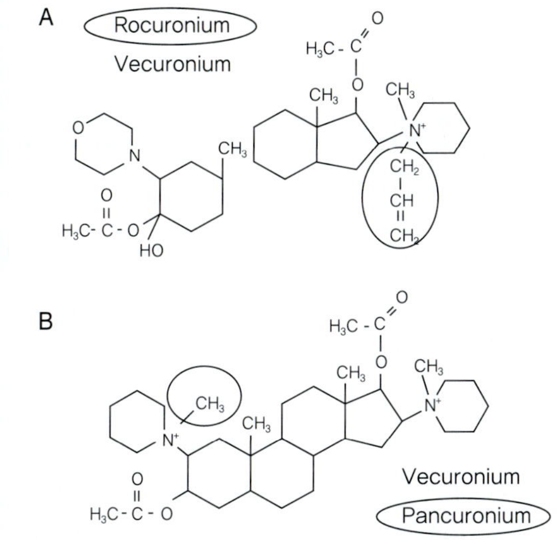

그림 12-8 스테로이드성 근이완제의 화학적 구조
(A) 스테로이드성 근이완제인 vecuronium 과 rocuronium (타원 내 구조 추가)
(B) 스테로이드성 근이완제인 vecuronium 과 pancuronium (타원 내 구조 추가)

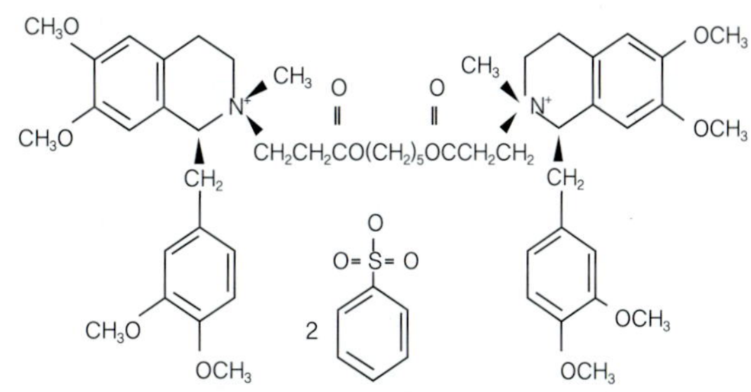

그림 12-9 Cisatracurium의 화학적 구조

는 근이완제의 결합 친화력(binding affinity)이 매우 중요하다.[41] 이러한 원칙은 vecuronium에서 rocuronium을 개발할 때도 적용되었다(그림 12-8). 낮은 친화력을 가진 근이완제는 완전한 신경근 차단을 획득하려면 더 많은 용량이 필요하게 된다. 낮은 친화력을 가진 근이완제는 고용량의 초기 일회용량 투여가 요구되며 중심 구획과 신경근 접합부사이의 큰 농도 차이로 ACh수용체 쪽으로 빠르게 확산되고 근이완의 작용발현이 빨라지게 된다. 그리하여 동등역가의 용량에서 보면, 역가가 낮은 근이완제가 상대적으로 작용발현시간이 짧게 된다.[42]

2) 분자 구조와 생화학적 특성

근이완제들은 ACh의 질소 원자와 같이 근이완제의 4가 ammonium 위치에 양전하를 띠어 신경근 접합부에서 콜린성 니코틴 수용체에 결합하게 된다. 이들 수용체들은 자율신경절의 니코틴성 수용체, 자율신경계의 교감신경과 부교감 신경계의 3가지 형태의 무스카린성 수용체와 같은 ACh이 작용하는 다른 생리적 부위에도 위치한다.

근이완제들은 일반적으로 수용성이며, 이 수용성은 간세포 내로 흡수를 억제하므로 간에서의 대사와 배설은 체내에서 제거되는 일반적인 경로는 아니다. 간의 미세소체(microsome)에서 cytochrome P-450 산화 효소는 일반적으로 지방 친화성 물질을 요구하므로 상대적으로 수용성 근이완제는 제외되게 된다.[43] 일반적으로 간을 통하여 완전히 제거되지 못하는 몇가지 근이완제로는 vecuronium, rocuronium 및 rapacuronium 등과 같은 steroid 구조의 근이완제들이 있다.

근이완제는 혈장과 소변에서는 수용성의 화학적 특성을 갖는 양이온으로 작용한다. 또한 근이완제는 수용성과 친수성 또는 여러 가지 산소를 갖는 구조에서 두 가지 모두를 띠는 화학적 특성이 있다. 이러한 특성은 SCh, mivacurium, cisatracurium 및 atracurium 등의 ester결합, pancuronium, vecuronium, rouronium 및 rapacuronium의 acetate기, metocurine 과 d-Tubocurarine의 ether결합, d-Tubocurarine과 alcuronium의 hydroxyl기 , d-Tubocurarine, metocurine, doxacurium, mivacurium, cisatracurium, atracurium의 methoxy기에서 볼 수 있다.

근이완제는 수용성으로 사구체에서 쉽게 여과되어 배설된다. 소변을 통한 배설은 근이완제의 기본적인 배설 경로이다. 그러나 높은 수용성으로 인하여 혈뇌장벽, 태반 장벽과 신세뇨관 세포(renal tubular cell), 간세포(hepatocyte), 신경과 근육 세포 및 적혈구와 같은 대부분 세포의 지질막을 통과하지 못한다.

3) 근이완제의 신경근 접합부 니코틴성 ACh수용체에 대한 고유작용

니코틴성 ACh수용체에 결합하는 분자들은 그들의 고유 작용에 의존되며, 작용제, 부분 작용제 또는 길항제로 분류된다(그림 12-10). 전형적인 ACh수용체에 대한 작용제는 ACh이다. 두개의 ACh 분자들이 각각 수용체의 α아단위에 결합되면 수용체에 연관된 이온 통로가 열리게 된다.

SCh는 부분 작용제로 작용한다. 수용체에 결합된 뒤 이온 통로를 열지만 근 수축이 이어지는 최초의 탈분극만 발생된다. 만약 고용량의 SCh이 제 2 상차단을 초래한다면 길항제로써 혹은 작용을 차단하는 특성이 더 분명하게 된다. 임상적인 목적으로 사용하는 용량에서는 모든 비탈분극성 근이완제는 고유한 작용제의 역할은 전혀 나타내지 않아서 ACh수용체에 대하여는 길항제적인 또는 경쟁적인 차단제로 역할을 하는 것이다.

4) 근이완제의 중추신경계와 자율신경계에 미치는 영향

니코틴성 ACh수용체는 신경근 접합부뿐만 아니라 중추신경계와 자율신경절에서도 발견된다. 이들 수용체에 니코틴성이라는 용어가 사용되는 이유는 모든 부위에서 발견되는 이들 수용체들이 니코틴에 의하여 반응을 일으키기 때문이다. 비록 이들 수용체들이 각각 그들의 아단위는 구성이 다르지만 모두 ACh 결합능을 가진 α아단위를 포함하고 있다.

뇌에 위치하고 있는 ACh수용체는 다른 종류의 α 아단위인 α_1~α_9 또는 β_1~β_4의 β 아단위를 포함하고 있다.[44]

모든 근이완제들은 신경근 접합부의 ACh수용체에 결합하여 작용하는 것이 분명하지만 중추신경계 혹은 자율신경계에 위치한 수용체와도 잠재적으로 상호작용을 한다. 각 약물의 특징적인 작용 이외에도 장시간의 사용이나 뇌혈류장벽의 파괴 혹은 잘못된 뇌강내 주입시에 자율신경계를 통한 중추신경 작용이 나타날 수 있다.

약제 :	아세틸콜린 (Acetylcholine, Ach)	석시닐콜린 (Succinylcholine, Sch)	고용량 또는 반복적 용량 투여의 석시닐콜린	비탈분극성 신경근차단제
작용 :	작용제	부분 작용제	부분 길항제	길항제
효과 :	수축	비경쟁적 차단과 근이완	1상차단 + 2상차단 (비경쟁적 차단과 근이완)	경쟁적 차단과 근이완

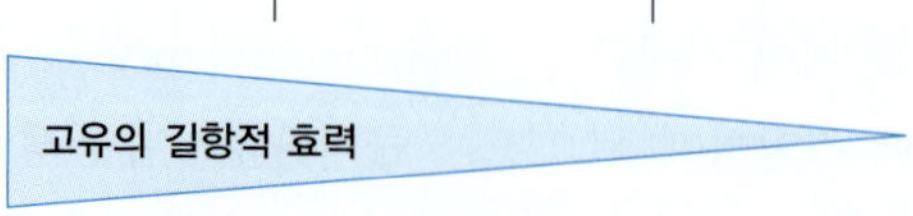

그림 12-10 니코틴성 ACh 수용체에 대한 작용제와 길항제의 상호작용

Atracurium과 주된 대사산물인 laudanosine은 중추의 니코틴성 ACh수용체에 작용제와 길항제적인 작용을 나타낸다.[45] 하지만 아직도 이런 현상의 임상적인 의의나 문제점은 밝혀져 있지 않다. 그러나 대부분의 현재 임상에서 사용되는 근이완제는 α1 아단위에 높은 친화력을 가지고 있어서 거의 특징적으로 신경근 접합부에 위치한 ACh수용체에 결합하게 된다.

자율신경계의 신경절은 교감신경 혹은 부교감신경 신호를 변환한다. 두 종류의 신경절에서 ACh이 신경전달물질로써의 역할을 하게된다.

SCh은 교감 및 부교감 신경절을 흥분시킬뿐만 아니라 시냅스후 부교감신경계의 무스카린성 수용체도 흥분시킨다. 이로 인하여 약물 투여후, 특히 반복적인 투여 후에는 성인에서도 타액의 분비나 서맥을 자주 관찰할 수 있게 된다. 비탈분극성 근이완제는 자율신경계의 신경절에 대한 작용이 전혀 없는 것으로 알려져 있다(표 12-3).

5) 구조와 활성의 관계

(1) Steroid 구조와 신경절 차단

Steroid 구조에서 고정된 질소원자 사이 간격에서 8 Å에서 2개의 4가 구조는 신경절 차단효과를 갖는다. 반면에 이러한 부작용은 pancuronium, rocuronium, vecuronium, atracurium, cisatracurium 및 mivacurium과 같이 간격이 10, 18과 21 Å에서 최소화할 수 있다.

(2) Gallamine의 무스카린성 차단

무스카린성 차단효과(미주신경 차단 효과)는 gallamine과 같이 3개의 4가 구조에서 잘 나타난다.

(3) Steroid 구조와 무스카린성 차단

Steroid 구조를 기본으로 하여 A환의 2와 3번 위치에 ACh와 유사한 구조를 갖는 근이완제(예, pancuronium)에서 무스카린성 차단은 항상 동반되

표 12-3 근이완제의 자율신경계 및 히스타민 분비에 대한 영향

근이완제 종류	신경절 차단*	미주신경 차단*	히스타민 분비+
스테로이드형 제제			
Pancuronium	> 100	3	없음
Rocuronium	ø	3	없음
Vecuronium	> 100	20	없음
Rapacuronium‡	> 250	3~5	~5 +
Benzylisoquinolines 제제			
Mivacurium	> 100	> 50	~3
Atracurium	40	16	~2.5
Cisatracurium	> 50	> 50	없음
기타 제제			
Alcuronium	~3	~4	없음

모든 데이터는 특정한 부작용의 50% 개연성을 나타내는 ED50의 평균값(ED50SE) 을 근이완의 95%의 연축을 감소시키는 유효용량인 ED95(ED95NMB)로 나눈 수치인 ED50SE/ED95NMB 값으로 표현하였다.
ED50SE/ED95NMB 값이 크면 클수록 안전한 약제가 된다. 수치가 3 이하인 경우 낮다고 간주할 수 있다. 비교값이 부작용의 크기정도를 나타내는 것은 아니다. * 표시는 고양이 동물실험 수치이며, + 표시는 임상적인 히스타민 분비 수치이고 ‡ 표시는 심각한 기관폐 부작용으로 판매가 금지된 것을 나타낸다.

는 부작용이며 A환의 2번위치에 4가 methyl기를 제거하여 조절할 수 있다. 이와 같이 양전하를 제거하면 acetylcholine과 같은 특성이 제거되며 vecuronium과 같이 항무스카린성 특성(미주신경 차단 효과)이 현저하게 저하된다.

(4) 역가(Potency)와 작용 발현

Vecuronium에서 acetoxy기를 제거하면 낮은 역가의 실험적 근이완제가 되지만 심장의 무스카린성 수용체에 친화성을 갖게 됨으로써 낮은 역가로 작용발현이 빨라지지만 심혈관계 부작용으로 임상에서는 사용 할 수 없게 된다.

임상에서 확인된 근본적인 학설은 rocuronium과 rapacuronium 같이 낮은 역가의 aminosteroid계 근이완제들은 pancuronium과 vecuronium 같은 높은 역가의 근이완제보다는 빠른 작용발현을 한다는 것이다. 즉, 역가가 높다는 것은 수용체와 결합율이 높다는 것으로써 역가가 낮을수록 발현이 빠르며 회복이 빠르고, 해리상수(dissociation constant)가 높다.

(5) 근이완제의 히스타민 분비와 과민반응 (Anaphylaxis)

비만세포(mast cell)에서 분비되는 히스타민은 항원/항체 반응에 의하거나 이를 초래하거나, IgG 또는 IgM에 매개되는 보체계(complement system)의 활성화에 의하거나, 또는 비만세포의 표면 분자에 직접적으로 작용하여 진정한 IgE를 매개하는 과민반응을 야기한다.

Morphine과 같은 3가 아민과는 대조적으로 근이완제는 4가 아민의 구조를 가졌기 때문에 비만세포에 대하여서는 약한 히스타민 분비 효과를 가진다.

흔히 사용되는 스테로이드계 근이완제는 히스타민을 분비시키지 않는다. Rapacuronium은 스테로이드계 근이완제이나 히스타민성 부작용으로 심한 기도 혹은 기관 연축이 문제되어 시장에서 퇴출되었으나 원인이 히스타민분비에 의한 것인지 약물자체의 특성에 의한 것인지는 명확히 알려져 있지 않은데 그 이유는 이들 호흡계 부작용이 혈중 히스타민 농도를 상승시키면서 동반되기도 하지만 상승 없이도 동반되어 발생하였기 때문이다.

임상적인 용량에서 SCh과 benzylisoquinoline계의 d-Tubocurarine, metocurine, atracurium과 mivacuriume 등은 히스타민을 분비시킨다. Metocurine, mivacurium과 atracurium에서는 methoxy기로 인하여 히스타민 분비가 적게 된다.

Atracurium에서는 연결고리의 carboxyl기와 benzylisoquinoline 구조의 1번과 2번 위치에서 입체화학반응으로 히스타민 분비작용이 더욱 감소된다. 예를 들면 cisatrcurium은 atracurium의 R-cis 이성체로 임상 용량에서 히스타민을 분비시키지 않으며[46] doxacurium도 히스타민을 분비하지 않는 benzylisoquinoline계 근이완제이다.

이러한 비만세포에서의 히스타민 분비는 빠른내성(tachyphylaxis)이라 불리우는 작용이 초래되는데 반복 투여시 반응의 효과가 빠르게 감소하는 현상으로써, 이 점을 이용하여 약물의 투여를 천천히, 누진적으로, 혹은 반복 투여 방법을 사용하여 투여하면 부작용을 감소시킬 수 있다. 또한 항히스타민제인 H_1 과 H_2 수용체 차단제를 병용하면 임상에서 이에 따른 부작용을 억제할 수 있다고 보고되어 있다.[47]

7. 근이완제의 약리 및 약리적 변수

근이완제의 신경근 차단은 운동신경의 자극에 대하여 근 반응을 감소시키는 작용이다. 근이완제가 투여된 후 차단의 발현시간, 최대효과와 작용시간은 각 근육의 특성과 혈액 공급에 따라 달라진다. 임상적으로 근이완제의 약리적 작용을 결정하기 위하여는 단일 혹은 점진적인 용량의 근이완제를 투여한 후 해당하는 신경에 자극을 가하여 연축의 높이가 감소하는 반응을 관찰하여야 한다. 100%의 연축 반응은 신경근 차단이 없는 상태이며 0%는 완전한 마비를 초래한 신경근 차단상태를 나타낸다. 비록 근이완제에 따르는 반응은 환자간의 개체적인 차이가 있겠지만 많은 수의 환자에서 보면 일반적으로는 그림 12-3에서 보는 바와 같은 약리학적 변수에 의하여 특성이 결정된다.

① 역가 (효능)(Potency)

근이완제의 역가는 효과용량(effective dose, ED)으로 표현된다. ED95와 ED50은 각각 투여 후 100%의 기준되는 연축 높이를 95% (5%의 연축 높이에 해당) 및 50% (50%의 연축 높이에 해당)만큼 억제하는데 필요한 근이완제의 용량을 말한다.

② 발현 시간(Onset)

발현시간은 근이완제의 투여 후 최대의 신경근 차단이 발생 하기까지 소요되는 시간으로 정의된다.

③ 임상적 작용시간(dur25 / dur95)

임상적인 작용시간은 근이완제 투여 후 연축의 높이가 기준되는 연축 높이의 25% 및 95% 로 회복되는데, 즉 각각 75% 및 5%의 연축높이가 되는데까지 소요되는 시간을 말한다. 만약 수술이 지속적인 근이완을 필요하는 경우 근이완제의 재 투여는 25%의 회복이 보이기 전에 투여하는 것이 좋다.

④ 회복 지수(Recovery Index)

회복 지수는 근이완제의 효과가 사라지는데 대한 속도를 나타낼 때 쓰이며 연축 높이가 25%에서 75% 로 회복되는데 소요되는 시간으로 정의된다.

⑤ 총 작용시간(Total duration of action)

총 작용시간은 근이완제 투여 시점에서 TOF ratio 가 0.7이상이 되기까지 걸리는 시간으로 정의된다. 그러나 연구에 의하면 TOF ratio 가 0.9이상이 되는 것을 완전한 근이완의 회복의 지표로 보자는 보고가 있다.[48]

1) 약동학적 특성

근이완제는 일반적으로 정맥주입법으로 투여 된 후 빠른 발현시간, 빠른 분포 및 예측 가능한 배설을 거치게 된다. 피하 주사 혹은 근주를 통하여 투여해서 정주 때와 같은 원하는 효과를 얻으려면 고용량이 필요하게 되며 약력학적(pharmacodynamic) 대사도 예측하기 어렵게 된다. 특히 비탈분극성 근이완제의 경우에는 근주후에 약동학적 대사는 예측이 불가능하다고 알려져 있다. 따라서 근이완제의 근주를 통한 투여는 후두연축이 발생하였으나 정맥로를 확보할 수 없는 경우와 같은 어쩔 수 없는 경우에만 시행되어야 한다.[49]

근이완제는 위장관을 통하여는 흡수되지 않기 때문에 과거 원주민이 curare를 사용하여 포획한 먹이를 먹어도 근이완의 위험이 없었던 것이다. 반면에 SCh은 근주 투여 방법을 통하여 비교적 효과적이며 빨리 흡수되므로 후두연축등의 치료에 사용이 금기로 되어 있지 않다.

2) 약동학적 모형과 변수

약동학은 약물과 대사물의 혈장 농도와 시간 사이의 관계를 수학적으로 기술하는 시도를 한다. 혈장농도는 투여된 양의 함수이기도 하지만 약물의 흡수율과 흡수정도, 분포, 조직내 결합 또는 국소화, 생체내 변화와 배설에 좌우된다. 근이완제를 포함한 마취과에서 사용하는 모든 정맥 약물은 직접 정맥에 투여하기 때문에 흡수 과정이 생략된다.

근이완제에 대한 변수들은 대부분 두 구획 모형(two compartment model)으로 계산된다.[21] 정맥으로 투여된 후 근이완제는 바로 첫번째 중심 구획(central compartment)로 분포하게 되고 두번째 말초 구획(peripheral compartment)에 재분포하게 된다(그림 12-11).

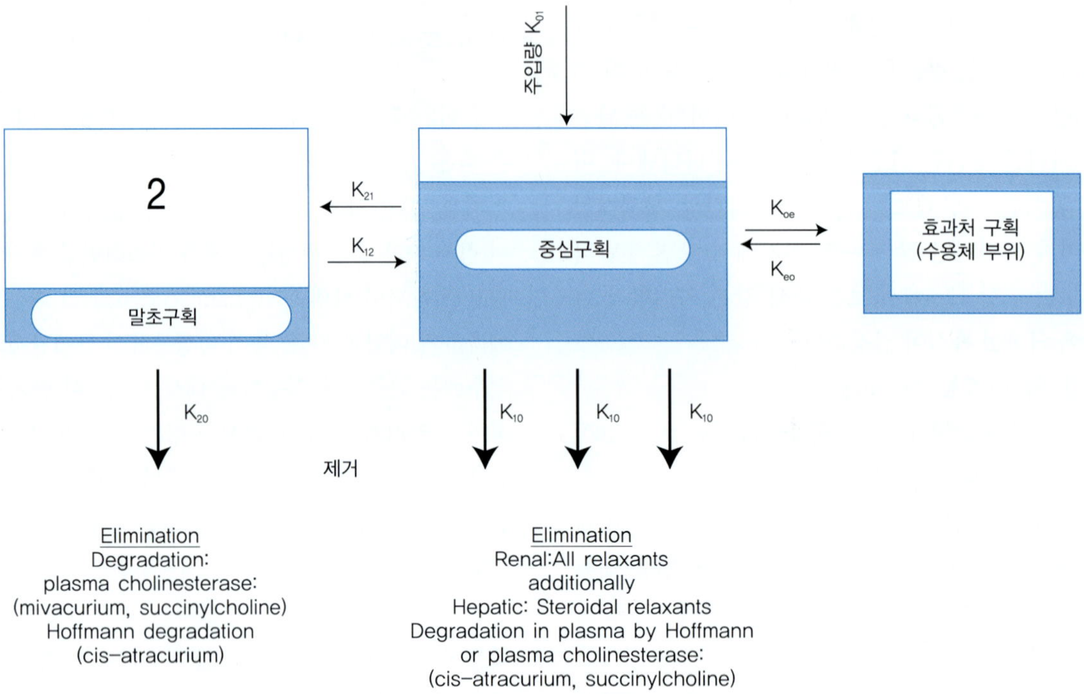

그림 12-11 근이완제의 다른 구역에의 분포에 대한 대략도

모형은 수학적으로 약동학적 변수를 이용할 수 있다. Kx-y는 다른 구역간에 분포 상수를 나타낸다.

이들 약물의 대사와 배설은 거의 즉각적으로 일어나게 된다. 근이완제의 약동학에 사용되는 변수들은 초기 총 분포량(initial total volume of distribution, V1), 항정상태(steady-state) 에서의 분포량(Vd), 혈장 제거율(plasma clearance, Cl) 및 배설 반감기(t1/2β)이다.

상황민감성 반감기(context-sensitive half-life)가 반복적 혹은 지속적 투여 후의 약동학을 설명한다. 즉, 약물을 다양한 시간동안 정주하여 항정상태의 농도에 도달한 후 정주를 중지하여, 약물의 농도가 50% 감소하는데 걸리는 시간이 어느 정도인가를 예측하는 것으로 50% 감소시간(50% decrement time)이라고도 부른다.

생체부위(biophase)란 신체적으로 세포막, 수용체 또는 효소들이 포함되는 약물의 효과가 직접적으로 나타나는 부위를 나타낸다. 약동학/약력학 모형에서는 생체부위라는 용어가 사용되는데 근이완제에 있어서는 신경근 접합부가 되는 것이다.

3) 근이완제의 약동학에 영향을 주는 인자들

(1) 분포 용적(Volume of distribution, Vd)

모든 근이완제는 양극으로된 4가 암모니움 위치를 가지고 있어서 pH 값에 무관하게 이온화되어 존재한다. 양극화를 띠고 있음이 근이완제들이 거의 대부분 지질에 결합하지 않게 한다. 따라서 근이완제의 분포 용적은 세포외 공간이며 대부분 0.2 에서 0.5 L/kg으로 구성된다. 만약 근이완제가 반복적이거나 지속적으로 24시간 이상 장시간 투여된다면 결합 조직과 같이 적게 관류되는 조직에도 분포가 이루어져서 분포 용적이 증가되어 10배까지 될 수 있다.[50]

(2) 혈장 단백질 결합(Plasma protein binding)

근이완제는 투여된 후 알부민이나 감마글로불린과 같은 혈장 단백질에 결합한다. 각 근이완제들의 단백질 결합되는 퍼센트 값은 검사 방법에 따라 일정치 않게 보고되어 있다.

(3) 약리학적 효능

근이완제의 역가는 ACh수용체에 대한 각 근이완제의 친화도를 나타낸다.

대부분의 근이완제는 역가와 발현시간과의 관계에서 반비례 관계(reciprocal relationship)를 나타낸다. 낮은 수용체 친화도를 가진 약물은 일정한 연축억제를 얻으려면 고용량을 사용해야 되는데 수용체부위와 중심구획과의 농도 차이에 의하여 수용체로 약물의 전달이 달라지게 된다. 반면에 수용체에 높은 친화력을 가진 약물은 낮은 ED95를 가지며 적은 용량이 투여되어 이동하는데 농도 차이가 작아서 발현시간이 늦게 된다.[41,42] 모든 근이완제가 다 이와 같은 특성을 나타내는 것은 아니지만[42] 새로운 근이완제를 개발할 때는 이와 같은 원칙을 바탕으로 개발되며 합성하여 만들어지게 된다.

(4) 주입 속도

근이완제를 빨리 주입하여 투여하면 수용체부위와 중심구획간의 높은 농도차이가 발생하여 발현시간이 촉진된다. 그러나 benzylisoqunoline형 근이완제, 특히 atracurium과 mivacurium에서는 빠른 주입에 따르는 히스타민 분비에 동반된 부작용도 커지게 된다.[51]

(5) 관류 (Perfusion)

정맥내로 주입된 근이완제는 혈액의 흐름을 따라 그들의 효과처 구획으로 이동되어야 효과를 나타낸다. 만약 심박출량이 저하되면 근이완제의 신경근 차단 효과가 늦어지게 된다.[52]

각각의 근육에 따르는 발현시간이 다른 것은 부위적인 혈류가 다르기 때문으로 가장 빠른 발현시간을 가진 순으로 보면 adductor pollicis muscle 〉 orbicular ocular muscle 〉 laryngeal muscles 〉 diaphragm 의 순이 된다.[53]

(6) 연령

근이완제의 분포 용량은 성인과 비교하여 소아에서 더 크다. 그러므로 일정의 근이완제의 농도를 획득하려면 소아에서 더 많은 용량의 근이완제가 투여되어야 한다. 그러나 신경근 접합부가 소아에서 더 민감하므로[54] 고용량은 작용시간을 연장시킬 수 있다.

스테로이드형 근이완제는 약물의 분포 용량이 더 클수록 작용시간이 연장되며 제거도 연장되게 된다.[55] 소아에서는 심장박출지수(cardiac index)와 심박수가 증가되어 있어서 성인에서 보다 신경근 차단의 발현시간이 빠르다. 노령에 따르는 ACh수용체 개수의 감소와 신경근 접합부의 넓어짐에도 불구하고[56,57] 신경근 차단 약물의 민감도는 변화하지 않는것으로 알려져 있다.[56,58-9] 그러나 노령에 따라 분포와 제거에 따르는 약동학에 따르는 변화는 늦어지게 된다. 이런 현상은 대부분 각 장기 기능, 특히 심장, 신장 및 간의 기능이 감소함에 따르는 결과이다. 현재 사용되고 있는 근이완제는 대부분 장기의 대사에 영향을 받게 되고 스테로이드형 근이완제는 연령에 따라 대사와 제거가 다르게 된다(표 12-4).

(7) 임신

임신 기간에 근이완제의 약동학과 약력학은 거의 변화되지 않는다. 그러나 조기 자궁수축 혹은 임신전자간증과 같은 질환의 치료제로 마그네슘이 사용되고 있는 환자에서 비탈분극성 근이완제의 사용은 약물의 역가와 작용 시간의 증가를 고려하여야

표 12-4 연령에 따른 약동학적 변수

	혈장 청소율 (mL/kg/min)			분포용량 (mL/kg)			제거 반감기 (min)		
	소아	성인	노인	소아	성인	노인	소아	성인	노인
Atracurium	5.1~9.1	5.0~6.2	5.4~6.5	113~210	100~140	150~190	14~20	17~23	22~23
Cis-atracurium		4.1~6.5			110~180			19~25	
Mivacurium		40~120	54		120~410	290		1~3	2
Vecuronium	2.8~5.9	4.2~6.3	2.6~3.7	130~360	210~280	180~440	28~123	50~90	58~125
Rocuronium	11.4~13.5	2.2~3.5	3.4	220~300	140~220	620	38~56	70~106	137
Pancuronium	1.7	1.0~2.0	0.8~1.2	200	100~280	220~320	103	115~155	151~204

한다.

근이완제의 이온화된 상태가 약물의 혈액-태반 장벽의 통과를 최소화 한다. 중환자실에서의 장기적인 기계호흡에 사용되는 것과 같은 장시간의 사용에서만 근이완제의 충분한 혈중 농도가 태아에 영향을 미치게 된다.[60)]

(8) 온도

저체온증에서는 간 및 신장의 기능과 청소율이 감소하여 근이완제의 작용시간이 증가하게 된다.[61)] Atracurium과 cisatracurium의 경우에도 느려진 Hoffman 제거로 인하여 작용시간이 증가하게 된다.[62)] 저체온증에 있어서의 신경근 차단이 지속되는 약동학 및 약력학의 차이는 매우 설명하기 어렵다고 알려져 있다. 예외적으로 mivacurium은 온도에 상관없이 혈장콜린에스테라제에 의하여 분해되는 것으로 알려진다.[63)]

8. 근이완제의 대사와 제거

일회용량으로 투여된 근이완제의 신경근 차단 효과는 신경근 접합부에서부터의 재분포와 중심 구획에서 말초 구획으로의 재분포에 의하여 없어지게 된다.

반복적인 주입 혹은 지속적인 주입에 의한 투여는 재분포의 수용능력이 충만하게 되는 경우 근이완제와 활동성 대사 산물이 다시 중심 구획으로 재이동 할 수도 있게 된다. 이러한 경우에는 신경근의 회복은 주로 약물의 제거에 의존하게 된다.

1) 신장을 통한 제거

모든 근이완제는 비록 주된 대사경로가 아니더라도 신장을 통하여 제거될 수 있다.

생리적인 pH에서 근이완제는 이온화된 4가 아민이다. 따라서 신장 기능이 정상인 환자에서는 정상적인 사구체 여과 속도인 분당 약 1~2 ml/kg의 속도로 신장을 통하여 제거된다. 신장 요세관에 의한 재흡수는 발생하지 않는다. 신기능이 감소되어 있는 경우 근이완제의 반감기는 자연히 증가되게 되는데 이러한 약물은 주로 신장의 제거에 의존하는 pancuronium, alcuronium, doxacurium 및 pipecuronium을 들 수 있다(표 12-5).

2) 대사: 에스테르 가수분해

SCh과 mivacurium은 혈장 콜린에스테라제에 의해 효소적인 제거를 통해 불활성화되는 신경근차단 약물이다. 이는 분자들이 세포외 공간에 있거나 시

표 12-5 근이완제의 대사와 제거

근이완제 종류	대사	신장을 통한 제거	간 담도를 통한 제거
Succinylcholine	98~99% 혈장콜린에스테라제	<2% (대사물질들) 혈장콜린에스테라제 존재하에 높은 제거율	-
Mivacurium	95~99% 혈장콜린에스테라제	<5% (대사물질들) 혈장콜린에스테라제 존재하에 높은 제거율	-
Atracurium	70~90% 호프만 제거와 에스테라제	10~30% laudanosine	laudanosine
Cis-atracurium	70~90% 호프만 제거와 에스테라제	10~30% laudanosine	laudanosine
Alcuronium	-	80~90%	10~20%
Vecuronium	30~40% 간	~40% 대사물질들	10~20% 대사물질들
Pancuronium	10~20% 간	60~80%	~10%
Rocuronium	최소량 간	30~40%	~60%

넵스 열로부터 세포외 공간으로 다시 분산되어 들어갈 때 일어난다.

(1) 비전형성 혈장콜린에스테라제(Atypical plasma cholinesterase)와 Dibucaine number

유전적으로 비전형성 혈장 콜린에스테라제를 갖는다면 SCh에 의한 근이완 작용은 연장될 수 있다. 개인이 이형성 비전형적 혈장콜린에스테라제를 가질 빈도는 1: 480이다.

이런 경우에 SCh과 mivacurium의 작용시간은 매우 조금 연장된다. 그러나 비전형성 혈장콜린에스테라제의 동형 매개체(homozygous carrier)인 경우는 빈도가 1:3200 이지만 신경근 차단이 몇시간 동안 연장된다.

이형성 혹은 동형성 형태의 혈장콜린에스테라제의 수많은 유전자형(genotype)은 4가지로 분류된다. 대부분의 정상형인 E_1^u(usual = normal form), 비전형성인 E_1^a(atypical form = dibucaine-resistant), 불소 저항성인 E_1^f(fluoride-resistant) 및 효소 작용이 전혀 없는 부동형인 E_1^s(silent form = no enzyme activity)로 분류된다.

디부카인 실험(dibucaine test)은 국소마취제인 dibucaine이 in vitro에서 혈장 콜린에스테라제를 억제하는 것을 이용하여 1957년 Kalow와 Genest에 의해 소개되었다.[64]

Dibucaine은 정상과 비전형 혈장콜린에스테라제와 반응에 차이가 있어 혈장콜린에스테라제의 정상적인 isoform은 비전형적인 isoform에 비하여 더 쉽게 억제된다. 이러한 결과로 dibucaine number를 검사방법으로 적용하게 되었다.

표 12-6 Succinylcholine 또는 Mivacurium 투여 후 Dibucaine number, 비전형성 혈장 콜린에스테라제 및 신경근 회복

디부카인 수치 (Dibucaine Number)	유전자형	혈장 콜린에스테라제	신경근 회복	발생빈도
>70% (70-80)	$E_1^uE_1^u$	정상 (정형 동형질)	정상	정상
35-65%(50-60)	$E_1^uE_1^a$	비정형 이형질 (heterozygous atypical)	50~100% 연장된다.	1:480
<30%(20-30)	$E_1^aE_1^a$	비정형 동형질 (homozygous atypical)	4~8시간 연장된다.	1:3200

혈장콜린에스테라제가 억제되는 백분율을 dibucaine number로 나타내었다. 표준 검사상태에서 dibucaine은 정상 혈장 콜린에스테라제(정상 효소)는 70~80%, 비정상적인 혈장콜린에스테라제(비정상 효소)는 20% 억제한다(표 12-6).

Dibucaine number는 혈장콜린에스테라제에 대하여 개인적인 유전적 특성을 나타내지만 혈장내 효소 농도를 측정하지 못할 뿐만 아니라 SCh 및 mivacurium과 같은 약물의 가수분해 효소로서 효능을 측정하지 못한다. 효소의 활성은 단위 시간에 가수분해되는 물질의 수(μmol)를 말하며 흔히 국제 규격 단위(international units, IU)로 표시한다.[65]

혈장콜린에스테라제의 활성은 유전자형의 영향을 받으며 효소의 혈장 농도에도 영향을 받는다. 혈장 농도는 유전적인 영향과 함께 영양상태에 따라 차이가 있다.

혈장콜린에스테라제와 상호작용을 하는 여러 가지 약물들은 혈장에서 활성을 저하시킨다. 이들 중에서 표준 항콜린에스테라제와 상호작용을 하는 여러 가지 약물들은 혈장에서 활성을 저하시킨다. 이들 중에서 표준 항콜린에스테라제로 neostigmine과 pyridostigmine이 있으며 edrophonium은 아니다.

(2) 후천적인 콜린에스테라제 결핍

여러가지 약물들은 혈장콜린에스테라제의 활성도를 억제할 수 있고 따라서 SCh과 mivacurium의 대사를 감소시킨다. 이것은 콜린에스테라제 억제제인 neostigmine과 pyridostigmine에서 명확히 들어나게 된다.

Pancuronium은 항구토제로 사용되는 metoclopramide와 항히스타민제제처럼 콜린에스테라제를 억제한다. 만일 혈장 콜린에스테라제의 활성도가 간부전이나, 화상을 입었을 때 처럼 500 IU/L정도 감소하면 SCh과 mivacurium에 의한 신경근 차단은 2.5배 정도 연장된다. 신부전이나 임산부 또한 혈장 콜린에스테라제의 활성도가 감소될 수 있다.

(3) 비효소적인 붕괴 대사

Atracurium과 이성질체인 cisatracurium은 Hoffmann elimination이라 불리어지는 자발적인 분해가 일어난다. 이들 근이완제는 비활성적인 대사산물인 laudanosine과 monacrylate로 분해되어 신경근 접합부에서 비활성화된다. Hoffmann elimination은 중심구획과 말초구획 및 생체부위(biophase)인 연접틈새에서 일어난다. 게다가 atracurium은 에스테르 가수분해를 통해 4가 산(quaternary acid)과 4가 알코올(quaternary alcohol)로 분해된다. 그러나 아직도 cisatracurium이 이러한 추가적인 경로를 통해 분해되는지는 논란이 있다.[66]

표 12-7 Succinylcholine의 대표적인 부작용

1. 심장의 동방결절의 무스카린성 ACh 수용체의 자극으로 인한 부작용
   1) 동성 서맥 (bradycardia)
   2) 방실성 부정맥 (AV-nodal dysrhythmia)
   3) 심실성 부정맥 (Ventricular arrhythmia)
2. 종판의 탈분극에 의한 부작용
   1) 뇌압 상승
   2) 안압 상승
   3) 위 내압 상승
   4) 세포 내 포타슘의 분비
   5) 근육통
   6) 저작근 경련
   7) 악성고열증의 촉발
3. 알러지성 반응

(4) 간을 통한 대사

스테로이드형 근이완제인 rocuronium과 pancuronium, vecuronium은 신장과 간을 통해서 배설된다. 약물과 대사산물이 간을 통해 배설되는 것은 신부전일 때 더욱 중요하게 되지만[67] 이 경로는 단일용량의 재분포에 의해 일어나게 되는 활성의 소실보다는 약간 느려진다. 재분포되는 양은 적기 때문에 반복적인 주입으로 인해 작용시간이 증가하거나 신경근 차단을 위한 근이완제의 용량이 감소한다. 그러나 반복적인 주입으로 인한 축적을 간부전이나 신부전 동안의 원래 약물과 대사물의 축적을 비교할 방법은 없다. Benzylioquinoline형 근이완제와는 반대로 스테로이드형 근이완제는 간에 의해 deacetylation되어 자체가 신경근 차단효과를 가지는 대사물이 되기 때문에 서서히 제거되게 된다. 이는 만일 근이완제가 오랜시간에 걸쳐 사용되면 대사산물이 근이완을 촉진시키고 신경근 회복을 더디게 한다는 임상적인 근거가 된다.

9. 탈분극성 근이완제인 SCh

SCh은 임상에서 사용되는 유일한 탈분극성 근이완제이다.[68] 1951년 스웨덴의 Thesleff와[69] 오스트리아의 Mayrhofer에 의해[70] 임상에 적용되었고 1952년 및 1956년 Foldes에 의한 연구로[71] 국제적인 지식이 확립되었다.

분자 크기는 비탈분극성 근이완제보다는 더 작다. 질소원자 둘다 4개로 되어 있고 양전하를 띄고 수용성이며 거의 비지용성이다. 2% 용액의 pH는 2~3으로 산성이다.

상업적으로 사용되는 용액은 몇몇 부작용을 가지고 있는 안정화제(stabilizer)와 완충제(buffer)인 benzylalcohol, benzonate 및 sodium chloride가 포함된다.

SCh의 상대적인 또는 절대적인 금기증은 이들 첨가제의 부작용에도 기인 된다(표 12-7).

임상에서의 사용은 위내용물로 인해 폐흡인 위험성이 증가된 환자에게서 빠른 연속 기관삽관(rapid sequnce induction)을 시행하거나 후두연축(laryngospasm)을 완화시키기 위하여 사용된다.

정맥으로 투여하고 난뒤 대부분의 SCh은 시냅스 열에 도달하기도 전에 혈장 콜린에스테라제에 의해 succinylmonocholine과 콜린(choline)으로 분해된다. 따라서 적은 양만이 신경근접합부위에 도달하고 그것의 탈분극효과는 간과 혈장의 효소인 혈장 콜린에스테라제에 의하여 빠르게 가수분해되므로 극히 짧은 작용기간을 가진다. 초기 대사산물인 succinylmonocholine은 약한 근이완 작용을 가지며 느리게 호박산 (숙신산, succinic acid)과 콜린으로 분해된다(그림 12-7). 혈장콜린에스테라제는 SCh을 빠르게 분해하므로 실제로 신경근 접합부에는 투여량의 극소량이 도달하게된다. 신경근 접합부에는 혈장콜린에스테라제가 없으므로 SCh의 근이완 작용은 순환계로 확산된 후 소실된다. 그러므로 SCh

이 신경근 접합부에 도달하기 전과 후에 혈장콜린에스테라제에 의한 가수분해 속도 조절은 작용발현과 지속시간에 영향을 주게 된다.

SCh의 효과는 20~40초 안에 나타나게 된다. 임상적으로는 정맥 투여하고 난 뒤 완전한 근이완 뒤 1분 안에 근육의 속상수축을 볼 수 있게 된다. SCh의 ED95는 0.35~0.5 mg/kg 이다. 임상에서는 빠르고 완벽한 이완을 위해 ED95의 2배인 0.8~1.0 mg/kg이 투여 된다.

신경근이완의 회복은 SCh이 신경근 접합부에서 효소적으로 대사되는 세포외공간으로 분산되면서 시작된다. 빠른 발현시간을 가진 근이완제인 rocuronium과 rapacuronium이나 더 짧은 작용시간을 가진 mivacurium과 같은 비탈분극성 근이완제의 발전에도 불구하고 SCh은 두가지 장점을 가진 유일한 근이완제로 남아 있다. 즉, 1분 이내의 짧은 발현시간과 5~10분의 짧은 작용시간이 장점이다. 의도하지 않은 SCh의 부작용을 방지하기 위하여 사전근이완(precurarization)이 소개되었다.[72] SCh을 주기 전에 소량의 비탈분극성제제 를 주면, 예를 들어 성인의 경우 0.005 mg/kg vecuronium을 주면, 근 무력감(weakness)나 쇠퇴없이 ACh수용체를 차지하게된다.[73] 그러나 몇몇 환자에게서는 복시(diplopia)와 같은 근 무력감을 호소하게 된다. 사전근이완은 중증근무력증(myasthenia gravis)과 같이 이미 근 무력이 있는 환자에게는 추천되지 않는다.

SCh의 분자구조는 2개의 ACh분자가 끝부분끼리 결합된 구조와 비슷하며 연접틈새로 들어와서 수용체와 결합하여 신경근 접합부를 탈분극시킨다. 이것이 탈분극성 근이완제이다. 아세틸콜린에스테라제의 작용에 의해 빨리 효과가 끝나는 ACh 과는 달리 SCh은 신경근 접합부에서 국소적으로 대사되지 않는다. 결과적으로 SCh의 탈분극작용이 ACh보다 더 오래 지속되며 운동종판은 탈분극상태로 유지되며, ACh의 효과에 불응한다. 이것이 제1상 신경근 차단이다. 전기적 자극시, 연축은 기저선으로부터 감소되며, 반복된 자극에도 더 이상의 감소는 일으키지 않는다. 운동종판이 SCh에 지속적으로 노출되면 SCh의효과에 대한 신경근접합부의 민감도가 감소한다. 제 2상차단이라고 불리우는 이러한 형태의 신경근 차단에 대하여는 상대적으로 거의 알려진 바가 없으나 신경자극에 대한 반응은 일정한 패턴을 가지며, 제 1상 차단과는 달리 연축의 감소와 반복자극시 쇠퇴가 있다.

1) 자율신경계 신경절과 무스카린성 수용체(Muscarinic receptor)에서 SCh의 부작용

심혈관에 작용하는 SCh의 효과는 매우 다양하다. 왜냐하면 자율신경계의 모든 콜린성수용체에 결합을 하기 때문이다(표 12-7).

미주신경의 무스카린성 수용체를 자극하여 완벽하게 심방결절을 억제하고 특수 심실 부정맥이나 심실성 부정맥이 일어날 수 있다. 이는 미주신경이 예민한 소아환자나 후두경 자극에 의해 야기된 미주신경 자극 후 종종 관찰 된다. 부교감 신경 지배를 받는 구조(cervix의 확장, carotid body나 눈의 자극)의 자극은 서맥을 촉진시킨다. SCh으로 인해 카테콜라민과 혈장 칼륨이 증가하여 부정맥을 촉진시킨다. Atropine을 미리 주입하여 서맥을 예방할 수 있다. 그러나 심실성 부정맥은 atropine에 의해 완화되지 않는다. 게다가 소량의 SCh 주입, 소위 길들임(self-taming, 또는 taming)방법[74] 이라 불리우는 방법이나 lidocaine주입[75] 혹은 아편유사제의 주입[76]으로는 의도하지 않은 심혈관계 부작용을 막을 수 없다. 그러나 속상 수축과 관련된 부작용은 약화시킨다고 알려져 있다.

적은 용량에서는 수축력 감소와 심장 동수 변동 반응(chronotropic response)이 나타난다. 기본적으로 동성 서맥, 방실리듬, 심실성 부정맥, 특히 화상과 같은 특수 상황에서는 단초점(unifocal) 심실 기외수축에서 심실세동까지 다양하게 발생한다(표 7).[77] 심장이상은 SCh 단독 또는 다른 외인성 자율신경계 자극과 동반되어 발생한다.

(1) 동성 서맥

동성 서맥과 관련된 자율신경계 기전은 심장의 동결절 무스카린성 수용체 자극에 의한 것으로 특히 교감신경계 긴장이 높거나 atropine을 투여 받지 않은 소아에서 많다. 동성 서맥은 성인에서도 발생하며 첫 번째 투여 후 5분 이내 재 투여할 경우에 흔히 발생한다.

Thiopental, atropine, 신경절 길항제와 비탈분극성 근이완제, 직접적인 심근 자극, 무스카린성 자극 증가와 신경절 자극 등도 동성서맥 발생에 관여한다. Succicnylcholine의 분해 산물인 succinylmonocholine과 choline이 심장의 감수성을 증가시키므로 서맥의 빈도는 succicylcholine을 두 번째 투여할 경우에 증가된다.

(2) 방실리듬(Nodal/junctional rhythms)

방실리듬은 SCh 투여전이나 기관내 삽관을 하기 전의 동성 박동수(sinus rate)보다 느린 서맥으로 흔히 나타난다. 발생 기전은 동결절의 무스카린성 수용체 자극과 박동조율기로서 동결절을 억제하고 방실결절의 역할을 증가시키기 때문이다. 발생 빈도는 두 번째 SCh를 투여 후에 많이 발생하며 먼저 d-Tubocurarine를 투여하여 예방할 수 있다.

(3) 심실성 부정맥

안정된 마취 상태의 실험 동물에서 SCh은 catecholamine 유발 부정맥에대한 심실의 역치를 저하시킨다. 개에서 SCh 투여후 순환 혈액내 catecholamine 농도는 4배로, 칼륨은 1/3이 증가된다. 사람에서도 SCh에 의한 catecholamine의 유사한 증가가 관찰된다. 기관내삽관, 저산소증, 과이산화탄소혈증, 수술 등 자율신경계 자극은 SCh 효과에 상가작용(additive)을 한다. 이러한 자극에 digitalis, 삼환계 항우울제, MAO 억제제, 외인성 catecholamine, halothane과 같은 흡입 마취제등의 영향이 추가되면 이들은 이소성 박동(ectopic activity)과 catecholamine의 항 부정맥 효과에 대한 심실의 역치를 저하시킨다. 심실성 이탈박동(escape beat)은 SCh의 재투여 후에 심한 동성 또는 방실결절의 활성이 느려지게 되어 발생한다. SCh의 탈분극성 작용으로 골격근에서 칼륨이 유리되어 심실성 부정맥의 발생빈도가 증가될 수 있다.

2) 신경근접합부에서의 SCh 효과

(1) 위 내압, 두개강 내압 및 안압에의 영향

SCh으로 야기된 골격근의 속상수축은 원하지 않는 부작용을 야기시킨다. 비록 명확한 인과관계가 확인되진 않았으나 위 내압, 두개강 내압 및 안구내압을 증가시키고 근육통을 야기시킨다. 속상수축과 부작용 사이의 관계는 논란이 있다. 왜냐하면 결론적으로 사전 근이완 용량이 속상수축의 강도를 약하게는 하지만 부작용을 감소시키진 못하기 때문이다. 특별히 두개강 내압을 올리는 원인은 설명하기 어렵다. 속상수축동안 구심성 신경의 흥분성 증가로 뇌 관류가 증가되어 두개강 내압이 올라간다고 가정하고 있다. 미리 과호흡을 하는 것은 두개강 내압 증가를 완화시키다. 두개강 내압 증가에 관하여 관련이 없다는 다른 연구도 있다.[78] SCh은 건강한 환자에게서 일시적으로 칼륨을 상승시킨다.

(2) 외상, 화상 및 병적 상태에서의 영향

병적인 상태에서 ACh수용체의 양적, 질적 변화는 SCh으로 인한 칼륨 상승효과를 증가시킨다. 특별한 상황에서는 생명을 위협할 정도로 고칼륨혈증

표 12-8 Succinylcholine의 금기

1. 각종 신경근 질환 및 근육 병증
2. 신경 제거상태, 특히 2 일 후
3. 부동, 특히 3일 후
4. 화상, 특히 2일 후
5. SCh에 대한 알레르기 반응
6. 비정형 동형질 혈장콜린에스테라제 (homozygous for atypical plasma cholinesterase)
7. 패혈증 / 감염상태
8. 혈장 포타슘 수치가 5.5 mEq/L 이상인 경우

이 발생 한다(표 12-8).

외상환자의 연구에서 손상 받은 후 1주일 이내에는 칼륨의 현저한 증가는 없으나 SCh의 지속 주입으로 혈중 칼륨 농도가 급격하게 증가되었다. 특히 심한 외상환자에서는 외상 3주 후에 혈중 칼륨 농도가 심정지의 원인이 될 수 있는 기준치에서 3.6mEq/L 이상이 증가되는 심한 고칼륨혈증을 초래하였다. d-Tubocurarine의 전투여는 SCh에 의한 고칼륨혈증을 예방할 수 있었다. 화상에서와 같이 조직의 감염이나 지속되는 퇴행성 변화가 없는 심한 손상 후 최소한 60일 또는 손상된 근육의 충분한 회복이 있을 때까지는 SCh에 대한 고칼륨반응의 감수성은 유지된다. 신경근 질환이 동반된 경우에 SCh 1 mg/kg의 정맥 투여는 혈중 칼륨농도를 1~6 mEq/L 증가시킨다. 상부 운동신경원(upper motor neuron) 병변으로 인한 2차적인 반신마비 또는 하반신마비 환자에서 SCh 투여로 혈중 칼륨 농도가 9.05 mEq/L로 증가되었다고 한다. 따라서 반신마비 또는 하반신마비 발병 후 6개월 이내와 근이영양증과 같은 진행성 질환에서는 SCh 투여를 주의하여야 한다. 진행성 근육소모 또는 다른 구조적 변화가 동반된 환자에서는 감수성이 연장될 수 있다. 또한 근육의 영향 정도 및 범위와 관련되어 고칼륨혈증의 정도가 결정된다. 고칼륨혈증의 정도가 크면 클수록 신경학적 병변과 관련된 근육의 범위가 넓다.

(3) 고칼륨혈증

만일 환자가 고칼륨혈증이 있다면 SCh은 금기된다. 그러나 SCh을 사용해서 안되는 정확한 숫자를 정하기는 어렵다. 일반적으로는 5.5 mEq/L를 기준으로 삼고 있다.[79]

혈장 칼륨수치는 SCh 주입후에 근육으로부터 방출되는 칼륨을 반영하지는 않는다.

이러한 딜레마는 빠른 작용시간을 가진 비탈분극성 근이완제를 가지고 빠른 일련 기도삽관을 위한 술기를 적용하는데 문제가 된다.

(4) 신부전 및 대사성 산증

요독성 신경병증이 없고 신부전증이 있으나 정상 혈중 칼륨 값을 보이는 환자에서의 SCh의 사용은 금기가 되지는 않는다.[79]

하지만 SCh은 다른 어떤 흡입마취제보다도 악성 고열증의 가장 큰 원인이 된다.

신부전 환자에서 SCh에 의한 고칼륨혈증의 감수성이 증가된다. 그렇지만 일부 연구에서 신부전 환자가 정상환자보다 SCh에 의한 감수성이 증가되지 않으며 SCh은 마취된 신부전 환자에서 배설이 신장에 의존하지 않으므로 오히려 효과적인 근이완제라는 주장도 있다.

그러나 이러한 보고는 입증되지 않았고 그 수도 매우 적으며 요독성 신경병증이 있는 환자에서 SCh에 의한 고칼륨혈증의 감수성은 매우 증가된다. 신장의존도가 낮거나 거의 없는 atracurium, mivacurium, cisatracurium, vecuronium 혹은 rocuronium과 같은 비탈분극성 근이완제가 소개되고 있으므로 신질환이 동반된 환자에서 SCh을 대체할 근 이완제들이 점차 증가되고 있다.

대사성 산증과 저혈량증이 동반된 환자에서 SCh 투여로 심한 고칼륨혈증이 유발된다는 주장은 많지 않

다. 대사산증과 저혈량증이 동반된 동물 실험에서 SCh 투여로 혈중 칼륨이 정상 범위 내에서 증가되거나 고칼륨혈증이 촉진 된다고 한다. 이러한 경우에 칼륨은 위장관에서 유리된 것으로 다른 고칼륨혈증과 같이 근육에서 유리된 것은 아니다. 대사산증과 저혈량증 환자에서 SCh 투여전에 과환기와 sodium bicarbonate 투여로 산증의 교정이 선행되어야 한다. 심한 고칼륨혈증이 발생되었다면 즉시 과환기와 함께 calcium chloride 1.0~2.0 mg/kg, sodium bicarbonate 1 mEq/kg, 포도당 25~50 g과 insulin 10~20 U를 정맥 투여한다.

3) 소아에서 SCh의 사용

SCh을 투여한 소아와 사춘기 환자에서 치료에 반응이 없는 심정지에 대하여 관심이 증가되고 있다. 많은 경우 고칼륨혈증, 횡문근융해(rhabdomyolysis), 산증 등이 동반된다.[80] 근육 생검에서는 무증상의 Duchenne muscular dystrophy와 유사한 병리학적 특성과 관련이 있다고 한다.[80]

과거 병력에서 문제가 없었던 환자에서도 치명적인 문제가 발생할 수 있으며 발생환자의 60% 이상에서 사망한다고 하였다.[80,81]

소아에서는 SCh에 의하여 위내압이 증가되지 않는다. 이는 성인에서는 속상수축과 관련된 위 내압의 증가와 비교하여 소아에서는 SCh에 의한 속상수축이 없거나 아주 미미하기 때문으로 알려지고 있다. SCh은 교근강직을 초래하며 특히 소아에서 호발한다. 이는 신경 접합부에서 수축을 촉진하지만 악성 고열증의 진단에 단서를 제공하지는 않는다. 교근강직이 악성고열증의 전구증상이 될 수 없으며, 악성고열증을 촉진하지 않는 다른 마취제로 교체할 필요도 없다고 알려져 있다.

미국과 독일등 선진국의 악성고열증 연구소에서는 소아에서 SCh의 사용을 금지할 것을 강력하게 주장하고 있다. 미국의 식품의약청에서는 1993년에 SCh의 제품안내서에 "it is recommended that the use of SCh in children should be reserved for emergency intubation or instances where immediate securing of the airway is necessary ---"와 같은 내용을 삽입하도록 하였다.[82,83] 여기서 어린이라고 하며 어느 연령부터인가는 명확하게 규정되지는 않았으나 남아 8세 이하에서 위험도가 증가된다고 한다. 소개되고 있는 비탈분극성 근이완제는 SCh을 대체할 수 있으므로 중대한 변화가 가능할 것이다. 특히 근육 주사를 위한 SCh의 역할은 rocuronium으로 대체되고 있다. 삼각근 내 rocuronium(영아 1.0 mg/kg, 소아 1.8 mg/kg)의 투여로 기관내삽관이 2.5~3분내에 가능하며 작용시간은 약 2시간이다.

Rapacuronium은 rocuronium보다 짧은 작용시간을 가지므로 succcinylcholine의 대체 약물로 더욱 적합할 것으로 기대되었으나 현재 임상에서 사용할 수 없게 되었다.

Rocuronium의 상용은 2009년부터 유럽에서 시판을 시작하고 현재 국내에서 임상 3상을 시작한 sugammadex의 임상 사용이 확립되면 더욱 안전한 길항이 가능하여짐으로써 SCh의 사용은 감소할 것으로 예측 할 수 있다.

4) SCh 주입 후의 히스타민 분비와 알러지 반응

빈도가 매우 드물지만 SCh은 근이완제들 중에서 과민반응(anaphylactoid reaction)을 보이는 가장 흔한 유발인자이다.[84,85]

SCh 주입후에 고칼륨혈증 반응을 제외한 심혈관계 부작용이 일어난다면 알러지 반응을 고려해야하고 그에 따라 치료해야한다. 술후에 알러지 테스트도 시행하여야 한다.

5) SCh와 약물 상호작용

SCh의 근이완 작용은 정상 효소의 농도가 저하되거나 비정형 효소가 있으면 연장될 수 있다. 혈장 콜린에스테라제 농도가 저하되는 경우는 간질환, 임신, 경구 피임약, MAO 억제제, echothiopate, 세포 독성 제제, 종양성 질환, 항콜린에스테라제, tetrahydroaminacrine, hexafluorenium, metocolpramide 등이 있다.

히스타민 2형 수용체 길항제는 혈장 콜린에스테라제의 활성과 SCh의 작용시간에는 영향을 미치지 않는다. Terbutaline의 전구체인 bambuterol은 혈장 콜린에스테라제의 활성을 현저하게 억제하고 SCh의 작용시간을 연장한다.[86] β-차단제인 esmolol은 혈장 콜린에스테라제를 억제하지만 SCh의 작용에는 영향을 주지 않는다.[87] 이러한 약물들이 혈장 콜린에스테라제를 억제하여 SCh의 작용시간에 미치는 영향은 아직까지 확인되지는 않았으나 혈장 콜린에스테라제에 의하여 분해되는 비탈분극성 근이완제에서도 비슷한 효과가 있을 것으로 추정한다.[88]

정상 혈장 콜린에스테라제 농도 변화에 대한 많은 연구가 발표 되었으나 임상에서는 중요한 문제가 아니다. 예를 들면 심한 간질환에서 정상의 20% 정도로 혈장 콜린에스테라제 활성이 저하되면 SCh 투여에 따른 무호흡은 3분에서 9분 정도로 연장된다. 녹내장으로 echothiophate로 치료받는 환자에서는 혈장 콜린에스테라제 활성이 정상의 0~49%로 저하되면 SCh의 작용시간 연장은 2분에서 14분으로 많은 차이가 있다. 그러나 SCh의 작용시간이 23분 이상으로 연장되는 환자는 없었다고 한다. 혈장 콜린에스테라제의 활성이 저하된 환자에서 임상용량의 SCh의 작용시간은 단지 중등도로 연장된다고 보고되었다.

(1) SCh과 비탈분극성 근이완제의 상호작용

SCh은 비탈분극성 근이완제 투여 전 또는 후 언제 투여하였는가에 따라서 근이완 작용은 복합적으로 나타난다. SCh을 기관내삽관을 위하여 투여한 후 비탈분극성 근이완제를 투여한 경우에서 SCh을 먼저 투여하면 뒤이은 비탈분극성 근이완제의 작용을 촉진한다. 그러나 작용시간에 미치는 영향은 차이가 많아서 SCh은 pancuronium, pipecuronium과 mivacurium에는 효과가 없으나 atracurium과 rocuronium의 작용시간은 연장시킨다. 이러한 차이점의 원인은 밝혀지지 않았다. SCh 투여 전에 속상수축을 예방하기 위한 방법으로 적은 용량의 비탈분극성 근이완제를 투여한다.[74] 하지만 속상수축의 예방 정도와 비탈분극성 근이완제 용량과의 관계 혹은 근육통 감소와의 연관성은 명확히 밝혀지지 않았다. 비탈분극성 근이완제는 근이완의 연장을 위하여 투여하며 SCh은 복막의 봉합을 용이하게 하기 위하여 투여할 수도 있다. 충분한 근이완을 위한 SCh의 요구량은 비탈분극성 근이완제의 잔류 효과에 따라서 차이가 있다. ACh의 길항제인 비탈분극성 근이완제와 작용제인 SCh의 병용에 관하여 약리학적으로는 의문이 많으나 임상적으로는 효과적이어서 적절한 치료법인가에는 논란이 많다. 일반적으로 마취과 의사들은 수술이 끝난 후에 쉽게 길항할 수 있는 비탈분극성 근이완제의 추가 투여 또는 마취를 적절하게 유지하는 방법을 선호한다. 이러한 방법이 더욱 논리적이며 약리학적 관점에서도 적합하여 권장되는 방법이다.

(2) SCh과 항콜린에스테라제와의 상호작용

비정형 동형질 혈장콜린에스테라제를 가진 환자에서 SCh 투여 후 제 2상 차단과 비슷하게 T4/T1 비율이 0.5이하가 되는 현상이 나타날 수 있다. 이러한 현상에서는 항콜린에스테라제인 neostigmine 혹은 edrophonium에 의하여 전혀 길항되지 않거나

매우 미약하게 길항이 된다고 많은 보고를 통하여 알려졌다.[8,89)]

SCh와 항콜린에스테라제는 대개 세가지로 영향을 주고 받는다.

첫번째로는 항콜린에스테라제가 제 1상 차단은 촉진시키고, 제 2상 차단은 길항하면서 혈장콜린에스테라제에 의한 SCh의 대사를 억제하는 역할을 한다.[90)] 어떤 효과가 더 우선하는 가는 혈중 SCh의 존재 유무와 양에 따라 달라진다. SCh 투여후 초기에 제 1상 차단이 일어남은 약물이 고농도로 혈장에 존재하기 때문에 항콜린에스테라제에 의하여 촉진되어 탈분극이 증가되고 작용시간이 혈장 콜린에스테라제의 억제로 인하여 길어지게 된다.

두번째로는 SCh의 10분 이상의 지속 투여 후 동반되는 제 2상 차단에서는 정상인의 경우 혈중 SCh의 농도가 낮아 항콜린에스테라제에 의하여 길항이 될 수 있다. 하지만 세번째의 경우인 비정형 동형질 혈장콜린에스테라제로 인한 제 2상 차단에서는 혈중 약물의 농도가 높게 남아 있게되어 매우 다른 결과를 초래하게 되는 것이다. 그리하여 비록 제 2상 차단은 길항되었다지만 제 1상 차단이 지속되게 되어 항콜린에스테라제에 의하여 효과가 오히려 촉진되게 되고 원래 감소되어 있는 SCh의 대사가 더욱 억제되게 되는 것이다.

SCh의 경우에는 환자의 무호흡이 사라져서 근이완에서의 회복이 거의 완전히 돌아왔을 때 항콜린에스테라제의 이득적인 효과가 나타나게 된다. 따라서 SCh의 지속 주입후에는 항콜린에스테라제를 사용하려면 적어도 지속 주입을 중단하고 10분 이후 명확한 쇠퇴가 보일 때 사용하여야 하며 이러한 경우라도 환자가 정상 혈장콜린에스테라제를 가지고 있지 않다면 절대로 사용하여서는 안된다.[83)] SCh 100 mg/70 kg를 투여하였다면 근이완은 5~10분 이상 유지되지 않으며 비탈분극성 근이완제의 길항을 위하여 neosigmine 5 mg 을 투여한 직후라면 1시간 이상 지속될 수도 있다. Neostigmine 5 mg 투여 후에 SCh 1 mg/kg의 효과는 11~35분간 지속될 수 있다. 이러한 현상은 neostigmine에 의한 혈장 콜린에스테라제의 억제로 설명할 수 있으며 pyridostigmine의 경우에는 다소 약하다고 한다.

10. 비탈분극성 근이완제의 임상적 약리학

비탈분극 신경근차단제는 그들의 작용시간과 화학적 구조에 따라 분류할 수 있다(표 12-1 과 표 12-9).

1) 기관내삽관

전신마취에서 근이완제를 사용하는 중요한 원인 중에 하나는 손상을 덜 주거나 빠른 기관내삽관을 용이하게 하기 위해서이다. 만일 구강, 후두, 횡격막, 배의 근육이 완벽하게 이완이 됐다면 목적은 달성이 된 것이다. 임상에서 이상적인 기관내삽관의 시간을 정하기 위하여 신경근 감시를 사용하는 것도 한 방법이다. 대부분의 마취과 의사들은 적절한 마취의 깊이와 근이완의 정도를 임상적인 경험으로 판단한다. 일반적으로 ED95의 1~3배 용량을 투여한 뒤 기관내삽관을 시도한다(표 12-10). 근이완과 더불어 마취의 깊이가 기관내삽관의 용이성을 결정 하는 데 중요하다.

2) 비탈분극성 근이완제를 이용한 빠른 연속 기관삽관(Rapid sequence induction, RSI)

위 내용물의 흡인 위험이 있을 때 기관내삽관의 목표는 기도반사가 사라진 후 60~90초 이내에 가능한 빠르게 기도를 확보하는 것이다. 현재까지 임상에서는 SCh이 이런 약물학적 특징을 가진 유일한 근이

표 12-9 비탈분극성 근이완제의 분류

근이완제	ED_{95}(mg/kg)	임상 도입 연도	화학적 구조	작용시간
Rapacuronium	1~1.2	2000(USA)	Aminosteroid	Short
Rocuronium	0.3	1992	Aminosteroid	Intermediate
Vecuronium	0.05~0.06	1980	Aminosteroid	Intermediate
Pancuronium	0.06~0.07	1960	Aminosteroid	Long
Mivacurium	0.08	1997	Benzylisoquinoline	Short
Atracurium	0.25	1980	Benzylisoquinoline	Intermediate
Cis-atracurium	0.05	1995	Benzylisoquinoline	Intermediate
d-Tubocurarine	0.5	1942	Dibenzyl-tetrahydro-isoquinoline	Long
Alcuronium	0.2~0.25	1964	Strychnine-derivate	Long

완제이다. 만일 SCh의 금기가 있다면 대체적인 술기를 이용한 비탈분극성 근이완제를 사용할 수 있다.

(1) 애벌 방법(부하원리 방법; Priming)

연속적으로 두 번 비탈분극성 근이완제를 주입하는 것은 발현 시간을 단축시킬 수 있다.[91] 따라서 기관내삽관 용량을 주입하기 전에 소량의 마비를 일으키지 않는 애벌 용량(subparalytic (priming) dose)을 나머지 완전 용량을 주입하기 약 3분전에 주입한다. 이렇게 함으로써 발현시간을 1분 이내로 만들 수 있다.

(2) 기관내삽관 용량의 증가

비탈분극성 근이완제 용량을 증가시켜서 발현시간을 감소 시킬 수 있다. 그러나 용량의 증가에 의해 심혈관계의 부작용이 증가하고 신경근 회복 시간이 지연될 수 있다(표 12-11).

현존하는 비탈분극성 근이완제의 빠른 연속기관삽관에 있어서의 제한은 크게 두가지로써 ① 근이완을 위한 상대적으로 긴 발현시간으로 만일 많은 양의 비탈분극성 근이완제가 주어지지 않을 때는 SCh을 이용한 것보다 더 길어진 기관내삽관 시간이 필요하게 되고, ② 빠른 근이완을 위하여 과용량을

표 12-10 비탈분극성 근이완제에서 ED95의 두 배를 투여한 후 발현시간과 작용시간

	발현시간 (min)	Dur_{25} (min)	작용시간 TOF≥0.9 (min)	회복 지수 (min)
Rapacuronium	1~1.5	15~20	25~50	5~15
Rocuronium	1.5~2.5	35~50	55~80	10~15
Vecuronium	2~3	30~40	50~80	10~20
Pancuronium	3.5~6	70~120	130~220	30~50
Mivacurium	2.5~4.5	15~20	25~40	5~9
Atracurium	2~3	35~50	55~80	10~15
Cis-atracurium	3~6	40~55	60~90	10~15
Alcuronium	3.5~6	80~120	170~240	45~60

Dur_{25}는 Recovery to 25%를 나타내며 이는 기준되는 연축 높이의 25%까지 근 연축이 회복되는 시간을 나타낸다.

표 12-11 근이완제의 빠른 연속기관삽관 (Rapid sequence induction, RSI)

근이완제	애벌 용량 (mg/kg)	기관내삽관 용량 (mg/kg)	완전 회복 시간 (min)
Succinylcholine	None	0.8~1.0	5~10
Succinylcholine	Precurarization	1.5~2.0	5~10
Rocuronium	None	0.6~1.0	60~120
Vecuronium	0.01	0.15~0.4	90~180
Mivacurium	0.02	0.25	25~40
Atracurium	0.05	0.7~0.8	60~90
Cis-atracurium	0.01	0.2~0.4	75~120

주었을 때 연장되는 작용시간으로 짧은 수술에서와 어려운 기관내삽관 즉, 기관내삽관을 할 수 없거나 보조환기를 할 수 없는 상황을 만나는 데에서 문제가 된다. 이 이유로 많은 마취과 의사들은 빠른 연속기관삽관에서 비탈분극 근이완제를 선호하지 않는다.

3) 비탈분극성 근이완제로부터의 신경근 회복

임상적으로 신경근 차단의 회복은 회복지수에 의해 설명된다.

이 지수는 약에 대한 다른 근육그룹의 민감도를 비교하는 목적으로 한 근육과 다른 근육의 회복을 서로 비교하는데 사용된다(예로 adductor pollicis muscle과 diaphragm의 비교 등). 그러나 주로 임상에서는 각 개인들에서 회복지수는 나이, 약물 및 질병등에 의한 근육의 다양한 효과를 연구하는 목적으로 사용된다. 신경근차단의 잔존은 근이완제 사용의 흔한 결과다. 근이완제를 투여 받은 환자의 약 30% 는 수술실을 떠난 후에도 잔존 근이완이 남아 있다.[92-4] 이는 잠재적인 심각한 심폐 합병증을 초래할 수 있어서 임상적으로 문제가 된다.

나이든 환자들은 더 영향을 받는다. 임상적인 결과로 저환기[95-6], 무기폐[96-7], 위내용물의 흡인[97], 폐침윤[97-8], 폐렴[97-9] 또는 사망[99]과 같은 심각한 합병증이 포함된다.

이에 기도삽관 연장의 필요성이나 신경근 회복을 평가하기 위해 신경근 차단과 그것의 잔존효과를 감시장치로 감시하는 것의 중요성이 항상 강조되는 것이다.

11. 길항제의 임상 약리학

비탈분극성 근이완제에 의해 잔존하는 신경근 차단의 약리적인 역전은 아세틸콜린 에스테르라제의 억제에 의해 이루어 진다. 아세틸콜린에스테라제의 억제는 신경근 접합부의 시냅스 열에서 ACh의 농도를 증가시키게 된다. 비탈분극성 근이완제는 경쟁적인 기전으로 작용하기 때문에 ACh농도의 증가는 ACh분자가 ACh수용체에 결합하는 기회를 증가시키게 된다. 따라서 충분한 ACh수용체가 ACh에 의해 결합하게 되고 신경 활동 전위가 근막 전위를 증가시키게 된다.

근이완제의 작용에서 회복을 유도 할 때는 신경근 기능의 감시와 함께 항콜린에스테라제를 투여하게 된다. 이는 신경근 접합부에서 신경전달물질인 ACh의 분해를 억제하여 농도를 증가시킴으로써 수용체와의 결합에서 근이완제보다 ACh이 경쟁에서

표 12-12 항콜린에스테라제의 약력학적 비교

	ED95(㎍/kg)	임상용량(mg/kg)	작용발현시간(분)	작용시간(분)
Neostigmine	50	0.04~0.08	4~6	70
Pyridostigmine	250	0.20~0.45	8~12	120
Edrophonium	500	0.4~0.6	<2	110

유리하도록 하는 것이다. ACh의 농도를 증가시키는 방법으로는 항콜린에스테라제의 사용으로 파괴를 감소시키거나 4-aminopyridine과 같은 약물로 더 많은 분비를 촉진시키는 것으로 이룰 수 있다. 그러나 길항제에 의한 신경근 차단작용의 반전은 일정하지 않을 뿐만 아니라 모든 수술 환자의 신경근 기능을 항시 감시하는 것이 현실적으로 완벽하게 지켜지고 있지 않은 실정에서 신경근 차단의 부적절한 회복으로 인한 위험은 항상 제기되고 있다. 따라서 근이완제 투여 후 길항제를 적절히 사용하기 위해서는 이들의 약리와 반전에 영향을 주는 요인들, 그리고 길항의 문제점에 대하여 이해하고 신경근 기능의 회복을 평가하는 것이 매우 중요하다.

1) 잔류근이완

잔류근이완 작용의 문제점에 대하여는 1979년 Viby-Mogensen등이 처음 보고하였다.[100] 마취와 관련되어 호흡부전 또는 근이완제의 잔류가 수술 후 사망률과 관련 있다는 보고들도 있다.[99,100] 작용시간이 짧은 비탈분극성 근이완제가 사용된 이후에는 점차 잔류 근이완작용의 문제점은 점차 감소하는 추세에 있지만, 근이완 작용의 길항을 위하여 항콜린에스테라제를 투여해도 근이완 작용이 잠재되거나 근이완의 재현(recurarization)이 발생 할 수 있다는 점을 항상 염두에 두어야 한다. 길항제를 사용하는 목적은 충분한 신경근 기능의 회복으로 만족스러운 호흡기능과 기도를 유지하도록 하고 이로써 마취상태에서의 회복을 만족스럽게 이루기 위함이다. 길항제를 사용하기 전에 필요한 조건으로서는 신경근 접합부에 충분한 ACh의 농도 유지, 근육에 충분한 혈액순환과 관류유지, 정상 범위의 세포외액 유지, 충분한 혈장 단백유지 및 간과 신장 기능의 유지 등을 들 수 있다.

2) 길항제의 용량

길항제는 소량보다는 다량에서 신경근차단을 보다 빠르고 완전하게 역전시키기 때문에 최대 유효량(maximum effective dose)을 사용하여야 하며, 예를 들면 neostigmine과 edrophonium에서의 최대 유효량은 각각 0.08 mg/kg, 1.5 mg/kg 이다.

3) 근이완 작용의 회복을 결정하는 인자

근이완 작용에서 회복의 정도와 속도에 영향을 줄 수 있는 인자로는, 산염기 및 전해질 불균형, 신경근 차단의 정도, 길항제의 용량, 투여한 근이완제의 종류와 투여방법 및 역가, 항콜린성 약물, 환자의 연령, 다른 약물과의 상호작용 및 환자의 상태와 동반된 질환을 들 수 있다. 임상에서 주로 사용되고 있는 길항제의 약역학적 특성은 표 12-12와 같다.

4) 항콜린에스테라제

항콜린에스테라제의 주된 작용은 ACh의 분해 효

표 12-13 항콜린에스테라제의 약동학적 비교

	Neostigmine		Pyridostigmine		Edrophonium	
	정상	신부전	정상	신부전	정상	신부전
Distribution half-life ($t_{\frac{1}{2}}$ α min)	3.4	2.5	6.7	3.9	7.2	7.0
Elimination half-life ($t_{\frac{1}{2}}$ β min)	77	181	113	379	110	304
Volume of central compartment (L/kg)	0.2	0.3	0.3	0.4	0.3	0.3
Volume of distribution(L/kg)	1.4	1.6	1.1	1.0	0.9	0.7
Total plasma clearance (mL/kg/min)	9.1	4.8	8.6	3.1	9.5	3.9

소인 아세틸콜린에스테라제의 억제이다. 아세틸콜린에스테라제의 억제에 의하여 ACh의 생존기간이 길어지면 신경근 접합부내에 오래 남아 수용체와 결합할 기회가 증가되어 비탈분극성 근이완제에 의한 신경근 차단이 반전된다. 아세틸콜린에스테라제에는 음이온 부위(anionic site) 및 ester부위(esteratic site)의 두 부위가 있는데 여기에 항콜린에스테라제가 결합함으로써 기능이 억제된다. 항콜린에스테라제는 작용기전에 따라 acid-transferring agents와 prosthetic inhibitor로 분류될 수 있다. Acid-transferring 약물은 ACh과 같이 아세틸콜린에스테라제의 anionic 및 esteratic site의 두 군데 모두에 결합한다. Carbamate group을 가지고 있는 neostigmine과 pyridostigmine이 여기에 속한다. Neostigmine의 carbamate-enzyme bond의 해리 반감기는 ACh보다 길다. 따라서 이런 acid-transferring 제제들은 ACh보다 훨씬 느리게 가수분해되므로 효소가 ACh에 접근하는 것을 효과적으로 방지한다. Prosthetic inhibitor는 효소의 anionic site에 정전기적으로 결합하는 가역적이고 경쟁적인 아세틸콜린에스테라제 억제제로 다른 항콜린에스테라제보다 신속히 해리되므로 반감기가 매우 짧다. 여기에 속하는 대표적인 약물이 edrophonium으로 해리 반감기는 30초 이하이다. Neostigmine과 달리 아세틸콜린에스테라제와 결합 중에는 대사되지 않으므로 효소와의 반복적인 재결합이 자유롭다.[101] 이 밖에도 항콜린에스테라제는 운동신경 말단과 접합후막의 수용체에 대한 직접적인 탈분극 효과와 ACh의 mobilization 및 liberation을 증가시키는 접합전막의 효과 등이 있다. 따라서 항콜린에스테라제에 의한 신경근 차단의 반전은 아세틸콜린에스테라제의 억제와 함께 접합전 및 후막에 대한 효과로써 이루어진다고 알려져 있다. 항콜린에스테라제의 약동학적 특성은 표 12-13과 같다.

Neostigmine, pyridostigmine, edrophonium의 분포 용적(Vd), 제거 반감기 그리고 혈장청소율은 서로 비슷하다. 그러나 Vd의 경우 비탈분극성 근이완제에 비해 2배 이상 크고 혈장 청소율도 장시간 작용성 근이완제 보다 빠르다. 따라서 반전 후 다시 근이완 작용이 나타날 가능성이 있으며 이러한 현상을 근이완 재현이라 한다. 항콜린에스테라제는 수용성이고 이온화가 잘 되기 때문에 주로 신장을 통해 배설된다. 신장기능이 저하된 경우에서 제거 반감기는 증가되고 혈장 청소율도 더 감소되므로 신부전 환자에서 항콜린에스테라제로 신경근 차단을 역전시킬 때 염두에 두어야만 한다.

5) 길항제의 부작용

아세틸콜린에스테라제를 억제하면 신경근 접합

부에서뿐 아니라 ACh을 전달 물질로 사용하는 다른 모든 신경연접에서 ACh의 농도가 증가된다. 이런 신경연접은 부교감신경계의 무스카린성 수용체와 자율신경계의 신경절이나 호흡기계 및 소화기계의 평활근의 니코틴성 수용체도 포함한다. 부교감신경계쪽에 ACh 농도가 증가하면 원치않은 부작용이 생길수 있다. 길항제의 부작용으로 가장 흔한 것은 서맥, 타액 및 기관지 분비의 증가, 그리고 평활근 특히 기관지 및 장관 평활근의 수축 등 무스카린 수용체에 대한 작용이다. 이는 항 무스카린성 제제인 atropine이나 glycopyrrolate의 사용에 의해 효과적으로 차단된다. Atropine 10~35 μg/kg이나 glycopyrrolate 5~20 μg/kg으로 효과적으로 완화시킬수 있다. 필요한 부교감신경 차단 용량은 항콜린에스테라제의 용량과 비례한다. 하지만 이들 약물의 금기와 한계용량은 염두에 두어야 한다.

Edrophonium의 경우 심혈관계 부작용이 적으므로 항무스카린성 제제의 필요량도 적어진다. Neostigmine이나 pyridostigmine은 glycopyrrolate와, 그리고 edrophonium은 atropine과 함께 투여하는 것이 작용발현 시간이 비슷하므로 합리적이다.

신경근 차단의 반전을 위한 neostigmine의 투여로 술후 오심, 구토의 빈도가 증가된다는 보고도 있으나 이견이 많고, 이점에 대해서 확실한 증거는 현재까지 없다.

6) 기타 길항제

기타 약물로써 4-aminopyridine, Galamthamine, Echothiophosphate, Tetraethylammonium, ROI-5733, Germine diacetate, organophosphate, organophosphorus inhibitor 및 cysteine이 있다.

4-aminopyridine은 무스카린성 작용 없이 비탈분극성 근이완작용을 길항하며, 항생제에 의한 근이완작용도 길항한다고 되어 있다.[102] 아세틸콜린에스테라제와는 달리 근본적으로 axoplasm에 작용하여 칼륨 통로를 차단하여 신경말단에서 ACh의 유리를 증가시킨다. 이 약물은 충분한 신경근 전도를 회복시키는 능력은 한계가 있는 것으로 알려져 있다. 또한 neostigmine, pyridostigmine과 같은 항콜린에스테라제와 상승작용을 한다.

혈뇌 장벽을 통과하여 중추신경계 자극작용으로 흥분, 혼란 등의 심각한 부작용으로 인하여 임상적으로 잘 사용되지 않고 있다. 작용기전은 신경근 접합부의 전합전에 칼륨 통로를 차단하여 재분극에서 활성전위를 느리게 하며, 신경 종판으로 칼슘의 유입을 증가시키고, ACh 유리를 증가시켜서 근육의 반응을 증강시킨다.

Galamthamine은 아마리리스(amarylidaceae)의 구근(球根)에서 얻을 수 있는 알카로이드이다. galamthamine은 근이완제에 의한 근이완 작용의 길항작용이 있으며 중추 콜린성 효과(contral cholinergic effects)를 가지므로 Alzheimer' s disease의 치료제로도 사용될 수 있다.[103] Galamthamine은 neostigmine과 비교해서 억제작용의 역가는 아세틸콜린에스테라제에 4,000배, 혈장콜린에스테라제에는 2,000배 낮다고 한다. 신경근전달에는 neostigmine 보다 10~20배 약하다고 한다. Galamthamine은 ACh의 작용을 증강시킨다. ACh에 의한 근수축의 촉진은 50%차단된 개구리에서 ACh의 작용을 galamthamine, physostigmine, neostigmine은 각각 7.5, 1, 2.3배 증강시킨다고 한다.[104] Galamthamine은 pyridostigmine 또는 neostigmine 보다 작용발현이 빠르며 역가는 neostigmine보다 10배 약하지만 작용지속시간은 neostigmine보다 길고 신경근 접합부에서 분비된 ACh의 작용을 연장시킨다고 한다.[104] 그러나 대부분의 환자에서 심박수가 저하되며 40%에서 타액분비가 증가되고 어지러움을 호소하며 투여 부위에 과민반응이 나타난다고 한다.

Cysteine은 gantacurium(GW280430A, AV430A)

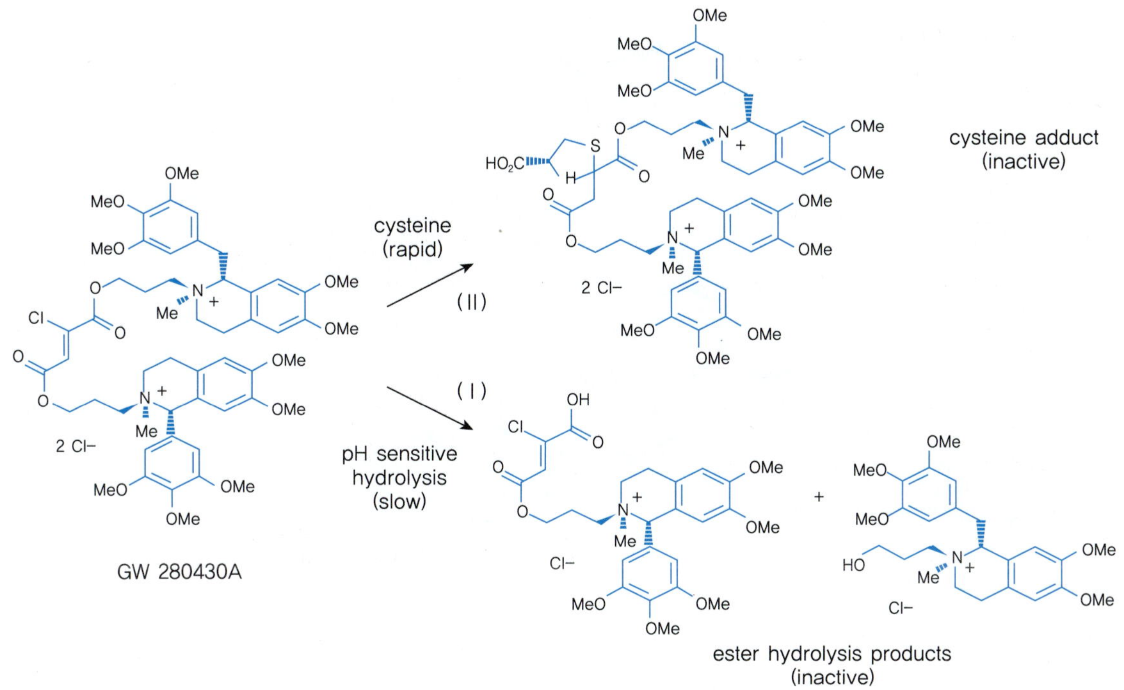

그림 12-12 Gantacurium의 구조와 대사

과 AV002(CW002) 및 CW011의 길항을 위하여 연구가 진행중인 약물이다.[105,106] Cysteine은 황을 함유한 중성아미노산의 하나로 흰색 결정의 불안정한 화합물로 공기중의 산소에 의하여 쉽게 산화되어 cystine으로 변한다. 염산염이나 환원제로 쓰며, 간혹 임상에서 중금속 중독과 방사선 장애를 치료하거나 예방하는 데 효과가 있다고 알려져 있으며 화학식은 HSCH2CH(NH2)COOH 이다. Gantacurium과 AV002는 푸마르산(fumarate)으로 그 구조는 각각 그림 12-12 및 그림 12-13과 같다.

Gantacurium의 ED95의 3.2배인 0.2 mg/kg을 원숭이에 투여한 후 10분이내에 완전하게 회복되었으며 회복된 후 6분 이후에 다시 0.2 mg/kg을 재차 투여 한 후 1분 이내에 cysteine 10 mg/kg을 투여하면 완전하게 회복하는데 걸리는 시간이 4분으로 단축되었다는 보고가 있다.[107]

7) Sugammadex (ORG25969, Bridion®) : 선택적 길항 결합제 (Selective Reversal Binding Agent)

Sugammadex는 근래에 개발되어 2009년 이미 유럽에서는 임상에서 상용화되었으나 미국과 국내에서는 아직 판매되지 않고 있는 약물로 cyclodextrin 구조이다.[108]

Sugammadex는 cyclic oligosaccharide carbohydrates인 cyclodextrins으로써 자연적으로 얻어지는 전분에서 추출되는 물질로 비친수적인 화학적물질을 친수적 결합체로 만들 수 있는 특성이 있다. Cyclodextrins의 삼차원적 구조는 그림 12-14에서 볼 수 있는 바 친수적 외부 영역과 약물의 결합이 이루어지는 비친수적 내부 핵심부로 이루어져 있다.

임상에서 사용되는 cyclodextrins은 각각 6, 7 and 8 glucose units을 가지는 α, β그리고 γ-cyclodextrins

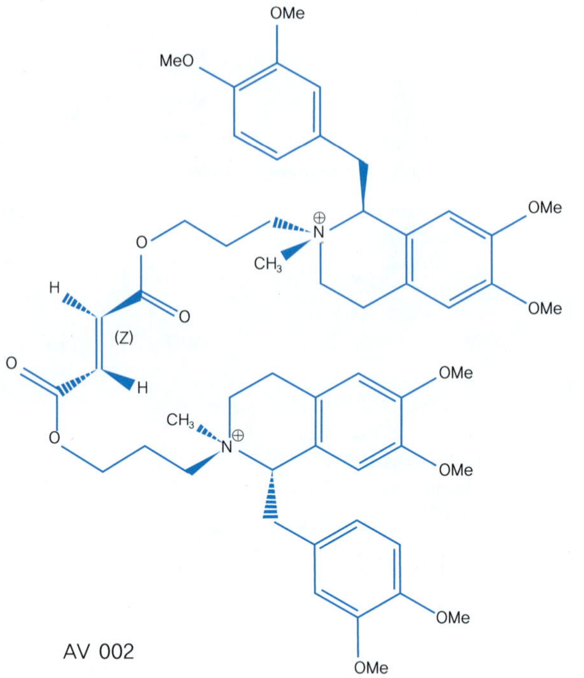

AV 002

그림 12-13 AV002(CW002)의 구조

으로 알려져 있으며, 이들은 비친수적인 분자구조들의 안정화시키고, 용해하고 제거하는데 기여 할 수 있다.[109] Sugammadex는 γ-cyclodextrins으로 7.5~8.3 Å크기의 가장 넓은 중심 공간을 가진 cyclodextrin의 구조이다. 약물의 화학 구조는 그림 12-14와 같다.[108,109] Cyclodextrins은 이미 마취 영역에 각각 다른 약물들로 많이 쓰여 왔는데 예를 들면 propofol과 etomidate, bupivacaine, sufentanil, intranasal midazolam, 그리고 비스테로이드형 항염 약물인 piroxicam을 들 수 있다. 향후 마취 영역에서 이들 약물의 사용은 더욱 증가될 전망이다.

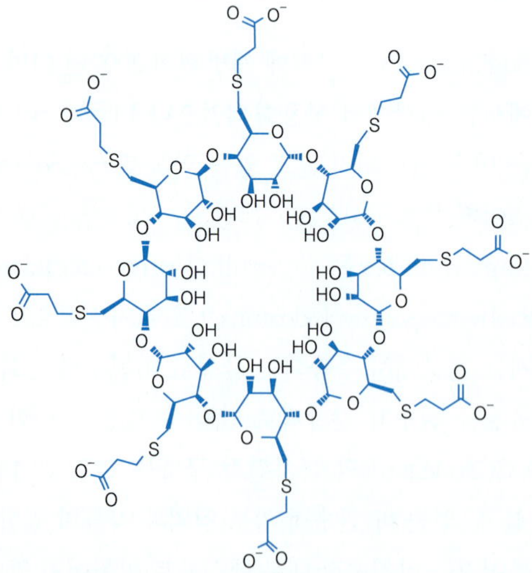

Org 25969

그림 12-14 Sugammadex의 화학 구조

이 약물은 스테로이드계 비탈분극성 근이완제를 감싸서 강한 복합체를 만들어 더 이상 근이완제가 작용 할 수 없게 하는 특성을 지녔으며, 현재까지 알려진 연구로는 rocuronium 에 가장 선택적으로 작용하며, vecuronium 및 pancuronuim에도 작용하는 것으로 되어 있다(그림 12-15).[109] 이는 바로 킬레이트 화합물(chelating agent) 처럼 작용하는 것으로 아세틸콜린에스테라제에 대한 작용은 없다. 이러한 성질은 항콜린에스테라제가 필요 없이 선택적으로 근이완제를 길항할 수 있으며, 신장배설에

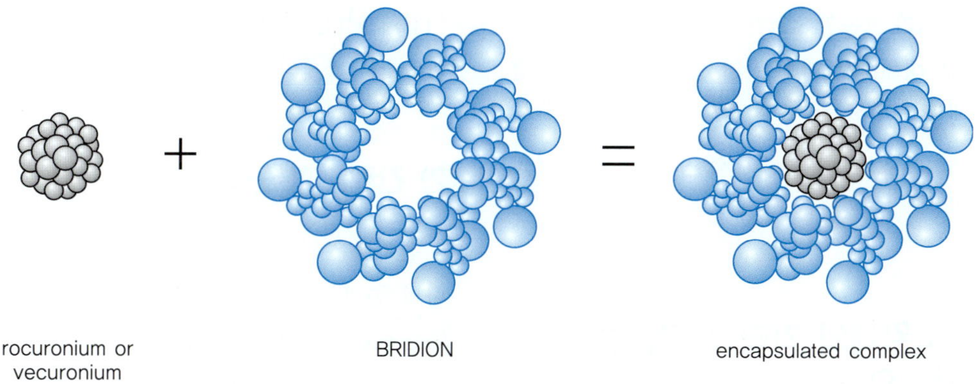

그림 12-15 Sugammadex (Bridion)와 스테로이드형 비탈분극성 근이완제인 rocuronium 및 vecuronium의 상호작용

관계없이 작용하는 것으로 알려져 있다. 또한 항콜린에스테라제에 영향을 미치는 산염기 상태도 이 약물과는 별로 상관 없는 것으로 보고되고 있다. 지원자 임상실험에서 rocuronium 0.6 mg/kg 주입후 3분 뒤 8 mg/kg의 ORG25969는 2분 이내 TOF ratio를 0.9에 도달 시키는 것으로 되어 있다.[110]

여러 보고에 의하면 Sugammadex는 기니아피그, 고양이 및 유인원 실험에서 스테로이드형 비탈분극성 근이완제를 in vivo 및 in vitro 모두에서 효과적인 길항을 보이고 있다.[111,112]

마취하 유인원의 동물실험에서 rocuronium에 대한 빠르고 효과적인 길항작용이 보고 되었으며[111], 깊은 신경근차단에서도 잔류차단이나 근이완 재현이 없이 효과적이고 빠른 길항이 보고되었다.[113] 임상적으로 사용될 용량으로 예상되는 2.5 mg/kg에서도 심혈관계 부작용이 거의 없는 것으로 보고 되었고, 혈장과 신경근접합부에서 스테로이드형 비탈분극성 근이완제, 특히 rocuronium을 빠르고 효과적으로 제거하여 소변으로 배설시킨다.

Sugammadex의 작용은 γ- cyclodextrins의 특성에 의한 chemical encapsulation or chelation의 기전임이 알려져 있다. 따라서 기존의 길항제와는 전혀 다른 기전으로 이 약물을 선택적 길항 결합제(selective reversal binding agent(SRBA))로 분류하는 움직임도 있다. 현재까지 알려진 연구로는 rocuronium에 가장 선택적으로 작용하며, vecuronium 및 pancuronuim에도 작용하는 것으로 되어 있으나 이에 대한 연구는 더 이루어져야 할 것으로 생각된다.

8) 임상적 적용

전신마취에서 근이완제 사용후 신경근차단으로부터의 길항은 술 후 환자의 안전한 회복에 매우 중요함은 항상 강조 되어왔다. 잔류 신경근차단과 이로인한 호흡부전으로 야기될 수 있는 심각한 유병율과 사망률은 많이 보고되어 왔다. 기존의 길항은 항콜린에스테라제인 neostigmine, edrophonium 및 pyridostigmine등에 의존하였다. 임상에서는 이들 약물은 ACh의 무스카린 수용체 길항제(muscarinic acetylcholine receptor antagonists)인 atropine 혹은 glycopyrrolate와 함께 사용 되어 지고 있는데 두 약물 모두 여러가지 원하지 않는 부작용이 잘 알려져 왔으며 약물들의 기전 자체가 고도의 신경근차단은 길항시킬 수 없다는데 중요한 문제가 있다. 따라서 Sugammadex가 널리 상용화되고 그 임상에 대한 연구가 세밀하고 광범위하게 진행된다면 근무력증,

고도비만환자 및 각종 근육병증과 같은 특수한 경우뿐만 아니라 그동안 SCh가 차지하고 있었던 영역을 대부분 대치하여 더욱 안전하고 편리하게 신경근차단제를 사용할 수 있을 것이며 전신마취의 새로운 주춧돌이 될 수도 있을 것이라는 의견이 제시되고 있다.[114)]

12. 근이완제의 약리적 작용을 교란하는 요소

1) 신장 질환과 근이완제

신장기능이 저하되거나 전혀 없다면 근이완제와 항콜린에스테라제의 청소율이 모두 감소된다. 하지만 근이완제를 한번 투여한 것에 대한 신경근 효과는 재분배에 의해서 종료되기 때문에 신 제거 속도가 감소되어 있다고 하더라도 단일 투여 용량만으로는 회복시간을 연장시키지 않는다. 하지만, 반복적 투여나 지속적 주입시에, 근이완제의 신장 청소율이 감소된 경우 신장을 통해 우선적으로 배설되는 근이완제의 신경근 효과는 연장된다. 그렇기 때문에 신부전 환자에서 항콜린에스테라제의 배설도 역시 저하되어 있다고 하더라도 근이완의 재현 가능성은 언제나 존재한다.

Cisatracurium, mivacurium 및 rocuronium의 배설과정에서 최종 배설은 신장기능과 무관하게 일어난다. 하지만 신장과 별개인 이 과정도 동반질환으로 인하여 배설이 저하될 수 있다(표 12-14). 혈장콜린에스테라제의 작용은 신부전환자에서 저하되어 있다. 아마도 투석막으로 빠져나가거나 요독성 간병증으로 인해 합성이 저하된 것과 관계가 있을 것이다. 혈장콜린에스테라제 기능의 저하는 SCh[115)]과 mivacurium[116)]의 효과를 연장시킨다. 게다가 투석을 하는 동안 수액의 균형이 변화하면서 근이완제의 분포용적도 변하여 신경근차단효과를 예측하기 어렵게 된다. 산염기 평형과 전해질 상태가 변하는 것도 근이완제의 효과에 영향을 줄수 있다.

2) 간질환과 근이완제

간부전은 수액이 저류되고 근이완제의 분포 용량의 증가를 유발하는 이차적 고알도스테로니즘(secondary hyperaldosteronism)과 연관이 있다. 결과적으로 정상용량보다 많은 용량을 투여해야만 주어진 수준의 근이완을 유발할 수 있다. 투여된 고용량의 근이완제는 간을 통한 배설이 저하되어 중심구획에 더 오래 머물러 있게 된다. 그러므로 간담도 질환이 있는 환자에게는 근이완제의 효과가 연장된다. 하지만 재분배가 작용시간을 결정하는 주요단계이기 때문에 일회 용량 투여후 배설시간은 그다지 중요하지않다. 하지만 vecuronium, rocuronium 및 pancuronium을 반복적 투여 및 지속 주입하면 배설의 일부가 간기능에 의존하기 때문에 축적이 일어난다. 간부전이 있을때는 혈장콜린에스터라제의 합성이 저하되기 때문에 작용 또한 감소된다. Mivacurium의 에스테르 가수분해가 비례적으로 감소한다.[117)] Atracurium과 cisatracurium의 배설은 간기능과 관계 없다. Cisatracurium의 높은 역가로인해 더 적은 양만 투약되어 laudoanosine의 생성이 적기 때문이다. 간부전으로인한 혈장단백질 부족의 경우 전반적인 근이완제의 혈장단백질 결합은 상대적으로 낮기 때문에 근이완제의 자유 분획을 거의 증가시키지 않는다.

3) 신경근질환과 근이완제

접합전막의 기능은 신경근의 종판의 발생과 기능, 유지에 중요한 역할을 한다.[118)]

따라서 신경전달과 근막의 전기적 작용에 영향

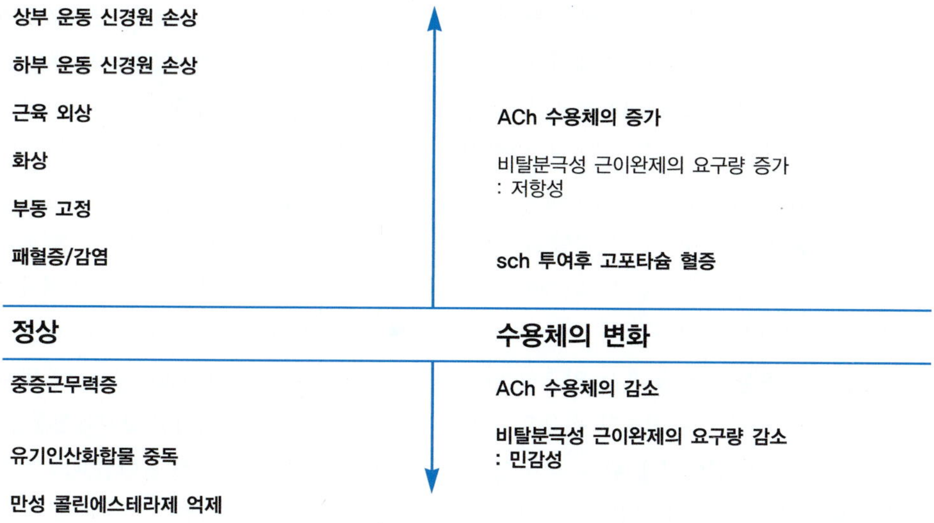

그림 12-16 ACh 수용체의 발현에 변화를 초래하는 질환들

을 주는 모든 신경근 질환은 신경근 구조 및 수용체의 기능에 영향을 준다. 이런 변화는 근이완제의 반응에 영향을 줄 수 있다(그림 12-16).

4) 아세틸콜린수용체의 발현 증가

근육과 신경 사이에 신경지배와 전기 전도가 발생할 때 성숙한 수용체는 신경근 접합부 내부에 위치하게 된다. 근육에 신경의 영향이 없어지면 ACh 수용체의 발현의 증가가 일어나게 되고 수용체들이 신경근 접합부 내부에서 접합 외부로 퍼져나간다. 이때 태아 또는 미성숙한수용체인 γ 아단위을 가진 수용체가 ε 아단위을 가진 수용체를 대신해서 재발현하게 된다. 이러한 미성숙 수용체는 리간드 민감성과 친밀도가 변한다. SCh과 같은 작용제는 미성숙 수용체를 더 쉽게 탈분극시켜서 양이온 유동을 변화시키고 증가시킨다. 임상적으로 이는 수용체 통로를 여는데 필요한 SCh의 양이 더 적다는 것을 의미한다. 왜냐하면 칼륨은 통로가 열려있는 동안 세포내에서 세포외로 이동하는데 발현 증가된 ACh 수용체는 칼륨이 위험한 수준까지 혈류로 나오게 할 수 있다. 반대로 신경근 접합부 주변에서 ACh수용체가 증가한 것은 근이완제로 인한 신경근차단 안전역을 증가시켜 비탈분극성 근이완제에 저항성을 나타내게 된다.[119] 이렇게 ACh수용체의 발현 증가로 인한 질환으로는 만성 신경근차단뿐 아니라 신경지배절단(denervation), 부동고정(immobilization), 화상 그리고 패혈증 등이 있을수 있다(그림 12-16).[119-20]

(1) 상부 및 하부 운동신경원 손상

하부 운동신경원 손상 후 SCh으로 인한 고칼륨혈증의 가능성은 잘 알려져 있다.[121]

SCh에 대한 민감성의 증가는 신경지배절단 3~4일 후 이미 존재하며 7-8일 후에는 치명적인 수준에 이른다. 이런 과민성의 원인은 발현 증가된 ACh수용체이기 때문이며 환자는 비탈분극성 근이완제에 저항성을 보일수 있다.[122] 신경의 손상된 곳에서 원위부로, 손상부위와 가까울수록 수용체가 빨리 발현 증가된다. 하지만 다발성 신경병증에서 조차 신경이 완전히 절단되지 않아도 SCh에 높은 칼륨 반응을 보일 수 있다. 뇌졸중, 뇌출혈, 뇌손상, 다발성 경화증, 척수공동증, 그리고 양측하지마비와 사지마비 또한 ACh수용체 발현 증가를 유발할 수 있고 SCh에 대한 과민성 및 비탈분극성 근이완제에 대한 저항성을 나타낼수 있다.[119,120,123]

상부 운동신경원 손상은 일측 혹은 양측의 변화를 유발할수 있지만 하부 운동신경원 손상은 손상된 신경쪽으로만 변화가 일어나게 된다. 얼마의 기간 동안 수용체가 발현 증가 되는지는 명확하지 않다. 신경손상후 수년동안 SCh 과민성이 있었다는 보고도 있다.[124]

상부 및 하부 운동신경원 손상 후 고칼륨혈증에 대한 위험은 아마도 비탈분극성 근이완제에 대한 저항성이 사라질 때 같이 없어진다고 하지만 이에 대한 연구는 아직 보고되지 않았다. 왜냐하면 신경학적 증상이 있는 환자가 근이완제에 반응하는지 예측하는 것은 어렵기 때문이다. 이런 환자에게 SCh을 투여해서는 안 될 뿐만아니라 근이완제를 사용할때는 신경근 기능을 반드시 감시해야한다.

(2) 부동 고정(Immobilization)

움직이지 않는 상태는 신경지배 절단과는 달리 척수나 신경근에 직접적인 손상이 없고 근육세포에 신경 지배가 되어 있다는 점이 다르다. 하지만 부동고정 또한 ACh수용체의 발현 증가를 유발한다.[125-6] ACh수용체 증가의 최고조는 부동고정의 시작 후 14일째에 일어나고 지속되는 기간은 알려지지 않았다.[126]

(3) 화상

화상을 입었을 때 화상부의 바로 아래의 근육층에서만 ACh수용체의 발현 증가가 일어난다.[119,127] 하지만 의사에 의해 부동고정의 상태로 있게되면 원위부의 근육에서도 발현 증가가 일어나게 된다. 화상이 직접적으로 화학적, 물리적 신경지배 절단(denervation)을 유발한다는 증거는 없다. 왜냐하면 신경지배 절단에서처럼 모든 아단위의 mRNA가 증가하지 않기 때문이다. 어떤 순환 매개체가 있는지 또는 세포 신호 단계의 억제가 일어나서 수용체 발현 증가가 일어나는지에 대해서는 앞으로의 연구과제이다. 사지중 하나(체표면의 8~9%)에 화상을 입더라도 SCh에 의한 치명적인 고칼륨혈증을 유발할 수 있다.[128] 인공호흡을 의한 근이완제의 지속적 투여는 수용체 발현을 촉진시킨다.[129] 수용체의 발현 증가가 일어나기까지 시간이 필요하기 때문에 화상 수상 직후부터 48시간이내에 SCh을 사용하는 것은 안전하다. 하지만 48시간 이후에는 사용하지 않아야 한다.[119]

(4) 감염과 전신적 염증

전신적인 염증과 감염 질환이 ACh수용체에 주는 효과는 아직 논란의 대상이다. 패혈증환자에게 SCh을 투여했을 때 고칼륨혈증이 발생했다는 보고가 있다.[130] 하지만 집중치료를 받는 중환자는 전신적 염증과 감염을 부동고정, 근이완제의 장기투여, 스테로이드 투여로 인한 요소와 분리하기는 매우 어렵다. ACh수용체의 증가와는 별도로, 비탈분극성 근이완제에 대한 저항성은 염증반응시 증가하고 비탈분극성 근이완제와 결합하는 급성기 반응 단백질(즉 α-acid glycoprotein)의 증가로 설명할 수 있다. 설치류는 염증 반응만으로는 ACh수용체를 증가시키지 않지만 근이완제의 단백질 결합을 증가시킨다.[131] ACh수용체의 증감 변화에 대한 완전히 새로운 병리가 보고 되고 있다. 쥐에서 만성적 복부 염증을 유발시켜 ACh수용체에 대한 자가항체가 발견되었고, 이것은 수용체 수를 감소시키고 중증근무력증과 비슷한 양상의 증상을 유발한다.[132] 하지만 임상적으로는 명확치 않다.

5) ACh수용체 수의 감소

(1) 중증근무력증

중증근무력증은 자가면역질환으로 임상적으로 근육이 점점 약해지고 피로해지는 특징이 있다. 환자의 약 80%에서는 ACh수용체에 대한 항체가 존재한다. 수용체에 대한 항체가 없는 환자들중 일부에서는 수용체가 신경근 접합부에 모여 성숙하게 하는 tyrosine kinase인 Muscle-Specific Kinase(MuSK)에 대한 항체를 가지고 있다.[133)]

중증근무력증 환자의 자가 항체는 ACh수용체에 결합하여 수용체의 수를 감소시킨다. 자가항체의 수는 임상적인 심각성과 연관되어 있다. 중증근무력증의 증상은 안검하수, 복시, 그리고 안검 마비로 시작하여 구음장애(dysarthria), 연하곤란(dysphagia), 그리고 사지무력증 및 호흡근 무력증으로 진행한다.[134-5)] 중증근무력증의 치료는 자가항체를 생산하는 흉선을 절제하는 것 말고도 항콜린에스터라제(대부분은 pyridostigmine)를 투여하는 법이 있다.

중증근무력증 환자들은 ACh수용체가 하향조절(down-regulation) 되면서 비탈분극성 근이완제에 민감해진다. 만약 근이완제를 사용한다면 마취하는 내내 신경근기능을 감시하는 것이 바람직하다. 수용체가 감소했다는 것은 또한 SCh이 신경 종판을 효과적으로 탈분극시키지 못한다는 것을 의미하기 때문에 더 많은양의 SCh 투여를 필요로 한다. 빠른 마취유도를 위해서 SCh의 용량을 1.5에서 2mg/kg로 증가시켜 사용하는 것이 바람직하다. 더 많은 양을 사용하면 비탈분극성 차단인 제 2상 차단을 유발한다(phase II block, desensitization block). 수술전후에 치료로 항콜린에스터라제를 사용하는 것은 SCh의 가수분해를 지연시켜 신경근 차단효과를 연장시킨다.[136)]

(2) Lambert-Eaton 근무력 증후군

Lambert-Eaton 근무력 증후군은 다양한 조직에서 유래하는 소세포종양과 관련이 있는 부종양 질환(paraneoplastic disease)이다. 이것은 자가면역질환으로 종양세포의 칼슘통로(PQ-type, voltage-gated calcium channel)와 교차반응하는 자가항체가 존재한다.[135)] 그것은 시냅스 전막에서 ACh의 실무율적 분비의 감소를 유발한다. 시냅스후막의 ACh수용체의 수는 정상이다. 임상적으로 Lambert-Eaton 근무력 환자들은 비탈분극성, 탈분극성 근이완제 모두에 민감하다.[137)] 따라서 근이완제 투여 시 신경근 차단의 지속적인 감시가 필요하다. 중증근무력증과는 달리 TOF 같은 연속적인 자극에 개선(enhancement)을 나타내고 쇠퇴를 보이지 않는다. 이러한 양상은 중증근무력증이 신경근 접합부의 접합 후막 질환인 것과는 달리 Lambert-Eaton 근무력 환자들은 접합 전막의 질환임을 시사한다.

6) 근이완제와 다른약물과의 상호작용

여러가지 약들이 신경근에 영향을 주지만 신경근 전달의 안전역이 넓은 관계로 근이완효과를 잠재적으로만 유발할수 있다. 비-근이완제의 신경근 효과는 용량에 의존하고 근이완제보다 그 효과는 천천히 나타난다. 하지만 근이완제의 주된 효과를 지속시킬수도 있다. 이런 약물들과 근이완제와의 상호작용은 약동학적 효과, 접합부 효과 및 근육 효과의 세분야로 나누어 설명할 수 있다.

(1) 근이완제의 다른 약물들과의 약동학적 상호작용

근이완제와 함께 투여했을 때 나타나는 혈역학적 변화는 근이완제의 발현시간에 영향을 줄 수 있다. 이는 빠른 마취유도시 중요한 역할을 한다. 만약 어떤약이 심박출량을 감소시키거나 근육 관류를 느리

표 12-14 정상, 간 질환 및 신 질환에서 근이완제의 약동학적 변수

근이완제	혈장 청소율 (ml/kg/min)			분포용적 (ml/kg)			제거 반감기 (min)		
	정상	신 부전	간 부전	정상	신 부전	간 부전	정상	신 부전	간 부전
Atracurium	6.8	5.5~7.0	6.5~8.0	172	140~220	200~280	21	18~25	20~25
Cis-atracurium	4.3~5.3	3.8	6.6	195	161	161	22~30	25~34	24
Mivacurium	1.8	1.8	0.9	112	112	124	1~3	-	-
Vecuronium	3.0~5.3	2.5~4.5	2.4~4.3	200~510	240~470	210~250	50~110	80~150	49~98
Rocuronium	2.9	3	3	175	260	320	87	97	97
Pancuronium	1.8	0~0.9	1.1~1.5	274	210~260	310~430	132	240~1050	208~270

게한다면 근이완제의 발현시간은 늦어질 것이다. 스테로이드성 근이완제는 정도의 차이는 있지만 간에서 대사되고 배설된다(표 12-4). Cytochrome P450 효소를 억제하거나 간의 혈류량을 감소시켜 간배설을 지연시키면 근이완의 효과가 연장된다.[138] 간질약과 같은 cytochrome P450 효소를 유도하는 약을 같이 투여하면 배설이 빨라진다. 그러므로 vecuronium과 rocuronium과 같은 약의 필요량은 증가하고, 간이 대사에 관여하지 않는 mivacurium의 필요량은 증가하지 않는다.[139]

(2) 근이완제의 신경근 접합부 상호작용

신경근 전달은 신경말단과 수용체에 작용하는 약물에 의해 영향을 받는다. 접합 전막 부위에서, 세가지 메커니즘이 밝혀졌다. 첫째, cyclic adenosine monophosphate, adenosine triphosphate는 ACh 합성에 필요하다. Furosemide는 cyclic ademosine monophosphate 의 합성을 막아 시냅스전 ACh의 합성을 방해한다. 둘째, 흡입마취제는 시냅스전 ACh수용체를 차단하여 유효한 ACh을 감소시킨다. 마지막으로 흡입마취제, 마그네슘, 칼슘길항제, 아미노글리코사이드 항생제는 접합 전막의 칼슘통로를 차단하여 ACh 분비를 감소시킨다.[140-2)]

접합 후막에서는 수많은 약이 용량의존적으로 ACh수용체의 α-아단위를 차단한다. 이런약들에는 흡입마취제, 아미노글리코사이드 항생제, quinidine, 삼환계 항우울제, ketamine, midazolam, barbiturates 등이 있다.[143-9)] α-아단위에 붙는 작용말고도 이런 약들은 통로 자체를 막기도 하고 ACh 수용체을 탈감작시키기도 하여 제 2상 차단을 야기한다. 이중에 어떤 약이 효과가 가장 큰지는 알기 어렵다.

(3) 다른 약물들의 근육 효과

Dantrolene은 칼슘 분비를 억제하고 재흡수하여 악성 고열증의 치료로 사용한다.

신경근 전달에 영향을 주지 않고 근육 레벨에서 비탈분극성 근이완제를 강화시킨다.[150)] Dantrolene의 효과는 근전도(electromyography, EMG) 검사로는 알 수 없고 근육운동기록법 (mechanomyography, MMG)을 통해서만 감시 할 수있다.

13. 약물투여의 임상적 측면

수술 중에 지속적으로 최대의 신경근 이완을 필요로 하는 수술은 많지 않다.

많은 수술들이 삽관시에만 근이완이 필요한 경우가 많다. 복부수술은 근이완을 필요로 한다. 혈역학적 불안정을 이유로 마취가 충분하지 못하면 환

표 12-15 근이완제 지속주입시 주입 속도와 임상적 회복

	임상적 회복지수 IR_{90}-IR_{95} (μg/kg/min)	회복 시간 T1/T4 > 0.9 (min)
Mivacurium	3~15	10~20*
Atracurium	4~12	30~70*
Cis-atracurium	0.4~4	30~70*
Rocuronium	3~12	30~90+

IR90은 90%의 신경근 차단을 위한 지속주입 속도이며, IR95는 95%의 신경근 차단을 위한 지속주입 속도이다.

* 표시는 주입시간과는 독립적인 수치를 나타낸다. + 표시는 2시간까지 지속 주입한 후 회복이 일회용량을 주입하였을 때 보다 유의하게 증가하였음을 표시한다.

자는 움직이거나 기침을 하게 된다. 이를 피하기 위해 근이완제를 반복적으로 투여하거나 지속적 주입을 하게 되고 이때 주입 속도(infusion rate)는 항정상태(steady state)에서의 약물청소율과 분포 용량에의해 결정된다(표 12-5). 이 두가지 요인 모두 환자에 따라 변화가 심하다(표 12-14).

가장 흔히 쓰는 지속 주입하는 약으로는 지속적으로 주입 하더라도 축적되지 않아 작용시간이 연장되지 않는 mivacurium이나 cisatracurium이 있다(표 12-15).[151-2)]

1) 잔류 근이완의 감별진단 및 처치

잔류 근이완 효과를 역전시키기 이전에 이미 존재하는 이완정도를 정확히 평가해야 한다. TOF비율이 근 무력을 평가하는 가장 흔한 방법이다. 0.9 이상의 점수는 근이완에서 거의 완벽히 회복됨을 의미한다.[51,53)] 비탈분극성 근이완제를 사용했을 때 지연 배설이나 약에대한 민감성의 증가로 근무력이 유발될수 있다. 길항제를 사용한 후에 환자는 회복실에서 지속적으로 감시해야한다. 왜냐하면 길항제의 반감기가 근이완제보다 짧기 때문에 근이완의 재현이 일어날수 있기 때문이다.

SCh이나 mivacurium을 사용했을 때 기저질환으로 혈장콜린에스테라제결핍증(plasma cholinesterase deficiency)이나 비전형 혈장콜린에스테라제가 있을 수 있다. 두 경우 모두 항콜린에스테라제를 투여하는 것이 크게 도움이 안 될 수도 있다. 약이 신장으로 모두 배설되어 환자가 스스로 회복할 때까지 인공 보조호흡을 유지해야한다. 이 과정은 4~6시간까지 걸릴 수 있다. 혈장 콜린에스테라제의 활성을 평가하여 만약 유전적 요인으로 혈장 콜린에스테라제의 활성이 감소된 경우 환자에게 알리고 앞으로 마취를 다시 받을 때 똑 같은 부작용이 다시 발생할 수 있음을 알려야 한다.

2) 빠른 연속 기관삽관에서의 근이완제의 사용

위내용물 흡인의 위험이 높은 환자의 경우 가능하면 빠르게 기도를 확보해야한다. 앞에서도 기술되었듯이 SCh은 이때 사용할 수 있는 유일한 약이다. 하지만 SCh은 임상적으로 여러 부작용을 유발할 수 있다(표 12-7). 근육통은 진통제나 근육 연축을 줄임으로서 치료 가능하다. 약간의 아편양 제제가 SCh으로 인한 근육통을 감소시키는지는 아직 더 연구되어야 한다.[76)] 아직은 NSAID로 치료하는 것이 대부분이다. 예방적으로 사용하는 것도 도움이 될 수 있다. 근육연축을 감소시키는 것은 근육통뿐 아니라 안구내압과 위내압을 감소시키는데도 도움이 된다.[75)] 근육연축을 감소시키는 방법으로는 SCh을 주기전 비탈분극성 근이완제를 소량 투여(0.05 mg vecuronium)하여 사전 근이완(precurarization) 시키거나 lidocaine 100 mg[75)] 또는 아편유사제를[76)] 투여함으로써 감소시킬 수 있다. 한 연구에서 사전근이완을 시행한 환자의 37.5%에서 복시, 무거운 눈꺼풀, 대화나 삼킴의 곤란 등의 근이완 증상

(paralytic symptom)을 경험하였고 한다. 어떤 환자는 호흡곤란을 호소하였다.[153]

사전 근이완이 속상수축을 줄인다는 것은 논란의 여지가 없다. 이 효과는 접합전막과 접합후막의 ACh수용체에대해 비탈분극성 근이완제의 차단효과에 의해 SCh의 탈분극효과가 길항되어 일어난다. 하지만 이것은 SCh의 고유 작용도 길항하기 때문에 SCh의 발현시간을 지연시키고, 지속시간은 짧게되며, 신경근차단의 최대효과를 감소시킨다.[154] 이러한 영향을 극복하기 위해 SCh의 용량을 25~75% 정도 증가시켜 사용하는 것이 바람직하다.[155] 하지만 증가시킨 용량은 다시 속상수축을 일으킬 수 있다.

SCh은 특히 어린이에게 서맥을 유발할 수 있다. 이런 부작용은 빈맥을 유발하는 atropine 전처치로 예방할 수 있다. 이로 유발된 빈맥은 마취심도와 체액상태 평가에 혼동을 줄 수 있다. 임상에서 단시간 작용의 비탈분극성 근이완제가 도입됨에 따라 위 내용물의 흡인의 위험이 없는 환자에서의 SCh의 사용은 점점 감소되고 있다. 빠른 연속 기관삽관에서의 이상적인 근이완제는 빠른 작용시간을 가지고 완전한 근이완을 이루어내는 근이완제이다. 하지만 현재까지 빠른 연속 기관삽관에서의 SCh의 사용과 환자에서의 성과에 대한 증거에 입각한 세심하게 관리된 연구는 없다. 대부분의 마취의가 이 약물이 이러한 범주에 가장 적합하고 유용한 것이라고 생각하고 있다.[156]

3) 중환자에서의 지속적인 근이완

중환자실에서의 근이완은 학문적인면뿐만 아니라 비용적인면과 장기간의 사용에 따르는 여러가지 부작용을 최소화하는 등 많은 측면을 함께 고려하여야 한다.

근이완제의 지속적인 투여는 환자의 인공 보조환기에 도움을 주며 뇌 손상 같은 손상환자에서 치료의 일환으로 사용되기도 한다. 중환자실에서의 근이완이 예상보다 길어지는 원인은 아직 명확하게 밝혀져 있지 않지만 여러가지 원인이 복합적으로 작용된다. 하지만 근이완제의 장기적인 사용이 결정적인 원인 중 하나로 여겨지고 있다.[157]

신경근 차단을 장기적으로 시행하면 신경근 접합부에서 많은 변화가 발생하게 되어 추가로 사용되는 탈분극성 및 비탈분극성 근이완제의 사용에 큰 영향을 미치게 됨은 잘 알려져 있다.[120, 157]

근이완제를 사용하기 전에 반드시 환자는 진정시키거나 통증을 완화하는 약물을 투여하여야 한다. 모든 방법을 다 적용하고 치료하여도 진전이 없을 때 근이완제의 투여를 고려하여야 한다. 중환자실에서의 근이완제의 적응증은 일반적으로 기계 인공 보조환기에 도움을 줄 때, 기침이나 분비물 흡입으로 인한 두개내압의 상승을 예방할 때, tetanus와 같은 근육 경련을 치료할 때와 산소 소비를 감소시켜 산소 공급을 증가시켜야 할 때 등이다.

특히 중환자실에서 근이완제를 투여 받는 환자는 반드시 말초신경 자극기와 같은 감시장치로 감시하여 적정한 용량을 투여하여야 한다. 규칙적으로 근이완제의 사용을 중지하였다가 환자의 상태와 질환에 따라 다시 투여하는 방법이 장시간의 근이완제 사용의 합병증을 감소시키는 방법의 하나로 사용될 수 있다.

Pancuronium이나 vecuronium이 중환자실에서 대부분 널리 쓰이는 가격이 저렴한 근이완제이다. 그러나 미주신경 차단이 문제가 될 수 있는 심혈관계 질환 등에서는 pancuronium은 금기가 된다. 이론적으로 스테로이드형 근이완제는 근육에 더 영향을 미치는 체외 및 체내의 스테로이드의 작용을 증가시킬 수 있다. 그러나 이러한 가설은 아직 입증된 바 없다. 부신피질흐르몬제제와 근이완제를 함께 투여받고 있는 환자에서는 가능한 근이완제를 빨리 투여중지할 수 있도록 노력하여야 한다. Hoffmann

대사에 의하여 대사되는 히스타민의 분비가 없는 cisatracurium은 독특한 대사로 인하여 신장이나 간 질환이 있는 중환자에 선호되고 있는 근이완제이다. 만약 한 종류의 근이완제에서 일정 효과를 얻기 위하여 점차로 약물의 용량이 더 사용되는 빠른내성이 발생한다면 교차내성이 있더라도 다른 근이완제를 사용하여 보는 것이 권장되고 있다. 일반적으로 근이완제를 투여받는 중환자들은 예방적인 눈의 치료, 물리 치료 및 심부 정맥 혈전을 예방하는 치료를 반드시 함께 적용하여야 한다.[157]

14. 근이완제의 임상적 사용

신경근 접합의 해부학 및 생리학과 근이완제와 길항제의 임상적 약리학, 신경근차단을 감시하는 방법 및 마취에서의 이러한 약물의 사용을 이해하고 숙지함으로써 근이완제와 길항제를 안전하고 적절하게 사용하여 마취진료와 환자관리에 도움이 될 수 있어야 하겠다.

현대의 근이완제와 길항제의 연구와 약물 개발을 비추어 볼 때 특히 근이완의 길항에 대한 중요성은 더욱 강조되고 있는 추세이다.[13,15] 근이완 작용에서 회복은 신경근 접합부에서 약물의 확산에 의한 자연회복과 함께 길항제를 투여함으로써 회복을 촉진시킬 수 있다. 불완전한 근이완 작용의 회복과 길항은 기도폐쇄, 호흡부전등 심각한 합병증이 초래될 수 있다.

근이완제의 임상 적용에서 안전을 위한 두가지 중요한 문제점은 심폐혈관계 부작용과 정상 신경근 기능으로의 충분한 회복이다. 이들 두가지 중에서 충분한 회복은 매우 중요하다. 어느 한가지 근이완제가 다른 근이완제에 비하여 확실하게 안전하다고 결정하기는 어렵다. 지연된 잔류 근이완과 잔류 근이완의 불충분한 길항을 피하기 위하여 수술에 필요한 근이완은 제공할 수 있는 최소 용량을 사용하여야 한다. 근이완제의 적합한 선택 및 투여는 수술 수기를 잘 알고 있으며, 근이완제를 사용 할 시기를 이해하고 특정 근이완제의 작용시간과 근이완 정도를 판단하기 위한 감시장치를 바르게 사용 할 줄 알며, 부작용과 합병증 등 근이완제의 임상약리를 이해하고 있는 마취과 의사가 하여야 한다. 중요한 점은 과용량 투여를 예방하는 것이다. 예를 들면 적합하게 마취되고 감시가 되는 환자에서는 근이완을 유지하면서 말초신경자극에 의한 연축 또는 사연속 자극의 반응을 완전히 차단시킬 필요가 없다. 근이완제의 추가 투여량은 초기 투여량의 1/10~1/4을 투여하며 먼저 투여한 근이완제의 작용이 회복되기 시작하는 징후가 있을 때에 투여하여야 한다. 이러한 수기는 항콜린에스테라제로 길항될 수 없는 과도한 근이완을 피하기 위함이다. 추가 투여량은 각각의 환자에서 말초신경자극과 감시로 조절되어야 한다.

충분한 근이완을 제공하기 위한 근이완제에 대한 몇가지 변화된 임상 적용 방법이 있다. 원하는 정도의 근이완을 얻기 위해 근이완만을 주장하는 것을 피하기 위한 사항이다. 여기에는 전신마취의 깊이 조절, 부위 마취, 수술대에서 환자의 체위 조절, 근이완 깊이의 조절 등과 같은 방법이 있다. 이러한 방법 중에서 한가지 또는 두가지 이상을 수술시간, 마취 수기와 수술 수기에 맞추어 적절하게 선택 적용하면 된다.

근이완제는 반드시 마취를 받고 있는 환자에게 투여 되어야 하며, 단지 환자의 움직임을 멈추거나 단순히 수술을 용이하게 하기 위하여 단독으로 투여되어서는 안된다.[13] 마취의는 근이완제를 투여한 전신마취하의 환자에 있어서 더욱 세심하게 각성의 가능성과 통증의 정도를 조절하여야 한다. Feldman은 마취 시작시 투여한 단일 용량의 근이완제가 적절하고 지속적인 신경근 차단을 일으키며 마취종료시의 혈장 농도도 낮다고 하였으며, 빈번한 반복적인 소용량의 분할 투여는 술 후에도 혈장농도가 높아 잔류 신경근 차단을 초래할 수 있다고 하였다.[158] 다만 실제 임상에서는 수술시간이 예측보다 짧거나 길어질 수 있으며 다량의 근이완제는 항상 길항이 즉시 이루어 질 수는 없으며, 소량의 경우 필요에 따라 증량하여 차단의 정도를 조절 할 수 있다는 점도 염두에 두여야 한다.

임상 마취에 있어서 근이완제의 사용이 보편화되어 있으므로 약물의 사용과 선택뿐만 아니라 부적절한 길항으로 인하여 심각한 문제가 발생 할 가능성이 있다. 특히 길항에 영향을 주는 요인을 잘 이해하고 길항제를 충분하고 적절히 사용함으로서 신경근 기능과 임상적 회복이 철저하게 되어 합병증을 방지하여야 한다.

Reference

1. Bernard C: Leçns sur les effets des substances toxiques et méicamenteuses. 1st ed. Paris, J. B. Baillière, Cours, Collége de France. 1857 (Recorded by A Tripier, reprinted 1867 and 1833). pp164-90.
2. Takenaka Y: [Curare and Claude Bernard--how was his work introduced into Japanese scientific communities?] [Article in Japanese] Yakushigaku Zasshi. 2006; 41: 18-26.
3. Bernard C: Etudes physiologiques sur quelques poisons américains. Revue des deux mondes 1864; 53: 164-90.
4. Läwen A: über die Verbindung der Lokalan ästhesie mit der Narkose, über hohe Extraduralanäthesie und epidurale Injektionen anästhesierender Lösungen bei tabischen Magenkrisen. Beitr klin Chir 1912; 80: 168-80.
5. Bodman RI, Gillies D. Griffith HR: The evolution of modern anaesthesia. 1st ed. Toronto: Hannah Institute and Dundurn Press, 1992. pp1-128.
6. Griffith HR, Johnson GE: The use of curare in general anaesthesia, Anesthesiology 1942; 3: 418.
7. Griffith HR: The Use of Curare in An aesthesia and for Other Clinical Purposes. Can Med Assoc J. 1944; 50: 144-7.
8. Lee C, Katz RL: Clinical implications of new neuromuscular concepts and agents: so long, neostigmine! So long, sux! J Crit Care. 2009; 24: 43-9.
9. Whitacre R, Fisher A: Clinical observations on the use of curare in anesthesia. Anesthesiology 1945; 6: 124-30.
10. Lysakowski C, Suppan L, Czarnetzki C, Tassonyi E, Tramér MR: Impact of the intubation model on the efficacy of rocuronium during rapid sequence intubation: systematic review of randomized trials. Acta Anaesthesiol Scand. 2007; 51: 848-57.
11. King H: Curare alkaloids. Part I Tubocurarine. Journal of the Chemical Society London 1935; 57: 1381-9.
12. Yang LP, Keam SJ: Sugammadex: a review of its use in anaesthetic practice. Drugs. 2009; 69: 919-42.
13. Martyn JA, Fagerlund MJ, Eriksson LI: Basic principles of neuromuscular transmission. Anaesthesia. 2009; 64 Suppl 1: 1-9.
14. Bevan DR, Bevan JC, Donati F: Muscle relaxants in clinical anesthesia. Chicago, Year book medical Pub. Inc. 1988. pp293-316.
15. Shear TD, Martyn JA: Physiology and biology of neuromuscular transmission in health and disease. J Crit Care. 2009; 24: 5-10.
16. Gu Y, Hall ZW: Immunological evidence for a change in subunits of the acetylcholine receptor in developing and denervated rat muscle. Neuron. 1988; 1: 117-25.
17. Naguib M, Lien CA: Pharmacology of muscle relaxants and their antagonists. In Miller's anesthesia. 6th ed. Edited by Miller RD: Philadelphia, Elsevier Churchill Livingstone. 2005, pp 481-572.
18. Paton WD, Waud DR: The margin of safety of neuromuscular trans-mission. J Physiol (Lond). 1967; 191: 59-90.
19. Koelle GB: A proposed dual neurohumoral role of acetylcholine: its functions at the pre- and post-synaptic sites. Nature. 1961; 190: 208-11.
20. Kopman AF, Klewicka MM, Neuman GG: The relationship between acceleromyographic train-of-four fade and single twitch depression. Anesthesiology. 2002; 96: 583-7.
21. Fink H, Blobner M, Martyn JAJ. Chapter. 33. Neuromuscular Blocking Agents and Reversal Drugs. In Anesthetic Pharmacology, Physiologic Principles and Clinical Practice, Evers AS, maze M ed. New York, Churchil Livingstone, Elsevier Inc., 2004, pp. 573-97.

22. Neff W, Mayer ED, Thompson R: Nitrous oxide anaesthesia without hypoxia. Br Med J. 1950; 1(4667): 1400-4.
23. Lingle CJ, Steinbach JH: Neuromuscular blocking agents. Int Anesthesiol Clin. 1988; 26: 288-301.
24. Martyn JAJ, Standaert FG, Miller RD: In Neuromuscular Physiology and Pharmacology, Anesthesia, Miller RD ed., 5th ed. New York, Churchill Livingstone, 1999, pp 135-51.
25. Prince RJ, Sine SM: The ligand binding domains of the nicotinic acetylcholine receptor. In The Nicotinic Acetylcholine Receptor: Current Views and Future Trends. Barrantes FJ ed., Berlin, Springer-Verlag, 1988, pp 32-59.
26. Suzuki H, Kanayama T, Nakagawa H, Yazaki S, Shiratsuchi T: An electromyographic study of muscle relaxants in man. Br J Anaesth. 1975; 47: 592-9.
27. Adams PR, Sakmann B: Decamethonium both opens and blocks end-plate channels. Proc NaH Acad Sci USA. 1978; 15: 2994-8.
28. Marshall CG, Ogden DC, Colquhoun D: The actions of suxamethonium (succinyldicholine) as an agonist and channel blocker at the nicotinic receptor of frog muscle. J Physiol. 1990; 428: 155-74.
29. Beloiartsev A, Gableske S, Hübler M: Neuromuscular monitoring in patients with neuromuscular diseases. Options and needs. Anaesthesist. 2009; 58: 731-41.
30. Kopman AF: Tactile evaluation of train-of-four count as an indicator of reliability of antagonism of vecuronium- or atracurium-induced neuromuscular blockade. Anesthesiology. 1991; 75: 588-93.
31. Naguib M, Kopman AF, Ensor JE: Neuromuscular monitoring and postoperative residual curarisation: a meta-analysis. Br J Anaesth. 2007; 98: 302-16.
32. Kopman AF, Epstein RH, Flashburg MH: Use of 100-Hertz tetanus as an index of recovery from pancuronium-induced non-depolarizing neuromuscular blockade. Anesth Analg. 1982; 61: 439-41.
33. Fuchs-Buder T, Meistelman C: Monitoring of neuromuscular block and prevention of residual paralysis. Ann Fr Anesth Reanim. 2009; 28 Suppl 2: S46-50.
34. Schultz P, Ibsen M, øostergaard D, Skovgaard LT: Onset and duration of action of rocuronium--from tracheal intubation, through intense block to complete recovery. Acta Anaesthesiol Scand. 2001; 45: 612-7.
35. Stoelting RK, Peterson C: Adverse effects of increased succinylcholine dose following d-tubocurarine pretreatment. Anesth Analg. 1975; 54: 282-8.
36. Murphy GS: Residual neuromuscular blockade: incidence, assessment, and relevance in the postoperative period. Minerva Anestesiol. 2006; 72: 97-109.
37. Lee HJ, Kim KS, Jeong JS, Cheong MA, Shim JC: Comparison of the adductor pollicis, orbicularis oculi, and corrugator supercilii as indicators of adequacy of muscle relaxation for tracheal intubation. Br J Anaesth. 2009; 102: 869-74.
38. Kim KS, Chung CW, Shin WJ: Cisatracurium neuromuscular block at the adductor pollicis and the laryngeal adductor muscles in humans. Br J Anaesth. 1999; 83: 483-4.
39. Bragg P, Fisher DM, Shi J, Donati F, Meistelman C, Lau M, et al.: Comparison of twitch depression of the adductor pollicis and the respiratory muscles. Pharmacodynamic modeling without plasma concentrations. Anesthesiology. 1994; 80: 310-9.
40. Gossel TA, Bricker JD: Chapter. 2. Factors that influence toxicity. In Principles of clinical toxicology. 2001. 3rd Ed. Taylor & Francis, London, U.K. pp21-37.
41. Bowman WC, Rodger IW, Houston J, Marshall RJ, McIndewar I: Structure:action relationships among some desacetoxy analogues of pancuronium and vecuronium in the anesthetized cat. Anesthesiology. 1988; 69: 57-62.
42. Kopman AF, klewicka MM, Kopman DJ, Neuman GG: Molar potency is predictive of the speed of onset of neuromuscular block for agents of intermediate, short and ultrashort duration. Anesthesiology. 1999; 90: 425-31.
43. Böhrer H, Schmidt H, Bach A, Martin E, Kohl B, Bolsen K, et al.: Inhibition of hepatic microsomal drug metabolism by atracurium administration in the rat. Pharmacol Toxicol. 1993; 73: 137-41.
44. Leonard S, Bertrand D: Neuronal nicotinic receptors: From structure to function. Nicotine Tob Res. 2001; 3: 203-23.
45. Chapple DJ, Clark JS: Pharmacological action of breakdown products of atracurium and related substances. Br J Anaesth. 1983; 55 Suppl 1: 11S-

15S.

46. Lien CA, Belmont MR, Abalos A, Eppich L, Quessy S, Abou-Donia MM, et al.: The cardiovascular effects and histamine-releasing properties of 51W89 in patients receiving nitrous oxide/opioid/barbiturate anesthesia. Anesthesiology. 1995; 82: 1131-8.
47. Scott RP, Savarese JJ, Basta SJ, Sunder N, Ali HH, Gargarian M, et al.: Atracurium: clinical strategies for preventing histamine release and attenuating the haemodynamic response. Br J Anaesth. 1985; 57: 550-3.
48. Eriksson LI: Residual neuromuscular blockade. Incidence and relevance. Anaesthesist. 2000; 1: S18-9.
49. Berry FA Jr: Intramuscular rocuronium in infants and children-is there a need? Anesthesiology. 1996; 85: 229-30.
50. Waser PG, Wiederkehr H, Sin-Ren AC, Kaiser-Schonenberger E: Distribution and kinetics of 14C-vecuronium in rats and mice. Br J Anaesth. 1987; 59: 1044-51.
51. Savarese JJ, Ali HH, Basta SJ, Embree PB, Scott RP, Sunder N, et al.: The clinical neuromuscular pharmacology of mivacurium chloride (BW B1090U). A short-acting nondepolarizing ester neuromuscular blocking drug. Anesthesiology. 1988; 68: 723-32.
52. Iwasaki H, Igarashi M, Yamauchi M, Namiki A: The effect of cardiac output on the onset of neuromuscular block by vecuronium. Anaesthesia. 1955; 50: 361-2.
53. Donati F, Meistelman C, Plaud B: Vecuronium neuromuscular block-ade at the diaphragm, the orbicularis oculi, and adductor pollicis muscles. Anesthesiology. 1990; 13: 870-5.
54. Goudsouzian NG, Martyn JJ, Liu LM, Ali HH: The dose response effect of long-acting nondepolarizing neuromuscular blocking agents in children. Can Anaesth Soc J. 1984; 31: 246-50.
55. Fisher DM, Miller RD: Neuromuscular effects of vecuronium (ORGNC45) in infants and children during N2O, halothane anesthesia. Anesthesiology. 1983; 58: 519-23.
56. Courtney J, Steinbach JH: Age changes in neuromuscular junction morphology and acetylcholine receptor distribution on rat skeletal muscle fibres. J Physiol. 1981; 320: 435-47.
57. Sanes JR, Lichtman JW: Induction, assembly, maturation and main-tenance of a postsynaptic apparatus. Nat Rev Neurosci. 2001; 2: 791-805.
58. Matteo RS, Backus WW, McDaniel DD, Brotherton WP, Abraham R, Diaz J: Pharmacokinetics and pharmacodynamics of d-tubocurarine and metocurine in the elderly. Anesth Analg. 1985; 64: 23-9.
59. Yang HS, Goudsouzian NG, Cheng M, Martyn JA: The influence of the age of the rat on the neuromuscular response to mivacurium in vitro. Paediatr Anaesth. 1996; 6: 367-72.
60. Guay J, Grenier Y, Varin F: Clinical pharmacokinetics of neuromuscular relaxants in pregnancy. Clin Pharmacokinet. 1998; 34: 483.
61. Smeulers NJ, Wierda JM, van den Broek L, Gallandat Huet RC, Hennis PJ: Hypothermic cardiopulmonary bypass influences the concentration-response relationship and the biodisposition of rocuronium. Eur J Anaesthesiol Suppl. 1995; 11: 91-4.
62. Leslie K, Sessler Dl, Bjorksten AR, Moayeri A: Mild hypothermia alters propofol pharmacokinetics and increases the duration of action of atracurium. Anesth Analg. 1995; 80: 1007-14.
63. Rump AF, Schierholz J, Biederbick W, Theisohn M, Diefenbach C, Abel M, et al.: Pseudocholinesterase-activity reduction during cardiopulmonary bypass: the role of dilutional processes and pharmacological agents. Gen Pharmacol. 1999; 32: 65-9.
64. Kalow W, Genest K: A method for the detection of atypical forms of human serum cholinesterase. Determination of dibucaine numbers. Can J Biochem Physiol. 1951; 35: 339-46.
65. Martyn JAJ, Chang Y, Goudsouzian NG, Patel SS: Pharmacodynamics of mivacurium chloride in 13- to 18-year-old adolescents with thermal injury. Br J Anaesth. 2002; 89: 580-5.
66. Welch RM, Brown A, Ravitch J, Dahl R: The in vitro degradation of cisatracurium, the R, cis-R'-isomer of atracurium, in human and ratplasma. Clin Pharmacol Ther. 1995; 58: 132-42.
67. Lim YH, Chon JY, Hong SJ, Lee HJ, Sung CH, Kim KS et al.: Pharmacodynamic effects of rocuronium in end-stage renal disease during remifentanil and desflurane anaesthesia. Br J Anaesth. 2009; 103: 915P
68. Perry JJ, Lee JS, Sillberg VA, Wells GA: Rocuronium versus succinylcholine for rapid sequence induction intubation. Cochrane

Database Syst Rev. 2008; : CD002788.
69. Thesleff S: Farmakologiska och kliniska forsok med L.T.I. (0,0-succinylcholine jodid)[Pharmacological and clinical tests with Lt 1 (O.O.-succinyl-choline-iodide).]. Nord Med. 1951; 46: 1045.
70. Mayrhofer O, Hassfurther M: Kurz wirkende Muskelerschlaffungsmittel. Selb-stversuche und klinische Erprobung am narkotisierten Menschen. [Fast acting muscle relaxants; experimental and clinical studies of the anesthetized patient.] Wien Klin Wochenschr. 1951; 63: 885-9.
71. Foldes FF, Rendell-Baker L, Birch J: Causes and prevention of pro-longed apnea with succinylcholine. Anesth Analg. 1956; 25: 609.
72. Coppage WM Jr, Wolfson B, Siker ES: Precurarization and dose of succinylcholine. Anesthesiology. 1972; 37: 664-5.
73. Engbaek J, Howardy-Hansen P, Ording H, Viby-Mogensen J: Precurarization with vecuronium and pancuronium in awake, healthy volunteers: the influence on neuromuscular transmission and pulmonary function. Acta Anaesthesiol Scand. 1985; 29: 117-20.
74. Wald-Oboussier G, Lohmann C, Viell B, Doehn M: ["Self-taming" :An alternative to the prevention of succinylcholine-induced pain]. Anaesthesist. 1987; 36: 426-30.
75. Miller RD, Way WL: Inhibition of succinylcholine-induced increased intragastric pressure by nondepolarizing muscle relaxants and lido-caine. Anesthesiology. 1971; 34: 185-8.
76. Polarz H, Böhrer H, Fleischer F, Huster T, Bauer H, Wolfrum J: Effects of thiopentone/suxamethonium on intraocular pressure after pretreatment with alfentanil. Eur J Clin Pharmacol. 1992; 43(3): 311-3.
77. Naguib M, Lien CA: Pharmacology of muscle relaxants and their antagonists. In Miller' s anesthesia. 6th ed. Edited by Miller RD: Philadelphia, Elsevier Churchill Livingstone 2005, pp 481-572.
78. Kovarik WD, Mayberg TS, Lam AM, Mathisen TL, Winn HR: Succinylcholine does not change intracranial pressure, cerebral blood flow velocity, or the electroencephalogram in patients with neurologic injury. Anesth Analg. 1994; 78: 469-73.
79. Schow AJ, Lubarsky DA,Olson RP, Gan TJ: Can succinylcholine be used safely in hyperkalemic patients? Anesth Analg. 2002; 95: 119-22.
80. Rawicz M, Brandom BW, Wolf A: The place of suxamethonium in pediatric anesthesia. Paediatr Anaesth. 2009; 19: 561-70.
81. Salem MR, Bennett EJ, Schweiss JF, Baraka A, Dalal FY, Collins VJ: Cardiac arrest related to anesthesia. Contributing factors in infants and children. JAMA. 1975; 233: 238-41.
82. Goudsouzian NG: Recent changes in the package insert for succinylcholine chloride: should this drug be contraindicated for routine use in children and adolescents? (Summary of the discussions of the anesthetic and life support drug advisory meeting of the Food and Drug Administration, FDA building, Rockville, MD, June 9, 1994). Anesth Analg. 1995; 80: 207-8.
83. Fisher DM: Neuromuscular blocking agents in paediatric anaesthesia. Br J Anaesth. 1999; 83: 58-64.
84. Mertes PM, Moneret-Vautrin DA, Leynadier F, Laxenaire MC: Skin reactions to intradermal neuromuscular blocking agent injections: a randomized multicenter trial in healthy volunteers. Anesthesiology. 2007; 107: 245-52.
85. Mertes PM, Laxenaire MC: Allergy and anaphylaxis in anaesthesia. Minerva Anestesiol. 2004; 70: 285-91.
86. Staun P, Lennmarken C, Eriksson LI, Wirén JE: The influence of 10 mg and 20 mg of bambuterol on the duration of succinylcholine-induced neuromuscular blockade. Acta Anaesthesiol Scand. 1990; 34: 498-500.
87. Chang RY, Chern SC, Chiang YY, Liou MD, Tseng KF, Tsai SK: Neuromuscular interactions between succinylcholine and esmolol in the rat. Acta Anaesthesiol Sin. 1994; 32: 203-8.
88. Li B, Duysen EG, Carlson M, Lockridge O: The butyrylcholinesterase knockout mouse as a model for human butyrylcholinesterase deficiency. J Pharmacol Exp Ther. 2008; 324: 1146-54
89. DeCook TH, Goudsouzian NG: Tachyphylaxis and phase II block development during infusion of succinylcholine in children. Anesth Analg. 1980; 59: 639-43.
90. Hilgenberg JC, Stoelting RK: Characteristics of succinylcholine-produced phase II neuromuscular block during enflurane, halothane, and fentanyl anesthesia. Anesth Analg. 1981; 60: 192-6.
91. Hofmockel R, Pohl B, Nöldge-Schomburg G: [Clinical administration of muscle relaxants for intubation]. Anaesthesiol Reanim. 2001; 26: 116-

22.
92. Baillard C, Gehan G, Reboul-Marty J, Larmignat P, Samama CM, Cupa M: Residual curarization in the recovery room after vecuronium. Br J Anaesth. 2000; 84: 394-5.
93. Hayes AH, Mirakhur RK, Breslin DS, Reid JE, McCourt KC: Postoperative residual block after intermediate-acting neuromuscular blocking drugs. Anaesthesia. 2001; 56: 312-8.
94. Viby-Mogensen J, Claudius C, Eriksson LI: Neuromuscular monitoring and postoperative residual curarization. Br J Anaesth. 2007; 99: 297.
95. Eriksson LI: The effects of residual neuromuscular blockade and volatile anesthetics on the control of ventilation. Anesth Analg. 1999; 89: 243-51.
96. Eriksson LI: Reduced hypoxic chemosensitivity in partially paralysedman. A new property of muscle relaxants? Acta Anaesthesiol Scand. 1996; 40: 520-3.
97. Sundman E, Witt H, Olsson R, Ekberg O, Kuylenstierna R, Eriksson LI: The incidence and mechanisms of pharyngeal and upper esophageal dysfunction in partially paralyzed humans: pharyngeal videoradiography and simultaneous manometry after atracurium. Anesthesiology. 2000; 92: 977-84.
98. Ortiz-Gómez JR, Fabregat-López J: On extubation, residual curarization, and their circumstances. Rev Esp Anestesiol Reanim. 2009; 56: 335-8.
99. 67. Berg H: Is residual neuromuscular block following pancuronium a risk factor for postoperative pulmonary complications? Acta Anaesthesiol Scand. 1997; Suppl 110: 156-8.
100. Viby-Mogensen J, Jørgensen BC, Ording H: Residual curarization in the recovery room. Anesthesiology. 1979; 50: 539-41.
101. Baird WL, Bowman WC, Kerr WJ: Some actions of Org NC 45 and of edrophonium in the anaesthetized cat and in man. Br J Anaesth. 1982; 54: 375-85.
102. Amaki Y, Koyama T, Wada T, Kobayashi K, Futaki R: [Antagonistic effect of 4-aminopyridine derivatives on dTc induced block]. Masui. 1989; 38: 661-5.
103. Li Q, Fang J, Yang M, Wu D, Zhang L, Zhang Y. Galantamine inhibits calpain-calcineurin signaling activated by beta-amyloid in human neuroblastoma SH-SY5Y cells. Neurosci Lett. 2010; 480: 173-7.
104. Minic J, Chatonnet A, Krejci E, Molgó J: Butyrylcholinesterase and acetylcholinesterase activity and quantal transmitter release at normal and acetylcholinesterase knockout mouse neuromuscular junctions. Br J Pharmacol. 2003; 138: 177-87.
105. Savarese JJ, McGilvra JD, Sunaga H, Belmont MR, Van Ornum SG, Savard PM et al.: Rapid chemical antagonism of neuromuscular blockade by L-cysteine adduction to and inactivation of the olefinic (double-bonded) isoquinolinium diester compounds gantacurium (AV430A), CW 002, and CW 011. Anesthesiology. 2010; 113: 58-73.
106. Naguib M, Brull SJ: Update on neuromuscular pharmacology. Curr Opin Anaesthesiol. 2009; 22: 483-90.
107. Savarese JJ, Belmont MR, Hashim MA, Mook RA Jr, Boros EE, Samano V, et al.: Preclinical pharmacology of GW280430A (AV430A) in the rhesus monkey and in the cat: a comparison with mivacurium. Anesthesiology. 2004; 100: 835-45.
108. Fernández Meré LA, Alvarez-Blanco M: [Sugammadex, a novel drug for neuromuscular blockade reversal]. Rev Esp Anestesiol Reanim. 2010; 57: 95-102.
109. Brull SJ, Naguib M: Selective reversal of muscle relaxation in general anesthesia: focus on sugammadex. Drug Des Devel Ther. 2009; 3: 119-29.
110. Gijsenbergh F, Ramael S, Houwing N, van Iersel T: First human exposure of Org 25969, a novel agent to reverse the action of rocuronium bromide. Anesthesiology. 2005; 103: 695-703.
111. de Boer HD, van Egmond J, van de Pol F, Bom A, Booij LH: Sugammadex, a new reversal agent for neuromuscular block induced by rocuronium in the anaesthetized Rhesus monkey. Br J Anaesth. 2006; 96: 473-9.
112. Epemolu O, Bom A, Hope F, Mason R: Reversal of neuromuscular blockade and simultaneous increase in plasma rocuronium concentration after the intravenous infusion of the novel reversal agent Org 25969. Anesthesiology. 2003; 99: 632-7.
113. de Boer HD, van Egmond J, van de Pol F, Bom A, Booij LH: Reversal of profound rocuronium neuromuscular blockade by sugammadex in anesthetized rhesus monkeys. Anesthesiology. 2006; 104: 718-23.

114. Lee C: Goodbye suxamethonium! Anaesthesia. 2009; 64 Suppl 1: 73-81.
115. Ryan DW: Preoperative serum cholinesterase concentration in chronic renal failure. Clinical experience of suxamethonium in 81 patients undergoing renal transplant. Br J Anaesth. 1977; 49: 945-9.
116. Cook DR, Freeman JA, Lai AA, Kang Y, Stiller RL, Aggarwal S, et al.: Pharmacokinetics of mivacurium in normal patients and in those with hepatic or renal failure. Br J Anaesth. 1992; 69: 580-5.
117. Martyn JA, Goudsouzian NG, Chang Y, Szyfelbein SK, Schwartz AE, Patel SS: Neuromuscular effects of mivacurium in 2- to 12-yr-old children with burn injury. Anesthesiology. 2000; 92: 31-7.
118. Mathiesen I, Rimer M, Ashtari O, Cohen I, McMahan UJ, Lømo T: Regulation of the size and distribution of agrin-induced postsynaptic-like apparatus in adult skeletal muscle by electrical muscle activity. Mol Cell Neurosci. 1999; 13: 207-17.
119. Martyn JA, Fukushima Y, Chon JY, Yang HS: Muscle relaxants in burns, trauma, and critical illness. Int Anesthesiol Clin. 2006; 44: 123-43.
120. Martyn JA, White DA, Gronert GA, Jaffe RS, Ward JM: Up-and-down regulation of skeletal muscle acetylcholine receptors. Effects on neuromuscular blockers. Anesthesiology. 1992; 76: 822-43.
121. John DA, Tobey RE, Homer LD, Rice CL: Onset of succinylcholine-induced hyperkalemia following denervation. Anesthesiology. 1976; 45: 294-9.
122. Chon JY, Kim SN: Effect of Duraton of Lower Motor Neuron Injury on Mivacurium-induced Muscular Relaxation in Rabbits. Korean Journal of Anesthesiology 2000; 38: 697-707.
123. Hogue CW Jr, Itani MS, Martyn JA: Resistance to d-tubocurarine in lower motor neuron injury is related to increased acetylcholine receptors at the neuromuscular junction. Anesthesiology. 1990; 73: 703-9.
124. Cooperman LH: Succinylcholine-induced hyperkalemia in neuromuscular disease. JAMA. 1970; 213: 1867-71.
125. Ibebunjo C, Martyn JA: Fiber atrophy, but not changes in acetyl-choline receptor expression, contributes to the muscle dysfunction after immobilization. Crit Care Med. 1999; 21: 275-85.
126. Ibebunjo C, Nosek MT, Itani MS, Martyn JA: Mechanisms for the paradoxical resistance to d-tubocurarine during immobilization-induced muscle atrophy. J Pharmacol Exp Ther. 1997; 283: 443-51.
127. Ward JM, Martyn JA: Burn injury-induced nicotinic acetylcholine receptor changes on muscle membrane. Muscle Nerve. 1993; 16: 348-54.
128. Martyn JA, Richtsfeld M: Succinylcholine-induced hyperkalemia in acquired pathologic states: etiologic factors and molecular mechanisms. Anesthesiology. 2006; 104: 158-69.
129. Kim C, Hirose M, Martyn JA: d-Tubocurarine accentuates the burn-induced upregulation of nicotinic acetylcholine receptors at the muscle membrane. Anesthesiology. 1995; 83: 309-15.
130. Khan TZ, Khan RM: Changes in serum potassium following succinylcholine in patients with infections. Anesth Analg. 1983; 62: 327-31.
131. Fink H, Yasuhara S, Blobner M, Martyn JA: Up-regulation of acetylcholine receptors during subchronic infusion of pancuronium is caused by a posttranscriptional mechanism related to disuse. Crit Care Med. 2004; 32: 509-13.
132. Tsukagoshi H, Morita T, Takahashi K, Kunimoto F, Goto F: Cecal ligation and puncture peritonitis model shows decreased nicotinic acetylcholine receptor numbers in rat muscle: immunopathologic mechanisms? Anesthesiology. 1999; 91: 448-60.
133. Hoch W, McConville J, Helms S, Newsom-Davis J, Melms A, Vincent A: Auto-antibodies to the receptor tyrosine kinase MuSK in patients with myasthenia gravis without acetylcholine receptor antibodies. Nat Med. 2001; 7: 365-8.
134. Grob D, Arsura EL, Brunner NG, Namba T: The course of myasthe-nia gravis and therapies affecting outcome. Ann NY Acad Sci. 1987; 505: 412-99.
135. Boonyapisit K, Kaminski HJ, Ruff RL: Disorders of neuromuscular junction ion channels. Am J Med. 1999; 106: 97-113.
136. Baraka A: Suxamethonium block in the myasthenic patient. Correlation with plasma cholinesterase. Anaesthesia. 1992; 47: 217-9.
137. Vincent A, Drachman DB: Myasthenia gravis. Adv Neurol. 2002; 88: 159-88.
138. Mccarthy G, Mirakhur RK, Elliott p, Wright J:

Effect of H2-receptor antagonist pretreatment on vecuronium- and atracurium-induced neuromuscular block. Br J Anaesth. 1991; 66: 713-5.

139. Hatta V, Saxena A, Kaul HL: Phenytoin reduces suxamethonium-induced myalgia. Anaesthesia. 1992; 47: 664-7.

140. Fuchs-Buder T, Wilder Smith OH, Borgeat A, Tassonyi E: Interaction of magnesium sulphate with vecuronium-induced neuromuscular block. Br J Anaesth. 1995; 74: 405-9.

141. Ghoneim MM, Long JP: The interaction between magnesium and other neuromuscular blocking agents. Anesthesiology. 1970; 32: 23-7.

142. Fiekers JF: Sites and mechanisms of antibiotic-induced neuromuscular block: a phamacological analysis using quantal content, voltage clamped end-plate currents and single channel analysis. Acta Physiol Pharmacol Ther Latinoam. 1999; 49: 242-50.

143. Scheller M, Bufler J, Schneck H, Kochs E, Franke C: Isoflurane and sevoflurane interact with the nicotinic acetylcholine receptor channels in micromolar concentrations. Anesthesiology. 1997; 86: 118-27.

144. Liu M, Kato M, Hashimoto Y: Neuromuscular blocking effects of the aminoglycoside antibiotics arbekacin, astromicin, isepamicin and netilmicin on the diaphragm and limb muscles in the rabbit. Pharmacology2001; 63: 142-6.

145. Shorten GD, Crawford MW, St Louis P: The neuromuscular effects of mivacurium chloride during propofol anesthesia in children. Anesth Analg. 1996; 82: 1170-5.

146. Fryer JD, Lukas RJ: Antidepressants noncompetitively inhibit nicotinic acetylcholine receptor function. J Neurochem. 1999; 72: 1117-24.

147. Scheller M, Bufler J, Hertle I, Schneck HJ, Franke C, Kochs E: Ketamine blocks currents through mammalian nicotinic acetylcholine receptor channels by interaction with both the open and the closed state. Anesth Analg. 1996; 83: 830-6.

148. Hertle I, Scheller M, Bufler J, Schneck HJ, Stocker M, Kochs E, et al.: Interaction of midazolam with the nicotinic acetylcholine receptor of mouse myotubes. Anesth Analg. 1997; 85: 174-81.

149. Krampfl K, Schlesinger F, Dengler R, Bufler J: Pentobarbital has curare-like effects on adult-type nicotinic acetylcholine receptor channel currents. Anesth Analg. 2000; 90: 970-4.

150. Driessen JJ, Wuis EW, Gielen MJ: Prolonged vecuronium neuromuscular blockade in a patient receving orally administered dantrolene. Anesthsiology. 1985; 62: 523-4.

151. Ali HH, Savarese JJ, Embree PB, Basta SJ, Stout RG, Bottros LH, et al.: Clinical pharmacology of mivacurium chloride (BW B1090U) infusion: comparison with vecuronium and atracurium. Br J Anaesth. 1988; 61: 541-6.

152. Brandom BW, Woelfel SK, Cook DR, Weber S, Powers DM, Weakly JN: Comparison of mivacurium and suxamethonium administered by bolus and infusion. Br J Anaesth. 1989; 62: 488-93.

153. Engbaek J, Viby-Mogensen J: Precurarization--a hazard to the patient? Acta Anaesthesiol Scand. 1984; 28(1): 61-2.

154. Walts LF, Dillon JB: Cilnical studies of the interaction between d-tubocurarine and succinylcholine. Anesthesiology. 1969; 31: 39-44.

155. Erkola O, Salmenpera A, Kuoppamaki R: Five non-depolarizing muscle relaxants in precurarization. Acta Anaesthesiol Scand. 1983; 27: 427-32.

156. Goulden MR, Hunter JM: Rapacuronium (Org 9487): Do we have a replacement for succinylcholine? Br J Anaesth. 1999; 82: 489-92.

157. Murray MJ, Cowen J, DeBlock H, Erstad B, Gray AW Jr, Tescher AN, et al.: Task Force of the American College of Critical Care Medicine (ACCM) of the Society of Critical Care Medicine (SCCM), American Society of Health-System Pharmacists, American College of Chest Physicians. Clinical practice guidelines for sustained neuromuscular blockade in the adult critically ill patient. Crit Care Med. 2002; 30: 142-56.

158. Feldman SA: Rocuronium--onset times and intubating conditions. Eur J Anaesthesiol Suppl. 1994; 9: 49-52.

13 항경련제

고려대학교 의과대학 이 일 옥

항경련제를 이용한 약물치료가 간질의 우선적인 치료 방법이다. 이는 경련 발작을 완전히 완화시키는 것이 목표이다. 소위 항경련제(항간질약)로 알려진 phenobarbital, phenytoin, benzodiazepine, valporate, carbamazepine 외에 1990년경부터 다양한 기전을 가진 새로운 항간질약이 십여 종 이상이 차례로 소개되면서 간질 치료를 위한 항간질약의 약물 선택의 폭이 확대되었다. 약물 선택에 있어서 간질증후군이나 발작 유형에 따라서 가장 효과적으로 사용할 수 있는 것이 무엇인가가 중요한 기준이 된다. 이 장에서는 발작에 따른 항간질약의 종류를 열거하고 설명하며, 이러한 항간질약을 복용하고 있는 환자의 전신 마취시 고려해야 할 사항, 전신 마취시 사용하는 약물과의 상호 작용 등을 설명하고자 한다.

1. 발작 장애의 정의와 분류

항경련제는 다양한 발작을 치료하기 위한 약이다. 표 13-1은 발작 장애에 대한 정의를 보여준다. 발작 장애는 임상발작 형태와 뇌파 변화(표 13-2)를 참고로 국제 간질 퇴치 기구(International League Against Epilepsy)에 의하여 분류 된다.[1]

표 13-1 용어의 정의

발작	중추 신경계 신경세포의 무질서하고, 동기화되고, 율동적인 발사에 의한 행동의 일시적인 변화
간질	재발하고 저절로 일어나는 발작의 모든 형태, 발작을 일으킬만한 특별한 자극이 없다는 것을 내포한다.
비간질 발작	전기 쇼크, 화학 물질, 약물, 생리의 변화 등 유발 자극에 의해 정상 뇌에서 일어나는 발작
부분 발작	초점 혹은 국소 발작으로도 불리며 대뇌겉질에서 국소적으로 발작이 시작된다. 의식이 있는 단순부분발작과 의식의 장애가 오는 복합부분발작이 있다.
전신 발작	시작부터 양쪽 대뇌 반구를 넓게 포함하는 발작
간질 증후군	발작 형태, 원인, 발생 시기 등을 포함하는 여러 증상들의 집합체로 진단되는 특이한 간질 질환
간질 지속증	의식 소실이 동반되고 30분 이상 지속하는 발작

표 13-2 간질 발작의 분류

I. **부분발작**(partial seizure)
A. 단순부분발작
• 운동발작
• 몸 감각성 혹은 특수감각증상
• 자율신경발작
• 정신발작
B. 복합부분발작
• 단순부분발작 후 의식소실이 동반되는 발작
• 의식소실로 시작된 발작
C. 부분발작에서 전신발작으로 진행하는 발작
1. 단순부분발작에서 전신발작으로 진행
2. 복합부분발작에서 전신발작으로 진행
3. 단순에서 복합부분발작을 거쳐 전신발작으로 진행
II. **전신발작**(general seizure)
A. 소발작(absence seizure)
1. 정형소발작
2. 비정형소발작
B. 근간대발작
C. 간대발작
D. 강직발직
E. 강직간대바작
F. 무긴장발작
III. **미분류 간질발작**

2. 발작의 시작과 전파

발작 장애의 약 65%는 특발성이다. 그 외의 원인으로 뇌혈관 질환(11%), 선천성 기형(8%), 외상(6%), 종양(4%), 퇴행성 신경 질환(4%), 중추 신경계 감염(3%) 등이 있다. 표 13-3은 발작을 촉진시키는 요인들을 보여준다.

간질의 실험 모델로부터 여러 가지 과정이 밝혀졌음에도 불구하고 우리는 간질의 유발과 전파에 대하여 아직 잘 알지 못하는 실정이다. 간질의 병태생리는 복잡하고, 한 가지 기전으로 간질의 모든 유형을 다 설명할 수 없다.[2-4] 비록 뇌의 건강한 부분에서부터 간질 활동이 시작된다고 알려져 있으나[5] 만약에 병소를 발견하게 되는 경우, 간질 활동이 학습과 기억을 담당하는 부위에서 일어나려고 한다는 것을 알 수 있다.[3,6] 정상 상태에서의 대뇌 겉질(cerebral cortex)은 흥분과 억제 사이의 균형을 잘 유지한다. 흥분이 커지거나 억제가 감소됨으로써 발작을 일으키기에 충분한 활동이 증가한다. 이러한 변화는 신경세포 안에서나, 신경세포 사이에서, 혹은 신경세포 군들 간에서 모두 이 세 곳에서 일어난다.[3]

정상적인 활동 전위의 짧고 빠른 탈분극은 빠르게 비활성화 되는 나트륨 통로에서 일어난다. 즉, 흥분성 시냅스 이후 전위에 의해 이 통로가 활성화되었을 때 여러 신경세포에서 느리게 비활성화 되는 나트륨 전류가 발생되며 이러한 전류가 과다흥분을 유발시키는데 필요한 지속적인 탈분극을 일으킨다고 한다.[3] 칼슘 전류에 의한 낮은 문턱의 T형 전류가 시상 겉질 리듬(thalamocortical rhythm)과 전신발작과 연관되어 있다고 발표되었다. 이러한 T형 전류는 휴지기에는 비활성화 된 상태로 있다가 막의 과다분극이나 흥분성 시냅스 전달에 의한 부가적인 탈분극이 일어나면서 휴지기의 비활성화가 제거되면 T 통로는 열리게 되고 칼슘이 유입되어 탈분극이 일어난다.[7] 이러한 낮은 문턱의 칼슘 전류가 몇몇 발작의 시상 극서파(spike/wave) 활성도를 일으킨다고 한다. N, P, Q, L 형태의 높은 문턱의 칼슘 전류가 활성화되기 위해서는 더 많은 정도의 탈분극이 필요하고, 이는 시냅스 이전 혹은 시냅스 이후의 신경 세포 가소성과 연관 있다. 몇몇 칼륨 통로들은 활동 전위 후 세포의 재분극을 맡아 한다.[8,9] 이 통로가 제 기능을 못하게 되면 조절이 되지 않는 탈분극 상태가 된다.

세포막에서의 이온들의 농도와 분포가 세포의 흥분에 영향을 미친다. 예를 들면, 지속적이고 반복적인 발작 삽화(ictal episode) 때 볼 수 있는 세포외 고

표 13-3 발작을 재촉하는 요인들

생리적 장애	중금속
* 저산소증	* 수은
* 저탄산혈증	* 납
* 저혈당	* 알루미늄
* 저마그네슘혈증	* 리튬
* 저칼슘혈증	
* 요독증	
* 간부전	
생활 양식 및 호르몬 영향	**약물 금단**
* 수면 박탈	* 알코올
* 정신적 혹은 신체적 스트레스	* Barbiturate
* 월경 주기 변화	* Benzodiazepine
* Cocaine	* 항경련제
* Amphetamine과 이와 관계된 물질	
* Phencyclidine	
정신 장애	**처방약**
* 전환장애	* Penicillin
* 과호흡/공황발작	* Isoniazid
* 우울증	* Gancyclovir
	* 삼환계 항우울제
	* 리튬
	* Cyclosporin

칼륨혈증은 정상 칼륨 전류를 방해하고 세포의 흥분성을 조절할 수 있는 조절자로서의 칼륨의 효과를 감소시킨다.[10-11] 여러 가지 실험에 의하여 신경세포의 형태가 세포의 전기적 행동에 관여된다고 밝혀졌다. 세포체에 가까운 시냅스가 먼 쪽에 있는 시냅스보다 더 많은 영향을 미치는 것을 보면 같은 입력(input)에서도 조금 더 짧은 세포가 흥분된다는 것을 알 수 있다. 길게 지속되는 간질에서 일어나는 만성 흥분성은 가지극파 가시 줄기(dendritic spinal stalk)의 단축과 확장 같은 대뇌겉질 신경세포의 변화를 초래하게 된다.[12] 화학적인 전파가 없을 때라도 겉질 조직의 과다 동기성(hypersynchrony)이 일어나는 것을 볼 수 있다.[13] 이것은 틈새 이음(gap junction)과 세포외 공간을 따라서(전기시냅스 상호작용) 전류의 전파에 의해 일어나거나, 세포외 환경에서 glutamate와 칼륨 이온이 증가되는 것에 의해서 일어난다.

신경세포의 흥분성은 세포 사이의 상호작용에 의하여 크게 영향 받는다. 뇌의 일차적인 흥분 전달 물질은 glutamate이다. 시냅스 이후 흥분 전위의 생성은 주로 glutamate가 비-NMDA (non N-methyl-D-aspartate) 유형의 리간드-관문(ligand-gated) 나트륨과 칼륨 통로에 결합함으로써 일어난다.[14] 이러한 전류의 활성화에 의한 탈분극은 비교적 짧다. 다른 유형인 NMDA 수용체는 양이온 통로 내부에 마그네슘이 있기 때문에 보통은 비활성화 상태에 있다가[15] 되풀이되고 지속적인 탈분극이 일어나면 통로를 마그네슘 차단으로부터 벗어나게 해서 칼슘이 NMDA통로를 통해 유입되게 한다.[16] 세포내 칼슘이 증가하게 되면 흥분하기 쉬운 조직의 만성적인 강화 작용이 일어나고 발작 방전시 볼 수 있는 세포의 손상을 일으킨다.[17-18] 신경 세포 회로의 재편이 이러한 반복적인 발작 방전시 일어난다.[19-20] 이러한 재편은 선택적으로 억제 사이 신경세포(inhibitory interneuron)를 죽이거나 기능을 감소시키는데 이러한 일은 아마도 NMDA 수용체의 활성화에 의해 조정될 것으로 생각한다.

GABA (γ-Aminobutyric acid)는 뇌의 일차적인 억제 전달물질이다. 이것은 $GABA_A$ 수용체와 결합하여 리간드-관문 염소 통로를 활성화 시켜서 시냅스 이후 억제 전위, 보통 -70mV, 를 생성한다. 즉, 이것은 시냅스 이후 세포의 발사(cell firing)를 억제하게 된다. 간질 활동은 GABA 수용체를 차단하는 것에 의해서 생성할 수 있는데[21] GABA 활동성이 20% 감소 하는 것 만으로도 동기화된 겉질 활동(synchronized cortical activity)이 퍼져나가게 하기에 충분하다.[22] 어떤 환경에서는 $GABA_A$의 활성화가 오히려 탈분극을 일으키기도 한다.[23] 예를 들면, 미성숙 세포에서처럼 비교적 과다분극된 휴지기 전위

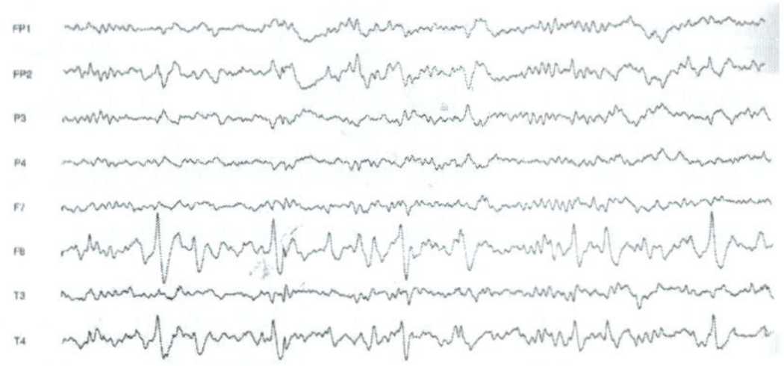

그림 13-1 평균 수면기에 자주 발생하는 우측 측두엽 (F8, T4) 극파

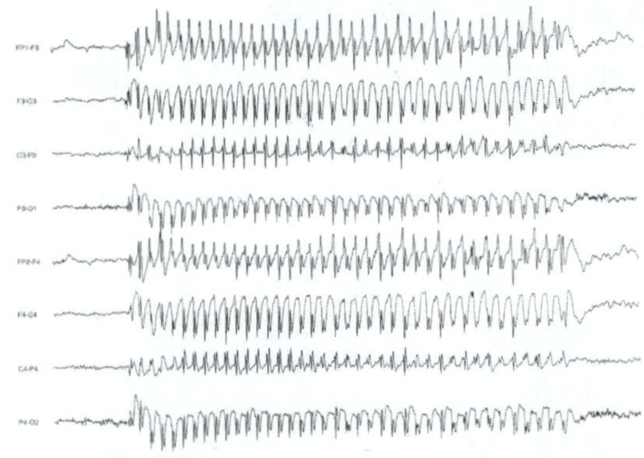

그림 13-2 소발작시 보이는 특징적인 뇌파소견으로 3 ~ 4 Hz의 좌우 양쪽의 동기성 극서파를 보인다.

를 갖고 있는 신경세포 혹은 GABA에 반복적인 노출되는 신경세포 등에서 탈분극하는 $GABA_A$ 활동을 볼 수 있다.[3] 전위기전은 세포막의 염소 이온차이의 변화와 중탄산염 이온의 전도도가 변하는 것이다.[24]

1) 초점발작(Focal seizures)

간질모형을 연구하기 위해서 과다 흥분성과 과다 동기성의 기전이 연구되어 왔다. 그 중 가장 자주 연구되는 모형은 초점발작에서 보여지는 기전인데 뇌의 어떤 부위가 일차적으로 관여 됐는지를 확인할 수 있어야 한다. 뇌파의 특징은 발작 사이사이에 극파(spike) 방전을 보이는 것이다(그림 13-1).[2,25] 이러한 발작과 발작 사이의 극파 방전이 뇌의 어떤 부위에서 발작 방전을 일으키게 된다.[25] 그러나 이것은 초점 발작의 원인이기 보다는 반사일지도 모른다. 발작 사이사이의 극파 방전 자체는 대뇌 기능에는 영향을 미치지 않는 것으로 보인다.

초점 발작은 보통 어떠한 사건의 특징적인 계열을 만들어낸다.[2] 우선 첫번째로 탈분극의 이동이 나타나고, 이것은 수 천 개의 신경세포가 평소와는 달리 크고, 지속적인 탈분극을 받게 되는 부분에서 일어난다. 이러한 사건은 신경세포의 정상적인 흥분 영향성의 과장된 표현이고, 이것은 나트륨과 칼슘 전류가 세포 안쪽으로 들어오면서 비롯된다. 특히 흥분신경전달물질인 glutamate에 의해서 영향 받는다. 탈분극의 이동은 GABA에 의해서 중재되며 크고 지속적인 과다분극이 차례로 일어나게 된다. 이것은 어떤 세포에서는 칼륨에 의하기도 한다. 이러한 세포들은 흥분과 억제 주기를 겪게 된다. 반복적

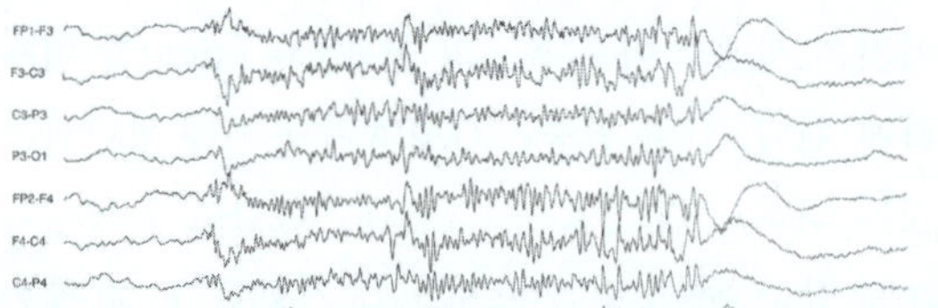

그림 13-3 졸리거나 얕게 잠이 든 환자에게서 보이는 뇌파 소견이다. 갑자기 시작되고 사라지는 양상을 보이며, 진폭이 크고, 광범위하고, 율동성이며 가끔 급격한 파를 보인다. 이러한 뇌파는 전신 강직 간대 발작의 시작시기, 강직 발작, 소발작에서 보일 수 있다.

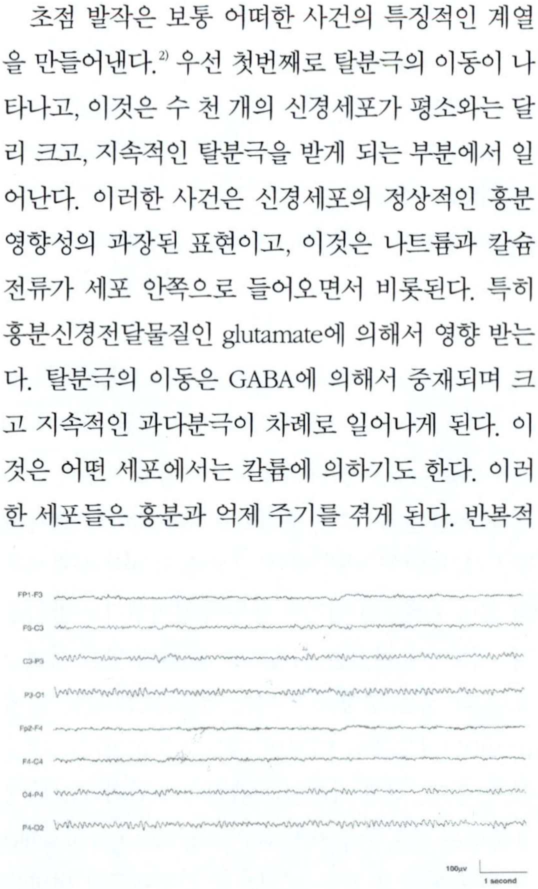

그림 13-4 건강한 16세에서 볼 수 있는 각성시 뇌파소견이다. 양측으로 동기성이며 대칭적인 9 Hz의 알파 파가 4번째와 8번째 채널에서 주로 나타난다.

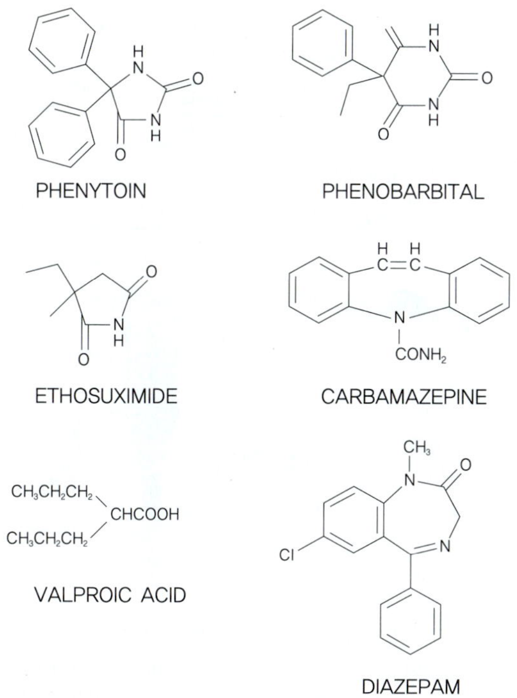

그림 13-5 1980년 이전에 소개된 항간질약의 분자 구조

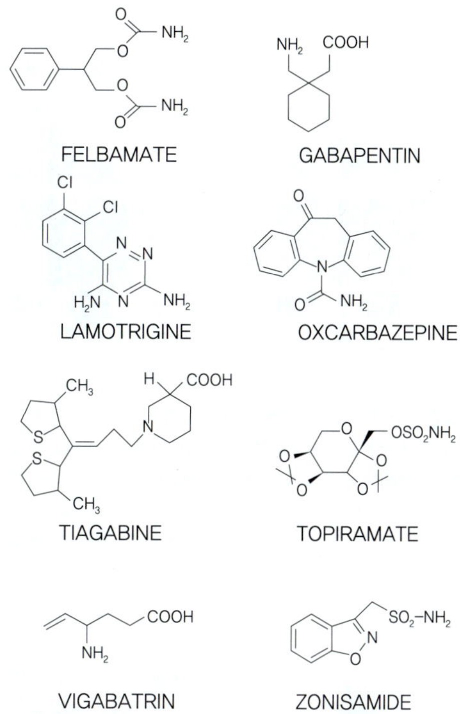

그림 13-6 1980년 이후에 소개된 항간질약의 분자 구조

인 순환을 하게 되면 과다분극은 점차로 적어지게 되고,[21] 궁극적으로는 더 작은 탈분극 파의 정점에서 커다란 탈분극으로 대치가 된다. 마지막으로 신경세포는 반복되는 세포의 발사를 일으키기에 충분하게 긴 시간 동안, 탈분극 상태로 남아있게 되고, 이것은 주변의 신경세포로 퍼져 나가게 된다. 뇌의 정상부위의 반복적인 자극은 억제성 사이신경세포의 기능을 감소시킴으로써 더 흥분하게 되고,[26] 세포외 칼륨과 시냅스이전 칼슘의 농도를 증가시키게 된다. 그래서 발작으로 이행한다. 간질 활동은 억제성 영향력에 의하여 공간적으로 제한 되거나 전체 대뇌 겉질로 퍼져나가거나 한다. 이러한 활동은 이차적으로 일어나는 전신 초점 발작으로 나타난다.

2) 일차 전신발작

일차 전신발작을 유발시키는 기전은 아직 잘 밝혀 지지 않았다. 뇌의 국소적인 비정상을 확인하는 것이 불가능했다. 전형적으로 발작이 없는 동안의 뇌파는 양측 동기성 극파(spike)와 서파(wave) 방전을 보인다(그림 13-2). 이러한 방전은 겉질시상경로(corticothalamic tract)에서 일어나고,[25] 이 때의 뇌파는 수면 중에 이 부위에서 정상적으로 볼 수 있는 느린 파형의 뇌파와 비슷하다. 이러한 3~4 Hz의 뇌파의 규칙성은 시상 신경세포의 과다 분극과 교대로 나오는 T-형 칼슘 전류에 의한다.[7,27] 전신적인 강직간대발작(tonic-clonic seizure) 동안에 뇌파는 순서가 없이 보이면서 양측성으로 발현된다(그림 13-3). 정상 뇌파는 그림 13-4와 같다.

간질의 선행 경향과 발작의 유발에 대한 기전은 아직 완전하게 알려지지 않았다. 간질이 서로 다른 형태로 있고, 다양한 기전에 의해서 발작이 일어나기 때문이다. 일차 전신발작보다 초점발작의 선행 기전에 대하여 좀더 많이 알고 있다. 왜냐하면 발작

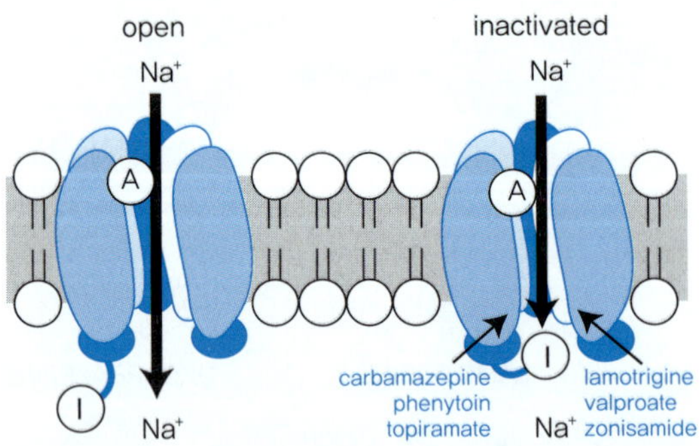

그림 13-7a 항간질약에 의한 나트륨 이온통로의 억제
파란 색으로 표시된 항간질약이 나트륨 통로의 비활성화를 연장시킨다. 그래서 주파수가 높은 경우에도 신경세포의 능력을 감소시키게 된다. 비활성화된 통로라 해도 여전히 통로는 열려 있으나, 비활성화된 문(I)에 의해 차단이 되어있음을 알 수 있다. A; 활성화된 문

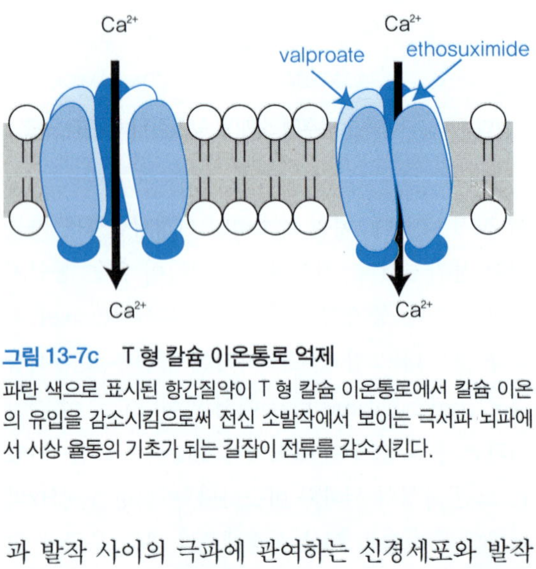

그림 13-7c T 형 칼슘 이온통로 억제
파란 색으로 표시된 항간질약이 T 형 칼슘 이온통로에서 칼슘 이온의 유입을 감소시킴으로써 전신 소발작에서 보이는 극서파 뇌파에서 시상 율동의 기초가 되는 길잡이 전류를 감소시킨다.

과 발작 사이의 극파에 관여하는 신경세포와 발작의 병소에 대한 연구를 할 수 있기 때문이다. 발작이 일어나면 부가적인 발작 가능성이 높아지게 된다. 발작형성의 세포 및 대사기전을 이해하는 것은 항경련제의 작용기전을 이해하는데 도움이 된다.

3. 항경련제

항경련제(항간질약)는 화합물의 다양한 군으로

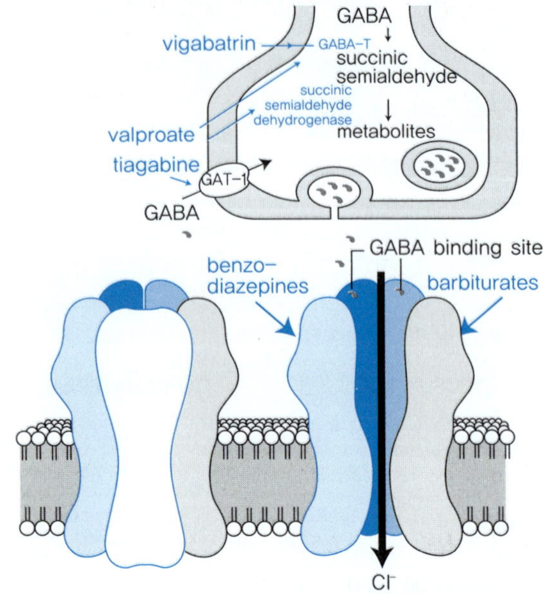

그림 13-7b 감마아미노부티르산 시냅스 전달의 항진
감마아미노부티르산이 있을 경우에 감마아미노부티르산 수용체(GABAA)(그림에서 왼쪽에 있음)가 열리고, 염소 이온이 들어오게 되고 이로써 막의 극성이 증가하게 된다. 파란 색으로 표시된 항간질약이 감마아미노부티르산의 대사를 감소시키거나, 감마아미노부티르산 수용체(GABAA)에 작용해서 염소 이온의 유입을 증가시킨다. Gabapentin은 시냅스 전에 활동하여 감마아미노부티르산의 분비를 증가시키는 것으로 알려져 있으나 정확한 목표지점에 대해서는 아직 연구 중이다. GABA-T; 감마아미노부티르산 아미노전달효소, GAT-1; 감마아미노부티르산 전달체

되어 있으며, 요즘 들어서는 상당히 여러 가지가 알려져 있다(그림 13-5와 13-6은 1980년 이전과 이후에 소개된 약들의 분자 구조식을 보여준다). 항간질약은 임상적으로 어떤 경우에 쓰이는가에 따라 나누어 질 수도 있지만 (표 13-5) 보통 작용기전에 따라서 분류한다(표 13-4)(그림 13-7). 항간질약의 약물동력학 특성에 대해서 아는 것은 주술기 관리에 중요하다(표 13-6). 마취 약제들은 건강한 사람과 간질 환자의 뇌파에 여러 가지 영향을 미칠 수가 있다. 이러한 마취제들의 전-발작유발(proconvulsant)과 항 발작효과(anticonvulsant)들은 마취과 의사들이 광범위하게 알고 있어야 한다.[28-30]

표 13-4 일차적인 작용기전에 다른 항간질약의 분류

A. 느리게 비활성화되는 나트륨 이온통로의 억제
Phenytoin
Carbamazepine
Oxcarbazepine
Lamotrigine
B. γ-Aminobutyric acid의 농도 혹은 활동성 항진
Barbiturate
Benzodiazepine
Tiagabine
Vigabatrin
Gabapentin
C. T 형 칼슘 이온통로 억제
Ethosuximide
D. 다양한 기전
Valproic acid
Felbamate
Topiramate
Zonisamide

표 13-5 항간질약의 발작 종류에 따른 효과

발작 형태	항간질약	
	일차 선택약	부가/대안
초점발작		
모든 종류	Carbamazepine	Gabapentin
	Phenytoin	Lamotrigine
	Valproic acid	Oxcarbazepine
		Tiagabine
		Topiramate
		Vigabatrin
		(Felnamate)*
전신발작		
강직간대발작	Valproic acid	Topiramate
	Carbamazepine	Oxcarbazepine
	Phenytoin	Zonisamide
		Phenobarbital
소발작	Ethosuximide	Lamotrigine
	Valproic acid	Topiramate
		Zonisamide
		Clonazepam
근간대발작	Valproic acid	Clonazepam
		Primidone
		Zonisamide
무긴장발작	Valproic acid	Clonazepam
		(Felbamate)*

* 생명을 위협하는 독성 작용이 있어서 felmate는 일차 간질약으로 조절할 수 없는 발작을 치료하기 위하여 준비한다.

1) Hydantoins

(1) Phenytoin

1908년 Biltz에 의해 처음으로 합성되었으나, 항간질 효과는 1938년까지 알지 못했다. 1938년 Merritt와 Punam이 진정은 거의 일으키지 않으면서 수면제와 구조적으로 비슷한 약을 찾는 과정에서 만들어진 hydontoin약이 phenytoin이다.

① 작용 기전

치료농도는 10~20 ㎍/mL이며, 간질유발 병소에서 광범위하게 퍼지는 탈분극에 의한 지속적이고 반복적인 발사를 예방 한다.[31] 중추기전은 빠른 나트륨전도의 전압의존 차단(voltage dependent blockade)이다. 이 통로의 비활성화와 차단된 상태를 연장시킨다. 이러한 차단의 사용의존 성향은 탈분극이 덜 일어나는 신경세포에는 영향을 덜 미치고 즉, 부작용을 줄이는 특성이 있으며 정상 뇌 활동에는 영향을 거의 미치지 않는다는 것을 의미한다. 이러한 특징은 phenytoin이 나트륨 통로 차단제임에도 불구하고 국소마취 역할은 하지 않는다는 것을 말해준다.

② 부작용

이 약이 소개되었을 당시에는 안전하고 믿을만한 약이었다. 그럼에도 불구하고 계속 사용하거나 많

표 13-6 항간질약의 약동력학

항간질약	F (%)	Tmax (hr)	PPB (%)	Vd (L/kg)	간효소 유도	일차배설 경로	청소율 (mL/min)	T1/2 (hr)
Carbamazepine	80	4~8	75	1.4	Moderate	산화 glucuronide	60~90	10~20
Clonazepam	80	2	85	3.2	없음	간	80~120	20~40
Diazepam	90	1~4	95	1.1	없음	Desmethyl' n	30	20~35 (60~90)*
Ethouximide		3	0	0.7	Low	산화	15	60
Felbamate	80	2~6	25	0.8	High	산화	35	16~22
Gabapentin	60	2~3	0	0.98	없음	신장	100~300	6~7
Lamotrigine	90	1~3	55	1.2	Low	Glucuronide conjugation	30~60	15~30
Lorazepam	80	2~5	80	1.2	없음	간		14
Oxcarbazepine*	90	1~2	40		Low	신장		8~10
Phenobarbital	98	4~6	50	0.5	High	산화	4	96
Phenytoin	98	3~12	90	0.6	High	산화		24~60
Primidone	90	3-	20	0.6	Moderate	산화	20~55	56
Tiagabine	98	1~2	95	1.2	없음	산화	120~200	5~8
Topiramate	80	2~4	10	0.7	없음	신장, 산화	27~50	8~15
Valproic acid	99	2	90	0.2	Low	산화 glucuronide	8	14
Vigabatrin	70	1~2	0	0.8	없음	신장	100~140	5~8
Zonisamide	60	2~5	50	1.5	Low	Glucuronide acetylation 산화	17~24	50~70

F, 구강 투여후 생체이용률; Tmax, 섭취후 최대혈청농도 사이 시간 간격; PPB, 단백질결합; Vd 분포용적; T1/2 소실 반감기 * 대사산물에 의한 값

은 양을 사용했을 때 부작용이 많이 나타났다. 독성 신경학적 부작용으로써 혈장농도가 20 μg/mL 이상이 되면 눈 떨림(nystagmus), 운동실조(ataxia), 조화운동불능(incoordination) 등이 일어난다. 운동장애가 일어나는 치료지수는 6.9이다. 남성형 털 과다증, 잇몸비대(20%), 얼굴 생김새를 거칠게 변화시키는 등의 전신적인 부작용이 있으므로, 소아와 젊은 성인에게는 사용이 제한된다. 인슐린 분비를 억제하여 포도당 견딤(glucose tolerance) 부전이 온다. 그 이외의 다른 대사 부작용은 저칼슘혈증과 뼈연화증이 있다.

위장관 부작용으로는 식욕부진, 오심과 구토이다. 장기간 사용하면 가벼운 말초 신경세포병증(30%) 등이 있는데 보통 큰 문제를 일으키지 않는다.[25] 5%의 환자에서 발진, 양성 홍역모양발진, Stevens-Johnson 증후군 등이 나타난다. 드물지만

심한 혈액 이상은 재생불량빈혈과 과민반응 등이 있다. 많은 양을 급성으로 투여하면 의식이 저하되고, 심부정맥과 저혈압을 초래할 수 있다. 이러한 반응은 50 mg/min의 속도로 주입했을 때도 나타난다.

③ 약물 상호작용

간에서 대사되고 혈장 단백과 결합하는 정도가 90~95%로 높기 때문에 약물 상호 작용이 다양하다. Phenobarbital을 동시에 투여하면 phenytoin의 흡수가 감소된다. 혈장 단백으로부터 다른 약을 제거할 수 있어서 이러한 약들의 단백과 결합되지 않은 부분의 혈장 농도가 증가하게 된다. 이러한 약으로는 valproic acid, phenylbutazone, salicylate, tolbutamide가 있다.

시토크롬 P450에서 다른 약과 경쟁해서 phenytoin의 대사가 감소되어 혈장 농도가 증가한다. 이러한 약으로는 chloramphenicol, disulfram, isoniazid, cimetidine, sulfonamides, valproic,acid, phenylbutazone, theophylline 등이 있다. 반대로 phenytoin의 대사는 carbamazepine, phenobarbital, 알코올을 사용할 때 커지게 된다.

간 효소를 유도해서 corticosteroid, 경구 피임약, theophylline, benzodiazepine의 혈장농도를 감소시켜서 태아의 기형의 선행요인이 될 수 있다. 기전은 밝혀지지 않았지만, 위 장관에서의 흡수를 방해한다기 보다 간에서의 엽산염 저장을 감소시키는 것과 관련이 있다고 한다.[32] 증명되지는 않았지만 halothane 대사를 유도하여 할로탄 간염의 발생률을 증가시킬 수도 있다고 한다.

④ 임상적인 이용

Carbamazepine과 valproic acid와 마찬가지로 널리 사용되는 일차 항간질약으로 전신적인 강직간대 발작과 복합적인 부분 발작의 치료약이다. 그러나 근간대발작증(myoclonic seizure)에는 효과가 없고 소발작(absence seizure)의 발생률과 기간을 증가시킬 수 있다.

2) 항간질 효과가 있는 barbiturate

(1) Phenobarbital

Phenobarbital이 현재까지 사용되고 있는 항간질약으로는 가장 오래된 약이다. 1912년에 이 약이 소개되기 전까지 발작은 bromide같은 진정/최면제로 조절했었다. 심각한 진정 작용을 일으키지 않으면서 항발작 효과가 있다고 알려진 첫 번째 약이다.

① 작용 기전

치료 농도(10~40 μg/mL)에서, 주로 시냅스 이후 신경세포의 $GABA_A$ 수용체에 작용하여 GABA의 신경억제 작용을 향진시킨다. $GABA_A$ 수용체의 하나 혹은 그 이상의 소단위들과 결합함으로써 작용한다. 그 결과 염소 통로의 평균 개방 시간이 증가하게 된다.[4] 그래서 염소 이온의 유입이 증가하게 된다. 그 이외의 작용으로는, 시냅스이전 N 형 칼슘 전도를 억제하여 흥분성 신경전달물질인 glutamate의 방출을 감소시키거나, 높은 농도에서 전압 작동 이온운반체에 영향을 미친다. 나트륨의 전도를 감소시키거나 칼륨의 전도를 증가시켜서 신경세포막이 과분극상태로 돌아가게 한다.

② 부작용

처음 사용할 때에는 진정이 나타난다.[25] 다행히 진정 효과의 내성은 항발작 효과의 내성보다 크다. 다른 중추신경 반응은 운동실조, 혼동, 복시, 어지럼, 우울 등이다. 소아에서는 진정 작용이 덜 나타나고 학습, 기억, 행동, 과민성, 과다활동 등의 부작용이 나타나서 문제를 일으킨다. 노인에게는 혼동과 초조를 일으킨다.

전신적인 부작용은 많다. 투여한 환자의 2%에서 발생하며, 천식 환자에게 가장 흔하게 나타나는[4] 성홍열 모양이나 홍역모양의 발진,[33] 임신부에게 사용할 경우 신생아에서 프로트롬빈 치가 감소되어 출혈 경향이 나타날 수 있다. 드문 부작용으로는 거대적혈모구 빈혈, 항이뇨호르몬의 증가, 신장애, 경미한 저체온증 등이 있다. 포르피린증을 일으킬 수 있으므로 heme 대사 장애가 있는 경우에 사용하지 말아야 한다.

③ 약물 상호작용

간 시토크롬 P450에 영향을 미치기 때문에 phenytoin과 유사한 약물 상호 작용을 보인다. Valproic acid와 같이 투여할 경우, phenobarbital의 혈장 농도가 증가된다. Valproic acid는 barbiturate의 대사를 감소시키는 것에 부가하여 변하지 않은 그대로 상태의 약물의 신장 배설을 감소시킬 수 있다.

④ 임상적인 이용

전신발작, 부분발작, 근간대발작의 발생률을 효과적으로 감소시킨다. 그러나 졸림이 거의 언제나 발생되고, 소아에게는 행동 장애를 일으켜서 이전에 사용되었던 것에 비하여 요즘은 덜 사용되게 되었다.

(2) Primidone

Primidone은 1952년 합성되어 임상에서 사용되었으나 아쉽게 현재 국내에서는 생산이 중단된 약물이다. 화학구조가 barbiturate 계열은 아니지만 치료학적 입장에서 볼 때에 barbiturate 계열로 분류되는 이유는 primidone이 phenobarbital과 phenylethylmalonamide로 대사되고 phenobarbital이 그 효능을 발휘하기 때문이다. 아직까지 다른 한 유도물인 phenylethylmalonamide이 독립적으로 어떻게 항간질 효과를 발휘하는지는 명확하지 않다.

① 작용기전

정확한 작용기전은 아직 불분명하다. Phenobarbital과는 달리 primidone은 50 ㎍/mL 이상의 농도에 도달하여야 비로소 시냅스 이후 GABA 반응과 glutamate 반응이 나타난다. 또한 50 ㎍/mL 이상의 농도에서 전압관문(voltage gated) 나트륨 이온 통로와 작용하여 활동전위의 고빈도 반복 발화(high-frequency repetitive firing)를 억제하는 것으로 여겨진다.

② 부작용

복용초기에 졸음, 어지럼, 실조, 오심, 구토 등의 부작용이 나타날 수 있으며 이러한 경우 감량해야 한다. 이러한 급성독성반응은 phenobarbital이나 phenylethylmalonamide가 검출되기 전에 나타나므로 primidone 자체에 의해 발생한 것으로 볼 수 있다. 그 외 primidone은 phenobarbital과 유사한 결합 조직병, 비타민 D 대사관련이상, porphyrin증의 악화, 혈액학적 이상 등의 부작용을 일으킨다.

③ 약물 상호작용

250 mg의 primidone은 60 mg의 phenobarbital과 유사한 효능이 있다. 소실기관에서 잘 흡수되고 대략 3시간 정도에 최고 혈장농도에 도달한다. 흡수된 primidone은 간에서 대사되어 phenobarbital과 phenylethylmalonamide로 된다. 간에서의 대사는 시토크롬 P450 효소가 관여하고 반감기는 4~12시간이지만, 실제효과는 대사산물인 phenobarbital의 긴 반감기에 영향을 받게 된다. Primidone도 phenobarbital처럼 간 효소 유도제이므로 다른 약물들의 간 대사를 촉진하고 phenobarbital과 유사한 약물상호작용을 보인다. 또한 primidone을 단독으로 복용하였을 때 혈장내 phenobarbital 대 primidone의 비율은 대략 1.4:1이나, phenytoin이나 carbamazepine과 같은 다른 효소 유도제를 함께 복용한다면 그 비율은 대략 4:1로 증가하게 된다. Primidone을 valporate와 함께 복용했을 경우도 phenobarbital의 혈중농도가 증가한다.

④ 임상적인 이용

Primidone은 주사제가 없어서 간질 지속증(status epilepticus)에는 사용하지 못하고 열성발작의 예방에 사용하지 않는 것을 제외한다면 phenobarbital과 유사하게 사용할 수 있다. 비교임상결과에서도 부분발작과 이차전신발작의 치료에 carbamazepine, phenytoin, valporate, phenobarbital과 유사한 효능을 보였다. 하지만 carbamazepine, phenytoin, valporate보다 부작용이 많아 치료실패율이 높았다. 또한 소발작 간질이나 Lennox-Gastaut 증후군과 같은 전신간질에서는 거의 처방되지 않는 약물이다.

성인에서 초기용량은 보통 125 mg이고 취침 전에 복용한다. 일부는 65 mg 또는 그 이하의 용량부터 시작해야 부작용 발현이 적어 복용 순응도가 높을 수 있다. 3일 간격으로 증량하여 10~20 mg/kg을 최종 유지용량으로 한다. 신생아의 유지 용량은 하루 15~25 mg/kg이고, 유아는 10~25 mg/kg, 소아는 10~20 mg/kg이다. 장기간 복용 후 약물을 중단할 경우는 phenobarbital과 마찬가지로 몇 주 이상에 걸쳐 점차적으로 용량을 감량하며 중단해야 한다.

3) Succinimides

(1) Ethosuximide

1960년 이전까지 소발작의 치료를 위하여 독성이 강한 oxazolidinedione을 사용했다.[25] Succinimide 계통의 항간질약은 소발작을 더 안전하게 치료할 수 있는 약물을 선별하는 과정에서 알게 되었다. 이 계통의 약물 중 임상에서 사용되고 있는 약이 ethosuximide이다.

① 작용 기전

1989년 작용기전이 명확하게 알려지기 전 까지 ethosuximide는 barbiturate와 hydantoin과 같은 작용기전이라고 여겨졌으나 다르다는 것을 알았다. 소발작에서 시상 극서파의 생성에 관여한다고 생각하는 전압 의존적인 T형 칼슘 전류를 차단하여 발작 문턱을 높이고 발작파를 억제하여 항간질 효과를 나타낸다.

② 부작용

비교적 독성이 적고 진정도 흔하지 않다. 신경학적 효과는 운동실조, 졸음증, 두통, 이상행복감, 어지럼, 딸꾹질이 있다. 드물지만 눈부심과 파킨슨 장애가 일어날 수 있다.[25] 드문 전신 부작용으로는 골수억제 같은 혈액병과 위장관 자극이 있고, 결합 조직 장애로는 전신 홍반 루프스와 Stevens-Johnson 증후군 등이 나타난다.

③ 약물 상호작용

임상적으로 중요한 약물상호작용은 없다.

④ 임상적인 이용

소발작의 치료제로서는 여전히 선택 약이다. 대부분의 환자에서 투여할 경우 발작 빈도의 50% 이상이 감소된다.

4) Iminostilbenes

(1) Carbamazepine

구조적으로 삼환계 항우울제와 비슷하다. Carbamazepine은 1960년대부터 삼차신경통 치료에 사용되어오다가 1974년 처음으로 미국에서 항간질약으로 사용되기 시작하였다.

① 작용 기전

Iminostilbene 화합물로써 전압과 주파수 의존적인 빠른 나트륨 전류를 차단한다. 나트륨 통로는 비활성화 상태로 유지되면서 발작 발현과 연관되어 동기성으로 일어나는 탈분극의 확산을 억제하게 된다.

② 부작용

경구 투여하는 경우에는 비교적 독성이 적다. 신경학적인 부작용을 일으키는 치료 지수는 8.1이다. 복시, 운동실조, 현기증, 진정 위장관 자극 등이 있다. 지속적인 사용 후에는 진정 작용에 대한 내성이 일어날 수 있다. 5~10%에서 간 효소가 증가되고 경미한 백혈구감소증이 일어난다. 재생불량빈혈 같은 혈액병은 드물다.[4] 급성 중독시 호흡 저하, 의식소실, 발작 등이 있다. 치료 혈장 농도인 4~12 ㎍/mL에서도 감수성이 강한 환자에게서는 소발작의 빈도를 증가시킬 수도 있다.

③ 약물 상호작용

간 효소 기능을 촉진시켜서 자신뿐만 아니라 다른 다양한 화합물들의 대사를 촉진시킨다. 그래서 정규적인 사용시에도 반감기가 감소되는 경향을 보인다. 마찬가지로 phenytoin과 primidone, valproic acid와 haloperidol의 혈장 농도도 감소된다. 그러므로 이러한 약물들을 투여하여 안정화 수준에 있는 환자에게 carbamazepine을 투여할 경우 잘 관찰해야 한다. 반면에 erythromycin, isoniazid, cimetidine, propoxyphene은 carbamazepine의 간 대사를 억제시켜서 혈장 농도를 증가시킬 수 있으며 이로 인하여 독성 효과가 나타날 가능성이 있게 하는 약물 들이다.

④ 임상적인 이용

복합 부분발작의 83%, 일차 전신발작의 55%의 빈도를 감소시키는 효과가 있다.[34] 안전성이 있기 때문에 이러한 형태의 간질에서 예전에는 널리 사용되었으나 반감기가 짧아서 하루에 세 번 투여해야 했다. 요즘에는 다른 새로운 약물들이 소개되었기 때문에 예전 보다 덜 사용되고 있다.

(2) Oxcarbazepine

Carbamazepine이 효과적인 항간질약이지만 다른 약물들과 상호작용을 일으키는 문제점이 있어서 부작용을 줄이고 효능은 비슷한 약물을 찾고자 개발된 약이 oxcarbazepine이다. 그러므로 carbamazepine oxide를 생성하지 않고 안정성을 높였다.

① 작용 기전

Carbamazepine의 케토유사체(keto-analog)이다. 투여 후 10-hydroxycarbazepine, 10-monohydroxy derivative (MHD)의 활성대사산물로 빠르게 환원된다. 이 약물의 기능과 약동학적인 특징이 MHD에 기인하므로, oxcarbazepine은 이 물질의 전구약물로 간주된다.[35] 전압-주파수-의존 나트륨 이온 통로의 발사를 계속적으로 억제시키는 것은 carbamazepine과 비슷하다.

② 부작용

비교적 carbamazepine보다 안전하게 사용되고 있다. 신경학적인 부작용으로는 진정, 두통, 어지럼, 현기증, 실족, 복시 등이 있다. 운동실조의 치료지수는 약 10이다.[36] 오심과 발진이 드물게 나타난다. 경미한 항이뇨 효과가 있고, 어떤 환자에게는 가역적인 저나트륨혈증을 나타내기도 한다.

간 효소 또는 성호르몬 수치가 변한다 할지라도 이러한 변화가 임상적으로 큰 의미가 있지는 않다. 과민반응이 일어날 수 있다. Carbamazepine에 알레르기가 있는 환자에게 투여할 경우 25%에서 교차 감수성이 일어난다.

③ 약물 상호작용

Oxcarbazepine과 MHD는 간 미세소체 효소를 촉진시키지 않으므로 이들의 대사는 다른 약에 의해서 영향을 받지 않는다. 다른 약과 복합 투여할 때에 간 효소를 촉진시키는 다른 약물이 제거되기 때문에 phenytoin과 valproic acid의 혈장 농도가 증가하게 된다.[37] Oxcarbazepine과 MHD는 다른 약물들이 혈장 단백과 결합하는 곳에서 이를 방해하지 않는다. 그러나 MHD는 경구피임약의 효과를 감소시킬 수 있다.[38]

④ 임상적인 이용

Carbamazepine과 비교하여 볼 때 oxcarbazepine은 부작용이 훨씬 적으면서 발작을 억제할 수 있다. 부분발작과 일차 전신발작 장애에 사용된다. 소발작 혹은 근간대발작, Lennox-Gastaut 증후군, 임신한 경우에는 효과가 입증되지 않았다.

5) Valproic acid

Valproic acid는 1882년에 처음으로 만들어진 구조적으로 단순하고 임상적으로는 다양한 약물이다. 1960년대에 이르러 우연한 기회에 다른 물질의 항경련 작용에 대한 선별 실험에서 약물의 용매제로 실험하다가 항경련 효과가 있다는 것을 발견하게 되었다.[25]

(1) 작용 기전

분자 사슬(branched chain) 카르복실 산이다. 세 가지 기전이 알려졌으며, 치료 효과는 이들 기전들의 조합에 의한다고 한다. 첫째로 전압 의존적인 나트륨 이온 통로를 차단한다. 이는 비활성화 상태로부터 나트륨 통로의 회복을 지연시킨다. 둘째로 낮은 문턱의 T 형 칼슘 전류를 억제시킨다. 셋째, GABA transaminase의 대사를 억제시켜서 GABA의 뇌 내 농도를 증가시키고, glutamic acid decarboxylase의 합성을 촉진시킨다.[25]

(2) 부작용

동물실험에서 신경학적 합병증에 대한 치료지수가 1.6으로 낮은데도 불구하고 valproic acid는 대체적으로 잘 사용될 수 있다. 다른 항간질약과 마찬가지로 운동실조, 진정, 떨림 등이 보고되었다. 전신 부작용으로는 발진, 탈모, 식욕 자극이 있다. 위장관 부작용으로는 위 자극, 급성 췌장염, 간 효소의 증가 등이 있다. 약 10,000명당 1명꼴로 전격성 간염이 발병할 수 있으며, 이는 대부분 여러 가지 항간질약을 투여 받는 2살 이하의 환자에게 일어난다. 특히 phenytoin과 phenobarbital같은 항간질약은 valproic acid의 독성 대사 산물을 유발한다. 혈액학적 부작용으로는 중성구 감소, 혈소판 감소, 혈소판 기능 장애 등이 있다.

(3) 약물 상호작용

혈장 단백과 많이 결합하여 phenytoin을 결합 위치로부터 치환시키므로, phenytoin의 단백질과 결합하지 않은 부분의 농도가 증가하게 한다. 게다가 barbiturate, benzodiazepine, 아편유사제의 작용 시간을 연장시킨다. Clonazepam과 같이 투여하면, 드물지만 소발작의 빈도를 증가시키기도 한다. Carbamazepine, phenobarbital, phenytoin 등 간 대사를 촉진시키는 약물과 같이 투여하면 valproic acid의 혈장 농도가 감소한다.

(4) 임상적인 이용

발작을 억제하는 valproic acid의 다양한 기전으로 말미암아 임상적 측면이 넓다. 초점 발작과 일차 전신발작 (소발작, 비정형 소발작, 근간대발작 등)의 치료에 쓰인다. 비교 실험 결과 이차 전신 부분발작의 치료에는 carbamazepine이나 phenytoin보다 효과가 적다고 한다.

6) Benzodiazepine

(1) Diazepam

Benzodiazepine은 1933년에 개발되었으며 일반적으로 항불안제, 진정, 수면제로 주로 처방되는 약이다. 동물 모델에서 항간질 효과가 있다고 밝혀진 1968년 diazepam이 처음으로 사람에게 간질지속증(status epilepticus) 치료에 사용되었다. 이후 1970년대에 clonazepam이 일차 항간질약으로 소개되었고 그 후 clobazam이 진정 효과가 적은 항간질약으로 개발되었다. 이 장에서 언급하는 diazepam의 다양한 특징은 발작 장애를 치료하는 다른 benzodiazepine에도 적용될 수 있다. 주로 진정, 최면, 기억상실 효과가 있다.

① 작용 기전

구조상 특징은 벤젠고리가 diazepine 부분에 붙어있는 것이다. 주 작용은 $GABA_A$ 수용체에 결합해서 GABA의 효과를 증진시키는 것이다. $GABA_A$ 수용체에 benzodiazepine이 결합하는 곳이 존재하고, 한 가지 이상의 수용체 소단위들을 포함하고 있다. 이러한 장소에 결합하는 것은 GABA의 수용체에 대한 친화력을 증가시키고,[4] 리간드-관문 염소 통로의 개방 빈도를 증강시켜서 GABA에 의한 신경세포 억제를 항진시킨다.

② 부작용

만성적으로 섭취하게 되면 내성, 의존성, 물리적, 정신적 상습적 중독이 일어나고 금단시 불안과 불면증이 온다. 이러한 효과들은 diazepam을 간질 치료제로 계속 사용할 수 없게 한다.

발작을 급하게 치료할 때 diazepam은 안전하고 효과적이다. 신경학적 반응의 치료 지수는 넓게 되어 있다.[4] 예를 들면, 간질의 pentylenetetrazol 형에서 발작을 예방하기 위한 중간 유효 용량은 0.3 mg/kg인 것에 비하여 운동의 조화운동불능을 일으키는 중간 독성 용량은 57 mg/kg이나 된다. 독성 농도에서 근 긴장 저하, 조음장애(dysarthria), 졸음, 평형이상, 어지럼 등이 나타난다. 행동장애는 소아에게서 발생한다. 심혈관계와 호흡기계 저하는 정맥주사로 많은 양을 투여할 때 나타난다. 흔한 합병증은 정맥 혈전증과 정맥염이 propylene glycol을 함유한 제제로 정맥 주사할 경우 주사 자리에 발생하는 것이며, 정주통도 있다.

③ 약물 상호작용

Benzodiazepine의 임상적으로 중요한 약물 상호작용은 없다. 다른 항경련제와 같이 투여할 경우에 심혈관계와 호흡기계 저하의 빈도가 증가한다.

④ 임상적인 이용

Diazepam은 간질지속증의 초기 치료제로 쓰인다. 정맥 주사하거나 항문으로 투여할 경우 높은 뇌 농도로 빠르게 도달할 수 있다. 비교 실험에서 보면 diazepam은 간질지속증의 79%를 종결시키는 효과가 있다고 한다.[39] 그러나 그 효력은 1시간 정도이므로, phenytoin 같은 다른 항간질약을 이용하여 장기 치료하는 경우의 초기에 사용하는 것이 추천된다. 부분 간질지속증의 70%를 종결시키는 데에도 효과가 있다. 항문으로 투여할 경우 열성 경련을 치료하는 데에 좋은 약제이다.[40]

발작장애의 예방을 위해서 만성적으로 사용하는 것은 추천되지 않는다. 경구로 투여하는 용량으로는 혈액 내 약물의 농도가 불안정하고, 시간이 지남에 따라 내성이 생기기 때문이다.

어떤 한 환자에게 독성을 유발할 수 있는 혈장 농도가 다른 환자에게는 치료 농도에도 도달하지 못할 수도 있으므로, 혈장 농도를 계속 관찰하는 것은 의미가 없다.

4. 그 외의 항경련제

1) Gabapentin

Gabapentin은 혈관-뇌 장벽을 통과할 수 있으며, GABA의 농도를 증가시키거나 GABA 수용체에서 효과를 나타낼 수 있다. 구조적으로 억제성 신경 전달물질인 GABA와 닮았으나, 탄소 고리가 있어서 지질 용해도가 많이 증가되어 있다.

(1) 작용 기전

$GABA_A$ 수용체와 직접적인 상호 작용이 없는 독특하지만 아직 잘 알려지지 않은 기전으로 행동한다. 즉 나트륨 통로나 L형 칼슘 통로에 작용하지 않고, GABA의 재흡수를 억제하지 않는다.[4] 임상에서 사용하고 있는 양보다 높은 농도에서 GABA transaminase의 대사 효소를 약하게 억제하는 작용이 있다. 가장 그럴듯한 기전으로는 GABA의 생성이 증가된다는 것이다.

(2) 부작용

가장 흔하게 나타나는 부작용으로는 어지럼, 졸림, 두통, 실조, 피로 등이 있다. 오심과 구토도 드물게 나타난다. 대체적으로 심각한 부작용은 보고되지 않았다. 부작용의 발생률은 이 약을 사용하는 횟수의 비율과는 무관하다.[41]

(3) 약물 상호작용

혈장 단백과 결합하지 않으며, 다른 약들의 대사에 관여하지 않으므로 약물 상호작용은 거의 일어나지 않는다. 위에서의 흡수는 알루미늄이나 마그네슘의 수산화물을 함유하고 있는 제산제를 투여할 경우에 감소될 수 있다.[42] 신장 제거는 cimetidine을 투여할 경우에 감소된다.

(4) 임상적인 이용

단독으로 사용하거나 소아나 어른에서 부분발작의 보조적인 약제로 사용할 경우에 임상적인 안정성이 증명된 안전하고 효과적인 항간질약이다. 부가적으로 gabapentin을 사용할 경우 그 효과에 대한 무작위 대조 실험에서 발작의 빈도를 50% 감소시킬 수 있는 교차비(odds ratio)는 2.3이다. 반감기가 짧기 때문에 하루에도 몇 번씩 투여하는 것이 필요하다. 혈장 농도와 효능 사이의 관계는 아직 정립되지 않았다.

2) Pregabalin

(1) 작용기전

S-3-(aminomethyl)-5-methylhexanoic acid이며, 분자량이 159.23인 화합물이다. 구조적으로 GABA와 gabapentin과 유사 하지만, GABA 구조에 곁사슬(side chain)이 더 있으며, gabapentin은 고리 구조인 반면에, pregabalin은 지방족 화합물 골격이다. Pregabalin의 간질치료에 대한 작용기전은 gabapentin과 비슷하지만, gabapentin에 비해서 좀 더 효과가 있는 것으로 알려져 있다.

(2) 부작용

Pregabalin의 용량과 관련된 부작용의 대부분은 비특이적인 중추신경계 부작용이다. 대부분 약물을 처음 사용하였을 때 나타나며, 시간이 지나면 없어지게 된다. 또한 천천히 용량을 증량하면 그 중증도를 낮출 수 있다. 어지럼, 졸림, 보행실조, 침침한 시력 등 비특이적인 중추신경계 부작용이 가장 흔하다.

체중증가, 부종, 특이반응, 기형발생 등의 부작용도 나타날 수 있다. 특이반응은 매우 드물며, 환자의 1% 미만에서 피부발진이 관찰되었다. Stevens-Johnson 증후군, 독성표피괴사용해와 같은 심각한 과민반응은 아직 보고되지 않았다. 임신 범주 C (치료상의 유익성이 위험성을 상회한다고 판단되는 경우에만 투여하여야 하는 범주)이지만, 임신에 미치는 영향에 대한 자료는 아직 불충분하다.

모유를 통해 배출될 수 있으며, 모유에서의 농도는 gabapentin과 유사할 것으로 추정된다. 사람에 대한 충분한 자료가 없다 하더라도, 모유 수유를 원한다면 허용하는 것이 합리적이다. 복용을 중단하게 되면, 일부에서 일시적인 불면증, 오심, 두통을 일으킬 수 있다고 한다. 일반적으로 서서히 감량하는 것을 추천하지만, 갑자기 중단한다 하더라도 경련 발작 빈도가 증가하는 것 이외에 다른 치명적인 위험성은 없다. 약물 의존성은 보고되지 않았다.

(3) 약물 상호작용

공복상태에서 복용하면, 1시간 내에 최고 혈장 농도에 도달하며, 경구 생태 이용률은 90% 이상으로 추정되나, 투여 용량에 의존적이지 않다. 단백질 결합을 거의 하지 않으며, 간에서 대사되지 않고 신장으로 배설된다. 또한 약물간의 상호 작용이 거의 없다. 평균 제거 반감기는 6.3시간이다. 혈장 제거와 신장 제거는 크레아티닌 청소율에 직접적으로 비례하며, 신장 기능이 감소된 경우와 혈액 투석을 받는 환자에서는 용량 조절이 필요하다. 1일 권장 용량 범위에선 선형의 약동력학적 특성을 보이며, 피험자간 약동력학적 변이성은 20% 미만으로 낮다.

(4) 임상적인 이용

단순 부분 발작과 복합 부분 발작을 포함하는 부분 발작에 대한 보조치료제로 미국 식품 의약품국(Food and Drug Administration, FDA)에서 인정받았다. 효과는 gabapentin보다 우수하다는 보고가 있으나 이는 아직 연구가 더 필요한 부분이다. 근간대발작이나 소발작에는 별 효과가 없을 것으로 생각되나, 전신근간대발작 또는 소발작을 악화시키는지에 대해서는 아직 확인되지 않았다. 범불안장애에 대한 효능이 알려져 있다.

경련발작 감소를 보일 수 있는 최소한의 용량은 하루 150 mg이며, 성인에선 75 mg을 하루 2번 혹은 50 mg씩 하루 3번 복용으로 치료를 시작할 수 있다. 약물 복용 후 1~2일 내에 안정상태에 도달한다.

3) Levetiracetam

Levetiracetam는 pyrrolidine으로 piracetam과 관련이 있는 화합물이다. 인지 장애와 불안 장애를 연구하다가 발작을 억제한다는 사실을 알아냈다. 1991년부터 임상 시험을 하기 시작하여 1999년 미국에서 승인되고 2000년부터 판매되었으며 국내에서는 2006년부터 승인을 받은 약이다.

(1) 작용기전

화학식은 (-)-(S)-α-ethyl-2oxo-1-pyrrolidine acetamide이다. 시냅스 소포 단백질(synaptic vesicle protein 2A, SV2A)에 결합하여 간질 억제 작용을 하는 새로운 형태의 항간질약이다.[43] 정확한 기전은 잘 알려져 있지 않으나 SV2A는 정상적인 신경 전달 물질의 방출과 소포 기능에 꼭 필요한 요소이다. SV2A는 뇌의 신경 전달 시냅스에 존재하며 소포에 결합하여 신경 말단에서 소포를 이동시키며 이를 세포 외로 배출하는데 도움을 준다. 동물 실험의 경우 SV2A가 부족하면 신경 전달의 50%가 감소하여, SV2가 소포의 방출과 전달에 꼭 필요한 물질임을 추정해 볼 수 있다.

(2) 부작용

졸림, 피로감, 운동실조, 정신 이상 등의 중추신경계 이상 반응이 보고되었고, 이는 투여 후 첫 4주 이내에 주로 발생한다. 공격적 행동, 감정 장애(affective disorder), 우울증, 감정 동요, 정신병, 자살 충동, 이 외에 분노, 성격 변화 등이 약 10%에서 나타났다고 하나 이 빈도는 일반인에서의 정신 이상의 빈도와 크게 다르지 않다는 주장도 있다.

(3) 약물상호작용

경구 투여시 95% 이상이 흡수되며, 1.3~5.2시간에 최고 혈중 농도에 이른다. 안정 상태는 24~48시간 후에 정점을 이룬다. 약동력학은 500~5,000 mg 투여시 선형분포를 보인다. 혈장단백질결합률은 10% 미만이며, 간의 시토크롬 P450계에 의해 대사되지 않는다. 평균 반감기는 6~13.3시간이나 고령이나 신장 질환의 경우 길어질 수 있으며 투여량의 66%가 변화하지 않고 그대로 신장으로 배설된다.

식사 섭취에 관계없이 혈중 농도에 도달하므로 식사와 관계없이 복용이 가능하다. 1일 2회, 1회 500 mg으로 투여를 시작하고 2주마다 증량하여 최대 1일 3,000 mg까지 투여한다. 응급 상황에서 사용이 가능한 주사제도 2006년 미국과 유럽에서 승인을 받았다.

대부분의 다른 항간질약과 약물 상호 작용은 거의 없는 것으로 알려졌다. phenytoin, carbamazepine, oxcarbazepine이 levetiracetam의 농도를 낮춘다는 연구도 있다. 경구피임약, digoxin, warfarin 등과의 약물 상호 작용도 없는 것으로 알려졌다. 소아의 약동력학에서 60 mg/kg/day까지 투여한 환아에서 약물 상호 작용에 대한 증거는 없다고 한다.

보조 치료로 투여시 병용 투여된 carbamazepine

과 valproate의 혈중 농도에 영향을 주지 않았으나 효소를 유도하는 항간질약의 경우 levetiracetam의 청소를 22% 정도 증가시키는 것으로 보고되었다.

(4) 임상적인 이용

부분 발작뿐만 아니라 다양한 전신 발작에도 효과가 있는 것으로 알려졌다. 2007년 유럽(European Agency for the Evaluation of Medicinal Products, EMEA) 등의 진료 지침에서의 levetiracetam의 적응증은 다음과 같다.

① 16세 이상의 이차전신화를 동반하거나 동반하지 않는 부분 발작의 단독요법
② 4세 이상에서 이차전신화를 동반하거나 동반하지 않는 부분 발작의 보조치료
③ 12세 이상의 청소년근간대간질 환자의 치료 시의 보조치료 혹은 단독치료
④ 특발전신간질을 가진 12세 이상의 일차 전신 강직 간대 발작의 보조치료이다.

Levetiracetam으로 치료받은 117명의 임산부 중에서 1명의 날문협착(pyloric stenosis) 과 2명의 척추 갈림증(spina bifida)이 발생하였으나 이들 모두 다른 항간질약과 복합 요법을 하던 환자였다. 단독치료 환자의 11.4%에서 저체중 출산을 보였다. 아직 충분한 연구가 시행되지 않았으므로 치료상의 유익성이 위험성을 상회한다고 판단되는 경우에만 투여하여야 한다(임신 범주 C).

Levetiracetam은 모유에서 측정된다. 영아의 혈중 농도와 그 영향에 대한 결과가 좀 더 나올 때까지 모유 수유는 주의를 기울이는 것이 바람직하다.

4) Tigabine

수 십 년 동안 nipecotic acid의 항간질 효과는 실험적으로 유용했다. 지질에 용해되지 않기 때문에 nipecotic acid는 혈관 뇌 장벽을 통과할 수가 없고, 치료를 위하여 반드시 직접 뇌실 내로 주입해야 한다. Tiagabine은 nipecotic acid의 변형 물질로 전신적으로 투여할 수 있게 되었다.

(1) 작용 기전

구조적으로 nipecotic acid 부분이 지방족 사슬(aliphatic chain)과 지질용해 고정(lipophilic anchor)과 연결되어 있다. 강력하게 GABA의 재흡수를 억제한다.[31] 네 가지의 GABA 전달체 중 가장 중요한 GAT-1에 작용한다.[44]

(2) 부작용

신경학적인 부작용으로는 어지럼, 무력증, 집중력저하, 언어 상실증, 떨림 등이 있고, 우울증은 속임약(placebo)을 쓰는 경우에 비하여 더 자주 발생하며, 이것은 아마도 tiagabine이 GABA의 휴지기 농도를 증가시키기 때문이라고 생각된다. 이러한 우울증은 GABA의 파괴를 억제하는 vigabatrin 같은 다른 항간질약을 사용한 경우에도 발생할 수 있다. 위장관 부작용으로는 복통이 보고되었다.

(3) 약물 상호작용

98%의 혈장 단백 결합률을 보이는데도 불구하고 투여 용량이 2~20 mg tablets로 상당히 적은 양이므로 다른 약물의 단백 결합력에 임상적으로 의미 있는 영향력을 미치는 않는다.[42] 간 효소에 영향을 미치지 않는다 할지라도 반감기는 간 대사를 자극하는 물질을 투여할 경우에 감소된다.

(4) 임상적인 이용

복합부분발작의 보조 요법으로 추천된다. 속임약과 비교하여 볼 때 발작 빈도를 50% 감소시키는 교차비는 3.0이다.[45-47] 단순부분발작과 이차전신발작에 대해서도 효과가 입증되었다.[48] 간질지속증에 유용할 수 있고, 신경 보호효과가 있다고 한다.[49] 단

독으로 사용하는 경우의 효과는 아직 입증되지 않았다.

5) Topiramate

Topiramate는 독성이 적으면서 약동력학이 우수하고 새로운 광범위 항간질약이다.

(1) 작용 기전

과당의 R-거울상체로부터 sulfamate 치환 단당류로 기존의 항간질약과 구조적으로 다른 약이다. 전압 의존 나트륨 이온 통로를 억제한다.[31] GABA에 의해서 시냅스 이후 전위의 억제를 향진시킨다. 이러한 작용은 barbiturate나 benzodiazepine이 활동하는 곳에서 일어나지 않고, $GABA_A$수용체의 활동을 촉진시켜서 일어난다.[50] 흥분성 신경 물질인 glutamate를 AMPA (alpha-amino-3-hydroxy-5-methylisoxazole-4-propionic acid) 아형 수용체에서 활성화 되는 것을 억제한다. 탄산탈수효소(carbonic anhydrase)의 작용을 억제한다. 이러한 특징들이 세포내 중탄산염의 농도를 증가시키기 때문에 GABA가 음이온 통로를 활성화 시킬 때 세포의 탈분극이 잘 일어나게 한다.

(2) 부작용

부작용을 일으키지 않는다 할지라도, 어지럼, 실조, 의식의 변화, 혼돈, 피로, 졸림 등이 보고되었다. 이러한 부작용은 높은 용량으로 빠르게 줄 때 더 흔하게 나타난다. 운동 장애를 일으키는 치료 지수는 12이다. 1.5%의 환자에서 신장 결석이 일어나는데, 이것은 탄산탈수효소를 억제하기 때문이다.

(3) 약물 상호작용

효소를 촉진하는 약물을 투여했을 경우에 topiramate의 혈장 농도는 감소하게 되므로, phenytoin 이나 carbamazepine을 투약을 시작하거나 중지할 때에 topiramate의 용량을 반드시 조절해야 한다.[51] 반대로 간 효소를 촉진시키지도 않고, 혈장 단백과 거의 결합하지 않으므로 다른 약들의 약동력학에 영향을 미치지 않는다. Topiramate와 같이 사용했을 때 10~15% 정도 혈청 digoxin의 농도가 감소될 수 있다.[42]

(4) 임상적인 이용

광범위로 사용될 수 있다. 부분발작, 강직간대발작, 소발작의 빈도를 감소시킨다. 부가적으로 사용할 때 발작의 50% 감소를 보이는 교차비는 4.3이다. 하루에 한 번 혹은 두 번 투여하는 장점이 있다. Lennox-Gastaut 증후군과 West 증후군과 부분발작의 단독 치료제로 시도되고 있다.

6) Felbamate

Felbamate는 최근 20년 사이에 새로 소개된 항간질약의 선두 주자이다. 처음에는 널리 쓰였지만 심각한 부작용들이 나타나서 현재 국내에서 철수된 상태로 임상적으로 필요할 경우 희귀 약품 센터를 통해 처방이 가능하다.

(1) 작용 기전

Dicarbamate의 구조를 가지고 있다. 시험관 실험에 의하면 척수 신경 세포에서 지속적이고 반복적인 발사를 감소시키는 것을 볼 수 있는데,[52] 이는 이 약물이 느리게 회복하는 나트륨 통로에서 활동한다는 것을 알 수 있게 한다. 부가적인 활동은 칼슘 통로에서 보여지는데 T-형 칼슘이온 통로를 억제한다.[53] Felbamate가 glycine 조절 장소에 결합하는 기전은 NMDA에 의한 칼슘 통로에서 glycine에 의해서 증가되는 칼슘 전류를 억제하는 것에 의한다.[54]

(2) 부작용

긍정적인 측면에서 신경학적인 부작용들은 대부분 경미하다. 중추 신경 계통의 저하를 거의 일으키지 않는다. 소아에게서 졸림 혹은 불면증이 일어날 수 있다. 위장 증세는 흔한데, 많은 환자가 이 치료를 받기 시작한 첫 3개월 동안에 몸무게가 3~5% 감소한다고 한다.[54] 이러한 몸무게의 감소는 오심, 구토, 식욕부진 등과 동반될 수 있다.

이 약이 소개된 지 18개월이 지난 1994년, 미국 FDA에서 심각한 혈액학적 간 부작용에 의하여 주의를 내렸다. 재생 불량 빈혈이 특히 여성에게 많이 나타난다. 연간 전 인구에서 백만 명당 2명의 발생률인 것에 비하여, 여성의 경우는 백만 명당 127명 꼴로 발생한다. 이 합병증과 관련된 사망률은 40%가 된다. 알려진 위험 요소로는 혈구 감소증, 자가 면역 질환, 이전의 항간질약에 알레르기가 있는 경우로 이러한 위험 요소가 있는 경우 재생 불량성 빈혈의 발생 빈도가 높아진다. 간 독성과 급성 간부전은 점차 증가되고 있으며, 전반적인 발생률은 약 이만 명당 1명꼴이다. 이러한 부작용들이 이 약을 사용하는데 좀 더 고려해야 하는 제한임에도 불구하고, 부작용의 발생률은 valproic acid보다는 높지 않다고 한다. 이러한 심각한 부작용을 예방하기 위해서 일상의 기본적인 검사는 효과가 없다고 한다.[54]

(3) 약물 상호작용

간 시토크롬 P450에 의하여 대사되기 때문에 다른 약을 같이 사용했을 경우에 대사가 영향 받을 수 있고, 이 대사 기능을 변경시키기도 한다. 특히 felbamate의 혈장 농도는 phenytoin 혹은 carbamazepine을 사용할 경우에 감소된다. 반대로 felbamate는 효소 기능에 대하여 강력한 억제제이므로 phenytoin, phenobarbial, valproic acid의 대사를 감소시킬 수 있다. Carbamazepine epoxide의 혈장 농도 역시 증가시키며, 그보다는 적게 lamotrigine과 vigabatrin의 혈장 농도도 증가시킨다. 스테로이드 대사에도 영향을 미치기 때문에 경구 피임약의 효과가 떨어진다.

(4) 임상적인 이용

생명을 위협하는 독성 작용의 위험 때문에 간질의 일차 선택약으로는 사용되지 않는다. 그러나 난치성 간질을 치료할 수 있다. FDA 경고 후 치료 환자수는 90% 감소하였다.[54] 그러나 어떤 임상 상황에서는 특히 효과적일 수 있기 때문에 여전히 사용이 증가되고 있다. 조절되지 않는 부분발작, 이차전신발작에 주로 쓰인다.[55] Lennox-Gastaut 증후군과 간질의 근간대와 무긴장 발작의 빈도를 효과적으로 감소시킨다.[54,56]

7) Zonisamide

Zonisamide는 최근에 허가된 광범위 항간질약이다.

(1) 작용 기전

척수 신경 세포 배양에서 zonisamide는 phenytoin과 carbamazepine과 같이 전압 의존 칼슘 통로를 억제한다.[57] 전압 의존 T-형 칼슘 이온 통로를 억제하므로 소발작의 실험 모델에서 효과가 있다.[58-59] GABA에 의한 시냅스 이후 세포 발사의 억제를 항진시킨다.

(2) 부작용

신경학적인 부작용은 졸림, 실조, 식욕부진, 혼돈, 사고장애, 피로, 어지럼 등이 있다. 행동 장애는 소아에서 일어나고, 어른은 조증 삽화(manic episode)가 보고되었다. 급성으로 과량 투여하면 우울 증세가 나타난다. 3%의 환자에서 신장 결석이 일어난다. 대부분의 신장 결석은 크기가 작고 수술적 치료를 요하지 않는다.

(3) 약물 상호작용

혈장 단백과 결합하는 다른 약들의 대사에 영향을 미치지 않는다. Carbamazepine이 epoxide로 대사되는 것을 항진시키지만, 다른 약물의 대사에는 거의 영향을 미치지 않는다. 반대로 phenobarbital이나 carbamazepine을 전처치 한 경우에 간 제거 기전을 유도하기 때문에 zonisamide의 반감기와 혈장 농도는 감소된다.[42]

(4) 임상적인 이용

독성이 낮고 광범위로 사용된다. 부분발작과 이차전신발작의 보조약으로 유용하다. 강직간대발작, 소발작, 근간대발작, Lennox-Gastaut 증후군, 영아연축(infantile spasm)에서도 효과가 있다. 부가 치료 효과에 대한 연구에서 발작 빈도를 50% 감소시키는 교차비는 2.5이다. 단독 치료제로서의 이 약은 아직 임상적인 연구가 뒷받침해주고 있지 않다.

8) Acetazolamide

Acetazolamide는 1952년 Bergstrom 등에 의해 처음으로 항경련 작용이 있다는 것이 알려졌다. 이후 불응간질(refractory epilepsy)과 월경간질에 경험적으로 쓰여졌다. 탄산탈수효소 억제제의 원형으로 항간질 효과의 작용 기전은 명확하지 않지만 직접 중추신경계에 작용하여 뇌에 이산화탄소를 축적시키고 세포외공간의 이산화탄소를 증가시켜서 세포외 공간의 칼슘 이온을 감소시킴으로써 신경 활동이 퍼지는 것을 막고, 축삭막(axon membrane)을 안정화시키거나, 발작 문턱을 높여서 항간질 효과가 있다고 생각하거나 대사성 산증을 유발시킴으로써 항간질 효과가 있는 것으로 알려져 있다.

소화 기관에서 빠르게 흡수되며 대사되지 않고 신장을 통해 배출된다. 반감기는 대략 2~4일이다. 비록 소발작과 월경간질에 효과가 있으나 내성이 빠르게 생기기 때문에 사용에 제한이 있다. 제한된 기간 동안 용량을 중등도로 사용할 경우 부작용은 적다.[60] 다른 약물과 중요한 약물상호작용은 없다. 부작용으로 팔다리의 저림, 진정, 입맛의 변화, 오심 등이 있으나 알레르기 피부 발진의 발현은 드물다. 일부 환자에게 신장 결석의 위험이 증가하기도 한다.

5. 마취와 항경련제(항간질약)

항간질약을 투여 받고 있는 환자는 비탈분극성 근이완제, 아편유사제, 진정제, thiopental, propofol, midazolam같은 마취제의 요구량이 증가된다.[61-62] Fentanyl의 경우 항경련제를 몇 가지 사용하느냐에 따라 요구량이 증가되는 것이 관련 있는 것처럼 보인다.[61] 정확한 원인은 밝혀지지 않았다. 가능성으로는 간 미세소체의 촉진, 약물 제거의 증가, 혈장 단백질 결합의 변화, 수용체의 숫자와 수용체 동적 작용의 변화, 내인성 신경 전달물질과의 상호 작용 등이 있다.

항간질약이 위장관 증상을 일으킨다고 알려져 있지만, 수술 후 오심과 구토를 증가시켰다는 것은 아직 입증하지 못했다. Phenytoin을 만성적으로 투여 받고 있는 환자가 잇몸비대가 있는 경우, 기관내 삽관시 합병증으로 잇몸에서의 출혈이 종종 일어날 수 있다. 항간질약에 의한 혈액학적 합병증은 수술 중 환자를 다루는 데에는 심각한 영향을 거의 미치지 않는다.

항간질약의 진정 작용은 마취제와 부가 효과가 있는 반면에 효소 유도에 의한 장기 독성 등을 주의하여야 한다. 부작용 면에서 본다면 부작용이 적고, 약물 상호 작용이 적고, 조절이 쉬운 gabapentin이 주술기에 적당한 항간질약이다. 수술전 phenytoin의 혈장 농도를 관찰하여 심실전도 장애의 위험을 예방하여야 한다. Carbamazepine을 투여 받는 경우 수술 중 저나트륨혈증을 예방하기 위하여 혈장 나트륨 농도를 관찰하여야 한다.

항간질약을 수술 전에 갑자기 중단하면 중추신경계의 과다 흥분이 일어나기 때문에 안정화된 용량으로 지속적으로 주술기에 유지하는 것이 중요하다.

1) 근이완제와 항간질약

항간질약은 신경근 이음부에서 아세틸콜린의 분비를 억제한다.[63] 장기간 항간질약을 투여 받고 있는 환자는 비탈분극성 근이완제에 대하여 저항이 있다(mivacurium, atracurium, cisatracurium은 변화가 없거나 미약함). 근이완의 회복이 빨라지고 완전한 근이완을 얻기 위하여 투여량을 증가시켜야 한다. 장기간 carbamazepine을 투여한 경우에 vecuronium의 제거가 두 배로 증가한다.[64] 몇몇 연구에 의하면, 이러한 저항성은 근이완제와 α-1 acid glycoprotein과의 결합이 증가하거나 근이완 아세틸콜린 수용체의 상향조절(up regulation)에 의한다고 한다.[65] Succinylcholine에 대하여 과민성을 보여서 작용 시간이 연장되고, 과칼륨혈증 반응이 일어난다.[66] Phenytoin과 carbamazepine은 비탈분극성 근이완제의 회복을 빠르게 한다. 그러나 다른 연구에 의하면, 급성으로 phenytoin을 투여한 경우에 근이완을 증가시킨다고도 한다.[67]

2) 항간질약과 만성 통증

말초(당뇨성, 헤르페스성) 혹은 중추(뇌졸중)에 의한 신경병증성 통증에 사용된다. 이러한 증후군의 원인은 재생 신경 싹틈(sprout)의 민감화된 통각 수용기에서의 딴 곳 활성도, 무증상 통각수용기의 동원(recruitment), 자발적인 신경활동성 등으로 알려져 있다. 기전은 Na^{+}, Ca^{+2}, TRP (transient receptor potential) 등의 이온 통로의 표현이 증가되고 glutamate (NMDA) 수용체에서의 활동성이 증가되는 것이다. 통증에 대한 항간질약의 작용 기전은 병적으로 활성화된 전압 민감한 Na^{+}통로의 차단(carbamazepine, phenytoin, lamotrigine, topiramate), Ca^{+2} 통로의 직접적인 차단(lamotrigine), T 형 Ca^{+2} 통로의 차단(topiramate, zonisamide), α2-delta 소단위의 차단(gabapentin, pregabalin), 흥분성 신경전달물질의 시냅스이전 분비의 억제(gabapentin, lamotrigine), GABA($GABA_A$) 수용체 활동성의 증가(topiramate, felbamate), GABA transaminase의 차단(vigabatrin), GABA 운반의 차단(tiagabin), 글루탐산염 수용체에 대한 길항(topiramate, felbamate) 효과 등이다(그림 13-7).

효과가 있다고 보고된 바에 따르면 다음과 같다.

(1) 삼차 신경통- carbamazepine, lamotrigine

(2) 대상포진후 신경통- gabapentin, pregabalin

(3) 당뇨 통증신경병- gabapentin, pregabalin, topiramate

(4) 사람면역결핍바이러스 여러 신경병-lamotrigine, gabapentin

(5) 헛팔다리 통증-gabapentin

(6) 척수 손상 통증-amitriptyline과 gabapentin

(7) 중추성 뇌졸중후 통증-lamotrigine

(8) 길랭 바레 증후군-gabapentin

(9) 혼합형 신경병증성 통증-gabapentin, valproic acid

그 이외에 valproic acid가 편두통의 예방에 사용된다. 항우울제와 병용한다. 노인에서 졸림, 어지럼, 인지 장애, 피로, 실조 등의 부작용이 나타나므로 사용이 제한된다. 간 독성, 혈소판감소, 심각한 피부 병변, 혈액병 등이 보고되었기 때문에 치료 중

혈중 농도를 지속적으로 관찰하여야 한다.[68]

말초 신경병증성 통증을 치료하는 삼환계항우울제, 아편유사제, 항간질약에 대하여 각각의 효과를 비교해보면, 치료 필요 인원수(numbers needed to treat, NTT)가 가장 적은 순서는 삼환계항우울제, 아편유사제, 항간질약 순이다. 통증 완화만을 목적으로 볼 경우에 삼환계항우울제 〉 아편유사제 〉 항간질약 순으로 효과적이다. 통증 완화와 더불어 삶의 질 향상을 같이 볼 경우에 항간질약 〉 아편유사제 〉 삼환계항우울제 순으로 효과적이다. 항간질약과 아편유사제의 병용 투여가 각각 한 가지 약제만을 투여한 경우에 비하여 더 효과적이고 용량을 낮출 수 있다.[69]

3) 항간질약과 뇌신경마취

두부 외상이나 지주막하 출혈 등에서 대뇌 겉질을 자극하면 발작의 위험이 따른다. 수술로 인한 대뇌 겉질의 절개 혹은 당김기에 의해 대뇌 겉질이 자극 받는 경우도 마찬가지이다. 금기 사항이 없다면 두부 외상, 지주막하 출혈, 천막위 머리뼈절제술시 phenytoin (diphenylhydantoin)을 50 mg/min 이하로 투여한다.

Reference

1. 대한간질학회: 임상간질학. 서울, 이퍼블릭 출판사. 2009, pp 103-35.
2. Dichter MA, Ayala GF: Cellular mechanisms of epilepsy: a status report. Science 1987; 237: 157-64.
3. Schwartzkroin P: Basic mechanisms of epileptogeneis. In: The treatment of Epilepsy: Principles and Practice. Edited by Wyllie E: Philadelphia, Lea & Febiger Press. 1993.
4. Carvey PM: Antiepileptic drugs. In: Drug action in the central nervous system. New York, Oxford University Press. 1998.
5. Schwartzkroin PA: Cellular electrophysiology of human epilepsy. Epilepsy Res 1994; 17: 185-92.
6. Dichter MA: Emerging insights into mechanisms of epilepsy: implications for new antiepileptic drug development. Epilepsia 1994; 35: S51-7.
7. McCormick DA, Pape HC: Properties of a hyperpolarization-activated cation current and its role in rhythmic oscillation in thalamic relay neurons. J Physiol 1990; 431: 291-318.
8. Crill WE, Schwindt PC: Role of persistent inward and outward membrane currents in epileptiform bursting in mammalian neurons. Adv Neurol 1986; 44: 225-33.
9. Storm JF: Action potential repolarization and a fast after-hyperpolarization in rat hippocampal pyramidal cells. J Physiol 1987; 385: 733-59.
10. Haglund MM, Schwartzkroin PA: Role of Na-K pump potassium regulation and IPSPs in seizures and spreading depression in immature rabbit hippocampal slices. J Neurophysiol 1990; 63: 225-39.
11. Fisher RS, Pedley TA, Moody WJ Jr, Prince DA: The role of extracellular potassium in hippocampal epilepsy. Arch Neurol 1976; 33: 76-83.
12. Fifkovà E: A possible mechanism of morphometric changes in dendritic spines induced by stimulation. Cell Mol Neurobiol 1985; 5: 47-63.
13. Jefferys JG, Haas HL: Synchronized bursting of CA1 hippocampal pyramidal cells in the absence of synaptic transmission. Nature 1982; 300: 448-50.
14. Collingridge GL, Kehl SJ, McLennan H: Excitatory amino acids in synaptic transmission in the Schaffer collateral-commissural pathway of the rat hippocampus. J Physiol 1983; 334: 33-46.
15. Nowak L, Bregestovski P, Ascher P, Herbet A, Prochiantz A: Magnesium gates glutamate-activated channels in mouse central neurons. Nature 1984; 307: 462-5.
16. Dingledine R: N-methyl aspartate activates voltage-dependent calcium conductance in rat hippocampal pyramidal cells. J Physiol 1983; 343: 385-405.
17. Choi DW, Rothman SM: The role of glutamate neurotoxicity in hypoxic-ischemic neuronal death. Annu Rev Neurosci 1990; 13: 171-82.
18. Tanaka K, Graham SH, Simon RP: The role of excitatory neurotransmitters in seizure-induced neuronal injury in rats. Brain Res 1996; 737: 59-63.
19. Goddard GV, McIntyre DC, Leech CK: A permanent change in brain function resulting

from daily electrical stimulation. Exp Neurol 1969; 25: 295-330.

20. Sutula T, Cascino G, Cavazos J, Parada I, Ramirez L: Mossy fiber synaptic reorganization in the epileptic human temporal lobe. Ann Neurol 1989; 26: 321-30.
21. Dichter M, Spencer WA: Penicillin-induced interictal discharges from the cat hippocampus. I. Characteristics and topographical features. J Neurophysiol 1969; 32: 649-62.
22. Chagnac-Amitai Y, Connors BW: Horizontal spread of synchronized activity in neocortex and its control by GABA-mediated inhibition. J Neurophysiol 1989; 61: 747-58.
23. Manuel NA, Davies CH: Pharmacological modulation of GABA (A) receptor-mediated postsynaptic potentials in the CA1 region of the rat hippocampus. Br J Pharmacol 1998; 125: 1529-42.
24. Staley KJ, Soldo BL, Proctor WR: Ionic mechanisms of neuronal excitation by inhibitory GABAA receptors. Science 1995; 269: 977-81.
25. McNamara JO: Drugs effective in the therapy of the epilepsies. In: Goodman & Gilman's Pharmacological Basis of Therapeutics. 9th ed. Edited by Hardman JG, Limbird LE: New York, McGraw-Hill Press. 1996.
26. Deisz RA, Prince DA: Frequency-dependent depression of inhibition in guinea-pig neocortex in vitro by GABAB receptor feed-back on GABA release. J Physiol 1989; 412: 513-41.
27. Coulter DA, Huguenard JR, Prince DA: Calcium currents in rat thalamocortical relay neurones: kinetic properties of the transient, low-threshold current. J Physiol 1989; 414: 587-604.
28. Modica PA, Tempelhoff R, White PF: Pro- and anticonvulsant effects of anesthetics (Part I). Anesth Analg 1990; 70: 303-15.
29. Modica PA, Tempelhoff R, White PF: Pro- and anticonvulsant effects of anesthetics (Part II). Anesth Analg 1990; 70: 433-44.
30. Herrick IA: Seizure activity and anesthetic agents and adjuvants. In: Textbook of Neuroanesthesia with neurosurgical and neuroscience perspectives. Edited by Albin MS: New York, McGraw-Hill Press, 1997.
31. White HS: Comparative anticonvulsant and mechanistic profile of the established and newer antiepileptic drugs. Epilepsia 1999; 40: S2-10.
32. Carl GF, Hudson FZ, McGuire BS Jr: Phenytoin-induced depletion of folate in rats originates in liver and involves a mechanism that does not discriminate folate form. J Nutr 1997; 127: 2231-8.
33. Julien RM: Antiepileptic agents. In: Drug interactions in anesthesia. Edited by Smith NT, Corbascio AN: Philadelphia, Lea & Febiger Press, 1986.
34. Rodin EA, Rim CS, Rennick PM: The effects of carbamazepine on patients with psychomotor epilepsy: results of a double-blind study. Epilepsia 1974; 15: 547-61.
35. Jensen PK, Gram L, Schmutz M: Oxcarbazepine. Epilepsy Res Suppl 1991; 3: 135-40.
36. Tecoma ES: Oxcarbazepine. Epilepsia 1999; 40: S37-46.
37. Houtkooper MA, Lammertsma A, Meyer JW, Goedhart DM, Meinardi H, van Oorschot CA, et al: Oxcarbazepine (GP 47.680): a possible alternative to carbamazepine? Epilepsia 1987; 28: 693-8.
38. Klosterskov Jensen P, Saano V, Haring P, Svenstrup B, Menge GP: Possible interaction between oxcarbazepine and an oral contraceptive. Epilepsia 1992; 33: 1149-52.
39. Leppik IE, Derivan AT, Homan RW, Walker J, Ramsay RE, Patrick B: Double-blind study of lorazepam and diazepam in status epilepticus. JAMA 1983; 249: 1452-4.
40. Henriksen O: An overview of benzodiazepines in seizure management. Epilepsia 1998; 39: S2-6.
41. Morris GL 3rd: Efficacy and tolerability of gabapentin in clinical practice. Clin Ther 1995; 17: 891-900.
42. Perucca E: The clinical pharmacokinetics of the new antiepileptic drugs. Epilepsia 1999; 40: S7-13.
43. Lynch BA, Lambeng N, Nocka K, Kensel-Hammes P, Bajjalieh SM, Matagne A, et al: The synaptic vesicle protein SV2A is the binding site for the antiepileptic drug levetiracetam. Proc Natl Acad Sci U S A 2004; 101: 9861-6.
44. Meldrum BS, Chapman AG: Basic mechanisms of gabitril (tiagabine) and future potential developments. Epilepsia 1999; 40: S2-6.
45. Richens A, Chadwick DW, Duncan JS, Dam M, Gram L, Mikkelsen M, et al: Adjunctive treatment of partial seizures with tiagabine: a placebo-controlled trial. Epilepsy Res 1995; 21: 37-42.
46. Uthman BM, Rowan AJ, Ahmann PA, Leppik IE, Schachter SC, Sommerville KW, et al: Tiagabine

for complex partial seizures: a randomized, add-on, dose-response trial. Arch Neurol 1998; 55: 56-62.

47. Kälviäinen R, Brodie MJ, Duncan J, Chadwick D, Edwards D, Lyby K: A double-blind, placebo-controlled trial of tiagabine given three-times daily as add-on therapy for refractory partial seizures. Northern European Tiagabine Study Group. Epilepsy Res 1998; 30: 31-40.
48. Ben-Menachem E: International experience with tiagabine add-on therapy. Epilepsia 1995; 36: S14-21.
49. Inglefield JR, Perry JM, Schwartz RD: Postischemic inhibition of GABA reuptake by tiagabine slows neuronal death in the gerbil hippocampus. Hippocampus 1995; 5: 460-8.
50. White HS, Brown SD, Woodhead JH, Skeen GA, Wolf HH: Topiramate enhances GABA-mediated chloride flux and GABA-evoked chloride currents in murine brain neurons and increases seizure threshold. Epilepsy Res 1997; 28: 167-79.
51. Perucca E: Pharmacokinetic profile of topiramate in comparison with other new antiepileptic drugs. Epilepsia 1996; 37: S8-13.
52. Pisani A, Stefani A, Siniscalchi A, Mercuri NB, Bernardi G, Calabresi P: Electrophysiological actions of felbamate on rat striatal neurones. Br J Pharmacol 1995; 116: 2053-61.
53. Stefani A, Spadoni F, Bernardi G: Voltage-activated calcium channels: targets of antiepileptic drug therapy? Epilepsia 1997; 38: 959-65.
54. Pellock JM: Felbamate. Epilepsia 1999; 40: S57-62.
55. McNamara JO: Development of new pharmacological agents for epilepsy: lessons from the kindling model. Epilepsia 1989; 30: S13-8.
56. Efficacy of felbamate in childhood epileptic encephalopathy (Lennox-Gastaut syndrome). The Felbamate Study Group in Lennox-Gastaut Syndrome. N Engl J Med 1993; 328: 29-33.
57. Schauf CL: Zonisamide enhances slow sodium inactivation in Myxicola. Brain Res 1987; 413: 185-8.
58. Suzuki S, Kawakami K, Nishimura S, Watanabe Y, Yagi K, Seino M, et al: Zonisamide blocks T-type calcium channel in cultured neurons of rat cerebral cortex. Epilepsy Res 1992; 12: 21-7.
59. Kito M, Maehara M, Watanabe K: Mechanisms of T-type calcium channel blockade by zonisamide. Seizure 1996; 5: 115-9.
60. Brunton LL, Lazo JS, Parker KL: Goodman & Gilman The pharmacological basis of therapeutics. 11th ed. New York, McGraw-Hill Press. 2006, P521.
61. Tempelhoff R, Modica PA, Spitznagel EL Jr: Anticonvulsant therapy increases fentanyl requirements during anaesthesia for craniotomy. Can J Anaesth 1990; 37: 327-32.
62. Tempelhoff R, Modica PA, Jellish WS, Spitznagel EL: Resistance to atracurium-induced neuromuscular blockade in patients with intractable seizure disorders treated with anticonvulsants. Anesth Analg 1990; 71: 665-9.
63. Ornstein E, Matteo RS, Schwartz AE, Silverberg PA, Young WL, Diaz J: The effect of phenytoin on the magnitude and duration of neuromuscular block following atracurium or vecuronium. Anesthesiology 1987; 67: 191-6.
64. Alloul K, Whalley DG, Shutway F, Ebrahim Z, Varin F: Pharmacokinetic origin of carbamazepine-induced resistance to vecuronium neuromuscular blockade in anesthetized patients. Anesthesiology 1996; 84: 330-9.
65. Fahey MR, Rupp SM, Fisher DM, Miller RD, Sharma M, Canfell C, et al: The pharmacokinetics and pharmacodynamics of atracurium in patients with and without renal failure. Anesthesiology 1984; 61: 699-702.
66. Ward S, Boheimer N, Weatherley BC, Simmonds RJ, Dopson TA: Pharmacokinetics of atracurium and its metabolites in patients with normal renal function, and in patients in renal failure. Br J Anaesth 1987; 59: 697-706.
67. Spacek A, Nickl S, Neiger FX, Nigrovic V, Ullrich OW, Weindmayr-Goettel M, et al: Augmentation of the rocuronium-induced neuromuscular block by the acutely administered phenytoin. Anesthesiology 1999; 90: 1551-5.
68. Lynch ME, Watson CP: The pharmacotherapy of chronic pain: a review. Pain Res Manag 2006; 11: 11-38.
69. Gilron I, Bailey JM, Tu D, Holden RR, Weaver DF, Houlden RL: Morphine, gabapentin, or their combination for neuropathic pain. N Engl J Med 2005; 352: 1324-34.

14 국소마취제

서울대학교 의과대학 도 상 환, 유 정 희

국소마취제는 신경말단에서 흥분을 억제시키거나 말초신경의 전도를 차단시킴으로써 감각의 소실을 가져온다. 국소마취제는 이러한 신경의 전도 차단 외에도 여러 가지 수용체를 억제하고, glutamate 분비를 촉진시키며, 세포내 신호전달경로를 억제한다. 현재 사용되는 국소마취제는 두 종류인데 ester형과 amide형이 있다. 국소마취제가 전신적으로 투여되면, 심근, 골격근, 평활근의 기능이 변화하고, 중추신경계와 말초신경계의 전도와 심장내의 전도체계가 변경된다. 국부마취나, 주신경 혹은 말초신경 주위로의 주입과 경막외강, 척수강으로의 주입에 의해 감각이 소실된다. 독성은 국소적 혹은 전신적으로 나타날 수 있는데, 특히 중추신경계와 심혈관계에 독성이 주로 나타난다.

1. 말초신경의 해부학적 구조

각 말초신경의 축삭은 각각의 세포막을 가지는데, 이를 축삭초(axolemma)라고 한다. 자율신경계

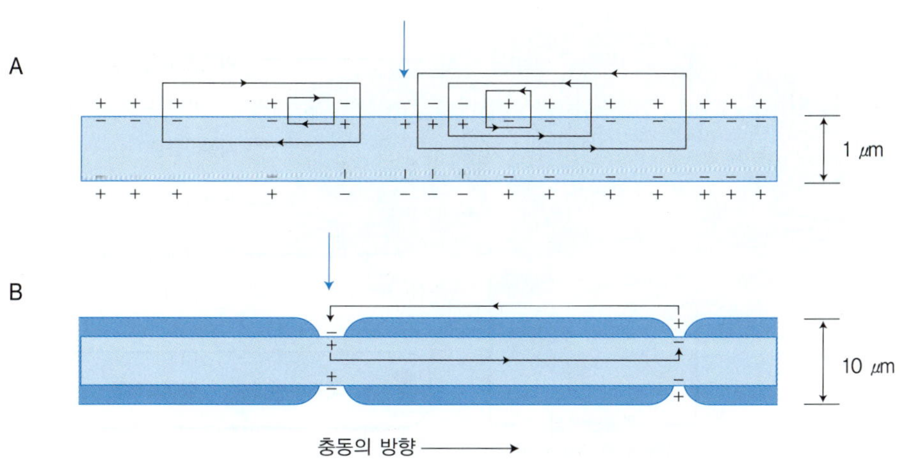

그림 14-1 굵은 무수신경과 유수신경에서 활동전위의 흐름

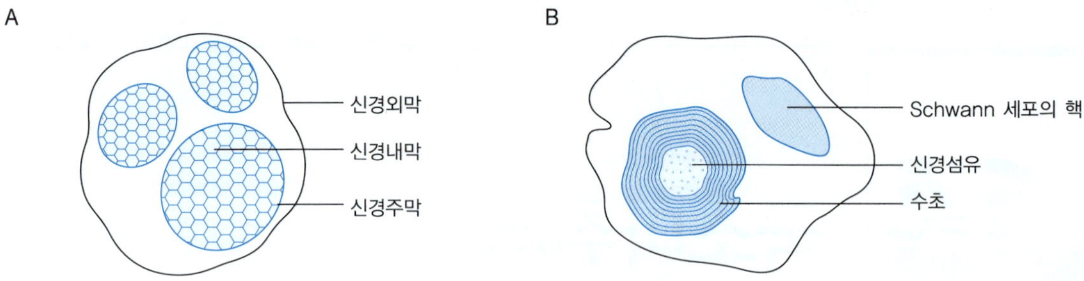

그림 14-2 말초신경의 단면

신경절후섬유(autonomic postganglionic fiber)나 구심성 C섬유(nociceptive afferent C fiber) 같은 무수신경(unmyelinated nerve)은 하나의 Schwann초에 둘러싸여 있다. 반면, 대부분의 굵은 운동섬유와 감각섬유는 여러 개의 수초층(myelin layer)으로 둘러싸여 있는데, 이 수초층은 축삭이 자라는 동안 축삭을 둘러싸고 있는 특별한 Schwann세포의 원형질막으로 구성되어 있다.

이 수초층은 축삭초를 절연시키고, 활동 전류(action current)를 축삭원형질을 통해 Ranvier결절로 전달시키면서 신경전도의 속도를 높인다(그림 14-1).

Ranvier결절은 수초로 쌓여있지 않은 노출부위로 여기서 활동전류가 생성된다. 전류가 생성되고 전파되는 나트륨 통로가 유수신경에서는 이 Ranvier결절에 집중해서 분포하고 무수신경에서는 수초를 따라 골고루 분포되어 있다.[1] 말초신경은 여러 축삭다발 또는 섬유속(fascicle)으로 구성되어 있다. 각 축삭은 결합조직인 신경내막(endoneurium)으로 싸여있고 각 축삭의 섬유속(fascicle)은 신경주막(perineurium)으로 싸여있고, 전체적으로 신경은 신경외막(epineurium)으로 싸여 있다(그림 14-2). 섬유크기와 특성에 따라 말초신경을 분류하면 다음과 같다(표 14-1).

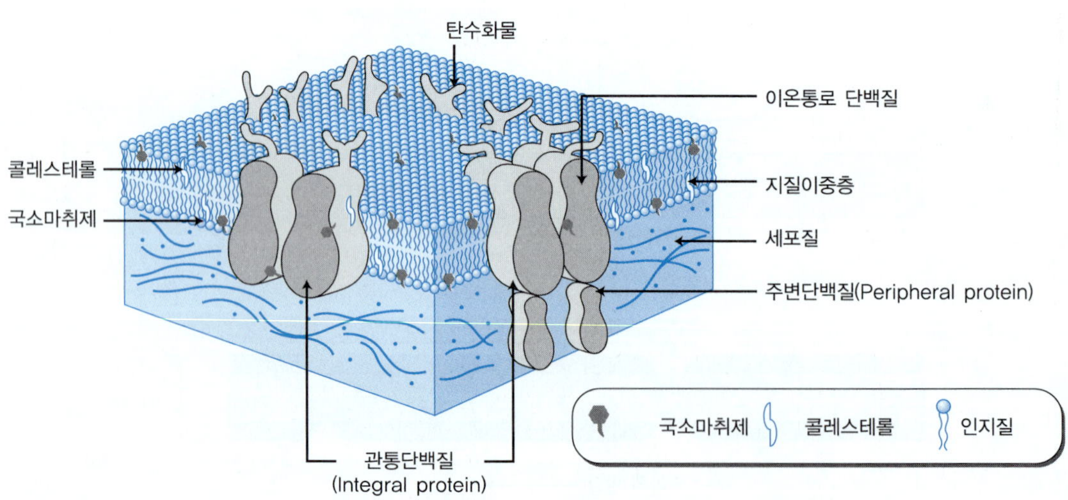

그림 14-3 지질이중막 구조

표 14-1 말초신경섬유의 분류

섬유종류	아형	수초유무	직경	전도속도(M/S)	위치	기능
A	α	+	6~22	30~120	근육으로부터의 원심성	운동
	β	+	6~22	30~120	피부와 관절로의 구심성	촉각, 고유감각
	γ	+	3~6	15~35	근육방추로부터의 원심성 신경	근육긴장
	δ	+	1~4	5~25	감각신경으로의 구심성 신경	통증, 온도, 촉감
B		+	〈3	3~15	신경절이전 교감신경	여러 자율신경기능
C	sC	-	0.3~1.3	0.7~1.3	신경절이후 교감신경	여러 자율신경기능
	dC	-	0.4~1.2	0.1~2.0	감각신경으로의 구심성 신경	여러 자율신경기능 통증, 온도, 촉감

1) 축삭원형질막의 구조

축삭원형질막은 표면에 여러 단백질이 끼어 있는 지질이중막으로 되어있다(그림 14-3). 이중막의 특성은 인지질에 의해 좌우되는데, 인지질은 막의 중앙에 소수성(hydrophobicity)을 나타내는 긴 막대모양이 서로 마주보고 있고, 친수성을 가진 부분은 단백질과 인접하여 바깥쪽으로 나와있다. 이 지질이중막내에서 확산이 일어나고 이 확산에 의해 지질과 단백질이 이동을 하지만 대부분의 막단백질은 막의 어느 부위에 고정되어 있다.

2) 신경전도의 생리

신경막은 60~90 mV까지 세포내외의 전위차를 유지할 수 있는데, 이는 휴지기에는 나트륨에 비투과성을 보이지만 칼륨에는 선택적 투과성을 보이기 때문이다. 나트륨-칼륨 펌프는 ATP를 쓰면서 나트륨을 밖으로 보내고 칼륨을 세포내로 들어오게 하면서 세포내외의 이온차를 유지시킨다. 세포막이 상대적으로 칼륨이온에 투과성을 보이지만, 이런 능동적 이동과정으로 인해 세포내외의 칼륨비는 150:5, 즉 30:1로 세포내가 높고, 세포내외의 전위차가 생긴다.

신경은 휴지기에 Nernst equation에 의해 칼륨 전극처럼 작용한다.

$$E_m = E_k = (-RT/F)\mathrm{In}([K^+]_i/[K^+]_o)$$

E_m : 막전위(membrane potential)

E_k : 칼륨의 평형 전위(equilibrium potential)

R : 가스상수(gas constant)

T : 온도

F : Faraday 상수

$[K]_i$: 세포내의 칼륨 농도

$[K]_o$: 세포외의 칼륨 농도

이것을 칼륨에 대해 나타내면 -85.7 mV이고 반대로 나트륨에 대해서는 나트륨이 세포외에 많으므로 E_{Na}는 +60 mV가 된다. 활동전위 동안 신경세포막은 칼륨에서 나트륨에 투과성이 있는 상태로 바뀌어 막전위가 (-)에서 (+)로 바뀌고(그림 14-4) 이것이 국소마취제 신경전도차단의 기초가 된다.

이온의 전도는 이온통로(ion channel)라는 특별한 단백질을 통해 일어나게 되는데,[2] 이 이온통로의 조직은 막전위에 민감하다. 신경세포막의 칼륨, 나트륨이온통로는 모두 신경세포의 탈분극에 대해 형

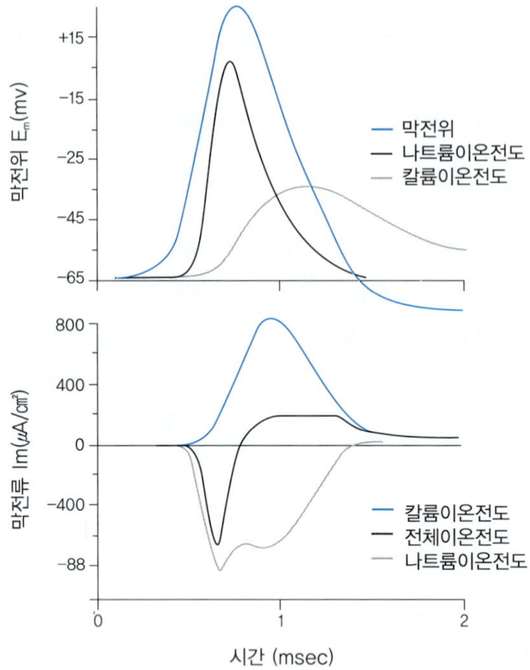

그림 14-4 신경전도시 막전위와의 막전류의 변화

태변형(open conformation)을 하게 된다. 나트륨이온통로가 더 빨리 열리게 되는데 나트륨 Nernst potential이 칼륨보다 더 크기 때문이다. 그래서 나트륨에 대한 내향전류(inward Na current)가 생기고, 나트륨이온통로가 일단 탈분극되면 다른 나트륨이온통로도 열리게 하여 전위를 더 크게 만든다. 이러한 과정은 나트륨이 불활성화되고 칼륨이온통로는 열려서 외향전류(outward current)를 발생시켜 재분극될 때까지 계속된다. 활동전위 후 나트륨과 칼륨의 농도는 거의 변화하지 않는다. 이 과정에서 나트륨이 들어가고 칼륨이 나오게 되는데 이 과정은 나트륨-칼륨 펌프에 의해 다시 회복된다(그림 14-5).

탈분극이 약해 나트륨이온통로가 활성화되기에 충분하지 않아 내향전류를 형성하지 못하는 것은 세포막의 역치(threshold)에 미치지 못해서이고 이런 역치는 신경세포가 위치하는 부위마다 다르고 시간에 따라 변화한다. 충동(impulse) 직후에 나트륨이온통로가 불활성화되어 있고 칼륨이온통로가 활성화되어 있다면 활동전위에 이르는 역치는 더욱 커지게 되고 세포막은 자극에 불응하게 되는 것이다. 시간이 지나 나트륨이온통로 불활성화가 없어지고 칼륨이온통로가 닫히게 되면 원래의 역치로 돌아오게 된다.

탈분극된 주변에서 축삭을 통과하는 이온전류는 축삭원형질을 따라 내려가고 주위막을 빠져나가 주위를 탈분극시킨다(그림 14-1). 이러한 국소회로의

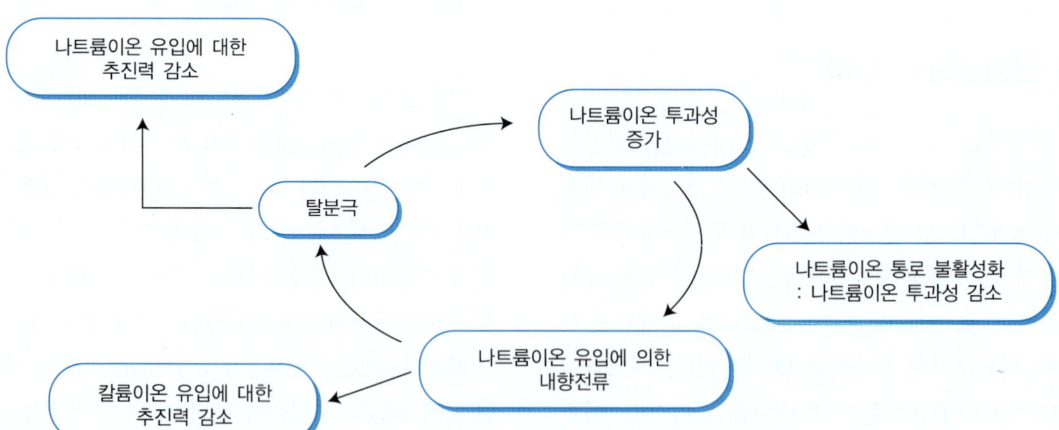

그림 14-5 탈분극에 영향을 주는 요소

전류가 양쪽으로 흘러가도 충동뒤의 바로 탈분극된 주변은 절대불응기가 되어 충동은 결국 한 방향으로 전달된다. 국소회로의 전류는 수초화된 축삭의 절연된 결절을 사이로 길이를 따라 빠르게 퍼지면서 많은 Ranvier결절이 지연이 거의 없이 탈분극된다.

만일 나트륨이온통로가 억제되어 결절의 흥분성이 감소되면 각 결절에서 충동의 진폭이 연속적으로 떨어진다.[3] 이런 현상이 바로 국소마취제를 적용했을 때 나타나는 것으로 국소마취제에 의해 나트륨이온통로가 억제되고 국소회로가 주위의 휴지기 상태에서 역치까지 도달하지 못하여 충동은 소실된다.

2. 국소마취제의 작용기전

신경자극의 전도는 신경세포막을 가로지르는 전기적 차이의 변화에 의해 일어난다. 이는 특히 나트륨과 칼륨 등의 이온의 세포막을 통한 이동 또는 전도에 의한다. 휴지기 동안의 세포막간의 전위차인 -90 mV에서 역치인 -60 mV(threshold potential level)까지 줄이기에 충분한 자극은 탈분극을 일으켜 활동전위(+20 mV)를 형성한다.

비탈분극화된 곳과 탈분극화된 곳의 전위차로 인해 무수신경의 한 분절의 탈분극은 인접 분절로 전달된다. 이와 같은 방법으로 신경의 한쪽 끝에 가해진 자극에 의해 생긴 활동전위는 신경섬유 전체를 따라 전달된다. 유수신경의 자극은 한 Ranvier결절에서 인접 결절루 건너뛰어 전달된다. 탈분극 동안 신경세포막의 전위는 세포막에 있는 특수한 나트륨 통로를 통해 세포외에서 세포내로 나트륨 이온이 이동하여 일어나며 칼륨 이온은 신경내에서 외부로 이동된다. 국소마취제는 이런 나트륨이온의 이동을 차단함으로써 신경세포막의 탈분극을 억제하는 것이다.

1) 나트륨 통로 차단

10가지의 나트륨이온통로가 알려져 있고 그 중 적어도 네 가지는 말초신경에 분포한다. 국소마취제의 작용부위는 신경세포막의 나트륨 통로이다. Lidocaine 같은 국소마취제는 지질단백질막을 통해 축삭원형질을 지나 특수한 수용체가 있는 나트륨통로로 들어간다. 나트륨통로는 닫히거나, 열리거나, 불활성화의 세가지 상태로 존재한다. 휴지기에는 통로가 닫힌 채로 있어 나트륨이온이나 국소마취제 모두 들어갈 수 없다. 신경을 자극하면 통로가 열리고 나트륨이온과 국소마취제가 안으로 들어가게 된다.

말초신경에서 국소마취제의 전도차단은 다음의 순서로 이루어진다.[4]

(1) 국소마취제 용액이 신경 근처에 침착된다. 국소마취제의 일부는 조직에 결합하여, 혈액순환으로 제거되어 가수분해된다. 남은 국소마취제는 신경초와 세포막을 가로질러 확산하여 축삭원형질로 들어간다.
(2) 축삭원형질에 들어간 국소마취제는 축삭원형질 안에서 염기와 양이온 간의 평형이 일어난다.
(3) 이때 양이온은 나트륨 통로를 통과하여 수용체와 결합하고 나트륨 통로의 차단으로 나트륨이온의 이동이 방해된다.
(4) 활동전위의 비탈분극의 정도와 비율이 감소되어 활동전위의 역치에 이르지 못한다.
(5) 활동전위 전파의 부진으로 전도가 차단된다.

2) 세포막 팽창

이온화된 형태로 나트륨 통로의 수용체에 결합하고 전도를 차단하는 통상적인 국소마취제와 달리 benzocaine이나 benzyl alcohol 같은 비이온화 마취제는 약제는 신경세포막을 팽창시키거나 구조를 변화시킨다. 이러한 작용을 통해 나트륨통로의 직

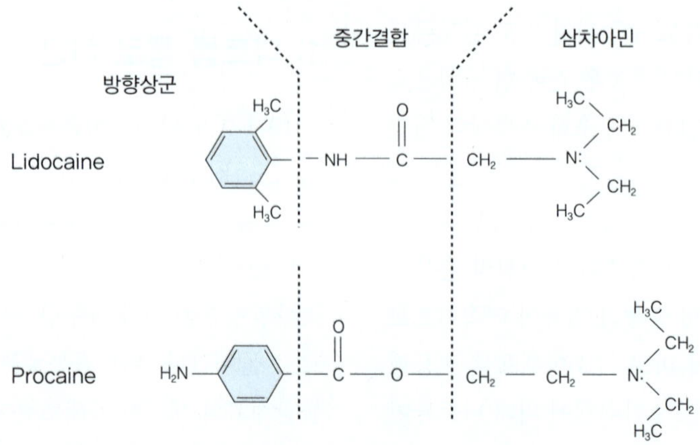

그림 14-6 국소마취제의 분자구조

경을 감소시키고 나트륨의 이동과 신경전달을 차단하여 작용한다. 비이온화 마취제의 역가(potency)는 지방용해도와 관련되어 신경세포막에 흡수되는 약제의 양에 관계된다.

3. 국소마취제의 약리학

1) 국소마취제의 구조와 작용

(1) 국소마취제의 분자구조

국소마취제는 방향산군(aromatic group), 중간결합(intermediate bond), 삼차아민(tertiary amine)으로 이루어져 있다. 국소마취제는 중간결합의 종류에 따라 amide형과 ester형 2가지로 분류된다(그림 14-6).

Procaine, chlorocaine, tetracaine 등의 ester형 마취제는 중간결합에 ester 결합이 존재하며 lidocaine, prilocaine, bupivacaine, etidocaine 같은 amide형 마취제는 amide 결합이 존재한다. Ester형과 amide형 국소마취제는 대사, 안정성, 알레르기 반응의 초래 가능성의 측면에서 차이가 있다. 그리고 국소마취제의 생리화학적 특성은 방향산군의 치환, 중간결합의 형태, 삼차아민에 결합된 amine nitrogen에 따라 결정된다. 방향산군은 친지방성(lipophilic)을 가진다. 반면, 삼차아민은 상대적으로 친수성(hydrophilic)을 지니는데 생리적 pH 범위 내에서 양전하를 띠고 있기 때문이다.

(2) 구조에 따른 국소마취제의 물리화학적 특성

① 지질용해도

국소마취제의 지질용해도가 높을수록 세포막 침투가 용이하며 효력이 크고 신경막을 쉽게 통과하여, 전도차단에 필요한 분자가 적게 든다. 이러한 지용성은 알킬치환(alkyl substituents)의 크기에 따라 결정되고 국소마취제의 역가에 영향을 미친다.[5] 예를 들어, etidocaine은 삼차아민에 lidocaine보다 탄소원자를 3개 더 가지고 있는데, 단일 전도차단에 있어서 lidocaine에 비해 4배 정도 약효가 더 강하고 5배 정도 오래 지속된다.

② pKa

수용액 상태에서 국소마취제는 비이온화된 상태의 염기(B)와 양이온(BH+)의 형태로 존재한다. 국소마취제의 pKa는 비이온화된 상태의 염기와 이온화된 상태의 양이온이 동량인 용액에서의 pH이고 (표 14-2) 이온화된 양이온에 대한 염기의 상태적

표 14-2 국소마취제의 역가와 물리화학적 성질

국소마취제	전도-차단에 대한 상대적 역가	물리화학적 성질	
		pKa	소수성
Low Potency			
Procaine	1	8.9	100
Intermediate Potency			
Mepivacaine	1.5	7.7	130
Prilocaine	1.8	8.0	129
Chloroprocaine	3	9.1	810
Lidocaine	2	7.8	366
High Potency			
Tetracaine	8	8.4	5822
Bupivacaine	8	8.1	3420
Etidocaine	8	7.9	7320

비율은 각 마취제의 pKa와 용액의 pH에 달려있다.

$$[BH^+]/[B] = 10^{pKa-pH}$$

용액의 pH가 낮아지면(H^+ 이온의 증가) 평형이 양이온(BH^+)쪽으로 이동하므로 염기로부터 더 많은 양이온이 형성된다. 반대로 pH가 올라가면 평형은 염기 쪽으로 이동한다. 비이온화 상태의 염기가 지질 신경세포막을 쉽게 통과하기 때문에 마취효과의 발현속도는 그 약제중의 비이온화 상태의 염기의 양이 많을수록 빨라진다.

또한 약제의 pKa가 신체의 pH에 가까우면 작용 발현시간이 빠르다. 이는 이 pH에서 약제의 대부분이 염기형으로 존재하기 때문이다.

국소마취제를 둘러싼 환경의 pH도 이온화에 영향을 미친다. 산성인 환경에서는 더욱 이온화가 쉽게 되는데 감염으로 인한 염증이 있는 조직은 산성화되어 있으므로 여기에 주입된 국소마취제의 효과는 감소된다.

2) 국소마취제의 생화학적 특성

(1) 역가(Potency)

약 용량이 얼마나 많이 필요한 상태인지를 설명하는 것으로 역가가 크다는 것은 효과를 나타내기 위해서 적은 약 용량이 필요하다는 의미이다. 이러한 국소마취제의 역가는 지질용해도와 밀접한 관련이 있다. 이것은 국소마취제가 효과를 나타내기 위해 우선적으로 신경주변으로 확산하고 세포막을 통과해야 하기 때문이다.[6]

국소마취제의 역가를 표현하기 위하여 흡입마취제의 최소폐포농도(MAC)와 유사한 개념을 가진 최소차단농도(Cm)를 사용한다. 최소차단농도는 신경자극전도를 차단하여 통증을 조절할 수 있는 최소농도를 의미하고, 서로 다른 국소마취제의 역가를 비교하는데 이용할 수 있다. 임상적인 표준화를 위해 보통 신경길이 10 mm에 대해 측정한다.

최소차단농도는 신경섬유의 크기, 형태, 수초화 등에 영향을 받는다. 또한 pH (산성은 차단을 방해), 자극의 빈도 (반복된 자극에 의해 나트륨통로가 열리면 국소마취제가 작용하는 나트륨수용체에 접근이 용이), 전해질 농도 (저칼륨혈증이나 고칼륨혈증은 차단을 방해) 등에 의해서도 영향을 받는다. 각각의 국소마취제가 다른 최소차단농도을 가지지만 임상적으로는 국소마취제의 확산, 조직결합, 전신흡수 등의 영향을 받으므로, 실제 임상적 사용은 용량-반응 관계에 의존한다.

(2) 발현속도(Onset of action)

국소마취제의 발현속도는 각 약제의 물리화학적 특성과 관련이 있고 또한 약제의 농도와도 관련이 있다. 예를 들어 0.25% bupivacaine은 약제의 발현속도가 약간 느리지만, 농도를 0.75%로 올리면 마취효과의 속도가 빨라진다.[7]

국소마취제의 pKa는 이온화된 형태(BH^+)와 비이온화된 형태(B)의 농도가 같을 때의 용액의 pH로 국소마취제의 발현속도와 밀접한 연관을 갖는다. 비이온화 염기가 신경초를 가로질러 확산하는데 중요하므로 마취효과의 발현속도는 염기 형태로 존재하는 약제의 양에 달려있다. 생리적 pH와 유사한 pKa를 갖는 국소마취제는 신경세포막을 통과할 수 있는 비이온화 염기농도가 높아 발현속도가 빠르다. 즉 lidocaine과 같이 pKa가 조직의 pH에 가까운 마취제가 tetracaine같은 pKa가 큰 마취제에 비해 발현속도가 빠르다.

(3) 작용시간(Duration of action)

국소마취제의 작용시간은 약제마다 매우 다르다. Procaine과 chloroprocaine은 짧은 작용시간을 갖고, lidocaine, mepivacaine, prilocaine은 중간 정도의 작용시간을 가지며, tetracaine, bupivacaine, ropivacaine, etidocaine은 긴 작용시간을 갖는다.

국소마취제의 작용시간은 주위 혈관작용에 의해 영향을 받는다. 많은 국소마취제는 혈관 평활근에 농도에 따른 두 가지 효과를 갖는다. 저농도에서 혈관수축을 일으키고, 조금 더 높은 농도인 임상적으로 사용되는 농도에서는 혈관확장을 일으킨다.[8] 그러나 여러 국소마취제의 혈관확장효과에는 차이가 있어, 혈관확장효과가 큰 국소마취제는 확장효과가 작은 국소마취제에 비해 작용시간이 짧다. Lidocaine이 mepivacaine이나 procaine보다 혈관확장효과가 크고 작용시간이 짧다.

(4) 감별차단 (Differential sensory/motor blockade)

국소마취제의 중요한 특성중의 하나는 감각신경과 운동신경에 감별적인 차단을 한다는 것이다. Bupivacaine은 1980년대에 경막외차단으로 많이 사용되었는데, 이전에 사용되던 etidocaine 등과는 달리 희석된 용액으로 사용되었을 때 운동신경의 심한 차단 없이 통증만을 선택적으로 차단하였기 때문이다. 0.125%이하로 희석된 bupivacaine은 현재 산모의 경막외차단으로 분만통이나 술후 진통에 널리 사용되는데, 이러한 이유 때문이다.

국소마취제가 감별차단을 일으키는 중요한 원인중의 하나는 신경섬유의 종류에 따라 다른 정도로 이온통로가 존재하고, 신경을 따라 약제의 확산속도, 칼륨 이온, 나트륨 이온간의 선택적 투과성이 생기기 때문이다.[9]

3) 국소마취제의 효과에 영향을 미치는 요소

(1) 국소마취제 용량

국소마취제의 용량이 증가할수록 작용시간은 늘어나고 작용발현시간은 짧아진다. 국소마취제의 용량은 양과 농도가 증가함에 따라 늘어난다. 국소마취제의 양과 농도를 선택함에 있어서, 과다한 용량으로 인한 부작용의 위험(전신독성, 과도한 운동신경이나 자율신경차단)과 함께 부족한 양과 농도로 인한 충분한 차단이 실패하는 것을 고려해야 한다.

(2) 혈관수축제 첨가

Epinephrine (5 μg/mL 혹은 1:200,000) 같은 혈관수축제가 종종 국소마취제용액에 첨가된다. 이러한 혈관수축제로 인해 국소마취제의 혈관으로의 흡수가 감소되고 신경막에 도달하는 국소마취제의 양이 증가하여 진통작용의 질과 작용시간이 증가하며, 또한 국소마취제가 혈관내 주입이 되었는지를 판별할 수 있게 해준다.[10] Epinephrine을 사용하여 혈관내 주입이 되었는지 확인하는 방법은 널리 사용되고 있지만 전신마취가 되어있는 환자, 분만중인 산모, β-차단제를 복용중인 환자에서 위음성과 위양성 모두를 보일 수 있다.[11]

Norepinephrine이나 phenylephrine 같은 혈관수축제도 사용될 수 있지만, 1:200,000의 농도로 사용된 epinephrine이 경막외마취나 늑간신경차단시 사용된 lidocaine에 첨가되어 적절한 정도의 혈관수축을 일으킨다.[12]

Epinephrine이 작용시간을 연장하는 정도는 사용되는 국소마취제의 종류와 주입부위에 따라 달라진다. 침윤마취나 말초신경차단에 lidocaine과 같은 단기작용 국소마취제와 같이 사용될 때 그 효과가 가장 크다. 반면 경막외마취나 말초신경차단에 bupivacaine과 같이 사용되면 그 효과가 미약하다.[13]

(3) 주입부위

국소마취제의 척수강내 주입이나 피하주입이 작용발현시간이 가장 빠른 반면 지속시간은 가장 짧다. 상완신경총 차단이 작용발현시간이 가장 느리고 지속시간이 가장 길다. 이러한 발현시간과 지속시간이 주입부위마다 다른 이유는 주입부위의 해부학적 차이에 의해 국소마취제가 확산되거나 혈관으로 흡수되는 속도가 다르고, 이에 따라 주입되는 국소마취제의 양이 달라지기 때문이다. 예를 들어 척수강에는 척수를 둘러싸고 있는 신경초가 적어 약제가 바로 침착이 되기 때문에 빠른 발현시간을 보이는 반면 상대적으로 적은 용량의 약제가 주입되어 짧은 지속시간을 나타낸다. 반대로 상완신경총 차단의 발현시간이 느린 이유는 국소마취제가 신경과 어느 정도 떨어진 곳에 주입되어 신경까지 도달하는데 시간이 걸리고 신경막에 도달하기 전 주위의 여러 조직망을 뚫고 확산되어야 하기 때문이다. 상완신경총 차단의 작용시간이 길어지는 것은 여러 이유가 있는데, 국소마취제의 혈관흡수가 적고, 비교적 많은 양의 국소마취제가 사용이 되며, 국소마취제에 노출된 신경의 길이가 비교적 길기 때문이다.

(4) 국소마취제의 탄산처리와 pH 조정

탄산처리된 용액(carbonated solution)으로 제조된 국소마취제는 발현시간이 빨라지는데, 이는 세포내에 이온화된 형태의 분포가 향상되기 때문이다. 같은 원리로 중탄산염을 첨가하여 국소마취제를 알칼리화 시키면, 비이온화 염기가 증가하여 발현속도가 빨라지고, 차단시간을 연장할 수 있을 뿐 아니라, 전도차단을 위한 최소차단농도(Cm)가 감소되고, 피하 점적 시 통증이 감소되는 장점도 있다.[14]

(5) 국소마취제의 혼합

부위마취에 있어서 국소마취제를 혼합하는 이유는 chloroprocaine이나 lidocaine 같은 발현이 빠른 약제들은 작용시간이 짧고, tetracaine이나 bupivacaine 같은 약제들은 오래 작용하는 대신에 작용발현시간이 느리기 때문에 이를 보완하기 위해 혼합하여 사용된다. 그러나 이론과는 달리 임상에서는 마취의 종류에 따라 다른 결과를 보여주고 있다.[15] 그리고 부위마취에서 카테터의 사용으로 처음에 lidocaine, mepivacaine, 혹은 chloroprocaine 같은 작용발현시간이 빠른 약제를 주입하고 이후에 단기 혹은 장기 작용 국소마취제를 주입하는 것이

가능하게 되었다. 또한 국소마취제를 섞어 사용할 때 두 약제의 독성이 부가적으로 나타날 수 있다는 것을 염두에 두어야 한다.

(6) 임신

경막외마취와 척추마취에 있어서 국소마취제의 차단범위(spread)와 깊이(depth)가 비임산부에 비해 임산부에서 더 크다. 이러한 임신의 국소마취제의 역가에 대한 효과는 임신으로 인한 팽창된 경막외 정맥이 경막외강과 지주막하 공간의 감소 때문이다.

또한 progesterone과 같은 호르몬이 국소마취제의 전도차단에 있어서 신경의 감수성을 증가시키기 때문이다.[16] 이 두 가지 이유 중 호르몬 변화가 더 중요한데, 임신 1기에 경막외강과 지주막하 공간이 감소하기 전 경막외 차단범위가 증가하기 때문이다.[17] 이러한 현상들을 감안할 때 임산부에게 있어서는 국소마취제의 용량을 감소시켜야 한다.

4) 국소마취제의 약동학 (Pharmacokinetics)

(1) 흡수

혈중 국소마취제의 농도는 주입된 양, 주입된 부위의 흡수율, 조직에서의 재분포, 대사, 배설 등에 의해서 결정된다.[18,19,20] 환자와 관련된 요인으로는 나이, 심혈관계 상태, 그리고 간기능 등이 있다. 국소마취제의 전신흡수는 혈류에 주로 의존하는데, 혈류는 주입된 부위, 혈관수축제의 사용, 국소마취제 종류와 관련이 있다.[18,19,20]

① 주입된 부위

전신적 흡수는 주입된 부위의 혈관 분포와 비례한다. 즉 혈류가 많은 곳에 주입되면 흡수 정도가 높다. 그러므로 정주했을 때 가장 높고, 이후 순서대로 기도주입, 늑간신경차단, 미추차단, 자궁 경부주위차단, 요추 경막외 차단, 상완신경총 차단, 좌골신경차단, 피하주입의 순서로 흡수율이 높다.[20]

② 혈관수축제의 사용

혈관수축제를 첨가하여 사용하면, 주입된 부위의 혈관수축작용으로 전신흡수가 감소되고 신경흡수가 증가하여 진통효과를 증가시키고 작용시간을 연장시키며 독성을 줄일 수 있다. 주로 epinephrine 5~20 ㎍/ml가 사용되며, 드물게 phenylephrine이나 norepinephrine이 사용되기도 한다. 이러한 혈관수축제의 효과는 작용시간이 짧은 마취제일 경우 더 크다. Lidocaine에 epinephrine을 첨가했을 경우에는 작용시간을 50%까지 연장시킬 수 있으나 bupivacaine에 첨가했을 경우는 효과가 거의 없다.

③ 국소마취제 종류

Etidocaine 같은 조직 결합력이 높은 국소마취제일 경우 더 천천히 흡수된다. 그리고 각 약제마다 혈관확장능력이 다른데 이에 따라 흡수가 달라진다.[21]

(2) 분포

국소마취제의 전신분포는 두 구획모델(two compartment model)을 따르고 빨리 사라지는 시기(distribution phase, alpha phase)는 혈관 분포가 풍부한 조직으로 흡수되기 때문이고, 느리게 없어지는 시기(elimination phase, beta phase)는 천천히 평형을 이루는 조직으로의 재분포, 대사, 배설에 의한다.[22] 분포는 장기의 흡수에 따라 달라지는데, 이는 조직으로의 관류, 조직/혈액 분배계수, 조직의 크기에 따라 영향을 받는다.

① 조직으로의 관류

가장 먼저 흡수(alpha phase)를 담당하는 기관은 뇌, 폐, 간, 신장, 및 심장과 같이 관류가 잘 되는 기관이고 그 다음 천천히 재분배(beta phase)되는 기관은 근육과 장관 같은 관류가 덜 되는 기관이다. 특히 폐조직은 국소마취제의 상당량을 섭취해 폐혈류를 거치면서 혈중농도가 줄어든다.[23]

② 조직/혈액 분배계수

강한 혈장 단백결합능력을 가진 국소마취제는 혈액 내에 남아있게 되고, 반면 지질용해도가 큰 국소마취제는 조직으로 흡수가 많이 된다.

③ 조직의 크기

골격근이 조직의 크기가 커서 국소마취제의 가장 큰 저장소가 된다.

(3) 제거 및 대사

국소마취제의 제거 및 대사는 화학적 구조에 따라 달라진다.

① Ester형 국소마취제

혈장 내에서 pseudocholinesterase에 의해 가수분해된다.[24,25] Ester 형 국소마취제의 가수분해는 매우 빠르고, 수용성 대사물은 소변으로 배설되는데, 대사물 중 하나인 p-aminobenzoic acid는 알레르기반응과 관련이 있다. 비정상적인 pseudocholinesterase를 갖는 환자는 대사가 느려 독성반응이 일어날 수 있고, 뇌척수액에는 esterase가 부족하기 때문에 척수강 내로 주입된 국소마취제의 제거는 혈관으로의 흡수에 의존한다. Cocaine은 다른 ester형 국소마취제와 달리 부분적으로 간에서 대사되고 나머지는 원래의 형태로 소변을 통해 배설된다.

② Amide형 국소마취제

간에서 효소에 의해 분해(enzymatic degradation)되며,[26,27,28] 간경화 같이 간기능이 감소된 경우나, 울혈성 심부전 같이 간혈류량이 떨어진 경우 대사율이 감소되어 독성반응이 일어날 수 있다.[29,30] 약제마다 대사속도가 다르지만 (prilocaine 〉 lidocaine 〉 mepivacaine 〉 bupivacaine), 일반적으로 ester형 국소마취제의 가수분해보다 느리다. Amide의 대사물은 신장을 통해 배설되고, 5%미만 정도가 원래의 형태로 소변으로 배설된다.

다량(〉10 mg/kg)의 prilocaine을 사용했을 경우 축적된 대사물(o-toludine derivatives)은 혈색소를 methemoglobin으로 전환시킨다. 분만 중 prilocaine으로 경막외마취를 한 산모의 신생아나 심폐기능이 좋지 않은 환자의 경우 산소전달에 영향을 줄 수 있다. 국소마취제 분무제의 흔한 성분중의 하나인 benzocaine도 또한 methemoglobinemia를 유발할 수 있다. 이러한 경우 치료는 1% methylene blue 용액을 1~2 mg/kg 용량으로 5분 정도에 주입하는데 methylene blue는 methemoglobin(Fe^{3+})을 hemoglobin(Fe^{2+})으로 환원시킨다.

4. 국소마취제의 종류와 특징

주로 사용되는 국소마취제의 구조와 임상적인 용도는 다음과 같다(표 14-3).

1) Ester형 국소마취제

(1) Cocaine

1884년 Koller가 처음으로 발견하였으며, 국소마취제 중 유일하게 합성제제가 아닌 자연산이다. 혈관수축작용이 있으므로 출혈감소와 울혈된 점막의 수축을 일으키는데 이러한 혈관수축 작용은 cocaine이 신경 말단에서 norepinephrine 재흡수를 방지하기 때문이다. 현재도 4~10% 용액으로 코, 인두와 기관지의 표면마취에 사용되고 있다. 그러나 각막혼탁을 유발하고 각막표피 세포증식을 억제하므로 안과에서는 사용하지 않는다. 침윤마취 시 전신중독 반응이 흔하고, 대부분의 국소마취제와는 달리 습관적 중독(addiction)이 되기 쉬워 잘 쓰이지 않는다.

(2) Procaine

1904년 Einhorn에 의해서 합성된 diethylaminoethanol과 p-aminobenzoic acid의 ester이다.

표 14-3 주요국소마취제의 화학적 구조와 임상적 이용

일반명(상품명)	화학 구조	임상적 이용
Cocaine	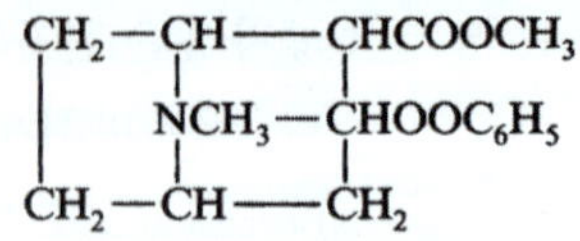	국부마취
Benzocaine(Americaine)	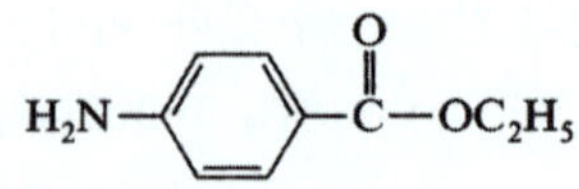	국부마취
Procaine(Novocain)	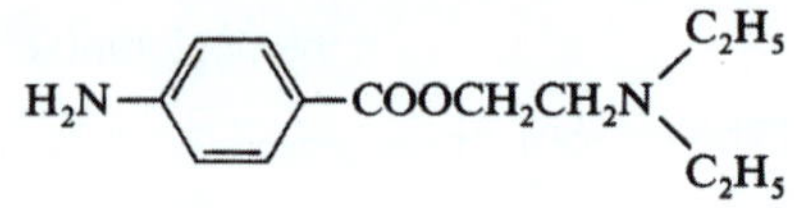	침윤마취 척추마취
Dibucaine(Nupercaine)	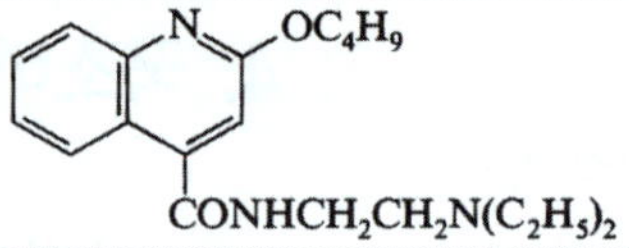	척추마취
Tetracaine(Pontocaine)	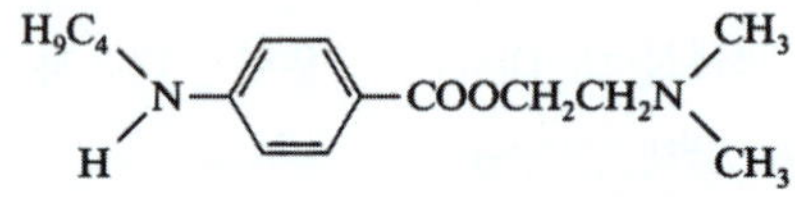	척추마취
Lidocaine(Xylocaine)	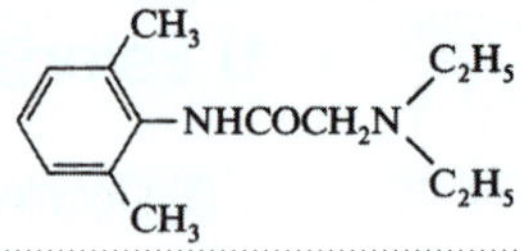	침윤마취, 말초신경차단 경막외마취, 척추마취 국부마취
Choroprocaine(Nesacaine)	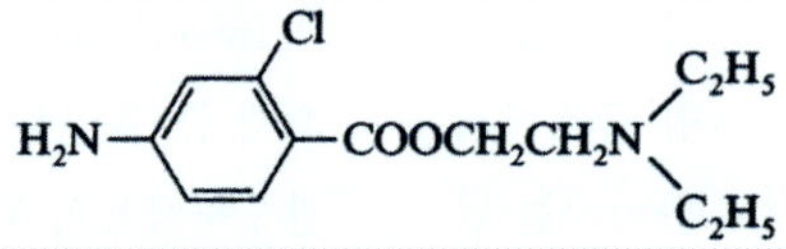	침윤마취 말초신경차단 경막외마취
Mepivacaine(Carbocaine)	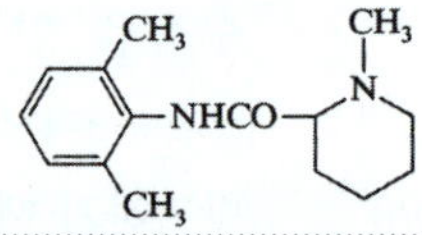	침윤마취 말초신경차단 경막외마취
Prilocaine(Citanest)	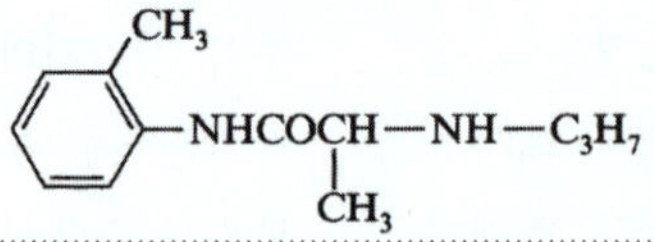	침윤마취 말초신경차단 경막외마취
Bupivacaine(Marcaine)	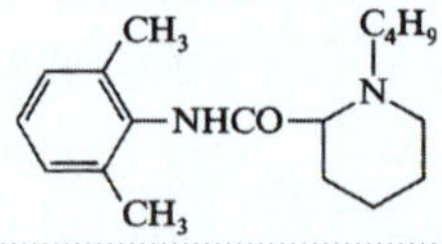	침윤마취 말초신경차단 경막외마취, 척추마취
Ropivacaine(Naropin)	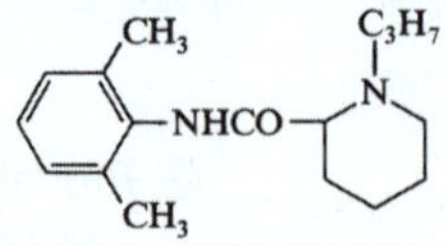	침윤마취 말초신경차단 경막외마취

역가가 낮고 혈장 pseudocholinesterase에 의해 빠르게 가수분해되므로 전신 중독 반응이 적어 광범위한 신경차단에 이용되었으나, 분해된 p-aminobenzoic acid가 연속적으로 사용될 때 알레르기 반응을 일으킬 수 있다. 표면마취 효과는 없으나 축적과 전신중독반응이 적고 국소자극증상이 없으며, 작용시간이 짧으며 가격이 저렴하기 때문에 한때 널리 사용되었다.

(3) Chloroprocaine

Chloroprocaine은 procaine의 방향산군의 한 부분이 할로겐으로 대치된 상태로 procaine에 비해 독성은 낮고 역가는 높으며(2배) 작용 발현시간이 짧고 조직 내 확산이 좋으나 작용시간이 짧다. Procaine처럼 표면마취 효과는 없으나 혈장 내에서 procaine보다 쉽게 가수분해되므로 가장 중독반응이 적은 마취제이다.

산모와 태아에 독성이 적어 산과적 지속적 경막외마취에 많이 사용되고 있으나 만일 잘못 주입하여 지주막하강에 주입되면 강한 산성이기 때문에 감각과 운동장애를 남기는 위험이 있다. 작용시간이 짧아 수술시간에 30분에서 60분이 넘지 않는 외래환자의 수술에 쓰인다.

(4) Tetracaine

Tetracaine은 procaine 보다 마취작용이 강하고(10배) 작용시간이 길며(3~4배) 전신중독반응의 빈도도 높은데(10배) 이는 혈중에서 분해속도가 느린 것으로 설명된다. 척추마취 시 가장 많이 사용되고 있는데 발현시간이 빠르며, 감각신경 마취가 잘되고, 감각신경보다 운동신경 차단이 더 길다. 이 때 비중을 증가 시켜서 용액을 원하는 방향으로 확산을 촉진 시키기 위하여 동량의 10% 포도당용액을 첨가한다.

2) Amide형 국소마취제

(1) Lidocaine

Lidocaine은 acetanilid의 유도체로 1948년 Lofgren에 의하여 도입된 후 임상에서 흔히 사용되고 있다. Lidocaine의 장점은 마취발현시간이 빠르고, 국소자극증상이 없으며, cocaine 보다는 약하지만 표면마취 효과가 있으며 알레르기반응이 거의 없다. Amide형인 lidocaine은 거의 microsomal enzyme에 의해서 서서히 분해되므로 procaine에 비하여 독성이 2배 정도 강하나 역가가 높고 작용시간이 길다. 침윤마취, 말초신경차단, 척추 및 경막외마취 등으로 이용될 수 있으며, 크림, 젤리, aerosol 형태로 표면마취에 이용된다. Lidocaine정맥주사는 항부정맥, 항경련, 진통효과를 나타내며 전신마취의 보조제로 사용할 수 있다.

(2) Mepivacaine

Mepivacaine은 Dhuner에 의해 합성되어 1957년 임상에 소개되었다. 독성이나 차단의 양상은 lidocaine과 유사하나, 작용발현시간이 빠르고 혈관확장능력이 낮아 작용시간이 20%정도 길다. 1~4%로 국소마취와 표면마취에 사용되며 최대허용량은 500 mg이다. 부작용은 거의 없으며 조직에 자극증상이 적지만 척추마취 시에는 사용하지 않는다.

(3) Prilocaine

Amide형 국소마취제 중 전신독작용이 가장 적어 정맥내 부위마취(intravenous regional anesthesia)에 이용된다. 많은 용량(600 mg 이상)을 사용했을 때에는 aminophenol 대사물이 methemoglobin의 생성을 유도하여 혈액의 산소운반능력을 감소시킬 수 있다. Lidocaine과 비슷하여 작용시간이 빠르고 역가가 높다. Lidocaine에 비해 혈관확장작용이 적어 lidocaine에 epinephrine을 첨가한 것과 비슷한 작용시간을 보이므로 epinephrine 사용이 곤란할 때 사용된다.

(4) Bupivacaine

Bupivacaine은 1957년 Ekenstam에 의하여 합성된 후 광범위하게 사용되고 있다. Lidocaine이나 mepivacaine에 비하여 보다 강력하며 약 2~3배 정도 작용시간이 길다. 주로 침윤, 전달, 경막외마취에 사용되며 척추 또는 정맥 내 부위마취에는 거의 사용하지 않는다. 사용농도는 0.25~0.75%(운동섬유는 0.75%)이며 독성은 tetracaine과 비슷하고 태반을 쉽게 통과한다. Bupivacaine은 lidocaine보다 나트륨 통로를 훨씬 오래 차단하여 심근수축억제가 16배 정도로 강하다. 말초신경차단 시 작용지속시간은 4~6시간 이상이며, 경막외차단 시 작용지속시간은 약 2시간 정도이고 지속적인 통증조절을 위해서는 카테터 삽입이 필요하다.

(5) Ropivacaine

Ropivacaine은 bupivacaine의 piperidine ring에 butyl group을 대신해 propyl group을 치환한 점과 단일이성체인 s-stereoisomer인 점이 다르다. 이러한 구조로 인해 중추신경계와 심장으로의 친화력이 낮아져 bupivacaine보다 심독성이 적다. 발현시간은 bupivacaine과 비슷하나 빨리 배설되고 반감기가 짧으며, 자궁태반 혈액순환에는 심각한 영향이 없다. 운동신경의 차단없이 효과적인 진통작용이 있어 산과 영역에서 많이 이용된다.

(6) Etidocaine

Etidocaine은 lidocaine과 구조적으로 비슷하나 효력이 훨씬 강하고 작용시간이 길다. 표면마취, 침윤마취, 전달도마취, 경막외마취 등에 사용되며 척추마취에는 사용되지 않는다. 차단의 강도와 작용시간 면에서 운동신경차단이 감각신경의 차단보다 강하여 근육이완이 요구되는 수술에 사용된다.

(7) Levobupivacaine

Levobupivacaine은 bupivacaine의 이성체로 중추신경계와 심혈관계 합병증의 가능성을 줄이면서 긴 지속시간을 가진 국소마취제이다. Bupivacaine보다 부정맥발생이 적은 이유는 bupivacaine에 비해 QT 간격과 QRS기간에 미치는 영향이 적기 때문이며, 중추신경계에 미치는 영향이 적은 이유는 대뇌피질에 영향을 덜 주기 때문이다.

5. 국소마취제의 임상적 이용

1) 침윤마취

어떠한 국소마취제도 침윤마취제로 사용될 수 있다(표 14-4). 피내 또는 피하로 침윤될 경우 작용발현은 바로 나타나지만 작용시간은 다양하므로 침윤마취에 이용되는 약제의 선택은 원하는 작용시간에 달려 있다. Epinephrine을 첨가하면 혈관이 수축되어 침윤마취 후 흡수가 감소되므로 작용시간을 증가시키는데 이는 단기작용(short-acting) 국소마취제의 경우 그 효과가 크다. 예를 들어 lidocaine의 경우 epinephrine을 첨가하게 되면 작용시간을 50% 정도 증가시키지만, 단백결합에 의해 작용시간이 긴 bupivacaine의 경우 효과가 거의 없다.

침윤마취에 사용되는 국소마취제의 용량은 수술에 소요되는 시간과 마취시켜야 하는 범위에 달려있다. 넓은 부위를 마취해야 할 경우 희석된 다량의 마취용액을 써야 하는데 이는 적은 체중으로 최고허용량이 제한된 유아나 소아에게 위험할 수도 있다.

국소마취제를 피하로 주입할 때 환자들이 종종 통증을 호소하는데 이는 용액이 산성을 지니기 때문이므로, lidocaine 용액에 sodium bicarbonate를

표 14-4 침윤마취

지속시간에 따른 약제의 종류	농도(%)	최대용량(mg)	지속시간(분)	Epinepirine 첨가용액 최대용량(mg)	Epinepirine 첨가용액 지속시간(분)
Short duration					
Procaine	1~2	500	20~30	600	30~45
Chloroprocaine	1~2	800	15~30	1,000	30
Moderate duration					
Lidocaine	0.5~1	300	30~60	500	120
Mepivacaine	0.5~1	300	45~90	500	120
Prilocaine	0.5~1	350	30~90	550	120
Long duration					
Bupivacaine	0.25~0.5	175	120~240	200	180~240
Ropivacaine	0.2~0.5	200	120~240	250	180~240

첨가하여 중화시키면 통증이 줄어든다.[31]

2) 정맥 부위마취

1808년 August Bier에 의해 처음 소개된 정맥내 부위마취는 Bier block이라고도 하며 지혈대를 이용하여 국소마취제를 정맥내로 주사한다. 정맥내로 주사된 국소마취제는 말초혈관내에서 축삭과 신경말단 같은 혈관외 조직으로 확산해 들어가 효과를 나타내게 되어 작용발현이 5~10분 정도로 빠르다. 주로 1시간 이내의 상지수술에 이용되지만 시간이 짧은 하지의 수술에도 이용될 수 있다. 매우 짧은 시간의 수술이라도 적어도 15~20분 후에 지혈대의 공기를 빼야 전신독성을 방지할 수 있다.

정맥 부위마취에 가장 많이 쓰이는 국소마취제는 독성이 적은 lidocaine이고, 상지수술의 경우 보존제와 epinephrine이 첨가되어 있지 않은 0.5% lidocaine 40~50 ml를, 하지 수술의 경우 0.25% lidocaine 50~100 ml를 2~3분에 걸쳐 카테터로 주입한 다음, 카테터를 제거한다. 이외에도 prilocaine, mepivacaine, chloroprocaine, procaine, bupivacaine, etidocaine 이 사용될 수 있으나 bupivacaine의 경우 심근억제의 부작용으로 잘 사용되지 않고,[32] choloroprocaine은 사용 후 혈전성 정맥염이 보고되었다.

3) 말초신경차단

말초신경계의 섬유 전도를 억제하는 말초신경차단에 쓰이는 국소마취제의 약제는 대부분 약제의 발현이 빨라서 약제의 선택은 주로 작용시간에 달려 있다(표 14-5, 14-6). Epinephrine을 첨가하는 경우 혈관이 수축되어 혈관으로의 흡수가 감소되고 신경으로의 흡수는 증가하면서 진통작용의 질과 작용시간이 증가하고 독성은 감소된다.[33] 감각차단과 운동신경차단 모두의 작용시간이 크게 늘어나지만 약제 자체가 긴 작용시간을 가지는 bupivacaine이나 etidocaine의 경우 그 효과가 적다.

4) 중추신경축차단

국소마취제는 경막외 마취에도 사용된다. 경막

표 14-5 말초신경차단

약제	농도(%)	용적(ml)	최대용량(mg)	평균지속시간(분)	Epinepirine첨가용액 지속시간(분)
Prilocaine	2	5~20	100~400	15~30	30~60
Chloroprocaine	2	5~20	100~400	15~30	30~60
Lidocaine	1	5~20	50~200	60~120	120~180
Mepivacaine	1	5~20	50~200	60~120	120~180
Prilocaine	1	5~20	50~200	60~120	120~180
Bupivacaine	0.25~0.5	5~20	12.5~100	180~360	240~420
Ropivacaine	0.2~0.5	5~20	25~100	180~360	240~420

표 14-6 주신경차단

Epinepirine 1:200,000 혼합용액	농도(%)	용적(ml)	최대용량(mg)	작용발현시간(분)	지속시간(분)
Lidocaine	1~2	30~50	500	10~20	120~240
Mepivacaine	1~1.5	30~50	500	10~20	180~300
Prilocaine	1~2	30~50	600	10~20	180~300
Bupivacaine	0.25~0.5	30~50	225	20~30	360~720
Levobupivacaine	0.25~0.5	30~50	225	20~30	300~720
Ropivacaine	0.2~0.5	30~50	250	20~30	300~720

외마취에 사용되는 bupivacaine은 작용발현시간이 느리지만 bupivacaine 0.125%와 0.25%는 최소의 운동신경차단 만으로 적당한 진통작용을 나타내고 [34] 산과마취 중 경막외마취와 수술 후 진통에 쓰이며, bupivacaine 0.5~0.75%는 깊은 정도의 운동신경차단을 일으킨다.

요추 경막외마취에 사용되는 chloroprocaine, lidocaine, mepivacaine, prilocaine은 투여 5~15분 내에 작용이 발현된다. Tetracaine과 procaine은 발현시간이 길어 잘 사용되지 않는다.

보존제를 첨가하지 않은 국소마취제가 지주막하로 투여되어 척추마취로도 사용되는데 tetracaine과 bupivacaine이 가장 많이 사용된다. Tetracaine은 고, 등, 저비중용액으로 만들어 사용할 수 있다. 척수강내 bupivacaine은 0.75%정도의 고비중용액이나 0.5%의 등비중용액으로 쓸 수 있다.[35]

Tetracaine과 bupivacaine 모두 긴 작용시간을 가지나 tetracaine이 bupivacaine에 비해 감각신경차단과 운동신경차단의 작용시간이 길고, 운동신경차단의 정도가 크다. 반면 lidocaine은 빠른 작용 발현시간과 짧은 작용시간을 가진다. 혈관수축제(epinephrine 0.1~0.2 mg 혹은 phenylephrine 1~2 mg)를 첨가하면 뇌척수액으로부터의 제거가 느려져 국소마취제의 척추마취 작용시간을 늘릴 수 있다(표 14-7, 14-8).[36,37]

표 14-7 경막외마취

Epinepirine 1:200,000 혼합용액	농도(%)	용적(ml)	최대용량(mg)	작용발현시간(분)	지속시간(분)
Chloroprocaine	2~3	15~30	300~900	5~15	30~90
Lidocaine	1~2	15~30	150~500	5~15	
Mepivacaine	1~2	15~30	150~500	5~15	60~180
Prilocaine	1~3	15~30	150~600	5~15	
Bupivacaine	0.25~0.5	15~30	40~225	15~20	180~350
Levobupivacaine	0.25~0.75	15~30	40~250	15~20	180~350
Ropivacaine	0.2~0.75	15~30	40~250	15~20	180~350

표 14-8 척추마취

약제	농도(%)	용적(ml)	총용량(mg)	Baricity	Glucose농도(%)	지속시간(분)
Procaine	10.0	1~2	100~200	Hyperbaric	5.0	30~60
Lidocaine	1.5~5.0	1~2	30~100	Hyperbaric	7.5	30~90
Mepivacaine	4	1~2	40~80	Hyperbaric	9.0	30~90
Tetracaine	0.25~1.0	1~4	5~20	Hyperbaric	5.0	90~200
	0.25	2~6	5~20	Hypobaric		90~200
	1.0	1~2	5~20	Isobaric		90~200
Dibucaine	0.25	1~2	2.5~5.0	Hyperbaric	5.0	90~200
	0.5	1~2	5~10	Isobaric		90~200
	0.06	5~20	3~12	Hypobaric		90~200
Bupivacaine	0.5	3~4	15~20	Isobaric		90~200
	0.75	2~3	15~20	Hyperbaric	8.25	90~200
Levobupivacaine	0.5	3~4	15~20	Isobaric		90~200
	0.75	2~3	15~20	Hyperbaric		90~200
Ropivacaine	0.5	3~4	15~20	Isobaric		90~200
	0.75	2~3	15~20	Hyperbaric		90~200

5) 국부마취(Topical anesthesia)

간단한 시술이나 수술의 통증을 없애기 위해 기도 점막이나 눈, 피부 등에 실시되며 흔히 lidocaine, dibucaine, tetracaine, benzocaine이 쓰인다(표 14-9). 기관내 삽관 전에 lidocaine이나 tetracaine 분무액이 사용되기도 한다. 피부에 사용되는 EMLA 크림은 5% lidocaine염과 5% prilocaine염의 1:1 혼합물로 정주를 위한 바늘이나 도관삽입시, 피부이식 시에 피부마취제로, 혹은 반사성 교감신경위축증, 대상포진 후 신경통과 같은 만성통증증후군의 진통에도 효과적으로 사용할 수 있다.[38,39] EMLA 크림은 효과적인 피부

표 14-9 국부마취를 위한 여러형태

소마취제성분	농도 (%)	적용형태	사용부위
Benzocaine	1~5	크림	피부, 점막
	20	연고	피부, 점막
	20	에어로졸	피부, 점막
Cocaine	4	용액	귀, 코, 후두
Dibucaine	0.25~1	크림	피부
	0.25~1	연고	피부
	0.25~1	에어로졸	피부
	0.25	용액	귀
	2.5	좌약	직장
Cyclonine	0.5~1	용액	피부, 인두, 기관, 기관지, 요도 직장
Lidocaine	2~4	용액	인두, 기관, 기관지, 코
	2	젤리	요도
	2.5~5	연고	피부, 점막, 직장
	2	점성물질	인두
	10	좌약	직장
	10	에어로졸	치은점막
Tetracaine	0.5~1	연고	피부, 점막, 직장
	0.5~1	크림	피부, 점막 직장
	0.25~1	용액	기관, 기관지, 코
EMLA	Lidocaine, 2.5 Prilocaine, 2.5	크림	손상되지 않은 피부
TAC	Tetracaine, 0.5 Epinephrine, Cocaine, 11.8	용액	손상된 피부
LET	Lidocaine, 4% Epinephrine, Tetracaine, 0.5%	용액	손상된 피부

Modified from Covino B, Vassallo H: Local Anesthetics: Mechanisms of Action and Clinical Use. Orlando, FL, Grune & Stratton, 1976.

마취를 위해 도포 후 최소 1시간이 필요하며, 피부를 침투하는 시간은 최고 2시간이 걸린다. 피하에 침투하는 깊이는 3~5 mm 정도되고 1~2시간의 작용시간을 갖는다. EMLA 크림은 점막이나 상처에 쓰여서는 안되고, 1개월 미만의 신생아, methemoglobinemia의 위험이 있는 환자에서도 금기이다.

소아응급환자의 열상 같은 절개된 피부를 통한 표면마취는 TAC(tetracaine, epinephrine, cocaine)가 용액의 형태로 많이 쓰이고 있다.[40] TAC는 tetracaine 0.5%, epinephrine 1 : 2000, cocaine 10-

11.8%가 주로 쓰이고, 희석해서 쓰더라도 효과는 같고 독성은 적다. 일반적으로 추천되는 안전한 최고용량은 성인에서 3~4 ml, 소아에서 0.05 mg/kg이다. TAC는 상처가 없는 피부에는 효과가 없으며, 오히려 점막표면에는 빨리 흡수되어 치명적인 독성을 일으킬 수 있다.

6) 팽창마취(Tumescent anesthesia)

희석된 국소마취제에 epinephrine 과 다른 약제를 섞어 많은 용량을 피하로 주입하는 방법으로 주로 성형외과의사에 의해 지방흡입술을 하는 동안 이용된다. 35~55 mg/kg의 lidocaine이 사용되며, 주입 후 8~12시간에 최고농도에 이른다.[41]

7) 신경병증성 통증

다양한 국소마취제, 항부정맥제, 항경련제 그리고 나트륨통로 억제제가 정맥, 경구 혹은 두 경로를 통해 주입되어 여러 가지 형태의 신경병증성 통증을 치료하는데 쓰이기도 하지만[42] 임상적인 결과는 예측하기 어렵다. 임상적인 연구와 동물실험에 의해 일회의 lidocaine 정맥투여에 신경병증성 통증의 완화가 약제의 작용시간을 훨씬 넘어 오래 지속되는 것이 관찰되었는데,[43] 정확한 기전은 아직 알려지지 않았다.

6. 국소마취제의 독성

국소마취제는 적정량이 정확한 위치에 주입되면 비교적 안전한 약제이다. 그러나 과량의 국소마취제가 혈관내 혹은 척수강내 주입으로 인해 전신독성이 발생할 수 있다. 또한 ester형 제제를 써서 발생하는 알레르기 반응이나 prilocaine 후 methemoglobinemia와 같이 특정 마취제에 의한 부작용도 있다.

1) 각 기관에 미치는 영향과 독성

(1) 중추신경계

국소마취제의 중추신경계 독성은 심혈관계 독성을 일으키는 용량보다 낮은 용량에서 일어난다. 국소마취제에 의한 중추신경계 독성은 초기에는 이명, 두통, 어지러움, 금속성 맛(metallic taste), 혀나 입술의 무감각, 어눌한 말투, 불안 등이 있다. 흥분기에는 tonic-clonic 경련이 일어나는데, 대뇌피질에서 억제회로가 억제됨으로써 상대적으로 촉진신경의 흥분효과가 나타나기 때문이다.[44] 국소마취제의 용량이 매우 많은 경우 촉진과 억제회로 모두 억제되어 억제기에는 무의식, 중추신경계의 전반적 억제, 호흡정지 등이 일어난다.

동물이나 사람에서 호흡성 또는 대사성 산증은 중추신경계 독성을 증가시킨다.[45] 국소마취제의 발작을 일으키는 농도는 P_aCO_2와 역의 관계에 있어 P_aCO_2가 증가 시 국소마취제의 발작역치를 낮추는데 세가지 효과에 의해 이러한 현상이 나타난다. 첫째, P_aCO_2가 증가되면 뇌혈류량이 증가되어 더 많은 국소마취제가 뇌로 가게 된다. 둘째, CO_2가 신경세포로 확산되어 pH를 낮추고 비이온화 형태에서 이온화 형태로의 전환이 증가되어 신경세포로 들어간 국소마취제가 신경세포막에서 확산되어 나가지 못해 중추신경계독성이 증가한다. 셋째, 고탄산혈증과 산증은 단백질결합을 감소시키고, P_aCO_2가 증가되고 pH가 감소되면 수용체에 결합하지 않은 국소마취제의 양이 늘고 뇌로 확산된다.[46] 중추신경계 독성으로 발작이나 호흡저하가 일어나게 되면 저환기와 호흡산증을 초래해 중추신경계 독성을 더욱 증가시키므로 보조환기와 순환보조로 고탄산혈증과 산증을 막거나 교정해야 한다.

(2) 심혈관계

심혈관계 독성은 많은 양의 국소마취제가 우발적으로 혈액 내로 주입되었을 경우 일어나고, 중추신경계 독성보다 심각하고 치료하기 어렵다. 심혈관계에 미치는 영향은 용량의존적이며, 심근에는 음성 변력효과를 가지지만, 혈관평활근에는 용량에 따라 혈관수축과 이완작용을 나타낸다.

① 심근에 대한 효과

국소마취제는 나트륨통로를 통한 나트륨의 전도를 억제함으로써 심근의 탈분극을 억제한다.[47] 따라서 음성 변력효과와 심박출량의 감소로 인한 심각한 심혈관계 억제를 가져온다. 모든 국소마취제는 말초 신경에 전도를 억제하는 능력에 비례하여 용량의존적으로 심근수축을 억제한다.[48]

여러 국소마취제에 의한 전기생리학적 효과는 차이가 있다. 저농도의 lidocaine은 몇가지 형태의 심실부정맥 치료에 효과적이다.

Bupivacaine은 lidocaine보다 휴지기의 불활성화된 나트륨이온통로에 강한 결합력을 갖고, bupivacaine이 lidocaine 보다 나트륨이온통로에서 늦게 떨어져 전도차단이 지속되고 심근억제가 더 강하게 나타나며, 심폐소생술이 어려우며 회복이 지연된다. 비교적 새로운 계열의 ropivacaine은 bupivacaine과 비슷한 역가, 발현속도, 작용시간을 가지지만, 심근독성은 약하다. 이는 bupivacaine의 racemic mixture대신 S(-) isomer의 효과이거나 낮은 지질용해도로 인해서 안정성이 향상되었기 때문이다.

② 말초혈관에 대한 작용

국소마취제는 말초 혈관평활근에 양면적인 작용을 한다.[8] 저농도에서는 혈관평활근이 수축함으로써 혈관수축을 나타내지만, 국소마취제의 혈중농도가 증가함에 따라 고농도에서는 이완을 일으킨다.

③ 간접적 작용

척추마취나 경막외마취에 의한 고위차단은 저혈압을 발생시킨다. 특히 진정제를 과다 사용하거나 저혈압이 동반된 경우 진단이나 처치가 지연될 경우 심정지까지 초래할 수 있다. 척추마취나 경막외마취에 의한 고위차단에 동반된 경한 저혈압의 경우 ephedrine이나 소량의 phenylephrine에 반응을 잘 하지만 심한 저혈압과 서맥이 동반된 경우 epinephrine을 0.1~1 μg/kg의 용량으로부터 치료를 시작한다.

(3) 호흡기계

국소마취제는 기관지 평활근을 이완시키고, 연수(medulla)의 호흡센터에 직접 노출되면 무호흡이 일어날 수 있다. Lidocaine은 hypoxic drive를 억제하고, 기관내 삽관과 관련된 반사성 기관지 수축을 차단하는데 효과적이다.

(4) 면역계 (알레르기 반응)

Ester형 국소마취제는 para-aminobenzoic acid로 대사되는데 이 물질은 알레르기 반응을 일으킬 수 있다. Amide형 국소마취제는 알레르기 반응이 매우 드물지만, 용액보존제로 methylparaben을 사용하는데 이것이 para-aminobenzoic acid와 유사하여 알레르기 반응을 일으킬 수 있다.

(5) 근골격계

골격근에 국소마취제가 직접 주입되었을 경우, bupivacaine, lidocaine, procaine의 순으로 근독성을 나타낸다. 조직학적으로 근섬유 과수축은 용해성 변성, 부종, 괴사까지 진행되며, 재생에는 3-4주가 걸리고, 스테로이드나 epinephrine과 같이 주입되었을 경우 근괴사는 더 심해진다.

(6) 혈액계

Lidocaine은 혈전형성을 억제하고, 혈소판응집을 방해하여 응고를 감소시키고, 전혈의 섬유소 용해를 촉진한다.

2) 독성의 예방과 치료

(1) 예방

① 감시체계

적은 양을 사용하는 경우 환자와의 대화만으로 충분하지만 상완신경총 차단이나 경막외 마취 등 많은 양의 마취제를 사용할 경우는 전신마취에 준하는 감시체계가 필요하다.

② 주의점

독성을 예방하는 가장 중요한 요소는 지속적으로 혈액의 흡인 여부를 확인하면서 천천히 간헐적으로 주사해 우발적인 국소마취제의 정주를 피하는 것이다. 또한 환자에게 이명이나 어지러움과 같은 국소마취제의 중추신경계 독성과 관련 있는 질문을 하면서 약물을 천천히 간헐적으로 주입한다. 그러나, 두부나 경부의 신경차단을 하는 경우, 소량의 국소마취제가 경동맥이나 척추동맥으로 주입되어도 심한 중추신경계 독성이 나타나므로 주의해야 한다. Epinephrine을 포함한 국소마취제를 정맥내로 주사하면 혈압과 심박수가 상승하나, 심박수는 다른 요인의 영향도 많이 받으며, 특히 분만 중에는 심박수만으로 혈관내 주입여부를 판단하기는 어렵다.

(2) 중추신경계와 심혈관계 독성의 치료

서서히 주사할 때 나타나는 중추신경계의 독성은 대부분 혈관내주사에 의한 것으로 국소마취제의 주사를 중지하고 산소를 투여하면서 환자를 안심시키면 되는데 이는 약물이 빨리 재분포되어 혈액 내 농도가 감소하기 때문이다.

허용용량을 모두 투여한 후 중추신경계의 흥분이 서서히 나타나면 얼마간 국소마취제의 혈중농도가 계속 더 올라갈 위험이 있으므로 산소와 소량의 thiopental이나 benzodiazepine 같은 항경련제로 치료할 수 있다.

심하고 지속적인 증세를 보이는 환자는 발작을 일으킨 환자에 준해서 치료한다. 기도를 유지하고 충분한 환기를 해야 하는데, 환기가 불충분한 경우 20~40 mg의 succinylcholine을 투여한 후 구강기도 유지기 또는 기관내 삽관으로 보조환기를 시작한다. 중추신경계의 흥분은 소량의 benzodiazepine이나 barbiturate로 치료한다. 저혈압은 α- 또는 β- 작용제로 치료하고 심부정맥이 발생하면 심율동전환기(electric cardioversion)나 bretylium이 필요하다.

Bupivacaine에 의한 심정지나 심실 빈맥의 치료에 효과적인 단일약제는 없다. 이러한 경우에는 심폐소생술에 준해서 기도를 확보하고, 산소공급과 환기를 제공하고 필요하다면 흉부압박도 시행해야 한다. 일단 국소마취제에 의한 심혈관계 허탈이 발생하면 치료가 매우 힘들기 때문에 혈관내 주입이나 과량주입을 방지하는 것이 가장 중요하다. 신경차단 시 주사기에 혈액이 흡인되지 않더라도 혈관내 주입이 될 수 있으므로, 소량씩 분할해서 주입하는 것이 원칙이다. 심혈관계 허탈 이전에 항상 심전도 변화가 동반되는 것은 아니지만, 심전도의 파형이나 심박수를 지속적으로 관찰함으로써 치사량이 주입되는 것을 방지할 수 있다.

최근에 국소마취제 중독에 대한 치료로 정맥내 지질 에멀전(intravenous lipid emulsion, IVLE)주입이 주목을 받고 있다. 정맥내 지질 에멀전은 원래 장기간 경구로 영양공급을 받지 못한 환자의 정맥내 영양(parenteral nutrition)에 사용되었으나 최근에 동물실험과[49),50)] 몇몇 국소마취제 중독치료 (소생술) 증례에서 성공적으로 사용되었다.[51-53)] 이의 기전은 여러가지가 제시되고 있다. 한가지는 지질흡수제로 작용하여 혈장에서 국소마취제를 추출한다는 것이다.[49)] 또 한가지는 지질 에멀전이 대사성 효과를 가져 심허혈기간에 조직의 산성화와 이산화탄소 생성을 막는 다는 것이다.[49)] 특히 bupivacaine에 의한 심혈관계의 허탈로 다른 소생술에 특별히 반응하지 않을 때 유용하게 사용된 경우가 있어서 주목할 만 하다. 여러 증례에서 정맥내 지질 에멀전 20% 100 ml의 일시주입 후 0.2~0.5 mL/kg/min 으로 지속주입되었다.[51-53] 그러나 정확한 용량이나 정맥내 지질 에멀전을 이용한 표준화된 소생법에 관하여는 정립되어있지 않아 연구가 필요한 실정이다.

Reference

1. Ritchie JM, Rogart RB: Density of sodium channels in mammalian myelinated nerve fibers and nature of the axonal membrane under the myelin sheath. Proc Natl Acad Sci U S A 1977; 74: 211-5.
2. Catterall WA: From ionic currents to molecular mechanisms: the structure and function of voltage-gated sodium channels. Neuron 2000; 26: 13-25.
3. Condouris GA, Goebel RH, Brady T: Computer simulation of local anesthetic effects using a mathematical model of myelinated nerve. J Pharmacol Exp Ther 1976; 196: 737-45.
4. Courtney KR: Structure-activity relations for frequency-dependent sodium channel block in nerve by local anesthetics. J Pharmacol Exp Ther 1980; 213: 114-9.
5. Courtney K SG: Structural elements which determine local anesthetic activity. In: GR S ed. Handbook of Experimental Pharmacology: Local Anesthetics. Berlin: Springer-Verlag, 1987:53-89.
6. Schreier S, Frezzatti WA, Jr., Araujo PS et al.: Effect of lipid membranes on the apparent pK of the local anesthetic tetracaine. Spin label and titration studies. Biochim Biophys Acta 1984; 769: 231-7.
7. Scott DB, McClure JH, Giasi RM et al.: Effects of concentration of local anaesthetic drugs in extradural block. Br J Anaesth 1980; 52: 1033-7.
8. Johns RA, DiFazio CA, Longnecker DE: Lidocaine constricts or dilates rat arterioles in a dose-dependent manner. Anesthesiology 1985; 62: 141-4.
9. Drachman D, Strichartz G: Potassium channel blockers potentiate impulse inhibition by local anesthetics. Anesthesiology 1991; 75: 1051-61.
10. Moore DC, Batra MS: The components of an effective test dose prior to epidural block. Anesthesiology 1981; 55: 693-6.
11. Tobias JD: Caudal epidural block: a review of test dosing and recognition of systemic injection in children. Anesth Analg 2001; 93: 1156-61.
12. Braid DP, Scott DB: THE SYSTEMIC ABSORPTION OF LOCAL ANALGESIC DRUGS. Br J Anaesth 1965; 37: 394-404.
13. Eisenach JC, Grice SC, Dewan DM: Epinephrine enhances analgesia produced by epidural bupivacaine during labor. Anesth Analg 1987; 66: 447-51.
14. DiFazio CA, Carron H, Grosslight KR et al.: Comparison of pH-adjusted lidocaine solutions for epidural anesthesia. Anesth Analg 1986; 65: 760-4.
15. Cohen SE, Thurlow A: Comparison of a chloroprocaine--bupivacaine mixture with chloroprocaine and bupivacaine used individually for obstetric epidural analgesia. Anesthesiology 1979; 51: 288-92.
16. Popitz-Bergez FA, Leeson S, Thalhammer JG, Strichartz GR: Intraneural lidocaine uptake compared with analgesic differences between pregnant and nonpregnant rats. Reg Anesth 1997; 22: 363-71.
17. Fagraeus L, Urban BJ, Bromage PR: Spread of epidural analgesia in early pregnancy. Anesthesiology 1983; 58: 184-7.
18. Tucker GT: Pharmacokinetics of local anaesthetics. Br J Anaesth 1986; 58: 717-31.
19. Rosenberg PH, Veering BT, Urmey WF: Maximum recommended doses of local anesthetics: a multifactorial concept. Reg Anesth Pain Med 2004; 29: 564-75; discussion 24.
20. Wildsmith JA, Tucker GT, Cooper S et al.: Plasma concentrations of local anaesthetics after interscalene brachial plexus block. Br J Anaesth 1977; 49: 461-6.
21. McCann ME, Sethna NF, Mazoit JX et al.: The pharmacokinetics of epidural ropivacaine in infants and young children. Anesth Analg 2001; 93: 893-7.
22. Tucker GT, Mather LE: Pharmacology of local anaesthetic agents. Pharmacokinetics of local anaesthetic agents. Br J Anaesth 1975; 47 suppl: 213-24.
23. Lofstrom JB: Tissue distribution of local anesthetics with special reference to the lung. Int Anesthesiol Clin 1978; 16: 53-71.
24. Kuhnert BR, Kuhnert PM, Philipson EH et al.:

The half-life of 2-chloroprocaine. Anesth Analg 1986; 65: 273-8.
25. Kuhnert BR, Kuhnert PM, Prochaska AL, Gross TL: Plasma levels of 2-chloroprocaine in obstetric patients and their neonates after epidural anesthesia. Anesthesiology 1980; 53: 21-5.
26. Arthur GR, Scott DH, Boyes RN, Scott DB: Pharmacokinetic and clinical pharmacological studies with mepivacaine and prilocaine. Br J Anaesth 1979; 51: 481-5.
27. Scott DB, Jebson PJ, Boyes RN: Pharmacokinetic study of the local anaesthetics bupivacaine (Marcain) and etidocaine (Duranest) in man. Br J Anaesth 1973; 45: 1010-2.
28. Katz JA, Bridenbaugh PO, Knarr DC et al.: Pharmacodynamics and pharmacokinetics of epidural ropivacaine in humans. Anesth Analg 1990; 70: 16-21.
29. Thomson PD, Melmon KL, Richardson JA et al.: Lidocaine pharmacokinetics in advanced heart failure, liver disease, and renal failure in humans. Ann Intern Med 1973; 78: 499-508.
30. Stenson RE, Constantino RT, Harrison DC: Interrelationships of hepatic blood flow, cardiac output, and blood levels of lidocaine in man. Circulation 1971; 43: 205-11.
31. McKay W, Morris R, Mushlin P: Sodium bicarbonate attenuates pain on skin infiltration with lidocaine, with or without epinephrine. Anesth Analg 1987; 66: 572-4.
32. Albright GA: Cardiac arrest following regional anesthesia with etidocaine or bupivacaine. Anesthesiology 1979; 51: 285-7.
33. Liu S, Carpenter RL, Chiu AA et al.: Epinephrine prolongs duration of subcutaneous infiltration of local anesthesia in a dose-related manner. Correlation with magnitude of vasoconstriction. Reg Anesth 1995; 20: 378-84.
34. Cohen SE, Yeh JY, Riley ET, Vogel TM: Walking with labor epidural analgesia: the impact of bupivacaine concentration and a lidocaine-epinephrine test dose. Anesthesiology 2000; 92: 387-92.
35. Brull SJ, Greene NM: Time-courses of zones of differential sensory blockade during spinal anesthesia with hyperbaric tetracaine or bupivacaine. Anesth Analg 1989; 69: 342-7.
36. Chambers WA, Littlewood DG, Logan MR, Scott DB: Effect of added epinephrine on spinal anesthesia with lidocaine. Anesth Analg 1981; 60: 417-20.
37. Chambers WA, Littlewood DG, Scott DB: Spinal anesthesia with hyperbaric bupivacaine: effect of added vasoconstrictors. Anesth Analg 1982; 61: 49-52.
38. Hallen B, Uppfeldt A: Does lidocaine-prilocaine cream permit painfree insertion of IV catheters in children? Anesthesiology 1982; 57: 340-2.
39. Ohlsen L, Englesson S, Evers H: An anaesthetic lidocaine/prilocaine cream (EMLA) for epicutaneous application tested for cutting split skin grafts. Scand J Plast Reconstr Surg 1985; 19: 201-9.
40. Bonadio WA, Wagner V: TAC (tetracaine, adrenaline, cocaine) for the repair of minor dermal lacerations. Pediatr Emerg Care 1988; 4: 82.
41. Nordstrom H, Stange K: Plasma lidocaine levels and risks after liposuction with tumescent anaesthesia. Acta Anaesthesiol Scand 2005; 49: 1487-90.
42. Tremont-Lukats IW, Challapalli V, McNicol ED et al.: Systemic administration of local anesthetics to relieve neuropathic pain: a systematic review and meta-analysis. Anesth Analg 2005; 101: 1738-49.
43. Araujo MC, Sinnott CJ, Strichartz GR: Multiple phases of relief from experimental mechanical allodynia by systemic lidocaine: responses to early and late infusions. Pain 2003; 103: 21-9.
44. Wagman IH, De Jong RH, Prince DA: Effects of lidocaine on the central nervous system. Anesthesiology 1967; 28: 155-72.
45. Englesson S: The influence of acid-base changes on central nervous system toxicity of local anaesthetic agents. I. An experimental study in cats. Acta Anaesthesiol Scand 1974; 18: 79-87.
46. Burney RG, DiFazio CA, Foster JA: Effects of pH on protein binding of lidocaine. Anesth Analg 1978; 57: 478-80.
47. Clarkson CW, Hondeghem LM: Mechanism for bupivacaine depression of cardiac conduction: fast block of sodium channels during the action potential with slow recovery from block during diastole. Anesthesiology 1985; 62: 396-405.
48. Block A CB: Effect of local anesthetic agents on cardiac conduction and contractility. Reg Anesth 1982; 6: 55.
49. Weinberg GL, Ripper R, Murphy P, et al.: Lipid infusion accelerates removal of bupivacaine and recovery from bupivacaine toxicity in the isolated

rat heart. Reg Anesth Pain Med 2006; 31: 296-303.

50. Weinberg G, Ripper R, Feinstein DL, Hoffman W: Lipid emulsion infusion reduces dogs from bupivacaine-induced cardiac toxicity. Reg Anesth Pain Med 2003; 28: 198-202.

51. Rosenblatt MA, Abel M, Fischer GW, Itzkovich CJ, Eisenkraft JB: Successful use of a 20% lipid emulsion to resuscitate a patient after a presumed bupivacaine-related cardiac arrest. Anesthesiology 2006; 105: 217-8.

52. Litz RJ, Popp M, Stehr SN, Koch T: Successful resuscitation of a patient with ropivacaine induced asystole after axillary plexus block using lipid infusion. Anaesthesia 2006; 61: 800-1.

53. Foxall G, McCahon R, Lamb J, Hardman JG, Bedforth NM: Levobupivacaine-induced seizures and cardiovascular collapse treated with Intralipid®. Anaesthesia 2007; 62: 516-8.

15 자율신경계 약제

충북대학교 의과대학 강 훈

1. 자율신경계 해부학

신경계는 중추신경계(central nervous system, CNS)와 말초신경계(peripheral nervous system, PNS)로 구분되며, 말초신경계의 운동성/원심성 부분(motor/efferent portion)은 체성신경계(somatic nervous system, SNS)와 자율신경계(autonomic nervous system, ANS)로 나누어진다. 체성신경계는 골격근에만 분포되어 있지만 자율신경계는 골격근 외의 모든 조직에 분포되어 있으며 다시 해부학적으로 부교감신경계(parasympathetic nervous system) 및 교감신경계(sympathetic nervous system)로 구분된다(그림 15-1). 부교감신경계는 두개천골부(craniosacral regions)에서, 그리고 교감신경계는 흉요부(thoracolumbar regions)에서 출발하며 둘 다 모두 중추신경계의 핵(nuclei)에서 시작하여 복잡한 연접(synapse)과 신경절(ganglion)의 형성 과정을 거친 후 각 조직에 분포한다.

자율신경계의 기본 구성단위는 신경세포(neuron)이며, 자율신경계는 중추신경계를 떠나면 2개의 신경세포로 이루어진다. 모든 자율신경계는 중추신경계를 떠난 후 말초 효과기관(peripheral effector organ)에 이르는 동안에 2개의 신경세포 간의 이음부인 자율신경절(autonomic ganglion)을 가지게 되며, 이 신경절에서 연접을 형성한다. 중추신경계에서부터 신경절에 이르기까지의 섬유를 절전섬유(preganglionic fiber)라 하며, 신경절로부터 효과기관에 이르는 섬유를 절후섬유(postganglionic fiber)라 한다. 절후섬유는 효과기관에 도착한 후 효과기관-신경이음(neuro-effector junction)을 형성하게 된다. 이와 같은 자율신경계는 다시 부교감신경계와 교감신경계로 구분되는데, 대체로 부교감신경계의 신경절은 효과기관 근처, 때로는 효과기관 내에 존재하며, 교감신경계의 신경절은 중추신경 가까이에 있다.

체성신경계는 기능을 의지적으로 조절할 수 있지만 자율신경계는 그 활동이 직접 의지적으로 조절되지 않고 독립적이다. 자율신경계는 생체 각 장기에 분포하여 불수의적(involuntary)으로 조직 장기의 기능을 조절함으로써 생체의 항상성(homeostasis)을 유지하는 기능을 가지고 있다. 즉, 호흡, 맥박, 혈압, 체온, 발한, 배뇨 등이 모두 자율신경에 의해 조절되고 있으며 이와 같은 자율신경계의 활동으로 인해 생명의 유지가 가능하다. 일반적으로 장기는 부교감신경과 교감신경의 이중 지배를 받고 있다. 보통 부교감신경은 정상 상태의 생체기능을 조절하며, 교감신경은 위기에 대처하는 기능을 갖는다. 즉, 부교감

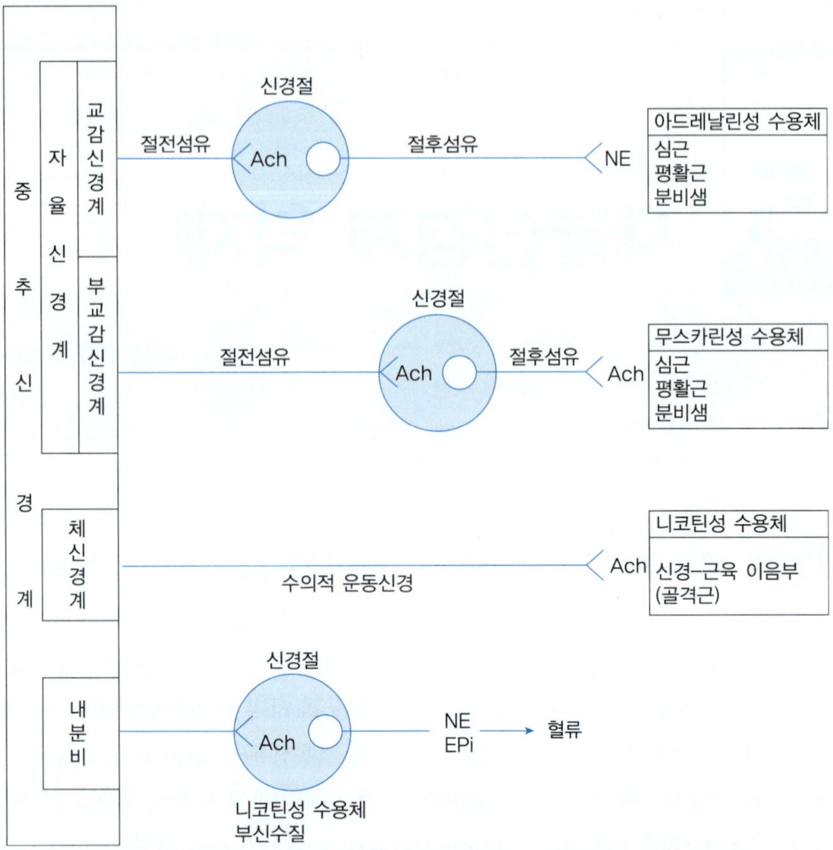

그림 15-1 자율신경계와 체신경계의 해부학적 구성과 신경전달물질

자율신경계와 체신경계의 중요한 신경전달물질들만 표시하였고 대체로 부교감신경계의 신경절은 효과기관 근처 또는 효과기관 내에 존재하며, 교감신경계의 신경절은 중추신경 가까이에 있다. 내분비선인 부신수질(adrenal medulla)은 교감신경의 신경절전섬유의 지배를 받아 epinephrine과 norepinephrine을 혈액으로 유리한다. (ACh; acetylcholine, NE; norepinephrine, Epi; epinephrine)

신경과 교감신경은 서로 상반적으로 작용하고 있으며 부교감신경은 신체의 활동을 억제시키는 쪽으로 작용하며 교감신경은 그것을 항진시키는 쪽으로 작용한다.

2. 자율신경계 신경전달물질 (Neurotransmitters)

중추신경계와 말초신경계의 기본 구성단위인 신경세포가 서로 접합하여 자극을 받아들이고 그 신호(impulse signal)를 전달한다. 신경계의 신호자극의 전달은 신경섬유 자체내의 전달과 신경섬유와 신경섬유 사이의 두 가지 전달 과정으로 분리해서 생각할 수 있는데, 신경섬유인 신경세포, 즉 축삭(axon)에 있어서는 전기적인 전도(axonal conduction)에 의하여 자극이 전파된다. 그러나 신경섬유 간의 이음부인 신경세포와 신경세포 사이의 이음부 자극 전달(synaptic transmission), 또는 효과기관-신경이음부에서의 자극 전파는 화학적인 물질, 즉 신경전달물질(neurotransmitter)에 의하여 이루어진다. 중추신경계에서와 달리 자율신경계에서의 신경전달물질의 종류와 기능은 비교적 자세히 알려져 있다. 자율신경계에서의 대표적인 자극전달

표 15-1 아드레날린성 및 콜린성 수용체

수용체		위치	효과	작용기전
아드레날린성	α_1	평활근		IP_3 및 DAG의 증가
		혈관	수축	
		비뇨기계 장기	수축	
		위장	이완	
		심장	심근수축력의 강화	
		간	글리코겐 분해 및 합성	
	α_2	혈관 평활근	수축	adenylyl cyclase의 억제와 cAMP의 감소
		췌장	인슐린 분비 감소	
		혈소판	응집	
		간세포		
	β_1	심장	심근수축 및 심박수 증가	adenylyl cyclase의 활성화와
			rennin 분비 증가	cAMP의 증가
		신장(juxtaglomerular cell)		
	β_2	평활근(기관지, 혈관)	이완	adenylyl cyclase의 활성화와 cAMP의 증가
		간	글리코겐분해 증가	
		골격근	골격근의 떨림증	
		심장		
	β_3	지질세포	지방 분해 촉진	adenylyl cyclase의 활성화와 cAMP의 증가
무스카린성	M_1	중추신경	중추흥분, 각성, 진통	IP_3 및 DAG의 증가
		말초신경		
		위벽세포	위산분비 증가	
		자율신경절		
	M_2	중추신경		세포막 K^+의 전도 증가
		심장 근육 및 평활근	심박수의 감소	adenylyl cyclase의 억제와 cAMP의 감소
			심근수축력의 감소	
	M_3	혈관 평활근 및 내피세포	평활근 수축	IP_3 및 DAG의 증가
		외분비샘	침샘과 땀샘의 분비 증가	
	M_4	중추신경(미주신경말단)		세포막 K^+의 전도 증가
				adenylyl cyclase의 억제와 cAMP의 감소
	M_5	중추신경		IP_3 및 DAG의 증가
		혈관 내피세포		
니코틴성	N_M	신경근육이음부	골격근 수축	K^+ 혹은 Na^+ 통로의 개방
	N_N	자율신경절	절후세포 탈분극	K^+ 혹은 Na^+ 통로의 개방
		부신수질	카테콜라민 분비	

물질로는 noradrenaline과 acetylcholine이 있으며, noradrenaline에 의해 자극이 전달되는 과정을 아드레날린성 전달(adrenergic transmission)이라고 하며, acetylcholine에 의한 자극의 전달은 콜린성 전달(cholinergic transmission)이라고 한다. Acetylcholine에 의해서 신경의 자극 전달이 일어나는 부위는 자율신경절, 부교감신경 효과기관-신경이음부와 골격근의 신경근육이음부(neuromuscular junction) 그리고 중추신경 내 일부 신경 이음부 등이다. 또 adrenaline에 의하여 신경 자극이 전달되는 부위는 교감신경의 효과기관-신경이음부와 중추신경 내 일부 신경 이음부이다(그림 15-1).

말초자율신경섬유의 대부분이 acetylcholine을 합성하고 유리하므로 이 섬유를 콜린성섬유(cholinergic fiber)라고 하며, 원심성 자율신경 절전섬유와 골격근에 연결되는 비자율신경성(nonautonomic) 체성 운동신경섬유(motor fiber)도 콜린성 신경섬유이다. 그러므로 중추신경에서 나오는 대부분의 원심성 신경섬유는 콜린성이며 부교감신경 절후섬유의 대부분, 그리고 일부의 교감신경 절후섬유도 콜린성이다. 그렇지만 대부분의 교감신경 절후섬유는 noradrenaline을 유리하는 아드레날린성 섬유이다.

3. 자율신경계 수용체 (Autonomic receptors)

신경전달물질인 noradrenaline이나 acetylcholine 등은 분자생물학적 수준으로 작용을 나타내는 화학물질이다. 그리고 이들이 효과를 나타내는 데에는 효과기관 세포에 이들 자극전달물질 분자와 상호작용하는 특유의 분자들이 관여하게 되는데, 이를 수용체(receptor)라고 한다. 자율신경에서 신경자극의 전달은 신경자극전달물질이 수용체에 결합하여 상호 작용함으로써 이루어진다. 따라서 콜린성 전달과 아드레날린성 전달의 과정에는 각각 콜린성 수용체(cholinergic receptor)와 아드레날린성 수용체(adrenergic receptor)가 필요하다. 이들 수용체들은 특정 약물들, 즉, 작용제(agonist)와 길항제(antagonist)에 대한 선택적 친화성의 차이에 따라 분류된다(표 15-1). 이러한 분류들은 결과적으로 여러 가지 작용제(agonist)들과 길항제(antagonist)들의 효과에 대한 비교를 가능하게 하였으며 아울러 수용체와 방사성 동위원소 표지약물의 결합을 이용하여 수용체의 특성이 규명되었다.

1) 콜린성 수용체(Cholinoceptor)

이것은 acetylcholine에 반응하는 수용체로서, 크게 무스카린성 수용체(muscarinic acetylcholine receptor, M-AChR)와 니코틴성 수용체(nicotinic acetylcholine receptor, nicAChR)의 두 가지로 나누어 진다. Acetylcholine이 연접틈새(synaptic cleft)로 유리(release)되면 연접 후 세포막에 있는 이 두 종류의 수용체 중 한가지와 결합한다. 절전섬유에서 유리된 acetylcholine은 니코틴성 수용체 에 작용하지만, 절후섬유에서 유리된 acetylcholine은 작동세포에 있는 무스카린성 수용체에 작용한다. 두 수용체 간에 구조적 유사성은 없지만 acetylcholine에 대한 민감도는 무스카린성 수용체가 니코틴성 수용체보다 훨씬 크다.

(1) 무스카린성 수용체(M_1, M_2, M_3, M_4)

무스카린성 수용체에는 muscarine이 선택적 작용제(selective agonist)로 작용하며 이 작용제의 효과는 atropine에 의해서 선택적으로 차단되는 수용체로서, 주로 말초 장기들에 존재한다. 무스카린성 전달은 자율신경계 중 부교감신경에 의해서 조절되는 효과기관의 종말기관에서 이루어진다. 무스카린성 수용체가 활성화되면서 일어나는 모든 효과는 아드레날린성 수용체와 마찬가지로 G-단백의 작용에 의한다. 즉 무스카린성 수용체와 작용약물(agonist)이 결합하고 G-단백의 작용이 활성화되면 세포에 영향을 주고 그 결과 adenyl cyclase의 억제와 phospholipase C의 활성화 및 이온통로(K^+ channel)의 개방 등이 일어난다. 생체 내에서 알려진 무스카린성 수용체는 M_1, M_2, M_3, M_4, M_5의 다섯 종류가 알려져 있으며[1] 이 수용체들의 작용에는 G-단백이 연관되어 있다.[2] 무스카린성 수용체는 나이가 들어감에 따라 그 수가 감소하며[3] 만성심부전 환자에서는 수적인 변화가 없다.[4]

① M_1-수용체(neuroparietal receptor)

이 수용체는 주로 중추신경세포와 말초신경세포 및 위벽세포(gastric parietal cell), 그리고 자율신경절에 있으며, 수용체의 자극 시 중추흥분 및 위산분비 증가가 나타낸다.

작용은 G-단백을 통한 phospholipase C의 활성에 따른 이차전령물질(second messenger)인 inositol-1,4,5-triphosphate (IP_3) 및 diacylglycerol (DAG)의 증가 및 세포막 K^+ 전도의 감소(탈분극)에 의해 흥분성 효과를 일으킨다.

② M_2-수용체(neurocardiac receptor)

주로 심장 근육 및 평활근, 중추신경 신경세포, 말초신경 세포에 있는 수용체이며, 활성화되면 억제성 효과를 나타낸다. 즉, 심장에서 이 수용체가 활성화되면, 세포막 K^+ 전도의 증가에 의한 심장 박동수의 감소와 Ca^{2+} 통로의 폐쇄에 따른 심근수축력의 감소 효과가 나타난다. 이러한 효과는 역시 G-단백을 통한 adenyl cyclase의 억제와 이에 따른 이차전령물질인 cAMP(cyclic adenosine monophosphate)의 감소 등에 의해서이다. 따라서 M_2-수용체 작용제는 임상적으로 급성 심근경색증의 치료에 유용할 수 있다.[5]

③ M_3-수용체(smooth muscle-glandular receptor)

평활근 및 분비샘 조직과 관련이 있는 이 수용체는 활성화되면 평활근 수축 및 침샘과 땀샘의 분비 증가와 같은 흥분성 효과를 나타내며 다른 무스카린성 수용체와 마찬가지로 G-단백을 통한 phospholipase C의 활성에 따른 제2차 전령물질인 IP_3 및 DAG 의 증가 및 Na^+ 전도의 증가에 의해 효과를 일으킨다.

이 수용체는 혈관 내피세포에도 존재하며, 활성화되면 내피세포이완인자(endothelium-derived relaxing factor; EDRF)를 유리시켜 혈관확장을 초래한다.[6]

④ M_4-수용체(eye receptor)

이 수용체는 중추신경 신경세포와 미주신경 말단에 존재하지만 주로 눈에 분포되어 있는 것으로 보이며, 활성화되면 동공이 수축되고, 시야 조절(accommodation)은 근거리에 맞춰진다. M_2-수용체와 같이 G-단백을 통한 adenyl cyclase의 억제에 따른 이차전령물질(cAMP)의 감소에 의하여 억제성 효과를 나타낸다.

(2) 니코틴성 수용체(N_M, N_N)

Nicotine을 특이적 작용제로 하는 수용체로서 골격근과 자율신경절의 두 곳에 각각 분포한다. Acetylcholine과 nicotine 수용체가 결합함으로써 수용체의 작용이 시작되며 두 수용체 모두 K^+ 혹은 Na^+ 통로의 개방에 의하여 효과를 나타낸다.

① 골격근 nicotine 수용체(N_M)

운동신경과 골격근 사이의 신경근육이음부(neuro-muscular junction)에 존재하며, 수용체가 활성화되면 신경근육이음부의 탈분극을 거쳐 골격근이 수축한다.

수용체에 대한 nicotine의 효과는 tubocurarine에 의하여 특이적으로 차단된다.

② 자율신경절 nicotine 수용체(N_N)

자율신경절에 존재하는 수용체로 흥분 시 절후신경섬유의 탈분극을 초래하며 trimethaphan이나 hexamethonium에 의하여 차단된다.

2) 아드레날린성 수용체 (Adrenoceptors)

이것은 noradrenaline과 adrenaline에 반응하는 catecholamine 수용체로서, 몇 가지로 세분된다. Adrenaline은 혈관에 따라 이완 또는 수축이 다르게 나타나는 것이 관찰되었으며, 이것은 adrenaline이 작용부위에 따라 그 효과가 서로 다를 수 있음을 간접적으로 증명하였다. Adrenaline, noradrenaline 및 isopreterenol의 효능(potency)에 따라 다음과 같이 두 종류의 아드레날린성 수용체로 분류되었으며, 각 수용체는 현재 분포 및 작용/효과에 따라 더욱 세분화되었다.

아드레날린성 수용체에 작용하는 약물들은 콜린성 수용체의 작용제와 달리 noradrenaline, isopreterenol, phenylephrine 등 훨씬 다양하여 이러한 약물들의 이름을 각각 사용한 수용체들을 명명하는 것보다 용어의 통일성을 기하기 위해 noradrenaline과 같은 catecholamine류와 반응하는 수용체들을 아드레날린성 수용체로 부른다.

Catecholamine의 작용은 말초 교감신경에 있는 두 가지 수용체를 매개로 하여 일어난다는 가설이 여러 가지 실험을 통해 증명되었다. 아드레날린성 수용체는 작용제와 길항제에 대한 선택성과 유전학적 기초에 근거하여 α-아드레날린성 수용체와 β-아드레날린성 수용체 및 도파민(dopamine)성 수용체로 구분한다. 아울러 이러한 수용체들은 선택성이 서로 다른 약물들의 개발과 함께 더욱 세분화되었다.

α-아드레날린성 수용체에 작용하는 약물들의 상대적 효과는 adrenaline 〉 noradrenaline 〉 isoproterenol의 순으로 나타내며, β-아드레날린성 수용체의 경우에는 isoproterenol 〉 adrenaline 〉 noradrenaline의 순으로 상대적 효과가 나타난다. 수용체에 대한 여러 가지 작용제 또는 차단제에 대한 반응의 차이에 따라 α-수용체를 α_1-수용체와 α_2-수용체로, 그리고 β-수용체를 β_1-수용체와 β_2-수용체로 세분하게 되었다. 이들 수용체에 작용하는 주요 약물과 그 약물들에 의한 주요 효과는 표 15-2과 같다.

아드레날린성 수용체는 주요 장기 세포막에 있는 adenyl cyclase라는 효소라고 생각되며 이 아드레날린성 수용체의 활성화는 G-단백에 의하여 이루어진다. 즉, noradrenaline이 세포막 adenyl cyclase를 활성화하고 이 adenyl cyclase에 의하여 ATP로부터 cAMP가 형성되며, 이 cAMP에 의하여 여러 가지 생리적 작용이 나타나게 된다는 것이다. cAMP는 phosphodiesterase라는 효소에 의하여 5'-AMP로 변화한 뒤 작용이 소실된다.[7)]

(1) α-아드레날린성 수용체(α-adrenoceptors)

이 수용체에 대해서는 작용제들 중 adrenaline 혹은 noradrenaline은 효력이 크나 isoproterenol은 거의 영향을 미치지 못하며, 이들 작용제의 효과는 특이적으로 phentolamine 또는 phenoxybenzamine으로 차단된다. α-아드레날린성 수용체는 다시 두 가지 아형, α-아드레날린성 α_1-수용체와 α_2-수용체로 나누어지며 이들 수용체 간에 서로 차이가 있는 차단제들에 의해 그 존재가 증명되었다.

① α_1-아드레날린성 수용체

주로 혈관의 평활근, 비뇨기계 평활근, 위장관 평활근 및 심장, 간 등에 존재하는 것으로 주로 연접후 세포막에 분포되어 있다. 이 수용체의 활성화는 위장관 평활근을 제외한 위의 여러 장기의 평활근의 수축을 초래하며, 그 효과로 가장 중요한 것은 혈관의 평활근에서의 α_1-아드레날린성 수용체의 자극으로 세포내 Ca^{2+}의 농도가 증가하고 이에 따라 혈압의 상승이 초래되는 것이다.

그 밖에 중요한 α_1-수용체의 작용으로는 글리코겐분해(glycogenolysis), 간 및 침샘에서 K^+ 유리 등이 있으며, 작용 기전은 세포막의 G 단백을 통한 이차전령물질(second messenger)인 IP_3 및 DAG의 증가이다.

② α_2-아드레날린성 수용체

연접 전 섬유(presynaptic fiber)의 신경세포막에 주로 분포되어 있으나, 췌장 및 간세포, 혈소판, 혈관 평활근 등의 연접 후 세포막에도 분포되어 있다. 이 수용체가 자극되면 연접 전 α_2-수용체(presynaptic α_2-receptor)의 활성화에 의한 noradrenaline의 음성되먹임(negative feedback)으로 연접 전 섬유에서 noradrenaline 유리의 억제가 나타나고 연접 후 α_2-수용체(postsynaptic α_2-receptor)가 활성화되면 인슐린 분비 감소와 혈관의 수축, 혈소판 응집 등이 일어난다. 아울러 α_2-아드레날린성 수용체의 자극은 clonidine과 dexmedetomidine과 같은 약물의 작용에서 알 수 있는 바와 같이 침해수용성 통증과[8-10] 이질통증(allodynia)이나 통각과민(hyperalgesia) 등의 증상을 나타내는 신경병증성 통증(neuropathic pain)에도[8,11,12] 효과가 있는 것으로 보여진다. 이 수용체 작용은 세포막의 G 단백을 통한 이차전령물질의 감소, 즉 cAMP의 감소에 의해 나타난다.

(2) β-아드레날린성 수용체(β-adrenoceptors)

이 수용체에 대한 효능제의 효력은 isoproterenol, adrenaline, noradrenaline 순이고, 특이적인 차단제는 propranolol이다. 이것은 다시 다음의 세 가지의 아형, β_1-수용체, β_2-수용체, β_3-수용체로 세분된다. β_1-수용체와 β_2-수용체는 adrenaline과 noradrenaline에 대한 수용체의 친화성에 의하여 기능적으로 구분된다. β_2-수용체는 noradrenaline보다 adrenaline에 더 친화성이 높지만, β_1-수용체는 두 가지 작용제에 대해서 거의 동일한 친화성을 보인다.

① β_1-아드레날린성 수용체

주로 심장과 신장(juxtaglomerular cell)에 존재한다. 신장의 경우 수용체가 활성화되면 rennin의 분비가 증가되고, 심장에서는 심근수축 및 심박수 증가가 모두 나타난다. 심근수축력의 증가는 Ca^{2+}통로의 인산화에 기인하며 심박수 증가는 β_1-아드레날린성 수용체와 관련된 굴심방결절세포(pacemaker cells in sinoatrial node)의 제 4기 탈분극(phase 4 depolarization)의 증가 때문이다. 주로 연접 후 세포막에 분포되어 있으나(심장, 혈소판, 위장관의 비괄약근), 연접 전 세포막에도 분포하며 수용체가 활성화되면, 위장관 비괄약근의 이완, 혈소판 응집, 지방분해(lipolysis), 침샘에서 아밀라아제(amylase)의 분비, 연접 전 신경에서 noradrenaline의 유리 등의 다른 여러 가지 효과도 나타난다.

수용체의 작용 기전은 세포막의 G-단백을 통한 adenyl cyclase 효소의 활성화에 따른 이차전령물질(cAMP)의 증가이다.

② β_2-아드레날린성 수용체

주로 기관지와 혈관의 평활근, 간, 골격근에 존재하는 것으로, 연접 후 세포막에 분포되어 있다. 이 수용체가 활성화되면 평활근의 이완, 간에서 글리코겐분해(glycogenolysis)의 증가로 혈당농도 증가, 골격근의 떨림증(tremor) 등이 일어난다. β_2-아드레날린성 수용체는 또한 심근에도 분포하며 심부전이 진행되고 있는 심장은 β_1-수용체의 밀도가 낮아지지만 이와 달리 β_2-수용체의 밀도에는 변화가 없다.[13,14] 이것은 울혈성 심부전환자의 치료에 있어서 β_2-수용체의 중요성을 의미한다. 수용체의 작용은 세포막의 G-단백을 통한 이차전령물질(cAMP)의 증가에 따라 나타난다.

③ β_3-아드레날린성 수용체

β_3수용체는 비교적 늦게 지질세포에서 발견되었다. 이 수용체의 자극은 지방분해(lipolysis)를 촉진시키고[15] β_3수용체가 비만 및 비인슐린의존성 당뇨병(noninsulin-dependent diabetes mellitus) 환자의 치료에 단서를 제공 할 수 있음을 시사한다.

표 15-2 교감신경계 작용약물

약물	적응증	부작용	금기증/약물상호작용	작용기전
Catecholamine 합성 억제제				
α-Methyltyrosine (metyrosine)	고혈압(갈색세포종)	기립성 저혈압 진정작용		Tyrosine 수산화효소억제 갈색세포종에서 고혈압시에만 사용
α-Methyldopa	고혈압			Tyrosine 수산화효소억제
Cardidopa	파킨슨병			체내 도파민 함량 증가 (도파 데카르복실라제 자극)
Catecholamine 저장 억제제(카테콜라민의 소포 내 저장 억제)				
Reserpine	고혈압	진정작용, 정신과적 부작용(우울증)	우울증 병력 MAO 억제제	소포성 monoamine 전달체(VMAT)와 결합하여 카테콜라민의 소포 내 재흡수를 위한 이동 억제 및 고갈
Guanethidine	고혈압	기립성 저혈압	MAO 억제제	소포내 축적으로 카테콜라민 대체 및 고갈
Tyramine				소포내 카테콜라민 대체, MAO 억제, α 및 β수용체 자극 복합적 교감신경작용약
Amphetamine	수면발작 식욕저하제	불안, 중독 반발성 피로	심혈관계 질환 MAO 억제제,	Tyramine과 유사
Ephedrine	비강충혈	반발성 충혈	협각 녹내장	Tyramine과 유사
Methylphenidate	주의력결핍 과 활동장애	Amphetamin과 유사	MAO 억제제 Clonidine	Amphetamin과 유사
Pseudoephedrine				
Catecholamine 재흡수 억제제(노르에피네프린 수송체(NET) 차단으로 연접 틈새 카테콜라민 양 증가)				
Cocaine	국소마취제	중독	임신	DAT, NET, 5HTT 차단
Imipramine	우울증	기립성저혈압	MAO억제제 사용 시 세로토닌 syndrome 유발	NET, 세로토닌 수송체(5HTT)차단
Amitriptyline	우울증 신경병증성 통증	빈맥		
Catecholamine 대사 억제제(MAOIs)(카테콜라민 농도 증가)				
Phenelzine	우울증	MAO 억제제는 기립성 저혈압 및 진정작용 초래	Tryptamine과 MAO억제제는 고혈압위기를 초래	MAO-A와 MAO-B의 비선택성 및 비가역적 억제제
Iproniazid				
Selegiline	파킨슨병			선택성 MAO-B 억제제
α-아드레날린성 작용제(α-아드레날린성 수용체 활성화)				
Phenylephrine	비점막 충혈 산동제 저혈압, 쇼크	과량 투여 시 폐부종	고혈압	비선택성 α-수용체 작용제
Methoxamine	저혈압, 쇼크	서맥(미주신경반사)		선택성 α_1-수용체 작용제

약물	적응증	부작용	금기증/약물상호작용	작용기전
Clonidine	고혈압	서맥	중추신경계 진정제	선택성 α_2-수용체 작용제
β-아드레날린성 작용제(β-아드레날린성 수용체 활성화)				
Isoproterenol	기관지 천식 서맥	빈맥, 부정맥	협심증	비선택성 β-수용체 작용제
Dobutamine	울혈성 심부전	심근 산소요구량 증가	Idiopathic hypertrophic subaortic stenosis (IHSS)	선택성 β_1-수용체 작용제
Metaproterenol	기관지 수축 기도 폐쇄	골격근 진전		선택성 β_2-수용체 작용제
Terbutaline	기관지 수축 기도 폐쇄	빈맥		선택성 β_2-수용체 작용제 폐로 직접 투여로 부작용 감소
Albuterol	기관지 수축 기도 폐쇄			선택성 β_2-수용체 작용제
Salmeterol	기관지 수축 기도 폐쇄			선택성 β_2-수용체 작용제 예방적 투여로 장시간 기관지 협착 방지
α-아드레날린성 차단제(α-아드레날린성 수용체 차단)				
Phenoxybenzamine	갈색세포종 양성전립성 비대증	기립성 저혈압 진정, 중추신경계 증상(구역, 경련 등)	쇼크	장시간 효과 지속되는 비가역적 α-수용체 차단제
Phentolamine	갈색세포종	기립성 저혈압, 신장부전		가역적 α-수용체 차단제
Prazosin	고혈압 울혈성 심부전	부정맥, 구토 초기 투여시 기립성 저혈압	TCA는 기립성 저혈압 위험성 증가	선택성 α_1-수용체 차단제
β-아드레날린성 차단제(β-아드레날린성 수용체 차단)				
Propranolol	고혈압, 협심증	기관지경련	기관지천식	비선택성 β-수용체 차단제
Nadolol	만성심부전	심장전도차단 부정서맥 진정, 성욕감퇴 당뇨(저혈당 차폐증상), 우울증	만성 폐쇄성 폐질환 심인성 쇼크 비보상 심부전 동성서맥 심장전도차단	비선택성 β-수용체 차단제
Labetalol				
Carvedilol				비선택성 부분적 β-수용체 작용제
Pindolol				선택성 β_1-수용체 차단제
Acebutolol				
Esmolol				
Metoprolol				
Atenolol				
Timolol	녹내장			비선택성 β-수용체 차단제

4. 자율신경절 (Autonomic ganglia)

교감신경과 부교감신경의 절전섬유를 자극하면 acetylcholine이 유리되어 자율신경절을 통해서 자극이 전달된다. 신경절 관류액 또는 신경절을 관류하는 혈액 내에 소량의 acetylcholine을 주입하면 자율신경절 세포의 흥분이 유발된다. 신경절에는 또한 유리된 acetylcholine이 수용체를 자극하여 신경절 세포를 흥분케 한 다음 그 기능이 빠르게 불활성화 되게 하는 acetylcholinesterase가 존재한다. 이러한 사실들은 acetylcholine이 신경절에 있어서의 생리적인 신경전달물질이라는 증거가 된다.

Nicotine은 acetylcholine과 마찬가지로 자율신경절에 작용하여 신경절을 연속적으로 흥분시킨 다음 다시 억제 시키는 작용을 가지고 있으며 신경절에서의 acetylcholine의 이러한 작용을 니코틴성 작용(nicotinic action)이라고 한다.

신경근육이음부에서처럼 자율신경절도 신경전달물질이 acetylcholine이므로, 연접 전 부위에서의 acetylcholine의 합성 또는 소낭(vesicle)내 저장 및 유리의 과정, 연접 후 부위의 니코틴성 수용체에 작용하는 여러 가지 약물들에 의하여 자율신경절은 흥분 또는 차단될 수 있다.

Acetylcholine은 신체 내 여러 장기의 자율신경절에 작용하여 다양한 생리적 효과를 나타낸다. 순환기계에서는 acetylcholine의 작용은 교감신경절과 부신수질(adrenal medulla)을 자극하므로 catecholamine이 유리되어 혈관 수축, 심박속도 증가, 혈압의 상승 등이 나타난다. 위장관에서도 초기에는 부교감신경의 신경절을 자극하여 위장관 긴장도와 연동운동이 항진되지만, 그 다음에는 신경절 차단효과로 반대의 현상이 나타나게 된다. 타액이나 기관지의 분비에 관해서도 처음에는 외분비선의 기능이 자극되나 곧이어 분비의 억제를 가져온다.

1) 자율신경절 흥분제 (Ganglionic stimulating drugs)

니코틴성 작용제(nicotinic agonists)로서 자율신경절의 니코틴성 수용체에 작용하는 효능약은 대부분 선택성이 적어 임상적 유용성이 적다. Nicotine은 초기에는 자율신경절을 흥분시키지만 결국 나중에는 탈분극성 신경절 차단제(nondepolarizing ganglionic blocker)로 작용한다. 또한 이 약물들은 자율신경절 흥분에 따른 부작용들이 나타날 수 있는데 교감신경 효과로서 빈맥, 혈관수축 및 고혈압 등을 초래하며 부교감신경계의 기능이 항진되는 경우에는 위장관운동의 항진과 외분비선의 분비 증가 등이 나타난다.

(1) Nicotine

담배의 성분으로서 자연산 액체 알칼로이드(alkaloid)이며 자율신경절의 니코틴성 수용체에 대해 선택적 작용제이지만, 흥분효과를 위해서는 신경절의 신호전달에 영향을 줄 수 있는 용량보다 약간 많은 양이 필요하다. 골격근의 무스카린성 수용체에도 작용한다.

(2) Carbacol

자율신경절의 니코틴성 수용체 및 신경근 접합부의 무스카린성 수용체에 작용하는 콜린성 작용약이다.

2) 자율신경절 차단제 (Ganglionic blocking drugs)

교감신경과 부교감신경의 자율신경절에 있어서 신경자극의 전달은 모두 acetylcholine에 의하여 이루어진다. 따라서 신경절 차단제에 의하여 그 자극의 전달 과정이 차단되면 교감신경계와 부교감신경계가 모두 영향을 받게 되지만, 차단효과는 장기에 따라 통상 그 지배력이 우세한 쪽의 신경계에 의한 영향이 먼저 차단된다. 예를 들면, 위장관 평활근은 부교감신경 지배가 우세하므로 신경절 차단효과는 위장관 긴장도의 저하로 나타난다. 자율신경절 차단은 탈분극성 차단제(depolarizing ganglionic blocker)와 비탈분극성 차단제(nondepolarizing ganglionic blocker)에 의해서 이루어지지만 α_2-아드레날린성 수용체 작용제와 같이 신경절에서 acetylcholine의 분비를 억제시키는 약물에 의해서도 신경절 전도가 억제될 수 있다.[16,17]

자율신경절이 차단되었을 때 각 장기에 미치는 효과는 아주 다양하여 여러 가지 효과를 보여 준다. 교감신경절의 차단 시 순환기계는 소동맥혈관이 확장되고 말초에 혈액 저류(pooling)가 일어난다. 따라서 정맥관류량과 미약하지만 심박출량이 감소하고, 저혈압을 일으키게 된다.

심장은 평상시에 부교감신경에 의하여 억제되고 있으므로 신경절 차단효과는 심장박동의 증가로 나타난다. 또한 심장반사 기능의 소실로 체위성 및 운동 후 저혈압(postural and postexercise hypotension)이 나타난다.

위장관과 요로계에 대한 자율신경절 차단 효과는 위장관의 분비와 요로의 운동과 긴장도가 감소함에 따라 변비, 방광내 요저류(urinary retention) 등이 발생할 수 있다. 또한 외분비선에서는 침샘이 억제되어 입이 마르고(xerostomia), 땀샘의 억제로 피부가 건조해진다(anhidrosis). 그리고 동공은 산대되고 원근조절능력의 일시적인 마비와 관련된 시력장애를 초래할 수도 있다.

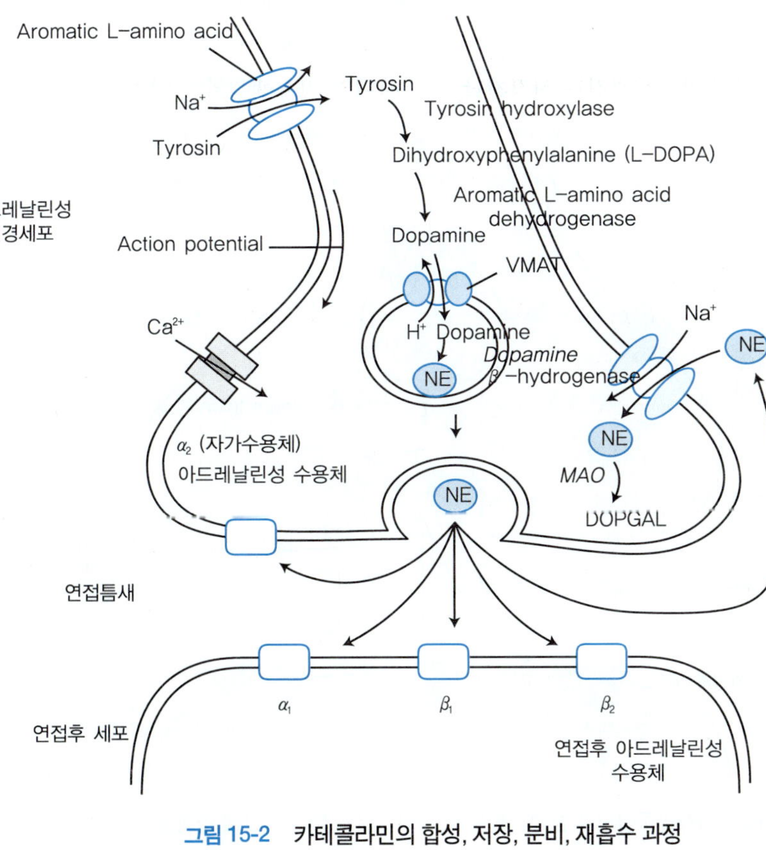

그림 15-2 카테콜라민의 합성, 저장, 분비, 재흡수 과정

(1) 탈분극성 차단제 (depolarizing ganglionic blocker)

탈분극성 차단제(depolarizing drug)는 자율신경절 세포막에 지속적으로 탈분극이 유지되게 함으로써 자극전달물질이 신경절 세포를 흥분시키지 못하도록 하는 약물이다. Nicotine이 대표적인 약이며, 약리학적으로는 중요하지만 임상적으로는 초기에 신경절 흥분을 초래하므로 별로 중요하지 않다.

(2) 비탈분극성 경쟁적 차단제(nondepolarizing competitive ganglionic blocker)

신경절 세포막의 acetylcholine 수용체에 경쟁적으로 작용함으로써 acetylcholine의 효과를 차단하는 것이다. 즉 탈분극을 일으키지 않고 수용체를 차단하는 상경적 차단약물이다. 그러나 대부분의 비탈분극성 경쟁적 차단제는 acetylcholine 수용체뿐만 아니라 수용체와 관련된 이온통로도 차단하여 효과를 나타낸다.

① Tubocurarine

신경근육이음부의 니코틴성 수용체에 작용하는 비탈분극성 차단제로, 자율신경절에서의 니코틴성 수용체는 차단하지 않지만, 이온통로를 차단하여 신경절 차단효과도 나타낸다.

② Hexamethonium

고혈압의 치료목적으로 개발되었으나, 현재 임상에서 응용되지 않는다.

③ Trimethaphan

유일하게 응용되는 신경절 차단제로, 저혈압의

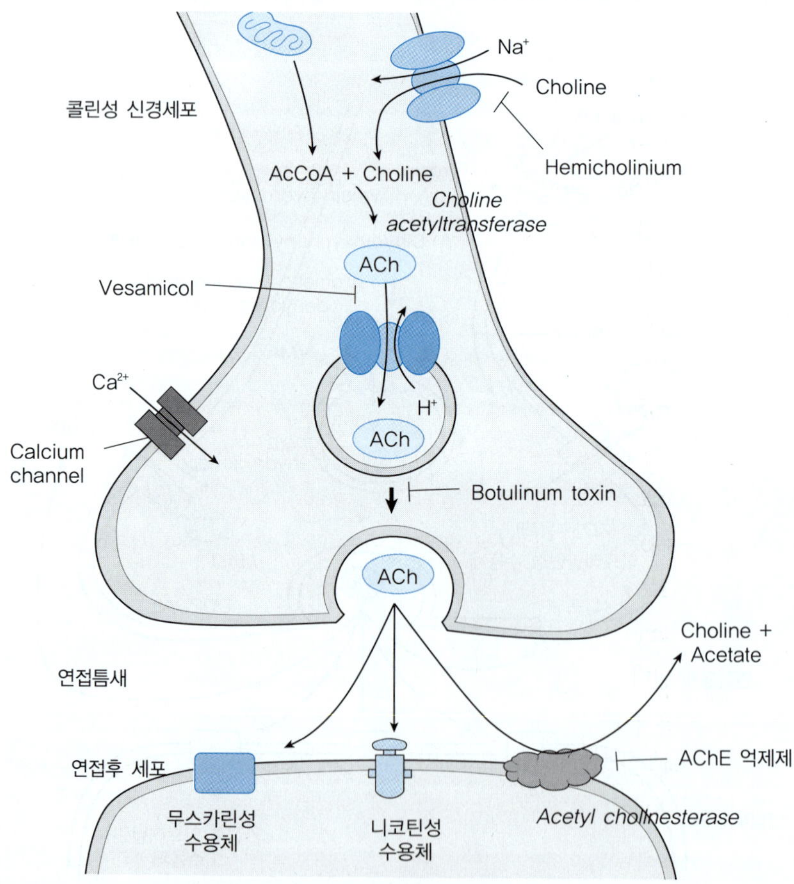

그림 15-3 아세틸콜린의 합성, 저장, 분비, 대사과정과 이들 경로에 영향을 주는 약물들

유지가 필요할 때 사용된다.

5. 교감신경계와 교감신경계 작용 약물

1) Catecholamine의 합성, 저장 분비 및 대사

Catecholamine의 합성은 교감신경계의 말단에서 시작되며 일련의 단계적인 합성과정이 신경세포내에서도 일어난다(그림 15-2).

Noradrenaline, adrenaline 및 dopamine은 내인성 catecholamine으로서 도시한 바와 같이 모두 전구물질(precursor)인 tyrosine으로부터 생성되며 그 합성 과정이 각 단계마다 특유의 여러 효소들에 의하여 조절된다. Catecholamine 합성에 중요한 속도제한 단계(rate-limiting step, RLS)는 세포질의 tyrosine이 tyrosine hydroxylase에 의해 dopa(dihydroxy-phenylalanine)로 산화되는 과정이며, 이 단계는 또한 α-methyl tyrosine 같은 약물에 의하여 억제된다. 그러나 각 단계의 모든 효소들이 catecholamine의 합성에만 관여하는 것은 아니다. 즉, L-aromatic amino acid decarboxylase는 5-hydroxytryptamine이나 histamine 합성에도 관계하고 있다.

합성된 dopamine은 소포성 모노아민 전달체(vesicular monoamine transporter, VMAT)에 의해 연접소포(synaptic vesicle)로 옮겨지며(uptake-2), dopamine은 소포내의 dopamine β-수산화효소에 의해 noradrenaline으로 전환된다. 소낭에서 마지막 단계로 합성된 noradrenaline은 분비될 때까지 주로 교감신경 말단의 소포(60%)에, 그리고 나머지는 세포질 내에 저장된다. Noradrenaline은 소포 내에서 ATP 및 단백(chromogranin-A)과 결합된 상태로 저장되어 있으며, 신경자극에 의한 세포막 탈분극에 따라 소포의 세포 외 유출(vesicle exocytosis)에 따라서 동시에 세포 외로 분비되어 작용부위와 작용하게 된다. Noradrenaline의 이러한 분비 과정에는 연접 전 활동전위에 의한 칼슘 이온의 세포 내로의 이동을 수반하며, 칼슘 이온은 세포 외 유출(exocytosis)을 통해 noradrenaline을 분비시킨다. 이들은 또한 확산(diffusion)에 의하여 소포와 세포질 사이를 왕래하며, 세포질 내 noradrenaline의 일부는 교감신경 말단 세포막을 통한 확산을 통해 이동하기도 한다. 그러나 세포 밖으로 나온 noradrenaline이 다시 세포 내로 들어가는 것은 특유의 능동적 이동기전에 의한다. 분비된 noradrenaline은 아드레날린성 수용체들을 자극하여 효과를 나타낸 다음 선택성 norepinephrine transporter(NET)에 의해 연접 전 교감신경 말단으로 재흡수(uptake-1)된다. Noradrenaline의 능동적 이동 기전인 신경 말단에서의 재흡수는 탈분극에 의하여 분비된 noradrenaline의 작용을 종식시키는 데 있어 대단히 중요한 역할을 한다. 즉, 신경 말단에서 분비되어 작동세포 수용체(effector receptor)에 작용하고 난 다음 그 작용이 종식되는 것은 주로 신경 말단에서의 능동적 흡입과 소포 내 저장을 통해 이루어지며, 효소에 의한 분해는 큰 역할을 하지 못한다. Noradrenaline의 분해에 관여하는 효소로는 MAO(monoamine oxidase)와 COMT(catechol-*o*-methyltransferase)의 두 가지가 있는데, MAO는 생체 내에 골고루 분포하고 있으며 주로 연접 전 신경세포 세포질 내의 noradrenaline과 adrenaline의 분해에 관여하는 것으로 생각되며, COMT는 주로 간에서의 대사에 관여하는 것으로 알려져 있다.

합성된 noradrenaline 중 세포질로 이동한 noradrenaline은 phenylethanolamine N-methyltransferase (PNMT)에 의해서 adrenaline으로 변환되어 소포 내에 저장된다. 즉, 부신수질(adrenal medulla) 세포에서는 소포내의 noradrenaline의 세포질로의 이동 및 확산이 이루어 지며 noradrenaline으로부터 생성된

adrenaline도 세포 외 유출을 통해 분비될 때까지 소포 내로 이동하여 저장된다. 부신수질에 분포된 교감신경의 절후세포(postganglionic neuron)는 축삭섬유가 없으며, 전달물질을 직접 혈류(bloodstream)로 분비하므로 부신수질은 내분비선(endocrine gland)이며, 절전섬유의 흥분에 따라 분비되는 물질은 주로 adrenaline이지만, noradrenaline 및 dopamine과, 신경펩티드(neuropeptide) 및 ATP 등도 소량 분비된다.

Catecholamine과 이와 비슷한 작용을 보이는 교감신경작용약(sympathomimetics)들은 심장의 박동과 수축, 혈관과 기관지의 수축과 이완, 인슐린 분비 그리고 지방의 분해 등에 관여한다. 이러한 효과들을 이용하여 교감신경작용약들은 고혈압, 협심증, 우울증 치료제, 기관지 천식 등의 질환 치료에 널리 응용되고 있다.

2) 교감신경계 작용약물

교감신경계 작용 약물들의 약리학적 효과들은 (1) 아드레날린성 수용체에 직접 작용하는 내인성 catecholamine과 (2) catecholamine의 합성, 저장, 대사 등의 각 단계에서의 서로 다른 작용기전을 보이는 약물, 그리고 (3) 내인성 catecholamine의 작용과 유사한 교감신경 자극효과를 보이는 교감신경흥분제(sympathomimetic drugs) 및 (4) 그 반대 효과를 나타내는 교감신경억제제(sympatholytic drugs)로 구분할 수 있다(표 15-2). 그러나 이러한 분류들은 각각의 교감신경계 작용 약물들의 작용기전을 이해하는데 그 목적이 있으며 본래의 약리학적 효과들은 교감신경흥분제와 교감신경억제제의 두 가지 약물로 단순하게 구분할 수 있다. 즉, 예를 들어 교감신경흥분제로 작용하는 특정 약물들은 α-혹은 β-아드레날린성 수용체에 직접 작용하여 효과를 나타내기도 하지만 catecholamine의 합성, 저장, 대사 등의 각 단계에서 다른 작용기전을 통하여 간접적으로 작용하기도 한다.[18]

(1) 내인성 catecholamine (endogenous catecholamine)

Adrenaline과 noradrenaline 및 dopamine 등은 α와 β-아드레날린성 수용체 모두에 직접 작용하며, 수용체들에 대한 효과는 이 신경전달물질들의 농도에 따라 달라질 수 있다. 내인성 catecholamine들은 뒷 부분의 교감신경흥분제에서 함께 설명된다.

(2) Catecholamine의 합성, 저장, 대사, 등의 각 단계에서 서로 다른 작용기전을 보이는 약물

아드레날린성 수용체에 직접 작용하여 교감신경 자극 효과를 나타내는 직접 작용 amine들인 adrenaline 및 noradrenaline과 달리 이 약물들은 대부분 간접작용 amine들로서 catecholamine이 아니다. 이들은 교감신경 말단에서 흡입되어 저장 catecholamine을 분비시키는 등 간접적으로 작용을 나타내게 된다. 따라서 이들의 작용은 교감신경을 절단하거나 교감신경 말단의 catecholamine 저장을 고갈시킨 상태에서는 소실되거나 약화된다.

① catecholamine 합성 억제제

α-methyltyrosine은 모든 내인성 catecholamine 합성의 전구물질인 tyrosine으로부터 catecholamine이 생성되는 단계에 중요한 역할을 하는 tyrosine hydroxylase를 억제한다. Catecholamine 합성 억제제들은 catecholamine 합성 과정 중 작용 단계마다 선택성이 약해서 임상적 사용은 제한적이지만 α-methyltyrosine은 adrenaline과 noradrenaline을 분비하여 심각한 고혈압을 초래하는 갈색세포종(pheochromocytoma)의 치료에 이용되며 또한 α-methyldopa는 투여 시 tyrosine hydroxylase를 억제하는 가성 전달물질(false neurotransmitter)로 작용하는 α-methylnoradrenaline으로 되므로 고혈압의

치료에 사용되고[19] cardidopa는 catecholamine 합성에는 별로 영향이 없지만 dopa decarboxylase에 영향을 주어 체내 dopamine을 증가시켜 파킨슨병(parkinsonism) 치료에 이용된다.

② catecholamine 저장 억제제

이 약물들은 합성된 catecholamine이 교감신경 말단의 소포로 이동, 저장되거나 분비된 후 수용체 자극효과를 나타낸 후 다시 교감신경 말단으로 재흡수 되는 과정 등에 영향을 주어 교감신경 억제효과를 갖게 된다. 그러나 일부 약물의 경우 작용 과정 중 초기에는 catecholamine의 분비를 증가시켜서 교감신경의 자극 효과가 나타나기도 한다.

가. 소포로의 이동

신경세포 말단에서 합성된 catecholamine은 소포성 모노아민 전달체(VMAT)에 의해 연접소포로 옮겨지는데(uptake-2) reserpine은 바로 이 소포성 모노아민 전달체와 결합하고 비가역적(irreversible)으로 손상시킴으로써 catecholamine이 소포 내에 저장되는 것을 방해한다. 저용량의 reserpine에서는 소포로부터 세포질로 catecholamine이 분비되기도 하지만 MAO에 의해 파괴되므로 catecholamine 저장은 고갈되고 교감신경 자극효과는 억제된다. 이러한 효과로 reserpine은 과거에 고혈압 치료제로 사용되었으나 비가역적인 작용의 성질과 이와 연관된 정신과적 부작용 때문에 현재는 잘 사용하지 않는다. 고용량의 reserpine은 소포로부터 catecholamine의 분비가 MAO의 파괴능력 보다 과도하게 이루어지게 하므로 교감신경 말단의 세포질내의 catecholamine 양의 농도가 높아지고 따라서 연접틈새(synaptic cleft)로의 분비가 이루어지게 된다. 따라서 이러한 경우에는 reserpine도 가역적이지만 교감신경 자극과 유사한 효과를 초래하게 된다.

나. 소포내 저장

Tyramine, amphetamine, ephedrine 등은 약물들에 따라 그 작용 효과의 정도는 차이가 있으나 모두 연접 전 교감신경 말단으로 흡수(uptake-1)된 후 소낭 내 내인성 catecholamine을 대체시켜(displace), 결과적으로 이 catecholamine이 신경세포 말단으로부터 분비되게 함으로써 간접적으로 교감신경 흥분효과를 나타낼 수 있는 교감신경작용약(sympathomimetics)이다. 그 밖에 이들 약물들은 소낭에서 분비된 catecholamine의 대사를 억제하여(MAO inhibition) 교감신경 흥분 효과를 나타낼 수 있으며, 또한 말초의 아드레날린성 수용체에 직접 작용하여 효과를 나타내기도 한다.

Guanethidine 및 bretylium은 norepinephrine transporter(NET)에 의해 연접 전 교감신경 말단으로 흡수(uptake-1)된다는 점에서 약물 투여 초기에는 tyramine 등의 간접적 교감신경 유사약물과 그 작용이 비슷하나 이들 약물들은 결국은 소포에 축척 되어 catecholamine을 대체하고 고갈시켜 세포외 분비를 차단한다. 따라서 guanethidine은 아드레날린성 수용체 자극효과는 초래하지 않고 아드레날린성 신경세포 차단제(adrenergic neuron blockers)로 작용한다. 이러한 교감신경 억제효과를 이용하여 고혈압 치료 약물로 사용되어 왔으나 동시에 guanethidine은 심혈관계 억제로 직립성 저혈압(orthostatic hypotension)을 초래할 수 있다.

다. Catecholamine 재흡수

이 약물들은 절전교감신경말단으로의 catecholamine 재흡수(uptake-1)를 억제하여 연접틈새에 남아 있는 catecholamine의 양을 증가시켜 강한 교감신경자극 유사효과를 나타낸다. 삼환계 항우울제(tricyclic antidepressant)인 amitriptyline과 imipramine, 그리고 amphetamine, cocaine 등이 여기에 해당하는 약물들이다. 따라서 삼환계 항우울제의 이러한 작용기전은 위에서 언급된 guanethidine의 작용을 차단한다.

③ Catecholamine 대사 억제제

절전교감신경말단으로 재흡수된 catecholamine

은 세포질 내에서 MAO (MAO-A and -B)에 의해서 파괴된다. MAO 억제제(MAO inhibitors, MAOIs)는 교감신경세포에서 분비될 수 있는 catecholamine을 증가시키지만 연접틈새로 분비된 catecholamine은 대부분 재흡수 되므로 교감신경자극효과는 크지 않다. MAO 억제제로는 phenelzine, iproniazid, selegiline등이 있으며, phenelzine은 항우울제로 그리고 selegiline은 파킨슨병(Parkinsonism)의 치료제로 이용된다.

(3) 교감신경흥분제(Sympathomimetic drugs)

아드레날린성 수용체에 직접 작용하여 교감신경이 자극되었을 때의 효과와 비슷한 작용을 하는 약물들인 교감신경흥분제는 대부분 카테콜 유도체이며 이들을 catecholamine이라고 한다(표 15-2). 이들 중 대표적인 것으로 epinephrine, norepinephrine, isoproterenol, dopamine, phenylephrine 등이 있으며, phenylephrine은 직접작용 amine이기는 하나 catecholamine은 아니다. 이러한 직접 작용 교감신경흥분제는 α-수용체와 β-수용체, 그리고 각각의 수용체의 아형(subclass) 중의 하나 혹은 그 이상의 수용체에 작용하여 생리적 효과를 나타낸다.

가. α-수용체와 β-수용체 작용제

Epinephrine, 혹은 adrenaline은 catecholamine의 일종으로서, 주로 부신수질(adrenal medulla)에서 생성되며, 기타 생체의 크롬 친화성 조직에서도 생성된다. 과거에 이것을 교감신경에서의 자극전달물질로 생각하였던 데서 연유되어 교감신경을 아드레날린성 신경이라고 부르고 있다.

Epinephrine은 norepinephrine과 마찬가지로 비특이적으로 생체의 α-수용체를 자극한다. Epinephrine은 강력한 혈관수축제인 동시에 β-수용체에도 작용하여 생체 투여 후 또는 분비 시 수축기 혈압의 상승을 초래한다. 심혈관계에 대한 이러한 효과는 심장의 수축력과 박동속도를 증가시키고, 관상동맥을 이완시키기 때문이다. Epinephrine의 효과는 심혈관계에 대한 α-수용체와 β-수용체 외에도 체내 주요 기관들을 비롯한 여러 부위에 작용 하며, 그 효과는 생체 각 부위의 수용체 분포 상태에 따라 다르게 나타날 수 있다. Epinephrine은 α-수용체를 가지고 있는 피부 점막과 신장의 세동맥(arteriol) 등은 수축시키지만, 골격근의 혈관과 같은 일부 혈관에서는 확장을 일으킨다. 이것은 골격근 세동맥의 β-수용체에 대한 영향이며 결과적으로 전신 말초저항은 감소할 수 있으며 이완기 혈압은 하강한다. Epinephrine은 심각한 기관지 평활근의 수축에 의한 기관지천식 환자에서 평활근의 이완으로 현저한 기관지 확장을 일으키며, 또한 기관지 점막의 혈관 수축을 일으켜 충혈을 억제하기도 한다.

임상적으로 epinephrine은 심각한 저혈압이나 심정지, 두드러기, 기관지 천식, 신경혈관성 부종 등에 사용되며, 또한 국소마취 혹은 경막외 마취나 신경차단 같은 부위 마취 시 국소마취제와 혼합하여 사용하는 경우 주사 부위의 국소혈관을 수축시켜 마취제의 작용시간을 연장하고 급성독성(acute toxicity)에 의한 부작용을 예방할 수 있다.

Epinephrine은 위장관에서 쉽게 분해되므로 호흡기를 통해 흡입하거나 주사하여야 한다. Epinephrine은 주요 부작용에는 급성 고혈압에 의한 폐부종 같은 합병증들이 있으며 halothane 등의 chlorinated hydrocarbon에 의한 전신흡입마취제와 함께 사용하는 경우 심장의 감작(sensitization)에 의하여 부정맥이 초래될 수 있다.

Norepinephrine, adrenaline, levarterenol은 catecholamine의 일종이며, 이는 아드레날린성 신경세포, 즉 교감신경말단에서 분비된다. β-수용체에 대한 자극작용도 갖는 것으로 알려져 있지만 주로 α-수용체에 대해 유사한 자극효과를 나타내게 되며, α-수용체가 차단되었을 때는 β-수용체에 대한 효과가 현저해진다.

Norepinephrine은 피부와 내장점막 혈관을 수축시킴으로써 수축기 및 이완기 혈압이 모두 상승하며, 혈관 수축으로 인하여 말초혈관 저항이 상승하여 신장 및 내장, 뇌, 간 등의 혈류량이 감소하게 된다. 이러한 혈압 상승에 대한 보상작용으로 미주신경반사(vagal reflex)가 나타나며 심장의 박동속도가 느려지게 된다(reflex bradycardia). 이러한 미주신경반사는 norepinephrine의 심장에 대한 양성 수축촉진효과(positive inotropic effects)에는 변화를 주지 않지만 직접적인 양성 심박수변동효과(positive chronotropic effects)에는 영향을 주게 된다. 임상적으로 심한 저혈압으로 인한 조직의 혈액 관류를 위해 사용되며 부작용으로는 주로 혈압 상승 시 두통, 구토 등이 있으며, 심한 혈압 상승의 경우 뇌출혈, 폐부종 등이 발생될 수 있다.

Dopamine은 norepinephrine의 합성 직전의 전구물질이며 dopamine 수용체를 활성화하여 혈관 확장을 유발하고 신장의 혈류량을 증가시킨다. 빠른 속도로 투여 시 혈관의 α-수용체를 자극하는 효과도 있지만 주된 효과는 심장의 β-수용체에 대한 것이며 낮은 용량에서 말초 혈관저항은 감소될 수 있다. Dopamine은 중추신경계에도 효과를 나타내며 파킨슨병(Parkinsonism)의 치료에 중요하다. Dobutamine도 dopamine과 마찬가지로 α-수용체와 β-수용체에 함께 작용한다.

나. α-수용체 작용제

Phenylephrine은 β-수용체에는 거의 작용하지 않으며 순수하고 강력한 α-수용체 효능제이다. 따라서 심혈관계에 대한 작용은 norepinephrine과 같이 광범위한 말초 혈관저항 증가로 혈압을 상승시키므로 저혈압이나 쇼크 상태에서 사용하지만 피부와 신장의 혈류 저하를 초래한다. 주로 정맥 주사로 투여되며 국소분무(topical spray)로 코 점막 충혈의 치료(nasal decongestant)나 안과 수술 시 산동제(mydriatic)로도 사용될 수 있지만, 많은 용량을 사용하는 경우 폐부종이나 심정지 같은 전신적인 부작용의 가능성도 있다.[20] 카테콜 유도체가 아니므로 COMT에 의해 대사되지 않으며 작용 시간은 catecholamine보다 더 길다.

Methoxamine은 phenylephrine과 마찬가지로 α-수용체 작용 효능제이며 척추마취 시 발생하는 저혈압의 치료에 처음 사용되기 시작하였고 그 약리학적 효과도 비슷하지만 phenylephrine보다 작용 시간은 더 길다. 고용량을 사용하는 경우 β-수용체에 대한 차단 작용이 나타나며 미주신경으로부터 유래하는 서맥이 초래되므로 임상적 사용은 제한된다.

Clonidine은 대표적인 α_2-수용체 작용 효능제이며 과거에 고혈압의 치료에 사용되었으며 그 밖에 진정, 진통 등의 효과로 통증치료와 경막외마취의 작용시간 연장을 위해서 임상적으로 광범위하게 이용되었으나[9,12] 교감신경성 활동의 감소 및 미주신경반사에 의한 서맥이 나타날 수 있으므로 현재은 잘 사용하지 않고 있다.

Dexmedetomidine은 중추성으로 작용하는 α_2-수용체 작용제이며 β_3-아드레날린성 수용체에 대한 효과도 존재하므로 심혈관 질환의 치료에도 이용 가능한 것으로 보인다.[21] 또한 자극에 대한 빈맥과 혈압의 상승을 둔화시키며[22,23] 진통과[11,24] 진정효과를[25] 가지므로 중환자실 치료 중의 기관내 삽관이나 지속적 정맥주사를 통한 진정에 이용 할 수 있다.[26]

다. β-수용체 작용제

Isoproterenol, isoprenaline은 매우 강력한 β-수용체 작용제이며 catecholamine의 일종이다. 임상적인 사용에 있어서는 최초로 합성된 β-수용체 작용제이며 α-수용체에는 거의 작용하지 않는다. α-수용체에 대한 효과는 β-수용체가 차단된 상태에서 제한적으로 일부 장기에서 나타나고 일반적으로 β-수용체 작용제들은 β_1-과 β_2-수용체에 대한 선택성은 없는 비선택적 β-수용체 작용제이다. 따라서 기관지천식의 치료 시 기관지 평활근의 이완뿐 아니라 예기치 않은 심장의 부작용도 초래하므로 주의를 요하며 현재는 isoproterenol 보다 선택적인 β_2-수용체 효능제가 사용되고 있다.[27] 그 밖에 호흡기계에 대해서는 호흡중추를 자극하여 호흡을 빠르고 깊게 하는 작용이 있다. 심혈관계에 대한 작용은 심근의 수축력과 심박동수의 증가에 의한 심박출량의 증가이다. 심근의 수축력은 β_1-수용체에 의해 주로 영향을 받지만 심박동수는 β_1-수용체와 β_2-수용체의 자극에 의해 조절된다.[28,29] 또 관상동맥과 골격근 동맥을 이완시키지만 피부, 신장 및 장막 혈관에 대한 작용은 크지 않다. 따라서 이완기 혈압은 하강하나 평균 혈압은 심박출량의 증가로 인하여 하강하지 않는다. 심혈관계에 대한 작용에 있어서도 dobutamine으로 그 사용이 점차 감소하고 있다.[30]

Isoproterenol은 위장관으로 투여 시 점막에서 빠르게 흡수되고 간에서 COMT에 의해 광범위한 대사 과정을 겪게 되므로 정맥으로 지속 투여된다. 또한 분무나 설하 투여에 의해서도 잘 흡수된다. 부작용으로는 가슴 두근거림, 두통, 걱정과 불안, 진전 그리고 피부 홍조(skin flush), 심장박동의 증가, 부정맥, 협심통 등을 일으킬 수 있고, 실험동물에서는 장기간의 사용으로 심근경색을 일으키기도 하였다.

Salmeterol은 장시간 지속적으로 β_2-수용체를 자극하며 기관지 확장을 일으킨다. 기관지 협착의 신속한 치료는 어렵지만 예방적으로 투여 시 장시간 협착을 방지 할 수 있다. Metaproterenol과 terbutaline, albuterol 등도 기관지수축 및 기도 폐쇄 질환에 사용하는 서로 비슷한 β_2-수용체 작용제 들이다.

(4) 교감신경억제제(Sympatholytic drugs)

아드레날린성 수용체 차단제(receptor blockade)들의 다양한 생리학적 및 병태생리학적 효과는 작용하는 α-수용체 또는 β-수용체에 대한 선택성에 따라 다양한 효과를 보인다(표 15-2). 이 약물들은 수용체들을 선택적으로 차단함으로써 norepinephrine이나 간접 작용 아민(amine)들의 효과를 차단한다. α-수용체 차단제는 α-수용체(α_1과 α_2)와 결합하는 내인성 catecholamine을 차단하여 혈관수축을 방해하고 말초저항을 감소시켜 혈압을 낮춘다. β-수용체 차단제는 catecholamine의 β_1-수용체를 통한 심장에 대한 효과, 즉 심근수축력과 심장 박동수 증가 효과를 방지하여 고혈압 환자에서 혈압을 조절하는 효과가 있다. 또한 비선택적으로 β_2-수용체를 차단하여 기관지 평활근을 수축시킴으로써 기관지 천식 등의 기도폐쇄 질환에 위험을 초래할 수 있다.

① α-수용체 차단제

Phenoxybenzamine은 화학적으로 nitrogen mustards와 비슷한 성질을 가진 알킬화 약물이다. α-수용체(α_1과 α_2)를 비가역적으로 광범위하게 차단하여 장시간 효과를 나타낸다. α_1-수용체에 대한 효과는 말초 저항의 점차적인 감소이다. 치료용량에서 주로 심혈관계에 대한 효과를 나타내어 혈압이 하강하며, 따라서 반사적인 심박수의 증가를 보인다. 심박수의 증가는 α_2-수용체의 차단의 결과 신경세포에서 norepinephrine이 다량 분비되어 β_1-수용체를 자극하기 때문이다. 혈장량이 부족하거나 고혈압 상태의 경우에서는 혈압 하강이 현저하고 기립상태에서 투여할 경우[31] 그 효과가 더 뚜렷하다. Phenoxybenzamine과 같이 수용체에 비가역적으로 결합하는 약물의 경우 약물이 혈장으로부터 소실된 후에도 약물의 효과가 장시간 지속될 수 있고 수용체 차단 후 수용체 반응성의 회복은 새로운 수용체의 합성에 의존한다. Phenoxybenzamine의 경우 약물의 효과가 3~4일간 지속되므로 약물 투여 환자의 선택에 주의를 요한다. 약물의 투여는 경구적으로나 주사의 방법에 의한다. Phenoxybenzamine은 α-수용체 뿐만 아니라 히스타민(H_1), acetylcholine 및 serotonin 수용체 등도 차단하게 된다. 소량을 투여하면 진정효과를 나타내지만, 다량을 투여하면 중추신경계로 흡수되므로 구역 및 구토, 호흡증가, 경련 등도 발생할 수 있다. 교감신경계에 대한 직, 간접적 효과로 인해 양성 전립성 폐색의 치료에 사용되기도 하지만 주로 갈색세포종(pheochromocytoma)의 수술 전 치료제로 사용되고 있다.[32]

Phentolamine은 α-수용체에 대한 비선택적이고 강력한 경쟁적(competitive) 차단제이다. Phenoxybenzamine과 비슷한 심혈관계 효과를 보이지만 α-수용체 차단 효과는 짧고 가역적이다. 약리작용은 tolazoline과도 비슷하여 혈관 평활근의 α_1-수용체와 일부의 α_2-수용체를 차단하여 말초저항을 감소시킨다. 평활근 이완작용뿐만 아니라 내인성 교감신경 자극작용을 가지고 있어서 정맥주사 후에 심한 빈맥과 가슴 두근거림, 부정맥, 심근 허혈 등이 나타날 수 있다. 다른 부작용들로서는 비충혈, 구역, 구토, 설사 등이 경구투여 시에 나타날 수 있다. 임상적 적응증은 갈색세포종(pheochromocytoma)의 수술 전 처치이다.

Tolazoline은 phentolamine과 약리학적으로 비슷한 약물로 과거에 신생아에서 지속적인 폐고혈압의 치료에 사용되었으나 산화질소(nitric oxide, NO)의 사용이 활발해지면서 현재는 사용하지 않는다.[33]

Prazosin은 α_2-수용체보다 1,000배 정도의 강한 결합력으로 α_1-수용체를 선택적으로 차단함으로써 세동맥과 세정맥 모두의 평활근의 이완을 초래하며 결과적으로 말초혈관저항과 정맥환류량이 감소한다. 이러한 약리학적 성질을 이용, 울혈성 심부전과 고혈압의 치료에 사용된다. 초기 사용 시 기립성 저혈압(orthostatic hypotension)을 초래 할 수 있으며 경구 투여 후 간에서 광범위한 대사를 거치므로 생체 이용률(bioavailability)은 50% 이하이다.

나. β-수용체 차단제

Propranolol은 epinephrine 등의 교감신경작용제들의 β-수용체에 대한 효과를 경쟁적으로 차단한다. 심혈관계에 대한 작용은 심장의 수축속도를 느리게 하며, 심박출량과 수축기 동맥압을 저하시키므로 좌심방의 부담을 감소시키며, 심방의 용적을 커지게 한다. 이 같은 효과는 기립상태에서 뚜렷하며, 운동 시에는 그 효과가 더욱 현저해진다. 다량의 propranolol은 심근에 대하여 세포막 안정효과나 quinidine-like effect을 나타낸다. 호흡기계에 있어서 propranolol은 기관지 평활근의 β-수용체를 차단하여 기도 저항이 상승하므로, 기관지 천식, 만성 기관지염 등과 같은 호흡기 질환을 가진 환자에게는 주의를 요한다. Propranolol은 경구 투여가 가능하지만 주로 정맥주사로 이용되며 심부전증 환자에서는 주의가 필요하다. 또한 지질용해도가 높아서 혈장농도에서 중추신경계로 널리 분포되므로 졸림 등의 증상이 나타난다.

Nadolol과 timolol도 propranolol과 마찬가지로 α-수용체에 대한 차단효과 없이 β_1-수용체와 β_2-수용체에 동일하게 작용하며 협심증과 고혈압의 치료제로 사용된다..

Labetalol과 carvedilol은 α_1-수용체와 β-수용체의 두 가지 수용체 모두에 비선택적 차단제로 작용하며 고혈압의 치료에 사용된다. Labetalol은 갑작스런 혈압 상승에 그 사용이 증가되고 있으며 carvedilol은 만성심부전 환자의 이환률과 사망률을 감소시킨다고 알려져 있다. 이 두 가지 약물들의 혈압 하강 작용은 α_1-수용체 차단에 의한 혈관의 이완과 β_1-수용체 차단 효과인 교감신경에 의한 반사적인 빈맥 예방 효과에 기인한다.

Practolol은 β_1-수용체의 선택적인 차단제이며 다른 β-수용체 차단제들과는 달리, 기관지 평활근의 β-수용체를 차단하지 않는 용량에서 우선적으로 심장에 대한 isoproterenol과 epinephrine의 작용을 차단하는 효과가 있다. 부작용으로는 경화성 복막염, 건선형 발진, 전신성 홍반성 낭창 등이 있으며 안구 건조증 등의 안질환을 유발하기도 한다.

Esmolol과 atenolol, metoprolol 등은 모두 β_1-수용체의 차단제이지만 반감기가 서로 달라 치료의 적응증이 구분된다. Esmolol은 갑상샘중독발작(thyroid storm)이 발생한 경우 신속한 β-수용체 차단 효과를 나타내며 metoprolol은 심근경색증이 처음 발생한 경우 환자의 생존률을 증가시킨다.

Tolamolol과 acebutalol은 최근에 소개된 약물로서, 심장에 선택적으로 작용한다고 한다.

6. 부교감신경계와 부교감신경계 작용약물

1) Acetylcholine의 합성, 저장, 분비 및 가수분해

부교감신경의 절전섬유에서 분비된 acetylcholine은 자율신경절의 니코틴성 수용체에 작용하지만, 절후섬유에서 유리된 acetylcholine은 말초 부교감신경과 효과기관 간의 이음부의 작동세포에 있는 무스카린성 수용체에 작용한다. 따라서 이 말초 주효세포에서의 acetylcholine의 작용은 무스카린성 작용이라고 하며, muscarine은 버섯 등에 주로 함유되어 있는 알칼로이드(alkaloid)로서, 부교감신경 말초에서 acetylcholine과 비슷한 효과를 나타낸다.

Acetylcholine은 부교감신경계의 콜린성 약리작용의 주요 물질로서 그 기능이 다양하고 복잡하며 중요한 생리학적 작용을 가지고 있다. 그러나 그 작용 경로와 부위 등이 자율신경계와 중추신경계 그리고 신경근육 이음부 등 매우 복잡하게 산재되어 있어 약리학적 중재가 제한적이고 비특이적인 (nonspecific) 면을 보이고 있다.

Acetylcholine에 의하여 자극이 전달되는 콜린성 자극 전달과정은 acetylcholine의 합성, 저장, 유리, 수용체와 상호작용, acetylcholinesterase(AChE)에 의한 가수분해(hydrolysis)로 요약할 수 있다. Acetylcholine은 세포질 내에서 acetyl coenzyme A와 choline으로부터 choline acetyltransferase(ChAT)에 의해 합성된다(그림 15-3). Acetylcholine 합성 전 choline은 고친화성 sodium-choline 공동운반체(sodium-dependent transporter, ChT)에 의해 연접 전 신경말단으로 이동되고 이 단계는 hemicholinium에 의해 억제된다. 합성된 acetylcholine은 항콜린성(anticholinergic) 물질의 일종인 vesamicol에 의해 억제되는 vesicle-associated transporter에 의해 소포 내로 운반되어 ATP및 당단백(proteoglycan)등과 함께 저장된다. 신경자극에 의해 세포막이 탈분극 되면 신경세포 말단의 전압민감성(voltage-sensitive) 칼슘통로가 개방되어 칼슘이 신경세포 내로 이동하고 그 결과 소포가 신경세포막과 융합하여 소포내의 acetylcholine이 세포 외 연접틈새(synaptic cleft)로 분비된다. 분비된 acetylcholine은 연접 전 혹은 연접 후 수용체와 결합하여 효과를 나타내고 연접틈새에서의 acetylcholine의 작용은 acetylcholine이 연접 후 신경말단(postsynaptic nerve ending)에 있는 acetylcholinesterase에 의해서 choline과 acetate로 대사되면서 끝이 난다. 한편 연접틈새로의 acetylcholine 분비 과정은 연접 전 신경세포 말단(presynaptic nerve ending)에서 botulinum 독소에 의해 억제 된다.

Muscarine은 순환기계에서의 혈관을 확장시키고 심장박동을 느리게 하여 혈압을 강하시킨다. 위장관에 대해서는 평활근을 자극하여 운동과 긴장도를 증가시키며, 다량의 acetylcholine으로 위장관의 경축(spasm)과 후중기(tenesmus)를 초래한다. 또 담낭과 담도의 긴장도와 운동을 증가시킨다. 외분비선에 있어서는 일반적으로 땀샘, 침샘, 위액샘, 췌장액샘 등의 모든 외분비선을 자극하므로 분비가 증가한다. 비뇨기와 호흡기의 경우에는 기관지, 요도, 방광 등의 평활근이 자극되어 기관지 수축, 배뇨곤란 등이 일어난다. 눈에 있어서는 동공이 축소되고 원근조절능을 잃게 되며, 안압이 일시 상승하였다가 하강하게 된다.

표 15-3 부교감신경계 작용약물

약물	적응증	부작용	금기증/약물상호작용	작용기전
Acetylcholine 합성 억제제				
Hemicholinium - 3	없음(연구용)			Choline 섭취 운반체 차단
Vesamicol	없음(연구용)			ACh를 소포 내로 운반하는 ACh-H^+ 교환체 차단으로 ACh저장 방해
Botulinum 독소	무이완증, 사시 안검경련,사경 미용(주름 개선) 두통 및 기타 통증 치료	과량 투여시 호흡마비와 사망		콜린성 소포가 연접전 세포막에 결합해서 ACh 분비하는 것을 억제
Acetylcholine 분해 억제제(AChE를 억제)				
Edrophonium	중증근무력증, Eaton-Lambert 증후군 탈분극성 차단 진단	경련	임신	단시간작용(2~10분) 작용발현이 빨라서 원인 불명의 근육 쇠약 진단에 유용
Neostigmine Pyridostigmine Ambenonium	복강내 평활근의 운동 항진 (복부 팽만 치료), 녹내장 만성 중증근무력증 치료 항콜린성 약물(atropine) 중독에 의한 중추신경계 독성 치료, 근이완제 효과 길항		원인 불명의 근육 쇠약 당뇨, 천식	AChE와 불안정한 공유결합 3~6시간 효과지속, 극성 (Neostigmine은 NM수용체에 작동제로 작용)
Physostigmine	항콜린성 약물 (atropine)중독에 의한 중추신경계 독성 치료, 녹내장, 근이완제 효과 길항	경련	원인 불명의 근육 쇠약, 당뇨, 천식	AChE와 불안정한 공유결합, 3~6시간 지속, 비극성 구조는 중추신경계 항콜린성 독성 치료에 유용
무스카린성 수용체 작용제(무스카린성 수용체 활성화)				
Methacholine	기관지천식 진단	미주신경 모방제로 작용		AChE에 의한 가수분해에 저항성
Carbachol	녹내장, 축동제		전신적으로 투여금지 (자율신경절에서의 니코틴성 효과)	니코틴성 작용 있음
Bethanechol	위장관과 요로의 운동 촉진(수술 후 또는 분만 후 신경성 방광에 대한 운동성 항진)	심장차단, 실신, 심정지		니코틴성 작용 없음
Pilocarpine	축동제, 입안마름증	천식, 녹내장		

약물	적응증	부작용	금기증/약물상호작용	작용기전
니코틴성 수용체 작용제(니코틴성 수용체 통로 개방)				
Succinylcholine	수술 또는 기관 삽관시 근육이완	악성 고열 과칼륨혈증 횡문근 융해 근육통	화상, 근육병증 신경근육 이음부 질환	단시간 작용 탈분극성 차단제 짧은 기관 삽관 시 근육이완에 유용
무스카린성 수용체 차단제(무스카린 수용체를 선택적으로 차단)				
Atropine	서맥, 마취전 전처치 콜린성 독성 차단 산동제	구강 건조 빈맥, 변비 시력 감퇴	협각 녹내장	주로 무스카린성 작용, 일부 니코틴성 작용
Scopolamine	항구토, 멀미		협각 녹내장	중추신경계 효과
니코틴성 수용체 차단제(니코틴성 수용체를 선택적으로 차단)				
Tubocurarine	수술을 위한 근육이완	부정맥, 저혈압	Bromide에 대한 과민반응	장시간 작용 비탈분극성 신경근육 차단제
Pancuronium				
Vecuronium				중시간 작용 비탈분극성 신경근육 차단제
Rocuronium				
Mivacurium				단시간 작용 비탈분극성 신경근육 차단제

2) 부교감신경계 작용약물

부교감신경계 작용 약물들은 (1) acetylcholine의 합성, 저장, 분비 등의 각 단계에서 서로 다른 작용기전을 보이는 약물 (2) anticholinesterase (3) acetylcholine의 작용과 유사한 부교감신경 자극효과를 보이는 부교감신경흥분제(parasympathomimetic drugs = cholinomimetic drugs) 및 (4) 그 반대 효과를 나타내는 부교감신경억제제(parasympatholytic drugs)로 구분할 수 있다(표 15-3).

(1) Acetylcholine의 합성, 저장, 분비 등의 각 단계에서 서로 다른 작용기전을 보이는 약물

Acetylcholine의 합성, 저장, 분비 억제제는 최근에 임상적으로 사용되기 시작했다.

Hemicholinium-3는 choline에 강한 친화력을 가진 운반체를 차단하며, acetylcholine 합성에 필요한 choline의 섭취를 방해한다.

Vesamicol은 acetylcholine을 소포 안으로 이동시키는 데 필요한 Ach-H+ 교환체를 차단하여 acetylcholine의 저장을 방해한다. 그러나 이 두 약물은 오직 연구 목적으로만 사용된다.

Botulinum toxin은 *Clostridium butulinum*에 의해 생산되며, synaptobrevin을 분해하여 연접부위 소포가 연접 전 축삭 말단 막과 결합하는 것을 방해한다. 이러한 마비 유도의 속성은 사경, 무이완증, 사시, 안검경련 등과 같이 근육의 탄력이 증가되어 있는 몇몇 질환의 치료제로 사용될 수 있게 한다. 또한 botulinum toxin은 최근 미용목적으로 주름 치료에 사용되고 있으며, 다양한 두통과 통증 증후군의 치료에도 사용이 증가하고 있다.

(2) Anticholinesterase

여기에 속하는 약제들은 acetylcholinesterase에 결합하여 억제하며 연접틈새로 유리되는 acetylcholine의 농도를 상승시킨다. 이렇게 축적된 acetylcholine은 근처에 있는 콜린성 수용체를 활성화 시킨다. 이 분류의 약제들은 간접 활성 acetylcholine 수용체 작용제라고 불리는데, 보통 수용체를 직접적으로 활성화 시키지 않기 때문이다. 하지만 몇몇의 acetylcholinesterase 억제제는 수용체에 직접 작용하기도 하며 그 예로 neostigmine을 들 수 있다. Neostigmine은 acetylcholinesterase를 차단할 뿐만 아니라 신경근 접합부에 있는 acetylcholine 수용체를 활성화 시킨다.

Acetylcholinesterase 억제제는 신경근육이음부에서의 전달을 증가시키고, 부교감신경계의 긴장도를 증가시키며, 또한 중심 콜린성 활성도를 증가시킨다. Acetylcholinesterase 억제제는 내인성 acetylcholine의 활성도를 증가시키기 때문에, acetylcholine 또는 acetylcholine 수용체의 일차적인 양적 부족으로 인한 신경근육이음부의 질환에 특히 유용하다. 중증근무력증은 무스카린성 수용체에 대한 항체가 생성되는 질환이다. 이 항체는 무스카린성 수용체 내재화를 유도하며 acetylcholine의 수용체 활성화 능력을 차단한다. 결과적으로 중증근무력증 환자는 유의한 근무력을 보이게 된다. Eaton-Lambert syndrome 또한 근무력이 특징인데, Ca^{2+} 통로에 대한 항체에 의해 유발된다. 축삭 말단의 탈분극에 의한 연접 전 Ca^{2+} 유입과 이에 따른 acetylcholine의 유리가 모두 약화된다. Acetylcholinesterase 억제제는 내인성 acetylcholine의 유리를 증가시켜 이와 같은 질환의 증상을 개선시킨다. Acetylcholine은 니코틴성 수용체에 결합하여 근세포의 탈분극을 유도하기 때문에 acetylcholinesterase 억제제는 succinylcholine과 같이 지속적인 탈분극을 유도하여 마비를 야기하는 약물과 같은 작용을 역전시키기에 효과적이지 않다. 사실 acetylcholinesterase 억제제는 충분하게 과용량을 사용하게 되면 탈분극 차단으로 야기된 기존의 근무력과 마비를 악화시킬 수 있다. 그래서 치료를 시작하기 전에 근무력의 원인을 파악하는 것이 중요하다. 이러한 진단 목적으로는 edrophonium과 같이 단기간 작용 약물을 사용하는 것이 바람직하다.

Edrophonium은 효소의 활성화 부위에 가역적으로 연계하여 acetylcholinesterase를 억제하는 단순 알코올 구조이다. 알코올과 acetylcholinesterase의 상호 작용 시 비공유하는 성질이 있어, 효소-억제제 복합체는 2~10분 정도만 유지되며, 상대적으로 빠르고 완전하게 가역적인 차단을 초래한다. 중증근무력증 환자의 진단목적으로 edrophonium과 같이 단기간 작용하는 약물이 사용된다. Edrophonium은 수용체의 차단이 경쟁적인 acetylcholine 수용체 차단제에 의한 것일 때, 또는 중증근무력증, Eaton-Lambert 증후군 등과 같은 질환 일 때 근무력을 완화시킬 수 있다. 반대로 edrophonium을 투여함에도 불구하고 근력이 감소한다면 탈분극 차단을 의심해야 하며, 중증근무력증의 만성적 치료를 위해서는 pyridostigmine, neostigmine과 같은 장기간 작용 약제가 선호된다. 예전에는 심실상성 빈맥의 치료제로 사용되었지만 현재 아데노신(adenosine)이나 칼슘통로차단제(calcium channel blocker) 등의 새로운 약물로 대체되었다.

Neostigmine은 carbamic acid ester구조로서 acetylcholinesterase에 의해 가수분해되며 약물과 효소 사이에 불안정한 공유결합을 한다. 하지만 이러한 반응은 acetylcholine보다 많은 단계를 거쳐 느리게 일어나게 된다. 그 결과 효소-억제제 복합체를 약 15~30분의 반감기를 보이며, 효과적인 억제작용은 3~6시간 정도 지속된다. 중증근육무력증의 장기간 만성 치료제로 사용될 수 있으며 표적 조직의 부교감신경계를 항진시켜 또 다른 치료적 효과를 갖는다. 예를 들어 위장관계에서 근육층 신경얼기

(Auerbach' s plexus)의 신경절 전달을 증진시켜 평활근의 운동성을 증가시켜 복부팽만 완화에 효과적이며 neostigmine이 주로 사용된다.

Physostigmine은 neostigmine과 같이 carbamic acid ester구조로서 acetylcholinesterase에 의해 가수분해되며 약물과 효소 사이에 불안정한 공유결합을 한다. 녹내장 환자에게 사용하면 안구에 국소적으로 잘 흡수되어 방수배출을 촉진하여 안압을 감소시킬 수 있다. Aatropine 중독은 소아에게 치명적이며 성인들에서는 지속적인 중증 행동장애와 부정맥을 야기할 수 있다. 또한 삼환계 항우울제(tricyclic antidepressant)의 과용량 복용은 심각한 무스카린성 차단을 일으키는데 이러한 약제들에 의한 muscarine 수용체의 차단은 경쟁적이며 내인성 acetylcholine의 양을 증가시킴으로써 극복할 수 있다. 그러므로 이론적으로 acetylcholinesterase 억제제는 위와 같은 효과를 역전시킬 수 있다. Physostigmine이 이러한 임상 적용 목적으로 사용되며 physostimine은 CNS를 통과하여 말초증상과 마찬가지로 중추신경증상도 역전시킬 수 있다. 하지만 physostigmine은 그 약물 자체로 위험한 중추신경계 효과를 나타낼 수 있기 때문에 체온이 위험한 수준까지 올라갔거나 매우 빠른 심실상성 부정맥인 경우에만 사용될 수 있다.

Pyridostigmine은 중증근무력증의 장기간 치료제로 사용된다. 투여량은 근력의 변화를 보면서 최적 용량을 결정해야 해야 한다

(3) 부교감신경 흥분제(Parasympathomimetic drugs = cholinomimetic drugs)

① Muscarine 수용체 작용제

구조적으로 choline esters와 알칼로이드(alkaloids)로 나뉜다. Choline esters는 대전된 강한 친수성의 분자이며, 구강을 통해 잘 흡수되지 않고 CNS에 비효과적으로 분포한다.

Methacholine은 choline esters 구조로 강한 친수성을 띄며 구강을 통해 잘 흡수 되지 않고 중추신경계에 비효과적으로 분포한다. Acetylcholine보다 acetylcholinesterase에 의해 가수분해 되는 데에 적어도 3배 이상의 저항을 갖는다. 이 약제는 심혈관계의 muscarine 콜린성 수용체에 상대적으로 선택적이며, nicotine 콜린성 수용체에 상대적으로 작은 친화력을 갖는다. Methacholine이 심혈관계 조직에 발현된 수용체를 자극할 수 있더라도 그것의 반응정도는 예측할 수 없다. 그러므로 혈관 이완제나 심장의 미주신경 모방제로서 사용하는데 제한이 된다. 일반적으로 methacholine은 천식 진단에만 사용된다.

Carbachol은 methacholine과 같은 choline esters 구조를 갖는다. 하지만 다른 choline esters 화합물과 달리 증강된 니코틴성 작용을 보인다. 이 약제는 자율 신경절에서의 예측할 수 없는 니코틴성 작용으로 인해 전신적으로 사용될 수 없다. 대신 국소 축동제로 사용될 수 있으며, 특히 녹내장 치료제로 쓰일 수 있다.

Bethanechol은 muscarine 수용체에 거의 완전하게 선택적이다. 위장관과 요로의 운동을 촉진시키며, 특히 수술 후 및 분만 후 약물관련 요폐, 저운동성 신경성 방광의 치료에 효과적이다.

Pilocarpine은 알칼로이드(alkaloid)구조로 임상에서는 축동제와 입안마름증 치료제로 사용된다.

② Nicotine 수용체 작용제 - succinylcholine 참조할 것

(4) 부교감신경억제제(Parasympatholytic drugs)

① Muscarine 수용체 길항제

Muscarine 수용체에 작용하는 항콜린성 화합물들은 부교감신경억제 효과를 나타낸다. 정상적인 콜린성 긴장을 차단하여 교감성 반응이 지배적이게 된다.

Atropine은 muscarine 수용체 길항제의 원형격으로 *Atropa belladonna*라는 식물에서 자연적으로 생성되는 3가 아민 알칼로이드이다. 위장이나 결막을 통해 흡수가 잘 되고 혈액에서 빠르게 사라지며, 반감기는 약 2시간이다. 임상적으로 안과 검사 시 산동제로 사용되며, 증상이 있는 동성 서맥을 역전시키거나 수술 전 처치제로 사용하여 수술하는 동안 과도한 침 분비와 점액분비를 억제한다. 그러나 atropine의 이러한 전처치제로서의 기능은 마취약제와 기술의 발달로 그 필요성이 점차 감소되고 있다.[34] 또한 내장기관의 외과적 상해에 의해 유도된 미주신경 반사를 차단하고, 버섯에 의한 muscarine 중독의 중화에도 사용한다. 파킨슨병에서 보이는 떨림과 경축의 치료보조제로 쓰일 수 있고 천식이나 만성폐쇄성폐질환 환자에서도 기관지 확장 능력이 있어 보조적으로 사용될 수 있다.

Scopolamine은 3가 amine으로 유의한 중추신경계 효과가 있다는 점에서 atropine과 구분된다. 민감한 사람에게서 권장량을 투여했을 때 졸림과 기억상실도 유발할 수 있다. Scopolamine은 멀미의 예방과 치료에 자주 쓰인다. 주사제나 구강제제로 투여될 수 있으나 혈중 농도의 급격한 증가와 이로 인한 원치 않은 안절부절증, 환각, 섬망 등의 중추신경계 부작용을 피하고, 느린 흡수와 항멀미 효과 기간을 늘이기 위해 경피적 첩포 형태로 발전되어 왔다. 경피적 첩포 제제는 48~72시간 정도의 지속 시간을 갖는다. 하지만 어떠한 형태의 제제든 사용되는 용량에서는 졸림과 입안마름증(xerostomia)을 유발하게 된다. 또한 경피적 첩포 제제도 중추신경에 부작용을 완전히 막을 수는 없다. Scopolamine은 또한 항암화학요법에 동반되는 오심을 개선시키는데 사용될 수 있으며, 어떠한 시술을 하는 동안 구강 분비물을 최소화하기 위해 정맥을 통해 투여될 수 있다.

Glycopyrrolate는 muscarine 수용체에 강력하게 길항하는 4가 amine 화합물이다. Atropine과 유사한 심혈관계 작용을 보이며 빈맥의 정도는 atropine보다 작지만, 적은 용량 사용시 서맥이 발생할 수도 있으므로 주의해야 한다. 침분비 억제 효과는 좋으며 atropine보다 약 2~5배 정도 긴 8시간의 지속시간을 보인다.

Reference

1. DörjeF, Levey AI, Brann MR: Immunological detection of muscarinic receptor subtype proteins (ml-m5) in rabbit peripheral tissues. Mol Pharmacol 1991; 40: 459-62.
2. Hosey MM: Diversity of structure, signaling and regulation within the family of muscarinic cholinergic receptors. FASEB J 1992; 6: 845-52.
3. Brodde OE, Konschak U, Becker K, Rüter F, Poller U, Jakubetz J, et al.: Cardiac muscarinic receptors decrease with age. In vitro and in vivo studies. J Clin Invest 1998; 101: 471-8.
4. Giessler C, Dhein S, Pönicke K, Brodde O-E: Muscarinic receptors in the failing human heart. Eur J Pharmacol 1999; 375: 197-202.
5. Rauch B, Niroomand F: Specific M_2-receptor activation: An alternative to treatment with β-receptor blockers? Eur Heart J 1991; 12(suppl F): 76-82.
6. Eglen RM, Whiting RL: Heterogeneity of vascular muscarinic receptors. J Auton Pharmacol 1990; 10: 233-46.
7. Simonds WF: G protein regulation of adenylate cyclase. Trends Pharmacol Sci 1999; 20: 66-73.
8. Malmberg AB, Yaksh TL: Pharmacology of the spinal action of ketorolac, morphine, ST-91, U50488H, and L-PIA on the formalin test and the isobolographic analysis of the NSAID interaction. Anesthesiology 1993; 79: 270-81.
9. Harada Y, Nishioka K, Kitahata LM, Kishikawa K, Collins, JG: Visceral antinociceptive effects of spinal clonidine combined with morphine, (D-Pen^2, D-Pen^5) enkephalin, or U50, 488H. Anesthesiology 1995; 83: 344-52.
10. Iwasaki H, Collins JG, Saito Y, et al.: Low dose clonidine enhances pregnancy-induced analgesia to visceral but not somatic stimuli in rats. Anesth Analg 1991; 72: 325-9.

11. Poree LR, Guo TZ, Kingery WS, Maze M: The analgesic potency of dexmedetomidine is enhanced after nerve injury: A possible role for peripheral a 2-adrenoreceptors. Anesth Analg 1998; 87: 941-8.
12. Pan HL, Eisenach JC, Chen SR: Role of spinal NO in antiallodynic effect of intrathecal clonidine in neuropathic rats. Anesthesiology 1998; 89: 1518-23.
13. Brodde OE: The functional importance of β1 and β2 adrenoceptors in the human heart. Am J Cardiol 1988; 62: 24C.
14. Lefkowitz RJ, Rockman HA, Koch WJ: Catecholamines, cardiac beta-adrenergic receptors, and heart failure. Circulation 2000; 101: 1634-7.
15. Arch JRS, Ainsworth AT, Cawthorne MA, Piercy V, Sennitt MV, Thody VE, et al.: Atypital β-adrenoceptor on brown adipocytes as a targer for anti-obesity drugs. Nature 1984; 309: 163-5.
16. McCallum JB, Boban N, Hogan Q, Schmelling WT, Kampine JP, Bosnjak ZJ: The mechanism of a2-adrenergic inhibition of sympathetic transmission. Anesth Analg 1998; 87: 503-10.
17. Castro MI, Eisenach JC: Pharmacokinetics and dynamics of intravenous, intrathecal and epidural clonidine in sheep. Anesthesiology 1989; 71: 418-25.
18. Hoffman BB: Catecholamines, sympathomimetic drugs, and adrenergic receptor antagonists. In: Goodman and Gilman' s The Pharmacological Basis of Therapeutics. 10th ed. Edited by Hardman JG, Gilman AG, Limbird LE: New York, McGraw-Hill. 2001, pp 215-68.
19. Van Zwieten PA, Thoolen MJ, Timmermans PB: The hypotensive activity and the side effects of methyldopa, clonidine and guanfacine. Hypertension 1984; 6 (SII): 28-33.
20. Groudine SB, Hollinger I, Jones J, DeBouno BA, Fisher DM: New York State Guidelines on the topical use of phenylephrine in the operating room. Anesthesiology 2000; 92: 859-64.
21. Gauthier C, Langin D, Baligand J-L: β3-Adrenoceptors in the cardiovascular system. Trends Pharmacol Sci 2000; 21: 426-31.
22. Kallio A, Scheinin M, Koulu M, Ponkilainen R, Ruskoaho H, Viinamäki O, et al.: Effects of dexmedetomidine, a selective a2-adrenoreceptor agonist, on hemodynamic control mechanisms. Clin Pharmacol Ther 1989; 46: 33-42.
23. Housmans PR: Effects of dexmedetomidine on contractility, relaxation, and intracellular calcium transients of isolated ventricular myocardium. Anesthesiology 1990; 73: 919-22.
24. Guo TZ, Jiang JY, Buttermann AE, Maze M: Dexmedetomidine injection in the locus ceruleus produces antinociception. Anesthesiology 1996; 84: 873-81.
25. Correa-Sales C, Rabin BC, Maze M: A hypnotic response to dexmedetomidine, an a-2 agonist, is mediated in the locus coeruleus in rats. Anesthesiology 1992; 76: 948-52.
26. Kamibayashi T, Maze M: Clinical uses of alpha2-adrenergic agonists. Anesthesiology 2000; 93: 1345-9.
27. Nelson HS: β-adrenergic bronchodilators. N Engl J Med 1995; 333: 499-506.
28. McDevitt DG: In vivo studies on the function of cardiac β-adrenoceptors in man. Eur Heart J 1989; 10(suppl B): 22-8.
29. Brode OE, Michel MC: Adrenergic and muscarinic receptors in the human heart. Pharmacol Rev 1999; 51: 651-90.
30. Loeb HS, Kahn M, Sandye A, et al.: Acute hemodynamic effects of dobutamine and isoproterenol in patients with low output cardiac failure. Circ Shock 1976; 3: 55
31. Carruthers SG: Adverse effects of α1-adrenergic blocking drugs. Drug Saf 1994; 11: 12-20.
32. Kinney MA, Warner ME, vanHeerden JA, Horlocker TT, Young WF, Schroeder DR, et al.: Perianesthetic risks and outcomes of pheochromocytoma and paraganglioma resection. Anesth Analg 2000; 91: 1118-23.
33. Weinberger B, Weiss K, Heck DE, Laskin DL, Laskin JD: Pharmacologic therapy of persistent pulmonary hypertension of the newborn. Pharmacol Ther 2001; 89: 67-79.
34. Jöhr, M: Is it time to question the routine use of anticholinergic agents in paediatric anaesthesia? Paediatr Anaesth 1999; 9: 99-101.

16 항부정맥제

성균관대학교 의과대학 이 상 민

마취가 진행되는 동안 부정맥은 사망의 주요한 요인이며, 마취과 의사는 주술기 부정맥 치료 원칙 및 방법에 대해 익숙해야 한다. 이 장에서는 부정맥의 화학적인 심장율동전환(cardioverter) 도구인 항부정맥제에 대하여 논하고자 한다. 표 16-1은 정맥주사가 가능한 주술기에 많이 사용되는 항부정맥제들이다. 항부정맥제는 심근의 전기생리학적 성격을 규정하는 두 가지 중요한 요소들, 즉, 1) 전도속도의 지연, 2) 재분극의 연장이라는 작용을 조절하는 데 초점을 두고 개발되었다. 1970년 Vaughan Williams, Singh 등은 항부정맥 효과의 특성을 정리하여 Vaughan-Williams 분류를 제안하였으며, 완벽하지는 못하지만 항부정맥제 분류의 가장 보편적인 분류체계로 인정되고 있다.

1. 항부정맥제 분류: Vaughan-Williams 분류[1)]

Vaughan-Williams 분류에서는 항부정맥제를 주 작용기전에 따라 4가지로 구분한다(표 16-2). 그러나 많은 항부정맥제들이 각각의 이온 통로들에 대해 반드시 선택적이지는 않고 약제의 상당수가 한 유형 이상의 통로를 차단한다는 점을 이해하도록 한다. 제1군 항부정맥제는 나트륨 통로 차단제로서 0기 탈분극을 억제하고 전도속도를 감소시키며, 나트륨 통로에 대한 역가(potency), 수용체에서의 해리속도, 부가적인 칼륨 통로 차단작용에 따라 1A, 1B, 1C로 세분화된다. 제2군은 베타 차단제, 제3군은 칼륨 통로 차단제, 제4군은 칼슘 통로 차단제이다.

표 16-1 주술기에 정맥주사로 사용되는 항부정맥제

작용 부위	심전도 변화	약제
나트륨 및 칼륨 통로	QRS 및 QT 연장	procainamide, amiodarone, quinidine
나트륨 통로	QRS 연장	lidocaine, phenytoin
베타 수용체	PR 연장	esmolol, amiodarone, propranolol, labetalol
칼륨 통로	QT 연장	bretylium, ibutilide
칼슘 통로	PR 연장	verapamil, diltiazem, amiodarone

표 16-2 Vaughan-Williams에 의한 항부정맥제의 분류

A. 제1군: 국소 마취제 혹은 나트륨 통로 차단제. 모두 부정맥 유발성(proarrhythmia)이 있다.
제1A형; 전도속도를 느리게 하고 칼륨 통로 차단 효과에 의해 재분극 연장 효과가 확실하다.
quinidine, procainamide, disopyramide
제1B형; 전도속도를 느리게 하고 재분극을 짧게 한다.
lidocaine, phenytoin, mexiletine, tocainide, moricizine
제1C형; 전도속도를 느리게 하고 재분극에 영향을 주지 않는다.
propafenone, flecainide
B. 제2군: 베타 수용체 차단제
propranolol, esmolol, labetalol, atenolol
C. 제3군: 활동 전압 연장과 재분극 연장
amiodarone, bretylium, sotalol, dofetilide, ibutilide, azimilide, dronedarone
D. 제4군: 칼슘 통로 차단제
verapamil, diltiazem

2. 작용기전[2)]

심근 세포는 활동전압의 형태 및 이의 전도속도에 따라 빠른 반응의 조직과 느린 반응의 조직으로 구분되며, 심방, 심실근 세포는 전자에 속하고 동방결절, 방실결절 등의 결절 조직은 후자에 속한다. 심방, 심실근 세포는 나트륨 이온 통로의 발달로 활동전압 발생 시 활동전압 0기 탈분극의 기울기 및 인접조직으로의 전달속도가 빠른 특징을 보이는 반면, 동방결절, 방실결절 등의 결절조직에서는 안정막 전압이 낮고 탈분극이 칼슘 이온 전류에 의해 주도되면서 활동전압 0기 탈분극의 기울기와 주위로의 흥분 전도속도가 느린 특징이 있다. 항부정맥제도 작용부위에 따라 두 범주로 크게 나눌 수 있는 데, 제1군과 제3군 항부정맥제는 주로 빠른 반응의 조직, 즉, 심방, 심실근, 부전도로(accessory pathway)의 전도에 고루 영향을 미치고 방실 결절에도 영향을 미치므로 세포막 작용 항부정맥제(membrane active antiarrhythmic drug)로 불리운다. 또한 제2군, 제3군 항부정맥제 및 adenosine, digoxin 등은 작용부위가 주로 칼슘 이온 전류에 의존적인 결절 조직이므로 방실결절 차단제라 불리운다. 심근 작용 범위에 따른 이러한 분류는 특히 심실상성 빈맥의 치료를 이해하는데 도움이 된다.

이온 통로는 여러 가지로 3차원적 형태 변화가 가능한데, 어떤 특수 이온에 대한 투과성 변화는 그 이온이 지나가는 통로의 3차원적 변화로 이루어진다. 항부정맥제들은 이온 통로의 서로 다른 구조적인 상태에 따라 친화력의 차이를 가진다. 이런 형태의 결합을 "상태의존적(state-dependent)"이라고 표현하며, 항부정맥 약물작용의 이해에 있어 "상태의존적 이온 통로 차단"이라는 개념은 중요하다.

상태의존적 이온 통로 차단의 개념을 설명하는데 나트륨 통로 차단제는 대표적인 예이다. 나트륨 통로는 활동전위 과정에 세 가지의 중요한 상태변화(열림-닫힘-비활성)를 한다. 통로는 상행각 시기에 열림 상태가 되고, 고원기에서 점차 비활성 상태로 되며, 세포막이 평형전위로 재분극됨에 따라 닫힘 상태로 다시 변화된다. 대부분의 나트륨 통로 차단제는 통로의 열림 상태와 비활성 상태에 선택적으로 결합하며 닫힘, 즉 평형 상태에는 잘 결합하지 않는다. 항부정맥제는 활동전위(심근 수축)시 통로를 차단하고 확장기 동안 통로로부터 떨어져 나온다.

허혈 조직에서 심근세포는 오랜 기간 탈분극이 된다. 나트륨 통로 차단제는 정상 조직보다 허혈성 조직을 더욱 강하게 차단하는 것으로 확인되었다.[3] 활동전위의 증가는 나트륨 통로의 비활성 상태를 연장시키므로 통로 차단 약물이 비활성 상태의 나트륨 통로에 오랫동안 접근할 수 있도록 한다. 활동전위도 길어져 있으므로 허혈 조직에서 나트륨 통로 차단으로부터 회복속도는 느리다. 나트륨 통로의 열림이나 비활성 상태에서 차단 약물의 친화력이 크고, 이로 인해 허혈 조직에 더욱 선택적으로 작용하게 되므로 부정맥 발생 부위에서 비정상적 리듬을 차단할 수 있게 된다.

3. 항부정맥제의 부정맥 유발성 (proarrhythmia)

항부정맥제를 투여 받는 환자의 5~10%에서 새로운 부정맥이 유발되거나 기존 부정맥이 악화될 수 있다.[4] 심부전, 혹은 허혈성 심질환 등 기질적 심장질환이 있는 환자에서 발생 빈도가 더 높다. 제1C군 항부정맥제 투여 시 발생하는 심실빈맥, 심실세동, 제3군 항부정맥제 투여시 발생하는 Torsades de pointes (표 16-3) 등이 좋은 예이며, 넓은 의미에서 여러 항부정맥제의 투여 시 발생하는 동기능 억제, 방실 전도 장애 등도 이러한 부정맥 약제로 유발된 부정맥에 속한다.

회귀(reentry)부정맥을 치료하려면 활동전위 전파를 차단해야 한다. 회귀 회로의 역행성 충동이 항부정맥제에 의해 완전히 사라진다면 충동은 회귀회로에 있어서 반복적으로 심근조직을 탈분극 시킬 수 없지만, 만일 충동이 완전히 없어지지 않는다면, 항부정맥제에 의한 충동전도의 감소는 또 다른 회귀 부정맥을 일으킬 것이다. "살아남은" 충동은 원래의 회귀회로를 통하거나 새로운 회로를 찾아 또 다른 회귀 부정맥을 일으킬 것이다.

4. 주요 항부정맥제

1) 제1군 항부정맥제

제1군 항부정맥제는 국소 마취제 성질을 갖거나 나트륨 통로 차단제로서 0기 탈분극을 억제하고 전도속도를 감소시키는 특징을 가지며 부정맥 유발성이 있다. 나트륨 통로에 대한 효능, 수용체에서의 해리속도, 칼륨 통로 차단 작용의 유무에 따라 다시 1A, 1B, 1C 세 군으로 세분화된다.

(1) 제1A군 항부정맥제

제1A군 항부정맥제는 나트륨 통로의 열림 상태에 결합하고 굴심방결절 및 심실세포에 대해 재분극을 연장시킨다. 나트륨 통로를 차단하므로 이들 약제는 제0기의 상행각 속도를 낮추고 이것은 심근을 통한 전도 속도를 낮춘다. 특히 칼륨 통로의 차단으로 세포막 재분극에 필요한 외향성 칼륨 전류를 감소시킨다. 재분극 연장(QT 간격 증가) 효과가 뚜렷하다. 이러한 재분극의 연장은 효과적 불응기(표 16-3)를 연장시킨다. 전도 속도를 감소시키고 효과적 불응기를 연장시키는 것 모두 회귀성 부정맥의 발생을 감소시킨다. 제1A군 항부정맥제로는 quinidine, procainamide, disopyramide가 있다.

① Quinidine

제1군 항부정맥제의 대표적 약물로 여겨지고 심방, 심실근에 모두 작용하여 다양한 부정맥에 광범위하게 쓰이던 항부정맥제이나 다형 심실성 빈맥 (polymorphic ventricular tachycardia) 유발, 신경독

표 16-3 심장의 전기생리 및 부정맥의 정의

Torsades de pointes
이 부정맥은 QT 간격이 연장된 증상을 가진 환자에서 후탈분극에 의해 나타난다. 심전도 상 기준선을 따라 QRS 복합체의 다양한 진폭 등을 가리켜 "끝의 비틀림" 이란 용어로 가끔 표현한다. "Torsades"는 대체로 일시적이며 자기소멸적이지만 생명을 위협하는 보다 심각한 부정맥으로 발전할 수 있다.
효과적 불응기
전기적 충동에 의해서도 심장의 어떤 부위에 흥분이 되지 않는 시기
심방 세동
분당 280~300회의 심방 속도를 보이는 부정맥이다. 심전도 소견상 심방 전기활동이 빠른 "톱날모양" 을 보이는 것이 특징이다. 심방 속도가 매우 빨라서 때때로 심방에서 나온 충동이 방실 결절이 불응기일 때에도 도달된다. 이런 충동은 심실로 전도가 안 되므로 심실 속도는 느리다. 심방과 심실 속도의 비율은 보통 2:1이다.
심방 또는 심실 조동
이런 유형의 부정맥은 무질서하고 심방과 심실을 통한 회귀(reentry) 전도에 의한다. 심실 조동은 조절되지 않으면 치명적일 수 있는 반면 심방 조동은 수년 동안 견딜 수도 있다.
발작성 심실상성 빈맥(PSVT)
PSVT는 심방 속도가 분당 140~250회를 특징으로 하지만 일반적으로 일시적이며 자기제한적이다. 약 90%에서 PSVT는 방실, 굴심방결절 및 심방조직의 재진입에 의한다.
심실성 빈맥(VT)
분당 100~250회의 속도로 연이은 세 개 또는 그 이상의 심실성 기외수축이 나타난다.
비연속성 심실성 빈맥(NSVT, nonsustained ventricular tachycardia)
혈역학적으로 흔들림 없이 30초 이상 지속되거나 분당 3회 이상의 조기심실 수축을 포함한 분당 100회 이상의 빈맥을 말한다.

성 등 부작용과 심방 세동 (표 16-3) 환자에 사용 시 사망률 증가 등의 이유로 점차 사용이 줄고 있다. 미주신경으로부터 신경전달물질의 유리를 차단하므로 항콜린성 작용을 나타낸다.[5] 이러한 항콜린성 작용은 방실 결절을 통한 충동전도 속도를 증가시킬 수 있다는 점에서 임상적으로 중요하다. 증가된 방실 결절 전도 속도는 심방 조동(표 16-3)이 있는 환자에게 잠재적으로 위험이 될 수 있다. 심방 조동이나 세동 시 심실로의 전도를 빠르게 하고, 알파-교감신경 차단 효과가 있어 저혈압이 나타날 수 있다. 심방 조동 환자에게 quinidine을 투여할 때 급속하고 지나친 심실반응을 예방하기 위해 베타 차단제 혹은 verapamil과 같은 방실전도를 느리게 하는 약물을 반드시 함께 사용해야 한다. 최근에는 Brugada 증후군을 포함한 특발성 심실성 빈맥에 효과가 있다는 보고가 있어서 급사의 위험이 높지만 제세동기를 삽입하지 못하는 환자에게 차선책으로 사용되기도 한다. Quinidine은 간에서 cytochrome P450 효소에 의해 대사된다.[6] Quinidine 투여 환자에게 quinidine-유도 digoxin 중독, 즉, digoxin 혈중 농도가 증가하는 경우가 많은 데 digoxin을 대사시키는 P450 효소와 경쟁하기 때문인 것으로 생각된다. Quinidine 복용 환자에서 혈중 칼륨 농도를 주의 깊게 살펴야 하는데 그 이유는 저칼륨혈증은 quinidine의 약효를 감소시키고 QT 간격 연장을 악화시키며 무엇보다도 Torsades de pointes 부정맥의 위험이 있다.[7]

표 16-4 정맥 투여 항부정맥제의 부하 용량 및 유지 용량

약제	부하 용량	유지 용량
Diltiazem	2분에 걸쳐 0.25 mg/kg	5~15 mg/hr
Verapamil	2분에 걸쳐 0.075~0.15 mg/kg	해당 없음
Esmolol	1분에 걸쳐 0.5 mg/kg	0.05~0.2 mg/kg/min
Propranolol	0.15 mg/kg	해당 없음
Digoxin	최대 1.5 mg까지 2시간마다 0.25 mg씩	하루 0.125~0.25 mg
lidocaine	2분에 걸쳐 1~2 mg/kg. 무반응시 30분 후 1/2 용량	1~4 mg/min
Procainamide	10분에 걸쳐 10 mg/kg	해당 없음
Flecainide	10~20분에 걸쳐 1.5~3.0 mg/kg	해당 없음
Amiodarone	30~60분에 걸쳐 5~7 mg/kg 정맥주사하고 총 10 g까지 하루 1.2~1.8 g을 지속 정주, 이후 하루 200~400 mg 복용 유지	
Sotalol	10 mg/min 속도로 1~1.5 mg/kg	해당 없음

Quinidine은 QT 간격이 길어진 환자나 QT 연장의 가능성이 있는 약물을 복용하는 환자에게 새로운 부정맥인 Torsades de pointes의 위험이 있으므로 절대적으로 금기이다.[8] 상대적 금기로는 동기능 부전증후군(sick sinus syndrome), 각차단(bundle branch block), 중증 근무력증(quinidine의 무스카린 수용체에 대한 길항작용) 및 간부전이다. 심방 세동 및 조동을 정상적인 굴심방결절 리듬으로 전환시켜주는 약리작용이 있는 제3형 부정맥 치료제인 ibutilide 또는 amiodarone으로 대체되고 있다.[9]

② Procainamide

작용, 적용범위가 모두 quinidine과 유사하나, 항콜린작용과 교감신경 차단효과가 거의 없으나 말초 혈관 확장을 일으킬 수 있다. Digoxin의 혈중농도를 변화시키지 않는다. 여러 형태의 심실상성 및 심실성 부정맥에 효과가 있다. 주사제는 심방세동, 특히 심실조기흥분이 동반된 심방세동을 정상 굴심방결절 리듬으로 전환시켜 주고, QRS가 넓은 빈맥의 종료에도 사용된다. 주사는 10~15 mg/kg을 50 mg/min의 속도로 주입할 수 있다(표 16-4). 급성 심근경색증 환자에서 심박출량이 저하되어 있더라도 비교적 안전하게 회귀부정맥을 감소시킬 수 있다.[10] 급성 심실성 빈맥에 서서히 정맥주사한다. 간에서 N-acetyl-procainamide (NAPA)로 대사되며, 재분극 연장효과는 이 대사산물에 의하여 나타난다. 반감기가 짧아 자주 투여하여야 하고 만성치료 시 30% 정도에서 루푸스-유사 증세와 핵항체양성반응(positive antinuclear antibodies)을 나타내는데 아직 정확한 작용기전에 대하여는 알려져 있지 않으며 투약을 중단하면 원상으로 회복된다.[11]

③ Disopyramide

Disopyramide는 quinidine과 전기생리학적 효과와 항부정맥 효과에 있어 유사하다. 두 약물 사이의 차이는 부작용이다. Disopyramide는 위장관계 부작용이 덜하지만 항콜린성 억제작용은 quinidine보다 너무 강해 실신, 구갈 등의 부작용이 심하다. 심방과 심실에 전도 차단이 있거나 굴심방결절 이상이 있는 환자에게 금기이다. 이 약제는 폐쇄성 요로질환이나 녹내장에도 금기이다. Disopyramide는 설명할 수 없는 부작용으로 심근 수축력 저하 작용이 현저하여 보상되지 않은 심부전 환자에 절대적인 금기이다. 경구 또는 주사용 제제가 심실상성 빈맥을 정상 리듬으로 전환시키는 데 과거에는 때때

로 사용되었으나, 생명을 위협할 만한 부정맥 치료에 제3군 항부정맥제 또는 전기 충격요법으로 대체되고 있다.

(2) 제1B군 항부정맥제

제1B군 항부정맥제는 나트륨 통로로부터 이들이 빠르게 해리된다는 것이 특징이다. 통로 차단으로부터 빨리 회복되므로 정상 조직보다는 나트륨 통로가 비활성화 상태로 있을 확률이 높은 허혈 심근과 같이 탈분극된 비정상조직이나 빠른 박동성을 가진 조직에 대한 작용이 강하고, 나트륨 통로의 비활성 상태에 결합하므로, 활동전압이 짧은 심방보다는 심실에 효과적이다. 제1B군 항부정맥제는 나트륨 통로 차단 작용은 가장 약하지만, 나트륨 이온 통로에 선택적으로 작용하고 칼륨 통로의 차단작용이 없어서 재분극은 오히려 짧아진다(QT 감소). 제IB군 항부정맥제로 lidocaine, mexiletine과 phenytoin이 있다.

① Lidocaine

약물의 결합, 해리속도가 빠르다. 매우 빠른 빈맥에서만 효과(QRS폭 증가)가 뚜렷하다. 심방에서는 상대적으로 작용이 약하나, 심실 특히 허혈성 심질환에서 비롯된 심실성 빈맥의 종료에는 효과적이다.[12] 심부전이 있을 경우 심근 수축력의 저하, 저혈압이 발생할 수 있으나 상용량에서는 심한 좌심부전 상태가 아니면 비교적 안전하게 사용할 수 있다. 정맥주사는 1~2 mg/kg을 20~50 mg/min의 속도로 주입하며, 효과가 없을 경우 투여 용량을 반으로 줄여 30분 후에 재차 주사할 수 있다(표 16-4). 유지용량은 1~4 mg/min이다. lidocaine은 혈장 반감기가 약 20분 정도로 짧으며 간에서 에틸기가 떨어져나가는 반응에 의하여 대사된다. 대사는 간혈류와 간 cytochrome P450 활성도의 두 가지 요소에 의해 지배된다. 노인이거나 심부전 환자처럼 간혈류가 감소한 사람들이나 cimetidine 사용에 의해 급성으로 P450 활성이 억제된 사람에게는 낮은 용량의 lidocaine 투여를 고려해야만 한다. 바르비투르산염, phenytoin, rifampin과 같은 약제에 의해 P450 효소가 유도된 경우는 lidocaine 양을 증가시켜야 한다. 중추신경계의 나트륨 통로도 차단하므로 혼란, 어지러움, 진전, 경련, 혼수 등과 같은 중추신경계 부작용이 있다. lidocaine은 QT 간격을 연장시키지 않으므로 긴 QT 증후군 환자에게 안전하게 사용할 수 있다.

② Mexiletine

Mexiletine은 lidocaine의 유사체로서 경구투여가 가능하다. Mexiletine의 약효는 quinidine과 유사하지만, mexiletine은 QT 간격을 연장시키지 않으며 미주신경 억제작용도 없다. Mexiletine은 현실적으로 다른 항부정맥 치료와 함께 사용되는데, 삽입형 제세동기(implantable cardioverter-defibrillator, ICD)를 착용한 환자나 재발성 빈맥 환자에서 amiodarone과 함께 사용된다. Mexiletine은 부작용은 줄이면서 항부정맥 효과를 증진시키기 위해 quinidine이나 soltalol과 함께 사용한다. 주된 mexiletine의 부작용은 용량과 관련된 오심과 떨림인데 이것은 음식과 함께 복용하면 약화된다. Mexiletine은 간에서 대사되며 혈장농도는 phenytoin이나 rifampin과 같은 간효소 유도제에 의해 변할 수 있다.

③ Phenytoin

일반적으로 항경련제로 알려진 phenytoin은 항부정맥제로서의 사용은 제한적이지만 어린이의 심실성 부정맥에 효과가 있음이 알려졌다. 특히 phenytoin은 선천성 QT 연장증후군의 치료 때 베타 아드레날린성 차단제 사용에 반응이 없을 때 사용하며 선천성 심장 질환 수술 후 심실빈맥 치료에 사용한다. Phenytoin은 digoxin 중독에 의한 부정맥 발생시 방실 전도를 유지시킨다. 매우 드문 경우지만 전간과 부정맥을 동시에 가지고 있는 환자에게 유용하다. Phenytoin은 P450 3A4를 포함한 간효소의 유도제이기에 lidocaine mexiletine, quinidine과 같은 다른 항부정맥제의 혈중 농도에 영향을 준다.

(3) 제1C군 항부정맥제

제1C군 항부정맥제는 가장 강력한 나트륨 통로 차단제이며 약물의 해리가 느려 심실조기수축을 강력하게 억제한다. 나트륨 통로의 차단과 부가적인 칼륨 통로 차단의 복합적인 작용으로 QT 간격에는 변화를 주지 않는다. 급성 심실상성 빈맥과 심방 세동의 예방에 사용된다. 이들 약물은 심근기능에 강한 억제효과를 보이므로 신중하게 사용하여야 한다. CAST (Cardiac Arrhythmia Suppression Trial)를 비롯한 연구들에서 이들 약물의 부정맥 유발성 효과를 지적하여 주의를 주고 있다. 제1C군 항부정맥제로는 flecainide, propafenone, encainide, moricizine이 있다.

① Flecainide

Flecainide는 항부정맥제가 오히려 부정맥을 일으킬 수 있음을 잘 보여준다. 이미 심실 부정맥이 존재하는 환자와 심근경색의 경력이 있었던 환자에 flecainide을 투여하면 표준용량에서도 부정맥을 악화시킨다. 현재 flecainide는 심실상성 빈맥이나 심실성 부정맥이 다른 약물로 효과가 없을 때와 같이 생명을 위협할 만한 부정맥에만 사용하도록 허용되어 있다. 10~20분에 걸쳐 1.5~3.0 mg/kg을 투여한다(표 16-4). 반감기가 약 12~30시간으로 매우 천천히 체외로 빠져 나간다. 강력한 나트륨 통로 차단작용과 심장기능의 억제작용으로 인해 심한 전도 속도의 감소와 전도차단 및 굴심방결절기능 이상의 부작용을 초래한다. 임상 적응이나 효과면에서 기본적으로 propafenone과 대동소이하나, propafenone에서 나타나는 부가적인 베타 차단효과가 없다. 따라서 propafenone의 베타 차단효과의 부작용이 예상되는 경우에는 flecainide가 유리하나, 반대로 심방 세동, 조동의 종료에 사용할 때는 방실 차단 약제의 전처치가 필요하다.

② Propafenone

심방과 심실에 고루 작용하여 적용범위가 넓고, 구조적 심장 질환이 없는 심실 부정맥, 심방 세동을 비롯한 각종 심실상성 부정맥에 이용된다.[13] 심근수축력을 저하시키고 치명적인 심실성 빈맥을 일으킬 수 있으므로 좌심실부전, 허혈성 심질환이 있는 환자에서는 금기이다. 베타 차단효과가 있어 미주성(vagal) 심방 세동보다는 아드레날린성 심방 세동에 더 효과적이며, 심방 세동, 심방 조동 등에서 방실 차단 약제의 전처치를 하지 않고도 사용할 수 있다. 10~20분에 걸쳐 1.5~2.0 mg/kg을 주사한다(표 16-4). 450~900 mg을 3회 분복하며, 부작용으로 어지럼, 미각장애(금속성), 시각장애 등이 약 15%에서 나타날 수 있고, 베타차단 효과에 의한 기관지 수축, 전도 장애, 서맥 등의 부작용이 나타날 수 있다. 베타 차단 효과로 약물투여 후 QRS간격이 50%이상 연장되면 약을 중단하여야 한다. 주로 간에서 대사되며 소변으로의 직접배출은 1%미만이므로 간기능장애 환자에서는 투여량을 줄이고 부작용에 주의하여야 한다.

간에서 대사된 대사산물이 소변을 통하여 20~40% 정도 배설되는데 이들 대사산물도 항부정맥 효과가 있으므로 신기능 장애가 있는 경우에도 투여에 주의하여야 한다. 경도 혹은 중등도의 간기능 장애가 있을 경우 150 mg qd로 시작하여 3~4일간 관찰 후 필요 시 2배로 증량하고 이후 150 mg bid 혹은 tid로 증량할 수 있다. 신질환 환자에서의 용량조절에 대한 자료는 아직 부족하다.

2) 제2군 항부정맥제

제2군 항부정맥제는 베타 수용체 차단제이다. 작용 부위는 방실 결절 등의 결절조직이다. 칼슘전류를 감소시켜 방실 결절에서의 전도속도를 늦추어 PR 간격의 연장을 가져오지만 QRS, QT 간격에는 변화를 주지 않는다. 심장은 박동 자율성(automaticity)이 있지만, 굴심방결절과 방실 결절에 교감 및 부교감 신경이 분포되어 있어 자동성 속도를 조절한다.

교감신경의 자극은 norepinephrine을 유리하고 이것은 결절 조직의 베타-1-수용체에 결합한다. 굴심방결절의 베타-1-수용체 자극은 박동조율 전류를 증가시키고 이것은 제4기 탈분극 속도를 증가시켜 궁극적으로 보다 빠른 박동을 유도하게 된다. 방실 결절의 베타-1-수용체 자극은 칼슘과 칼륨 전류를 증가시켜 결절의 전도 속도를 증가시키며 또한 불응기를 단축시킨다. 베타-1-수용체 차단제는 굴심방 및 방실 결절의 베타-1-아드레날린성 수용체에 대한 교감신경자극을 차단한다. 베타-1-차단제는 교감신경계에 의해 촉진되는 심실성 및 심실상성 부정맥에 가장 빈번하게 사용되는 약물이다.

제1세대 약물인 비선택적 베타-1 수용체 차단제인 propranolol은 베타-1 및 베타-2 수용체를 차단하며, 스트레스나 운동에 의한 카테콜아민 자극으로 발생한 빈맥의 치료에 사용된다. 0.15 mg/kg를 정맥 주사한다(표 16-4). Propranolol은 심실근 재분극을 연장시키지 않으므로 QT 연장 증후군에 사용 가능하다. 제2세대 약물인 atenolol, metoprolol, acebutolol 및 bisoprolol 등은 낮은 농도에서 베타-1 수용체에 비교적 선택적이다. 제3세대 베타 차단제인 labetalol 및 cavediol은 베타 수용체를 통한 혈관수축에 길항하여 혈관을 이완시킨다. Esmolol은 베타-1 선택제이지만 수축력 감소와 저혈압을 일으킬 수 있다. 발작성 심실상성 빈맥, 심방 세동 환자에서 유용하다. 발작성 심실상성 빈맥 환자에서 빈맥의 종료를 위하여 혹은 심방세동, 조동 등에서 급하게 심박수 조절이 필요한 경우 정맥 주사할 수 있다(표 16-4).

3) 제3군 항부정맥제

제3군 항부정맥제는 칼륨 통로 차단제이다. 항부정맥제 효과는 칼륨전류의 차단에 의하여 활동 전위를 연장시키고 효과적 불응기를 연장시킴으로 재분극 지연(QT 간격연장)으로 나타나며, PR 간격 및 QRS에 대한 효과는 미미하다. 제1군과 제4군 항부정맥제 효과가 심박수가 빠를 때 강하게 나타나는 반면(use dependence), 제3군 항부정맥제는 느린 심박수에서 작용이 강하고 빠른 심박수에서는 오히려 그 작용이 약하여(reverse use dependence), 실제 빈맥이 있을 때는 효과가 적고 서맥에서는 부작용(Torsades de pointes)이 나타나는 단점이 있다. Bretylium, amiodarone, sotalol, ibutilide, dobutilide 등이 있다.

(1) Bretylium

Bretylium은 교감신경절 말단에 농축되어 초기에 norepinephrine을 유리시키지만 더 이상의 norepinephrine이 유리되는 것을 억제한다. 교감신경 차단효과 때문에 bretylium은 심한 저혈압을 일으킬 수 있다. 정상 및 허혈성 심장세포의 활동전위를 연장한다. 주로 심장전도 근육섬유에 작용하고 이차적으로 심근세포에 작용한다. 심방근에 대해서는 전혀 작용이 없다. 이 약은 회귀성 심실성 빈맥, lidocaine 투여 후 조동 발생 또는 세동 제거를 위한 치료에 실패한 경우에 한해 사용된다.

(2) Amiodarone

관상동맥 확장제로 개발된 약물로 1군~4군의 모든 항부정맥 효과를 갖고 있다.[14] 정맥 제제로 사용할 경우 효과는 수시간 내에 나타나나, 말초 및 관상동맥 혈관확장을 초래하고 좌심실의 기능을 억제하여 급작스런 저혈압을 초래할 수 있으므로 주의한다. 제거 반감기는 첫 50%가 제거되는데 약 일주일, 나머지 반에 대한 제거 반감기는 평균 53일이 걸린다. 부작용은 심부전 악화, 갑상선 기능저하증, 갑상선 기능항진증, 각막침착, 광과민성, 피부변색 등이다. 폐섬유화는 10%에서 치명적이나 약을 감량하거나 끊음으로써 호전된다. 조기 발견을 위하여 3~6개월 간격으로 흉부방사선, 확산기능 검사가 필요하다.[15] 역 심박수 의존성(reverse usedependence)이 없어 부정맥 유발성은 크지 않다. 경구투여의 부하용량은 정립되어 있지 않으나 하루 800~1600 mg씩 1~2주 투여하고, 이후 용량을 줄여 나가다가 2~3개월 후부터 하루 100~400 mg으로 유지한다. 정맥으로 주사할 경우 15 mg/min의 속도로 10분간 투여후 1 mg/min의 속도로 6시간 투여하고, 이후 0.5 mg/min의 속도로 나머지 18시간 유지하여 첫 하루 동안 대략 1 g이 투여되도록 한다(표 16-4). 부하용량 주입 시 저혈압이 나타나면 주입속도를 줄여서 혈압강하를 줄일 수 있다. 와파린, digoxin, 다른 항부정맥제(quinidine, flecainide), 테오필린 등을 병용하는 경우 용량을 감량하여야 한다.[16] 최근에는 심폐소생술 시 제세동으로 심실 세동이 종료되지 않을 때, amiodarone 300 mg 일시 정맥주사 후 심폐소생술을 지속할 경우 lidocaine보다 생존율이 우수함이 알려져 우선적으로 사용할 것을 권하고 있다.[17] 또한 심방 세동 환자에서 심실 박동수가 빠르게 나타날 때에도 동율동 전환을 빠른 시간 내에 기대하기는 어렵지만, amiodarone 정맥주사의 베타 차단 효과 등으로 맥박 수 조절 효과를 기대할 수 있어 유용하게 사용할 수 있다. 말초 혈관 주사는 정맥염을 유발할 수 있어 가급적 중심 정맥을 이용하여 주사한다.

(3) Sotalol

Sotalol은 제2 및 제3군의 혼합형 항부정맥제이다.[18] 이 약은 비선택적 베타 수용체 차단과 칼륨 통로 차단에 의한 활동전위 연장을 일으킨다. Sotalol은 심한 심실성 부정맥 치료, 특히 amiodarone의 부작용을 견디지 못하는 환자 및 재발성 심방 조동 및 세동의 예방에 사용하여 정상 굴심방리듬을 찾게 한다. 분당 10 mg의 속도로 1~1.5 mg/kg 정맥주사한다(표 16-4). 베타 수용체 차단제로서 피로와 느린맥을 일으키고 다른 제3형의 항부정맥제와 같이 Torsades de pointes를 유도할 수 있다.[19]

(4) Ibutilide

Ibutilide는 재분극을 연장시킨다. 정맥주사로 사용되며, 심방 세동이나 조동의 화학적 동율동 전환에 이용될 수 있다. 특히 주사 후 1시간 이내에 60~70% 심방 조동이 전환된다는 보고가 있어 응급실에서 전기적 심장율동전환 대신 이용될 수 있다. 그러나 Torsades de pointes를 유발할 수 있고 1~2%의 환자에서 전기적 자극이 필요하다.[19]

4) 제4군 항부정맥제

제4군 항부정맥제는 심장 칼슘 통로 차단제이며 박동조율세포들은 탈분극 시기의 칼슘 통로에 의존하므로 굴심방결절 및 방실 결절이 주된 작용 부위이다. 칼슘 통로 차단제들은 급속 나트륨 통로 의존적인 심장근육섬유나 심방 또는 심실근 조직에 대하여는 영향이 거의 없다.

주된 작용은 굴심방결절세포에서 활동전위의 상행각을 느리게 하여 방실 결절을 통한 전도 속도를 느리게 하는 것이며,[20] 이는 또한 방실 결절이 회귀회로의 한 부분인 경우 회귀성 부정맥을 차단한다. 심방성 세동을 유발하는 회귀 회로는 심방에만 국한되어 있으므로 심방 세동 환자에 투여할 경우 맥박수는 느리게 하지만 진행 중인 리듬은 변화시키지 못한다. 서로 다른 조직은 서로 다른 종류의 칼슘 통로를 가지고 있고, 칼슘 통로 차단제들의 여러 유형은 서로 다른 칼슘 통로에 선택적으로 작용하므로 칼슘 통로 차단제들의 효과는 제 각기 다르다. Verapamil이나 diltiazem은 심근조직에 보다 효과적이다. Verapamil과 diltiazem은 방실결절을 포함하는 회귀성 부정맥인 회귀성 발작성 심실상성 빈맥(reentrant paroxysmal supraventricular tachycardia) 치료에 사용된다.[21]

Verapamil이나 diltiazem은 심실성 부정맥에 잘 사용되지 않는다. 제4형 항부정맥제는 전도 속도를 과도하게 억압하여 방실 결절 차단을 일으킬 수 있다. 베타 차단제를 투여하고 있는 환자에게 verapamil을 정맥 투여할 경우 울혈성 심부전증의 악화와 비가역적 전기기계적해리(electromechanical dissociation)을 유발할 수 있다.[22] Verapamil과 diltiazem은 신배설시 digoxin과 경쟁하여 digoxin의 혈중 농도를 높일 수 있으므로 부하 및 유지 용량(표 16-4)에 유의한다.[23,24]

5) 기타 항부정맥제

전통적인 항부정맥제로 간주되지는 않지만 digoxin, adenosine, 칼륨, 마그네슘은 심장 전기 생리에 중요한 효과가 있다.

Adenosine은 주로 방실 결절에 작용하여 PR간격을 연장시키는 효과를 나타낸다. Adenosine은 반감기가 10초 이하로 발작성 심실상성 빈맥을 정상 동성리듬으로 변환시키는데 90%의 효과를 보이므로 많이 선택된다.[25] Adenosine의 가장 흔한 부작용은 두통, 홍조, 흉통, 과도한 굴심방 및 방실 결절 억제이며 일시적이다.[26] 천식 환자에서 기관지 수축을 일으킬 수 있고, 투여 후 새로운 부정맥이 일시적으로 나타나는 경우가 흔하다. 생리적 농도의 칼륨은 부정맥 예방에 중요하다. 마그네슘은 QT연장 증후군에서 Torsades de pointes의 예방 및 종료에 유효한 것으로 알려져 있다.[27] $MgSO_4$ 1~2 g을 5% 포도당 50~100 ml에 섞어서 50~60 분간 주사하며, 반응이 없거나 부분적으로 반응하면 동량을 10~15분 후에 다시 주사할 수 있다. 이후 조기심실박동 등이 남으면 0.5~1.0 g/hr로 부정맥이 억제될 때까지 유지하고 보통 하루 이내에 중단한다. 급속한 정맥주사 시 심정지가 나타날 수 있다. 신부전 환자에서는 배설이 되지 않아 서맥, 저혈압 등의 부작용이 나타날 수 있다.

5. 임신 중 항부정맥제 치료[28]

임신 중 어떤 약물이라도 무해하다고 안심할 수는 없으며 가급적 첫 3~4개월 중에는 항부정맥제 투여를 삼가하는 것이 좋다. 미국 식품안전청에서 임신 범주 B(사람에서 위험성이 밝혀진 바가 없는 범주)에 속한다고 밝혀진 항부정맥제로는 베타 차단제인 sotalol을 들 수 있고, 임신 범주 C(치료상의 유익성이 위험성을 상회한다고 판단되는 경우에만 투여하여야 하는 범주)에 속하는 약물로는 adenosine, diltiazem, verapamil, propranolol, esmolol, digoxin이 있다. 심실상성 빈맥이 경동맥 자극 등의 방법으로 종료되지 않을 경우 adenosine을 사용하고,[29] 장기적인 투약이 필요한 경우 propranolol, metoprolol, digoxin, quinidine 중에 선택하는 것이 안전하다. Amiodarone은 임신 범주 D에 속하는 약제로 분류되어 있어 태아 성장 저해의 위험이 있으므로 가급적 피하는 것이 좋다.[30]

6. 항부정맥제와 근육이완제의 약물 상호작용

1) Quinidine

Quinidine은 항콜리너직 성질이 있어서 콜리너직 약물 효과를 길항할 수 있다. 따라서, Neostigmine 등의 항콜리너직 약물을 투여받는 중증근무력증 환자에게 quinidine을 사용하는 경우 주의해야 한다.[30] 또한, quinidine은 비탈분극성 및 탈분극성 근육이완제 모두 강화시킨다. 이러한 효과는 1) 신경근육이음부(myoneural junction)에서 일어나는 curare-like 작용과 2) 근육 활동 전위의 저하, 두 가지 기전에 의한다.

Tubocurarine 효과에서 가역된 환자에게 quinidine을 투여하는 경우, recurarization이 발생하

여 무호흡증에 빠질 수 있으며, neostigmine의 투여로도 가역되지 않는다.[31,32]

근이완제 효과가 남아 있는 수술 직후의 환자에게 가급적 quinidine 투여를 하지 않도록 하며, 만일 quinidine을 꼭 사용하여야 한다면 호흡기 보조를 받을 것을 예상하고 준비하여야 한다.

2) Procainamide

Procainamid는 신경근 차단 성질을 갖고 있으며, 골격근에 대한 콜리너직 약물 효과를 길항할 수 있다. 실제로 중증근무력증 환자에 procainamide 치료를 시작한 수 일 후 증상이 더 악화됨이 보고된 바 있다.[33] Procainamide 치료를 받고 있는 환자에서의 edrophonium test 결과는 신뢰도가 떨어진다.[32] 가능하면 중증근무력증 환자에게procaiamide 치료는 금하는 것이 좋다. Quinidine 또한 비슷한 이유로 procaiamide의 대체 약제로 쓰일 수 없으며, lidocaine의 한시적 사용은 중증근무력증 증상을 악화시키지 않았다고 한다.[32]

3) lidocaine

기전은 정확히 알 수 없으나 procainamide와 lidocaine을 동시에 투여받은 환자에서 섬망의 발생이 보고된 바 있다.[34] 아마도 두 약제의 신경학적 부작용이 서로 additive 약물 상호작용을 했을 것으로 보여진다. lidocaine은 골격근 이완제의 신경근 차단 효과를 증가시키는 것으로 알려져 있는 데, 기전은 확실치 않으나 운동 신경 말단부에서의 자극 전도를 저해하는 것으로 여겨진다.[35] 또한 lidocaine은 succinylcholine의 혈장 단백 결합을 전위시킨다.[36] 그러나, 임상적 용량에서의 lidocaine은 succinylcholine에 의한 무호흡 기간을 임상적으로 의미있게 연장시키지는 않는다고 보여진다.

4) 마그네슘

마그네슘 이온은 운동신경말단에서 아세틸콜린 분비를 감소시켜 그 자체로써 신경근 차단 작용을 한다. 이론적으로 succinylcholine, tubocurarine등 근육이완제의 효능을 addive, 혹은 강화시키는 것으로 알려져 있다. Magnesium sulfate를 투여받고 있는 환자에서는 근이완을 위한 succinylcholine의 투여 용량을 줄이는 것이 좋다.[37]

7. 주술기 심실상성 빈맥의 치료 원칙 및 항부정맥제

수술 중, 혹은 수술 후 발생한 대개의 심실상성 빈맥은 혈역학적으로 안정적이며, 전기적 심장율동 전환이 필요치 않다. 심실 박동수를 조절하는 것이 주된 치료이다.[38] 심실 박동수를 줄여줌으로써 이완기를 연장시켜 좌심실 충만을 향상시키고 일회 심박출량을 증가시킨다. 또한 심근 산소소모량을 줄이고 심허혈의 위험을 감소시킨다. 수술중 맥박수 조절은 제2군, 혹은 제4군에 해당하는 방실결절 차단제로 쉽게 해결된다. 베타 차단제 중에 esmolol은 반감기가 매우 짧아서 수술중 시시각각 변하는 상황, 즉 출혈이나 복부 견인 등과 같은 상황에 약 용량을 빠르게 변환하고 조절하기 용이하다. 칼슘 통로 차단제인 verapamil과 diltiazem은 esmolol보다 용량 조절이 덜 용이하지만 수 분내로 심실 속도를 감소시킨다. Diltiazem은 verapamil 혹은 esmolol보다 수축력 억제 효과는 덜 하여 심부전 환자에게 적합하다. Digoxin은 미주신경 효과에 의해 심실 반응 속도를 줄여주지만, 작용 발현 시간이 거의 6시간으로 늦으므로 다른 정맥 주사제와 함께 써 주는 것이 좋다.

마취중에 발생한 심실상성 빈맥은 대부분 마취

표 16-5 여러 가지 기전의 심실상성 빈맥에 대한 Adenosine 투여 효과[3)]

심실상성 빈맥	기전	Adenosine 투여 효과
방실 결절 회귀	방실 결절 내 회귀	부정맥 종식
방실 왕복 빈맥	방실 결절과 부속 회로를 포함한 회귀	부정맥 종식
Intraatrial 회귀	심방에서 회귀	일시적으로 심실 반응만 느리게
심방 세동/조동	심방에서 회귀	일시적으로 심실 반응만 느리게
다른 심방 빈맥	비정상적 자동능	일시적으로 빈맥 억제
	cAMP-중개로 유도된 활동	부정맥 종식
방실 경계 빈맥	다양	다양

도중이나 마취로부터의 각성이 일어나기 전 자발적으로 사라진다. 수술장에서 심실상성 빈맥은 심박수 조절을 목적으로 투여하는 약물에 반응하지 않거나 견디지 못할 경우, 그리고 허혈 혹은 불안정한 혈역학적인 상태에 고위험군인 경우에 한해서 정상 동율동으로 전환시키도록 노력한다.[39)] 덜 급박한 상황에서는, 전기적 심장율동전환 또한 심실세동, 무수축, 뇌졸중을 유발할 수 있으므로 전기적 자극을 시행하기보다 6 mg의 adenosine을 일시 정주하고, 반응이 없는 경우 12 mg을 반복 투여한다. Adenosine은 칼륨 이온 통로를 자극하여 결절 조직을 과분극시켜, 15초 이내의 일시적 3도 방실 결절 차단을 초래한다. Adenosine은 심방에 덜 효과적인 데, 그 이유는 심방 세포는 이미 충분히 과분극 되어 있기 때문이다. 이처럼, adenosine은 회귀성 회로에서 방실 결절을 포함한 심실상성 빈맥을 종식시키는데 선택적인 약물이지만, 심방 조직에 회귀하는 다른 심실상성 빈맥인 심방 조동이나 심방 세동의 경우는 단지 잠깐 심실 반응을 느리게 할 뿐이다(표 16-5).[40)] 방실경계(junctional) 빈맥은 adenosine에 다양하게 반응한다.[41)] 확실히 리듬이 심방세동으로 판단되면 adenosine을 투여하지 않는다. 수술 도중이나 직후에 발생한 심실상성 빈맥은 저산소혈증, 저환기, 저혈압, 그리고 심허혈 등, 생명을 위협하는 여러가지 상태의 중요한 전조 징후이다. 마취의 깊이가 얕거나 전해질 이상이 있을 경우에도 심실상성 빈맥이 나타날 수 있다. 이러한 원인들이 제외된 후에 약물치료가 고려되어야 한다. 부정맥을 유발한 기저 원인을 교정하지 않고 전기적 심장율동전환을 시행하면 심실상성 빈맥을 없애지 못할 뿐 아니라 오히려 재발생 속도를 빠르게 한다. 반감기가 짧은 adenosine의 정맥투여는 제세동기가 준비될 때까지 Wolff-Parkinson-White(WWW)를 보이는 심실상성 빈맥에 유용하다.

8. 주술기 심실성 빈맥의 치료 원칙 및 항부정맥제

심실성 부정맥은 모양에 따라 세분화되지만 약물 치료에 대한 반응 양상은 심실상성 빈맥에 비해 덜 까다롭다. 비연속성 심실성 빈맥(nonsustained ventricular tachycardia, 표 16-3)은 심실 기능이 유지되는 경우 보통 더 심각한 심실성 빈맥으로 진행하지 않으며 혈역학적 안정이 유지되는 한 약물 치료를 하지 않는다. 수술 중 새로이 발생하는 조기심실수축은 저산소혈증, 저혈압, 심허혈, 전해질 이상, 혹은 얕은 마취 심도 등이 원인이 될 수 있으므로 찾아내어 치료해야 한다. 심실 기능이 저하되어 있거나 좌심실비대가 있는 환자에 발생한 비연속성 심실성 빈맥은 더 심각한 부정맥으로 진행될 수 있기 때문에 예방적 치료를 위해 lidocaine이 투여되기도 하나, 고위험군 환자에게 임상적으로 안전한 방법인지 아직 정립된 바 없다.

QT 간격이 현저히 연장된 다형(polymorphic) 심실빈맥(Torsades de pointes)의 치료는 asynchronous DC countershock을 시행하고, 재발을 막기 위한 추가치료로 정맥 마그네슘 2~4 g 투여, 칼륨 보충, 맥박수 증가를 위한 atropine, isoproterenol 사용, 혹은 일시적 심실 조율(temporary ventricular pacing), 드물게 제1B군 항부정맥제인 lidocaine 혹은 phenytoin의 투여가 이루어진다. 다형 심실 빈맥 중에 QT 간격 연장이 의심되지만 확실치 않은 경우 실험적으로 마그네슘 및 나트륨 이온 통로 차단제를 투여해 볼 수 있다.

항부정맥제는 심정지시 반복된 DC shock에 반응 안 하는 환자에 마지막으로 선택되는 방법으로써 lidocaine, bretylium, procainamide, amiodarone은 심폐소생술을 할 때 전기적 심장율동전환에 보조적으로 흔히 사용되는 약제들이다. 그러나 주술기 심정지에 대한 항부정맥제 효과에 대한 전향적 연구는 이루어진 바 없다. 입원 환자를 대상으로 한 전향적인 연구에서 amiodarone은 lidocaine 혹은 procainamide에 반응하지 않은 심실빈맥 억제에 효능을 보였으나 저혈압과 심부전 발생 확률이 bretylium보다 낮았다고 하였고,[42] 병원 밖에서 시행된 심정지 환자에 대한 심폐소생술에서 위약 혹은 lidocaine보다 정맥 amiodarone의 투여가 단기간이라도 환자의 생존에 유리하다는 연구들도[43,17] amiodarone 사용에 동기를 부여한다.[44] 미국 심장학회에서의 개정된 지침에서도 제1B군 항부정맥제로써 lidocaine보다 정맥 amiodarone의 사용을 권유하고 있다.[45]

심실성 빈맥은 adenosine에 대해 아무런 반응을 나타내지 않는 데, 그 이유는 심실성 빈맥은 방실전도 회로의 원위부 조직에서 기원하기 때문이다. Adenosine이 wide-complex 심실상성 리듬과 심실빈맥을 구별하기 위하여 쓰여져 왔으나 더 이상 이러한 목적으로 adenosine의 사용을 권하지 않는다.[45] Adenosine은 다른 방실 결절 차단제와 마찬가지로 강력한 혈관확장 성질이 있어서 심실성 빈맥, 그리고 혈역학적으로 매우 불안정한 환자에서 혈역학적 허탈을 일으킬 수 있다는 사실이 점차 부각되고 있다. 가장 고식적인 안전한 방법은, 리듬을 심실성 빈맥으로 간주하고 혈관확장 성질을 갖고 있는 방실 결절 차단제(특히, 작용시간이 긴 약제)를 피하는 것이다.

9. 심장수술 후 발생하는 부정맥의 종류 및 치료[46]

심장수술 후 심실상성 빈맥, 생명을 위협하는 심실 세동 혹은 심실 빈맥을 포함한 광범위한 스펙트럼의 부정맥이 발생할 수 있다. 이 중 심방 세동이 가장 흔한 부정맥인 데, 수술 후 심방 세동 발생률은 10~40%, 관상동맥우회술후 심방 세동 빈도는 30%가 넘는다.

환자의 연령, 성별, 심방 세동의 과거력, 발작성 혹은 새로 발생한 심방 세동, 좌심실부전, 울혈성 심부전, 베타 차단제의 투여 중지와 같은 임상 인자들로 심방 세동의 발생을 예측할 수 있다. 수술 후 발생하는 심방 세동은 비교적 잘 견딜 수 있으며, 맥박수 조절, 정상 동율동으로의 회복, 혈전색전증의 예방이 치료의 목적이다.[39] 베타 차단제와 amiodarone은 수술 후 발생하는 심방 세동을 위한 일차 선택 약물들이다. 베타 차단제 혹은 amiodarone에 금기증이 있는 경우이면, 맥박수 조절을 위해 digoxin과 함께 칼슘 통로 차단제를 사용한다.

심장 수술 후 발생한 심방 세동 중 별다른 치료 없이 자동적으로 동율동으로 전환되거나, 저산소증, 저칼륨혈증 및 저마그네슘혈증을 교정하는 것만으로도 흔히 치료된다.[39] 정상 동율동으로의 전환이 맥박수 조절 치료에 비해 월등하다는 임상적 증거는 없으므로,[47] 좌심실 기능이 정상인 경우에는 동율동으로의 전환을 서둘지 않아도 된다. 혈역학적으로 불안정한 경우, 좌심실 부전이 있는 경우, 맥박수 조절을 위해 amiodarone을 정맥 투여하고 저혈압, 심근허혈, 심부전증, 혹은 심방 킥(atrial kick)의 회복이 심근 이완기 충만을 향상시킬 수 있을 경우에는 전기적 심장율동전환을 시도한다. 임상적 경험을 토대로 보았을 때, 약제에 의한 치료가 선행되지 않은 경우 전기적 심장율동전환 효과는 매우 제한적으로 지속된다는 것을 유념한다. 48시간 이내 동율동으로 전환되지 않는 경우, 혈전색전증 예방을 위해 반드시 항응고 치료를 시작한다. 승모판막 수술을 받는 환자의 경우 항응고제는 지속적으로 투여 받을 것이므로 맥박수 조절을 위한 약물 치료를 하도록 한다.

10. 항부정맥제 치료의 새로운 개념

최근 눈부시게 발전하는 비약물적 치료법의 개발, 약물투여 효과에 대한 대규모 임상연구에서 생존률에 대한 부정적 결과로 부정맥 치료에서 항부정맥제의 입지는 오히려 점차 위축되는 경향이다. 목표로 하는 단일 이온 통로 혹은 수용체에만 선택적으로 작용하는 약물의 사용이 효과는 극대화시키고 부작용은 최소화 할 것으로 기대되었으나, 반드시 바람직한 결과만을 가져오지는 않는다는 사실도 알게 되었다.[46] 이러한 배경에서, 경험 혹은 직관에 의존한 항부정맥제 치료보다는, 부정맥의 발생기전 및 이에 근거한 부정맥의 취약요소(vulnerable parameter)를 확인하여, 이 취약요소에 가장 효과적으로 작용할 수 있는 이온통로, 감수체, 운반체/펌프 등의 목표물(target)을 찾아, 이 목표물에 선택적으로 작용하는 항부정맥제를 사용하자는 과학적인 접근의 필요성이 제기되었다.[48]

심장 박동의 약리에 있어 가장 중요한 새로운 개념은 사람 심장의 이온 통로를 부호화(coding)하는 구체적인 유전자의 확인이다. 심장 흥분을 관리하는데 대한 분자 목표(molecular target)의 이해가 항부정맥제 치료법 및 선택의 범위를 확장시켰다. 현재 사람과 쥐의 유전자 염기서열 해독이 끝남에 따라 이온 통로를 연구하여 새로운 치료제의 선택적 목표가 될 수 있을 가능성에 대해 연구하게 되었다. 유전학적 연구 기법의 활발한 도입으로, 유전적 부정맥 질환(긴 QT 증후군, Brugada 증후군)뿐 아니라 과거에 후천적으로만 나타나리라고 생각되었던 부정맥(심방 세동, 약제 유발 Torsades de pointes)들에서도 유전자의 변이를 밝혀내게 되었고, 이온 통로와 항부정맥제의 상호작용에 대한 분자 수준에서의 이해가 가능하게 되었다. QT 간격을 연장시키는 항부정맥제에 의한 Torsades de pointes 발생 빈도는 1~8% 정도로 보고된 바 있고, 드물지만 선천성 긴-QT 증후군의 후천성 타입으로 보고 있다. 인간 유전자의 서열을 밝히는 데 빠른 진보가 있음으로 인해, 이온 통로 mutation은 환자들이 칼륨 통로 차단제를 썼을 경우에 한하여 부정맥을 유발할 수 있다는 것이 밝혀져 있다.[48] 이러한 "silent" mutations은 마취과와 중환자실 영역에서도 널리 사용되어지고 있는 많은 QT 간격을 연장시키는 약제들(표 16-6)의 부작용에 대한 유전적인 이론적 근거를 제공한다. 가장 최근에 주술기 QT 간격 연장에 관련하여 주목받은 약제는 droperidol이다. 미국식약청에서 주의를 요하는 문구를 더함으로써 수술후 오심과 구토에 droperidol의 사용이 감소되었다. 후천적인 긴 QT 간격의 고위험군을 선별해 내기 위해 현재는 임상적으로 가족력, 유발 약제의 인식, 적절한 QT 간격 감

표 16-6 마취과 및 중환자실 영역에서 사용되는 QT 간격을 연장시키는 약물

항부정맥제	quinidine, procainamide, disopyramide, sotalol, amiodarone, ibutilide
흡입마취제	enflurane, isoflurane
Phenothiazines	chlorpromazine, thioridazine
항정신병제	haloperidol
항우울제	amitriptyline, imipramine, doxepin
항히스타민제	terfenadine, astemizole
항생제	erythromycin, trimethoprim-sulfamethoxasole, pentamidine
위장관계 약물	droperidol, cisapride

시 등을 시행하고 있으며 유전적 검사법들이 발전 단계에 있다.

11. 맺음말

항부정맥 약리는 치료 목표로 주로 심장의 이온 통로와 아드레날린성 수용체에 초점을 맞추는 데, 치료적인 관점에서 볼 때, 관련된 세 개의 양이온, 즉 나트륨, 칼슘, 칼륨 이온 통로 세 가지로 나누어 볼 수 있다.[49,50] 약물에 의한 부정맥 치료는 심방과 심실의 자극 전도를 담당하는 이온 통로와 굴심방결절 및 방실 결절의 자극 전도를 담당하는 이온 통로가 다르다는 것에 철저히 의존한다. 심방과 심실에서는 자극 전도가 주로 나트륨 전류를 통해 유지되고 나트륨 이온 통로 차단제가 전도를 느리게 하고 QRS 복합체를 연장시킨다. 굴심방 결절과 방실결절 세포에서는 칼슘 전류가 주로 전류 전도를 담당하고 칼슘 이온 통로 차단제가 굴심방결절에 작용하여 심방 속도를 늦춰주고 방실 결절에 작용하여 PR 간격을 길게 하여 전도를 느리게 한다. 이러한 효과는 방실결절을 심방의 빠른 맥이 심실로 넘어가는 것을 막아주는 효과적인 필터가 되게 하며, 심실상성 빈맥에 대한 방실 결절 차단에 대한 근거를 형성한다. 칼슘 전류는 심방과 심실에서의 자극 전도를 일으킬 수 없기 때문에, verapamil이나 diltiazem 같은 칼슘 이온 통로 차단제는 심방 빈맥에서의 심실 반응을 느리게는 할 수 있으나, 심방 혹은 심실에서 시작된 부정맥을 종식시키지는 못하는 것이다.

약물 유전학이 발전하고 심장 전기 생리에 대한 분자 목표(molecular target)의 이해가 항부정맥제 치료법 및 선택의 범위를 확장시키고 있지만,[41] 심방세동, 심실 세동과 같은 복잡한 기전의 부정맥은 발생기전에 대한 이해가 아직도 부족하여 일정한 목표를 정하기 어렵고, 이론과 실제 부정맥 치료 현실의 차이 등의 이유로 아직 널리 받아들여지지 않고 있다. 앞으로 당분간은 부정맥 치료에 있어서 항부정맥제의 역할은 제한적일 수밖에 없고, 비약물적 치료와 병행하여 이용될 것이다.

Reference

1. Vaughan Williams EM: A classification of antiarrhythmic actions reassessed after a decade of new drugs. J Clin Pharmacol 1984; 24: 129-47.
2. Arnsdorf MF: Basic understanding of the electrophysiologic actions of antiarrhythmic drugs: sources, sinks, and matrices of information. Med Clin North Am 1984; 68: 1247-880.
3. Kupersmith J, Hoffman BF: In vivo electrophysiological effects of lidocaine in canine acute myocardial infarction. Circ Res 1975; 36: 84-91.

4. Zipes DP: Proarrhythmic effects of antiarrhythmic drugs. Am J Cardiol 1987; 59: 26E-30E.
5. Lewis T, Drury AN, Wedd AM, Iliescu CC: Observations upon the action of certain drugs upon fibrillation of auricles. Heart 1922; 9: 207-67.
6. Otton SV, Inaba T, Kalow W: Competitive inhibition of sparteine oxidation in human liver by β-adrenoreceptor antagonists and other cardiovascular drugs. Life Sci 1984; 34: 73-80.
7. Tong KL, Lau YS, Teo WS: A case series of drug-induced long QT syndrome and Torsade de Pointes. Singapore Med J 2001; 42: 566-70.
8. Tzivoni D, Keren A, Cohen AM, Loebel H, Zahavi I, Chenzbraun A, et al.: Am J Cardiol 1984; 53: 528-30.
9. Milicevic G, Gavranovic Z, Bakula M, Pazur V, Frank B: Successful conversion of recent?onset atrial fibrillation by sequencial administration of up to three antiarrhythmic drugs. Clin Cardiol 2008; 31: 472-7.
10. Giardina EGV, Bigger JT: Procainamide against reentrant ventricular arrhythmias. Circulation 1973; 48: 959-68.
11. Rubin RL, Nusinow SR, Johnson AD, Rubenson DS, Curd JG, Tan EM: Serologic changes during induction of lupus-like disease by procainamide. Am J Med 1986; 80: 999-1002.
12. Valentine PA, Frew JL, Mashford ML, Sloman JF: Lidocaine in the prevention of sudden death in the pre-hospital phase of acute infarction. N Engl J Med 1974; 291: 1327-31.
13. Coumel P, Leclercq JF, Assayag P: European experience with the antiarrhythmic efficacy of propafenone for supraventricular and ventricular arrhythmias. Am J Cardiol 1984; 54: 60D-66D.
14. Mason JW: Amiodarone. N Engl J Med 1987; 318: 455-66.
15. Dunn M, Galssroth J: Pulmonary complications of amiodarone toxicity. Prog Cardiovasc Dis 1989; 31: 447-53.
16. Tartini R, Kappenberger L, Steinbrunn W, Meyer UA: Dangerous interaction between amiodarone and quinidine. Lancet 1982; 1: 1327-9.
17. Dorian P, Cass D, Schwartz B, Cooper R, Gelaznikas R, Barr A: Amiodarone as compared with lidocaine for shock-resistant ventricular fibrillation. N Engl J Med 2002; 346: 884-90.
18. Singh BN, Nademanee K: Sotalol: a beta blocker with unique antiarrhythmic properties. Am Heart J 1987; 144: 121-39.
19. The Sicilian gambit. A new approach to the classification of antiarrhythmic drugs based on their actions on arrhythmogenic mechanisms. Task Force of the Working Group on Arrhythmias of the European Society of Cardiology. Circulation 1991; 84: 1831-51.
20. Antman EM, Stone PH, Muller JE, Braunwald E: Calcium channel blocking agents in the treatment of cardiovascular disorders. Part II. Hemodynamic effects and clinical applications. Ann Intern Med 1980; 93: 886-904.
21. Klein GJ, Gulamhusein S, Carruthers SG, Donner AP, Ko PT: Comparison of the electrophysiologic effects of intravenous and oral verapamil in patients with paroxysmal supraventricular tachycardia. Am J Cardiol 1982; 49: 117-24.
22. Lee TH, Salomon DR, Rayment CM, Antman EM: Hypotension and sinus arrest with exercise-induced hyperkalemia and combined verapamil/propranolol therapy. Am J Med 1986; 80: 1203-4.
23. Pedersen KE, Dorph-Pedersen A, Hvidt S, Klitgaard NA, Nielsen-Kudsk F: Digoxin-verapamil interaction. Clin Pharmacol Ther 1981; 30: 311-6.
24. Pedersen KE, Dorph-Pedersen A, Hvidt S, Klitgaard NA, Pedersen KK: The long-term effect of verapamil on plasma digoxin concentration and renal digoxin clearance in healthy subjects. Eur J Clin Pharmacol 1982; 22: 123-7.
25. Manole MD, Saladino RA: Pediatr Emerg Care 2007; 23: 176-85.
26. Wilbur SL, Marchlinski FE: Am J Cardiol 1997; 79: 30-7.
27. Hoshino K, Ogawa K, Hishitani T, Isobe T, Etoh Y: Pediatr Int 2006; 48: 112-7.
28. Boothby LA, Doering PL: FDA labeling system for drugs in pregnancy. Ann Pharmacother 2001; 35: 1485-9.
29. Hasdemir C, Musayev O, Alkan MB, Can LH, Kultursay H: Europace 2009; 11: 1560-1.
30. Lomenick JP, Jackson WA, Backeljauw PF: J Perinatol 2004; 24 :397-9.
31. Flacke W: Treatment of myasthenia gravis. New Engl J Med 1973; 288: 27-31.
32. Kornfeld P, et al: Myasthenia gravis unmasked by antiarrhythmic agents. Mt Sinai J Med 1976; 43: 10-4.
33. Way WI, Katzung BG, Larson CP Jr: Recurarization with quinidine. JAMA 1967; 200: 153-4.
34. Cuthbert MF: The effect of quinidine and

procainamide on the neuromuscular blocking action of suxamethonium. Br J Anesth 1966; 38: 775-9.
35. Harrah MD, Way WL, Katzung BG: The interaction of d-tubocurarine with anti-arrhythmic drugs. Anesthesiology 1970; 33: 406-10.
36. Usubiaga JE, Wikinski JA, Morales RL, Usubiaga LE: Interaction of intravenously administered procaine, lidocaine and succinylcholine in anesthetized subjects. Anesth Analg 1967; 46: 39-45.
37. Ghoneim MM, Long JP: The interaction between magnesium and other neuromuscular blocking agents. Anesthesiology 1970; 32: 23-7.
38. Delacretaz E: Clinical practice. Supraventricular tachycardia. N Engl J Med 2006; 354: 1039-51.
39. Martin DO, Saliba W, McCarthy PM, Gillinov AM, Belden W, Marouche NF, et al: Approaches to restoring and maintaining sinus rhythm. Cleve Clin J Med 2003; 70: S12-29.
40. Balser JR: Perioperative management of Arrhythmias. In: Problems in Anesthesia. Edited by Fleisher LA, Prough DS: Philadelphia, Lippincott-Raven Publishers. 1998, pp 197-214.
41. Engelstein ED, Lippman N, Stein KM, Lerman BB: Mechanism?specific effects of adenosine on atrial tachycardia. Circulation. 1994; 89: 2645-54.
42. Kowey PR, Levine JH, Herre JM, Pacific A, Lindsay BD, Plumb VJ, et al: Randomized, double-blind comparison of intravenous amiodarone and bretylium in the treatment of patients with recurrent hemodynamically destabilizing ventricular tachycardia or fibrillation. Circulation. 1995; 92: 3255-63.
43. Kudenchuk PJ, Cobb LA, Copass MK, Cummins RO, Doherty AM, Fahrenbruch CE, et al: Amiodarone for resuscitation after out-of-hospital cardiac arrest due to ventricular fibrillation. N Engl J Med 1999; 341: 871-8.
44. Balser JR: The rational use of intravenous amiodarone in the perioperative period. Anesthesiology 1997; 86: 974-87.
45. Guidelines 2000 for Cardiopulmonary Resuscitation and Emergency Cardiovascular Care. Part 6: advanced cardiovascular life support: section 5: pharmacology I: agents for arrhythmias. Circulation 2000; 102: I112-28.
46. Palin CA, Hogue CW: Atrial and ventricular arrhythmia management. In: Perioperative care in cardiac anesthesia and surgery. Edited by Cheng DCH, David TE: Philadelphia, Lippincott Williams & Wilkins. 2006, pp 359-67.
47. Wyse DG, Waldo AL, DiMarco JP, Domanski MJ, Rosenberg Y, Schron EB, et al: A comparison of rate control and rhythm control in patients with atrial fibrillation. N Engl J Med 2002; 347: 1825-33.
48. Priori SG, Barhanin J, Hauer RN, Haverkamp W, Jongsma HJ, Kleber AG, et al: Genetic and molecular basis of cardiac arrhythmias: impact on clinical management part III. Circulation 1999; 99: 674-81.
49. Ackerman MJ, Clapham DE: Ion-channels-basic science and clinical disease. N Engl J Med 1997; 336: 1575-86.
50. Katz A: Mechanisms of disease: cardiac ion channels. N Engl J Med 1993; 328: 1244-51.

17 심혈관 약리학

울산대학교 의과대학 최 인 철

심부전은 세포에 필요한 충분한 심박출량을 생성하지 못하는 것으로서 수축기능뿐만 아니라 이완기능의 저하 시 일어난다.[1] 또한 심실기능의 저하가 없더라도 좌심실 내로 혈류유입(inflow)의 장애가 있는 경우에도 발생할 수 있다. 심실기능의 저하는 심근 허혈, 심근경색, 기절심근(stunning), 동면심근(hibernation), 심실비대(hypertrophy), 약물이나 감염성 질환으로 인한 심근세포 손상 등으로 초래된다. 이완기능의 저하는 심근내인성외에도 심장외에서의 압박에 의해서도 초래될 수 있는데, 심장막 눌림증(pericardial tamponade), 협착심장막염(constrictive pericarditis), 심실상호작용(ventricular interaction) 등을 예로 들 수 있다. 심부전이 일어나면 신체 내에서는 이를 보상하기 위해서 교감신경계(sympathetic nervous system)의 활성화, 부교감신경계(parasympathetic nervous system)의 저하, renin-angiotensin-aldosterone의 활성화, vasopressin의 분비 증가 등이 일어나 관류압을 높이고 심박출량을 증가시킨다.[2] 이러한 보상작용이 일어나더라도 병의 진행에 따라 심장예비력(cardiac reserve)이 감소하여 New York Heart Association 분류에 의한 환자의 상태는 1단계(stage I)에서 4단계(stage IV)로 악화된다.

교감신경계 및 renin-angiotensin-aldosterone의 활성화는 혈관수축을 야기하여 혈압을 유지하지만 이는 좌심실 후부하를 증가시켜 좌심실 수축기능을 악화시킨다. 또한 aldosterone은 나트륨(Na^+)을 저류시켜 혈장을 증가시키고 정맥용량(venous capacitance)을 감소시켜 중심정맥 및 폐동맥의 울혈을 악화시킨다. 이러한 좌심실의 후부하 및 전부하의 증가는 좌심실 수축기말 용적 및 이완기말 용적을 증가시키고 벽장력(wall stress)을 증가시켜 심근의 산소소모량을 증가시킨다. 심부전이 발생하면 Frank-Starling 법칙에 따른 좌심실 전부하의 증가에도 불구하고 심박출량이나 심근 수축력의 반응은 저하된다. 따라서 좌심실 수축력의 저하는 좌심실 확장을 초래한다. 교감신경계와 부교감신경계의 반응은 빈맥을 야기하는데 이는 관상동맥질환이 있는 경우 심부전의 위험성이 증가하게 된다. 심부전이 있는 환자에서 수축력을 증가시키는 새로운 약물이 개발되고 있으나 아주 획기적인 약물은 아직 없는 상태이다.[3] Digitalis glycoside는 수축력 촉진제로서 만성 심부전환자의 유일한 경구용 치료약물이라 할 수 있다.[4] 그 외 전부하를 줄이는 약물(diuretics, nitrates), 후부하를 줄이는 약물(angiotensin-converting enzyme inhibitors, calcium channel blockers),[5] 저용량의 $\beta 1$ 차단제[6] 등이 사용되고 있다. 약물 이외의 요법으로는 최적시간 방실연속조율(optimally-timed sequential atrioventricular pacing), 좌심실 축소술(LV reduction surgery; Batista procedure), 심근성형술(skeletal muscle augmentation; cardiomyoplasty) 등이 있으나 극히 제한적으로 임상에 적용되고 있을 뿐이다. 급성 심부전의 치료 약물은 정맥제제가 사용되고 있는데 내인성 또는 합성 카테콜아민(endogenous, synthetic catecholamine), phosphodiesterase 억제제, 근미세섬유 칼슘민감제(myofilament calcium sensitizer) 등이 사용되고 있다.

이 장에서는 직간접적으로 심혈관계를 항진시키거나 억제시켜 심혈관계에 영향을 미치는 약물의 약리학적 특징을 설명하기 위해 먼저 생리학적 약리학적 용어의 정의를 간단히 설명한 후 주로 약리학적 기전을 위주로 각 약물의 작용기전을 설명하고 각론으로 임상적 사용에 대해 기술할 것이다.

1. 생리학적 · 약리학적 용어의 정의

1) 일회박출량(stroke volume, SV)

심장의 수축-확장 1주기 동안에 박출되는 혈액의 양이며 이는 전부하, 후부하, 심근 수축력에 의해서 결정된다. 일회박출량의 결정 요소들을 분석하면 혈역학적인 문제를 정확히 설명할 수 있다.

2) 심박출량(cardiac output, CO)

심박수와 일회박출량의 곱이다. 심박출량은 임상적으로 매우 중요한 변수이며, 필요한 경우 온도측정기(thermister)가 끝에 붙어있는 폐동맥 카테터 또는 여러가지 비침습적 심박출량 측정기를 이용하여 쉽게 측정할 수 있다. 심박출량과 심박수를 측정함으로써 혈역학적인 문제를 분석할 수 있는 시작점인 일회박출량을 계산할 수 있게 된다.

3) 전부하와 후부하

이 용어는 유두근의 분리편의 움직임에 대한 연구에서 개발되었다. 근육편의 한쪽 끝은 가동성 막대에 고정되고 다른 쪽 끝은 부동성 기저부에 고정한 후 근육을 잡아당기기 위하여 가동성 막대기 끝에 추를 달아 놓았다. 전부하는 수축 전 근육의 초기 뻗침 [stretch (이완기 길이; diastolic length)]으로 정의하였다. 후부하는 근육 수축 전 발생하는 부가적인 부하나 힘(즉, 멈추개 적용 후 더해진 부가적인 추)으로 정의하였다. 이 힘은 수축에 대항하였지만 수축 시작 전까지는 효과가 없었으므로 후부하라는 단어를 사용하였다. 이 모델에서 전부하와 후부하는 쉽게 정량화 되었으며 근육의 수축력과는 무관하였고 단지 근육수축하의 부하조건으로 정의되었다. 하지만 임상적으로 유용한 후부하 정의는 논란이 많다. 이론적으로는 적합할지라도 실험적으로 후부하는 정의하기 어려우며 임상적 적용이 가능한 후부하의 직접 측정은 불가능한 것 같다. 임상적으로 심장의 후부하의 효과를 반영하는 다음과 같은 변수들이 있지만 사실 이들은 심근기능과 연관되어 있는데 그 이유는 이 변수들이 심실변수를 포함하기 때문이다.

(1) 수축기벽장력(systolic wall tension; pressure x radius/wall thickness)은 후부하를 정의하는데 사용되어 왔다. 여기서 강조하고자 하는 것은 심장의 외부에서 작용하는 힘이 아닌 수축기동안 심장에서 변화하는 힘이다. 수축기벽장력은 수축기 동안 변화한다.

(2) 수축기말 압력(pressure at end systole)은 입력 임피던스에 따라 직접적으로 변화한다. 최대 수축기압, 평균동맥압, 심실벽장력은 측정하기 쉬운 변수들이어서 수축기말 압력의 근사치로 사용한다.

(3) 전신혈관저항(systemic vascular resistence, SVR)은 대부분의 경우 동맥저항과 관련된 변수로부터 쉽게 유도된다.

SVR = (MAP - RAP) x 80 / CO

여기서 MAP는 평균동맥압(mean arterial pressure)이며 RAP는 우심방압(right atrial pressure), CO는 심박출량(cardiac output)이며 80은 mmHg/L/min을 dynes · s · cm^{-5}로 변화시키는 상수이다. 정상치는 800~1400 이다. 처음부터 전신혈관저항의 수치를 보고 임상적으로 중요한 결정을 내리는 것은 현명하지 못한 일인데 왜냐하면 전부하, 수축력, 심박수가 전신혈관저항의 계산에 영향을 미치기 때문이다.

4) 수축력(contractility 또는 inotropy)

전부하나 후부하와 무관한 수축 기구의 고유한 힘을 말한다. 엄격한 부하조건을 적용한 실험에서 수축의 특징을 나타내는 지표는 최대장력발생과 수축속도를 포함한다.

5) 혈압

심박출량과 전신혈관저항의 곱이다. 전신혈관저항은 후부하의 중요한 요소이며 심박출량은 일회박출량과 심박수에 의해 결정된다. 그러므로 혈압의 변화는 후부하, 전부하, 수축력, 심박수 등을 측정함으로써 분석될 수 있다.

6) 심실기능이상

수축력은 좁은 의미로는 심근 섬유가 단축되는 내재적인 능력으로 정의된다. 그러나 이는 전신산소요구량을 충족하는 충분한 양의 혈액을 박출하는 심장의 작업수행능력을 의미하는 것은 아니다. 심장의 박출능력과 그 측정치(SV, CO, 임상증상)들은 수축력에 의해서뿐만 아니라 전부하와 후부하에 따라서도 크게 변화한다. 이런 요소들의 규명은 임상적 혈역학적 자료의 해석과 심장판막질환의 이해에 필수적이다. 심실기능 이상은 수축기능 이상과 이완기능 이상으로 나누어 설명할 수 있다.

(1) 수축기능이상 : 수축력 장애는 결국 수축기말 용적의 증가와 함께 일회박출량의 감소를 초래한다. 만약 우심실의 기능이 정상이라면, 우심실의 일회박출량이 증가된 좌심실 수축기말 용적에 추가되어서 좌심실의 확장을 초래한다. 이런 식으로 가능하다면 일회박출량을 유지하기 위해 Frank-Starling 기전이 사용된다. 폐울혈의 증상은 폐동맥압과 혈액량의 증가에 의한 이런 변화에 의해 나타난다. 수축기능 이상으로 인해 일회박출량이 부적절하다면 환자는 피로증세와 말초장기기능 이상이 발현된다.

(2) 이완기능이상 : 수축기능이상에서 나타난 폐울혈의 증상은 심장 수축기능의 이상 없이 이완기능이상으로도 나타날 수 있다. 이것은 심실벽이 견고해진 것을 의미하고 임상적 증상을 동반하게 된다. 좌심실의 이완기말 용적은 증가하지 않고 좌심실 이완기말 압력이 증가한다. 폐동맥압은 증가할 수 있다. 비후성 심근병증 같은 예에서는 정상 혹은 정상 이상인 수축기능이 있어도 이완기말 압력은 증가한다. 대동맥판 협착에서 볼 수 있는 후부하 불균형은 또 다른 예이다.

7) 혈관활성 약물(vasoactive drugs)

일회박출량을 결정하는 하나 이상의 요소에 직접적인 영향을 미칠 수 있다. 또한, 어떤 특별한 약제의 효과는 그것이 심장과 혈관에 직접적으로 미치는 영향과 신경계에 의해 간접적으로 미치는 영향 모두에 의해 결정된다. 이 각각의 결정요소들의 합이 최종적인 약제의 효과로 나타나게 되는 것이다. 이러한 효과들에 대한 지식을 가져야만 적절한 약제를 선택할 수 있을 것이다.

8) 촉진제(agonists)

촉진제란 세포표면의 수용체와 작용하여 수용체에 변화를 일으켜 일련의 세포내의 사건들을 유발하여 임상적으로 관찰되는 혈역학적인 효과를 나타내는 물질이다.

9) 길항제(antagonists)

길항제는 수용체와 작용하나 수용체의 작용을 억제하여 촉진제의 작용을 감소시킨다. 길항제는 생체 내에서 생성된 혹은 생체 외에서 투입된 catecholamine 등의 물질의 효과를 감소시키고자 할 때 사용될 수 있다. 대부분의 길항제들은 특정한 수용체를 경쟁적으로 억제한다. 촉진제와 길항제는 같은 수용체에 대해 경쟁하고 수용체와의 결합은 그 약제들의 상대적인 용량에 비례하게 된다. 촉진제를 더 많이 추가할수록 수용체에 대한 촉진제의 결합은 많아지는 반면 길항제의 결합은 줄어들게 된다.

10) 심혈관계 작용약제의 분류

(1) Catecholamine은 신경전달물질과 호르몬으로서 역할하며 온몸에 널리 퍼져 있는 물질이다. 이들은 아드레날린성 수용체로 알려진 특수한 군의 수용체들과 결합한다. 아드레날린성 수용체는 기능적으로 α와 β로 나뉘는데 그것들은 각각의 분포된 위치와 활성화되는 생리적인 기전에 따라 세분할 수 있다. 표 17-1에 아드레날린성 수용체에 대하여 간단한 요약해 놓았다.

(2) 비catecholamine성 혈관활성약물은 아드레날린성 수용체에 작용하지 않고 다른 기전에 의하여 효과를 나타낸다. 여러 생리학적, 약리학적 연구에 의해 많은 수용체와 약물에 대한 기전이 밝혀져 있다.

2. 심혈관 약물의 일반적인 기전

심박출량을 결정하는 요소는 전부하, 수축력, 심박수, 리듬 등이다. 이중 수축력은 근육세포질(myoplasm)내의 칼슘 농도에 의존적이며 ATP(adenosine triphosphate) 형태의 에너지가 필요하게 된다. 세포 내 칼슘농도가 10^{-7} M 이하에서 10^{-5} M로 증가하면 심근세포의 수축이 일어난다. 세포막의 탈분극이 일어나면 전압조절성 칼슘통로(voltage regulated Ca^{2+} Channel)를 통해 소량의 Ca^{2+}이 세포내로 유입된다. 이 때 유입된 Ca^{2+}의 총량은 열린 Ca^{2+} 통로의 수와 얼마나 오랜 기간 Ca^{2+}통로가 열려있느냐에 달려있다. 세포 내 유입된 Ca^{2+}은 근육세포질세망(sarcoplasmic reticulum)의 수조(cisternae)에 저장된 Ca^{2+}을 방출시키고 Ca^{2+}은 troponin/tropomyosin 복합체(complex)의 troponin C 조절단백질(regulatory protein)에 결합하여 입체적 변화(conformational change)를 일으켜 actin과 myosin의 ATP 의존성 주기적 교차결합(cycling of crossbridge)을 일으킨다. Troponin/tropomyosin 복합체는 정상적으로는 actin과 myosin의 상호작용을 방해하고 심

표 17-1 **Catecholamine에 의해 활성화되는 수용체의 효과**

아드레날린성수용체	부위	작용
α_1	시냅스후 수용체, 소동맥의 평활근을 조절 (전신 및 폐 순환)	혈관수축(저항의 증가)
	홍채	확장
	심장	수축력증가
α_2	시냅스전 수용체 norepinephrine의 분비를 억제	혈관확장
β_1	심장	심방, 심실의 수축력 증가
	동방결절	심박수 증가
	방실전도	전도속도 증가
	신장	renin 분비
β_2	소동맥 평활근(전신 및 폐)	확장 (저항감소)
	기관지	기관지확장
	심장	심박수 및 수축력 증가

근세포의 수축을 억제한다. 하지만 근육세포질의 탈분극으로 인한 세포 내 Ca^{2+}농도가 증가하면 actin/myosin의 결합을 일으킨다. 따라서 수축력의 증가는 전적으로 세포 내 Ca^{2+}농도와 관계가 있다. 수축력을 증가시키는 약물은 Ca^{2+}농도를 증가시키거나[7] Ca^{2+}의 효율을 증가시키는 것이다(그림 17-1).[8] Calcium chloride와 Calcium gluconate는 직접적으로 세포 외 Ca^{2+}농도를 증가시켜 근육세포질 내로의 Ca^{2+}유입을 증가시켜 수축력을 증가시키는 것이다. 하지만 수축에 중요한 Ca^{2+}은 근육세포질세망 내의 Ca^{2+}의 양이므로 세포 외 Ca^{2+}의 증가가 반드시 임상적으로 수축력의 증가를 유발한다고 말할 수는 없다. 예를 들면 심폐우회술 후의 Ca^{2+}의 일회주입은 동맥혈관수축을 유발하여 후부하를 증가시키므로 심박출량의 증가가 확실하지 않다.[9] Cardiac glycoside(digitalis)는 간접적으로 세포 내 Ca^{2+}농도를 증가시켜 수축력을 촉진시키는데 이는 세포 내 cyclic adenosine monophosphate (cAMP)와 무관한 Na^+-Ca^{2+} 교환기(exchanger)의 억제에 의한다. 이와 반대로 catecholamine (epinephrine, norepinephrine), phosphdiesterase inhibitor (inamrinone, milrinone)은 cAMP와 관련이 깊다. 근미세섬유 칼슘민감제(myofilament Ca^{2+} sensitizer; pimogendan, levosimendan)는 세포 내 Ca^{2+}농도에는 영향을 미치지 않으면서 수축단백질의 Ca^{2+}에 대한 감수성(sensitivity)만을 증가시켜 수축력을 증가시킨다. 심근의 이완도 수축력의 중요한 요소인데 수축과 반대로 Ca^{2+}의 세포 외 이동, troponin C에서 Ca^{2+}의 분리, 등이 얼마나 빨리 일어나는가에 따라 이완기능의 이상을 초래하거나 증강시킬 수 있다.[10] 많은 수축력 촉진제는 Ca^{2+}의 세포질 내의 증가를 일으킨 만큼 Ca^{2+}의 제거도 촉진시킨다. Ca^{2+}은 Ca^{2+}-ATPase에 의해 세포 외로 이동하게 되는데 근육세포질세망에 있는 ATP 의존성 Ca^{2+} 전달체(transporter)가 주요 작용을 하게 된다. Na^+-Ca^{2+} 전달체는 또 다른 Ca^{2+}제거장치인데 세포 내 Ca^{2+}을 Na^+와 교환한다.

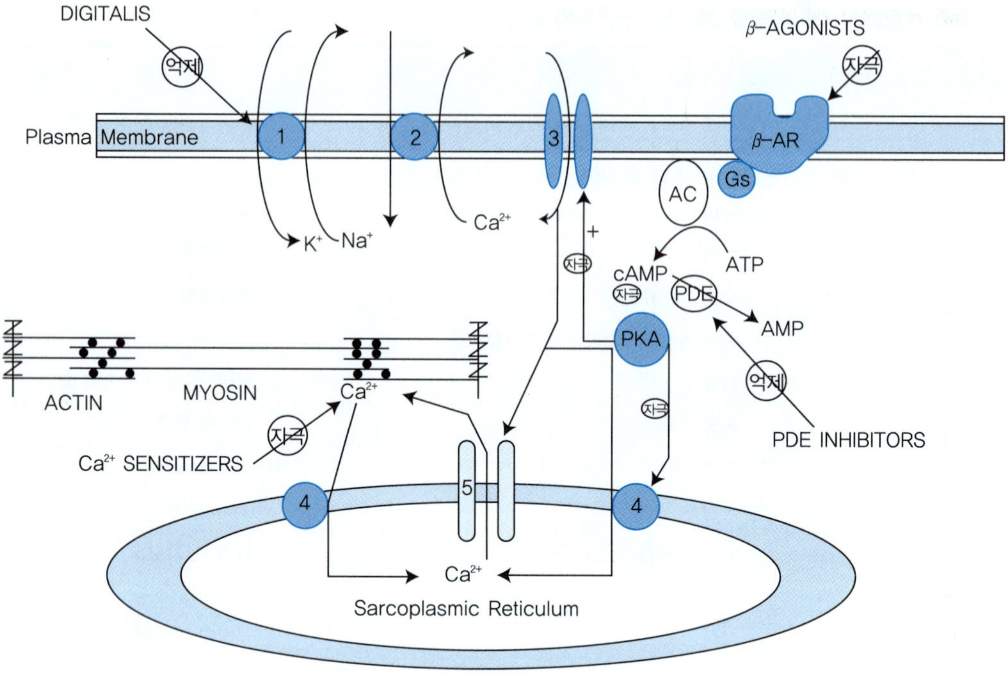

그림 17-1 수축력촉진제의 작용기전

1; Na^+-K^+ ATPase, 2; Na^+-Ca^{2+} exchange, 3; VDCC, 4; sarcoplasmic reticulum Ca^{2+}-ATPase, 5: Ca^{2+} release channel, β-AR; βadrenergic receptor, cAMP; cyclic adenosine monophosphate, ATP; adenosine triphosphate, PKA; protein kinase A, VDCC; voltage-dependent Ca^{2+} channel, PDE; phosphodiesterase.

표 17-2 혈관수축제의 약리학적 특성

Generic name	α_1	β_2	β_1	Onset	Duration	Adult Dose(IV)
Methoxamine	++ + +[a]	0[a]	0	1~2 min	5~8 min	0.2~0.5 mg bolus
Phenylephrine	+ + + +	0	0	1~2 min	5 min	50~100 ㎍ bolus 0.10~0.5 ㎍/kg/min infusion
Norepinephrine	+ + + +	0	+ +	30s	2 min	0.05~0.15 ㎍/kg/min infusion
Ephedrine	+ + +	+	+ +	1 min	5~10 min	2.5~5 mg bolus

[a]+ 의 수는 활성도나 시간의 증가를 나타냄 ; 0 는 활성도가 없음을 나타냄.

3. 심근수축 촉진제 (Positive inotropes)

심근수축 촉진제는 심근의 수축력을 증가시킨다. 약제의 주요 작용은 심근수축 촉진효과 및 혈관수축효과 혹은 phosphdiesterase억제제 처럼 혈관확장효과를 나타내기도 하는데 이중 일부분은 혈관수축목적으로 사용되지만 대부분이 좌심실의 수축력을 향상시키거나 좌심실기능을 개선할 목적으로 이용된다. 표 17-2, 17-3에 혈관수축제로 사용되거나 심근수축 촉진제로 사용될 때의 기전 및 용량을 요약하였다.

표 17-3 수축 촉진제의 약리학적 특성

Name	Receptor Activity Vascular		Cardiac	Adult Dose IV
	α_1	β_2	β_1	
Epinephrine	+ + +[a]	+	+ +	Infusion 0.04~0.15 ㎍/kg/min
Norepinephrine	+ + + +		+ +	Infusion 0.05~0.15 μg/kg/min
Dopamine[b]	+ +	+	+ +	Infusion 1~10 μg/kg/min
Ephedrine	+ + +	+	+ +	Bolus 5~10 mg
Dobutamine	+	+	+ + +	Infusion 1~20 μg/kg/min
Isoproterenol	0	+ + + +	+ + + +	Infusion 0.025~0.05 μg/kg/min
Calcium chloride	0	0	0	Bolus 1~10 mg/kg
Levosimendan[c]	0	0	0	Loading 6~24 μg/kg infusion 0.05~0.2 μg/kg/min
Digoxin	0	0	0	Bolus 0.125~0.25 mg
Milrinoned[d]	0	0	0	loading 50 μg/kg infusion 0.375~0.75 μg/kg/min
Enoximoned[d]	0	0	0	loading 0.5~1.0 mg/kg infusion 5~10 μg/kg/min
Amrinoned[d]	0	0	0	loading 1.5~2.0 mg/kg infusion 5~20 μg/kg/min

[a]+ 의 수는 활성도나 시간의 증가를 나타냄; 0 는 활성도가 없음을 나타냄.
[b] dopamine은 dopaminergic receptor를 자극하여 장과 신장의 동맥확장을 유발한다.
[c] levosimnedan은 근미세섬유의 칼슘민감성을 증가시켜 작용이 나타나고 K_{ATP} 통로를 개방함으로써 혈관확장을 유발한다.
[d] Phosphodiesterase III억제를 통해 cAMP농도를 증가시켜 수축촉진 및 혈관확장을 유발한다.

1) Digitalis Glycosides

Cardiac glycosides는 자연계의 foxglove나 digitalis purpurea 같은 식물에 존재하는 물질이다. 화학적 구조는 hydrophobic steroid nucleus와 hydrophilic unsaturated lactone ring을 가지고 있다. Digitalis는 심부전의 경구용 치료제로서 유일한 수축력 촉진제이다.[4] 하지만 다른 급성 좌심실부전 치료제에 비해 수축력 촉진효과가 적은 편이다. 이 계통의 약물이 많이 개발되어 있지만 대표적인 약물은 digoxin과 digitoxin이다. Digitalis glycosides는 선택적으로 효소결합체 외막에 있는 α-subunit와 결합하여 횡문근형질막 Na^+-K^+ ATPase를 억제한다.[11] 이러한 digitalis- Na^+-K^+ ATPase의 결합은 세포외 K^+ 농도에 의해 억제된다. 따라서 digitalis toxicity는 K^+ 투여로 어느 정도 역전시킬 수 있으며 hypokalemia 시 증가된다. 횡문근형질막 Na^+-K^+ ATPase가 억제되면 수축기에 Ca^{2+}가 증가하여 수축력을 증가시킨다. Na^+-K^+ ATPase는 세포내 Na^+ 세 개와 세포외 K^+ 두 개를 서로 교환시킨다. Na^+의 증가는 Ca^{2+}의 세포외 유출을 감소시키고 여분의 Ca^{2+}가 근육세포질세망 내에 저장되어 수축기에 사용된다. 다른 수축력촉진제와 달리 digitalis glycosides는 내성(tachyphylaxis)이 생기지 않는데[12] 이는 digitalis glycoside의 작용기전이 심근에서 발생하는 계난현상(treppe phenomenon)과 유사하기 때문이다. 즉, 근육의 자극이나 심박수가 갑자기 증가하면 Na^+-K^+ ATPase의 작용이 지연되고 일시적인 세포내 Na^+의 증가와 Na^+-Ca^{2+} 교환에 의한 수축력의 증가가 나타나기 때문이다.

Digitalis glycosides에 의해 심근 수축력이 증가하면 심박수의 증가 없이 좌심실의 벽장력, 전부하,

후부하, 심근 산소소모량이 감소하는데[13] 이로 인해 심부전 시 나타나는 교감신경계의 항진을 감소시킬 수 있다. 따라서 혈중내 norepinephrine 농도를 감소시켜 좌심실의 저항을 감소시키며 심장압력수용체(cardiac baroreceptor)에 직접 작용하여 교감신경계의 항진을 억제하여[14] 만성 심부전의 유병률 및 사망률을 줄일 수 있다. 하지만 Na^+-K^+ ATPase의 작용의 억제는 심근세포의 안정막전위의 불안을 초래하여 전기생리학적 문제, 즉 박동조율세포 및 전도상에 문제를 일으킬 수 있다. 따라서 digitalis의 부작용으로는 동성서맥, 방실차단 등의 각종 부정맥이 일어날 수 있다. Digitalis의 독성이 나타나면 교감신경계가 항진되어 심각한 심실빈맥성 부정맥이 발생한다. Digitalis glycoside는 치료안전역(margin of safty)이 좁고 혈중농도와 부정맥으로 인한 사망률이 깊은 관계가 있으므로 약물 사용 시 혈중농도를 감시하는 것이 중요하다. Digitalis glycoside는 주술기에 상심실성 빈맥을 치료하기 위해서 많이 사용되는 약물이지만 심근수축력을 촉진하여 좌심실부전을 치료하기 위해서는 catecholamine 등의 약물이 사용되고 있다.

2) Catecholamine

내인성(epinephrine, norepinephrine, dopamine)과 합성(isoproterenol, dobutamine, dopexamine) catecholamine 모두 α, β수용체에 작용하여 심혈관 효과를 나타낸다.[15] 아드레날린 수용체에 직접 작용하거나 간접적으로 교감신경말단에서 norepinephrine 분비를 촉진시켜 교감신경계 자극효과를 나타낸다. Catecholamine은 횡문근형질막 β_1 수용체를 활성화 시키고 guanine nucleotide (G_s) 결합 단백질에 의해 adenyly cyclase와 β_1 수용체와 짝(couple)을 이룬다. Adenylyl cyclase는 ATP를 cAMP로 전환시키고 protein kinase A와 결합하여 횡문근형질막 Ca^{2+} 통로, troponin I, phospholamban을 인산화(phosphorylation) 시킨다. Ca^{2+} 유입이 증가하고 간접적으로 근육세포질세망의 Ca^{2+}분비를 촉진시킨다. 따라서 Ca^{2+}의 수축기구와 결합을 증진시켜 수축력이 증가하게 된다. Catecholamine은 수축이 끝남과 동시에 심근세포내의 Ca^{2+} 제거를 촉진시켜 심근 이완도 촉진시키며(lusitropy), 심박수를 증가시키고(chronotropic) 전도속도를 증가시켜(dromotropic) 상심실성 또는 심실성 빈맥을 야기한다.

Catecholamine은 급성 및 만성 심부전 시 심근수축력을 증가시키기 위해 가장 많이 사용되는 약물이다. Catecholamine의 효용성은 β_1 수용체의 밀도와 기능에 달려있는데 이 수용체는 쉽게 하향조절(down-regulated)된다. 심폐우회술이나 수술 중 β_1 수용체가 자극되면 하향조절이 일어나는데[16] 이를 예방하기 위해서 심폐우회술 중 β_1 길항제를 사용하여 하향조절을 막고 수술 후 catecholamine의 효과를 증대시킬 수 있다는 연구도 있다. Catecholamine은 혈관에도 작용하는데 아드레날린 수용체의 화학적 구조와 선택성에 의해 약물마다 작용에 차이가 있다. 수용체의 선택성은 용량의존적(dose dependent)인데 예를 들면 저용량의 dopamine은 dopamine 1, 2 아형(subtype) 수용체를 자극하여 동맥혈관을 확장시킨다. 하지만 용량을 증가하면 β_1, α_1 수용체를 차례로 자극하여 혈관수축을 일으킨다. α_1 수용체는 소동맥과 정맥에 위치하여 전신혈관저항을 증가시키고 정맥용량을 감소시킨다. α_1 수용체가 자극되면 G protein 매개하에 phospholipase C가 활성화되고 세포막 phospholipid의 분할과 inositol 1,4,5-triphosphate가 생성된다. 이것은 수용체작동 Ca^{2+} 통로를 열고 근육세포질세망의 Ca^{2+} 유리를 자극하여 Ca^{2+} 의존성 protein kinase를 활성화시키고 각종 기질을 인산화시킨다. 결국 세포 내 Ca^{2+} 농도의 증가와 혈관 평활근을 수축시킨다. 피부혈관은 주로 α_1 수용체를 가지고 있고 근육세포는 β_2수용체를 가지고 있어서 adnylyl cyclase 매개 하에 동맥혈관 확장이 일어난다. Catecholamine의 혈압에 대한 효과는 심박수, 심근수축력, 혈관저항(후부하), 정맥용량(전부하)에 영향을 미쳐 나타난다. α_1 촉진제는 전신혈관저항의 증가와 정맥용량의 감소를 야기하여 혈압을 증가시키는 반면 β촉진제는 심박수, 일회박출량, 심박출량 모두를 증가시키고 전신혈관저항을 감소시켜 혈압을 약간 감소시킨다. 일반적으로 catecholamine은 심근 산소소모량을 증가시켜 심근허혈을 유발시킨다. 따라서 관상동맥 질환이 있거나 심부전환자에서 사용 시 주의를 요한다. 심부전의 약물치료에 있어서 후부하의 감소가 가장 널리 사용되는 치료법이다.

(1) Epinephrine

Epinephrine은 α_1, β_1, β_2 촉진제이다. Epinephrine을 정맥투여하면 수축기 혈압을 증가시키고 이완기혈압에는 거의 영향을 주지 않는다. 또한 굴심방결절(sinoatrial node)과 심근세포의 β_1 수용체를 자극하여 심박수변동작용과 수축력촉진 작용을 나타낸다. 심근이완과 심실충만을 촉진하여 이완기능을 향상시킨다. 예를 들면 epinephrine 0.01, 0.02, 0.04 μg/kg/min을 투여하면 심지수 0.1, 0.7, 1.2 L/min/m^2가 증가한다.[17] Epinephrine 투여 초기에는 심박수가 증가하지만 압수용체 반사에 의해 심박수는 점차 감소하게 된다. 관상동맥우회술 후 epinephrine 0.01~0.03 μg/kg/min은 dobutamine 2.5~5.0 μg/kg/min에 비해 심박수 증가가 적다. 몇몇 연구에서는 심폐우회술 후 좌심실부전의 일차 수축력촉진제로서 epinephrine을 권유하고 있다.[18] Dopamine에 반응하지 않는 패혈증환자의 저혈압의 치료제로서도 심박수를 증가시키지 않고 효과적으로 심지수와 산소 운반을 증가시킬 수 있다는 보고도 있다. 하지만 부정맥을 유발하는 성향이 있어 기피하는 경우도 많은데 epinephrine은 방실결절, 방실다발, Purkinje 섬유, 심근에서 전도속도를 증가시키고 불응기를 감소시켜 심박수를 증가시키고 특히 심방조동이나 세동이 있는 환자에서 심실반응을 증가시킨다. 이완기 탈분극이 가속되기 때문에 이소성 심박동조율기의 자동성을 증가시킨다. 이러한 전기생리학적 변화는 심실기외수축, 심실빈맥, 심실세동, 등의 심각한 심실부정맥을 유발하게 된다. α_1 수용체의 자극은 피부, 내장, 신장 혈관의 소동맥을 수축시키고 β_2수용체의 자극은 근육세포 혈관은 확장시킨다. 이와 같이 epinephrine의 혈관에 대한 작용은 α_1, β_2수용체의 균형에 달려있다. Epinephrine의 혈류에 대한 작용은 용량의존적이다. 저용량에서는 β_2작용이 강해서 혈관확장과 혈압의 저하가 나타날 수 있지만 고용량에서는 α_1작용으로 인해 혈관수축과 혈압상승이 일어난다. 고용량을 사용하는 경우에는 nitroprusside같은 혈관확장제를 같이 사용하여 효과를 극대화하기도 한다. 정맥에도 α_1수용체가 많기 때문에 정맥 수축과 정맥환류가 증가된다. 폐혈관에서도 수축작용이 일어나고 폐동맥압이 증가한다. 관상동맥에서는 α_1, β_2수용체가 존재하지만 관상동맥 관류를 결정하는 중요한 역할을 하지는 않는다. 오히려 빈맥과 전부하, 수축력, 후부하의 증가로 인하여 심근산소소모량이 증가하고 관상혈관의 자동조절에 의하여 관상혈류가 증가한다. 그러나 심근허혈이 있는 경우 심장외막 관상동맥이 수축하여 관상혈류가 감소한다. Epinephrine의 혈역학적 효과는 다른 약물에 의해 영향을 받는데 propranolol은 epinephrine에 의한 전신혈관저항 감소를 차단하여 혈관수축을 유발한다. β차단제를 사용하는 경우 경쟁적으로 아드레날린 수용체를 억제하기 때문에 이를 극복하기 위해서는 더 많은 용량의 epinephrine이 필요하다.

(2) Norepinephrine

Norepinephrine은 교감신경말단에서 분비되는 내인성 신경전달물질이다. α_1, β_1 수용체에 주로 작용하며 epinephrine과 달리 β_2수용체에 대한 작용은 거의 없다. 임상적으로는 수축력 촉진작용과 혈관수축작용을 나타내어 혈압을 상승시킨다. Epinephrine과 달리 심박수의 상승은 잘 나타나지 않는데 압수용체 반사가 β_1수용체의 심박수촉진효과를 억제하기 때문이다. Epinephrine에 비해서 전신혈관저항과 이완기혈압을 더 증가시키며 정맥용량을 감소시켜 정맥환류를 증가시키고 수축력을 촉진시켜 일회박출량과 박출계수를 증가시킨다. 반면에 α_1촉진제인 phenylephrine이나 methoxamine은 혈압을 증가시키기는 하지만 말초관류를 저해하여 심부전을 악화시킨다. Norepinephrine은 패혈증 환자의 심한 저혈압을 치료하는데 유용한 약물이다. Dopamine, dobutamine, 수액투여 등에 반응이 없는 패혈증환자에서 0.03~0.9 μg/kg/min의 norepinephrine을 투여하면 혈압, 심지수, 요량이 증가한다.[19] 심한 관상동맥질환자에서 관상동맥 관류압을 유지하는데도 유용하며 심폐우회술 후 저전신혈관저항 증후군을 보이는 환자에서도 효과적인 치료제이다. Norepinephrine은 관상동맥확장을 일으키지만 관상동맥우회술 후 내유동맥, 위대망동맥, 요골동맥 이식편의 연축을 유발할 수 있다. Epinephrine에 비해 적기는 하지만 부정맥을 유발할 수 있다. Epinephrine 사용 중 심방, 심실 부정맥이 발생하면 norepinephrine으로 교체할 수 있다. 폐혈관에서도 수축작용을 나타내어 폐동맥압을 증가시키며 동시에 정맥환류를 증가시켜 우심실 부전을 유발할 수 있으므로 주의를 요한다. 폐혈관이 예민한 환자에서 심폐우회술 후 우심실 부전을 예방하기 위해 우심방으로는 norepinephrine을 투여하고 정맥으로는 선택적 폐혈관확장제인 prostaglandin E_1을 투여할 수 있다. 최근에는 prostaglandin E_1 대신 nitric oxide를 사용하고 있다.[20] 우심방으로 투여한 norepinephrine은 말초에서 대사되어 폐혈관으로 돌아오는 양이 제한되므로 폐고혈압과 관련된 우심실 부전 치료에 유용하게 사용된다.

Norepinephrine은 α_1수용체에 작용하여 직접적으로 간, 근육, 내장, 신장 혈류를 감소시킨다. 하지만 심한 저혈압이 있는 경우에는 관류압을 증가시켜 혈류를 개선할 수 있다. 신장과 내장혈류의 제한은 norepinephrine을 장기간 사용하는데 큰 단점이다. 신장혈류를 개선하기 위해서는 저용량의 dopamine이나 선택적 DA_1 촉진제인 fenoldopam을 같이 사용할 수 있다. 예를 들면 패혈증환자에서 0.5~1.5 μg/kg/min의 norepinephrine과 dopamine 1.5 μg/kg/min을 같이 사용하면 dopamine 단독 사용에 비하여 요량의 증가와 신기능의 증가를 가져올 수 있다.[21]

(3) Dopamine

Dopamine은 내인성 catecholamine으로서 norepinephrine의 생화학적 전구물질이다. Dopamine은 여러 종류의 dopaminergic 수용체와 아드레날린 수용체에 작용하므로 약리적 작용이 복잡하다. 저용량(〈3 μg/kg)의 dopamine은 DA_1 수용체를 선택적으로 자극하여 신장과 내장혈류를 증가시킨다. DA_2 수용체를 자극하면 자율신경계에서의 norepinephrine 분비를 감소시키므로 DA_1, DA_2 수용체가 같이 자극되면 혈압이 감소된다. 3~8 μg/kg의 용량은 α, β수용체를 비선택적으로 자극하지만 혈관평활근의 α_1 수용체를 자극하여 혈관수축을 일으키며 특히 10 μg/kg 이상의 용량에서는 순수 α_1 촉진제로 작용한다. Dopamine의 용량에 따른 작용은 이론적으로는 단순하지만 실제 임상에서는 건강한 사람에서도 그 작용이 다양하게 나타난다.[22] 특히 다른 약물과 같이 사용하고 환자의 개인별 약력학적 다양성이 존재하는 경우에는 더욱 그렇다. 저용량의 dopamine이 신장보호를 위해서 자주 사용되기는 하지만 DA_1 수용체를 자극하는 동시에 α β수용체를 자극하여 어떤 경우에는 dopaminergic 효과가 나타나지 않을 수도 있다. 반대로 고용량의 dopamine에서 DA_1 수용체를 자극하여 신장관류와 요량을 개선할 수 있다.[23] Dopamine은 α_1 촉진제와 같이 사용할 때 신장기능을 보존할 수 있다. 신장혈류의 증가는 구심신세동맥의 직접적 혈관확장과 원심신세동맥의 간접적 혈관수축에 의한다. 이러한 혈관효과는 사구체거름률, 나트륨 배출, 요량의 증가로 나타난다.

Dopamine은 수술 시에 많이 사용된다. β_1 수용체를 자극하여 수축력, 심박수, 전도, 이완 기능 모두를 증가시킨다. 또한 α_1 수용체를 자극하여 전부하와 후부하를 증가시킨다. 하지만 폐고혈압이 있거나 좌심실충만압이 높은 환자에서는 이상적인 약물 선택이라 할 수 없다. 예를 들면 dobutamine에 비해서 심폐우회술 후 심방압과 평균동맥압이 더 높게 나타난다. 또한 epinephrine에 비해서 임상적으로 더 심한 빈맥을 유발할 수 있다.[24] Dopamine으로 인한 후부하의 증가는 nitroprusside 같은 혈관확장제를 사용하여 감소시킬 수 있다. Dopamine은 심근산소소모량을 증가시키고 기절심근의 기능회복을 저해하고 관상동맥폐쇄 후의 손상을 악화시킨다. 이러한 이유로 관상동맥질환이 있는 환자에서 사용이 기피되고 있다.

(4) Dopexamine

Dopexamine은 dopaminergic과 β수용체에 작용하는 합성 catecholamine이다. Dopexamine은 구조적으로 dopamine과 유사하지만 α수용체에 효과가 없고 β_1 보다는 β_2 수용체에 대한 친화력이 9.8배 크다. 주요 작용은 혈관확장이며 시냅스전 norepinephrine 재흡수를 억제하여 심근 수축력을 증가시킨다. 수축력 증가에 있어서 β_1 수용체에 대한 직접작용은 중요하지 않다. Dopexamine은 내장혈류와 신혈류를 증가시키며 전신혈관저항을 감소시켜 압수용체 반사에 의한 심박수의 증가가 나타난다. 1~4 μg/kg/min의 dopexamine은 일회박출량과 심박출량을 증가시키고 전신혈관과 폐혈관저항을 감소시킨다.[25] 신기능을 증가시키고 심폐우회술 후 염증반응을 감소시킨다. 관상동맥질환자에서는 사용이 제한되는데 심근산소소모량을 증가시키고 빈맥이 나타나기 때문이다. 패혈증환자의 순환보조제로서 유용하게 사용되는데 dopaminergic과 β_2 수용체에 작용하여 내장혈류 및 신혈류를 증가시키기 때문이다.

(5) Dobutamine

Dobutamine은 두가지의 입체이성질체(stereoisomer)로 이루어진 합성 catecholamine이다. (-)와 (+) 이성질체는 둘 다 β촉진제로 작용하며 α_1 길항제로 작용한다. 5 μg/kg/min의 용량에서는 강력한 β촉진작용이 있으나 α_1 수용체에는 거의 작용이 없다. 따라서 이 정도의 용량에서는 심장의 β_1 수용체와 혈관의 β_2 수용체를 자극하여 심근수축력 증가와 말초혈관확장을 일으킨다. 혈역학적으로는 좌심실의 전부하와 후부하를 감소시키고 좌심실부전이 있는 환자의 수축력을 개선시킨다. 임상적으로는 확장성 심근병증이 있는 환자에서 승모판부전을 감소시킨다.[26] (-) 이성질체는 고용량에서 α_1 수용체를 자극하여 혈관확장을 막고 좌심실 전부하, 후부하, 심방압을 유지하여 심박출량을 증가시키며 압수용체 반사로 인한 빈맥을 줄여준다. 하지만 일반적으로 dobutamine은 심박수를 증가시키는 성향이 강해서 관상동맥우회술 후 비교한 연구에서 epinephrine에 비해서 심박수 증가가 큰 것으로 알려져 있다. 이러한 빈맥과 수축력 증가로 말미암아 관상동맥 질환 환자에서 심근산소소모량을 증가시키고 심근 허혈을 악화시킬 수 있다. 이런 성질을 이용하여 관상동맥 협착을 진단하기 위하여 dobutamine 부하심장초음파 검사를 시행하기도 한다. 반대로 심부전이 심한 환자에서 교감신경계를 억제하여 심박수를 감소시키기도 한다. 수축기말, 이완기말 벽장력을 감소시켜 심근산소소모량을 감소시킬 수 있다.[27] β_2 수용체를 자극하여 폐혈관저항과 폐동맥을 감소시킬 수 있는데 심폐우회술 후 폐혈관 저항이 증가된 경우 dobutamine의 사용이 유용하다. 반대로 α_1 수용체를 자극하여 폐혈관수축과 폐동맥압을 증가시킬 수도 있다. 하지만 일반적으로 dobutamine은 dopamine보다는 심부전이 있고 폐동맥압과 좌심실 충만압이 높은 환자에서 유용하게 사용된다. 그러나 폐혈관확장으로 폐의 환기/관류 불균형이 악화될 수 있다. Dopamine이나 dopexamine과 달리 dobutamine은 dopaminergic 효과가 없으므로 신장혈류에 선택적으로 영향을 미치지는 못하지만 간접적으로 심박출량을 개선하여 신장관류를 개선할 수 있다.

(6) Isoproterenol

Isoproterenol은 비선택적 β촉진제이며 α수용체에 대한 효과는 없다. 심박수를 증가시키고 β_2 수용체를 자극하여 근육의 소동맥을 혈관확장시켜 전신혈관저항을 감소시키며 내장혈관과 신장혈관에 대한 영향은 적다. 따라서 후부하가 감소되고 이완기 혈압과 평균동맥압은 감소하지만 수축기혈압은 상대적으로 유지된다. 빈맥은 동방결절과 방실전도계의 β_1 수용체를 자극하여 발생하며 혈압 저하로 인한 압수용체반사도 같이 작용한다. 수축력촉진효과는 용량의존적이지만 임상적으로 심박출량의 증가는 제한적인데 이는 빈맥으로 인해 좌심실 충만이 저해되고 정맥용량이 증가하여 좌심실 전부하가 감소되기 때문이다. 관상동맥우회술이나 판막수술에서 dobutamine과 비교한 연구에 의하면 isoproterenol에 의한 심박출량의 증가는 거의 없는 편이다. 오히려 용량의존적으로 심근산소소모량을 증가시키고 관상동맥압과 이완기 충만시간을 감소시켜 심근허혈을 유발할 수 있으므로 관상동맥질환 환자에서는 주의를 요한다. Isoproterenol은 심한 서맥이나 방실전도차단 등의 부정맥의 치료 시 심박동조율기를 삽입하기 전에 사용된다. 하지만 심장의 자동성을 증가시켜 상심실성 심실부정빈맥을 유발할 수 있다. 임상적으로 심장이식 환자의 심박수와 수축력을 증가시키기 위해 많이 사용된다.[28] 또한 폐혈관저항을 감소시키므로 폐고혈압이 있는 판막질환, 선천성 심질환 환자에서 우심실 부전의 치료제로 사용되고 있다.

(7) Ephedrine과 metaraminol

Ephedrine은 아드레날린 수용체에 직간접적으로 작용하는 교감신경흥분제이다. 동맥과 정맥의 혈관수축을 일으키고 심근수축력을 증가시키는데 기전은 신경말단에서 norepinephrine을 분비시켜 간접적으로 α_1, β_1 수용체를 자극하는 것이다. 즉 ephedrine이 시냅스전 신경말단으로 이동하여 norepinphrine을 시냅스소포에서 분비시킨다. 이 norepinephrine이 시냅스후 아드레날린 수용체를 자극하여 작용을 나타내는 것이다. 비록 ephedrine의 효과가 주로 이러한 간접작용에 의해 일어나지만 직접적으로 β_2 수용체를 자극하여 혈압의 상승을 제한하기도 한다. Ephedrine은 서맥이 동반된 저혈압을 치료하기 위해 일회주입으로 사용된다. 용량의존적으로 심박수, 심박출량, 전신혈관저항을 증가시켜 epinephrine과 유사한 효과를 나타낸다. 하지만 epinephrine과 달리 내성이 빨리 발생하는데 이는 반복투여로 인해 시냅스전 norepinephrine이 고갈되기 때문이다. Reserpine이나 cocaine 같이 norepinephrine을 고갈시키거나 ephedrine 흡수를 억제하는 약물과 같이 사용하면 효과가 현저히 줄어든다. Metaraminol은 ephdrine과 유사한 기전을 가지고 있으며 작용시간이 더 길다.

3) Phosphodiesterase 억제제

(1) 약리학적 특성

Phosphodiesterase는 여러가지 생리학적 기능을 가진 효소군으로서 최소 7가지의 아형이 존재하며 cAMP와 cGMP를 가수분해시키는 역할을 한다. 따라서 phosphodiesterase 억제제는 cAMP와 cGMP

의 분해를 억제하여 cAMP와 cGMP의 작용을 증강시키는 작용을 나타낸다. 임상적으로 사용되는 phosphodiesterase는 어느 정도의 특정 동종효소에 대한 선택성을 가지고 있는데 심장과 혈관 평활근에는 type III phosphodiesterase이 근육세포질세망에 붙어있다. 대부분의 phosphodiesterase 동종효소를 억제하는 aminophylline이나 caffein과는 달리 bypiridine (milrinone, inamrinone), imidazoline (enoximone, prtoximone) 같은 phosphodiesterase III 억제제는 catecholamine이나 β수용체 자극없이 Ca^{2+} 조절에 영향을 미쳐 수축력을 증강시킨다. 즉 이런 약물들에 의하여 cAMP가 증가하면 protein kinase A의 활성도가 높아지고 전압의존성 Ca^{2+} 통로와 근육세포질세망 조절단백질인 phospholamban의 인산화가 이루어진다.[29] Phophosphlamb 의한 Ca^{2+}-ATPase의 억제는 이러한 인산화에 의해서 약화되어 근육세포질세망에서 이완기 Ca^{2+}의 저장과 수축기 Ca^{2+}분비가 증가된다. 이와 같이 phosphodiesterase III inhibitor는 Ca^{2+}과 연관된 수축력촉진 효과뿐만 아니라 이완기 때의 Ca^{2+} 제거를 촉진하여 심부전 환자에서 이완기능을 개선시킬 수 있다.[30]

Phosphodiesterase III 억제제는 cAMP 농도를 증가시키고 간접적으로 cGMP 의존성의 protein kinase를 활성화시켜 동맥 및 정맥의 확장을 일으킨다. Phosphodiesterase III 억제제는 수축력 개선효과와 혈관확장 효과를 동시에 가지고 있는데 이 때문에 inodilator라는 용어를 사용한다. Phosphodiesterase III 억제제의 혈관확장 효과는 β수용체 촉진제보다도 강력하다.[31] 따라서 전신혈관저항과 폐혈관저항을 감소시켜 좌심실과 우심실의 박출을 증가시키고 좌심실 후부하를 감소시켜 심박출량 등의 기계적 효용성을 증대시킨다. 이 약물의 수축력 증대효과와 좌심실 후부하감소 효과가 어느 것이 심박출량 증가에 중요한 역할을 하는 가는 논란이 있지만 두 가지 모두 근본적으로 심장기능을 개선하는 것이 분명하다. 특히 폐혈관저항을 감소시키는 것은 폐혈관확장으로 인해 폐내 션트의 증가로 동맥혈 저산소혈증이 발생할 수 있지만 심장수술 후 폐고혈압이 있는 환자에서 유용한 효과이다. Phosphodiesterase III 억제제의 정맥확장은 좌심실과 우심실 모두의 전부하를 감소시키며 이로인해 수축력증가와 심박수 증가가 일어남에도 불구하고 심근산소소모량을 감소시킨다.[32] 임상적으로 좌심실 전부하가 적절하다면 혈압은 유지되거나 약간 감소할 수 있다. 왜냐하면 심박출량의 증가가 전신혈관저항의 감소를 충분히 보상하기 때문이다. Phosphodiesterase III 억제제로 인한 빈맥은 catecholamine에 비해 정도가 약하고 선택적 β_1 길항제를 사용하여 없앨 수 있기는 하지만 cAMP와 Ca^{2+}의 증가로 인해 부정맥을 유발할 수 있다.

Phosphodiesterase III 억제제는 혈소판 응집을 차단하고 내피세포 손상과 관련된 신내막다형성을 억제하며 심폐우회술 후 염증 cytokin의 형성을 감소시킨다. 또한 심장외막 관상동맥을 확장시켜 안정 협심증 환자에서 항허혈효과를 나타낸다.[33] 따라서 관상동맥질환자의 좌심실 수축 및 이완 작용에 잇점이 있을 것으로 생각된다. Phosphodiesterase III 억제제의 약리학적인 작용은 β촉진제보다는 덜하지만 심부전 환자에서 감소할 수 있다. 이는 Phosphodiesterase III 동종효소 자체의 구조적, 기능적 변화 때문이 아니라 억제 G protein의 상향조절 때문이다. 하지만 β촉진제에서 나타나는 수용체 하향조절을 생각할 때 효과적인 수축력 촉진제로 사용할 수 있다.[32]

Phosphodiesterase III 억제제는 경구용 약제로서 New York Heart Association class IV의 만성 심부전 치료에 관한 많은 임상 연구가 있다. 심장 기능의 향상에는 좋은 결과가 많이 있으나 장기간 추적조사 결과 악성 심실부정맥 및 급사로 인한 사망률이 증가하는 결과를 보이고 있다. 만성심부전 치료제로서는 한계를 보이고 있으나 아직도 많은 연구에서 저용량의 Phosphodiesterase III 억제제와 β촉

표 17-4 Levosimendan과 milrinone, dobutamine의 비교

	Levosimendan	Milrinone	Dobutamine
약제의 종류	Calcium sensitizer	Calcium sensitizer	Calcium sensitizer
세포 내 칼슘	없음	증가	증가
심근수축력	증가	증가	증가
혈관확장효과	전신, 폐, 관상동맥	전신, 폐	전신
심근산소소모량	영향없음	영향없거나 감소	증가
부정맥	없음	상실실성, 심실성	심실성; milrinone 보다 적음
제형	정맥	정맥, 경구	정맥
약물 상호작용	없음	있음	없음
부작용	두통, 저혈압	심실부정맥, 저혈압, 두통	빈맥, 고혈압

진제의 혼합사용 등이 연구되고 있으며 급성 좌심실부전의 치료제로서 각광받고 있다.

(2) Milrinone

Milrinone은 bypiridine Phosphodiesterase III 억제제로서 심장수술 중이나 후에 널리 사용되는 약물이다. Milrinone은 inamrinone에 비해 15~20배 강력하며 장기간 사용해도 저혈소판증이 발생하지 않는다. 좌심실 기능을 개선하고 혈관확장 작용을 나타내며 고위험군 환자의 심폐우회술 이탈 시 좋은 효과를 보인다. 용량은 50 μg/kg을 부하용량으로 사용하고 0.5 μg/kg/min을 지속 투여하면 심박출량과 산소운반을 증가시킬 수 있다.[34]

(3) Inamrinone

Inamrinone은 처음으로 임상에서 사용된 bypiridine Phosphodiesterase III 억제제로서 심혈관효과는 milrinone과 거의 같다. 심박출량을 증가시키고 좌심실과 우심실의 충만압을 낮추며 전신혈관저항과 폐혈관저항을 감소시키지만 심박수와 평균동맥압은 유지시킨다. 관상동맥우회술 후 dobutamine과 비교해서 비슷한 좌심실 기능 개선 효과를 보이며 수술전 좌심실기능이 나쁜 심장수술 환자에서 epinephrine과 비교해도 비슷한 효과를 나타낸다. 하지만 milrinone과 달리 유의한 저혈소판증을 유발하므로 임상에서 사용되고 있지 않다.[35]

(4) Enoximone

Enoximone은 선택적 imidazoline-유도체 phosphodiesterase III 억제제로서 유럽에서 많이 사용되는 약물이다. 심혈관계 작용은 milrinone과 유사하며 최근 연구에 의하면 혈역학적 효과를 나타내지 않는 저용량의 경구투여가 심각한 울혈성심부전 환자의 기능을 개선시킨다고 한다.

4) 근미세섬유 칼슘민감제 (Myofilament Calcium Sensitizer; levosimendan)

근미세섬유 칼슘민감제는 심부전을 개선하고 심장기능을 촉진하는 약물로서 기존의 dobutamine이나 milrinone과는 다른 새로운 약물이다(표 17-4).[36] 급성 심부전뿐만 아니라 심경색으로 인한 수축력저하, 심장수술 후에 발생하는 기절심근(stunned myocardium) 등의 치료를 위해서는 dopamine, dobutamine, epinephrine, isoproterenol 같은

catecholamine이나 amrinone, milrinone, enoximone 등의 phosphodiesterase (PDE) III 억제제를 사용하여 왔다. 그러나 고용량의 catecholamine은 심근 산소소모량, 심박수, 후부하 및 부정맥의 위험성을 높일 뿐만 아니라 장기간 사용할 경우 사망률이 증가하는 것으로 알려져 있다.[37] Phosphodiesterase III 억제제는 허혈성 심근병증 환자에게 사용할 경우 심방세동이나 저혈압 같은 부작용이 많으며 만성 심부전 환자에서 위약보다 사망률을 증가시킨다는 보고가 있다. 이러한 부작용 및 합병증은 dobutamine이나 milrinone과 같은 약물의 작용기전과 밀접한 관계가 있다. Dobutamine은 cyclic adenosine monophosphate (cAMP)의 생성을 촉진시키고 milrinone은 cAMP의 분해를 감소시켜서 심근 내의 cAMP를 증가시킴으로써 근육세포질세망(sarcoplasmic reticulum)에서 Ca^{2+}의 분비를 촉진시켜 수축력을 증가시킨다. 그러나 이러한 Ca^{2+}의 증가로 수축력을 개선하는 것은 심근에너지 소모를 증가시키고 산소요구를 증가시켜 결과적으로 심근세포사를 촉진하는 요인이 되는 것이다. 또한 cAMP 증가 및 심근세포 내 Ca^{2+}의 변화는 심장독성을 나타내며 심장리듬의 장애를 초래하는 전기생리학적 기전을 촉진시킨다.

따라서 부정맥의 위험성을 높이지 않으면서 심근의 산소요구량을 증가시키지도 않는 새로운 약물에 대한 요구가 상승하였고 결국 세포 내 Ca^{2+}의 증가 없이 수축력증가를 시킬 수 있는 새로운 약물의 개발 및 연구가 이루어졌다. 이러한 약물을 근미세섬유 칼슘민감제(myofilament Ca^{2+} sensitizer)라 하는데 levosimendan, pimobendan, EMD 57033, ORG 30029, MCI-154 등이 그 예이다.

(1) 작용기전

근미세섬유 칼슘민감제는 두가지 작용기전을 가지고 있다. 첫 번째는 소위 Ca^{2+} 민감제의 기능인데 심장 troponin C에 결합하여 Ca^{2+}-근미세섬유 반응성을 증가시킴으로써 수축력을 증가시키는 것이고 (그림 17-1) 두 번째는 심근세포의 K_{ATP} 통로를 개방함으로써 항허혈(anti-ischemic) 효과 및 항기절(antistunning) 효과를 나타내는 혈관확장제로서 작용하는 것이다(그림 17-2).

정상적인 심장에서 수축기 시에는 고농도의 Ca^{2+}이 troponin C (Tn C)에 결합하고 이로 인하여 troponin과 tropomyosin의 형태적 변화를 초래하여 actin-myosin 교차결합이 이루어짐으로써 수축이 일어난다. 이완기 시에는 Ca^{2+}의 농도가 감소하면서 troponin-tropomyosin 결합체는 actin filament에 부착되어 myosin-actin 관계를 방해하면서 수축이 이완된다. Catecholamine은 심근세포막에 β_1 수용체에 결합하여 adenylate cyclase를 활성화시키고 ATP에서 cAMP를 생성한다. cAMP는 protein kinase A를 활성화시키고 전압작동 L형 Ca^{2+} 통로 (voltage-gated L-type Ca^{2+} channel), phospholamban과 Troponin I (Tn I)를 인산화시킨다. 전압작동 L형 Ca^{2+} 통로를 통해 Ca^{2+}이 세포 내로 유입되고 이 Ca^{2+}이 "trigger 칼슘"으로 작용해 근육세포질세망의 Ca^{2+} 유리 통로 ryanodine 2형 수용체(RyR2)를 활성화하여 수축이 일어난다.[9] Phospholamban의 인산화는 sarcoplasmic endoplasmic reticulum calcium adenosine triposphatase isoform 2 (SERCA2)를 활성화시켜 증가된 세포내 Ca^{2+}을 이완기 동안 근육세포질세망으로 되돌리는 역할을 한다. 이로 인해 다음 수축기 때의 근육세포질세망의 Ca^{2+}을 비축하게 되며 catecholamine이나 phosphodiesterase III 억제제의 심장 이완기능 호전의 기전이 된다.[38] 반면 levosimendan은 세포내 Ca^{2+}의 농도를 증가시키지 않고 근미세섬유의 Ca^{2+}에 대한 반응성을 증가시킴으로써 수축력을 증가시킨다. Levosimendan은 Tn C의 N-terminal domain에 결합하여 Tn C의 Ca^{2}-유발형태 (Ca^{2}-induced conformation)를 안정화시킨다. 다른 Ca^{2+} 민감제는 Tn C-Ca^{2+} 복합체에 수축기뿐만

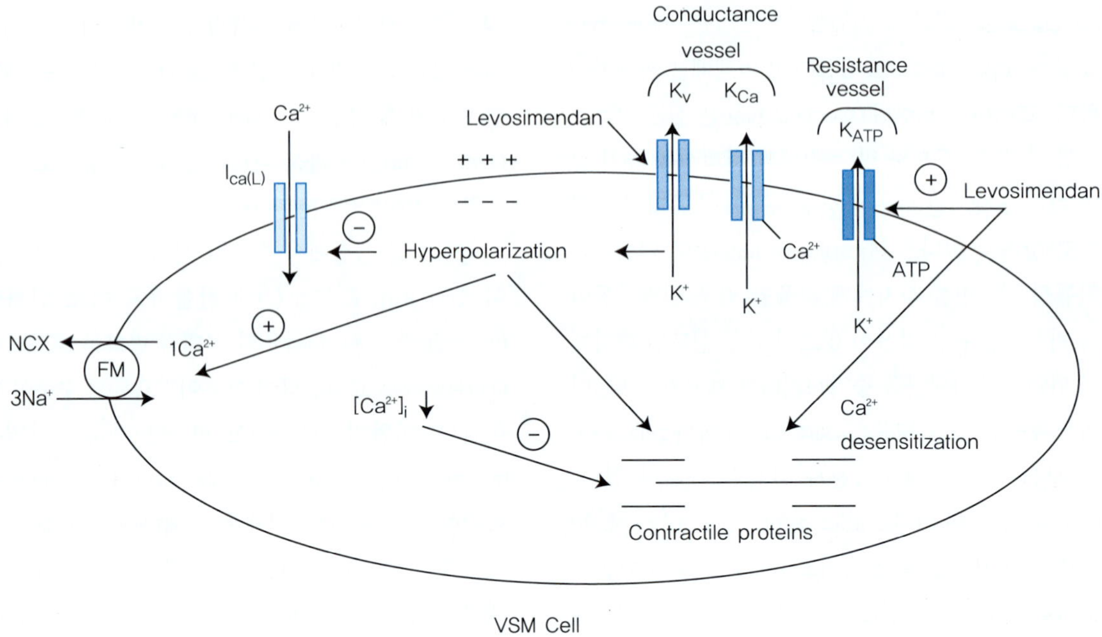

그림 17-2 Levosimendan의 혈관확장 기전

Levosimendan은 K_{ATP}, K_{Ca}, K_V, 통로 등을 자극하여 세포막을 과탈분극 시키고 세포 내 Ca^{2+}농도를 감소시켜 혈관확장을 일으킨다. +; 자극, -; 억제, FM; forward mode, ICa(L); L-type Ca^{2+} current, NCX; Na^+-Ca^{2+} exchanger, VSM; vascular smooth muscle.

아니라 이완기 시에도 결합하여 이완기능을 저해할 가능성이 있다. 그러나 Levosimendan에 의한 교차결합(crossbridge formation)은 수축력을 증가시키지만 심근 이완이 영향을 받지 않으며 오히려 심근 이완과 이완기능이 좋아진다는 전임상실험 연구가 있다.[39] 급성심근 허혈로 관상혈관성형술을 받은 환자를 대상으로 한 임상실험 결과 좌심실기능의 수축기능과 이완기능이 같이 좋아진다고 한다. 다른 연구에 의하면 좌심실 박출계수가 정상이면서 이완기능에 이상이 있는 환자에서 levosimendan은 초기 심근 이완지수를 유의하게 감소시키며 이완기 심부전 환자에 유용하다고 하였다.[40]

Levosimendan은 임상 권장용량을 사용하면 세포 내 cAMP나 Ca^{2+}농도를 증가시키지 않고 또한 기존의 β촉진제에서 나타나는 심근 산소소모량의 증가를 초래하지 않는다. 이것은 기존의 수축력촉진제가 세포 내 Ca^{2+} 을 증가시키고 다시 근육세포질세망으로 이동시키기 위해 많은 에너지가 필요한데 비해 levosimendan은 세포 내 농도를 증가시키지 않으므로 이를 제거하기 위한 에너지가 필요치 않기 때문이다.

Levosimendan은 기존의 milrinone과 같이 phosphodiesterase III를 억제한다. 그러나 몇 가지 점에 milrinone과 차이가 있는데 첫째, milrinone은 Ca^{2+} 민감효과가 없고 Tn I의 cAMP 의존적 인산화를 통해서 근미세섬유의 Ca^{2+} 민감도를 감소시키는 반면 levosimendan은 Ca^{2+} 민감효과가 있다. 둘째 milrinone은 aequorin 광선방출의 증가에 비례하여 수축촉진효과를 나타내는데 levosimendan은 저용량에서는 이러한 효과가 없다. 이것은 levosimendan이 phosphodiesterase 억제효과 보다는 Ca^{2+} 민감효과가 더 크다는 것을 의미한다. Levosimendan은 작용시간이 긴 대사물질인 OR-1896을 생성하는데 이것은 Ca^{2+} 민감효과는 levosimendan과 거의 비슷하지만

phosphodiesterase III 억제효과는 40분의 1에 불과하다. 따라서 levosimendan을 24시간 정도 정주하면 수축촉진효과는 지속되는 반면 phosphodiesterase III 억제효과는 현저히 감소한다. 마지막으로 임상적으로 levosimendan은 milrinone과 달리 부정맥의 증가, 허혈의 악화 등이 나타나지 않는다.[38]

Levosimendan은 심근세포와 혈관평활근세포의 K^+통로를 열어 혈관확장 및 심보호효과를 나타낸다(그림 17-2). 작은 저항혈관에서는 ATP-민감성 K^+ (K_{ATP})통로를, 큰 전도혈관에서는 Ca^{2+}-활성 K^+ 통로와 전압의존성 K^+ 통로를 열어 세포막을 과다분극시키고 세포내로의 Ca^{2+}전류를 억제하고 Na^+-Ca^{2+} 교환기를 활성화하여 Ca^{2+}을 배출함으로써 혈관확장을 일으킨다. 이런 효과로 인하여 전부하와 후부하를 줄이고 관상혈류를 비롯한 기타 장기로의 혈류를 증가시킨다. K_{ATP}통로의 개방은 항허혈 및 항기절 효과를 나타내게 되는데 최근 연구에 따르면 심근세포 미토콘드리아 내막의 K_{ATP}통로의 개방은 심근의 전조건화(precondition)에 중요한 역할을 하는 것으로 알려져 있다.

개를 이용한 실험에서 levosimendan은 좌전하관상동맥을 결찰하여 생긴 경색부위를 감소시키는 것으로 나타났다.[41] 또한 K_{ATP}통로 길항제인 glyburide를 전처치한 동물에서 levosimendan의 항허혈효과가 차단되는 것을 보면 levosimendan의 항허혈 효과는 K_{ATP}통로에 대한 효과라는 것이 입증된다. Levosimendan의 항기절효과는 급성심근허혈 후 관상혈관성형술을 받은 환자에서 levosimendan이 이완기능의 저하없이 수축기능의 개선을 나타낸 최근 연구에 의해 입증되었다. Levosimendan이 장기 생존율에 있어서 좋은 결과를 나타내는 것은 항허혈 및 심보호효과로 인한 것으로 생각된다.

levosimendan의 혈관확장효과는 K_{ATP}통로 개방 이외의 다른 기전이 있는데 혈관평활근의 수축단백질의 Ca^{2+} 민감도를 감소시키는 것이다. Ca^{2+} 민감도의 감소는 세포 내 Ca^{2+}감소 없이 혈관 근미세섬유의 수축력을 저하시킨다. 또 혈관평활근내의 cAMP의 증가가 일어나므로 levosimendan의 혈관확장효과에 phosphodiesterase 억제가 작용한다는 설도 제기되고 있다. 그러나 이러한 효과는 levosimendan의 과용량(1mm)에서 일어나고 3 μm에서는 혈관이완이 milrinone과 다르며 0.01~1 μm에서는 protein kinase A를 억제하여도 영향을 받지 않는다. 혈관확장의 기전이 상대적으로 어떻게 작용하는 가는 분명치 않지만 혈관의 종류에 따라, 약의 용량에 따라 다를 것으로 생각된다.

따라서 levosimendan은 Ca^{2+} 민감효과 및 K_{ATP}통로 개방효과로 인하여 심박출량을 증가시키고 혈관저항을 감소시키며 허혈로부터 심장을 보호하는 효과를 나타낸다. 이러한 효과는 세포 내 Ca^{2+} 증가나 산소요구량의 증가 없이 나타나므로 기존의 수축력 촉진제에 비하여 생존율에 있어서 우수한 결과를 나타낸다.[42]

(2) 약역학 및 약물 상호 작용

Levosimendan은 건강한 자원자나 심부전 환자 모두에서 선형 약역학(linear pharmacokinetics)을 나타낸다. Levosimendan의 건강한 자원자 및 심부전 환자에서의 중요한 약동학 자료는 표 17-5와 같다.[38] Levosimendan은 보통 6~24 μg/kg의 부하용량을 10분 이상에 걸쳐 정맥내로 투여하면 빠르게 항정상태 (steady-state)에 도달하고 이어 0.05~0.2 μg/kg/min의 속도로 24시간 이상 지속주입한다. 약물의 95~98%는 단백질에 결합되고 소실반감기는 약 1시간 정도이다. Levosimendan의 대사물질은 cyclic 또는 N-acetylated cysteinylglycin과 cysteine 접합체이다.[43] 약 5%는 장에서 대사되어 OR-1855와 활성 대사물질인 OR-1896이 된다. OR-1896은 40%가 단백질에 결합되고 소실반감기는 75~80시간이다.[43] 이와같이 활성 대사물질의 소실반감기가 길기

표 17-5 건강한 자원자 및 울혈성 심부전 환자에서 levosimendan의 약동학

	건강한 자원자		울혈성 심부전 환자	
	Unchanged Levosimendan	Total Drug	Unchanged Levosimendan	Total Drug
$t_{1/2\alpha}$, h	0.20 ± 0.08	0.16 ± 0.08	0.26 ± 0.08	0.17 ± 0.08
$t_{1/2\beta}$, hr	0.96 ± 0.16	0.92 ± 0.16	1.03 ± 0.11	0.94 ± 0.29
$t_{1/2\gamma}$, h	-	5.73 ± 1.53	-	5.23 ± 0.99
Cl_{tot}, ml/min	359 ± 69	104 ± 15	296 ± 61	85 ± 20
V_c, l	12.3 ± 3.3	7.6 ± 0.9	13.0 ± 2.7	7.3 ± 1.3
V_s, l	21.9 ± 5.9	27.9 ± 5.3	19.5 ± 4.5	23.8 ± 2.8
V_{area}, l	30.3 ± 9.1	52.2 ± 20.1	26.4 ± 5.9	37.4 ± 5.5

평균 ± 표준편차; 각 군당 15명

Cl_{tot} = total clearance; $t_{1/2\alpha}$, $t_{1/2\beta}$, and $t_{1/2\gamma}$, = α, β and total elimination half-lives; V_{area} = volume of distribution based on area under the curve; V_c = central volume of distribution; V_S = volume of distribution at steady state.

때문에 약물을 중단하여도 혈역학적 효과가 7~9일 지속된다.

처음에는 OR-1896의 긴 반감기가 단점으로 생각되었으나 최근에는 장기 사망률과 유병률에 우수한 효과를 나타내는 원인으로 생각되고 있다.

Levosimendan의 약역학은 건강한 사람과 심부전환자에서 차이가 없으며 나이, 성별 등에 의해 변하지 않는다(표 17-5). Levosimendan의 제거율(clearance)은 296~368 ml/min이며 변하지 않은 levosimendan의 70%와 대사물질은 요(30%)와 변(40%)으로 배설된다. 전혈, 적혈구, 침에서의 농도는 혈장 농도의 각각 60%, 10%, 20%이다.

Digoxin, warfarin, carvedilol, ethanol, itraconazole, β차단제 등의 약물과 약역학적으로 유의한 상호작용은 없는 것으로 알려져 있다. Isosorbide-5-mononitrate를 같이 주입하면 건강한 자원자에서 기립성 심박수의 증가(분당 40회)가 다소 나타나지만 심근경색 환자에서는 미세한 혈압의 감소(5 mmHg)와 심박수의 증가(분당 4회)가 나타난다. CYP3A4 억제제는 levosimendan의 대사에 영향을 주지 않는 것으로 알려져 있다.[44]

(3) 임상적 효과

Levosimendan은 용량의존적으로 심박수를 증가시킨다. 그 기전은 정확히 알려져 있지 않으나 혈관확장으로 인한 압반사 (baroreflex)로 생각된다.[41] 그러나 적은 용량(3~12 μg/kg)의 일회주입으로는 심박수의 증가가 나타나지 않는다. 24시간 지속정주 후 levosimendan을 정지하면 심박수의 증가가 나타나는데 이는 대사물질인 OR-1896의 축적으로 인한 것으로 생각된다.[45] 임상적으로는 박출계수가 정상이거나 약간 감소된 환자에서 권장 용량(6~24 μg/kg 10분 이상 주입 후 0.05~0.2 μg/kg/min 지속주입) 사용으로는 10% 이상의 심박수 증가는 드물게 나타나며 심한 심부전 환자에서는 잘 나타나지 않는다. 따라서 심부전, 심장성 쇼크, 저박출량 심부전, 심근경색 및 심장수술 전후에는 심박수에 대한 효과는 중립적이거나 유의하지 않은 증가가 나타날 수 있다. 그러나 체외순환 후 고용량(36 μg/kg 주입 후 0.3 μg/kg/min 지속주입)의 levosimendan은 일회주입 직후 및 지속 주입 1시간 동안 심박수의 증가를 나타내므로 약물의 용량, 혈관내 용적상태, 심근수축기능에 따라 심박수의 변화가 일어날 수 있다.[46]

저박출량 환자에서 levosimendan을 0.1~0.2

μg/kg/min로 24시간 주입한 결과 심박출량이 1.09 L/min 증가하였으며 폐모세혈관쐐기압(PCWP)은 7 mmHg 감소하였다. 이는 dobutamine (5~10 μg/kg/min)의 심박출량 0.8 L/min, PCWP 3 mmHg에 비하여 유의한 결과이다. 이런 심기능 개선 효과는 용량의존적으로 일어나며 일회박출량의 증가 및 심지수의 증가가 나타난다. 또한 심부전과 박출계수 25%인 환자에서 levosimendan (0.1 μg/kg/min)을 24시간 지속 주입하면 amino terminal pro B-type natriuretic peptide의 혈중 농도의 감소가 나타난다. 특히 주입을 중단한 후 48시간 후에 신경호르몬 표지자(neurohormonal marker)의 감소가 현저하다.[47] 비록 Ca^{2+} 민감제는 심장 이완기능을 악화시킬 위험성을 가지고 있으나 levosimendan은 등용적 이완(isovolumic relaxation)의 시간 상수([taul])를 감소시킨다.

Levosimendan은 혈관확장을 일으킨다. 폐혈관확장은 우심 충만압을 감소시켜 우심실 수축을 증가시킨다. 전신혈관확장은 좌심 충만압을 감소시키고 각 장기의 혈류를 증가시킨다. 내장혈관 영역에서 levosimendan은 milrinone이나 dobutamine에 비해서 선택적으로 위점막 산소화에 우수한 효과를 나타내며[48] 문맥 혈류 및 산소전달을 증가시킨다. 혈관확장은 평균동맥압을 감소시켜 신 관류를 저하시킬 수 있지만 심박출량의 증가로 이런 단점을 충분히 보상한다. 예를 들어 저박출량 심부전 환자에서 24시간 levosimendan 0.1~0.2 μg/kg/min의 지속정주는 dobutamine(5~10 μg/kg/min)에 비해서 혈장 creatinine을 저하(-9 μm)시켜 신기능을 개선한다.

현재 심부전 환자를 대상으로 한 임상 삼상 실험은 완료된 상태이다. Levosimendan 정주와 dobutamine을 비교한 실험(LIDO)에서 심한 저박출량 심부전 환자에서 levosimendan의 정주는 dobutamine 보다 우수한 혈역학적 효과를 보여주었다. 또한 낮은 사망률과 적은 부작용을 나타내었다.[49] 심근경색으로 인한 좌심실부전 환자를 대상으로 한 실험(RUSSLAN)에서도 levosimendan은 안전하고 효과적인 치료결과를 보였다.[50] 저박출량 심부전환자를 대상으로 한 실험(CASINO)에서 사망률에서 dobutamine에 비해 우수한 결과를 나타내었다.[42] 심장 수술과 관련된 연구결과는 심부전과 관련된 연구보다는 적으나 많은 연구에서 심장수술 후 저박출량의 치료에 levosimendan이 우수한 효과를 보인다는 결과를 발표하고 있다.

5) Thyroid Hormone

울혈성 심부전 환자에서 갑상선호르몬의 대사에 이상이 일어나 T_3의 감소가 발생하는데 이 때 외부에서 T_3를 신체내 투여하면 좌심실 기능과 환자의 단기간 예후가 개선된다. T_3는 심근 수축력을 증가시킨다.[51] 이는 β수용체의 작용과는 무관하게Ca^{2+}-ATPase의 활성도가 증가하여 전압의존성 Ca^{2+}통로를 통한 근육세포질내로의 Ca^{2+}유입의 증가 때문이지만 T_3는 사실 심부전과 같은 저갑상선 호르몬 상태에서 β수용체의 밀도와 민감도를 증가시킨다. T_3는 단기적으로는 좌심실 수축기능과 이완기능을 심근산소소모량을 증가시키지 않고 개선시키지만 장기적으로는 핵갑상선 호르몬 수용체의 상향조절과 근육세포질 세망의 Ca^{2+}-ATPase의 전사와 유전암호해독을 일으킨다. T_3는 기절심근의 기능적 회복을 개선하고 심근경색 환자에서 수축력을 증강시키며 확장성 심근병증환자의 기능을 개선한다.

T_3는 혈액희석이나 헤파린화와는 관계없이 심폐우회술 또는 심장이식 후 농도가 감소한다. 따라서 여러 연구에서 심장수술 후 T_3를 투여하여 정상적인 혈역학의 회복을 촉진하고 다른 수축력촉진제의 사용을 감소시켰다는 보고가[52] 있으나 이와 반대되는 연구도 있다.[53] 따라서 아직 심폐우회술 후 T_3의 사용은 논란이 있으며 임상에서 일상적인 사용은 추천되지 않고 있다.

6) 약물의 혼합사용

수축력촉진제의 혼합사용은 사용약물의 작용을 극대화하고 각 약물의 부작용을 최소화하기 위한 목적으로 임상에서 종종 사용된다. 약물의 혼합사용은 부가작용, 상승효과, 길항작용 등이 나타날 수 있다. 예를 들면 dobutamine과 epinephrine은 각각 β_1 수용체에 대한 강력한 활성물질이지만 혼합사용하더라도 각각의 효과 이상의 심박출량의 증가가 나타나지는 않는데 이는 각 약물의 β_1 수용체에 대한 친화력의 차이 때문이다. Epinephrine과 칼슘을 같이 사용하면 epinephrine의 효과가 감소하는데 이는 칼슘에 의해서 adenylyl cyclase의 억제가 이루어지기 때문이다. 반면 β_1 촉진제와 phosphodiesterase III 억제제를 혼합사용하면 좌심실 기능의 개선에 부가작용을 나타내는데 이는 β_1 수용체의 자극에 의해 adenylyl cyclase가 활성화되어 cAMP의 농도가 증가하고 phosphodiesterase III 억제제에 의해 이차 전달물질의 분해가 감소되기 때문이다. 이런 혼합사용은 촉진제의 용량을 감소시킬 수 있고 고용량의 catecholamine사용으로 인한 β_1 수용체의 하향조절을 줄일 수 있기 때문에 유용하다. 근미세섬유 칼슘 민감제는 세포내 cAMP 농도를 증가시키는 다른 수축력 촉진제의 효과를 증강시킨다.

4. 혈관확장제(Vasodilator)

1) 일반적 기전

혈관 평활근 긴장도(vascular smooth muscle tone)에 대한 신경조절은 교감신경계와 부교감신경계의 균형에 따른다. 기본적인 교감신경계의 활성도에 따라 어느 정도 혈관은 수축되고 정상적인 혈관의 긴장도가 유지된다. 신경근 경계(neuromuscular junction)가 있는 골격근과 달리 평활근은 신경의 지배를 받아 신경세포의 탈분극에 따라 신경전달물질을 혈관주위 공간(perivascular space)에 분비하고 혈관수축을 일으킨다. 주요 신경전달물질은 norepinephrine과 acetylcholine이지만 최근 연구에 따르면 각각의 신경세포는 비아드레날린성 물질, 비콜린성 물질, amine 등을 포함한 하나 이상의 전달물질을 분비한다고 한다.[54] 혈관의 긴장도는 신경말단에서 분비되는 전달물질의 형태와 양과 표적혈관의 특정 수용체의 반응이 종합적으로 반영되어 나타난다. 예를 들면 교감신경계가 자극되면 norepinephrine이 분비되고 α수용체를 자극하여 혈관수축을 일으키거나 β수용체를 자극하여 혈관확장을 일으키지만 이로 인해 다른 신경전달물질을 분비시켜 균형을 이루게 된다.

혈관 평활근은 신경조절뿐만 아니라 순환 또는 국소 체액요소(humoral factor)에 의해서도 조절된다. 혈관활성 내인성 물질은 혈관과 멀리 있는 기관에서 생성되는데 대표적인 것이 부신수질에서 만들어지는 epinephrine과 시상하부에서 만들어지고 뇌하수체에서 분비되는 vasopressin이다. 국소적으로 혈관에서 분비되어 작용하는 물질로는 arachidonic acid 대사물, serotonin, adenosine, histamine 등이다. 혈관내피세포 역시 물리적 화학적 자극에 의해 nitric oxide (NO)와 endothelin을 분비하여 혈관 평활근 긴장도를 조절하는데 중요한 역할을 한다.[55]

혈관 평활근의 수축 기관은 myosin, actin, 조절 단백질, 세가지 요소로 구성되어 있다. Myosin은 두개의 무거운 사슬(heavy chain; 20kDa)과 두 쌍의 가벼운 사슬(light chain; 17kDa)로 구성되어 있다. Myosin과 actin 미세섬유는 세포의 장축을 따라 사선으로 배치되어 있다. 수축에 관여하는 actin은 α-actin이라 하는데 α-actin이 세포골격과 세포막에 연결되어 있다. 수축이 일어나는 동안 actin 미세섬유는 myosin을 따라 미끄러져서 세포가 짧아진다. 이때 ATP 형태로 저장되어 있는 화학적 에너지가 물리적 에너지로 전환된다. 평활근 수축의 중요한 역할을 하는 것은 Ca^{2+}이다. Ca^{2+}의 주요 공급원은 세포 바깥쪽과 근육세포질세망이다. 세포 외 Ca^{2+}은 세포막의 탈분극과 재분극에 의해 조절되는 전압의존성 Ca^{2+}통로를 통해서 들어온다. 평활근의 전압의존성 Ca^{2+}통로는 두 가지 형태가 있는데 L type과 T type이다. T type은 잘 알려져 있지 않지만 자연적으로는 일시적으로 존재하며 평활근의 주기적 수축과 관련이 있는 것 같다. L type은 혈관 평활근에 존재하며 인산화에 의해 활성화되고 Ca^{2+}에 의해 억제된다. 평활근수축에 관여하는 Ca^{2+}의 주요 원천은 근육세포질세망이다. 근육세포질세망에서 Ca^{2+}이 분비되는 주요 기전은 두 가지인데 혈관수축제는 세포막에 있는 수용체와 결합하여 G protein을 통하여 phospholipase C (PLC)를 활성화시키고 phosphatidyl inositol-4,5-diphosphate를 inositol 1,4,5-triphosphate (IP3)와 diacylglycerol (DAG)로 변형시킨다. IP3 농도가 증가하면 근육세포질세망의 IP3 매개 통로가 활성화되어 Ca^{2+}이 분비되는 것이다. 다른 기전은 Ca^{2+}농도가 증가하면 ryanodine 수용체로 알려진 Ca^{2+} 통로를 통해서 분비되는 것이다.

Ca^{2+}은 평활근 수축에 있어서 중요한 이차 전령물질로서 세포내 Ca^{2+}농도를 조절하는 기전은 세포외로 압출과 근육세포질세망으로의 격리이다. 세포외로 Ca^{2+}을 압출하는 기전은 Na/Ca^{2+} 교환과 Ca^{2+}/ATPase 펌프이다. Ca^{2+}은 세포질 내에서 Na와 수소이온과 교환되면서 제거되고 Ca^{2+}/ATPase 펌프에 의하여 근육세포질세망 내로 격리되는 것이다. 이때 phosphlamban이라는 단백질이 관여하는데 phospholamban이 인산화되지 않으면 Ca^{2+}/ATPase를 억제하지만 인산화되면 Ca^{2+}/ATPase와 분리되어 펌프기능을 증가시킴으로써 Ca^{2+}을 근육세포질세망으로 끌어들인다. Phospholamban의 인산화에는 cyclic guanosine monophosphate (cGMP)의존성 protein kinase가 관여한다. 혈관확장제는 cGMP를 증가시켜 phospholamban을 인산화시키고 근육세포질세망으로 Ca^{2+}을 이동시켜 작용을 나타낸다. 평활근은 횡문근과 달리 troponin과는 연관이 없고 4개의 Ca^{2+}이 calmodulin과 결합하여 Ca^{2+}/calmodulin 복합체를 형성하고 이것이 myosin light chain kinase (MLCK)와 결합한다. MLCK는 촉매작용을 하는 calmodulin 결합부위, 잠정적 자동억제부위, actin 결합부위, myosin/ATP 결합부위, 다른 protein kinase에 의한 인산화부위로 이루어진다. 이중 인산화부위에 의해서 활성도가 조절되는데 이 부위가 인산화되면 Ca^{2+}/calmodulin복합체가 MLCK에 대한 친화력이 감소한다. MLCK가 활성화되면 조절경사슬(regulatory light chain)을 인산화 시켜 myosin 중합반응이 나타나고 actin과 자동적으로 결합하여 교차결합(cross bridge)을 형성한다. 조절경사슬의 인산화는 myosin에 있는 ATPase의 활성도를 100배정도 증가시켜 actin과 myosin과 결합하는데 필요한 에너지를 생성한다. 이와 같이 조절경사슬의 인산화가 혈관평활근의 수축을 조절하는 주요 기전이다. MLCK를 통한 Ca^{2+}가 인산화에 가장 중요한 경로이지만 Ca^{2+}과 무관한 경로도 존재한다. Guanosine triphosphate (GTP)는 Rho-associated kinase (ROK)와 p21-activated kinase를 활성화시키는데 이 두가지 kinase가 조절경사슬의 인산화를 시킬 수 있다고 하며 따라서 ROK 억제제는 혈압을 감소시킨다. 혈관평활근은 장시간 수축을 지속시킬 수 있는데 이것을 빗장가설(latch hypothesis)이라고 한다. 이 가설에 의하면 조절경사슬은 Ca^{2+}농도의 증가에 의해서 MLCK에 의해 인산화되고 교차결합이 형성된 후에 myosin은 adenosine diphosphate (ADP)와 무기성 인산 (Pi)과 연결된다 (MYO-ADP-Pi). 이것이 탈인산화되면 MYO-ADP가 되는데 이것이 actin과 친화력이 높아 빗장을 형성하고 장기간 수축을 가능하게 한다는 것이다.[56)]

혈관확장제는 Ca^{2+}농도를 감소시키거나 myosin

의 인산화를 방해하여 작용한다. 그림 17-3은 각종 혈관확장제의 기전을 설명한 것이며 각각의 혈관확장제의 용법 및 용량을 표 17-6에 요약하였다.

2) Nitrates

Nitroglycerin은 대사되어 NO를 생성하고 cGMP에 의해서 혈관확장이 일어난다. 용량의존적으로 동맥확장도 일으키지만 주로 정맥에 작용한다. Nitrogylcerin은 중요한 관상동맥 확장제이다. 심근허혈 시 관상동맥혈류를 증가시키며 정맥용량을 증가시켜 전부하를 감소시키고 좌심실 벽장력을 감소시키며 심근산소소모량을 감소시킨다. 발현시간이 빠르고 작용시간이 짧아 정맥내 지속투여가 추천된다. 정맥투여제뿐만 아니라 설하제, 경구제, 국소제 등이 사용되고 있다. 저혈압이나 혈액용적이 적은 환자에서는 사용시 주의를 요한다. 부작용으로는 안면홍조, 두통 등이 있으며 장기간 사용하는 경우

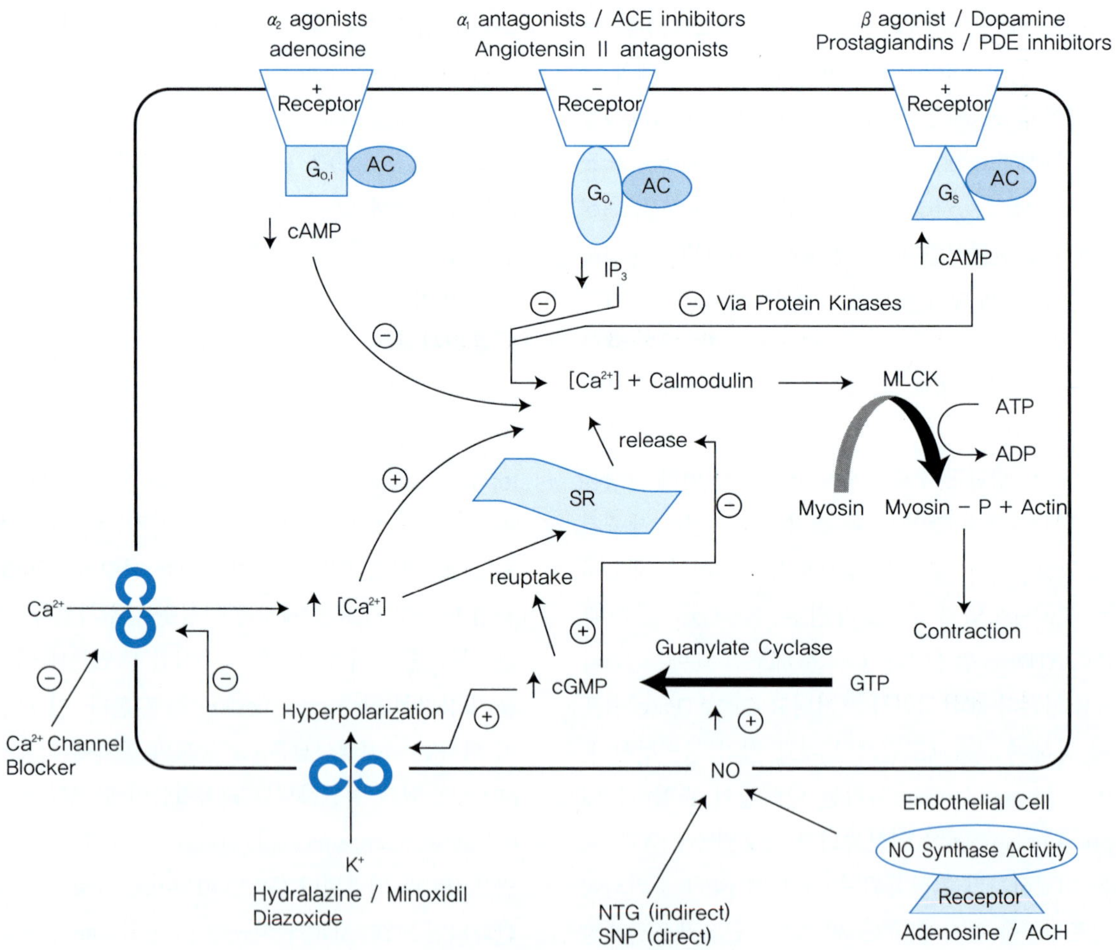

그림 17-3 혈관확장제의 작용기전

각 혈관확장제가 혈관평활근 내에서 어떤 목표에 작용하여 actin/myosin의 상호작용과 수축을 억제하는 가를 도식화하여 보여주고 있다. 각 약물의 목표는 G protein 결합 수용체(α_2, β촉진제, prostaglandin, angiotensin II, adenosine), 이온통로(Ca^{2+}, K_{ATP}), 효소(guanylate cyclase, phosphodiesterase) 등이다.

표 17-6 혈관확장제의 용량

약물	용량
Nitrates	
Nitroglycerin	정주: 0.2~1 ㎍/kg/min; 설하: 0.3~0.6 mg; 국소: 1~2 매 6~8 hr
Sodium Nitroprusside	정주: 0.2~1.0 ㎍/kg/min; 최대용량 2.0 ㎍/kg/min
β Agonists	
Dobutamine	정주: 1~20 ㎍/kg/min
Isoproterenol	정주: 0.02~0.5 ㎍/kg/min
Dopamine-1 Agonists	
Fenoldopam	정주: 0.1~0.5 ㎍/kg/min
ACE Inhibitors	경구: 6.25~12.5 mg 1일 2회;초기용량, 최대용량 150 mg/일
Captopril	경구: 2.5 mg 1일 2회; 최대용량 40 mg/day
Enalapril	정주 (enalaprilat): 1.25 mg 매 6 hr; 최대용량 20 mg/일
Angiotension II Receptor Antagonists	
Losartan	경구: 25~50 mg 1일; 최대용량 100 mg/일
Eicosanoids	
Prostaglandin E_1	정주: 0.05~0.1 ㎍/kg/min
Prostacyclin	정주: 2~3 ng/kg/min
Purinergic Agonists	
Adenosine	정주: 50 ㎍/kg/min
Calcium Channel Antagonists	
Verapamil	정주: 5~10 mg; 초기용량 30분 후 반복할 수 있음. 경구: 180~360 mg/일 (고혈압치료용)
Diltiazem	정주: 0.25 mg/kg 후 5~15 mg/hr; 0.35 mg/kg 초기치료 15분후 일회주입을 반복할 수 있음. 경구: 60~120 mg/일
Nicardipine	정주: 초기용량 5 ㎍/kg/min; 1~3 ㎍/kg/min로 감소 경구: 60~120 mg/일
Phosphodiesterase Inhibitors	
Amrinone	정주: 0.5~1.5 mg/kg 일회주입후 2~10 ㎍/kg/min
Milrinone	정주: 50 ㎍/kg 일회주입; 0.5~1.0 ㎍/kg/min
Papaverine	혈관에 직접주입
Potassium Channel Activators	
Hydralazine	정주: 2.5~10 mg 매 20~30 min; 최대 30~40 mg 근주: 10~20 mg every 4~6 hrs; 경구: 40~300 mg per day
Minoxidil	경구: 10~40 mg/일 2회 분할용량; 최대 100 mg/일
α_2 Adrenergic Antagonists	
Clonidine	경구: 0.2~2.4 mg/일 2회 분할용량 국소: 0.1~0.3 mg/hr 매 7일
Dexmedetomidine	정주: 1 ㎍/kg 10분 이상 부하용량, 0.2~0.7㎍/kg/hr
α_1 Adrenergic Antagonists	
Phentolamine	정주: 30~70 ㎍/kg 일회주입
Prazosin	경구: 3~20 mg/일 3회 분할용량

methemoglobinemia가 발생할 수 있다. 지속적으로 사용하면 내성이 잘 생기고 sildenafil, phosphodiesterase 억제제 등과 같이 cGMP의 대사를 억제하는 약물과 같이 사용하면 저혈압이 악화될 수 있다.

Sodium nitroprusside는 직접적 NO 제공자로서 동정맥에 모두 작용하는 강력한 혈관확장제이다. Nitroglycerin과 마찬가지로 발현시간이 빠르고 작용시간이 짧아 지속투여가 추천된다. 다른 혈관확장제나 sildenafil 등과 같이 사용하면 저혈압이 심해질 수 있다. 부작용으로는 hemoglobin과 반응하여 cyanomethemoglobin과 cyanide 이온을 생성하고 이것은 thiosulfate와 결합하여 thiocyanate를 생성한다. Thiocyanate와 cyanide 독성은 장기간 과량 사용할 때 나타나며 특히 신부전의 경우 주의를 요한다. Thiocyanate농도가 200 mg/L 이상 되면 치사량이고 응급으로 투석을 시행하여야 한다. Cyanide 독성이 나타나면 증상으로 정맥 과산소증과 대사성 산증이 발생하고 치료는 즉시 nitroprusside를 중지하고 sodium nitrite (5 mg/kg)나 thiosulfate (200 mg/kg)를 투여하여 cyanide 이온을 제거하여야 한다.

3) β 촉진제

Isoproterenol은 합성 catecholamine으로서 혈관평활근의 β_2 수용체에 결합하여 G_s protein을 통하여 cAMP 생성을 증가시키고 cAMP 의존성 protein kinase를 활성화시켜 수축을 억제함으로써 혈관확장을 일으킨다. Isoproterenol은 α수용체에 대한 작용은 없고 β_1, β_2 수용체 모두에 작용하여 수축력을 증가시키고 심박수를 빠르게 한다. 임상적으로는 서맥이나 심차단이 있는 경우 심박수를 빠르게하고 심근수축력을 개선하며 폐혈관저항을 감소시키기 위해 사용된다. 간에서 빠르게 대사되므로 지속투여해야 한다. Sodium bicarbonate와 알칼리 제제와 같이 사용하면 효과가 감소한다.

4) 칼슘통로차단제 (calcium channel blocker)

Verapamil은 phenylalkylamine으로서 심근, 전도계, 혈관평활근에서 Ca^{2+}유입을 억제하여 수축력, 심박수, 관상혈관 및 말초혈관 저항을 감소시킨다. 임상적으로는 협심증, 고혈압, 빈맥성 부정맥 등의 치료제로 사용된다. Verapamil은 정맥으로 투여하면 발현시간이 빠르고 작용시간은 20~30분정도 이다. 경구제는 제형에 따라 작용시간이 다양하다. 간에서 대사되어 verapamil의 20% 정도의 활성도를 가진 대사물질 norverapamil이 생성되고 신장으로 배설된다. 따라서 간기능이나 신기능의 저하가 있는 경우 용량을 조절해야 한다. Verapamil은 수축력과 심박수를 저하시키므로 심한 좌심실부전이 있거나 심차단이 있는 환자, 다른 부정맥치료제를 복용하고 있는 환자에서 사용 시 주의를 요한다. 특히 Wolff-Parkinson-White 증후군 환자에서는 심실부정맥을 유발할 수 있다. 칼슘통로차단제는 많은 약물의 간대사를 억제하므로 약물상호작용이 일어날 위험성이 높다. 근이완제의 효과를 증강시키고 진정제나 진통제의 효과를 증강시키므로 용량을 감소시켜야 한다.

Nicardipine, nimodipine, nifedipine은 dihydropyridine 칼슘통로차단제로서 심장에 대한 작용을 최소화한 혈관확장제이다. 반사적 빈맥과 후부하의 감소로 인한 심박출량의 증가는 일어날 수 있다. Nifedipine은 관상동맥우회술 중 이식편의 연축을 예방하기 위해 사용하며 nimodipine은 뇌혈관의 연축을 예방하기 위해 사용된다. Nicardipine은 정맥으로 투여하는 경우 작용시간이 짧아 지속투여가 권장된다. 하지만 1일 이상 장시간 투여한 경우 약물을 중단해도 수시간 작용이 지속된다.

Didiazem은 benzothiazipine으로서 심장 전도계와 혈관평활근에 작용한다. 경도에서 중등도 수축력의 감소를 일으키며 동방결절과 방실결절의 자동성과 전도율을 억제하여 심박수를 감소시킨다. 임상적으로 빈맥성 부정맥, 협심증, 고혈압, Raynaud 증후군의 치료제로 사용된다. 발현시간이 빨라 일회주입이나 지속투여 모두 사용할 수 있다. 다른 칼슘통로차단제와 마찬가지로 간에서 대사되어 활성 대사물질을 생성한다. 따라서 간기능의 저하가 있는 경우 용량을 조절하여야 하며 다른 약물과 상호작용이 일어날 수 있다.

5) 칼륨통로개방제 (potassium channel opener)

Hydralazine은 혈관평활근에서 칼륨의 유입을 증가시켜 과탈분극을 일으키고 평활근을 이완시키는 약물이다. 임상적으로 심한 고혈압, 전자간증, 만성 심부전의 치료제로 사용된다. 발현시간은 20분 정도 걸리므로 재투여 시 느린 발현시간을 고려해야 한다. 작용시간은 3~8시간으로 긴 편이다. 대사는 간에서 acetylation에 의해 이루어지는데 30%환자에서는 빠르게 일어나고 50%의 환자에서는 느리게 일어난다. 이러한 대사의 다양성은 경구투여 시 일어나지만 정맥투여하는 경우에는 일어나지 않는다. 부작용으로 반사성 빈맥이 일어나므로 관상동맥질환이 있는 환자에서 주의를 요하며 새생불량빈혈, lupus-like 증후군이 일어날 수 있다. 비스테로이드성 소염제는 hydralazine의 혈관확장효과를 감소시킨다.

Minoxidil은 다른 칼륨통로개방제인데 경구투여하면 30분의 발현시간과 24시간의 작용시간을 나타낸다. 간에서 대사되어 minoxidil glucuronide로 변형되며 제거 반감기는 4시간이다. 반사성 빈맥이 흔하며 교감신경계 작용을 증강시킨다. Renin 농도를 증가시켜 나트륨과 수분 축적이 일어난다. 따라서 minoxidil은 β차단제와 이뇨제를 같이 사용하여야 한다. 폐부종과 심막삼출을 일으킬 수 있으며 T-파 역전이나 QRS 진폭의 증가와 같은 심전도상의 이상을 일으킨다. 혈소판 감소, 백혈구 감소, Steven-Johnson 증후군, 털과다증(hypertrichosis) 등의 부작용이 있다.

6) α_2 촉진제

Clonidine은 α_2 촉진제로서 뇌의 locus ceruleus의 α_{2A} 수용체에 작용하여 세포 내로 Ca^{2+}유입을 억제하고 신경활성도를 감소시킨다. 결과적으로 교감신경계 긴장도를 떨어뜨려 말초혈관확장을 일으킨다. 경구투여하면 최고 농도에 이르는 시간은 90분이고 작용시간은 6~10시간이다. 국소적으로 적용하면 치료농도에 이르기 까지는 2~3일 걸리며 8시간 지속된다. 대사는 50%는 간에서 50%는 신장을 통해 이루어진다. 따라서 신부전이 있는 경우 반감기가 연장된다. 교감신경계 긴장도가 감소되므로 서맥과 체위성 저혈압이 일어날 수 있다. 심한 반동성 고혈압이 일어날 수 있으며 진정효과가 생긴다. Clonidine은 마취제의 최소폐포농도를 50%까지 감소시킨다.

Dexmedetomidine은 선택적 α_2 촉진제로서 α_2 : α_1 의 선택성 비율이 1,600:1이며 이것은 clonidine에 비해 7배나 높은 것이다. Clonidine과 같은 기전을 가지고 있으므로 심박수의 저하와 혈관확장을 일으킨다. 호흡에는 영향이 거의 없으면서 수면, 진정, 진통효과를 나타낸다. 정맥으로 투여하면 발현시간은 2~5분이고 제거 반감기는 2시간이다. 간에서 p450 효소에 의해 대사된다. 서맥과 저혈압이 흔한 부작용이지만 빠르게 투여하면 α_2 수용체가 직접 활성화되어 고혈압이 유발될 수 있다. Clonidine과 마찬가지로 마취제의 최소폐포농도를 50% 감소시키며 같이 사용하는 수면제, 진정제, 진통제의 용량을 줄일 수 있다.

7) α_1 길항제

Phentolamine은 비선택적 α수용체 길항제이다. α 수용체에 작용하여 Ca^{2+}농도를 감소시키고 혈관이완을 시킨다. 또한 시냅스전 α_2 수용체를 차단하여 정상적인 norepinephrine 분비의 되먹임 억제를 방해하여 혈중 norepinephrine농도를 증가시킨다. 임상적으로 pheochromocytoma의 치료나 norepinephrine 등의 혈관외 누출로 인한 혈관수축의 치료에 사용된다. 발현시간은 즉각적이며 작용시간은 10~15분이다. 대사는 간에서 이루어지며 10% 정도가 소변으로 배출된다. 반사성 빈맥이 흔하며 norepinephrine으로 인해 심박출량이 증가되므로 관상동맥질환자에게 사용 시 주의를 요한다.

Prazosin은 선택적 α_1 길항제로서 동정맥 모두에 작용하며 α_2 수용체 차단효과가 없으므로 norepinephrine의 되먹임 조절은 정상적으로 작동한다. Phentolamine에 비하여 반사성 빈맥이나 심박출량 증가는 경미하다. 경구투여한 경우 발현시간은 30분, 반감기는 30분, 작용시간은 4~6시간이다. 저혈량증 환자에서 사용 시 주의를 요하는데 왜냐하면 정맥용량을 증가시켜 전부하를 감소시키고 체위성 저혈압이 잘 일어난다.

8) Phosphodiesterase 억제제

Papaverine은 benzylisoquinoline alkaloid 유도체로서 phosphodiesterase를 억제하여 혈관확장을 일으킨다. cAMP 농도를 증가시키고 protein kinase를 활성화시켜 Ca^{2+}의 세포내 유입을 감소시킨다. 위장관으로 흡수가 좋기 않으므로 고혈압의 치료제로는 잘 사용되지 않는다. 임상적으로는 관상동맥 우회술 중 이식편의 연축을 치료하기 위해 사용되며 뇌혈관의 연축의 치료에도 이용된다. 대사는 간에서 주로 이루어진다.

9) Purinergic 촉진제

Adenosine은 혈관평활근의 특정 수용체에 결합하여 K_{ATP} 통로를 개방하여 세포막을 과탈분극시키고 혈관확장을 유발한다. 또한 내피세포를 자극하여 NO를 생성하고 이차적으로 평활근을 이완시킨다. 발현은 즉각적이며 빠르게 대사되어 adenosine monophosphate로 변환되므로 지속투여가 필요하다. 방실결절에서의 전도속도를 늦춰 심차단을 유발할 수 있다. 부작용으로 흉부압박감, 호흡곤란 등이 있으며 기도질환이 있는 환자에서 심하다. Dipyridamole은 adenosine의 약효를 강화시키며 theophylline 이나 다른 methylzanthine은 adenosine의 효과를 약화시킬 수 있다.

10) Eicosanoid

Prostaglandin E_1 (PGE_1)과 prostacyclin (PGI_2)는 G_S protein 복합체와 함께 특정 prostanoid 수용체와 결합하여 cAMP 생성을 증가시키고 cAMP 의존성 protein kinase를 활성화시켜 평활근의 수축을 억제하고 혈관확장을 일으킨다. 전신혈관 긴장도를 떨어뜨리지만 임상적으로는 주로 폐혈관 저항을 낮추는데 사용된다. PGE_1은 선천성 심장질환이 있는 신생아에서 동맥관을 유지하기 위해 사용되며 PGI_2는 폐고혈압의 치료제로 사용된다. 다른 효과로는 혈관내피세포의 통합성(integrity)을 회복시키고 적혈구의 혈류를 개선하며 평활근의 증식을 감소시키고 혈소판의 응집을 억제시키는 효과가 있어서 폐쇄성 말초동맥질환에 사용된다. 폐에서 빠르게 대사되므로 지속투여가 필요하다. 원발성 폐고혈압의 치료를 위해 장기간 투여하면 탈민감(desensitization)이 발생하므로 용량을 조절해야 원하는 효과를 얻을 수 있다. 자궁평활근의 수축을 억제하기 때문에 임신 중에는 사용을 피해야 한다. 10% 정도의 신생아에서는 무호흡이 발생할 수 있으므로 사용 중 호흡 감시가 필요하며 항혈소판 효과가 강력하므로 수술 환자나 혈액응고에 문제가 있는 환자에서 출혈의 위험성을 높일 수 있다.

11) Dopamine-1 촉진제

Fenoldopam은 선택적으로 D1 수용체에 결합하여 Gs protein 복합체와 함께 특정 prostanoid 수용체와 결합하여 cAMP 생성을 증가시키고 cAMP 의존성 protein kinase를 활성화시켜 혈관확장을 일으킨다. 임상적으로 급격하게 혈압을 떨어뜨리므로 심한 고혈압의 치료제로 사용된다. D_2 수용체나 β수용체에는 작용이 없지만 반사성 빈맥을 일으켜 심박출량을 증가시킬 수 있다. 또한 신혈류, 크레아티닌청소율, 소변배출량, 나트륨 배출을 증가시킨다.[57] 대사는 간에서 이루어지지만 간질환이 있는 환자에서 간내 션트가 증가하거나 분포용적의 증가로 혈장농도가 감소하고 청소율이 증가될 수 있다. 지속투여를 하는 약물이지만 비교적 작용시간이 길다(30~60분). 부작용으로는 안압을 상승시킬 수 있으므로 녹내장이나 안구손상이 있는 환자에서 주의를 요한다.

12) Angiotensin 변환효소 억제제

Angiotensin 변환효소 억제제(angiotensin converting enzyme; ACE 억제제)는 ACE의 활성도를 억제하여 angiotensin II와 aldosterone의 농도를 감소시키는 약물이다. 임상적으로는 renin 생성이 많은 고혈압의 치료에 가장 효과적이다. 심부전 치료제로 장기간 추적조사 결과도 좋은 결과를 보이며[58] 당뇨성 신장병증에서도 효과를 나타낸다. 하지만 신장동맥협착이 있는 경우 금기이다. 과칼륨증이 나타날 수 있으므로 혈중 칼륨농도를 감시해야 한다. ACE 억제는 bradykinin 분해를 억제하므로 bradykinin 농도가 증가하여 기침을 유발할 수 있다. 다행히도 기관지연축이나 혈관부종과 같은 심각한 부작용은 드물다. Enalaprilat을 제외하고 모든 ACE억제제는 경구용 제제이며 전구약물로 제조되어 많은 ACE억제제가 간에서 대사되어 활성화된 후 효과를 나타낸다. Enalapril은 활성화된 형태인 enalaprilat의 전구약물이며 간기능에 문제가 있는 환자에서는 약효가 약화될 수 있다. Captopril과 lisinopril은 전구약물이 아니다. 신기능 장애가 있는 경우 용량을 조절하여야 하며 임신 중에는 금기이다. 소아에서는 특별한 부작용이 보고되지는 않았지만 전반적인 연구가 부족하므로 사용시 주의를 요한다.

13) Aniotensin II 수용체 억제제

Losartan은 AT_1 수용체에 결합하여 혈관수축과 aldosterone 분비를 억제한다. Cytochrome P450을 통하여 대사되어 활성화된 대사물질로서 작용한다. 대사물질은 본래의 약물과는 달리 비경쟁적 약동학을 보인다. 기전은 잘 알려져 있지 않지만 만성 심부전환자의 치료제로 사용하면 심근 재형성과 연관되어 좋은 결과를 나타낸다.[59] ACE 억제제에서 나타나는 기침은 훨씬 미약하지만 과카륨증은 주요 부작용이다. 간에서 배출되므로 간기능에 이상이 있는 경우 용량을 줄여야 하지만 신기능에 이상이 있는 경우에는 용량조절이 필요 없다. 임신, 소아, 신장동맥협착 등에서는 금기이며 lithium 재흡수를 증가시키므로 lithium 독성이 나타날 위험성이 높아진다.

Reference

1. Soufer R, Wohlgelernter D, Vita NA, Amuchestegui M, Sostman HD, Berger HJ, et al.: Intact systolic left ventricular function in clinical

congestive heart failure. Am J Cardiol 1985; 55: 1032-6.

2. Packer M: The neurohormonal hypothesis: A theory to explain the mechanism of disease progression in heart failure. J Am Coll Cardiol 1992; 20: 248-54.
3. Armstrong PW, Moe GW: Medical advances in the treatment of congestive heart failure. Circulation 1993; 88: 2941-52.
4. Sanders MR, Kostis JB, Frishman WH: The use of inotropic agents in acute and chroniuc congestive heart failure. Med Clin N Am 1989; 73: 283-314.
5. van Zwieten PA: Current and newer approaches in the drug treatment of congestive heart failure. Cardiovasc Drugs Ther 1996; 10: 693-702.
6. Eichhorn EJ, Bristow MR: Practical guidelines for initiation of beta-adrenergic blockade in patients with chronic heart failure. Am J Cardiol 1997; 79.
7. Feldman AM: Classification of positive inotropic agents. J Am Coll Cardiol 1993; 22: 1223-7.
8. Pagel PS, Haikala H, Pentikainen PJ, Toivonen ML, Nieminen MS, Lehtonen LL, et al.: Pharmacology of levosimendan: A new myofilament calcium sensitizer. Cardiovasc Drug Rev 1996; 14: 286-316.
9. Royster RL, Butterworth IV, JF., Prielipp RC, Robertie PG, Kon ND, Tucker WY, et al.: A randomized, placebo-controlled evaluation of calcium chloride and epinephrine for inotropic support after emergence from cardiopulmonary bypass. Anesth Analg 1992; 74: 3-13.
10. Pagel PS, Grossman W, Haering JM, Warltier DC: Left ventricular diastolic function in the normal and diseased heart: Perspectives for the anesthesiologist (Second of two parts). Anesthesiology 1993: 1104-20.
11. Hauptman PJ, Kelly RA: Digitals. Circulation 1999; 99: 1265-70.
12. Schmidt TA, Allen PD, Colucci WS, Marsh JD, Kjeldsen K: No adaptation to digitalization as evaluated by digitalis receptor (Na, K-ATPase) quantification in explanted hearts from donors without heart disease and from digitalized recipients with end-stage heart failure. Am J Cardiol 1993; 71: 110-4.
13. Kulick DL, Rahimtoola SH: Current role of digitalis therapy in patients with congestive heart failure. JAMA 1991: 2995-7.
14. Wang W, Chen JS, Zucker IH: Carotid sinus baroreceptor sensitivity in experimental heart failure. Circulation 1990; 81: 1959-66.
15. Motulsky HJ, Insel PA: Adrenergic receptors in man: Direct identification, physiologic regulation, and clinical alterations. N Engl J Med 1982; 307: 18-29.
16. Marty J, Nimier M, Rocchiccioli C, Mantz J, Luscombe F, Henzel D, et al.: Beta-adrenergic receptor function is acutely altered in surgical patients. Anesth Analg 1990; 71: 1-8.
17. Leenen FH, Chan YK, Smith DL, Reeves RA: Epinephrine and left ventricular function in humans: Effects of beta-1 nonselective beta blockade. Clin Pharmacol Ther 1988; 43: 519-28.
18. Zaloga GP, Strickland RA, Butterworth IV JF, Mark LJ, Mills SA, Lake CR.: Calcium attenuates epinephrine's beta-adrenergic effects in postoperative heart surgery patients. Circulation 1990; 81: 196-200.
19. Meadows D, Edwards JD, Wilkins RG, Nightingale P: Reversal of intractable septic shock with norepinephrine therapy. Crit Care Med 1988; 16: 663-6.
20. Fullerton DA, Jones SD, Jaggers J, Piedalue F, Grover FL, Mclntyre RC Jr: Effective control of pulmonary vascular resistance with inhaled nitric oxide after cardiac operation. J Thorac Cardiovsc Surg 1996; 111: 753-62.
21. Desjars P, Pinaud M, Potel G, Tasseau F, Touze MD: A reappraisal of norepinephrine therapy in human septic shock. Crit Care Med 1987; 15: 134-7.
22. Bailey JM: Dopamine. One size does not fit all. Anesthesiology 2000; 92: 303-5.
23. Griffin MJ, Hines RL: Management of perioperative ventricular dysfunction. J Cardiovasc Vasc Anesth 2001; 15: 90-106.
24. Steen PA, Tinker HJ, Pluth JR, Barnhorst DA, Tarhan S: Efficacy of dopamine, dobutamine, and epinephrine during emergence from cardiopulmonary bypass in man. Circulation 1978; 57: 378-84.
25. MacGregor DA, Butterworth IV JF, Zaloga CP, Prielipp RC, James R, Royster RL: Hemodynamic and renal effects of dopexamine and dobutamine in patients with reduced cardiac output following coronary artery bypass grafting. Chest 1994; 106: 835-41.
26. Keren G, Laniado S, Sonnenblick EH, LeJemtel TH: Dynamics of functional mitral regurgitation during dobutamine therapy in patients with severe congestive heart failure: A Doppler

echocardiographic study. Am Heart J 1989; 118: 748-54.
27. Amin DK, Shah PK, Shellock FG, Hulse S, Brandon G, Spangenberg R, et al.: Comparative hemodynamic effects of intravenous dobutamine and MDL-17,043, a new cardioactive drug, in severe congestive heart failure. Am Heart J 1985; 109: 91-8.
28. Cannom DS, Rider AK, Stinson EB, Harrison DC: Electrophysiologic studies in denervated transplanted human heart. II. Response to norepinephrine, isoproterenol and propranolol. Am J Cardiol 1975; 36: 859-66.
29. Kajimoto K, Hagiwara N, Kasanuki H, Hosoda S: Contribution of phosphodiesterase isozymes to the regulation of L-type calcium current in human cardiac myocytes. Br J Pharmacol 1997; 121: 1549-56.
30. Monrad ES, McKay RG, Baim DS, et al.: Improvement in indexs of diastolic performance in patients with congestive heart failure treated with milrinon. Circulation 1984; 70: 1030-7.
31. Firth BG, Ratner AV, Grassman ED, Winniford MD, Nicod P, Hillis LD: Assessment of the inotropic and vasodilator effects of amrinone versus isoproterenol. Am J Cardiol 1984; 54: 1331-6.
32. Konstam MA, Cody RJ: Short-term use of intravenous milrinone for heart failure. Am J Cardiol 1995; 75: 822-6.
33. Dubrey SW, Gnanasakthy A, Stein WK, Song JG, Hardman T, Hynd J, et al.: Enoximone in chronic stable angina: A double-blind, placebo-controlled cross-over trial. J Cardiovasc Pharmacol 1994; 23: 532-538.
34. Bailey JM, Levy JH, Kikura M, Szlam F, Hug CC Jr.: Pharmacokinetics of intravenous milrinone in patients undergoing cardiac surgery. Anesthesiology 1994; 81: 616-22.
35. Kinney EL, Ballard JO, Carlin B, Zelis R: Amrinone-mediated thrombocytopenia. Scand J Haematol 1983; 31: 376-80.
36. Choi IC: New Inotropic Agent-Levosimendan Korean J Anesthesiol 2006; 51: 519-27.
37. Ravishankar C, Tabbutt S, Wernovsky G: Critical acre in cardiovascular medicine. Curr Opin Pediatr 2003; 15: 443-53.
38. Toller WG, Stranz C: Levosimendan, a new inotropic and vasodilator agent. Anesthesiology 2006; 2006: 556-69.
39. Tachibana H, Cheng H, Ukai T, Igawa A, Zhang ZS, Little WC, et al.: Levosimendan improves left ventricular systolic and diastolic performance at rest and during exercise after heart failure. Am J Physiol Heart Circ Physiol 2005; 288: H914-22.
40. Aurigemma GP, Gaasch WH: Clinical practice diastolic heart failure. N Engl J Med 2004; 351: 1097-105.
41. Kersten JR, Montgomery MW, Pagel PS, Warltier DC: Levosimendan a new positive inotropic drug, decreases myocardial infarct size via activation of K_{ATP} channels. Anesth Analg 2000; 90: 5-11.
42. Zairis MN, Apostolatos C, Anastassiadis F, Kouris N, Grassos H, Sifaki M, et al.: Comparison of the effect of levosimendan, or dobutamine or placebo in chronic low output decompendated heart failure Calcium Sensitizer or Inotrope or None in Low Output Heart Failure (CASINO) Study, In Program and abstracts of the European Society of Cardiology, Heart Failure Update, 2004.
43. Kivikko M, Antila S, Eha J, Lehtonen L, Pentikäinen PJ: Pharmacodynamics and safety of a new calcium sensitizer, levosimendan, and its metabolites during an extended infusion in patients with severe heart failure. J Clin Pharmacol 2002; 42: 43-51.
44. Antila S, Järvinen A, Akkila J, Honkanen T, Karlsson M, Lehtonon L: Studies on psychomotoric effects and phrmacokinetic interactions of the new calcium sensitizing drug levosimendan and ethanol. Arzneimittelforschung 1997; 47: 816-20.
45. Kivikko M, Lehtonen L, Colucci WS: Sustained hemodynamic effects of intravenous levosimendan. Circulation 2003; 107: 81-6.
46. Nijhawan N, Nicolosi AC, Montgomery MW, Aggarwal A, Pagel PS, Warltier DC: Levosimendan enhances cardiac performance after cardiopulmnoary bypass in humans: A prospective, randomized double-blind trial. J Cardiovasc Pharmacol 1999; 34: 219-28.
47. Kyrzoppoulos S, Adamopoulos S, Parissis JT, Rassias J, Kostakis G, Iliodromitis E, et al.: Levosimendan reduces plasma B-type natriuretic peptide and interleukin 6, and improves central hemodynamics in severe heart failure patients. Int J Cardiol 2005; 99: 409-13.
48. Schwarte LA, Picker O, Bornstein SR, Fournell A, Scheeren TW: Levosimendan is superior to

milrinone and dobutamine in selectively increasing microvascular gastric mucosal oxygenation in dogs. Crit Care Med 2005; 33: 135-42.

49. Follath F, Cleland JG, Just H, Papp JG, Scholz H, Peuhkurinen K, et al.: Efficacy and safety of intravenous levosimendan compared with dobutamine in severe low-output heart failure (the LIDO study): A randomised double-blind trial. Lancet 2002; 360: 196-202.
50. Moiseyev VS, Põer P, Andrejevs N, Ruda MY, Golikov AP, Lazebnik LB, et al.: Safety and efficacy of a novel calcium sensitizer, levosimendan, in patients with left ventricular failure due to an acute myocardial infarction: A randomized, placebo-controlled, double-blind study (RUSSLAN). Eur Heart J 2002; 23: 1422-32.
51. Jamali IN, Pagel PS, Hettric DA, Lowe D, Kersten JR, Tessmer JP, et al.: Positive inotropic and lusitropic effects of triiodothyronine in conscious dogs with pacing-induced cardiomyopathy. Anesthesiology 1997; 87: 102-9.
52. Dyke CM, Ding M, Abd-Elfattah AS, Loesser K, Dignan RJ, Wechsler AS, et al.: Effects of triiodothyronine supplementation after myocardial ischemia. Ann Thorac Surg 1993; 56: 215-22.
53. Klemperer JD, Klein I, Gomez M, Helm RE, Ojamaa K, Thomas SJ, et al. : Thyroid hormone treatment after coronary-artery bypass surgery. N Engl J Med 1995; 333: 1522-7.
54. Burnstock G: Do some nerve cells release more than one transmitter? Neuroscience 1976; 1: 239-48.
55. Furchgott RF, Vanhoutte PM: Endothelium-derived relaxing and contracting factors. FASEB J 1989; 3: 2007-18.
56. Murphy RA: What is special about smooth muscle? The significance of covalent crossbridge regulation. FASEB J 1994; 8: 311-8.
57. Brogden RN, Markham A: Fenoldopam: A review of its pharmacodynamic and pharmacokinetic properties and intravenous clinical potential in the management of hypertensive urgencies and emergencies Drugs 1997; 54: 634-50.
58. Pfeffer MA, Braunwald E, Moy LA, Basta L, Brown EJ Jr, Cuddy TE, et al.: Effect of captopril on mortality and morbidity in patients with left ventricular dysfunction after myocardial infarction. Results of the survival and ventricular enlargement trial. The SAVE Investigators. N Engl J Med 1992; 327: 669-77.
59. Crozier I, Ikram H, Awan N, Cleland J, Stephen N, Dickstein K, et al.: Losartan in heart failure. Hemodynamic effects and tolerability. Losartan Hemodynamic Study Group. Circulation 1995; 91: 691-7.

18 호흡기계에 영향을 주는 약제

연세대학교 의과대학 이 정 림

호흡기계는 마취와 가장 밀접한 기관 중 하나이다. 전신마취를 시행하려면 기본적으로 기관 삽관이나 기도유지기의 삽입과 기계 호흡 등 호흡의 보조가 필요하므로 환자의 기저 호흡기계 상태와 병태생리 및 이를 조절하는 약물에 대한 이해는 필수적이다. 또한, 가장 흔히 사용하는 전신마취제는 '흡입' 마취제로, 이는 호흡기계를 통하여 흡수되므로 그 과정 동안 호흡기계의 정상 조절 생리에 영향을 줄 수 있다.

이 단원에서는 호흡기계에 영향을 미치는 약제들의 종류와 임상적 사용에 대해 살펴보도록 하겠다. 호흡기계를 이루는 요소는 크게 호흡조절기계, 기도, 폐혈관 세가지로 나누어 볼 수 있으므로, 이 세 분류에 각각 영향을 주는 약제들로 나누어 기술하였다.

1. 호흡기능(Respiratory function)에 영향을 주는 약제

1) 개요

우리 몸에서 호흡기능을 조절하는 '조절기계'는 수용체, 호흡중추, 호흡근육의 세 요소로 구성되어 있다. 호흡조절기계는 혈액가스분압과 산염기상태를 정상상태로 유지하는 것을 목표로 호흡을 조절한다.[1)]

수용체로는 화학감지기(chemical sensor)와 기계감지기(mechanical sensor)가 있다. 화학감지기는 중추화학수용체와 말초화학수용체로 구성되어 있고 기계감지기는 기도, 허파꽈리(alveoli) 및 호흡근육에 분포하는 기계수용체(mechanoreceptor)가 포함되어 있다.

호흡중추는 화학수용체나 기계수용체로부터 오는 신호와 더불어 의식, 통증 등의 다양한 자극으로부터 들어오는 신호를 통합하여, 다양한 호흡근육으로 가는 신경 전달의 부위와 방식을 조절하여 호흡근의 활동을 조정하는 역할을 담당한다. 호흡중추 활동의 일차적인 목표는 다양한 대사요구에 대해 혈중 이산화탄소분압을 좁은 범위 내로 유지하는 것으로, 대부분은 자동적으로 조절되고 일부는 수의적으로 조절된다. 호흡근육은 호흡뿐만 아니라 말을 하거나 자세를 유지하는 등의 역할도 하고 있기 때문에, 호흡중추는 이런 복잡한 시스템을 조절하고 있다.

호흡근육은 가슴벽을 이루는 근육, 가로막(diaphragm), 갈비사이근(intercostal muscle), 배근육, 그리고 상기도를 구성하는 근육 등으로 구성되어 있다. 호흡중추에서 발생한 신호는 가로막신경(phrenic nerve)과 척수신경을 거쳐 호흡근육에 전달되고, 이에 따라 호흡근육이 반응한다.[1] 의식이 있고 깨어있는 사람에서는 흡기동안 가로막, 복장옆갈비사이근(parasternal intercostal muscle), 목갈비근(scalenes)에서 지속적이고 위상성(phasic)인 근전도소견이 관찰되는데, 이 위상성 근육 활동에 의해 흡기 중 가로막은 내려가고 가슴벽은 올라가며 그 결과로 폐 내로 들어오는 공기의 흐름이 형성된다. 반면, 일반적인 호흡에서 호기는 수동적인 과정으로, 가로막을 포함한 호흡근들의 탄성에 의한 수동적인 반동(passive recoil)에 의해 이루어진다. 운동시와 같은 과호흡 상황에는 능동적인 호기(active expiration)도 동반되는데, 이때는 배근육과 바깥쪽 가슴벽을 이루는 근육들의 능동적인 수축이 호기의 과정을 돕는다. 상기도를 구성하는 근육 또한 흡기 중에 지속적인 위상성 근전도 소견을 보이는데, 이로 인한 흡기중의 상기도 근육의 수축은 흡기중 공기의 흐름으로 인해 생기는 음압으로부터 상기도가 허탈되지 않고 열린 상태로 유지되도록 하는 데에 중요한 역할을 한다.[2]

2) 약제의 영향

(1) 흡입마취제

일반적으로 모든 흡입마취제는 용량의존적으로 일회 호흡량을 감소시킨다. 수술에 필요한 수준의 마취 깊이를 유발하는 농도에서는 대부분의 흡입마취제가 일회 호흡량을 감소시키고 동시에 호흡수는 증가시킨다. 그러나 호흡수의 증가가 분당 환기량(minute ventilation)을 유지시킬 만큼 충분하지는 않기 때문에 결국 분당 환기량은 감소하게 된다. 따라서 흡입마취제의 투여 중 자발호흡을 유지시키면 동맥혈 이산화탄소분압은 상승한다. 호흡수 증가의 정도는 흡입마취제의 종류에 따라 차이가 있어서, isoflurane은 호흡수 증가가 거의 없는데 비해[3] sevoflurane이나 desflurane은 용량의존적으로 호흡수가 증가한다.[4,5] 이로 인해 desflurane은 1.6 MAC 이상 투여하기 전까지는 분당환기량이 의미있게 감소되지 않는다고 한다. 그러나 호흡 억제의 지표로 분당 환기량이 아닌 동맥혈 이산화탄소분압을 비교한 다른 연구에서는, 흡입마취제를 1.24 MAC의 흡입농도로 유지했을 때 호흡억제의 정도는 enflurane이 가장 크고 다음이 desflurane 과 isoflurane, 그리고 호흡 억제 정도가 가장 적은 것이 sevoflurane 과 halothane이라고 하였다. 즉, 각 연구에서 사용한 호흡 억제의 기준에 따라 흡입 마취제의 호흡 억제 정도는 다르게 설명될 수 있으므로 해석에 주의가 필요하다. 호흡 억제가 가장 적은 흡입마취제는 아산화질소(N_2O)이다. 흡입마취제에 의한 호흡 억제는 수술적 자극이 가해지면 어느정도 반전될 수 있으며,[6] 같은 MAC이라면 할로겐화 흡입마취제의 단독 사용보다는 N_2O를 같이 사용하는 것이 호흡 억제 정도를 약화시킬 수 있다.[7]

흡입마취제는 화학자극에 대한 환기반응에도 영향을 미친다. 즉, 흡입마취제는 과탄산증에 의한 분당환기량 증가 반응을 용량에 비례해서 억제시키는데, 1 MAC 이하의 농도에서라도 과탄산증에 의한 호흡증가반응은 거의 또는 완전히 사라질 수 있다. 이는 낮은 농도의 N_2O를 사용할 경우에도 마찬가지이다. 또한, 자발 호흡을 유지하는 동맥혈이산화탄소분압($PaCO_2$)과 무호흡에 이르게 되는 $PaCO_2$(무호흡문턱값, apneic threshold)의 차이는 불과 4~5 mmHg 밖에 되지 않는데, 이 간격은 흡입마취제의 종류나 마취 깊이에 관계 없이 일정하게 유지된다. 이로 인해, 흡입마취제를 사용하면서 자발호흡을 유지할 경우 동맥혈이산화탄소의 증가를 막기 위해 호흡을 보조하다 보면 무호흡이 쉽게 발생할 수 있다. 따라서, 전신마취 중 정상탄산상태

(normocapnia)를 유지하기 위해서는 대개 기계호흡을 하는 것이 일반적이다. 또한, 목동맥화학수용체(carotid chemoreceptor)를 통해 일어나는 저산소증에 의한 호흡 증가반응(hypoxic ventilatory drive) 또한 흡입마취제에 의해 억제된다. 이는 과탄산증에 대한 반응보다 더 민감하게 영향을 받으며, 훨씬 낮은 흡입마취제 농도에 의해서도 억제될 수 있다.[11)]

흡입마취제는 호흡근육의 활성도(activity)와 근육간의 협동성(coordination) 또한 억제한다. 흡입마취제는 가로막 등 가슴벽을 이루는 근육들과 상기도를 유지하는 근육들 모두의 기능을 억제하는데, 가로막보다는 상기도유지근육들이 마취제에 의해 더 민감하게 억제된다.[8,9)] 따라서 흡입마취제 사용 중에는 기도유지기구를 삽입하지 않으면 상기도 개방 상태(airway patency)가 유지되기 어려운 경우가 많다. 또한 흡입마취제는 가슴벽의 자세(position)와 움직임(motion)에도 영향을 준다.[10)] 이로 인해 체위상으로 아래쪽 폐(dependent lung)에 무기폐가 증가하여 기능적잔기용량(functional residual capacity, FRC)의 감소가 발생하고 이는 결국 가스교환 장애를 유발할 수 있다. 이로 인해 발생하는 가스교환 장애는 대개는 흡입산소분압을 높여 극복할 수 있지만 환자 상태에 따라서는 심각한 수준의 가스교환 장애를 유발할 수도 있다. 이러한 가슴벽의 기능의 변화는 마취로부터 회복한 뒤에도 어느 정도 남아있을 수 있고, 이로 인해 수술 후 폐합병증의 이환율이 유의하게 증가할 수 있다.

마취제가 위와 같이 호흡기능의 다양한 단계에 각각 어떤 기전을 통해 영향을 미치는지에 대해서는 알려진 바가 많지 않다. 고용량의 흡입마취제는 직접적으로 연수 기능을 억제해서 호흡운동신경(respiratory motor neuron)의 억제와 무호흡을 유발한다. 그러나, 보다 낮은 용량의, 수술에 필요한 마취 깊이 정도에서는 그 작용 기전이 더욱 복잡하다. Halothane의 경우, 수술적 마취 깊이를 유발하는 농도에서 호흡근마다 다른 영향을 미치는데, 흡기 근육인 복장옆갈비사이근(parasternal intercostal muscle)의 활동은 억제하는 반면 호기를 담당하는 복횡근(transverse abdominis)의 활동은 증강시킨다. 즉, 수술적 마취 깊이에서의 마취제에 의한 호흡억제는 호흡중추로부터의 광범위한 억제라기 보다는 호흡근을 지배하는 신경 활성의 시간과 분포가 각각의 호흡근마다 달라지기(alteration) 때문으로 보인다.

(2) Opioid

아편유사제(opioid)는 용량에 비례해서 뇌간(brain stem)의 호흡중추를 억제하여 일회 호흡량과 호흡수 모두를 감소시키고, 과탄산혈증(hypercarbia)에 대한 호흡 반응 또한 변화시킨다. 이와 같은 반응은 (용량에는 차이가 있겠지만) 정주, 근주, 경막외, 척수강내 투여 등 투여 경로에 관계 없이 모두에서 나타날 수 있다. 아편유사제의 호흡억제 효과는 다른 마취제와 같이 사용할 경우에는 의식수준에 따라 달라질 수 있는데, 환자가 의식이 유지되면 적절한 호흡 또한 유지될 수 있지만 의식이 없어지면 그렇지 않을 수 있다. 부분작용제(partial agonist)나 작용제-길항제 혼합제(mixed agonist-antogonist) 사용시에는 심각한 수준의 호흡억제는 발생하지 않는다.

Morphine은 histamine을 유리시킬 수 있기 때문에 기관지연축(bronchospasm)을 심화시킬 수 있으므로 환자의 기저 폐질환에 따라 사용에 수의가 필요하다. Fentanyl 계열의 약제들은 가슴벽 근육의 경축(chest wall muscle rigidity)을 일으켜 근이완제를 투여하지 않고는 환기를 유지하기 어려운 상황을 일으킬 수도 있는데, 이와 같은 반응은 나이가 든 환자나 다량을 빠른 속도로 주입했을 때 주로 나타난다고 알려져 있으나, 종종 낮은 농도에서도 나타난다.

(3) Benzodiazepine

이 계통의 약제들은 단독으로 사용시에는 중등도의 용량까지는 유의할 만한 호흡억제는 일으키지 않는다. 과탄산증에 대한 호흡 증가 반응 억제 여부도 불확실하다. 그러나, 아편유사제와 같이 사용할 경우에는 호흡의 현저한 억제를 가져온다.

(4) α-2 아드레날린수용체 작용제 (α_2 adrenergic agonist)

이 계통의 약제들은 정맥으로나 경막외/척수강내로 투여할 수 있는데, 약제로 인해 나타나는 호흡은 정상 수면 상태에서 보이는 호흡과 유사하다. 또한, 과탄산혈증에 대한 호흡 반응에는 거의 영향을 주지 않는다. 따라서 이 계통의 약제는 호흡 억제를 최소화하면서 진정(sedation)을 유도할 수 있는 매우 유용한 약제이다.

2. 기도에 영향을 주는 약제

1) 개요

코에서부터 폐포의 끝에 이르는 '기도' (airway)는 각종 자극에 대한 반응성이 매우 뛰어나서, 외부로부터의 각종 약제나 알레르기항원(allergen)뿐만 아니라 시토카인(cytokine)과 같은 체내에 순환하고 있는 여러 인자 (circulating factor) 등에도 예민하게 반응한다.

정상적인 기도 반사는 기침 반사, 혈관 운동 조절(vasomotor regulation)에 의한 비강 내 공기 흐름(nasal airflow) 저항의 조절, 그리고 평활근 긴장도(smooth muscle tone)의 조절을 통한 기도 저항의 조절 등이 있고, 이들을 조절하기 위해 다양한 수용체 들이 관여한다.

사람에서 기도의 평활근을 주로 지배하는 신경은 부교감신경으로, 미주신경(vagus nerve)의 콜린성 신경섬유(cholinergic fiber)가 분포해 있다. 이 부교감신경의 자극을 받으면 기관지 평활근 내의 고리 nucleotide 변화에 의해 칼슘 이온의 유입이 일어나 세포내 칼슘이온의 농도가 증가하고, 이를 통해 기관지 수축, 분비물 증가, 기관지에 분포한 혈관 확장 등이 나타난다. 정상적인 기도에서는 이 과정을 통해 기도내 평활근의 적절한 긴장도가 유지되지만 경우에 따라서는 반사성 기관지 수축이 발생하게 된다. 부교감신경의 자극에 의한 기관지 수축반응은 콜린성 길항제에 의해 반전될 수 있으며, 또한 접합전 수용체인 무스카린성 수용체(muscarinic receptor) 또는 아편제 수용체(opioid receptor) 등에 의해서 억제되기도 한다.

기도에는 아드레날린 수용체(adrenoceptor)도 분포한다. 이에는 α수용체와 β-2수용체가 분포하는데, α수용체의 활성은 임상적으로 극히 미미하고 주로 β-2수용체가 분포되어있다. 기도에 분포하는 아드레날린 수용체는 부교감신경과는 달리 교감신경의 직접적인 지배 보다는 체내에 순환하는 에피네프린의 영향을 더 크게 받는다.

호흡상피세포에서도 기관지평활근의 긴장도를 조절할 수 있는 물질이 분비되며, 이는 내인성상피인자(endogenous epithelial factor)로 불리운다. NO나 VIP(vasoactive intestinal peptide) 등의 신경전달 물질들도 평활근수축을 조절하는 것으로 보이나, 이에 대해서는 아직 충분히 연구되지 않았다.

기도를 표적으로 하는 대부분의 약제들은 반응성 기도 질환(reactive airway disease)을 치료하기 위한 약제들로, 대표적인 질환은 천식이다. 병태생리적으로 천식은 만성 염증성 질환(chronic inflammatory disease)으로, 비만세포(mast cell), 호산구(eosinophil), 림프구(lymphocyte) 등 다양한 염증세포들이 기도 점막(mucosa)에 침착하여 이들에 의해 점차적으로 상피 탈락(epithelial desquamation), 콜라겐층(collagen layer)의 농화(thickening), 기도 평활근의 비후(hypertrophy) 등이 발생한다. 기도평활근의 비후과 반응성의 변화는 결국 만성적으로 염증성 매개물질에 노출된 결과이므로, 천식의 약물치료의 일차적인 목표는 기도의 만성 염증성 반응성을 억제하는 것이다. 이 단락에서 설명할 기도에 작용하는 약물들은 천식과 같은 반응성 기도질환을 치료하기 위해 사용되는 약제들 위주로 설명될 것이다.

2) 약제의 영향

(1) glucocorticoid (Steroid)

천식이 기본적으로 염증질환(inflammatory disease)임을 생각한다면, glucocorticoid는 1차적으로 선택해야 할 치료제임을 알 수 있다. Steroid는 흡입제로 사용할 수 있게 되면서 천식에 의한 입원과 사망률을 줄이는데 큰 역할을 하였다. β-아드레날린 수용체 작용제와 같이 사용하면 효과가 서로 부가적(additive)이기 때문에, 두 약제를 같이 흡입할 수 있게 제조된 약제들(budesonice/formoterol, fluticasone/salmeterol)이 임상적으로 널리 사용되고 있다.

① 작용기전

Steroid는 주로 수동적 확산(passive diffusion)을 통해 세포질(cytoplasm) 내로 이동한 뒤, 정해진 수용체(receptor)와 결합해서 핵 내로 이동하여 glucocorticoid response element(GREs)라는 특정 DNA 서열(sequence)에 결합한다. 이를 통해 각종 염증매개물질들 - interleukin -1,3,4,5,6,8. tumor necrosis factor-α, granulocyte-macrophage colony stimulating factor(GM-CSF)등 - 의 생성을 억제한다.[12-14] 또한, leukotriene, prostaglandin, platelet activating factor 등 다양한 염증 매개 물질이 활성화되는데 필요한 여러 신호통로(signaling pathway)를 억제하며,[14] activating protein-1이나 Nuclear factor kappa B 등 각종 전사인자(transcription factor) 또한 glucocorticoid에 의해 억제된다.[15,16]

천식에는 림프구, 호산구, 호중구, 대식구(macrophage), 단핵구(monocyte), 비만세포(mast cell), 호중구 등 염증과 관련된 거의 모든 세포들이 관여하는데, glucocorticoid는 이 모든 세포들에 영향을 준다고 볼 수 있다.

② 임상적 사용

장기간의 경구 투여에 따른 부신 억제 등의 전신 부작용을 줄이기 위해 흡입형태의 스테로이드가 주로 사용되고 있다. 이미 여러 연구결과를 통해, 스테로이드 흡입제는 경구 복용에 비해 효과는 비슷하고 장기적인 사용에 따른 부작용은 적은 것이 입증되었다.[16,17] 흡입형태의 스테로이드는 중증 이상의 천식환자에서 경구 스테로이드 복용량을 줄이거나 끊게 하기도 한다. 임상적으로는 fluticasone, budesonide, beclomethasone, triamcinolone, flunisolide 다섯가지의 glucocorticoid제가 흡입제로 만들어져 판매되고 있고, 이중 fluticasone과 budesonide가 더 효능이 좋다. 제형으로는 계량흡입기(metered-dose inhaler, MDI)과 파우더제가 시판된다. 대개 하루 2~4회 흡입하도록 하며, 효과가 있는 최소한의 용량을 사용하도록 권장된다. 증상 완화는 1일만에도 나타나나, 최대효과를 보기 위해서는 1~3주는 사용하여야 하며, 흡입 즉시 효과가 나타나는 약제가 아니기 때문에 환자의 협조가 필수적이다. 비록 전신적인 사용에 비해서 발생빈도는 적지만 흡입제도 전혀 부작용이 없는 것은 아니다. 흡입된 약제가 인후두부(oropharynx)에 침착하면 아구창(thrush)이나 발성장애(dysphonia) 등이 발생할 수 있고, 고용량을 사용할 경우는 일부 민감한 환자에서는 전신 부작용인 부신 억제, 골밀도 저하, 백내장 등이 발생할 수도 있다. 또한, 소아환자에서는 근골격계 발달 저하를 일으킬 수 있기 때문에 용량 조절에 더욱 주의가 필요하다.

Glucocorticoid의 경구 투여는 흡수도 잘 되고 생체이용률 또한 높다. 합성 스테로이드의 혈장 내 반감기는 대개 90분~240분인데, 약제의 대사가 주로 간에서 이루어지기 때문에 반감기는 간질환의 유무에 따라 더 증가될 수도 있다. 스테로이드 경구 복용은 천식의 급성 발작에서 1~2주 정도의 짧은 기간 동안 사용할 경우 매우 효과적이다. 스테로이드 흡입제를 포함한 다른 약제들이 효과가 적을 때는 장기간의 스테로이드 경구복용을 고려해 볼 수 있지만, 이는 항상 최후의 선택이어야만 한다. 스테로이드 경구 투여는 1주일 이내로 사용하면 고용량이더라도 심각한 부작용을 일으키지 않지만, 수개월 내지 수년 이상 사용하면 지방세포의 재분포, 발모, 여드름, 불면증, 식욕 증가, 단백질 분해, 당뇨, 골다공증 등을 일으킬 수 있고, 궤양, 수술 후 감염 등의 문제도 발생할 수 있다. 또한, 부신 억제로 인해 스트레스 반응에 스테로이드 호르몬의 분비가 적절히 이루어지지 않으므로, 수술 등의 스트레스 상황에서는 추가 용량의 스테로이드 투여를 반드시 고려해야 한다.

모든 천식환자에서 수술 전에 경구 또는 정주로 스테로이드를 사용해야 하는가 하는 문제는, 특히 전신마취를 위해 기관내 삽관이 필요한 경우에는, 중요하고도 어려운 문제이다. 대부분의 연구에서 수술 전 예방적으로 사용하는 스테로이드(예; hydrocortisone 100 mg)는 수술 부위 감염이나 수술상처 봉합의 지연 등의 심각한 부작용을 일으키지는 않는 것으로 보고되었다.[18,19] 스테로이드 흡입제로 치료중인 천식 환자들에서 수술전에 스테로이드를 경구 또는 정주로 투여해야 하는가에 대해서도 역시 논란이 있지만, 저/중등도 천식 환자에서는 경구 prednisone 1 mg/kg (최대 60 mg)을 수술 3-7일 전부터 복용하도록, 그리고 systemic steroid를 사용하던 중증 환자는 그 용량을 늘릴 것을 권장하고 있다. 일반적으로는, 모든 천식환자에서는 폐기능검사를 시행해서 증상을 경감하는 요인이 있는지 찾아보고, 있을 경우에는 전신스테로이드 사용이 권장된다. 또한, 최근 6개월 이전에 전신스테로이드 복용의 과거력이 있을 경우는 수술전부터 수술동안 매 8시간마다 hydrocortisone을 100 mg 투여하되 수술 후 24시간 이내부터 용량을 줄여나가도록 권하고 있다.[20]

(2) β-아드레날린 수용체 작용제 (β-adrenoceptor agonist)

기관지평활근에 분포한 β-아드레날린 수용체는 평활근을 이완시키는 역할을 하므로, β-아드레날린 수용체 작용제는 천식 치료의 주약제이다. 초기에는 비선택적(non-selective) 아드레날린 항진제인 에피네프린이 사용되었으나 수용체의 선택성를 높이기 위해 β-아드레날린 수용체에 선택적으로 작용하는 isoproterenol, metaproterenol이 사용되다가, 최근에는 β-2아드레날린 수용체에 선택적으로 작용하는 albuterol 등의 약제들이 임상에서 주로 사용되고 있다.

① 작용기전

이 종류의 약제들은 기관지 평활근의 세포막에 있는 β-아드레날린 수용체에 결합해서 adenylyl cyclase의 작용을 활성화시키고, 이를 통해 세포내의 ATP를 cAMP로 전환시켜 세포내의 cAMP의 농도를 높이는 역할을 한다. cAMP는 다시 protain kinase A를 활성화시키는데, 이는 각종 조절단백질(regulatory protain)을 인산화(phosphorylation) 시켜서 평활근의 긴장도를 조절한다. cAMP는 또한 세포 내 칼슘 저장고와 세포 밖로부터 칼슘이 세포질로 들어오는 것을 억제한다. 이런 과정은 염증세포, 특히 비만세포에서는 염증물질의 유리를 억제하는 역할을 한다.[2]

② 임상적 사용

β-아드레날린 수용체 작용제는 경구, 정맥내, 피

하, 흡입 등 어떤 경로로 사용해도 효과가 있지만, 흡입하는 것이 편리하기도 하고 전신 부작용도 줄일 수 있다. 짧은 발현시간(5~7분)과 반감기(4~6시간)를 가진 β-2아드레날린 수용체 작용제인 albuterol과 terbutalin은 급성 천식 발작시에 사용하여 빠른 증상 완화를 기대할 수 있고, salmeterol은 발현 시간은 느리지만(약 35분) 지속적인 효과(12시간 이상)를 기대할 수 있다. 최근에 개발되어 사용되는 약제인 formoterol은 발현시간은 5.3분으로 빠르고 작용시간도 10~12시간으로 길다. 그러나, β-아드레날린 수용체 작용제의 장기적인 사용은 증상만 완화할 뿐 기저의 염증반응을 조절하는 것은 아니기 때문에, 결국 이 계통의 약제들은 급작스런 증상 악화 시에 사용할 것을 권장하고 있다. 흡입하더라도 일부는 전신으로 흡수되어 떨림(tremor)이나 신경과민(nervousness) 등의 부작용이 발생할 수 있으며, 빈맥, 고혈압, 심계항진(palpitation), 구역, 구토의 발생도 보고되었다. 전신적으로 흡수되면 심장의 β-1,2 아드레날린수용체 모두에 작용할 수 있다.

분무 형태의 β-아드레날린 수용체 작용제를 사용할 때, 흡입된 용량 중 실제로 효과처에 도달하는 용량은 입자의 크기, 흡입 속도, 환자의 흡입 방법, 기도 협착의 정도에 따라 달라질 수 있다. 이중 가장 중요한 요인은 환자가 흡입기를 사용하는 요령이다. Albuterol MDI의 경우, 한번 작동시마다 90 μg의 albuterol이 분사되는데, 적절한 방법으로 사용하면 18 μg이 폐로 전달된다. 흡입 후에 15분 정도 지나면 호흡기능이 개선되기 시작하고, 최대로 개선되는 것은 60~90분 정도 걸리며, 작용 시간은 3~6시간이다. 폐에 도달한 albuterol은 혈중으로는 천천히 흡수되며, 혈장 농도가 최고에 도달하는데는 2~4시간이 걸리고, 반감기는 약 3.8시간이다. 전신마취 약 1시간 전 예방적으로 투여하면 삽관 후 기도저항의 증가을 감소시킬 수 있다.[21]

경구로 사용할 수 있는 약제로는 albuterol, metaproterenol, terbutaline이 있다. 경구로 투여해도 흡수는 빠르나, 기도 확장 효과는 30분 정도 후에 나타난다. 혈중 최고 농도는 2~3 시간 후에 도달하고, 5~6 시간 후에는 제거된다.

피하나 정주로 투여 가능한 β-2수용체작용제는 terbutalin이 유일하다. 이는 급성 천식 발작 등에서 흡입제의 효과가 충분치 않거나 경구 투여가 어려울 경우 사용하면 유용하다. 통상적인 피하 투여 용량은 0.25 mg이고, 증상이 개선되지 않을 경우 15~30분 후 반복 투여할 수 있으나, 4시간 이내에 0.5 mg을 넘지는 말아야 한다.

(3) 항염증제(Anti-inflammatory agent) : cromolyn과 nedocromil

① 작용기전

이 약제들은 비만세포(mast cell)을 포함한 여러 종류의 세포로부터 염증매개 물질들이 분비되는 것을 막아준다. 비만세포는 주로 호흡기 상피세포(respiratory epithelium)에 분포하며, 알레르기 항원(allergen)에 노출되면 비만세포내로의 염소 유입(Cl influx)을 통해 세포내 칼슘 농도를 높이고, 세포질 내 칼슘 이온의 증가는 histamine 등의 염증반응 물질들의 탈과립(degranulation)을 일으키는데, 이 약제들은 바로 염소 이온통로의 활성을 억제한다.[22,23] 이들은 비만세포뿐만 아니라 기도 상피세포나 호중구로부터의 염증물질 분비도 억제하고, 호산구의 화학주성(chemotaxis)을 억제하는 효과도 있다.

② 임상적 사용

두 약제는 모두 흡입제로 사용된다. Cromolyn은 운동, 아스피린, 찬 공기, 기타 공기중에 있는 오염물질 등 각종 알레르기 항원에 의해 발생하는 기관지연축(bronchospasm)을 억제한다. 흡입했을 경우 혈중 농도가 최고에 도달하는 것은 28분, 반감기는 약 3.3시간이라고 알려져 있다. 흡입된 cromolyn의

8% 정도는 체내로 흡수되지만 빠르게 배출되며, 생체이용률(bioavailability)은 매우 낮다고 한다.

이 약제들은 예방적인 목적으로 주로 쓰이며, 알레르기적 원인이 없는 천식 환자들에서는 효과가 없는 것으로 알려져 있다. 유소년기의 천식에서는 스테로이드흡입제보다 먼저 사용하는 1차 선택 약물이며,[24,25] 운동 유발성 천식에서는 소아와 성인 모두에서 효과가 있는 것으로 알려져 있다.[26] Cromolyn 비강 스프레이는 알레르기성 비염의 치료에 사용된다.

Cromolyn과 nedocromil간에는 임상적인 효과의 차이는 없다.

이 약제들의 부작용은 드물고 있더라도 약하다. 구역, 구토, 소화불량, 기분 나쁜 맛, 목의 자극(throat irritation)이나 건조감, 기침 등이 발생할 수 있다고 한다. 아주 드물게는 사용 후 발작적 천식(paradoxical asthma)가 보고되기도 했는데 이는 약제의 기도자극성에 의한 것으로 생각된다.

(4) Methylxanthines

① 작용기전

이 계열에 속하는 약제는 theophylline과 aminophylline이다. 이들은 기관지 수축을 치료하는데 필요한 다양한 기전에 관여하는데, cAMP를 분해시키는 phosphodiesterase의 억제, adenosine 수용체의 길항제 역할, 부신에서의 카테콜아민 분비의 촉진, 항 염증반응 등이 관여한다고 한다. 그러나, 임상적인 농도에서는 부신에서의 카테콜아민 분비의 증가는 기관지확장 효과를 보이기에는 그 양이 적고, phosphodiesterace 억제 효과는 5~10%정도뿐이다. 따라서 임상에서의 기관지 확장 효과는 어느 한 기전에 의해 나타난다고 보기는 어려우며, 이 기전들의 조합으로 일어나는 것으로 생각된다.

② 임상적사용

이 계열의 약제들은 가격이 저렴해서 전세계적으로는 가장 많이 사용하는 약제이기는 하지만, 선진국에서는 장기적인 천식의 치료 유지제로 스테로이드와 β-수용체 작용제 다음으로 사용된다. 그러나 아직까지도 이 약제는 천식과 만성 폐쇄성 폐질환 모두에서 유용하고 안전한 약제로 남아있다. 특히 항염증반응에 대해서는 새로이 관심이 집중되고 있다.

임상에서 사용시에 어려운 점 중 하나는 약제의 약동학적 양상이 환자마다 매우 다양하고 성별, 나이, 체중 등으로 예측하기가 어렵다는 점과, 간질환, 폐부종, 만성폐쇄성 폐질환, 갑상선질환, 임신, 패혈증(sepsis) 등 동반된 질환이나 병태생리에 따라 대사와 배설이 영향을 받는다는 점이다. 한 예로, carbamazepine이나 rifampin 등의 약제는 theophylline의 간에서의 대사를 촉진시키고 cimetidine, erythromycin, tacrine 등의 약제는 대사를 억제한다. 또한, 이는 일부 마취약제와 사용시 주의가 필요한데, halothane과 같이 사용하면 심실성 부정맥이 발생할 가능성이 높아지고, benzodiazepine계 약물은 용량을 증가시켜야 원하는 진정 효과를 얻을 수 있다.[27] Ketamine은 theophylline의 발작의 역치를 낮추기 때문에 주의를 기울여야 하며,[28] 근이완제도 theophylline에 의해 그 효과가 길항될 수 있다.[29]

경구로 복용시 혈중 최대 농도는 1~2시간 후에 도달한다. 40% 정도가 혈중 단백질에 결합하고 나머지는 결합하지 않은 상태로 체내에 분포한다.

Theophylline의 사용은 중추신경 자극, 빈맥, 전신혈관저항의 감소, 평활근 이완, 이뇨, 각종 분비물의 증가 등 다양한 생리현상을 동반한다. Theophylline은 치료 농도(10~20 μg/ml)에 비해 혈중 농도가 약간만 높아져도 신경과민, 안절부절, 불면, 과민감각, 진정(tremor) 등의 증상이 나타나고, 이보다 농도가 더 높아지면 발작이 발생하는데, 이는 치료 농도에서 불과 50%만 더 높아져도 발생할 수 있다고 한다. 이 약제는 연수의 호흡 중추를 자극하고, 호흡근육의 메커니즘의 개선과 호흡근으로의 혈류 개선 효과로 인해 각종 호흡부전증후군(respiratory failure syndrome)에 사용되기도 한다.[30,31]

마취 중 갑작스럽게 발생하는 천식 발작은 β-2아드레날린 수용체 작용제를 사용하거나 흡입마취제의 농도를 증가시켜서 해결할 수 있다. 또한 흡입마취제 사용시 theophylline의 추가적인 사용은 기관지 확장 효과를 부가시키지 않는다고 한다.[32] 그러나 전신마취의 종료시 발관과 관련된 기관지 반응성을 줄이기 위해서는 이론적으로 theophylline의 사용이 적절할 수도 있다.

(5) 항콜린제(Anticholinergics)

① 작용기전

항콜린제는 M2, M3 무스카린 수용체의 차단을 통해 기도를 확장시킨다.[33,34] 부교감신경의 자극으로 분비된 아세틸콜린은 M3 무스카린 수용체를 활성화시키고, 이를 통해 phospholipase C와 inositol이 차례로 활성화되면서 세포내 칼슘 농도를 증가시켜 근육의 수축을 유발한다. 아세틸콜린은 또한 M2수용체도 활성화시키는데, 이는 Gi단백질에 작용하여 Gs단백질이 매개된 근육 이완을 억제하고, RhoA라는 작은 G단백을 활성화를 통해 myosin phosphatase를 억제시켜 결국 근육이 수축 상태로 있도록 한다. M2 수용체는 신경절의 접합전 부교감신경에도 분포하여 자동 피드백의 역할도 한다. 천식 발작이나 기관내 삽관 등 이물질에 의한 자극의 발생시 부교감신경으로부터 아세틸콜린의 분비가 증가함을 관찰할 수 있다.

항콜린제의 전신적인 투여는 요저류(urinary retention), 안구조절장애(visual accommodation impairment) 등의 많은 부작용을 동반하기 때문에, 현재는 흡입제로 ipratropium bromide와 oxitropium bromide만 주로 사용되고 있다.

② 임상적사용

천식은 기본적으로 만성염증질환으로, 그 병인(pathogenesis)에서 콜린성 근육 수축은 큰 역할을 담당하지 않는다. 또한 항콜린제는 발현시간이 느려서 천식환자의 응급상황에서 단독으로 사용하기는 더욱 어렵다. 따라서, 항콜린제는 기존의 β수용체 작용제에 부작용이 있거나 충분히 반응하지 않는 환자들에게 있어서 β수용체 작용제 등의 다른 기관지 확장제를 대체한다기 보다는 보조제로 사용할 수 있을 것이다. 항콜린제와 β-아드레날린 수용체 작용제 두가지를 같이 사용할 경우 기관지 수축에서 더 빨리 회복될 수 있으며[35,36] 증상이 심한 환자에서 입원율을 낮출 수 있다고 한다.[37] 기관내 삽관 등의 외부 자극에 의해 발생하는 기관지수축은 부교감신경에 의한 반사성 반응을 매개로 하기 때문에 이론적으로는 항콜린제가 더 효과적일 수 있겠으나[21] 이 경우에도 β수용체작용제가 더 효과적이라는 보고도 있다.[38] 기도의 바이러스 감염에서는 아세틸콜린 분비 증가에 따른 M2 무스카린 수용체의 기능장애가 동반되므로,[39] 이런 경우에는 β수용체 작용제보다 더 유용할 수도 있다.

항콜린제는 너무 적은 용량을 사용할 경우 접합전 부교감신경의 수용체에 작용하여 피드백을 통해 오히려 기관지수축을 유발할 수 있으므로 충분한 용량을 사용해야 한다. 또한, 항콜린제는 천식보다는 만성 폐쇄성 폐질환의 치료에 더 효과적인 약제이다.

(6) Leukotriene receptor antagonist

이는 염증반응을 조절하는 약제로, 기관지확장제와 corticosteroid의 사용량을 감소시킴과 동시에 증상 완화에도 효과적이다.[40] 부작용 또한 드물고 경미해서 현재는 장기적인 천식의 치료에 안전하고 유용하게 사용할 수 있는 약제로 인정받고 있다.

(7) 마취약제

① 흡입마취제

흡입마취제는 강력한 기관지확장제로, 전통적으

로 다른 치료약제에 반응하지 않는 천식지속상태(status asthmaticus)의 치료제로 사용되었던 약제이며, 실제 임상에서도 삽관 등의 자극에 의한 반사성 기관지 수축 반응을 감소시킨다. 기관지확장효과는 신경 경로(neural pathway)를 통해서 간접적으로 나타나는 효과와 기관지 평활근에 직접적으로 작용하는 효과 두가지 모두를 통해 나타난다.[41] 신경 경로의 차단은 부교감신경 신경절에서의 신경전달을 억제하고 신경절후신경(postganglionic nerve)에서의 아세틸콜린의 분비를 억제하는 기전을 통해 일어난다. 또한, 흡입마취제는 기도의 평활근에 직접적으로 작용하는데, 이는 평활근 세포내 칼슘 농도를 감소시키고, 칼슘에 대한 반응성 또한 감소시키는 기전을 통해 기관지 확장을 유도한다. 신경 경로의 조절과 직접적인 평활근 조절 중 어떤 것이 더 중요한 기전인지는 기관지수축을 유발하는 기전에 따라 다르다. 기도 유지를 위한 기구 삽입 등의 자극에는 신경 조절을 억제시키는 것이 더 유용할 것이고, 염증세포에 의한 기관지 수축일 경우에는 직접적인 평활근의 조절이 더 유용한 방법일 것이다.

흡입마취제의 기관지 확장 효과는 용량에 비례하고,[42] β수용체 작용제와 같이 사용했을 때 그 효과가 부가적이다.[43]

Isoflurane과 desflurane은 sevoflurane보다 더 자극적이어서 마취 유도 중 사용시 기도의 통각수용기(nociceptor)를 자극해서 기침, 호흡중단, 후두경련 등이 발생할 수는 있지만, 기관지확장의 효과에 있어서는 별 차이가 없다. 흡입마취제간의 역가를 비교한 연구들을 보면, halothane과 isoflurane은 저용량 (0.6 MAC에서 1.1 MAC)에서는 halothane이 기도확장 효과가 더 크지만 고용량(1.7 MAC)에서는 차이가 없다고 하였고,[44] 1 MAC의 isoflurane과 sevoflurane은 비슷한 정도의 효과를 보인다고 한다.[45] 천식이 없는 환자에서는 1.1 MAC에서 sevoflurane이 halothane과 isoflurane에 비해 삽관 후 기도 저항 증가를 가장 많이 억제한다고 한다.[46] Desflurane은 sevoflurane에 비해 삽관 후 기도 저항 증가를 억제하는 효과가 없거나 흡연자의 경우에는 오히려 호흡기계저항을 증가시켰다는 보고도 있다.[47]

② 정맥마취제

각종 정맥마취약제들도 기도 반응에 영향을 줄 수 있다. 실험적으로 thiopental sodium은 용량에 따라 thromboxan A의 분비를 촉진하여 기도의 수축을 일으킬 수 있고 histamine 분비를 일으켜 기관지경련을 일으킬 수도 있다고 한다. Ketamine은 기도의 신경 지배를 억제하고 직접적으로 기도 평활근을 이완시키며 체내 카테콜아민 분비를 촉진해서 기도을 확장시키는 효과를 보인다. Propofol은 기도반사를 억제하는 효과가 있다. 천명(wheezing)이 있는 환자에서 propofol로 마취유도시 thiopental 사용시에 비해 천명이 감소한다고 한다.

3. 폐혈관에 영향을 주는 약제

1) 개요

폐혈관은 저압 시스템(low-pressure system)으로, 그 직경(caliber)은 중력이나 폐의 부피 등의 기계적 스트레스, 자율신경계의 조절, 혈관내피세포로부터 분비되는 혈관작용물질(vasoactive substance), 저산소성 폐혈관 수축(hypoxic pulmonary vasoconstriction, HPV)과 같은 혈관 평활근의 내인적 인자 등에 의해 조절된다. 폐혈관 저항은 이런 여러가지 요소들에 의해 환기와 관류의 균형을 맞춰 가스 교환을 최적화(optimize)하는 것을 목표로 조절된다. 폐혈관에는 자율신경이 풍부하게 분포하고 있는데, 이들 중 교감신경은 α-1아드레날린 수용체를 통해 폐혈관 저항을 증가시키며, 부교감신경의 역할은 기존의 혈관 탄성 정도에 따라 다르나 대개 폐혈관을 확장시킨다.[48] 혈관 내피세포에서 분비되는 각종 내인성펩타이드(endogenous peptide)나 amine들도 폐혈관 저항을 조절하는데 관여하며, NO나 prostaglandin은 혈관 확장에, thromboxan A2, endothelin, serotonin, norepinephrine 등은 혈관 수축에 관여한다.[49] 또한, 작은 사이즈의 폐혈관(직경 60~500 μm)들은 혈관 평활근의 자체적인 조절을 통해 저산소증(폐포내저산소증이나 혼합정맥혈의 저산소증)에 대해 혈관 저항을 증가시킨다.[50,51]

폐혈관 고혈압을 일으키는 만성질환들에는 폐혈류량이 증가하는 선천성 심질환, 심부전이나 판막질환에 의해 폐혈류의 유출에 장애를 받는 질환, 만성적인 저산소증에 의한 혈관 저항 증가, 혈전색전증에 의한 가용 혈관의 상실, 폐실질질환 또는 각종 특발성 폐질환(idiopathic disease) 등이 있다. 이런 많은 질환들은 초기에는 가역적인 폐혈관저항 증가를 일으키나, 점차 혈관 평활근의 증식, 내피세포 손상, 혈관 내막 증식(intimal proliferation) 등을 포함하는 폐혈관의 리모델링을 유발하여 비가역적인 폐혈관 고혈압으로 진행된다. 폐혈관고혈압에 이르면 가스교환 장애뿐만 아니라 우심실의 기능 저하를 일으켜 우심부전 및 사망까지도 유발할 수 있다.

급성폐손상(acute lung injury)에 의해서 급성 폐혈관고혈압(acute pulmonary hypertension)도 발생할 수 있다. 급성폐손상은 또한 저산소성 폐혈관수축을 억제하고, 폐의 수분균형(fluid balance)에 영향을 줘서 폐포 내에 수분을 저류시키는데, 동반된 폐혈관고혈압에 의한 혈관-폐포의 압력차이의 증가는 이를 더 악화시킨다.

2) 약제의 영향

(1) 흡입마취제

흡입마취제는 대체로 폐혈관 확장 효과가 있으나, 기저 폐질환이 없으면 환기/관류에 미치는 영향은 적다. 일부 기전으로는 혈관내피세포에서 분비되는 혈관확장물질에 대한 폐혈관의 반응을 약화시킨다고 한다. N_2O는 동반된 폐동맥고혈압이 있을 경우 폐혈관 저항을 증가시킨다. 흡입마취제는 실험적으로 저산소성 폐혈관수축을 억제한다고 알려져 있으나, 임상에서 일측폐환기를 하는 환자들에서 isoflurane이나 halothane의 사용은 산소화(oxygenation)에 심각한 장애를 유발하지는 않는다고 하였다. 이에는 마취제에 의해 심박출량이 감소하는 것 등의 다른 보상기전이 작용하기 때문이기도 하다.

(2) 호흡가스(Respiratory gas)

산소와 이산화탄소는 생리학적 수준의 분압에서는 대부분의 혈관에서 확장 효과를 일으킨다. 그러나 장기간의 산소 치료는 만성폐쇄성폐질환 등 저산소증을 유발하는 폐질환 환자에서 폐혈관 고혈압을 악화시킬 수 있다. 산소는 확실한 치료범위(therapeutic range)가 있는 가스로, 너무 적은양 또는 낮은 분압의 산소는 저산소성폐혈관수축에 의해 폐혈관 고혈압을 일으키고, 고압의 산소는 체내의 정상적인 항산화 방어기전을 무너뜨려서 직접적으로 독성 효과가 있다. 이는 거의 모든 장기에 유독하지만 특히 호흡기계에는 가장 위험해서 100% 산소에 6시간 정도만 노출되어도 조직학적 변화가 일어난다.

(3) 혈관확장제

전신적으로 투여된 질산염계혈관확장제(nitrovasodilator: nitroprusside, nitroglycerin),[52,53] β-1아드레날린수용체 작용제,[48] 칼슘 통로 차단제(주로 nifedipine),[54] prostacyclin[55] 등은 폐혈관을 포함한 전신의 혈관에 작용한다. 따라서 폐혈관 확장 효과를 얻기 위해서는 전신 혈관저항 감소와 그에 따른 저혈압의 발생을 감수해야 한다. 또한 폐혈관의 비선택적인 확장으로 인해 저산소성폐혈관수축을 방해하기 때문에, 저산소혈증이 있을 경우 이를 더 악화시킬 수 있다. 따라서 폐혈관 고혈압을 치료하기 위해 전신적으로 투여되는 혈관확장제는 바람직한 결과를 얻기 힘들다. 칼슘통로 차단제는 효과가 있는 환자들이 1/3~1/5정도이지만 약제에 반응할 경우에는 생존율을 향상시킬 수 있다는 보고가 있다.[56] Prostacyclin은 최근에는 흡입할 수 있는 형태로 개발되어, 폐혈관에 선택적으로 작용할 수 있어 각광받고 있다.[57,58]

(4) 산화질소(Nitric oxide, NO)

NO은 매우 짧은 반감기를 가진 약제로 원래 혈관 내피세포에서 생산, 분비하는 물질이다. NO는 혈관 내피세포를 확산해서 통과하여 혈관 평활근세포에 작용하여, cGMP 메신저시스템을 통해 혈관확장을 유도한다. 질산염계혈관확장제들도 결국 NO로 분해되어 혈관확장을 유도하는 것이다.

Inhaled NO는 선택적 폐혈관 확장 효과를 갖는 폐혈관 고혈압 치료제이다.[59,60] 폐혈관고혈압 환자들은 NO 생성이 감소하기 때문에 NO의 사용은 더 유용하다. 또한, 흡입을 통해 약제를 투여하면 환기가 잘 되는 허파꽈리로 우선 흡수되기 때문에, 전신적인 혈관확장제의 투여와는 달리 환기/관류를 개선시키고 저산소증을 조장하지 않는다. 용량에 비례해서 반응하고, 반응이 있는 환자의 경우 대개 10 ppm 이하에서 최대의 반응을 보인다. 임상적으로는 10~100 ppb 사이의 용량에서 반응한다. 산화질소 흡입은 신생아의 지속적 폐동맥고혈압(persistent pulmonary hypertension of the newborn), CPB 후의 폐혈관고혈압 등에서 모두 효과적으로 사용할 수 있으나, 1/3 정도의 환자에서는 충분히 효과를 얻을 수 없는데, 가능한 기전으로는 NO의 빠른 비활성화, 비정상적인 guanylyl cyclase 시스템, cGMP의 빠른 대사, 폐순환계의 무반응성 등을 생각해 볼 수 있다. 사용 중 고려해야 할 부작용은 혈소판 억제, 갑자기 흡입을 중단했을 경우 발생하는 반동성 저산소증(rebound hypoxemia)과 폐혈관고혈압이 있다. 또한, NO는 methemoglobin, NO_2, peroxynitrate($ONOO^-$) 등의 독성 대사산물이 발생하므로, 반드시 사용 농도를 최소화하고 독성 대사산물에 대한 주기적인 감시가 필요하다.

Reference

1. 정성수: 흡입마취제와 호흡. In: 마취과학 2판. Edited by 대한마취과학회: 한국, 엘스비어코리아. 2010, pp 289-322.
2. Berge KH, Warner DO: Drugs affecting the respiratory system. In: Foundation of anesthesia. 2nd ed. Edited by Hemmings HC Jr, Hopkins PM: Elsevier. 2006, pp 615-23.
3. Fourcade HE, Stevens WC, Larson CP Jr, Cromwell TH, Bahlman SH, Hickey RF, et al.: The ventilatory effects of Forane, a new inhalaed anesthetic. Anesthesiology 1971; 35: 26-31.
4. Lockhart SH, Rampil IJ, Yasuda N, Eger EI 2nd, Weiskopf RB: Depression of ventilation by desflurane in human. Anesthesiology 1991; 74: 484-8.
5. Doi M, Ikeda K: Respiratory effects of sevoflurane. Anesth Analg 1987; 66: 241-4.
6. Eger EI 2nd, Dolan WM, Stevens WC, Miller RD, Way WL: Surgical stimulation antagonizes the respiratory depression produced by Forane. Anesthesiology 1972; 36: 544-9.
7. Einarsson S, Bengtsson A, Stenqvist O, Bengtson JP: Decreased respiratory depression during emergence from anesthesia with sevoflurane/N_2O than with sevoflurane alone. Can J Anaesth 1999; 46: 335-41.
8. Ochiai R, Guthrie RD, Motoyama EK: Effects of varying concentrations of halothane on the activity of the genioglossus, intercostals, and diaphragm in cats: an electromyographic study. Anesthesiology 1989; 70: 812-6.
9. Nishino T, Kohchi T, Yonezawa T, Honda Y: Responses of recurrent laryngeal, hypoglossal, and phrenic nerves in increasing depths of anesthesia

with halothane or enflurane in vagotomized cats. Anesthesiology 1985; 63: 404-9.
10. Warner DO, Warner MA, Ritman EL: Mechanical significance of respiratory muscle activity in humans during halothane anesthesia. Anesthesiology 1996; 84: 309-21.
11. Pandit JJ, Moreau B, Donoghue S, Robbin PA: Effect of pain and audiovisual stimulation on the depression of acute hypoxic ventilatory response by low-dose halothane in humans. Anesthesiology 2004; 101: 1409-16.
12. Mozo L, Gayo A, Suárez A, Rivas D, Zamorano J, Gutiérrez C: Glucocorticoids inhibit IL-4 and mitogen induced IL-4R alpha chain expression by different posttranscriptional mechanism. J Allergy Clin Immunol 1998; 102: 968-976.
13. Guyre PM, Girard MT, Morganellin PM, Manganiello PD: Glucocorticoid effects on the production and actions of immune cytokines. J Steroid Biochem 1988; 30: 89-93.
14. Barnes PJ: Molecular mechanisms of steroid action in asthma. J Allergy Clin Immunol 1996; 97: 159-168.
15. Adcock IM: Glucocorticoid-regulated transcription factors. Pulm Pharmacol Ther 2001; 114: 211-9.
16. FitzGerald JM, Shragge D, Haddon J, Jennings B, Lee J, Bai T, et al.: A randomized, controlled trial of high dose, inhaled budesonide versus oral prednisone in patients discharged from the emergence department following an acute asthma exacerbation. Can Respir J 2000; 7: 61-7.
17. Lawrence M, Wolfe J, Webb DR, Chervinsky P, Kellerman D, Schaumberg JP, et al.: Efficacy of inhaled fluticasone propionate in asthma results from topical and not from systemic activity. Am J Respir Crit Care Med 1997; 156: 744-51.
18. Pien LC, Grammer LC, Patterson R: Minimal complications in a surgical population with severe asthma receiving prophylactic corticosteroids. J Allergy Clin Immunol 1992; 82: 696-700.
19. Kabalin CS, Yarnold PR, Grammer LC: Low complication rate of corticosteroid-treated asthmatics undergoing surgical procedures. Arch Intern Med 1995; 155: 1379-84.
20. International consensus report on diagnosis and treatment of asthma. Clin Exp Allergy 1992; 22(suppl 1): 1-72.
21. Kil HK, Rooke GA, Ryan-Dykes MA, Bishop MJ: Effect of prophylactic bronchodilator treatment on lung resistance after tracheal intubation. Anesthesiology 1994; 81: 43-8.
22. Paulmichl M, Norris AA, Rainey DK: Role of chloride channel modulation in the mechanism of action of nedocromil sodium. Int Arch Allergy Immunol 1995; 107: 416.
23. Romanin C, Reinsprecht M, Pecht I, Schindler H: Immunologically activated chloride channels involved in degranulation of rat mucosal mast cell. EMBO J 1991; 10: 3603-8.
24. Korhonen K, Korppi M, Remes ST, Reijonen TM, Remes K: Lung function in school-aged asthmatic children with inhaled cromoglycate, nedocromil and corticosteroid therapy. Eur Respir J 1999; 13: 82-6.
25. Nathan RA, Minkwitz MC, Bonuccelli CM: Two first-line therapies in the treatment of mild asthma: Use of peak flow variability as a predictor of effectiveness. Ann Allergy Asthma Immunol 1999; 82: 497-503.
26. Kelly KD, Spooner CH, Rowe BH: Nedocromil sodium versus sodium cromoglycate in treatment of exercise-induced bronchoconstriction: A systematic review. Eur Respir J 2001; 17: 39-45.
27. Sierralta F, Miranda HF: Adenosine modulates the anti-nociceptive action of benzodiazepines. Ben Pharmacol 1993; 24: 891-4.
28. Hirshman CA, Krieger W, Littlejohn G, Lee R, Julien R: Ketamine-aminophylline-induced decrease in seizure threshold. Anesthesiology 1982;56:464-7.
29. Daller JA, Erstad B, Rosado L, Otto C, Putnam CW: Aminophylline antagonizes the neuromuscular blockade of pancuronium but not vecuronium. Crit Care Med 1991; 19: 983-5.
30. Heyman E, Ohlsson A, Heyman Z, Fong K: The effect of aminophylline on the excursions of the diaphragm in pre-term neonates. A randomized double-blind controlled study. Acta Paediatr Scand 1991; 80: 308 15.
31. Sibert KS, Sladen RN: Impaired ventilatory capacity after recovery from Guillain-Barre syndrome. J Clin Anesth 1994; 6: 133-8.
32. Tobias JD, Kubos KL, Hirshman CA: Aminophylline dose not attenuate histamine-induced airway constriction during halothane anesthesia. Anesthesiology 1989; 71: 723-9.
33. Jacoby DB, Fryer AD: Anticholinergic therapy for airway disease. Life Sci 2001; 68: 2565-72.
34. Watson N, Eglen RM: Muscarinic receptor antagonists. Pulm Pharmacol 1999; 12: 115-8.

35. Stoodley RG, Aaron SD, Dales RE: The role of ipratropium bromide in the emergency management of acute asthma exacerbation: A meta analysis of randomized clinical trials. Ann Emerg Med 1999; 34: 8-18.
36. Lanes SF, Garrett JE, Wentworth CE 3rd, Fitzgerald JM, Karpel JP: The effect of adding ipratropium bromide to salbutamol in the treatment of acute asthma: A pooled analysis of three trials. Chest 1998; 114: 365-72.
37. Rodrigo G, Rodrigo C, Burschtin O: A meta-analysis of the effects of ipratropium bromide in adults with acute asthma. Am J Med 1999; 107: 363-70.
38. Wu RS, Wu KC, Wong TK, Tsai YH, Cheng RK, Bishop MJ, et al.: Effects of fenoterol and ipratropium on respiratory resistance of asthmatics after tracheal intubation. Br J Anaesth 2000; 84: 358-62.
39. Fryer AD, Jacoby DB: Parainfluenza virus infection damages inhibitory M2 muscarinic receptors on pulmonary parasympathetic nerves in the guinea pig. Br J Pharmacol 1991; 102: 267-71.
40. Barnes NC, de Jong B, Mizamoto T: Worldwide clinical experience with the first marketed leukotriene receptor antagonist. Chest 1997; 111: 52S-60S.
41. Wiklund CU, Lim S, Lindsten U, Lindahl SG: Relaxation by sevoflurane, desflurane, and halothane in the isolated guinea-pig tracheal via inhibition of cholinergic neurotransmission. Br J Anaesth 1999; 83: 422-9.
42. Brown RH, Mitzner W, Zerhouni E, Hirshman CA: Direct in vivo visualization of bronchodilation induced by inhalational anesthesia using high-resolution computed tomography. Anesthesiology 1993; 78: 295-300.
43. Tobias JD, Hirshman CA: Attenuation of histamine-induced airway constriction by albuterol during halothane anesthesia. Anesthesiology 1990; 72: 105-110.
44. Brown RH, Zerhouni EA, Hirshman CA: Comparison of low concentrations of halothanes and isoflurane as bronchodilators. Anesthesiology 1993; 78: 1097-101.
45. Mitsuhata H, Saitoh J, Shimizu R, Takeuchi H, Hasome N, Horiguchi Y: Sevoflurane and isoflurane protect against bronchospasm in dogs. Anesthesiology 1994; 81: 123-4.
46. Rooke GA, Choi JH, Bishop MJ: The effects of isoflurane, halothane, sevoflurane, and thiopental/nitrous oxide on respiratory system resistance after tracheal intubation. Anesthesiology 1997; 86: 1294-9.
47. Goff MJ, Arain SR, Ficke DJ, Uhrich TD, Ebert TJ: Absence of bronchodilation during desflurane anesthesia: A comparison to sevoflurane and thiopental. Anesthesiology 2000; 93: 404-8.
48. Ducas J, Duval D, Dasilva H, Boiteau P, Prewitt RM: Treatment of canine pulmonary hypertension: Effects of norepinephrine and isoproterenol on pulmonary vascular pressure-flow characteristics. Circulation 1987; 75: 235-42.
49. Rubin LJ: Therapy of pulmonary hypertension: Targeting pathogenic mechanisms with selective treatment delivery. Crit Care Med 2001; 29: 1086-7.
50. Weissmann N, Grimminger F, Olschewski A, Seeger W: Hypoxic pulmonary vasoconstriction: A multifactorial response? Am J Physiol Lung Cell Mol Physiol 2001; 281: L314-7.
51. Dumas JP, Bardou M, Goirand F, Dumas M: Hypoxic pulmonary vasoconstriction. Gen Pharmacol 1999; 33: 289-97.
52. Costard-Jackle A, Fowler MB: Influence of preoperative pulmonary artery pressure on mortality after heart transplantation: Testing of potential reversibility of pulmonary hypertension with nitroprusside in useful in defining a high risk group. J Am Coll Cardiol 1992; 19: 48-54.
53. Packer M, Halperin JL, Brooks KM, Rothlauf EB, Lee WH: Nitroglycerin therapy in the management of pulmonary hypertensive disorders. Am J Med 1984; 76: 67-75.
54. Clusin WT, Anderson ME: Calcium channel blockers: Current controversies and basic mechanisms of action. Adv Pharmacol 1999; 46: 253-96.
55. Raffy O, Azarian R, Brenot F, Parent F, Sitbon O, Petitpretz P: Clinical significance of pulmonary vasodilator response during short-term infusion of prostacyclin in primary pulmonary hypertension. Circulation 1996; 93: 484-8.
56. Malik AS, Warshafsky S, Lehrman S: Meta-analysis of the long-term effect of nifedipine for pulmonary hypertension. Arch Intern Med 1997; 157: 621-5.
57. Haraldsson A, Kieler-Jensen N, Nathorst-Westfelt U, Bergh CH, Ricksten SE: Comparison of inhaled nitric oxide and inhaled aerosolized prostacyclin

in the evaluation of heart transplant candidates with elevated pulmonary vascular resistance. Chest 1998; 114: 780-6.

58. Della Rocca G, Coccia C, Costa MG, Pompei L, Di Marco P, Vizza CD, et al.: Inhaled areosolized prostacyclin and pulmonary hypertension during anesthesia for lung transplantation. Transplant Proc 2001; 33: 1634-6.

59. Steudel W, Hurford WE, Zapol WM: Inhaled nitric oxide: Basic biology and clinical applications. Anesthesiology 1999; 91: 1090-121.

60. Arnal JF, Dinh-Xuan AT, Pueyo M, Darblade B, Rami J: Endothelium-derived nitric oxide and vascular physiology and pathology. Cell Mol Life Sci 1999; 55: 1078-87.

19 인슐린과 부신피질 호르몬

서울대학교 의과대학 전 영 태

1. 인슐린

당뇨는 미세혈관과 큰 혈관에 장애를 일으켜 심각한 합병증을 유발하고 사망에까지 이르게 한다. 혈당 조절이 이러한 합병증 발생을 예방하고 지연시킨다. 혈당 조절을 위해 다양한 인슐린 제제가 사용되어 당뇨와 관련한 합병증을 줄인다.

1) 화학구조와 생합성

인슐린은 췌장의 랑게르한스섬 β세포에서 전구물질인 프로인슐린으로부터 만들어진다. 혈액속의 포도당 수치인 혈당량을 일정하게 유지시키는 역할을 한다. 프로인슐린이 분해되면 인슐린과 C-펩타이드로 분리되어 혈액내로 동일량 분비된다. 인슐린의 가장 중요한 두가지 작용은 포도당을 세포내로 이동시키는 것과 세포내에서 포도당을 인산화시키는 것이다.

인슐린은 21개의 아미노산으로 이루어진 A사슬과 30개의 아미노산으로 이루어진 B사슬이 세개의 이황화결합(disulfide bonds)에 의해 결합된 단백질이다. 돼지 인슐린이 사람과 가장 유사한데 B 사슬의 residue 하나가 alanine으로 치환되어 있다는 점만 다르다. 소의 인슐린의 경우 세개의 아미노산이 사람과 다르다. 다른 포유류 동물들의 인슐린도 매우 유사한 구조를 가지고 있다. 하지만 효능에 있어서 사람 인슐린과 동물 인슐린 사이에는 차이가 없다. 사람 인슐린은 친수성이 커서 피하주사하는 경우 돼지 인슐린보다 흡수 속도가 약간 빠르다.[1]

2) 약동학

정맥내로 투여된 인슐린의 제거 반감기는 정상인이나 당뇨환자에서 5~10분이다. 피하 주사한 인슐린은 피하에서 혈중으로 이행되어 작용을 나타내며, 일단 혈중으로 이행되면 어떤 인슐린 제제나 작용은 같다. 작용시간 차이는 피하에서 혈중으로 이행시간의 차이에 의하며 개인마다 차이가 있다. 인슐린은 신장과 간에서 대사된다. 간에 도달하는 인슐린의 50%가 간에서 대사되지만 신장에 이상이 있으면 간 질환보다 대사나 제거에 더 영향을 미친다. 실제 신장 질환이 있으면 인슐린의 효과가 예측할 수 없이 연장된다.

정주 후에 혈중 인슐린 농도는 급격히 감소하지만 조직수용체에 단단히 결합된 인슐린에 의해 지속 시간이 30~60분 정도 된다.

인슐린은 간문맥으로 1시간에 1 U 정도 분비된다. 식사 후에 인슐린 분비 속도가 5~10배 증가하며 하루에 총 40 U 정도 분비된다. 교감신경계와 부교감신경계가 인슐린 분비에 관여하여 α아드레날린 자극에 의해 분비가 감소하고 β아드레날린 자극과 부교감신경계에 의해 분비가 증가한다.

3) 수용체

인슐린 수용체는 세포막 표면에 위치하며 인슐린과 결합하는 단백질이다. 이 수용체는 두개의 α와 β아단위가 이황화결합으로 연결되어 있다.[2] 인슐린이 수용체에 결합하면 약 50개의 단백질이 포함되는 복잡한 반응이 일어난다. 수초에서 수분 내로 일어나는 반응은 수용체 β사슬의 tyrosine 인산화 효소 기능의 활성화이다.

인슐린의 혈액내 농도는 10 μU/ml 정도로 낮은 편이다. 인슐린 수용체는 낮은 농도의 인슐린에 의해서 완전 포화될 수 있다. 예를 들면 인슐린을 시간당 1~2 U 주입하면 큰 일회 용량보다 같거나 더 효과적인 약리효과를 보인다. 하지만 고용량의 인슐린 지속시간이 저용량보다 길다.

인슐린 수용체의 숫자는 인슐린 혈장 농도와 역으로 관계되어 있다. 이러한 관계가 인슐린의 수용체를 조절하는 능력을 반영한다. 비만이나 인슐린 의존성 당뇨병은 인슐린 수용체 감소와 연관되어 있는 것으로 추정된다.

인슐린의 수용체 결합으로 일어나는 중요한 세포질 내 변화는 근육과 지방조직에서 포도당의 유입을 증가시키는 일이다. 이 효과는 포도당 전달체(glucose transporter; GLUT)를 통해서 일어난다. 포도당 전달체에는 5가지 이상의 단백질이 있다. 인슐린과 관계되어 가장 중요한 전달체는 GLUT-4이다. GLUT-4는 골격근, 심장근육, 지방조직에 많다. GLUT-4는 세포막에서 세포질 사이를 왕복하면서 세포질에 있을 때는 비활성형으로 있고 세포막으로 가면 활성형으로 바뀐다. 인슐린의 작용은 인슐린 수용체와 결합하면 세포질에 있는 GLUT-4도 세포막으로 이동시켜 포도당의 세포 내 유입을 증가시키게 된다.

4) 제제

인슐린 제제는 농도, 발현 시간, 작용시간, 순도, 종의 종류(소, 돼지, 사람)가 다르다. 통상적으로 사용되는 인슐린의 효능은 혈중 포도당 농도를 감소시키는 능력인데 단위는 unit로 표시한다. 인슐린은 100 U 제제가 가장 흔하게 사용된다. 당뇨환자에서 매일 사용되는 총량은 20~60 U이다. 인슐린 요구량은 패혈증이나 외상과 관련된 스트레스에 의해 급격히 증가할 수 있다.

순수한 인슐린을 생산하기 위한 노력한 결과 반합성, 생합성 방법으로 인체 췌장에서 생산되는 것과 같은 합성 인슐린을 생산하게 되었다.[3] 반합성 방법은 돼지인슐린을 효소처리해서 B 사슬의 말단 alanine을 threonine으로 대체하여 사람 인슐린과 똑같은 구조를 만든다. 생합성 방법은 DNA 재조합 방법으로 Escherichia coli 유전자를 이용하여 인슐린을 생산한다.

5) 분류

인슐린제제는 발현시간, 지속시간, 피하주사 후 최대효과에 따라 속효형, 중간형, 지속형으로 분류한다. 평균 작용 시간은 표 19-1과 같다. 사람마다 인슐린 흡수 속도가 다르고 심지어 개인 내에서도 속도가 달라서 이러한 분류가 정확하지 않다. 게다가 사람 인슐린은 동물인슐린보다 대개 발현이 빠르고 지속 시간이 짧다. 혼합형 제제(70% NPH와 30% regular) 를 사용할 수 있지만 인슐린의존성 당

표 19-1 피하 주사 시 평균 작용 시간[4)]

형태	종류	발현 시간	최대 작용 시간	지속 시간
속효형	Regular	30~60분	2~4시간	6~8시간
중간형	NPH	1~3시간	5~7시간	13~18시간
지속형	Ultralente	2~4시간	8~14시간	18~30시간

뇨환자의 변화하는 인슐린 요구량을 맞추기 힘들어 잘 사용하지 않는다. 정상 생리 작용과 비슷하게 인슐린을 공급하기 위해 병용 요법이 사용된다. 많은 제제를 병용할수록 주사를 자주 해야 하고 혈당 검사를 자주 해야 한다.

(1) 레귤러 인슐린

레귤러 인슐린은 속효형 제제로 정맥과 피하로 투여 가능하다. 용액의 pH만 비슷하다면 다른 인슐린제제와 혼합해서 사용할 수 있다.

갑자기 발생한 고혈당이나 케토산증 치료에 주로 사용된다. 주술기에는 당뇨와 관련된 대사 장애를 치료하기 위해 일회 정주 용량으로 1~5 U 또는 지속 정주 용량으로 시간당 0.5~2.0 U 사용한다. 피하 주사를 하면 작용 발현까지 30분 정도의 시간이 걸리고 최대 효과는 피하주사 후 2~4시간에 나타나며, 작용 지속 시간은 6~8시간이지만, 투여량에 따라서 작용 시간이 다르다. 고용량이 될수록 작용시간이 길어진다. 또한 인슐린의 피하에서 혈중으로 이행은 혈류에 영향을 받으며, 투여 부위, 운동, 체온 등에 의해서도 작용 시간이 변화된다.

(2) NPH (Neutral Protamine Hagedorn)

NPH 제제는 인슐린에 프로타민을 첨가하여 피하주사 후 흡수 시간을 지연시킨 중간형 인슐린 제제이다. 속효형 인슐린에 비해 작용 발현이 늦고 지속시간도 길다.

(3) Ultralente 인슐린

우리나라에서 사용되지 않는 인슐린으로 아연이 많이 포함된 제제이다. 아연 함량 정도에 따라서 피하에서 혈중으로 이행 시간에 차이가 있다. 발현 시간이 느리고 지속 시간이 길어서 임상적 사용이 제한되며, 결정 크기가 커서 펜형 주사기에서 사용할 수 없다.

6) 수술 전후 혈당 조절

사용할 수 있는 인슐린의 종류는 작용발현시간, 작용시간, 투여방법 등에 따라 다양하다. 수술 전 인슐린 치료 여부는 혈당 수치, 당뇨병 조절 정도, 수술해야 할 질환의 중증도 및 수술방법에 따라 결정된다. 수술 직전 인슐린의 투여 방법에는 모든 인슐린을 중단하는 방법, 아침 식전 투여하는 중간형 인슐린의 용량을 절반으로 감량하여 투여하는 방법, 수술 전후로 인슐린과 포도당 수액을 적절한 속도로 주입하는 방법 등 다양하나, 아직까지 수술 전후 적절한 인슐린 요법이나 혈당 조절 정도에 대해서 통일된 지침은 없다. 평소에 혈당 소실을 위하여 인슐린이 필요없는 경우에도 수술 전후에는 적절한 대사 조절을 이루고, 단백질 이화작용을 억제하며, 케톤증과 같은 합병증의 발생을 막기 위하여 인슐린 치료가 필요한 경우가 많다.

수술 중 고혈당이 발생한 환자에서 사망률과 유병률이 높다고 알려져 있다. 원인은 명확이 밝혀져 있지 않지만 고혈당 (200 mg/dl 이상)이 감염, 상처

치유 지연, 백혈구 기능 저하와 관련이 있어 합병증 발생률을 높이는 것으로 추정된다.[5-7] 엄격한 혈당 관리 (80~110 mg/dl)가 외과계 중환자실에서 수술 후 감염을 줄이고 사망률과 유병률을 개선시킨다고 보고되었다.[8] 하지만 최근의 연구에서 엄격한 혈당 관리가 저혈당의 위험성을 높이고 사망률을 개선시키지는 못한다고 밝혀졌다.[9] 그럼에도 불구하고 일부 환자에서는 엄격한 관리가 도움이 되는 것으로 보인다. 혈당 조절에 명확한 지침은 없지만 여러 연구에서 혈당을 100~139 mg/dl,[10] 100~200 mg/dl,[11] 72~144 mg/dl [12] 로 유지하였을 때 저혈당의 발생 없이 혈당 조절을 개선시켰다고 보고하고 있다.

소수술을 받는 당뇨 환자에서는 아침에 NPH를 투여하던 용량의 절반을 투여한다. 공복이 길어지면 5% 포도당-칼륨 수액을 시간당 100 ml 투여한다. 필요하면 소용량의 인슐린을 추가로 투여한다. 큰 수술의 경우에는 인슐린(15 U)-포도당(10% 포도당 500 ml)- 칼륨(10 mmol)을 혼합한 수액(GIK 요법)을 시간당 100 ml 투여한다.[13] 최소한 두시간마다 혈당을 검사하여 필요하면 인슐린을 5 U씩 증가시킨다. 저칼륨혈증을 예방하기 위하여 6시간 간격으로 칼륨 수치를 검사한다. 포도당과 인슐린을 별개로 투여할 수도 있다.

인슐린 투여 시점에 대해서는 명확히 정해진 바는 없지만 일반적으로 수술 중 혈당은 180 mg/dl 이하로 유지한다. 시간당 투여하는 인슐린은 혈당을 150 (스테로이드, 비만, 감염이 있는 경우 100)으로 나누어 0.5 단위 간격으로 투여한다. 고혈당이 심한 경우(200 mg/dl 이상) 한번에 투여할 수도 있다.

7) 부작용

인슐린치료의 부작용으로는 저혈당, 과민반응, 지질영양이상증(lipodystrophy), 인슐린저항성, 약제 상호작용 등이 있다.

(1) 저혈당

인슐린 치료의 가장 심각한 부작용이 저혈당이다. 수술 전에 탄수화물 섭취 없이 인슐린을 투여 받은 환자들이 저혈당에 빠지기 쉽다. 저혈당 초기에는 보상기전으로 epinephrine 분비가 증가하여 발한, 빈맥, 고혈압 등이 발생한다. 저혈당증으로 인해 교감신경이 활성화되어 반동성 고혈당증이 발생하는 것을 Somogyi 효과라고 하는데 이런 현상으로 인해 저혈당의 정확한 진단이 어렵다. 저혈당 증상이 중추신경계에도 영향을 미쳐 의식장애가 나타나고 심한 경우 경련, 혼수에까지 이르게 된다. 저혈당이 중추신경계에 영향을 미치는 이유는 뇌가 에너지원으로 포도당을 이용하기 때문인데 저혈당 기간이 길어지게 되면 비가역적 뇌손상을 일으킬 수 있다.

전신마취 시 마취제로 인해 저혈당에 의한 전형적인 교감신경 자극 증상이 나타나지 않아 저혈당 진단을 어려울 수 있다. 저혈당에 의한 교감신경 자극 증상을 수술에 의한 통증 때문이라고 생각하고 마취제 양을 증가시키는 오류를 범할 수 있다. 당뇨로 인한 자율신경병증 환자는 저혈당에 의한 심박수와 혈압 반응에 변화가 올 수 있다.[14] 비선택적 β차단제 역시 저혈당 증상과 징후를 나타나지 못하게 한다.

심한 저혈당은 50% 포도당 용액 50~100 ml (25~50 g)를 정맥으로 투여하거나 glucagon 0.5~1.0 mg을 피하로 투여한다. 오심, 구토가 glucagon 투여의 가장 흔한 부작용이다. 중추신경계 억제 현상이 없으면 경구로 탄수화물을 투여할 수 있다.

(2) 알레르기 반응

돼지 또는 소 인슐린과 아미노산 서열이 다르고 항인슐린 항체가 생겨도 이러한 인슐린들은 거의 면역과 관계된 문제는 발생시키지 않는다. 항체 매개성 인슐린 알레르기가 드물어서 탈감작 요법을 쓰거나 고순도 돼지 또는 인체 인슐린이 효과적이다. 순도가 낮고 항원성이 높은 인슐린 투여 후 드물게 면역관련 합병증이 발생하기도 한다. 이런 환자들에게 고순도 돼지 인슐린 또는 사람인슐린이 필요하다. 인슐린을 간헐적으로 투여하거나(임신성 당뇨) 면역관련 합병증 위험성이 높은 환자(페니실린을 포함한 약제 알레르기)는 순수한 돼지 인슐린 또는 사람 인슐린으로 치료해야 한다.

국소적인 반응이 전신 반응보다 10배 정도 많아서 인슐린 주사한 자리에 딱딱한 홍반성 결절이 발생한다. 국소 알레르기 반응의 원인은 인슐린 제제 중 비 인슐린 물질과 관련이 있는 것으로 보인다. 전신 알레르기 반응은 두드러기에서 치명적인 심혈관계 부전 양상까지 다양하게 나타난다.

NPH를 오래 사용하면 NPH에 함유되어 있는 저용량의 protamine이 항원으로 작용해 protamine에 대한 항체가 생길 수 있다. 이러한 환자들은 heparin 효과를 역전시키기 위해 고용량의 protamine을 투여할 때 증상을 보인다. 실제로 NPH로 치료받았던 당뇨환자가 알레르기반응이 증가되었다고 보고되었다.[15)]

(3) 지질영양이상증(lipodystrophy)

지질영양이상증은 인슐린을 피하주사한 자리에 지방이 위축되는 현상이다. 이 부작용은 인슐린 주사 위치를 자주 바꿔주면 최소화 할 수 있다.

(4) 인슐린 저항성

매일 100 unit이상의 인슐린을 투여해야 하는 환자는 인슐린 저항성 양상을 보일 수 있다. 췌장을 절제한 환자도 대개 30 unit를 투여하므로 위 수치는 꽤 높은 용량이다.

인슐린 저항성은 급성 또는 만성으로 올 수 있다. 급성 인슐린 저항성은 수술이나 감염 같은 외상과 관련이 있다. 순환 혈액내에 cortisol 농도의 증가가 급성 저항성을 일으키는 것으로 보인다. 만성 인슐린 저항성은 인슐린 항체와 관련이 있다. 설폰요소제(sulfonylureas)는 내인성(endogenous) 인슐린의 분비를 증가시켜 일부 인슐린저항성 환자에서 인슐린 요구량을 감소시킨다. 내인성 인슐린은 돼지나 소 인슐린에 비해 순환 항체에 대한 친화도가 적다.

(5) 약제 상호작용

인슐린의 저혈당 효과를 역전시키기 위해 사용되는 호르몬제제는 adrenocorticotrophic 호르몬, estrogen, glucagon이 있다. Epinephrine은 인슐린 분비를 억제하고 glycogen 분해에 관여한다. Guanethidine은 혈중 포도당 농도와 인슐린 요구량을 감소시킨다. Tetracycline 또는 chloramphenicol과 같은 항생제, salicylates, phenylbutazone 등은 인슐린의 작용 시간을 연장시키고 또한 직접적으로 혈당을 낮추는 작용도 가지고 있다. 인슐린의 혈당강하 효과는 monoamine oxidase inhibitor에 의해 강화된다.

2. 경구혈당 강하제

1) Sulfonylurea 제제

Sulfonylurea 제제는 주로 췌장 β세포로부터 인슐린 분비를 증가시켜 작용한다. 췌장 β세포에는 sulfonylurea 수용체가 있는 것이 확인되었는데 이는 β세포의 막전위를 조절하는 K_{ATP} channel의 소단위로 알려져 있다. Sulfonylurea가 수용체와 결합하면 K_{ATP} channel이 닫히고, 탈분극이 일어나고 칼슘이 세포내로 유입되어 인슐린이 분비되게 된다. Sulfonylurea 제제가 인슐린 저항성을 개선시키지만 혈중 포도당 농도를 감소시키는 효과는 미미한 것으로 보인다. Sulfonylurea 제제는 sulfonamide 유도체이지만 항박테리아 작용은 없다. 설파제제에 알레르기가 있는 사람에서 투여해서는 안 된다.

Sulfonylurea제제는 장에서 바로 흡수되어 단백질에 90~98%정도 결합한다. 대사는 주로 간에서 이루어지고 대사산물은 신장에서 제거된다.

Sulfonylurea 제제의 가장 흔한 부작용은 저혈당이다. 인슐린보다는 덜 빈번하게 발생하지만 발생하면 지속시간이 길고 더 위험하다. 저혈당이 발생하면 포도당을 함유한 수액을 오래 투여하여야 한다. 저혈당을 증가시키는 인자로는 수술 전 후 영양 부족, 60세 이상, 신기능부전, 병용약제(phenylbutazone, 설파 항생제, warfarin, alcohol, salicylates) 등이 있다. 신장질환은 sulfonylurea 대사산물을 제거하지 못해 저혈당의 위험성을 높일 수 있다.

Sulfonylurea 제제는 제1형 당뇨병 환자에 효과가 없고, 임신 또는 수유 중인 당뇨병 환자, 만성 간질환 또는 만성 신장질환이 있는 경우, 당뇨병의 급성 합병증, 제 2형 당뇨병 환자로 심한 감염증, 심한 스트레스, 큰 수술 및 증상을 동반한 심한 고혈당 등이 있는 경우에는 사용을 금한다.

2) Biguanides

Biguanides 제제로는 metformin이 사용되고 있는데, 이 약제의 주된 기전은 간에서 포도당 생성을 억제하고 말초조직에서 당이용도를 증가시키는 것으로 알려져 있다. 인슐린 분비에 영향이 없어 저혈당을 거의 유발하지 않는다. 또한 혈중 지질과 콜레스테롤 농도를 감소시킨다.

이 약제는 sulfonylurea 제제와는 달리 혈장 단백과 결합하지 않고 대사되지 않는다. 투약 후 12시간 이내에 90% 정도가 신장에서 제거된다. 투약 후 2시간 정도 후에 최고혈중농도에 다다른다. 제거 반감기 2~4시간이어서 하루에 세 번 정도 투여해야 한다. 신장에서 대부분 제거되므로 신장 질환이 있는 경우에는 주의해서 투여해야 한다.

가장 흔한 합병증으로 오심, 구토, 설사 등이 5~20% 환자에서 발생한다. 부작용으로 유산산증(lactic acidosis)이 있지만 매우 드물며 간 또는 신장질환, 저산소혈증의 병력, 지나친 음주력이 있는 경우에는 사용하지 않는 것이 좋다. 수술 전에 metformin을 사용한 경우 유산산증(lactic acidosis)을 감시해야 하며 (동맥혈가스분석, pH, 혈중 유산 농도, 신장 기능) 유산산증이 발생하면 대증적으로 치료한다.

3) Intestinal glycosidase inhibitors

소장에서 alpha glucosidase를 억제하여 복합 탄수화물의 소화와 흡수를 지연시켜 식 후 혈당을 감소시키는 제제로 acarbose가 있다. 이 약제는 단독 투여로는 저혈당을 일으키지 않는다. 인슐린 의존성 당뇨병 환자에서 인슐린 효과를 개선시키고 인슐린 비의존성 환자에서도 지연된 인슐린 분비를 부분적으로 보상한다. 이 약제는 주로 식후 고혈당에 효과를 보이므로 보조 요법으로 적당하다. 고용량에서는 간독성을 보일 수 있다.

3. Corticosteroids

1949년에 순수한 glucocorticoid인 cortisone이 임상에 처음 도입되어 급성 및 만성 부신 기능 부전 환자의 치료에 획기적인 변화를 일으켜 많은 환자를 구할 수 있게 되었다.[16] 과거에 사용되어 오던 장기간에 걸친 고용량의 스테로이드 보충 요법은 짧은 기간에 저용량을 투여하는 것으로 변화하고 있다.

1) 부신피질 호르몬의 생산과 기능

Corticosteroid는 estrogen, progesterone, testosterone 등과 같은 성호르몬, 비타민 D 등과 같

이 스테로이드 계열의 호르몬에 속한다. 인체의 스테로이드 호르몬은 모두 콜레스테롤로부터 합성되는데, corticosteroid는 성호르몬들과 함께 부신피질에서 합성된다. 인체에서 자연적으로 분비되는 주된 glucocorticoid는 cortisol로서 부신피질에서 생산 및 분비된다. 시상하부에서 corticotrophin-releasing hormone (CRH)을 분비하여 뇌하수체에서 adrenocorticotropic hormone (ACTH) 합성을 자극하여 cortisol을 생산하게 한다.[17] Cortisol은 시상하부와 뇌하수체에서 음성되먹이기를 한다. ACTH와 cortisol의 분비는 일중리듬(circardian rhythm)을 따라 분비되는데 오전 4~8시 사이에 가장 많이 분비되며 저녁 때 분비가 감소하여 오전 2~4시까지 계속된다.[18]

Corticosteroid는 작용에 따라 두가지로 분류된다. Mineralocorticoid는 원위세뇨관에서 potassium을 배출시키고 sodium을 재흡수하며 혈관 용적을 유지하고 glucocorticoid는 항염증작용을 한다. 천연 corticosteroid로는 cortisol (hydrocortisone), cortisone, corticosterone, desoxycorticosterone, aldosterone 등이 있고, 항염증작용을 위해 몇가지 합성 corticosteroid가 사용되고 있다. 합성제제에서 mineralocorticoid 효과와 glucocorticoid 효과를 분리하는 것은 가능하지만 glucocorticoid 자체가 가지고 있는 여러 효과를 분리하는 것은 가능하지 않다. 그 결과 모든 합성 corticosteroid는 항염증작용을 위해 사용되었을 때, 시상하부-뇌하수체-부신축(hypothalamic-pituitary-adrenal[HPA] axis) 억제, 체중 증가, 근육 소실 등과 같은 부작용이 나타날 수 있다. Glucocorticoid는 정상적인 탄수화물, 지질과 단백질 대사에 필수적으로 요구되며 catecholamine 생성을 촉진하고 β-adrenalin 수용체 생성과 반응을 조절한다. 또한 정상적인 면역 반응과 상처 회복을 증진시키며, 심근 수축과 심혈관계 기능 유지에도 중요한 역할을 한다.[17]

수술이 HPA 축을 강력히 자극하여 수술 직후 특히 마취로부터 회복되고 기관내튜브를 발관한 후에 ACTH와 cortisol의 농도가 최고에 이른다. 이 중 ACTH는 24시간 이내에 정상으로 돌아가고 cortisol은 서서히 수술 후 48~72시간 이후에 정상으로 환원된다.[19] Cortisol은 정상적으로 하루에 10 mg 정도 분비되며 큰 수술 후에 75~150 mg까지 증가한다.

2) 구조활성관계

모든 corticosteriod는 스테로이드 핵이라는 동일한 기본 분자 구조를 가지고 있다. 이 구조는 세개의 육각형 고리와 1개의 오각형 고리로 구성되어 있다. 이들 스테로이드 호르몬들은 기본 구조를 그대로 유지하면서 일부 구조가 화학적으로 약간씩 변형됨으로서 매우 다양하고 상이한 생물학적 작용을 나타낸다. 분자 구조의 변화는 흡수, 단백질 결합, 대사 속도, 수용체 작용에 변화를 주어 생물학적 반응을 변화시킨다. 구조를 변화시킨 합성 corticosteroid (prednisolone, prednisone)가 cortisol, cortisone과 같은 천연 corticosteroid보다 훨씬 강력한 효과를 보인다. 합성제제는 천연호르몬에 비해 mineralocorticoid 효과가 적고 대사 속도도 느리다. 항염증효과를 탄수화물과 단백질 대사에 작용하는 것과 분리하는 것이 불가능한 점으로 볼 때, glucocorticoid의 다양한 효과는 같은 수용체에 의해 매개되는 것으로 보인다.

3) 약동학

합성 cortisol과 유도체는 경구 투여가 효과적이다. 제산제를 사용하면 corticosteroid의 경구 흡수를 방해한다. 급격한 혈장 농도의 증가가 필요할 때 수용성 cortisol succinate를 정주 투여할 수 있다. 근육주사를 하면 작용시간이 길어진다. Cortisone acetate는 경구투여와 근주가 가능하지만 정주할 수 없다. Acetate 제제는 서방형이어서 지속시간이

표 19-2 Glucocorticoid 제제[20]

	상대적 역가	동등한 용량(mg/일)	생물학적 반감기(시간)
Hydrocortisone	1.0	15.0~25.0	8~12
Cortisone acetate	0.8	25.0~37.5	8~12
Prednisone	4.0	5.0	18~36
Prednisolone	5.0	4.0	18~36
Methylprednisolone	5.0	4.0	18~36
Dexamethasone	25.0-50.0	0.5	36~54

8~12시간에 이른다. Cortisone은 방출 후 간에서 cortisol로 전환된다. Corticosteroid는 국소적으로 투여하거나 분무 투여하면 신속히 흡수된다.

Cortisol은 혈장에서 corticosteroid 결합 globulin (corticosteroid binding protein, CBG)과 90% 이상 결합되어 있다. 그럼에도 cortisol과 cortisol 관련 화합물은 쉽게 태반을 통과한다. 소량의 cortisol이 소변으로 그대로 배출되지만 적어도 70% 이상이 간에서 비활성 또는 활성이 약한 대사산물로 변화된다. 이 수용성 대사산물이 소변으로 배출된다. 대부분의 합성 corticosteroid는 globulin에 거의 결합하지 않는다. 단, prednisolone의 CBG에 대한 친화력은 cortisol의 CBG에 대한 결합의 약 50%로서 상당량이 CBG에 결합한다. 합성 corticosteroid들은 두가지 형태로 혈중에 존재하는데 약 2/3는 albumin에 약하게 결합되어 있고 1/3은 유리스테로이드 형태로 순환한다. Cortisol의 혈중 반감기는 1.5~3.0시간이다. 합성 corticosteroid의 혈중 반감기는 일반적으로 cortisol보다 길다. Prednisolone의 반감기는 약 1시간이고 dexamethasone은 약 4시간이다.

4) 합성 corticosteroid

Glucocorticoid 효과를 위해 사용하는 합성 corticosteroid로는 prednisolone, prednisone, methylprednisolone, betamethasone, dexamethasone, triamcinolone 등이 있다. Cortisol의 할로겐화 유도체인 fludrocortisone은 mineralocorticoid 효과를 위해 사용된다. 천연 corticosteroid인 cortisol, cortisone은 합성 제제로도 사용할 수 있다. 대표적인 glucocorticoid 제제의 효능은 표 19-2와 같다.

(1) Prednisolone

Prednisolone은 cortisol의 유사체로 경구 또는 비경구 투여로 사용할 수 있다. Prednisolone 5 mg은 cortisol 20 mg과 그 효과가 비슷하다. 이 두 약제는 glucocorticoid 효과와 mineralocorticoid 효과가 있어 부신 기능부전 환자에서 단독으로 사용하기에 적합하다.

(2) Prednisone

Prednisone은 cortisone의 유사체로 경구, 비경구 투여 모두 가능하다. 장에서 흡수된 후 신속하게 prednisolone으로 전환된다. 항염증 효과와 임상적 응증은 prednisolone과 비슷하다.

(3) Methylprednisolone

Methylprednisolone은 prednisolone의 methyl 유도체이다. Methylprednisolone 4 mg의 효과는 cortisol 20 mg과 비슷하다. 관절내로 투여되는 acetate 제제는 지속시간이 길다. Methylprednisolone succinate는 물에 잘 녹아서 정주하게 되면 강한

glucocorticoid 효과를 보인다.

(4) Betamethasone

Betamethasone은 prednisolone의 불소화유도체(fluorinated derivative)이다. 0.75 mg의 항염증효과가 cortisol 20 mg과 비슷하다. Betamethasone은 cortisol의 mineralocorticoid 효과가 없어 부신 기능부전 환자에서 단독 보충요법으로는 적합하지 않다. 경구 또는 비경구 투여한다.

(5) Dexamethasone

Dexamethasone은 prednisolone의 불소화유도체로 betamethasone의 이성체이다. 0.75 mg의 항염증효과가 cortisol 20 mg과 비슷하다. 경구 또는 비경구 투여가 가능하다. 특정 타입의 뇌부종을 치료하기 위해 사용된다.

(6) Triamcinolone

Triamcinolone은 prednisolone의 불소화유도체로 4 mg의 항염증효과가 cortisol 20 mg과 비슷하다. Triamcinolone은 prednisolone보다 mineralocorticoid 효과가 적다. 경구 또는 비경구 투여가 가능하다. 관절강내에 hexacetonide 제제를 투여하면 3개월 이상 치료효과가 지속된다. 요추 디스크 환자 치료를 위해 경막외강으로 투여한다.

투여 첫날 약한 이뇨증이 발생할 수 있고 반대로 사구체 여과율이 감소하여 부종이 발생할 수도 있다. 대량으로 투여하였을 때를 제외하고는 소변으로 potassium 배출이 증가하지 않는다. 드물게 골격근이 약화되거나 식욕부진, 진정 등의 부작용이 발생할 수 있다.

5) 임상적 사용

Corticosteroid와 합성제제는 부족한 상태를 보충하기 위해서 사용하는 것만 인정된다. 항염증 효과가 일시적으로 질병을 완화시킬 수 있지만 질병을 치료하기 위해 사용하지는 않는다. 진단이 되지는 않았지만 생명을 위협하는 부신 또는 뇌하수체 기능 부전이 의심될 때 단독으로 고용량을 투여하는 것은 인정되고 있다.

Prednisolone이나 prednisone은 항염증효과가 필요할 때 사용된다. 원하는 glucocorticoid 효과를 위해 많은 용량을 투여하면 이 약제들의 약한 mineralocorticoid 효과로 수분과 sodium 저류가 발생한다. 기저질환이 그대로 남아있어 항염증효과는 일시적인 완화요법으로만 사용된다는 것을 명심해야 한다. 염증반응을 억제하여 어떤 상황에서는 생명을 구할 수도 있지만 염증 반응이 나타나지 않아 소화성궤양의 천공으로 인한 복막염 같은 치명적인 질환의 진단을 지연시킬 수도 있다.

(1) 부신기능부전

급성 부신 기능 부전은 corticosteroid 이외에도 전해질과 수액 보충이 필요하다. 자세한 내용은 이 장의 후반부에 설명하기로 한다.

(2) 뇌부종

고용량의 corticosteroid는 뇌부종과 뇌종양으로 인한 뇌압상승을 예방하거나 감소시킨다. 전뇌허혈 손상에 의한 뇌부종 치료에도 효과적이다. 하지만 두부외상에 의한 뇌부종은 corticosteroid에 잘 반응하지 않는다. Dexamethasone은 mineralocorticoid 효과가 아주 적고 뇌부종과 뇌압상승을 감소시키기 위해 주로 사용된다.

(3) 흡인성 폐렴

흡인성 폐렴에 사용하는 것은 논란이 많다. 동물실험에서 위장액 흡인 후 폐손상을 줄였다는 보고도 있지만[21] 오히려 그람음성균 폐렴의 가능성을 증가시켰다는 보고도 있다.[22-23] Corticosteroid가 효과적이라는 증거는 없지만 경험적으로 흡인성폐렴에 투여하는 경우가 많다.

(4) 요추 디스크 질환

요추 디스크 환자에서 수술 대신 corticosteroid를 경막외로 투여하여 압박에 의한 신경근 염증이나 부종을 감소시킨다. 통상적으로 triamcinolone 25~50 mg, methylprednisolone 40~80 mg을 lidocaine과 혼합하여 통증 분포에 해당하는 부위나 그 근처에 투여한다. 동물에서 triamcinolone 2 mg/kg를 경막외 투여하면 4주 동안 저혈당에 의한 cortisol 분지를 억제한다. 경막외강에 triamcinolone 80 mg 투여하면 15분(midazolam 투여한 경우), 45분(midazolam 투여하지 않은 경우) 후에 corticosteroid 투여에 의한 ACTH, cortisol의 혈장 농도를 억제한다.[24] HPA 억제의 중간값은 1개월 이내였고 3개월이 지나면 모두 회복되었다. 이 취약한 시기에 corticosteroid 투여는 부신피질의 ACTH에 대한 반응이 정상 이하일 때 고려한다. Methylprednisolone을 경막외강에 투여하면 디스크에 의한 좌골신경 압박으로 인한 증상들은(통증, 감각소실) 잠시 호전되지만 기능적인 개선이나 수술의 필요성이 감소되지는 않는다.

(5) 장기 이식

장기 이식 시 고용량의 corticosteroid를 투여하곤 한다. 저용량의 corticosteroid를 계속 유지하며 이식 거부의 위험이 있을 때 용량을 증가시킨다.

(6) 천식

천식 증상을 조절하거나 악화를 방지하는데 흡입 glucocorticoid (beclomethasone, triamcinolone, flunisolide)가 효과적이다. 경한 천식이라 할지라도 기도 염증이 존재하면 아주 초기에도 흡입 glucocorticoid 치료가 권장된다. 이 제제는 지방친화적이어서 빠르게 기도 세포로 들어가 기도 염증에 관여하는 세포들을 직접적으로 억제한다. 경한 천식 환자는 하루에 한번 정도 흡입투여하면 충분하고 심한 천식 환자는 하루에 네번 정도 투여한다. 흡입 투여량의 80~90%가 구강인두에 쌓이거나 삼키게 되어 발성장애나 캔디다증과 같은 부작용이 발생할 수 있다. 발성 장애는 1/3 정도의 환자에서 후두 근육의 병증으로 인해 발생하는데 치료를 중단하면 호전된다. 흡입 glucocorticoid는 하루에 성인에서 1500 μg 이하, 소아에서 400 μg 이하 투여하면 뇌하수체-부신 기능에 거의 영향을 미치지 않는다.

반응성 기도질환이 있는 환자의 수술전처치와 수술 중 기관지경련 치료에서 corticosteroid의 비경구투여가 중요하다. Cortisol 1~2 mg/kg (또는 동량의 prednisolone)가 주로 사용된다. 효과가 몇 시간 지속될지 확실하지 않기 때문에 수술 전에 투여할 때는 1~2시간 전에 투여하는 게 중요하다. 또한 corticosteroid는 β-작용제에 대한 반응을 강화시키고 연장시킨다.

건초열, 접촉성 피부염, 약제 반응, 혈관신경성부종, 아나필락시스와 같은 알레르기 질환의 증상은 적절한 용량의 corticosteroid에 의해 억제된다. 생명을 위협하는 알레르기 질환은 corticosteroid에 의한 항염증효과 발현은 서서히 나타나므로 반드시 epinephrine으로 치료해야 한다. 실제로 심한 알레르기 질환에서 corticosteroid 치료 효과는 면역글로뷸린 생성 억제보다는 항염증효과와 관련이 있다.

(7) 관절염

류마티스성 관절염 환자에서 최대한의 내과적 치료에도 장애가 진행될 때 corticosteroid 치료를 시작한다. 용량은 증상이 완화될 수 있는 최소한의 용량을 사용한다. 통상 prednisolone 10 mg을 분할하여 사용한다. 골관절염과 연관된 급성 관절염이 있을 때 corticosteroid를 관절강내로 투여할 수 있지만 관절이 손상될 수 있다.

(8) 콜라겐 질환

Polymyositis, polyarteritis nodosa, Wegner' s granulomatosis 같은 콜라겐 질환들은(scleroderma 제외) corticosteroid 치료에 의해 증상이 완화되고 생존도 연장된다. 전격성 전신성 홍반성 낭창(systemic lupus erythematosus)은 생명을 위협하는 질환이어서 prednisolone을 1 mg/kg 고용량을 사용한다. Sarcoidosis를 완화시키는데도 고용량의 corticosteroid가 효과적이다. 측두성 동맥염 환자에서 치료를 안 하는 경우 20% 정도의 환자에서 실명이 발생하는데 이를 예방하는데도 필요하다. 특정 유형의 신증후군, 류마티스성 심막염 환자에서도 효과적이다.

(9) 안구 염증

포도막염이나 홍채염과 같은 안구 염증을 치료하기 위해 corticosteroid를 결막낭에 투여하면 시력을 보존할 수 있다. 국소치료로 인해 안압이 상승하는 경우가 흔해 2주 이상 사용하는 경우 안압을 측정해야 한다. 눈에 발생하는 헤르페스(dendritic keratitis)에는 사용하지 않는다. 눈에 난 상처에는 회복이 지연되거나 감염이 발생할 수 있으므로 사용하면 안 된다.

(10) 피부 질환

피부 질환 치료에 corticosteroid의 국소 도포가 효과적이다. 연고를 바르고 위에 밀봉드레싱을 하면 더욱 효과적이다. 전신 흡수되어 HPA 축 억제나 쿠싱증후군이 나타날 수도 있다. 급성 피부질환이나 만성 피부질환이 악화된 경우 전신 투여할 수 있다.

(11) 기관내 삽관 후 발생한 후두 부종

기관내 삽관 후 후두 부종이 발생하면 dexamethasone 0.1~0.2 mg/kg를 투여할 수 있는데 그 효과에 대해서는 입증되어 있지 않다.

(12) 궤양성 대장염

만성 궤양성 대장염 환자에서 선택적으로 사용할 수 있다. 이 치료에는 장천공이나 복막염 등이 은폐될 수 있다는 단점이 있다.

(13) 중증근무력증

내과적 치료나 수술적 치료에 반응하지 않는 환자에서 corticosteroid를 사용한다. 이 약제는 흉선절제술 후 사용하면 더욱 효과적이다. 그 기전에 대해서는 밝혀져 있지 않지만 신경근 접합부에 결합하는 면역글로불린 생성을 억제하여 효과를 나타내는 것으로 추정된다.

(14) 호흡곤란증후군

Corticosteroid를 적어도 출산 24시간 전에 투여하면 임신 24~36개월 사이에 태어나는 신생아의 호흡곤란증후군의 발생과 증상을 감소시킨다. 장기간(42일) dexamethasone을 투여하면 기관지폐형성장애 위험이 있는 저체중 영아의 호흡기계와 신경계 발달을 개선시킨다.[25)]

(15) 백혈병

림프구수를 감소시키는 효과가 있어 급성 림프모구 백혈병이나 림프종 (호지킨 병, 다발성 골수종 포함)에 사용할 수 있다. 가령 predisone과 vincristine을 투여하면 림프모구 백혈병을 가진 소아 환자의 90%에서 완화를 보인다.

(16) 패혈성 쇼크

패혈성 쇼크 치료에 항생제, 수액 요법과 더불어 corticosteroid가 사용되어 왔다.[26)] 하지만 고용량의 corticosteroid 투여가 쇼크의 예방이나 치료에 효과가 입증되지 않았다.[27)] 또한 감염과 관련한 사망률이 증가할 수 있다. Corticosteroid 사용이 패혈증이나 패혈성 쇼크 치료에 도움이 안된다는 증거들이 많아 보조요법으로 사용되지 않는다.

(17) 심정지

전뇌허혈이 발생한 환자에서 glucocorticoid가 사용되어 왔다. 이는 이 약제가 종양 주위의 혈관성 부종 치료에 대한 효과적이라는 연구에 근거한 것이다. 하지만 전뇌허혈 후에 발생한다고 추정되는 세포독성 부종에 대해서는 효과가 입증되지 않았다. 실제로 glucocorticoid는 심정지 후 생존률이나 신경학적 회복을 호전시키지 못하여 심정지 환자에서 사용되지 않는다.[28]

(18) 항오심효과

Ondansetron이나 granisetron과 dexamethasone 8 mg을 병용하면 세로토닌 길항제를 단독으로 사용할 때 보다 수술 후 오심 구토를 예방하는데 효과가 월등하다.[29]

6) 합병증

만성적 투여에 의한 부작용으로 HPA 축 억제, 전해질 대사 이상, 골다공증, 소화성궤양, 근골격계 질환, 중추신경계 장애, 말초혈액변화, 정상 발달 억제 등이 있다. 박테리아, 곰팡이 감염에 취약해지고 항응고제 효과가 감소한다.

(1) HPA 축 억제

Corticosteroid 치료는 HPA축을 억제하여 수술과 같은 스트레스에 대한 cortisol 분비 능력을 둔화시키거나 상실시킨다. 심각한 HPA 축을 억제하는데 필요한 투여량과 투여시간은 개인차가 있어 일정하지 않다. 통상적으로 용량이 많을수록, 투여 시간이 길수록 억제의 가능성이 높아진다. 격일로 투여할 때가 매일 투여할 때 보다 ACTH 분비 억제가 적다. 천식에 사용되는 흡입형은 HPA 축 억제를 일으키지 않는 것으로 보인다.

(2) 전해질과 대사에 미치는 영향

저칼륨성 대사성 알칼리증은 원위세뇨관에서 mineralocorticoid 효과에 의해 발생하는데 sodium 흡수와 potassium 배설을 증가시켜 부종과 체중 증가가 동반된다.

말초 조직에서 포도당 사용을 억제하고 간에서 당신생을 증가시킨다. Corticosteroid에 의한 고혈당은 식이요법과 인슐린에 의해 조절된다. 필요한 경구혈당강하제 용량을 증가시킨다.

체지방의 분포를 변화시켜 목 뒷부분 (buffalo hump), 쇄골 위, 얼굴 (moon face)에 지방이 축적되고 상하지 지방은 소실된다. 체지방 재분포의 기전은 밝혀져 있지 않다.

말초 조직에서 아미노산 방출을 촉진하여 골격근 단백이 감소하고 골다공증이 발생하며 피부가 얇아진다.

(3) 골다공증

골다공증, 척추압박골절, 늑골골절이 전 연령에 걸쳐 흔하고 심각한 합병증이다. 위장관에서 칼슘의 흡수를 억제하여 골모세포(osteoblast)의 작용을 억제하고 파골세포(osteoclast)의 활동을 촉진시켜 부갑상선호르몬의 분비를 증가시킨다. 골다공증이 발생하면 치료를 중단하여야 한다. 척추사진으로 골다공증을 확인해야 하며 이러한 환자에서 수술 자세를 취할 때 골절이 발생할 수 있다.

(4) 소화성궤양

원인관계는 입증되지 않았지만 장기간 투여에 의해 소화성궤양의 발생이 증가하는 것으로 보인다. 실제로 corticosteroid가 정상적인 위점액에 의한 정상적인 방어 기능을 감소시킬 수 있다.

(5) 골격근병증 (Skeletal muscle myopathy)

고용량을 투여 받은 환자에서 근위부 근육 약화를 보이는 골격근병증이 가끔 발생한다. 근육 약화가 심각하여 보행이 불가능한 일부 환자에서는 투여를 중단해야 한다.

(6) 중추신경계 이상

Corticosteroid 치료는 신경증, 정신병과 연관되어 있다. 조울증과 자살 경향을 보인다. 매일 prednisone 20 mg을 4년 동안 투여 받은 환자에서 대부분 백내장이 발생한다.

(7) 말초혈액 변화

Corticosteroid는 혈색소치와 순환 백혈구 숫자를 증가시키는 경향이 있다. 반대로 단독 투여하여 4~6시간 이내에 순환 림프구의 70%를 감소시키고 순환 단핵구를 90% 이상 감소시킨다. 이러한 급격한 림프구감소증은 세포 자체의 파괴보다는 재배치에 의한 것으로 보인다.

(8) 정상 발육의 억제

소아에서 상대적으로 적은 용량으로도 성장이 억제될 수 있다. 이러한 효과는 DNA 합성과 세포 분화를 억제하여 발생하는 것으로 보인다.

7) Corticosteroid 합성 억제제

(1) Metyrapone

Metyrapone은 11-beta-hydroxylation 반응을 억제하여 cortisol 분비를 감소시켜 11-deoxycortisol을 축적시킨다. 부신피질기능이 감소한 환자에서 급성부신부전을 일으킬 수 있다. Metyrapone에 의한 11-beta-hydroxylation 반응 억제는 mineralocorticosteroid인 11-desoxycorticosterone 생산을 증가시키므로 mineralocorticosteroid 부족은 발생하지 않는다. Metyrapone은 부신종양이나 종양에 의한 이소성 ACTH 생산으로 인한 과도한 cortisol 분비를 치료하는데 사용된다.

(2) Aminoglutethimide

Aminoglutethimide는 cholesterol이 20-alpha-hydroxycholesterol로 전환되는 것을 억제하여 cortisol과 aldosterone 생산을 억제한다. 이러한 기능으로 부신종양이나 이소성 ACTH 생산에 의한 cortisol 과다 분비를 감소시킨다.

8) Corticosteroid 보충 요법

(1) 부신 기능부전

원발성 부신 기능부전 (Addison씨 병)의 가장 흔한 원인은 자가면역성 부신염이다. 그 이외에 감염, 유전적 요인, 부신 출혈, 암의 전이, 수술에 의해서 발생한다. 원발성 부신 기능부전에서는 부신피질의 모든 층이 영향을 받아 glucocorticoid, mineralocorticoid, androgen이 결핍된다.

이차성 부신 기능부전은 뇌하수체나 시상하부의 기능 이상에 의해 발생하는데 기능 이상을 일으키는 원인으로는 종양, 방사선치료, 침윤, 외상, 수술 등이 있다. 호르몬으로는 ACTH, CRH 등이 결핍되어 glucocorticoid 생성을 저하시킨다. 이차성 기능부전에서는 rennin-angiotensin-aldosteron 체계는 건재하므로 mineralocorticoid 결핍은 발생하지 않는다.

의인성(iatrogenic) 부신 기능 부전은 glucocorticoid 치료에 의해 HPA 축이 억제되어 발생한다. 전통적으로 HPA 축의 억제는 외부에서 투여한 스테로이드의 양과 투여기간과 관련이 있다고 생각되어왔다. 하지만 이후 연구에서 총 투여량, 최고 투여 용량, 투여기간과 HPA 축 억제와는 별로 관련이 없는 것으로 밝혀졌다.[30] 개인간에 차이가 많아 정확히 예측하기 어렵다.

(2) 원발성 부신 기능부전 환자에서 보충 요법

원발성 부신 기능저하증 환자에서 glucocorticoid의 전통적인 유지 요법으로 hydrocortisone 20~30 mg 을 하루 2~3회 분할 투여 하는 방법이 권장되어 왔다.[31] 하지만 hydrocortisone은 단시간 작용형 제제로서 복용 후 30분 이내에 혈중 cortisol 농도가 급격히 증가하여 CBG의 결합능을 초과하여 정상보다 높은 최고 혈중 농도에 도달하며 이후에는 급격하게 소변으로 배출되어 다음 용량을 투여할 때까지 정상보다 낮은 농도를 유지하는 문제가 발생한다. 이로 인해 이른 아침에 일시적인 부신 기능부전으로 환자가 아침에 기상 시 피로감, 가벼운 오심, 두통 등의 증상을 호소할 수 있다. 또 혈장 내 ACTH 농도가 증가하여 피부의 과색소 침착이 계속될 수 있고 glucocorticoid에 의한 음성 되먹이기가 만성적으로 부적절하게 되어 ACTH 분비가 억제되지 않음으로써 뇌하수체 증식증이나 드물게 corticotroph 선종을 일으킬 수 있다. 따라서 최근에는 장시간 작용형 corticosteroid 제제인 dexamethasone 0.5 mg 또는 prednisolone 5 mg을 투여하는 유지 요법이 권장된다.[31] 투여 용량은 개인차가 있어 반드시 개별화되어야 하며 dexamethasone은 대개 0.25~0.75 mg, prednisolone은 2.5~7.5 mg 을 필요로 한다. 용량 결정은 환자의 체중, 나이 그리고 현재 같이 투여 중인 약을 고려하여 결정하게 된다. 특히 phenytoin, rifampin, barbiturate, mitotane, aminoglutethimide 등과 같이 투여할 경우는 이들이 corticosteroid의 대사를 증가시키게 되므로 약을 증량하는 것이 필요하다. 또한 치료를 시작하기 전과 용량을 조절한 후에는 환자의 행복감, 혈압, 심박수, 체온의 정상화와 식욕 부진, 구역, 구토, 현기증 등의 증상이 회복되는지 확인하여야 한다. Dexamethasone과 prednisolone을 투여하는 가장 좋은 시간은 하루 중의 ACTH 농도가 증가하는 새벽 3~4시이지만 이 시간에 투여가 어렵고 시간에 맞추어서 유리되는 제제가 없으므로 자기 전에 투여한다. 자기 전 투여로 이른 아침의 혈장 ACTH 농도를 정상 범위로 감소시키고 환자가 일어날 때 적절한 glucocorticoid 활성을 나타낼 수 있다. 드물게 자기 전에 불면증을 나타내는 환자는 아침에 일어날 때 투여한다. 일반적으로 glucocorticoid의 결핍증상을 완화하고 피부 과색소 침착을 감소시키면서 이른 아침의 혈장 ACTH 농도가 정상 상한치의 2 내지 3배 이하(80 pg/ml 이하)가 되도록 가장 적은 용량을 사용하도록 한다. Glucocorticoid가 과량 투여될 경우 고혈압, 고혈당, 피부와 근육의 변화, 전해질 이상, 골다공증, 체중 증가 등의 부작용이 나타날 수 있으므로 아침 혈장 ACTH 농도가 20 pg/mL 이하가 되지 않도록 조절한다.

원발성 부신 기능부전 환자는 mineralocorticosteroid인 aldosterone도 부족하므로 적절한 염분 섭취와 함께 강력한 합성 mineralocorticosteroid인 fludrocortisone을 경구로 0.05 mg 내지 0.2 mg을 투여해야 한다. 실제로 dexamethasone과 prednisolone을 투여하는 많은 환자는 혈장 rennin 활성도를 정상 상한치로 낮추기 위하여 하루 0.2 mg의 fludrocortisone이 필요하며 약간의 mineralocorticoid 작용이 있는 hydrocortisone을 복용하는 환자는 하루 0.05 mg의 fludrocortisone으로도 충분하다. 적절한 양이 투여되었는 지는 기립성 저혈압 증세, 누운 자세와 기립 자세에서의 혈압 측정, 맥박수, 혈청 칼륨 및 혈장 rennin 활성도를 측정하여 결정한다.

(3) 만성 부신 기능부전 환자에서 스트레스시 보충 요법

심한 질병, 수술, 마취 또는 외상 시에는 HPA 축이 자극을 받게 되고 CRH, ACTH와 cortisol의 생성이

표 19-3 만성부신기능부전 환자에서 glucocorticoid 보충 요법[18)]

내과적 혹은 외과적 스트레스		Corticosteroid 용량
약한 스트레스	서혜부 탈장 내시경 경한 발열성 질환 중등도 오심, 구토 장염	시술 당일 hydrocortisone 25 mg 또는 mehtylprednisolone 5 mg 정주
중간 스트레스	개복 담석 제거술 장절제술 심한 발열성 질환 폐렴 심한 장염	수술 당일 hydrocortisone 50~75 mg 또는 mehtylprednisolone 10~15 mg 정주 1~2일 동안 평상 용량으로 빠르게 감소
심한 스트레스	심폐수술 Whipple씨 수술 간 절제술 췌장염	수술 당일 hydrocortisone 100~150mg 또는 mehtylprednisolone 20~30 mg 정주 수술 후1~2일 동안 평상 용량으로 급격히 감소
중환자	패혈증으로 인한 저혈압 쇼크	Hydrocortisone 50~100 mg을 매 6~8시간마다 정주하거나 시간당 0.18 mg/kg을 지속 주입하며 쇼크가 해결될 때까지 매일 fludrocortisones 0.05 mg 투여. 수일에서 1주 이상 걸리 수도 있으며 혈압과 혈청 sodium에 따라 서서히 투여 감소한다.

증가하게 되므로 부신 기능부전 환자는 이러한 스트레스 상태에서 평소 유지 용량 이외에 추가적으로 corticosteroid 양을 증량시켜야 한다.[17,32-33)] 이 환자들은 수술 스트레스에 대해 cortisol 분비를 증가시키지 못해 심혈관계 부전에 취약하다. 어떠한 수술을 받거나 질환이 있어도 hydrocortisone을 200~300 mg 이상 투여해서는 안 된다. 효과도 없지만 생기는 부작용은 더욱 심각하여 많은 용량이나 오랜 기간 투여하면 고혈당, 면역 기능 저하, 상처 회복 지연, 고혈압, 정신 이상의 합병증이 발생할 수 있다.[32-33)]

경구 약제를 투여할 수 없거나 심한 스트레스 또는 심혈관계 불안정이 염려되는 경우 정주로 glucocorticoid를 보충하게 되는데,[32)] 적절한 용량과 투여 횟수, 투여 기간에 대해서는 아직도 논란이 있지만 근래에는 대체로 저용량으로 짧은 기간 투여한다.[32-35)] 보충 요법의 용량은 부신 억제의 정도, 내과 혹은 외과적 스트레스의 정도 그리고 치료에 따른 대사적 반응에 따라 결정된다.

일반적으로 1시간 미만의 국소 마취를 통한 처치, 즉 일반적인 치과 치료, 피부 생검, 간단한 정형외과적 처치의 경우는 평소의 유지 용량 외에 추가적인 보충 용량의 투여를 필요로 하지 않는다.[32-33)] 하루 5 mg 이하의 prednisolone을 투여받는 3차성 부신기능부전 환자의 경우도 부신이 내인성 ACTH의 자극에 어느정도 반응할 수 있으므로 특별히 추가 용량이 필요 없다.[30)] 소수술(서혜부탈장)에는

hydrocortisone 25 mg 정도 보충한다. 수술 후에 아무 문제가 없다면 다음날 수술 전 용량으로 유지한다. 중수술(개복 담낭절제술, 대장절제술, 고관절치환술)에는 1~2일 동안 매일 hydrocortisone 50~75 mg 투여한다. 대수술(췌장 십이지장 절제술, 식도절제술, 심폐우회술)에는 2~3일 동안 매일 hydrocortisone 100~150 mg 투여한다. 수술과 관련하여 glucocorticoid 보충 용량은 표 19-3과 같다.

수술 후에 일중 생산이 일시적으로 제거되어 수술 스트레스 정도에 따라 cortisol 농도가 증가한다. 하지만 수술 후에 혈중 cortisol 농도가 감소하여 대부분 수술 후 24~48 시간이 지나면 정상이 된다.[32,36] 수술 중에 보충 요법에 반응하지 않으면 패혈증이나 저혈량증 같은 원인이 없는 지 찾아보고 새로운 스트레스가 있으면 이에 따라 약제를 투여한다.

임신중에 cortisol과 ACTH 농도가 상승하는데 특히 임신 2기와 3기에 두드러진다. 의료기관에 따라서는 임신 말기에 glucocorticoid 양을 50% 증가시켜 투여하기도 한다. 필요한 양은 평소 투여량에 의해 결정되는데 매일 20~30 mg 씩 투여하던 환자는 거의 증량시킬 필요가 없다.[37]

(4) 중환자에서 보충 요법

과거부터 40년 이상 생명이 위독한 중환자에서 경험적으로 스테로이드가 사용되어 왔지만, 대규모의 전향적 연구에서 급성호흡부전이나 감염성 쇼크 환자에서 생리적 용량 이상의 glucocorticoid 투여(methylprednisolone 30 mg/kg/d 이상 투여)는 효과가 일정하지 않거나 오히려 해가 되는 것으로 나타났다.[27,38] 쇼크, 장기 부전 및 기계적 인공 호흡을 하고 있는 환자에서 보다 생리적인 스트레스 용량(hydrocortisone 100 mg 투여 후 0.18 mg/kg/min 정주)을 투여한 결과 부신 기능을 호전시키고 혈압을 안정화하며 보다 빨리 승압제와 기계적 호흡을 중지할 수 있다고 보고되었다.[39]

절대적 또는 상대적 부신기능부전 환자에서 glucocorticoid 사용은 효과적이다. 이러한 효과는 항염증 작용의 증가, 염증전단계 반응의 억제, 산화질소에 의한 혈관 확장 억제와 저혈압의 감소에 의한 것으로 생각된다.[40-41] 또한 외인성(exogenous) corticosteroid는 심한 염증이나 catecholamine 투여에 의한 adrenalin 수용체 감소 정도를 둔화시킨다.[41]

중환자에서 혈액 내 cortisol의 정상 하한치에 대해서는 논란이 있으며 10 내지 20 μg/dl까지 다양한 견해가 있다. 외래에서 만성 부신 기능부전을 진단하기 위해 흔히 사용하는 급속 ACTH 자극검사는 중환자에서 판정하기 어렵지만 대부분의 환자에서 18 μg/dl 이상 증가한다. 하지만 이미 기저 cortisol 농도가 높아져 있는 경우는 HPA 축이 이미 최대로 자극 받고 있으므로 ACTH 자극 후 cortisol 증가가 적게 나타날 수 있다.

승압제 의존 환자나 장기간의 기계적 호흡을 요하는 환자에서 부신기능부전의 가능성을 고려해야 하며, 임상적으로 특히 호산구 증가증, 설명이 안되는 저체온증, 과색소침착, 고칼륨혈증, 저나트륨혈증, 오심, 구토, 복통 및 수액 요법과 catecholamine에 잘 반응하지 않는 저혈압의 경우 특히 의심될 수 있다. 이런 경우 급속 ACTH 자극검사보다 무작위 측정 혈중 cortisol 농도가 20 이하일 때 스테로이드 사용을 고려할 수 있으나 측정한 cortisol 농도만으로 스테로이드 투여에 의한 반응을 예측할 수 없다.

Reference

1. Heinemann L, Richter B: Clinical pharmacology of human insulin. Diabetes Care 1993; 16 Suppl 3: 90-100.
2. Ullrich A, Bell JR, Chen EY, Herrera R, Petruzzelli LM, Dull TJ, et al.: Human insulin receptor and its relationship to the tyrosine kinase family of oncogenes. Nature 1985; 313: 756-61.
3. Zinman B: The physiologic replacement of insulin. An elusive goal. N Engl J Med 1989; 321:

363-70.
4. Hirsch IB: Intensive treatment of type 1 diabetes. Med Clin North Am 1998; 82: 689-719.
5. Zerr KJ, Furnary AP, Grunkemeier GL, Bookin S, Kanhere V, Starr A: Glucose control lowers the risk of wound infection in diabetics after open heart operations. Ann Thorac Surg 1997; 63: 356-61.
6. Golden SH, Peart-Vigilance C, Kao WH, Brancati FL: Perioperative glycemic control and the risk of infectious complications in a cohort of adults with diabetes. Diabetes Care 1999; 22: 1408-14.
7. Furnary AP, Zerr KJ, Grunkemeier GL, Starr A: Continuous intravenous insulin infusion reduces the incidence of deep sternal wound infection in diabetic patients after cardiac surgical procedures. Ann Thorac Surg 1999; 67: 352-60; discussion 360-2.
8. van den Berghe G, Wouters P, Weekers F, Verwaest C, Bruyninckx F, Schetz M, et al.: Intensive insulin therapy in the critically ill patients. N Engl J Med 2001; 345: 1359-67.
9. Finfer S, Chittock DR, Su SY, Blair D, Foster D, Dhingra V, et al.: Intensive versus conventional glucose control in critically ill patients. N Engl J Med 2009; 360: 1283-97.
10. Goldberg PA, Sakharova OV, Barrett PW, Falko LN, Roussel MG, Bak L, et al.: Improving glycemic control in the cardiothoracic intensive care unit: clinical experience in two hospital settings. J Cardiothorac Vasc Anesth 2004; 18: 690-7.
11. Miriam A, Korula G: A simple glucose insulin regimen for perioperative blood glucose control: the Vellore regimen. Anesth Analg 2004; 99: 598-602, table of contents.
12. Carvalho G, Moore A, Qizilbash B, Lachapelle K, Schricker T: Maintenance of normoglycemia during cardiac surgery. Anesth Analg 2004; 99: 319-24, table of contents.
13. Jacober SJ, Sowers JR: An update on perioperative management of diabetes. Arch Intern Med 1999; 159: 2405-11.
14. Burgos LG, Ebert TJ, Asiddao C, Turner LA, Pattison CZ, Wang-Cheng R, et al.: Increased intraoperative cardiovascular morbidity in diabetics with autonomic neuropathy. Anesthesiology 1989; 70: 591-7.
15. Stewart WJ, McSweeney SM, Kellett MA, Faxon DP, Ryan TJ: Increased risk of severe protamine reactions in NPH insulin-dependent diabetics undergoing cardiac catheterization. Circulation 1984; 70: 788-92.
16. Hench PS, Slocumb CH, Polley HF, Kendal EC: Effect of cortisone and pituitary adrenocorticotropic hormone (ACTH) on rheumatic diseases. J Am Med Assoc 1950; 144: 1327-35.
17. Zaloga GP, Marik P: Hypothalamic-pituitary-adrenal insufficiency. Crit Care Clin 2001; 17: 25-41.
18. Coursin DB, Wood KE: Corticosteroid supplementation for adrenal insufficiency. JAMA 2002; 287: 236-40.
19. Udelsman R, Norton JA, Jelenich SE, Goldstein DS, Linehan WM, Loriaux DL, et al.: Responses of the hypothalamic-pituitary-adrenal and renin-angiotensin axes and the sympathetic system during controlled surgical and anesthetic stress. J Clin Endocrinol Metab 1987; 64: 986-94.
20. Oki K, Yamane K: Therapies for adrenal insufficiency. Expert Opin Pharmacother 2007; 8: 1283-91.
21. Dudley WR, Marshall BE: Steroid treatment for acid-aspiration pneumonitis. Anesthesiology 1974; 40: 136-41.
22. Downs JB, Chapman RL, Jr., Modell JH, Hood CI: An evaluation of steroid therapy in aspiration pneumonitis. Anesthesiology 1974; 40: 129-35.
23. Wynne JW, DeMarco FJ, Hood CI: Physiological effects of corticosteroids in foodstuff aspiration. Arch Surg 1981; 116: 46-9.
24. Kay J, Findling JW, Raff H: Epidural triamcinolone suppresses the pituitary-adrenal axis in human subjects. Anesth Analg 1994; 79: 501-5.
25. Cummings JJ, D'Eugenio DB, Gross SJ: A controlled trial of dexamethasone in preterm infants at high risk for bronchopulmonary dysplasia. N Engl J Med 1989; 320: 1505-10.
26. Schumer W: Steroids in the treatment of clinical septic shock. Ann Surg 1976; 184: 333-41.
27. Bone RC, Fisher CJ, Jr., Clemmer TP, Slotman GJ, Metz CA, Balk RA: A controlled clinical trial of high-dose methylprednisolone in the treatment of severe sepsis and septic shock. N Engl J Med 1987; 317: 653-8.
28. Jastremski M, Sutton-Tyrrell K, Vaagenes P, Abramson N, Heiselman D, Safar P: Glucocorticoid treatment does not improve neurological recovery following cardiac arrest. Brain Resuscitation Clinical Trial I Study Group. JAMA 1989; 262:

3427-30.

29. Fujii Y, Tanaka H, Toyooka H: The effects of dexamethasone on antiemetics in female patients undergoing gynecologic surgery. Anesth Analg 1997; 85: 913-7.
30. LaRochelle GE, Jr., LaRochelle AG, Ratner RE, Borenstein DG: Recovery of the hypothalamic-pituitary-adrenal (HPA) axis in patients with rheumatic diseases receiving low-dose prednisone. Am J Med 1993; 95: 258-64.
31. Oelkers W: Adrenal insufficiency. N Engl J Med 1996; 335: 1206-12.
32. Lamberts SW, Bruining HA, de Jong FH: Corticosteroid therapy in severe illness. N Engl J Med 1997; 337: 1285-92.
33. Salem M, Tainsh RE, Jr., Bromberg J, Loriaux DL, Chernow B: Perioperative glucocorticoid coverage. A reassessment 42 years after emergence of a problem. Ann Surg 1994; 219: 416-25.
34. Krasner AS: Glucocorticoid-induced adrenal insufficiency. JAMA 1999; 282: 671-6.
35. Oelkers W: The role of high- and low-dose corticotropin tests in the diagnosis of secondary adrenal insufficiency. Eur J Endocrinol 1998; 139: 567-70.
36. Richards ML, Caplan RH, Wickus GG, Lambert PJ, Kisken WA: The rapid low-dose (1 microgram) cosyntropin test in the immediate postoperative period: results in elderly subjects after major abdominal surgery. Surgery 1999; 125: 431-40.
37. Trainer PJ: Corticosteroids and pregnancy. Semin Reprod Med 2002; 20: 375-80.
38. Bernard GR, Luce JM, Sprung CL, Rinaldo JE, Tate RM, Sibbald WJ, et al.: High-dose corticosteroids in patients with the adult respiratory distress syndrome. N Engl J Med 1987; 317: 1565-70.
39. Briegel J, Forst H, Haller M, Schelling G, Kilger E, Kuprat G, et al.: Stress doses of hydrocortisone reverse hyperdynamic septic shock: a prospective, randomized, double-blind, single-center study. Crit Care Med 1999; 27: 723-32.
40. Meduri GU: Levels of evidence for the pharmacologic effectiveness of prolonged methylprednisolone treatment in unresolving ARDS. Chest 1999; 116: 116S-118S.
41. Saito T, Takanashi M, Gallagher E, Fuse A, Suzaki S, Inagaki O, et al.: Corticosteroid effect on early beta-adrenergic down-regulation during circulatory shock: hemodynamic study and beta-adrenergic receptor assay. Intensive Care Med 1995; 21: 204-10.

20 수액제와 이뇨제

건국대학교 의과대학 김 태 엽

1. 교질액(Colloid)

1) 정질액과의 비교

현재의 마취 및 중환자 관리 영역에서 적용되는 주요 수액 관리 지침은 자연 혹은 인공 교질액이나 정질액의 투여를 포함한다. 그러나 정질액은 혈관막을 자유로이 이동하고 교질액보다 분포 용적(volume of distribution)이 훨씬 커서 투여 즉시 간질 등 혈관 외로 분포되기 쉽다. 게다가 투여된 정질액 자체가 혈장 단백농도를 희석시켜 혈장 교질 삼투압(colloid oncotic pressure, COP)의 심각한 저하를 통해 혈장내 삼투압을 낮춰서 간질 쪽으로 수분 이동을 심화시킨다. 생리식염수 1000 ml를 투여하면 단지 약 25%만 혈관내 남아있고 나머지 75%는 혈관 외로 단시간에 이동하여 간질에 침착하여 간질 부종과 같은 부작용이 쉽게 발생한다. 즉 정질액 단독 투여의 경우 충분한 혈역학적 효과를 얻기 위해서는 교질액 4~5배의 정질액을 투여해야만 하므로 정질액 단독 투여 보다는 교질액과의 혼합 투여가 훨씬 더 효과적이다.

2) 교질액의 임상적용

장시간 소요하는 주요 수술환자에서 적정한 혈관내 용적을 유지하는 것은 수술 후 장기 부전을 예방하는데 매우 중요하다. 심각한 혈색소 저하와 동맥내 산소 함유량의 저하에도 불구하고 여러 보상기전을 통해 조직의 산소화와 전신적 산소 수송이 보장될 수 있다. 심근의 산소 공급은 관상동맥혈류와 혈액의 산소함량에 의해 거의 결정된다. 특히 심혈관 질환이 동반된 환자에서 극심한 혈액희석에 의한 혈색소 농도 감소가 일어나 동맥혈 산소함량이 감소되었을 때 관상 동맥혈류 증가만으로 심근 산소 공급을 보장하지 못한다. 하지만 과연 얼마까지가 안전한 혈색소 농도인지에 대한 정의가 내려져 있지 않고 있는 가운데, 최근의 임상 지침이 권장하는 임계혈색소치가 상당히 낮아져서 과거의 특정 혈색소 농도(10 g/dl)를 수혈의 지표로도 사용하는 것 또한 무리가 있다. 이러한 시기에 저혈량증을 교정할 목적으로, 잠재된 부작용에 대한 충분한 고려 없이, 습관적으로 저장 혈액의 수혈을 우선 고려하는 것은 지양되어야 하고, 비교적 안정성이 높아진 최근 개발된 인공 교질액의 사용에 대한 고려가

권장된다.[1-6)]

3) 저혈량증과 체내 보상체계

저혈량증으로 인해 순환에 의한 영양 공급기능을 저해할 정도의 혈류변화가 있고, 심혈관계 불안정이 동반된 환자는 장기에 허혈이 초래될 가능성이 매우 높아 다중장기 부전의 위험성이 높아진다고 보고 되었다.[7)] 적정한 혈액량 유지를 통한 산소 운반 능력 유지가 위험도가 높은 환자의 다발적 장기 손상과 전반적 사망률 감소에 매우 중요하다.[8)] 저혈량증에 대한 방어기전으로서 인체는 재분포(redistribution)에 의해 부족한 용적을 주요 장기 쪽에 집중되도록 하는데, 이는 장관맥, 신장, 근육, 피부와 같은 다른 장기들로 가는 혈류의 상대적 감소와 허혈을 초래할 수 있다. 다양한 염증성 매개물질과 혈관활성 물질이 이러한 상황에서 중요한 역할을 하는데, renin-angiotensin-aldosterone(RAA)계와 교감신경계의 활성화는 말초로 혈류가 유지되도록 하는 보상 체계이다. 하지만 이러한 신경-호르몬 체계의 보상성 활성화가 처음에는 매우 이롭게 작용하지만 장기간 지속되면 결국 오히려 해롭게 작용하여 중증 환자의 경과를 더욱 악화시킬 수도 있다.

정맥내로 투여된 수액은 혈관내에 남아 있거나 간질 혹은 세포내로 이동하여 전체적인 균형 상태를 유지한다. 각 체간 구역의 조성과 용적과 조절하는 데는 항이뇨 체계(antidiuretic system), RAA 계, 그리고 교감 신경계를 포함하는 복잡한 기전들이 관여되며, 수분이나 염분을 섭취하거나 혈관수축을 통한 정수 관류압(hydrostatic perfusion pressure)을 증가시키는 것이 주된 역할이다. 수술이나 외상과 같은 스트레스 상황에서 ADH, RAA계 그리고 교감신경계의 증진이 발생하는데, ADH 분비의 조절은 혈장 삼투압에 의해 결정되는 반면 RAA 계의 활성화는 혈관내 용적 감소에 의존한다. 수술과 금식에 대한 정상적 반응은 대사 활성의 증가이며, 사전에 수분이나 혈관내 용적이 감소된 경우 이러한 활성 증가가 더욱 심화된다. 만약 수분 결핍이나 혈관내 용적 감소로 발생한 자극과 항이뇨 시스템, RAA계 그리고 교감신경계의 스트레스와 관련된 자극이 상가적으로 작용한다면, 수액관리는 반대 조절(counter regulatory) 기전을 통해 이러한 일련의 과정들을 방해할 수 있을 것이다.

심한 저혈량증에서 제한된(restricted) 용량의 정질액 투여는 이전의 수분 부족은 해결할 수 있겠지만, ADH와 RAA계를 포함하는 모든 호르몬 체계의 활성을 저해하는 정도의 혈관내 용적을 유지하기 위해서라면 훨씬 더 많은 용량의 정질액과 교질액의 투여가 요구된다. 단지 수분 만을 보충하는 것은 ADH와 RAA의 정상적인 반응을 방해하지 못할 것이지만, 반면 정질액과 교질액의 혼합투여는 수분 부족을 보충할 뿐만 아니라 동시에 효과적으로 혈관내 용적을 증진시킨다. 따라서 간질 수분 부족분을 보충하는 개념의 수액 치료(fluid therapy)와 혈관내 용적 부족을 보충하는 개념의 용적 치료(volume therapy)는 구분되어야 한다.

4) 교질액과 수분의 Starling 가설

Starling 가설은 생물학적 막을 넘나드는 수액의 이동을 기술하였는데, 교질삼투압(colloid oncotic pressure, COP)이 혈관내 공간과 간질 공간 사이의 모세혈관막에서 수액 이동을 결정하는 주요 인자로 작용한다. 혈관내에는 혈관 투과가 불가능한 교질액(non-permeable colloid)이 존재함으로써 COP가 상대적으로 높게 유지되고 이에 의해 혈관내 용적이 유지된다. 간질 조직 부종(interstitial edema)은 모세혈관막을 가로지르는 Straling force의 총합이 균형을 이루지 못하거나 단백질 투과성이 증가된 상황과 관련이 있는데, 막연속성(membrane integrity)의 감소,

정수압의 증가, COP의 감소 등으로 인해 미세혈관 막을 가로지르는 수액 이동을 촉진 하는 조건에서 간질내 쪽으로 향하는 수액 이동이 증가하여 한다. 그러므로 COP를 적절히 잘 조절하면 혈관내 순환혈액량 유지가 가능해진다. 혈장용적 증가를 위해 과량의 정질액을 투여하는 경우는 오히려 극심한 혈액 희석을 초래하고 COP를 감소시키므로 그에 따른 간질 부종과 장기 기능 부전의 위험이 따른다. 이러한 이유 때문에, 신속한 혈장 용적의 회복을 촉진하고, 특히 간질에서의 과도한 수액 침착을 방지 할 목적이라면 교질액을 우선 투여한다. 이러한 교질액 투여로 기대되는 용적 효과는 혈관내 교질의 COP와 같은 수분 결합 역량, 그리고 투여된 교질의 혈관내 초기 효과, 혈관내 지속시간 등 다양한 교질 고유의 물리 화학적 특성에 의존한다.

5) 교질액의 종류

(1) 알부민(Albumin)

알부민은 자연적으로 얻어지는데 현재까지 임상에서 광범위하게 사용 중이다. 분자량이 66,000~69,000 dalton으로서 특별한 처치에 의해 감염 등의 위험을 감소시켜서 안전하게 임상에 사용 가능하다. 알부민 제재 중에서도 5% 알부민은 등장성(iso-oncotic)이지만, 20~25% 알부민은 고장성(hypertonic)이어서 투여 후 간질로부터 혈관내 쪽으로 수분을 이동시키므로 결과적으로는 총 혈장 용적을 증가시키는 효과를 나타낸다. 하지만 5% 알부민 투여 후 혈장량 증가 효과는 예측이 쉽지 않은데, 보고에 의하면 500 ml 투여 후 490~750 ml 정도의 혈장량 증가가 발생한다고 한다.[9] 혈관 내로 투여 된 알부민의 축적과 혈역학적 효능은 환자 상태에 따라 크게 변화한다. 혈관내벽의 연속성(integrity)이 결손 된 환자에서는 알부민이 혈관 내에서 간질 쪽으로 이동되며, 아울러 수분의 혈관외 이동을 촉진한다.

알부민의 중요성은 단순히 혈관내 용적 효과뿐만 아니라 다양한 약제와 내인성 물질(bilirubin, free fatty acid)의 수송 및 이동 기능과 연관이 깊으므로 이에 대한 고려도 수반되어야 한다. 동일한 크기와 중량을 갖는 알부민(monomer)과 대조적으로 인공 교질액은 다양한 크기의 분자로 조합되어(polydispersed) 있다. 분자가 크면 순환 내 점도(viscosity)와 지속성을 크게 증가시키지만, 용적 증가에 미치는 영향은 미미하다. 반면 분자가 작으면 신장의 여과 기능에 의해 쉽게 제거되고 혈관 외로 이동하여 간질 내로 확산된다.

(2) Dextran

Dextran은 다양한 크기의 당복합체(glucose polymer complex)이다. 주로 두 가지 형태가 이용되었는데, 6% dextran 70(평균 분자량 70,000 dalton)과 10% dextran 40 (평균 분자량 40,000 dalton). 이 두 제제는 미세순환에 대한 영향에서 큰 차이를 보인다: dextran 40의 주입은 미세순환 혈류를 증가시키는데, 이는 혈관내 용적을 증가시키고 혈액을 희석시켜 전체혈액의 점도를 감소시키며 적혈구와 혈소판의 침전(sludging)을 감소시킨다. 하지만 dextran은 과민반응, 응고 이상(혈소판 유착방해와 von Willebrand-like syndrome), 그리고 혈액 교차반응 저하로 인해 다른 인공 교질액으로 이미 대체되어 사용이 감소되었다.[10] 현존하는 인공 교질액중에서 과민 발생가능성, 신부전 동반 위험성, 혈액응고장애 발생 측면에서 가장 열악하고 용적 효과도 미미하다.

(3) Gelatin

Gelatin은 변형된 소의 collagen으로서 1915년 shock을 치료하는데 도입되어 1차 세계대전 중에 매우 광범위하게 사용되었다. WHO의 필수의약품

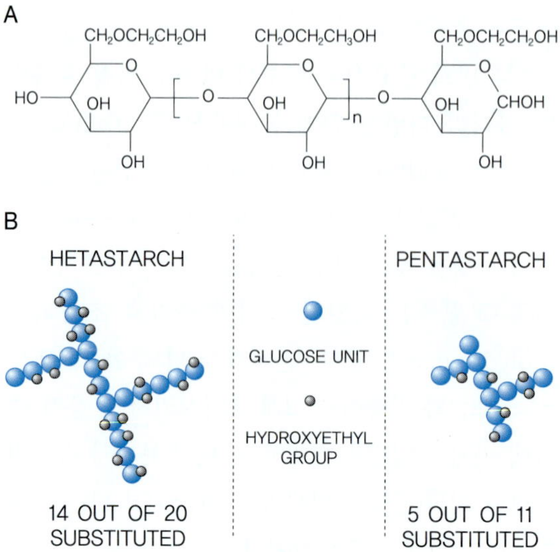

그림 20-1 Hydroxyethyl Starch의 구조

에 등재되었지만 1978년 미국에서 과민반응 발생을 이유로 사용이 중지되었다.[11,12] Cross-linked gelatin (Gelofundilo™), urea-linked gelatin(Haemaccel™), succinylated gelatin(Gelofusine™) 세가지 변형된 형태로 존재하고 전해질 조성에 각각 차이가 나는데, 칼슘과 칼륨 함유가 urea-linked gelatin에서는 높고, succinylated gelatin에서는 낮다.

Gelatin은 투여량과 동일한 용적증가를 기대할 수 있지만 분자량이 매우 낮아서(35,000 dalton) 혈장 반감기가 최대 2시간으로 매우 짧기 때문에 투여 후 적정 혈액량을 유지하기 위해서는 일정기간 마다 반복 투여가 필요하다. 이러한 제한된 특성 때문에 급성 출혈에 의한 저혈량증을 치료 할 목적으로 투여되는 이상적인 혈장 증량제로 간주되기 힘들 뿐만 아니라, 히스타민 분비에 의한 부작용이 흔히 동반된다.

(4) Hydroxyethyl Starch(HES)

HES 제제들은 고유의 물리화학적(physiochemical) 특성에 의해 완전히 달라진다. HES는 녹말(starch)의 highly branched component인 amylopectin의 유도체로서 인체에서 amylopectin은 alpha-amylase에 의해 빠르게 가수분해되어 신장을 통해 배설된다. HES에서는 대사성 파괴(degradation)를 늦추기 위해 amylopectin의 anhydroglucose residue가 hydroxyethyl group으로 치환되는데, anhydroglucose의 C2, C3와 C6 위치에 주로 부착된다(그림 20-1).

HES는 세대를 달리하여 개량되면서 조성이 달라지고 그에 따른 효능과 부작용의 개선이 이뤄지고 있다. 특히 HES 각각의 농도, 분자량, 분자치환, 치환도 등에 따라 상이한 임상 약동학적 특성과 부작용 빈도의 차이를 나타낸다(그림 20-2). 초기 HES 제제들이 제조사의 허용 투여 용량을 초과하여 투여되는 경우에, 신장기능과 혈액 응고능력을 저해한다는 보고가 반복되었지만 최근의 3세대 HES 제제들은 다른 인공 교질액들에 비해 과민 반응 발생 가능성이 낮고 알부민에 비해서도 부작용이 크지 않다는 주장이 증가하고 있고, 예측 가능한 약동학적 특성을 가지므로 중환자 치료에 적용 가능하다는 인식이 높아가고 있는 가운데 생각보다 많은 양이 투여 가능하다.

① 분류

농도(3%, 6%, 10%), 분자량 (Weight averaged mean molecular weight, MW), 평균 분자량 수(Mn), 분자 치환 (molar substitution, MS, 예 Voluven™ 의 MS 0.4은 매 10 개의 당 마다 4개의 hydroxyethyl group을 갖는다는 의미) 혹은 치환도(degree of substitution, DS, 총 glucose 분자에 대한 치환된 glucose 단위의 비율)에 따라 구분되며, HES 대사에 관여하는 alpha-amylase 활성은 glucose molecule의 어느 위치(C2, C3, C6)에 hydroxyl ethyl 기가 위치하느냐에 따라 달라지는데, C2와 C6에 hydroxylation 하는 비율 (C2/C6 ratio)에 따라 HES의 약동학적 양상을 결정되며, 이는 조직 축적 그리고 출혈과 같은 부작용에도 관련이 깊다.

HES 선택에 따라 상이한 농도, 분자량 그리고 치

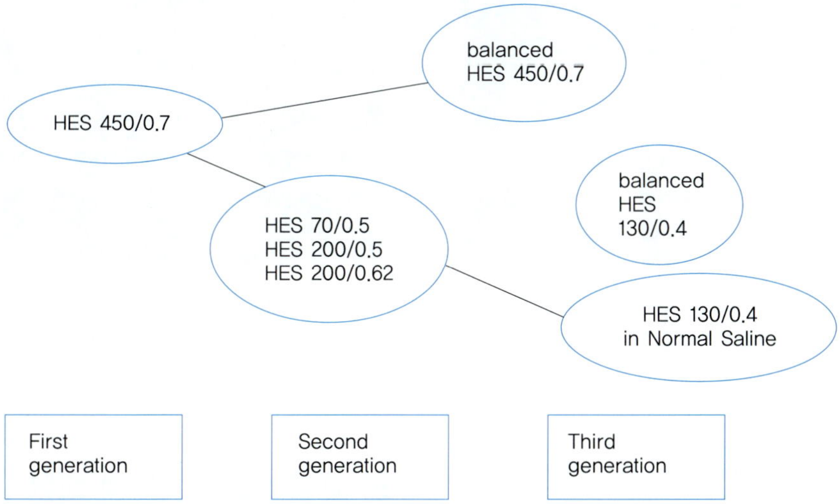

그림 20-2 지난 40년간 Hydroxyethyl starch의 변천

환도를 가지므로, 상이한 혈장 증량 효과, 혈역학 효과 지속 시간, 유체학(rheology), 응고에 대한 영향, 교질액 삼투압력(oncotic pressure) 그리고 혈관내 반감기를 기대할 수 있다. 현재 HES 제제는 미국보다 유럽에서 훨씬 광범위하고 다양하게 사용되고 있다.

② 안정성

혈관 내와 혈관 혹은 간질 간의 수분 이동에 관한 기전으로서 두 공간의 삼투압 차이가 주요 역할을 한다는 고전적 Starling 법칙을 이용하였으나, 최근 혈관 내막세포층에 근접하여 존재하면서 두 공간 사이 수분의 투과성을 조절하는데 중요한 역할을 수행하는 endothelidal glycocalyx(EG)의 존재가 밝혀졌다(그림 20-3).[13] 교질액이 정질액 보다 안전도나 효과 측면에서 상대적으로 우월할 뿐만 아니라, 교질액 중에서도 알부민이 HES 보다 우월하다는

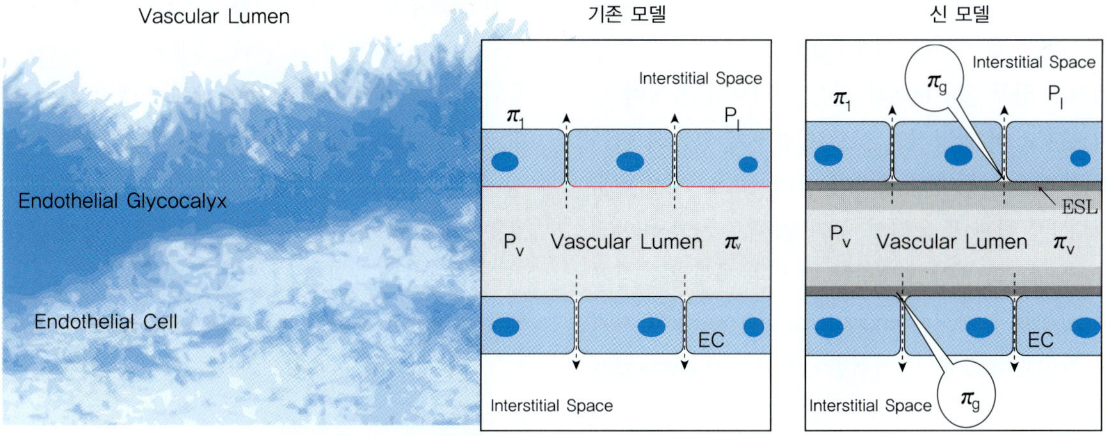

그림 20-3 Edothelial Glycocalyx

π_I: 간질의 oncotic pressure P_V: 혈관내 정수압 π_V: 혈관내 oncotic pressure P_I: 간질의 정수압
π_g: glycocalyx 말단 혈관내 oncotic pressure, EC: endothelial cell, ESL: endothelial surface layer

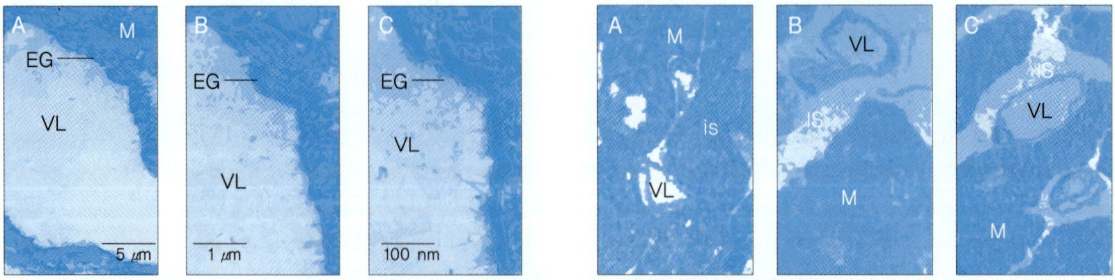

그림 20-4 교질액 선택에 따른 endothelial glycocalyx 파괴 정도 차이

Lt. Upper A, B, C: 5% 알부민으로 관류 실험 후 심장혈관의 전자 현미경적 소견. EG: endothelial glycocalyx, M: myocardium, VL: vascular lumen

Rt. Lower A, B, C: 5% 알부민 관류 실험 후 간질 부종이 관찰된 전자 현미경 소견. IS: interstitial space, M: myocardium, VL: vascular lumen

점이 EG의 손상 여부와 투여 후 간질 세포 내 부종 발생 측면에서 규명되었다(그림 20-4).[13,14] 최적의 시기에 적합한 수액을 선택하여 과도하게 투여되지 않도록 적정량 투여하는 것이 매우 중요한데,[15] 급성 동량성 혈액 희석을 위해 사혈 후 곧바로 투여된 교질액은 투여된 용적의 약 90% 이상의 용적 효과가 발생하지만, 정상 혈량 상태에서 투여된 교질액은 투여량의 상당부분이 혈관외/간질 구획으로 이동하고 투여량의 약 40% 만이 용적 효과(context-sensitive volume effect)를 나타낸다고 한다(그림 20-5).[16] 이러한 연구 결과는 올바른 교질액의 선택뿐만 아니라 적절한 투여 시기 선택 또한 매우 중요하다는 점을 시사한다.

투여 된 수액의 혈관외 유출을 방지하는데 주요한 역할을 하는 endothelial glycocalyx의 파괴 측면에서도 알부민이 HES와 같은 교질액과 정질액 투여보다도 더 안정적인 것으로 알려져 있는데 이는 심근 혈관의 투과성 증가가 상대적으로 작기 때문이다.[17,18] 혈관내 용적의 증가 자체도 endothelial glycocalyx의 손상에 영향을 미친다: 과혈량증 자체가 ANP를 분비시켜 endothelial glycocalyx의 파괴를 가속한다고 한다. 이러한 endothelial glycocalyx의 손상은 steroid 투여로 어느 정도 방지될 수 있다고 한다.[17]

6) 교질액의 신기능에 대한 영향

아직까지 상태가 악화된 환자에서 사용 후 신기능부전 발생에 관한 대규모 무작위 전향적 비교 임상연구를 통한 명확하고 신뢰할 만한 연구결과가 정립되지 않았다. 현재 진행되는 다수의 연구 결과가 나온 뒤에야 HES 제제의 안정성과 임상 적용에 대한 보다 확실한 결론을 내릴 수 있을 것으로 여겨진다.

비교적 소개된 지 오래된 gelatin은 신기능 장애를 빈번히 초래하고, 사용빈도가 낮아진 Dextran 또한 신장에 대한 부정적 효과가 잘 알려져 있다. 3세대 HES 용액의 분자량, 치환율 혹은 C2/C6 ratio에 따라 신장에 대한 영향이 달라지지만, 3세대 HES 제제는 이전 HES 제제에 비해 이러한 부작용의 발생이 상대적으로 낮다. 내인성 교질액인 알부민 또한 과량 사용되지 않는 한도에서 신기능 장애 발생에 관한 한 비교적 안전역이 넓은 것으로 간주되고 있으며, 활성 산소 독성물질의 배출과 세포사멸을 통한 신장 보호효과를 나타낸다. 다양한 교질액이 신장에 관한 각각의 다양한 효과를 나타내며, 이러한 효과는 수액을 선택하기 전에 반드시 고려되어야 한다.

7) 교질액의 부작용

모든 인공 교질액이 많은 임상적 유용성을 보임

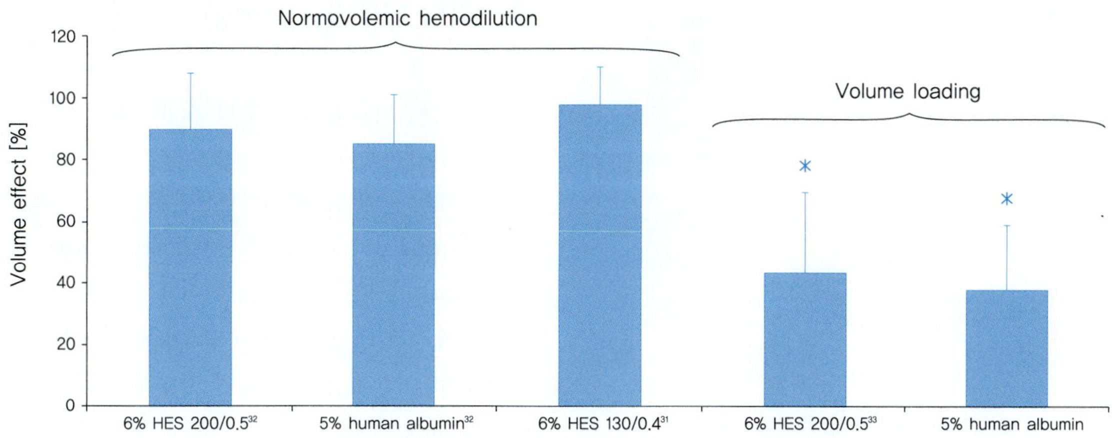

그림 20-5 혈관 내 용적 상태에 따른 교질액의 용적효과

투여된 교질액이 혈관 외로 이동하지 않고 혈관 내에 존재할 때만 용적효과를 나타낸다. 급성 동량성 혈액희석에 6% HES 200/0.5, 5% 알부민 그리고 6% HES 130/0.4를 조심스럽게 보충하여 정상 혈액량을 유지하는 경우 투여량의 90%가 용적효과를 나타낸다(좌측). 반면, 정상 혈액량 상태에서 6% HES 200.0.5와 5% 알부민을 투여하는 경우 투여량의 약 40% 만 용적 효과를 나타낸다(우측). P 〈 0.05 versus 급성 동량성 혈액희석

에도 불구하고 다양한 정도의 응고이상이 동반된다고 인식되어 있다. 하지만 이러한 사실에 대한 확실한 임상적 증거가 존재하지 않아서 신세대 HES의 부작용 발생이 상대적으로 낮음에도 불구하고 출혈 위험이 증가된 환자에서 알부민이 맹목적으로 선호될 수 있다. 특히 dextran, gelatin 혹은 초창기 개발된 HES 제제 투여 시 경험하였던 심각한 응고 이상과 출혈 증가를 최근 개발된 HES 제제의 사용 제한 이유로 거론하는 것은 매우 불합리하다.

특히 고분자량(450,000 dalton) 그리고 높은 치환도(0.7) HES는 출혈 성향을 증가시킨다고 알려져 있다. 하지만 최신 HES 용액은 더 낮은 분자량(70,000~200,000 dalton)과 더 낮은 치환도(0.5)를 가지며 응고 기능에 미치는 영향이 현저히 감소되어서 출혈이 동반된 수술 환자에서 안전하게 사용될 수 있다.[19-23] 주요 복부 수술에서 2000 ml 이상의 HES 130/0.4 투여가 안전하게 혈장 대체 용액으로 사용되었다는 연구보고 외에도,[24] 이 보다 훨씬 많은 양인 일일 최대 50 ml/kg/day의 HES 130/0.4 (Voluven™) 사용이 미국 식품의약청 의해 허가된 점을 고려한다면, 그간 임상에서 HES를 세대간 구분 없이 제한된 투여량을 적용해 왔던 치료 방침에 재고가 필요하다. 투여 허용량이 증가되면 그 만큼 임상 의사들이 더욱 여유를 가지고 교질액을 투여할 수 있을 것이라고 생각한다. 생리식염수가 과량 투여되면 과염소성 산증(hyperchloremic acisosis)이 유발되는 점, 하트만 용액 투여가 생리식염수를 투여할 때보다 과응고 성향을 보인다는 점,[25] 그리고 Ca^{2+}이 0.4 mmol/l 미만으로 감소시 저칼슘혈증에 의한 응고기전 저하가 나타난다는 점[26] 등이 교질액 선택에 있어서도 고려 되어야 하겠다. 생리식염수를 기본으로 만들어진 HES가 상당량 투여되면 과염소성 산증(hyperchloride acidosis)이 발생하고, Cl^- 과부하에 의한 신장 혈관 수축과 신장의 사구체여과율의 저하가 유발되고, Na^+ 부하에 의해 혈관내 및 세포외액의 삼투압을 증가시키므로, 자칫하면 대사성 산증과 신경세포 수축에 의한 심각한 신경 손상을 초래할 수 있다. 특히 tri-hydroxymethyl aminomethane (THAM, tromethamol)이 국내에 도입되지 않았으므로 대사성 산증의 치료에 $NaHCO_3$에 거의 전적으로 의존하는 국내 경우에는 생리식염수를 기본으로 한 HES의 과량 사용 시 고나트륨

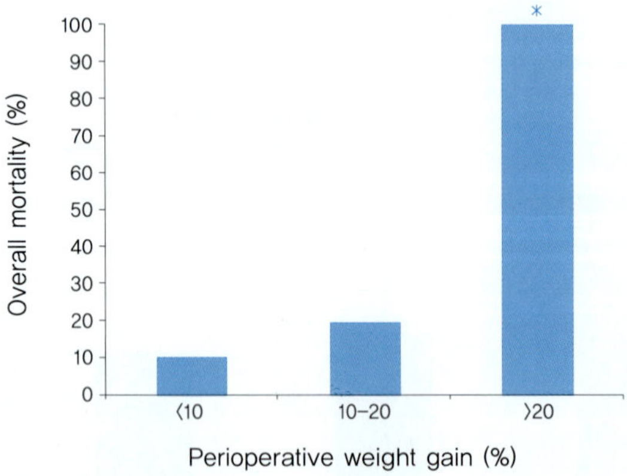

그림 20-6 주술기 체중 증가와 사망률

주술기 체중증가와 사망률의 관계를 나타낸다. 체중 증가가 20% 이상인 환자는 한 명도 생존하지 못했다. *: 체중증가 10% 미만과 비교에서 $P < 0.05$

혈증 발생에 특히 주의를 요한다. 특히 저혈량증과 대사성 손상이 동반된 혈역학적으로 불안정한 환자의 치료를 위해 다량의 생리식염수 조성 HES와 $NaHCO_3$ 투여가 동시에 요구될 때는 고나트륨혈증에 의한 뇌신경계 손상의 발생에 특히 주의를 요한다. 이런 경우에는 과염소성 산증과 고나트륨혈증을 피할 수 있도록 Lactate Ringers 용액을 바탕으로 한 HES의 우선 사용이 고려되어야 한다.

최근에는 3세대 HES 130/0.4 제제 중에서도 나트륨과 염소 함량이 작은 다양한 균형(balanced preparation) HES (TetraspanTM, B. Braun, Volulyte TM, Fresenius-Kabi)가 도입되고 있다. 한편으로 혈중 Ca^{2+} 0.4 mmol/L 미만이 되면 혈액 응고 기능에 이상이 생긴다는 보고를 바탕으로 Ca^{2+}이 소모되는 특정 상태(대량의 저장혈 수혈)가 동반된 상태라면 Ca^{2+}이 함유된 HES의 선택 또한 고려되어야 하겠다.

특히 주술기 수액 과다 투여에 따른 체중 증가가 흔하게 나타나는데 수술 후 20% 이상의 체중 증가가 심각한 사망률 증가를 초래한다는 점을 고려하면서(그림 20-6)[27] 방만한 수액 투여나 부적절한 수액제 선택에 대한 재고가 필요하겠다.

2. 이뇨제(Diuretics)

이뇨제는 나트륨과 수분의 재흡수를 감소시켜 요량을 증가시킨다.

이뇨제의 주요 작용부위는 신단위(nephron)에서 세뇨관(renal tubule)안의 관세포막(luminal cell membrane)이지만, 작용하는 위치에 따라 다양하게 분류되어 크게 1) 삼투성 이뇨제(osmotic diuretics), 2) 고리(loop) 이뇨제, 3) thiazide 계 이뇨제, 4) 칼륨 보존(potassium-sparing) 이뇨제로 나눌 수 있다. 이뇨제는 신장 피질 혈관 확장(dopaminergic agents, loop 이뇨제), 세뇨관 폐쇄 예방(삼투압성, loop 이뇨제), 방사성 혈관수축 반응의 억제(dopaminergic 제제, atrial natriuretic peptide), 세뇨관 산소 소모의 감소(dopaminergic agents, loop 이뇨제)와 같은 여러 경로를 통한 효과를 나타낸다. 신장 수질(medulla)의 thick ascending loop of Henle (TAL)에 있는 Na^+ 펌프의 활성을 억제함으로써 이뇨제가 이론적으로 세뇨관의 산소 균형을 유지하여, 허혈이나 신독성 손상에 대한 방어 효과를 나타낸다(그림 20-7).

대부분의 이뇨제는 대부분 혈관내에서 단백 결합하고 나머지 소량의 자유 형태(free drug)만이 여과되어 관내로 들어가고 대부분이 근위관(proximal tubule)의 유기이온펌프(organic anion pump)를 통해 배출되는데, 이는 신기능이 저하된 환자에서 이뇨제의 작용이 잘 나타나지 않는(diuretics resistance) 원인이 된다.

1) 이뇨제 치료

(1) 치료적 치료혈관내용적, 혈역학적 상태, 그리고 신장 관류압의 적정화에도 불구하고 소변량이 감소하거나 핍뇨가 발생하게 되면 이뇨제의 적응증이 된다. 저혈량증이거나 저혈압에서 단지 소변을 만드는 경우는 단시간 내에 소변을 만들어낼 수 있지만

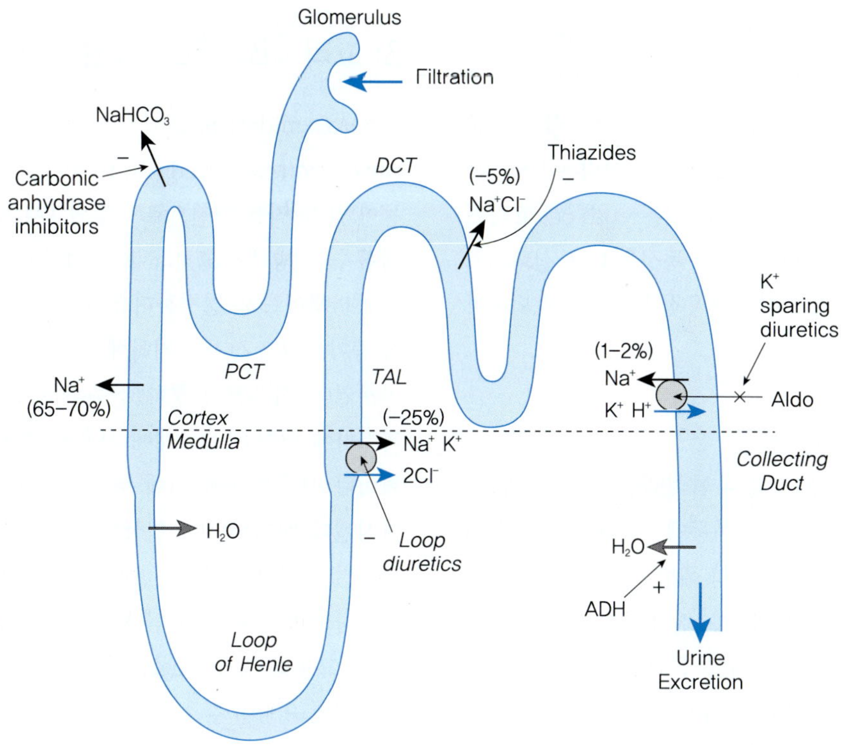

그림 20-7 이뇨제의 작용 부위

PCT: proximal collecting tubule, DCT: distal collecting tubule, TAL: thick ascending loop

용적 결손과 신손상 위험도를 더욱 증가시킨다.

(2) 예방적 이뇨제 치료는 신장 손상 위험이 고조되는 대동맥 결손, 심폐바이패스 가동, 이식과 같은 상황에서 사용된다. 횡문근융해(rhabdomyolysis), 혈관내 용혈, 황달과 같은 pigment 신장병증(nephropathy)에도 사용된다.

2) Mannitol

대표적인 삼투압성 이뇨제로서 다년간 사용되어 왔다. 투여되면 대사되지 않고 혈관 내 용적을 증가시키고 삼투성 이뇨를 유발한다. 사구체에서 여과되며 근위 세뇨관에서 재흡수되지 않지만 근위 세뇨관에서 수분 재흡수를 제한시켜 수분을 배출시키는 것이 주된 작용이다. 고용량을 사용하면 Na^+, K^+와 같은 전해질의 배출도 증가시킨다. 신장내 재흡수에는 영향을 거의 미치지 않지만, 신혈류를 증가시키고, 신수질의 높아진 삼투압을 낮추므로 신장의 농축능력을 약화시킨다. 신장보호작용은 몇 가지 기전에 의해 일어나는데, 직접적인 혈역학 효과(전부하와 심박출량 증가), ANP와 신장내 prostaglandins 분비, 관 폐쇄 예방, 관류 손상의 둔화 (자유라디칼 청소, 허혈후 부종 방지, 무 혈류 현상)를 포함한다. 이들의 효과를 극대화하기 위해서는 신장이 손상 위험에 처했을 때 이뇨제를 투여하는 것이다.[1]

고위험 환자에서 mannitol (6.25~12.5 g) 을 대동맥겸자와 같은 특정 시술 15분 전에 투여하고 매 4~6 시간마다 반복한다. 다시 말하면 10% mannitol을 시간당 50 mL 속도로 투여될 수 있다. 하지만 급격한 용적 팽창으로 인한 폐부종과 고삼투압증후군(hyperosmolar syndrome, 혈장 삼투압 〉 320 mOsm/kg)을 방지하려면, 24시간 투여량은 1.5 g/kg으로 제한되어야 한다. Mannitol은 wash-out 효과에 의해 신장을 보호하지만 신장 독성을 더욱 심화시키는 탈수를 막기 위해 적절한 용적 부하가 추가되어야 한다.

(1) Mannitol의 적응증

① 광범위 외상, 주요 용혈 반응, 횡문근융해, 심한 황달, 심장 또는 대동맥수술과 같은 고위험 환자의 급성 신부전의 예방 시 사용하는데, 신독성 물질을 희석한다. 신세뇨관 침전 및 폐쇄를 예방하고 신혈류를 유지하며 세포 부종의 감소와 세포 형태 유지에 기여한다.

② 급성 무뇨증의 평가에 이용된다: 저혈량증일 때 mannitol에 의해 요량이 증가하지만 급성 사구체염이나 세뇨관 손상 환자에서는 요량 증대가 나타나지 않는다.

③ 핍뇨성 신부전을 비핍뇨성 신부전 상태로 변환하는데 효과가 있다고 하나 논란의 여지가 있다.

④ 두개내압증가와 뇌부종을 감소시키기 위해 사용한다.

⑤ 수술 중 안압의 감소를 위해 사용된다.

(2) 부작용

수분이 세포 안에서 밖으로 빠르게 이동하여 혈장과 세포외 삼투압이 갑자기 증가하고 일시적인 혈관내 용적의 증가, 심장 과부하, 폐부종 등이 동반될 수 있다. 또한 이뇨 작용 후 적절한 수액과 전해질 보충이 뒤따르지 않으면 오히려 저혈량증, 저나트륨증, 고칼륨혈증, 혈색소희석 등이 발생할 수 있다.

3) 고리 이뇨제(Loop diuretics)

Furosemide(Lasix™), bumetanide(Bumex™), ethacrynic acid(Edecrin™), torsemide(Demadex™) 등이 있다. 작용 기전으로 수질의 TAL에서 Na^+와 Cl^- 재흡수를 방해하고 Na^+-K^+-$2Cl^-$ luminal carrier protein에서 Cl^-와 경쟁하며 urinary Ca^{2+} 와 Mg^{2+} 배출을 증가시키고 신기능 저하에도 불구하고 이뇨를 증가시킨다. 심부전, 간경화, 신증후군, 신부전, 나트륨 과부하에 의한 부종상태에 사용될 수 있다. 신장허혈이나 신독성 노출 전에 투여되면 신장 기능을 둔화시킨다, 하지만 실제 임상에서 신기능 보호효과를 얻으려면 18시간 정도가 소요된다.[2] 정맥내 투여 시 신속하게 심장과 폐의 임상 증상을 개선시킬 수 있는데, 고용량 (2~10 mg)의 furosemide가 정맥내로 투여되면 요량이 감소한 신부전에서 요량을 증가시킬 수 있다고 한다.[3] 하지만 투석 받는 환자에서 고용량 furosemide는 사망률 개선 없이 영구적인 청각장애를 유발한다는 보고도 있다.[4,5] 반면 저용량 furosemide 요법은 수액 투여, mannitol 투여와 병합하여 사용하면 pigment 신장병증(nephropathy)에 효과적이다. 또 고혈압 치료, 급성 핍뇨증의 진단 및 평가에 사용할 수 있는데, 약제에 반응이 적거나 없는 핍뇨의 원인은 저혈량증일 가능성이 높으므로 mannitol의 투여가 더 효과적인 치료일 수 있다는 점을 시사한다. 또한 핍뇨성 신부전에서 요량만을 증가시켜 비핍뇨성 신부전으로 전환시키는데 사용할 수 있으며, 고칼슘혈증의 치료와 저나트륨혈증의 빠른 교정에도 사용 할 수 있다. Ethacrynic acid는 유일하게 sulfonamide 계열이 아니기 때문에 sulfonamide 약제에 과민증이 있는 환자에게 추천된다. Torsemide는 항고혈압 효과도 있다.

(1) 부작용

고용량의 고리 이뇨제 투여는 전신혈관 확장에

의해 저혈압을 유발할 수 있으며, 과도하고 급격한 이뇨작용은 저혈량증에 의한 신손상, Na^+/K^+의 소모, 대사성 알칼리증을 유발할 수 있다. 또 소변내 칼슘 부하 증가에 의해 요석, 신석의 형성, 저칼슘혈증이 생길 수 있고, 장기간 투여 시 저마그네슘혈증이 생길 수 있으며, 고요산증, 일시적 청각소실 등이 동반될 수 있다.

특히 aminoglycoside 항생제 사용시 청각신경 손상을 방지하기 위해서는 furosemide 투여량을 250 mg으로 제한하여야 한다.

4) Thiazide계 이뇨제

Thiazides, chlorthalidone(Thalitone™), quinethazone(Hydromox™), metolazone(Zaroxolyn™), indapamide(Lozol™)가 있고 원위 세뇨관에 작용한다.

작용 기전은 Na^+ 재흡수를 억제하고 관내 Na^+-Cl^- 수송 단백질에서 Cl^-와 경쟁한다. 단독으로 투여하였을 경우, 여과되어 3~5% 정도 Na^+배설을 증가시키는데 이는 집합관에서 보상성 Na^+ 재흡수를 촉진시키기 때문이다.

정상적으로는 Henle씨 고리에서의 Na^+ 재흡수로 두드러지지 않으며 고리이뇨제(loop diuretics)와 함께 쓰일 경우 "high ceiling" 이뇨를 보이는 이유이다. Thiazide계 이뇨제는 또한 원위 세뇨관에서 Ca^{2+} 재흡수를 증가시킨다.

Thiazide계 이뇨제는 고혈압, 나트륨 과부하로 인한 부종, 과칼슘요증, 신장성 요붕증에 사용 할 수 있으며 반드시 경구로 투여한다. 부작용으로는 K^+ 분비를 촉진하여 저칼륨혈증을 유발하고 H^+ 분비를 촉진하여 대사성 염기증을 야기하며 신장의 희석역량 감소로 인해 저나트륨혈증 및 고요산증, 고혈당증, 고지혈증 등을 일으킬 수 있다.

5) 칼륨 보존 이뇨제 (Potassium-sparing diuretics)

칼륨 보존 이뇨제는 약효가 약하며 K^+ 배출을 증가시키지 않으며 경쟁성 혹은 비경쟁성 칼륨 보존 이뇨제로 나뉜다.

경쟁성 칼륨 보존 이뇨제에는 대표적으로 spironolactone (Aldactone™)이 있다. 집합관에서 Na^+ 재흡수를 억제하고 aldosterone의 길항제로 작용하므로, 일차성 혹은 이차성 고알도스테론증에 사용한다. 이차성 고알도스테론증에 동반된 부종이 있는 환자에서 다른 치료에 잘 반응하지 않는 경우에 효과가 있다. 또한 anti-androgenic 약리 작용으로 남성형 털과다증에도 사용한다. 부작용으로는 고칼륨혈증, 대사성산증, 설사, 기면, 운동실조, ataxia, 여성형 유방증, 성기능 장애 등이 있다.

비경쟁성 칼륨 보존 이뇨제로는 tramterene (Dyrenium™), amiloride (Midamor™)등이 있고 작용 기전으로는 집합관 관내막(luminal membrane)의 개방된 나트륨 채널 수를 줄여 Na^+의 재흡수를 방해하고, K^+ 분비를 일으킨다. 고혈압, 울혈성 심부전에 사용할 수 있으며 역시 경구로만 사용하여야 한다.

(1) 부작용

고칼륨혈증, 대사성 산증, 구역, 구토, 설사 등이 있다.

Amiloride는 부작용이 적으나 감각이상, 우울증, 근무력, 복통 등이 발생 가능하고 triamterene는 신장 결석을 유발하며, 신독성 가능성(특히 NSAID와 병용 시)이 있다.

6) Dopamine 작용제 (Dopamine agonist)

Dopamine 수용체는 DA1과 DA2로 세분되는데,

DA1수용체 자극은 신혈관 확장과 근위 세뇨관에서 능동적 Na^+ 운반을 방해하여, 이뇨와 나트륨뇨증(natriuresis)를 초래한다. 접합전막(presynaptic) DA2 수용체 자극은 norepinephrine 분비를 억제하고 말초 혈관확장을 촉진하지만, DA1 수용체를 통한 신혈류 증가 효과는 확실치 않다. Dopamine은 비선택적 DA_1 과 DA_2 수용체 작용제인데, 이는 왜 dopamine이 fenoldopam보다 신혈류 증진 효과가 미약한지를 설명해 주는 부분이다. Dopexamine은 비선택적 dopamine 작용제로 약효가 dopamine의1/3 수준이다. 강력한 β_2 효과에 의해 울혈성 심부전의 치료에 효과적이다. Haloperidol, chlorpromazine, 그리고 metoclopramide는 비선택적 dopamine 수용체 길항제이다.

불분명한 임상적 증거에도 불구하고[6] 저용량 dopamine 요법(0.5~3.0 μg/kg/min)은 여전히 광범위하게 사용된다. 혈중 dopamine 농도가 개인에 따라 10배 까지 차이가 나고,[7] 많은 경우에서 dopamine이 심박출량 증가, 신기능 증가 그리고 관류압 증가를 통해 신장에 이롭게 작용하기 때문인 것으로 여겨진다.[8,9] Dopamine은 aminoglycosides의 신배설을 촉진하고 경구 cyclosporin A에 의한 신혈류 감소를 역전시키며 recombinant interleukin-2 therapy에 의한 신손상을 방지한다.[10] 그러나 많은 다른 상황에서 이러한 긍정적 효과가 발생함을 뒷받침해 주는 자료는 여전히 부족한 실정이다. 패혈증에서 저용량 dopamine과 norepinephrine의 동반 사용이 신혈류를 증가시키고 사구체 여과율을 보상해 준다는 연구가 있지만[11] 또 이러한 효과가 패혈성 쇼크에서는 별로 기대되지 않는다는 보고도 있다.[12]

Furosemide처럼, dopamine도 핍뇨 발생 24시간 이내에 투여되어야 효과적이다. 저용량 dopamine이 만성 신기능저하 환자에서 요량을 증가시키지만, 무엇이 일정수준 이상인지 사구체여과율에 미치는 영향은 미미하다.[13] 저용량 dopamine의 예방적 사용은 부정맥 발생가능성 때문에 제한되어야 한다.[14]

7) Fenoldopam

Fenoldopam은 dopamine 유사체로서 dopamine 기본 구조에 phenol group이 부착된 구조이며 역가가 dopamine보다 10~100배 정도 더 크다. 최초의 DA_1 수용체 선택성 작용제로 정주시 신속하게 효과가 발현되고 사라지는데, 제거 반감기가 10분이다. 정주 용량 0.03~0.3 μg/kg/min의 범위 내에서 용량 의존성 신혈류 증가가 일어난다.

Sodium nitroprusside처럼 항진된 고혈압의 치료에 유용하며 요량, Na 배설, creatinine 청소율을 극적으로 증가시킨다고 밝혀졌다. 1998년 미국에서 고혈압의 단기치료로 사용이 허가되었지만, 비용이 비싸서 광범위하게 사용되지는 못하고 있다. 대신 저용량(0.01~0.03 μg/kg/min) fenoldopam이 신장 보호효과와 이뇨효과 목적으로 각광받고 있으며 이 용량 범위에서는 혈압 감소가 거의 없다고 한다. 장점은 dopamine성 약리효과의 강도가 높고 부정맥이 동반되지 않으며 말초정맥으로 쉽게 투여될 수 있다는 점이다.

8) 심방이뇨단백 (Atrial natriuretic peptide)

심방이뇨단백은 내인성 신장 보호 호르몬이자 이뇨제이며, 저혈량증일 때 발생하여 염분과 수분을 축적하는 혈관수축반응과 고혈량증일 때 염분과 수분을 배출하는 혈관확장반응의 균형을 조절하는 중요 요소이다. 심방이 늘어남에 따라 심방의 심근세포에서 분비되어 점진적으로 중심정맥압을 증가시킨다. 신장에서의 효과는 cGMP에 의해 매개되며, 구심성 세동맥 확장을 통해 사구체 여과를 증가시킨다. 여러 기전을 통해 교감신경-부신, RAA 기구 그리고 arginin vasopressin에 반대로 작용하여, 신혈관 확장, 이뇨, 그리고 전해질 배설(saliuresis)을 유발한다.

9) Carbonic anhydrase inhibitor

이뇨제로 쓰이는 acetazolamide는 녹내장, 간질, 뇌압상승, 고산병 치료에 쓰인다. 근위 세뇨관에서 NaCl과 bicarbonate의 재흡수를 감소시킴으로써 경한 이뇨제 역할을 한다. 그러나 하위 세뇨관에서 나트륨 손실을 일부 보상하고, bicarbonate가 요로 배설됨에 따른 대사성 산증으로 효과가 더욱 감소한다. Methazolaminede는 더 작용시간이 길어서 부작용이 더 많이 동반된다.

Reference

| 교질액(colloid) |

1. Prough DS, Johnston WE: Fluid resuscitation in septic shock: no solution yet. Anesthesia & Analgesia 1989; 69: 699-704.
2. Davidson I: Fluid resuscitation of shock: current controversies.Critical Care Medicine 1989; 17: 1078-80.
3. Stockwell MA, Scott A, Day A, Riley B, Soni N: Colloid solutions in the critically ill. Anaesthesia 1992; 47: 3-9.
4. Beards SC, Watt T, Edwards JD, Nightingale P, Farragher EB: Comparison of the hemodynamic and oxygen transport responses to modified fluid gelatin and hetastarch in critically ill patients: a prospective, randomized trial. Critical Care Medicine 1994; 22: 600-5.
5. Zornow MH, Prough DS: Fluid management in patients with traumatic brain injury. New Horizons 1995: 3: 488-98.
6. Edwards JD: A new debate: colloid versus colloid? In: Vincent JL, ed. Yearbook of Intensive Care and Emergency Medicine. Berlin Heidelberg New York: Sprinegr, 1994; 152-64.
7. Mythen MG, Webb AR: The role of gut mucosal hypoperfusion in the pathogenesis of post-operative organ dysfunction. Intensive Care Medicine 1994: 20: 203-9.
8. Shoemaker WC, Appel PL, Kram HB: Prospective trial of supranormal values of survivors as therapeutic goals in high-risk surgical patients. Chest 1988: 94: 1176-86.
9. London MJ, Ho SJ, Triedman JK, Verrier ED, Levin J, Merrick SH, Hanley FL, Browner WS, Mangano DT: A randomized clinical trial of 10% pentastarch (low molecular weight hydroxyethyl starch) versus 5% albumin for plasma volume expansion after cardiac operations. Journal of Thoracic and Cardiovascular Surgery 1989; 97: 785-97.
10. Kreimeier U, Peter K: Strategies of volume therapy in sepsis and systemic inflammatory response syndrome. Kidney International 1998; 53: 75-9.
11. Nearman HS, Herman ML: Toxic effects of colloids in the intensive care unit. Critical Care Medicine 1991; 7: 713-23.
12. Watkins J: Reactions to gelatin plasma expanders. Lancet 1994; 344: 328-9.
13. Jacob M, Bruegger D, Rehm M, Stoeckelhuber M, Welsch U, Conzen P, Becker BF: The endothelial glycocalyx affords compatibility of Starling's principle and high cardiac interstitial albumin levels. Cardiovasc Res 2007; 73: 575-86.
14. Jacob M, Bruegger D, Rehm M, Welsch U, Conzen P, Becker BF: Contrasting effects of colloid and crystalloid resuscitation fluids on cardiac vascular permeability. Anesthesiology 2006; 104: 1223-31.
15. Holte K, Kehlet H: Fluid therapy and surgical outcomes in elective surgery: a need for reassessment in fast-track surgery. J Am Coll Surg 2006; 202: 971-89.
16. Chappell D, Jacob M, Hofmann-Kiefer K, Conzen P, Rehm M: A rational approach to perioperative fluid management. Anesthesiology 2008; 109: 723-40.
17. Chappell D, Jacob M, Hofmann-Kiefer K, Bruegger D, Rehm M, Conzen P, Welsch U, Becker BF: Hydrocortisone preserves the vascular barrier by protecting the endothelial glycocalyx. Anesthesiology 2007; 107: 776-84.
18. Wagner BK, D' Amelio LF: Pharmacologic and clinical considerations in selecting crystalloid, colloidal, and oxygen-carrying resuscitation fluids. Part 1. Clinical Pharmacology 1993; 12:

335-46.

19. de Jonge E, Levi M, Berends F, van der Ende AE, ten cate JW, Stoutenbeek CP: Impaired haemostasis by intravenous administration of a gelatin-based plasma expander in human subjects. Thrombosis Haemostasis 1998; 79: 286-90.
20. Strauss RG: Review of the effects of hydroxyethyl starch on the blood coagulation system. Transfusion 1981; 21: 299-309.
21. Treib J, Haass A, Pindur G, Grauer MT, Wenzel E, Schimrigk K: All medium starches are not the same: influence of hydroxyethyl substitution of hydroxyethyl starch on plasma volume, hemorrheologic conditions, and coagulation. Transfusion 1996; 36: 450-5.
22. Treib J, Haass A, Pindur G: Coagulation disorders caused by hydroxyethyl starch. Thrombosis Haemostasis 1997; 78: 974-83.
23. Boldt J, Müller M, Mentges D, Papsdorf M, Hempelmann G: Volume therapy in the critically ill: is there a difference? Intensive Care Medicine 1998; 24: 28-36.
24. Haisch G, Boldt J, Krebs C, Kumle B, Suttner S, Schulz A: The influence of intravascular volume therapy with a new hydroxyethyl starch preparation (6% HES 130/0.4) on coagulation in patients undergoing major abdominal surgery. Anesth Analg 2001; 92: 565-71.
25. Kiraly LN, Differding JA, Enomoto TM, Sawai RS, Muller PJ, et al.: Resuscitation with normal saline (NS) vs. lactated ringers (LR) modulates hypercoagulability and leads to increased blood loss in an uncontrolled hemorrhagic shock swine model. J Trauma 2006; 61: 57-65.
26. James MF, Roche AM: Dose-response relationship between plasma ionized calcium concentration and thrombelastography. J Cardiothorac Vasc Anesth 2004; 18: 581-6.
27. Lowell JA, Schifferdecker C, Driscoll DF, Benotti PN, Bistrian BR: Postoperative fluid overload: not a benign problem Crit Care Med 1990; 18: 728-33.

| 이뇨제(diuretics) |

1. Behnia R, Koushanpour E, Brunner EA: Effects of hyperosmotic mannitol infusion on hemodynamics of dog kidney. Anesth Analg 1996; 82: 902-8.
2. Brezis M, Rosen S, Silva P, et al.: Transport activity modifies thick ascending limb damage in the isolated perfused kidney. Kidney Int 1984; 25: 65-72.
3. Anderson R, Linas S, Berns A, et al.: Nonoliguric acute renal failure. N Engl J Med 1977; 296: 1134-7.
4. Brown C, Ogg C, Cameron J: High dose furosemide in acute renal failure: A controlled trial. Clin Nephrol 1981; 15: 90-6,
5. Kleinknecht D, Ganeval D, Gonzalez-Duque LA, Fermanian J: Furosemide in acute oliguric renal failure: A controlled trial. Nephron 1976; 17: 51-8.
6. Burton CJ, Tomson CR. Can the use of low-dose dopamine for treatment of acute renal failure be justified? Postgrad Med J 1999; 75: 269-74.
7. MacGregor DA, Smith TE, Prielipp RC, Butterworth JF, James RL, Scuderi PE: Pharmacokinetics of dopamine in healthy male subjects. Anesthesiology 2000; 92: 338?46.
8. Bailey JM: Dopamine: One size does not fit all. Anesthesiology 2000; 92: 303-5.
9. Davis RF, Lappas DG, Kirklin JK, Buckley MJ, Lowenstein E: Acute oliguria after cardiopulmonary bypass: Renal functional improvement with low-dose dopamine infusion. Crit Care Med 1982; 10: 852-6.
10. Lokhandwala MF, Amenta F: Anatomical distribution and function of dopamine receptors in the kidney. FASEB J 1991; 5: 3023-30.
11. Schaer GL, Fink MP, Parrillo JE: Norepinephrine alone versus norepinephrine plus low-dose dopamine: Enhanced renal blood flow with combination pressor therapy. Crit Care Med 1985; 13: 492-6.
12. Lherm T, Troche G, Rossignol M, Bordes P, Zazzo JF: Renal effects of low-dose dopamine in patients with sepsis syndrome or septic shock treated with catecholamines. Intensive Care Med 1996; 22: 213-9.
13. Ter Wee P, Smit A, Rosman J, Sluiter WJ, Donker AJ: Effect of intravenous infusion of low-dose dopamine on renal function in normal individuals and in patients with renal disease. Am J Nephrol 1986; 6: 42-6.
14. Chiolero R, Borgeta A, Fisher A: Postoperative arrhythmias and risk factors after open heart surgery. Thorac Cardiovasc Surgeon 1991; 39: 81-4.

21 항구토제

순천향대학교 의과대학 김 순 임

최근 수술과 마취 기술의 발전으로 인해 수술 후 심각한 합병증이 급격히 감소되었고, 이에 반비례하여 환자들은 수술 후 조그만 부작용도 나타나지 않는 안락한 마취 관리를 원하게 되었다. 특히, 수술 후 발생하는 흔한 증상 중에서 통증과 구토증에 대해 환자들의 관심이 증가하였고,[1-2] 이에 따라 통증과 구토증을 예방하기 위한 연구들이 많이 진행되고 있다.

그동안 통증에 대해서는 발생기전과 치료 방법 등에 대한 집중적인 연구로 괄목한 성과가 나타났고, 이러한 성과를 바탕으로 수술 후 통증은 만족할 만한 수준까지 조절할 수 있게 되었다. 그러나 구토증에 대해서는 아직 연구가 미흡하여 발생기전도 명확히 알려져 있지 않고, 이에 대한 예방과 치료 방법도 만족스럽지 못한 상태다. 따라서 수술 후 구토증에 대한 치료가 적절히 시행되고 있지 않기 때문에, 환자에 따라서는 통증보다는 구토증이 더 견디기 힘든 증상이 되었고, 필요하다면 추가 비용을 부담하고라도 구토증을 예방하고 싶다는 환자들도 많이 있다.[3-4]

최소 침습 수술 방법의 확대, 마취제 및 마취방법의 발달에도 불구하고 수술 후 발생하는 구역과 구토(Postoperative Nausea and Vomiting, PONV)의 발생빈도는 아직까지 20~30%로 나타나며, 심한 경우에는 80% 이상까지 나타나기도 한다. 그리고 치료에도 잘 반응하지 않는 심한 경우는 0.1%에서 나타난다.[5-6]

PONV는 생명에 위협적이지는 않지만 괴롭고 상당히 불쾌한 증상으로, 환자에게 정신적 육체적으로 고통을 주고, 그 증상을 경험한 이후에는 수술에 대해 공포심과 혐오증을 일으키는 정신적 후유증까지 초래할 수 있다. 드물게는 심한 구토증은 식도파열, 수술상처부위의 파열, 안압증가, 뇌압증가, 혈압증가, 피부 판이나 혈관봉합 부위의 파열과 출혈로 인해 수술적인 실패를 초래할 수 있다. 그리고 탈수와 전해질 이상이 오기도 하고 흡인성 폐렴을 발생시켜 심각한 후유증을 가져오기도 한다. 또한 음식물과 약물을 제대로 먹지 못하여 회복이 지연되고 퇴원이 늦어지게 되어 환자에게 경제적 손실과 수술에 대한 만족도를 저하시키는 원인이 되며 특히 외래 수술 환자에서는 퇴원시간이 지연되고, 예정에 없었던 입원을 하게 되기도 한다.[7] 최근 연구에 의하면, 회복실에서 PONV 발생이 없었던 외래 수술 환자들도 집으로 퇴원한 후에 PONV가 나타나는 경우가 많아, 그 발생빈도가 35%~50%가 된다. 게다가 집에서는 적절한 항구토제 치료를 받기 어렵고, 음식물을 먹기도 어려워 정상적인 일상생활과 직장 및 직업으로 복귀가 늦어지고 수술 후 환자의 만족도를 현저하게 감소시키므로,[8-9] 특히 외래 수술 환

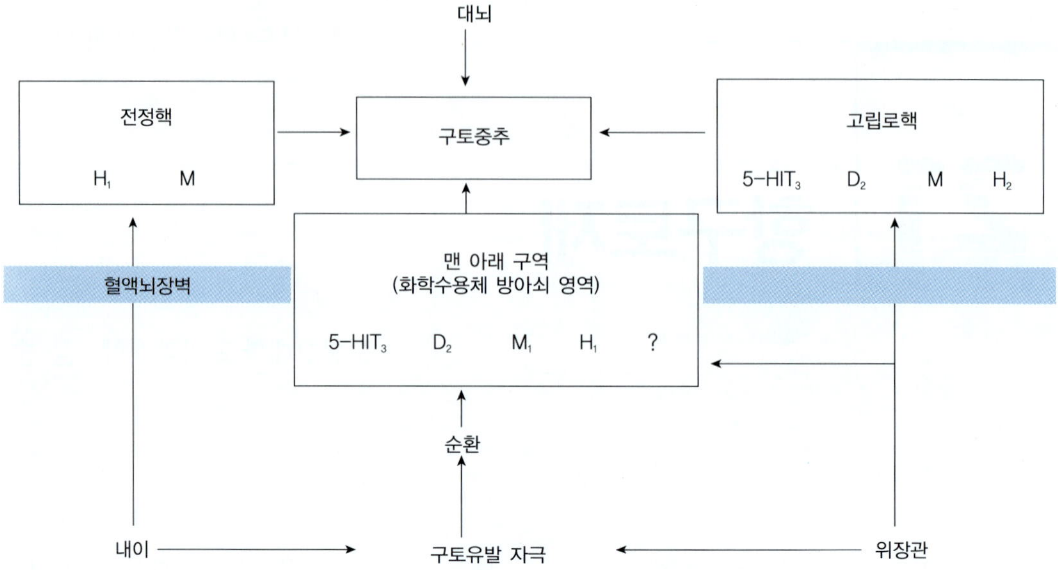

그림 21-1 PONV 병태생리의 모형도

5-HT$_3$, serotonin subtype 3 receptor; D$_2$, dopamine subtype 2 receptor; H$_1$, histamine subtype 1 receptor; M, muscarinic cholinergic receptor.

자에서는 PONV가 "big, little problem"이 아닌 "big, big problem"이 된 형상이다.[10]

따라서 수술 후 환자의 순조로운 회복을 위하여 PONV 예방과 치료가 중요하다.

1. PONV의 생리

구토증의 주 기능은 섭취한 독을 몸 밖으로 배출하기 위한 자연적인 방어 기전으로서, 모양, 냄새, 맛으로도 알아채지 못하고 인간이 부주의하게 독을 삼켰을 경우 빠른 시간 내에 독을 몸 밖으로 뱉어 내어 생명을 보호하려는 것이다.[7] 이와 같이 구토증은 원래 몸에 유익한 방어 작용이지만 임상마취에서 나타나는 PONV는 고통스럽고 불쾌한 증상으로 예방과 치료가 필요하다. 구토증을 일으키는 정확한 기전은 아직 확실히 밝혀져 있지는 않으나 다음과 같이 유해한 자극을 감지하는 다양한 경로를 거쳐 발생한다(그림 21-1).[11] 이 중 가장 중요한 기관은 위장관으로서, 이곳에서 감지한 자극들은 주로 미주신경을 통하여 직접적 또는 간접적으로 구토중추를 자극하게 된다. 화학 수용체 방아쇠 영역(chemoreceptor trigger zone)은 맨아래구역(area postrema)내 위치하며 혈뇌장벽의 결여로 혈액내 물질이 쉽게 투과될 수 있어 혈액 내 구토유발 물질들이 이곳에서 구토반사를 유발한다. 맨아래구역 바로 밑에 위치하는 고립로핵(solitary tract nucleus)은 인두 및 위장관으로부터 자극을 받고, 전정기관은 주로 움직이는 자극에 의해, 그리고 역겨운 냄새, 맛, 장면 등은 대뇌 반응으로 구토반사에 중요한 역할을 담당한다. 이와 같은 다양한 경로를 통하여 들어온 구토자극들은 연수의 가쪽그물체(lateral reticular formation)에 위치한 구토중추를 자극하여 구토를 일으키게 한다(그림 21-2). 이때 호흡기, 위장관, 복근간의 조정, 그리고 자율신경과 체신경간의 조정을 통하여 구토가 발생하게 된다.[7,11]

PONV에 관여하는 수용체로는 dopamine (D$_2$ receptor), acetylcholine (muscaric receptor),

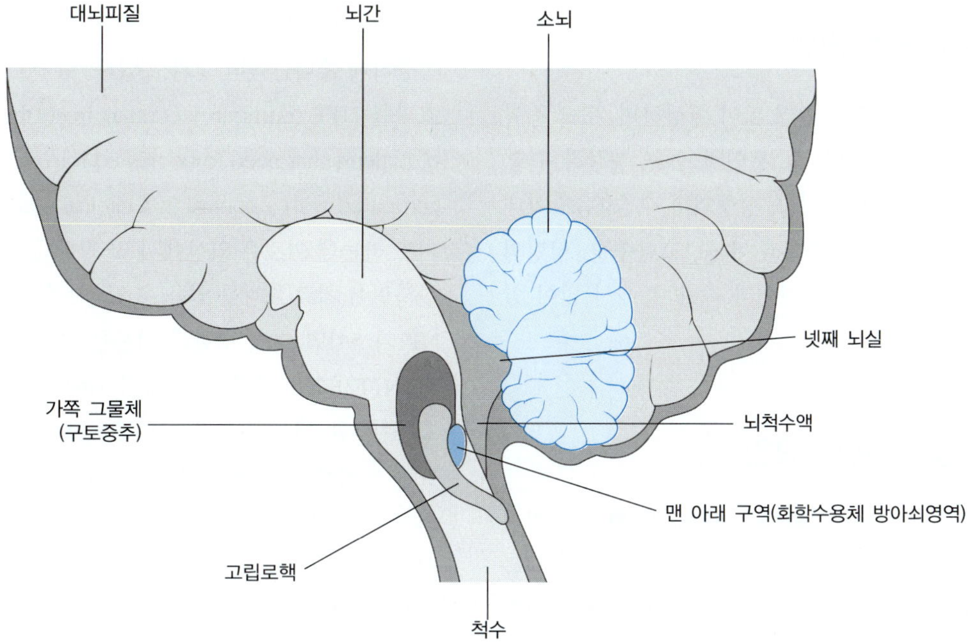

그림 21-2 구토증과 연관된 뇌 구조들

histamine (H_1 receptor), serotonin (5-HT_3 receptor), opioid, neurokinin 1 (NK-1) 수용체 등이 있다. Serotonin은 위장관, 화학수용체 방아쇠 영역, 고립로핵에서 중요한 역할을 하며, dopamine, acetylcholine, histamine, NK-1은 화학수용체 방아쇠 영역과 고립로핵에서 중요한 역할을 한다. 전정핵에는 acetylcholine, histamine이 관여하며, 이로 말미암아 멀미에는 항히스타민제나 항 무스카린 제제를 사용하면 효과가 좋은 이유이다. 그러나 뇌간 내 구토증을 일으키는 아편유사제 수용체 아형의 역할에 관해서는 아직 확실히 밝혀져 있지 않다.[11-12)]

2. PONV의 유발 위험 요인

PONV는 발생기전이 아직도 밝혀져 있지 않고, 관여하는 수용체도 다양하고, 일으키는 원인도 많다. 그러므로 PONV를 완벽하게 예방하거나 치료할 수 있는 방법은 없다고 하겠다. 따라서 임상에서는 PONV를 잘 일으키는 유발인자들을 찾아내고, 이를 근거로 한 적절한 마취 관리가 PONV의 예방 및 치료에 도움이 될 수 있다. 유발 위험 요인은 다음과 같다.

1) 환자 관련 요인

여성이 남성에 비해 2~3배 더 많이 발생 하며, 수술 후 구토증이나 차멀미 전력이 있는 환자, 비흡연자에서 많이 발생 한다. 연령은 젊을수록, 또한 위 배출이 연장되어 있는 환자(장폐색증, 위마비 등)에서 많이 발생 한다.[5,13)]

2) 마취 관련 요인

전신마취에서 더 많이 발생한다. 흡입마취제, 아산화질소, 아편유사제(fentanyl, alfentanil, morphine) 사용이 PONV 발생을 증가 시킨다.[14-16)]

3) 수술 관련 요인

수술 시간이 길수록 더 많이 발생하며, 수술 종류에 따라 차이가 많다. 즉, 부인과 수술, 복강경 수술, 복강내 수술, 유방절제술, 성형외과 수술 (유방확대술), 사시수술, 이비인후과 수술, 고환수술, 정형외과 수술(어깨수술), 신경외과 수술 등에서 많이 발생한다.[17]

4) 수술 후 관련 요인

통증조절을 위한 아편유사제 사용, 환자가 걷거나 이송할 때의 움직임(moving), 음료수나 음식물 섭취에 의해 PONV 발생이 증가된다. 구역을 일으킨 환자의 38%에서는 걷거나 이송시의 움직임과 연관이 있었고, 30%는 음료나 음식 섭취와 연관이 있었고, 10%는 진통제 투여와 관련이 있었다.[18] 아편유사제가 구토를 일으키는 기전은 화학 수용체 유발영역에 직접적으로 작용하거나, 전정기관의 민감도를 증가시켜 화학 수용체 유발영역에 간접적으로 작용하며, 그리고 위-창자 운동성을 감소시켜 위 배출 시간을 지연시키고 식도역류 가능성을 증가시켜 구토를 일으킨다.[19]

3. 항구토제

1) Dopamine 수용체 길항제

(1) Droperidol

마취과 영역에서 흔하게 사용하였던 Butyrophenone 유도체로서, PONV에 가장 효과적이고 대표적인 항구토제로 알려져 있다. 적정용량은 0.625~1.25 mg 이고 소아에게는 20~50 ㎍/kg (maximal 1.25 mg)을 사용한다. 일반적으로 항구토 보다는 항구역 효과가 더 강하다고 알려졌으나, 항구역이 항구토 효과와 동등하게 좋다는 연구결과도 있다. 항구토제의 치료 효과를 NTT (number-needed-to treat; the number of patients that need to be treated for one to benefit compared with a control in a clinical trial)로 표현하기도 하는데 이것은 임상에서 몇 명한테 투여하여야 한사람이 치료 효과를 얻을 수 있는지를 보는 것으로 NTT가 5이면 다섯 명한테 약물을 투여하면 한명에서, NTT가 10이면 열 명한테 투여해서 한명이 투여 효과가 나타나는 것으로서 NTT가 크면 클수록 약물 효과는 적은 것을 의미하며, absolute risk reduction의 역수로 정의된다. Droperidol은 수술 후 24시간 동안 PONV 예방을 위한 NTT는 약 5이고, 소아에서는 NTT가 4이다. 반감기는 3시간으로 비교적 짧으나 수용체에 대한 친화력이 강하여 약효 작용시간은 24시간 지속되며 투여시점은 수술 종료 시 하는 것이 좋다.[20-23]

아편유사제 이용한 자가조절진통(patient-controlled analgesia, PCA) 사용은 오심 구토 발생을 일으키는 위험 요인인데, PCA 사용에 추가 사용이 허가가 나 있는 유일한 약제이다. Morphine PCA 사용 시 병용 투여하면 PONV 예방에 가장 효과적이며 이 때 NTT는 약 3이고, 적절한 droperidol 용량은 morphine 1 mg 당 15~50 ㎍을 사용한다.[23-25] 그러나 심한 진정, 불쾌감, 불안감 및 추체외로 증상 등의 부작용이 발생할 수 있어 수술 후 관찰이 필요하고, 퇴원시간을 지연시켜 외래환자에게 사용하는 것은 적절하지 않다.[20-21] 그러나 이러한 부작용들은 용량의존적으로 일어나므로 저용량(0.625~1.25 mg)을 사용하면 감소된다.[26]

Droperidol이 강력한 항구토제이지만, 2002년 FDA에서 droperidol이 QTc interval 연장과 치명적인 부정맥 발생과 연관이 있다고 하여 droperidol을 첫번째 치료제로 사용하지 말고, 투여 시에는 심전도 감시 하에 사용하도록 권고하였다. 그러나 이 경고가 30년 동안에 발생한 단 10례에 의해 이루어졌고, 이들 용량도 PONV 예방에 사용하는 1.25 mg 용량보다 많은 고용량(2.5 mg 이상)을 사용한 점으로, FDA 'black box' 경고가 원인과 결과에 대한 증거가 미약하여 많은 마취과 전문가들이 FDA 결정에 의혹과 반론을 제기하고 있는 실정이다.[27-29] 만약 FDA 'black box' 경고가 없었다면 PONV 예방을 위한 첫 번째 추천약이 될 수 있으며 최근 유럽에서는 PONV 예방과 치료, 수술 후 PCA 사용 시 발생하는 오심 구토 예방을 위해 허가를 다시 받고 있는 실정이다.[23-24]

(2) Haloperidol

소량으로 사용하면 항구토작용이 있어 Droperidol 대용으로 연구들을 하였다. 0.5~2 mg IM 또는 IV 사용시 NTT가 4 내지 6으로 PONV를 효과적으로 예방한다. 이 농도에서 진정, 부정맥 등이 발생하지 않으며, haloperidol을 투여한 806명 환자 중에서 추체외로 증상은 4 mg을 투여한 한명 (0.1%)에서 발생하였다. 적절한 투여 시점은 아직 보고가 없다. Haloperidol 약 라벨에 QTc interval 연장 위험이 있어 첫 번째 약물로 추천하지 않는다고 적혀 있으나 droperidol 'black box' 경고가 해제되지 않으면 droperidol 대용으로 사용하게 될 것이다.[23,30]

(3) Metochlopramide

40년간 항구토제로 널리 사용되어 왔으나 항구토작용의 효능과 부작용에 대한 용량-반응에 대한 증거가 아직 없다. 따라서 현재 PONV 예방으로 사용하고 있는 용량 10 mg은 적절한 항구토 효과가 없으며, 부작용도 낮게 나타난다. 항암제 치료 시에는 PONV 예방보다 50배 많은 고용량을 사용하여 효과적인 항구토 효과를 나타내면서 심각한 부작용 발생이 적은 점으로 보아 10 mg은 너무 적은 용량으로 생각된다. 앞으로 부작용이 발생이 낮으면서 항구토 효과를 나타내는 최소 농도인 적정 농도를 찾기 위한 연구가 필요하다. 작용기진은 다음과 같은 세 가지 작용에 의해 나타낸다. 주요작용은 중추적으로 dopamine 수용체에 길항 작용에 의하며, 5-HT_3 수용체에도 중추적 및 말초적으로 작용(dose-dependent action)한다. 그리고 말초적으로 5-HT_4 수용체에 작용하여 장운동을 촉진시키고 위배출을 빠르게하여 항구토 작용을 나타낸다. 부작용은 dopamine 수용체 길항작용에 의해 진정과 추체외로 증상이 발생할 수 있으며, 작용기간이 짧아 재투여가 필요하다. PONV 예방을 위한 임상 용량으로 10 mg이 추천되고 있으나 항구토 작용이 효과적이지 않은 것으로 알려져 있고, 이 용량으로는 metochlopramide를 항구토제라고 할 수가 없다.[31] 그러나 20 mg을 수술 종료시 투여하여 ondansetron 8 mg 투여와 비슷한 PONV 예방 효과를 나타냈다는 연구보고도 있다.[32] 따라서 용량 반응에 의한 적정 농도를 구하기 전까지는 다른 항구토제와 효능을 비교하기 위해 metoclopramide 10 mg을 활성 대조 약제로 사용하는 것은 적절하지 않다.

2) The 5-hydroxytryptamine (5-HT_3) 수용체 길항제

5-HT_3 수용체 길항제는 중추적으로 화학수용체 방아쇠 영역과 말초적으로는 위장계 미주신경에 있는 5-HT_3 수용체에 작용하여 항구토 작용을 일으킨다. Ondansetron은 PONV에 droperidol 만큼 효과적이면서 droperidol의 부작용인 진정, 불쾌감 및 추체외로 증상 등이 발생하지 않는 장점으로 PONV 예방과 치료에 널리 사용되고 있으며 항구역 효과보다는 항구토 효과가 더 좋다. 추천 예방용량은 4 mg이며 수술 후 24시간동안 구토 예방을 위한 NTT는 6, 구역 예방을 위한 NTT는 약 7이다.[23] 구역 예방을 위해서는 ondansetron 4 mg보다 8 mg이 더 효

과적이어서 적정용량으로 8 mg으로 보는 것이 더 적절하다는 보고도 있다.[33] 투여 시기는 수술 종료 시 투여하는 것이 더 나은 것으로 보고되었다.[34-35) Ondansetron를 비롯하여 dolasetron, granisetron, tropisetron, ramosetron 등이 있으며, 이 중 ondansetron이 항암제 유도 구토증이나 PONV에 쓰이는 제1세대 약제로서 연구가 가장 많이 되었고, ondansetron이 PONV 예방에 효과적인 것으로 많은 논문에서 보고하였다.[36-39] 그리고 5-HT_3 수용체 길항제들의 PONV 예방 효능과 안전성에는 차이가 없는 것으로 알려져 있고, 다만 약역학, 약동학적 차이가 있으므로, 적정용량과 작용기간을 감안한 투여 방법을 고려하여야 한다. PONV 예방하는데 필요한 용량은 ondansetron 4 mg, dolasetron 12.5 mg, tropisetron 2 mg, granisetron 0.35~1.5 mg, ramosetron 0.3 mg으로 알려져 있다.[40] 부작용은 두통, 변비, 일시적인 간 효소치의 증가 등이 발생할 수 있다. 그러나 다른 항구토제에 비해 부작용이 적은 편으로 외래수술 환자에서 가장 사용하기가 적절한 항구토제다.[41] 그리고 ondansetron은 항구토 작용이 강한 반면 droperidol은 항구역 작용이 강한 점, ondansetron은 부작용으로 두통 발생이 있는 반면에 droperidol은 수술 후 두통에 대한 보호작용이 있는 점으로 droperidol과 ondansetron을 병용 투여를 하면 PONV 예방에 더 효과적인 것으로 알려졌다.[20]

Palonesetron은 새로운 2세대 5-HT_3 수용체 길항제로서 5-HT_3 수용체에 ondansetron에 비해 700배 친화력을 갖고 있고, 반감기는 최대 10배 긴 강력한 항구토제이다. 또한 기존의 다른 5-HT_3 수용체 길항제들은 serotonin과 경쟁적인 결합(competitive binding)으로 작용을 하는 것과 다르게 수용체에서 allosteric 결합을 하여, 이 약제가 수용체에 결합하면 수용체의 구조변형(internalization)이 일어나 수용체 기능을 장기간 억제시켜 수용체 차단기능이 장시간 유지된다.[42] 따라서 항암 화학요법제 치료에 의한 급성 구역 및 구토를 예방할 뿐만 아니라 2~5 일차에 발생하는 지연형 구역과 구토 예방에 효과적이며, ondansetron에 비해 급성 및 지연형 구역과 구토에서 더 높은 예방효과를 보였다.[43] PONV에도 수술 후 72시간까지 placebo에 비해 효과적으로 예방하며 최저용량은 0.075 mg iv이다.[44]

3) Dexamethasone

작용기전은 잘 알려져 있지 않지만 PONV 예방효과가 좋다. 효능은 소아나 성인에서 비슷하고 초기 보다는 후기 구토예방에 효과가 더 뛰어나다. 따라서 초기 PONV까지 예방하려면 마취 유도 전에 투여하는 것이 좋다. 가장 흔히 사용하고 있는 용량은 성인에서 8~10 mg을 투여하며 최소 효과 농도는 5 mg이고, 소아에게는 100~150 μg/kg을 사용한다.[45-46]

작용기전은 맨아래구역과 고립로핵에 있는 glucocorticoid 수용체에 작용하여 나타나는 것으로 생각하고 있다. 또한 중추에서 endorphine 분비에 의해 기분이 좋아지고 행복감을 느끼고 식욕이 증진되는 것과 항염증 작용에 의해 목 주위 조직에 자극을 감소시키고 장에서 serotonin 분비를 감소시키는 것도 연관된 것으로 보고 있다.[45-47] 1회 투여로는 부작용 발생이 없었으나 PONV 발생위험이 높은 환자에서 일률적으로 투여하는 것에 대해서는 아직 논쟁거리로 남아 있다.

그러나 비교적 안전한 약제로서, 1회 투여하는 것을 권장하고 있다. 이 약 자체로도 효과가 좋으나, 보통 다른 항구토제와 병용하여 사용한다. 5-HT_3 수용체 길항제와 병용투여하면 PONV 발생을 현저히 감소시키며, 이 방법이 현재 PONV를 예방하는 방법 중 가장 효과적인 방법으로 알려져 있다.[45]

4) Dimenhydrinate

Dimenhydrinate는 항히스타민제로 항구토작용이 있다. 항구토 효과가 5-HT_3 수용체 길항제, dexamethasone, droperidol과 비슷하고 투여 용량은 1 mg/kg이다. 그러나 투여시점, 용량반응, 부작용에 대한 데이터가 충분하지가 않다.[23)]

5) Transdermal Scopolamine

다른 항구토제의 보조제로 유용하다. 패치가 PONV 예방에 효과적이며(NTT = 6) 작용시작 시간이 2~4시간 걸리므로 수술전날 저녁, 또는 마취종료 4시간 전에 부착한다. 부작용은 시각장애(visual disturbance), 입마름, 어지러움 등이 있다.[23)]

6) Propofol

Propofol는 정맥마취제로 항구토 작용을 갖고 있다고 알려져 있다. Propofol로 마취유도와 마취유지를 하면 PONV 발생빈도가 감소하고, 수술 후 초기의 PONV를 예방하며 ondansetron 4 mg 투여와 비슷한 효과를 나타낸다.[48-49)]

구역 정도를 50% 감소시키는 혈중 propofol 농도는 343 ng/mL로 알려져 있고, 이 농도는 마취나 진정을 일으키는 농도보다 훨씬 낮은 농도로서, propofol 마취 종료 후 혈중농도가 감소하여 이 농도에 도달하는데 6시간 걸리기 때문에 propofol로 마취를 하면 수술 후 6시간 정도 항구토 효과를 나타낸다.[50)] 치료가 잘 안 되는 심한 PONV의 치료에도 효과적이며, propofol 1 mg/kg/hr 지속적 정주로 PONV를 효과적으로 예방할 수 있다.[51)] 또한 자가조절항구토(patient-controlled antiemesis)로 사용할 수 있으며 일회 용량(bolus dose)은 20 mg이 적당하다.[52)]

7) NK_1 (Neurokinin-1) 수용체 길항제

Substance P 는 NK_1 수용체에 작용제로 작용하는 peptide로 위장관(vagal afferents)과 고립로핵, 맨아래구역에서 많이 발견된다. 5-HT_3 수용체 길항제들은 중추적으로 유발된 구토증에는 그 효과가 의문시되고 있지만, nonpeptide NK_1 수용체 길항제는 동물모델에서 말초적 및 중추적 구토 자극에 대해 효과가 있는 것으로 나타났다. Aprepitant는 임상적으로 사용 가능한 첫 번째 NK_1 수용체 길항제이며 2003년 출시되었다. NK_1 수용체에 선택적으로 작용하며 혈뇌장벽을 통과하며 반감기가 9~12시간으로 길다. 항암제 유도 구토증 예방에 효과가 있고 다른 항구토제와 함께 사용하는 것을 추천하고 있으며, 아편유사제에 의한 구토증에도 효과적이다. 또한 PONV 예방에도 효과가 있는 것으로 보고되었으며 40 mg 경구투여(마취1~3 시간전 투여)가 효과적인 용량으로 추천되고 있다. Ondansetron과 비교한 논문에서 구토 예방에는 ondansetron보다 효과가 더 좋으나, 구역 예방에는 효과가 더 좋지는 않은 것으로 보고되었다.[53-55)] 용량 의존적인 CYP3A4 inhibitor 이므로 CYP3A4에 의해 대사되는 약물, 예를 들면 fentanyl, midazolam 등과 같이 사용 시에는 상호작용이 일어날 수 있으므로 이에 대한 연구가 더 필요하다.[53)] 부작용으로는 두통이 발생할 수 있다. 현재 연구 중인 NK_1 수용체 길항제들 중 3상 연구가 종료된 casopitant는 2세대 약제로서 앞으로 기대해 볼만한 약제이다.[55)]

4. PONV에 대한 예방적 접근 방법

1) 예방적 항구토제 투여에 대한 효능과 비용에 관한 관점

모든 환자에서 PONV가 발생하는 것도 아니고,

PONV에 연관된 수용체도 여러 개이고 유발요인도 다양하여 어떤 항구토제도 PONV를 완벽하게 예방하거나 치료할 수 있는 방법은 없다. PONV가 발생하면 환자는 괴로울 뿐만 아니라 치료비용도 더 많이 들게 된다. 그러나 PONV 발생 가능성이 낮은 환자에게 항구토제를 투여하는 것은 비경제적이므로 모든 환자에게 일률적으로 항구토제를 투여하는 것은 바람직하지 않다.

따라서 수술 후 예방적 항구토제 투여에 대한 찬반의 논쟁이 많다. PONV를 예방하는 것이 환자가 덜 고생하고, PONV가 발생할 수 있는 환자에서 발생할 때까지 기다렸다가 치료를 하는 것은 인도주의에 어긋난다. 그리고 일단 PONV가 발생하면 간호료, 세탁비, 항구토제 구입비와 교통비 등으로 비용이 더 많이 들고, 외래 수술환자의 경우 퇴원 후 집에서 PONV가 발생하면 항구토제 구입이 어려워 PONV 치료가 힘들고, 이로 인해 정상생활로 복귀가 늦어지므로 예방적 항구토제 투여가 더 낫다는 보고들이 있다.

반면에 PONV가 환자에게 위험한 경우는 드물고, 일시적으로 발생하였다가 자연적으로 소실되는 증상으로 PONV 발생하는 환자가 30% 정도 밖에 되지 않는다. 또한 대부분의 항구토제는 100명에게 투여 시 약 28명쯤에서만 예방 효과가 나타나므로 실제로 항구토제 투여로 이익을 보는 사람은 100명 중 10명밖에 되지 않고, 항구토제 투여로 부작용(진정, 두통)이 발생하고 비용도 더 많이 들므로 예방하는 것보다는 치료가 더 낫다는 주장도 있다.[56-58]

그러나 PONV 발생 위험이 높은 환자에게는 PONV 예방이 효과가 좋고, 환자의 만족도 또한 증가하고, 비용 면에서도 경제적이므로 예방적 항구토제 치료가 필요하다는 의견에는 모두 일치 한다.[59-62] 즉, 예방적 항구토제 투여의 효능은 환자의 PONV 발생 위험도에 따라 다르며, 위험이 낮은 환자에서는 예방적 치료를 할 필요가 없으나, PONV 발생 위험이 높은 환자에서는 항구토제를 비롯한 다각적인 예방방법이 효과적이고 비용 면에서도 더 경제적이므로 꼭 필요하다.[63]

2) PONV 발생 위험도에 대한 예측 방법

예방적 항구토제 치료를 결정하려면 먼저 PONV 발생 위험도를 측정하는 것이 중요한 문제로 PONV 발생을 객관적으로 예측할 수 있는 유발 위험 요인과 이를 기초로 한 PONV 발생 예측 점수 체계를 찾는 것이 중요하다. Sinclair 등은[17] 여성, 비흡연상태, PONV 전력, 연령, 마취종류, 마취시간, 수술종류에 의거하여, Koivuranta 등은[18] 여성, 비흡연상태, PONV 전력, 멀미 전력, 수술시간에 기초하여 위험 점수를 발표하였다. 최근 Apfel 등은[13] 흡입마취를 시행받는 환자에서 여성, 비흡연상태, PONV/멀미 전력, 수술 후 아편유사제 사용이 가장 중요한 독립적인 유발요인으로 보았으며, 이 네 가지 위험 요소 중에서 하나도 없을 경우, 그리고 하나, 둘, 셋, 넷 있을 경우의 PONV 발생률은 각 각 10%, 그리고 20%, 40%, 60%, 80% 정도가 된다고 하였다. 이 Apfel의 모델은 여러 PONV 예측모델(Apfel, Koivuranta, Sinclir, Palazzo, Gan, Scholz) 중에서 측정하는 유발요인이 4개로 간단한데도 불구하고 판별이 가장 좋고 측정이 정확한 것으로 판명되었다.[64] 따라서 임상 마취에서 간단하고 적용하기가 용이하여 PONV 발생을 미리 예측하는데 도움이 되는 유용한 예측 모델로서 다른 연구자들로부터 타당하다고 인정받았다.[40] Pierre 등도[65] 입원 환자 428명을 대상으로 Apfel의 위험 점수가 예측과 실제 발생 사이에 상관관계가 가장 높은 것으로 증명을 하였다. 이를 기초를 한 연속적 후속 연구에서[66] Apfel의 예측 위험점수에 따라 입원 환자를 나눈 후 위험 군에 따른 항구토제 예방적 투여를 다르게 한 결과 PONV 발생률이 49.5%에서 14.1%로 의의 있게 감소하였다. 따라서 Apfel의 위험점수가 PONV 발생을 예측하는데 유용할 뿐만 아니라, 이 발생 위험 점수에 따른 항구토제 예방적 투여 방법이 매우 효과적 것을 증명되었다.

3) PONV 발생 위험도에 따른 항구토제 예방적 투여

문진을 통하여 Apfel의 위험 점수에 따라 환자의 PONV 발생 위험도를 측정한 후 다음과 같이 접근한다.

(1) PONV 발생 위험이 낮은 환자

원칙적으로 항구토제를 투여하지 않고 다음과 같은 PONV 발생을 감소시키기 위한 일반적인 기본적 방법만 시행하면 충분하다. 즉, 환자가 구토에 의해 심각한 결과가(예, wired jaw) 초래할 경우가 아니라면 예방적인 항구토제를 사용하지 않는다.[61-62]

PONV 발생을 감소시키기 위한 일반적인 기본적인 방법은 다음과 같다.[40]

① 전신마취가 부분마취보다 발생률이 높으므로 부분마취를 먼저 생각한다.

② Propofol은 초기 PONV 발생을 감소시키므로 마취제로 propofol을 사용한다.

③ 수술 중 산소(80%)를 투여한다.

④ 수액공급을 충분히 투여한다

⑤ 아산화질소를 가능하면 사용하지 않는다.

⑥ 흡입마취제를 가능하면 사용하지 않는다.

⑦ 수술 중과 수술 후에 아편유사제의 사용을 최소화 한다. 통증조절을 위해 국소마취제의 침윤, 비 스테로이드 항염증제제를 사용 한다

⑧ 수술 종료 시 neostigmine 사용을 최소화 한다.

(2) PONV 발생 위험이 중등도인 환자

PONV 발생을 감소시키기 위한 일반적인 기본적 방법을 시행하면서 항구토제의 투여를 추천한다. 주로 항구토제 단독투여(monotherapy)를 추천하며 ondansetron(4~8 mg), droperidol(0.625~1.25 mg), 및 dexamethsone(5~10 mg)을 사용한다. 경우에 따라 병용투여를 하기도 하며,[40-41] ondansetron, droperidol, 그리고 dexamethasone는 항구토 효과는 비슷하고, 상호작용이 없이 독립적으로 작용하는 것으로 알려져 있다.[63]

(3) PONV 발생 위험이 높은 환자

일반적인 기본적 방법을 시행하면서 복합적인 치료(multiple therapy)를 시행한다. 주로 작용기전이 다른 항구토제를 2~3개 같이 투여한다.[40] 병용투여는 단독투여에 비해 예방효과가 좋으면서 부작용 발생을 줄일 수 있는 장점이 있으며, 일반적으로 ondansetron과 dexamethsone 또는 ondansetron과 droperidol이 가장 이상적인 배합이며, ondansetron - dexamethsone - droperidol를 함께 사용하기도 한다.[67-71]

5. 발생한 PONV에 대한 치료

대부분 임상 연구가 PONV 예방에 대하여 이루어져 왔을 뿐, 이미 발생한 PONV치료에 대해서는 연구가 거의 없고, droperidol, metoclopramide를 비롯한 대부분의 항구토제들이 오랜 기간 널리 쓰여져 왔는데도 불구하고 수술 후 발생한 PONV 치료 효능에 대한 연구 보고가 놀라울 정도로 부족하다. 용량 반응이나 적정 용량에 대한 근거 중심의 연구보고가 없기 때문에 근거 중심의 치료 지침도 있을 수가 없다. 또한 PONV 치료에 대한 약물 간 비교 연구도 드물어, 약물 간 효능에 대한 비교는 제한적이고, 증거가 부족하다. 그나마 PONV 치료 효과에 대해서 5-HT_3 수용체 길항제의 연구 보고만 약간 있을 따름이다. 따라서 PONV 치료에는 5-HT_3

수용체 길항제가 가장 많아 쓰이고 있다. PONV 치료를 위한 투여 용량은 예방적 투여 용량보다 더 적으며, ondansetron 1 mg, dolasetron 12.5 mg, granisetron 0.1 mg, tropisetron 0.5 mg (NNT = 4-5)를 사용하고 있다.[57,72]

제한적이나마 수술 후 발생한 PONV에 대한 치료는 다음과 같다.[40] PONV를 평가할 때 먼저 투여된 약물과 기계적인 요인 등의 역할을 먼저 고려해야 한다. 즉, 아편유사제 사용, 인후 쪽으로 혈액이 흘러 내려 고이는지, 장 폐색 등이 있는지를 살피고, 이러한 원인을 치료하고 난 후에 약물치료에 들어가야 한다. 먼저, 예방적 치료를 받지 않았던 경우에는 5-HT_3 수용체 길항제 투여로 PONV를 치료한다. PONV 예방을 받은 환자에서 수술 후 6시간 이내에 PONV가 발생하였을 경우, 같은 약제를 사용하지 말고 다른 종류의 수용체에 작용하는 약제를 사용한다. 그러나 PONV 예방을 받은 환자에서 6시간 이후에 PONV가 발생하였을 경우에는 dexamethasone과 scopolamine 만 제외하고 어떤 약제를 사용하여도 좋다. PONV 예방과 마찬가지로 병용투여가 단독투여보다 효과적일 것으로 보고 있다.

6. 소아에서 항구토제 예방적 투여

소아에서는 주관적인 구역 측정이 어렵기 때문에 주로 구토 측정과 구토 예방에 대한 연구가 이루어지는 제한점이 있으므로 소아에서는 보통 수술 후 구토(postoperative vomiting, POV)에 대해서만 언급을 한다. 소아에서는 POV의 발생빈도는 성인보다 2 배 정도 높아 소아에서 예방이 더 필요하다. Eberhart 등은[73] 소아에서 POV 발생 위험인자를 수술시간(30분 이상), 연령(3세 이상), 사시 교정술, POV history(환자나 부모, 또는 형제에서) 등을 네 가지 독립 위험인자로 보았고, 이 위험 인자가 0, 1, 2, 3, 4 있으면 POV 발생률이 각각 9%, 10%, 30%, 70%가 된다고 하였다. POV 발생 위험이 높은 소아는 작용 기전이 다른 2개 이상의 항구토제를 병용하여 투여한다. 소아에서 자주 사용하는 항구토제들과 투여 용량은 다음과 같다.[23]

1) 5-HT_3 수용체 길항제

Ondansetron : 소아에서 수술 후 구토 (postoperative vomiting, POV) 예방에 대한 ondansetron 연구가 많이 이루어졌고 1달 된 유아까지 사용할 수 있다. 추천 용량은 50~100 μg /kg(up to 4 mg)으로 사용하며 구역보다는 구토예방 효과가 크기 때문에 (구토 예방에 대한 NTT = 2-3) 소아에서 첫 번째로 선택할 수 있는 항구토제이다. 또한 ondansetron만 2세 이하에서 사용 허가 받은 유일한 5-HT_3 수용체 길항제이다.

Dolasetron은 350 μg /kg 추천하며 2세 이상에서 사용되며, granisetron 은 40 μg /kg, tropisetron 은 0.1 mg/kg 로 투여한다, 5-HT_3 수용체 길항제들은 오심 예방보다 구토 예방에 더 강한 효과를 나타내므로 droperidol이나 metoclopramide보다 항구토 효과가 우수한 것으로 나타나서 5-HT_3 수용체 길항제들을 첫 번째 예방약으로 추천한다.[23]

2) Dexamethasone

150 μg /kg (up to 8 mg) 용량으로 사용되며 POV를 예방하기위한 효과가 상당히 좋다(NTT = 4).

3) Droperidol

50~75 μg /kg (up to 1.25 mg) 으로 사용되며, 최근에는 10~15 μg /kg (up to 1.25 mg)이 추천되기도 한다. POV를 예방하는 효과가 좋다(NTT =

4~5). 그러나 소아에서는 추체외로 증상이 발생될 위험이 높고, 심한 진정이 발생하기 쉬워 소아에서는 사용하기가 적절치 않고 다른 약제에 반응하지 않을 때 마지막으로 사용하도록 추천하고 있다.

4) Dimenhydrinate

소아에서 항구토 작용이 있으며 0.5 mg/kg 로 사용한다.

5) perphenazine

소아에서 항구토효과가 있으며 70 μg /kg (up to 5 mg), 경구 투여 한다

결론적으로 PONV 발생위험이 높은 소아에서는 2개 이상 항구토제를 병용투여하는 것이 좋으며 ondansetron에 dexamethasone을 병용 투여 하는 것이 부작용이 적으면서 효과가 좋은 방법이 될 수 있다.

7. 결론

여러 가지 항구토제들이 소개되었지만, 실망스럽게도 PONV를 완벽하게 예방하거나 치료할 수 있는 항구토제나 방법은 없다. 따라서 수술 전에 문진을 통하여 환자의 PONV 발생 위험도를 평가하는 것이 중요하며, 이 발생 위험도에 따른 항구토제 효과와 부작용, 비용 및 환자의 만족도 등을 고려하여 예방적 치료 방법을 결정하여야 한다. PONV를 일으키는 원인이 다양하므로 PONV 발생을 줄이는 일반적인 기본적 방법을 시행하면서 PONV 발생위험이 있는 환자는 항구토제를 투여하고, 특히 발생위험이 높은 환자에서는 작용기전이 다른 항구토제들을 두 가지 이상 병용하여 투여하는 방법을 고려하여야 한다.[74]

Reference

1. Eberhart LHJ, Morin AM, Wulf H, Geldner G: Patient preferences for immediate postoperative recovery. Br J Anaesth 2002; 89: 760-1.
2. Macario A, Weinger M, Carney S, Kim A: Which clinical anesthesia outcomes are important to avoid? The perspective of patients. Anesth Analg 1999; 89: 652-8.
3. Orkin FK: What do patients want? - Preferences for immediate postoperative recovery. Anesth Analg 1992; 74: S368.
4. Gan TJ, Sloan F, Dear GL, EL-Moalem HE, Lubarsky DA: How much are patients willing to pay to avoid postoperative nausea and vomiting? Anesth Analg 2001; 92: 393-400.
5. Watcha MF, White PF: Postoperative nausea and vomiting: Its etiology, treatment, and prevention. Anesthesiology 1992; 77: 162-84.
6. Elhakim M, Nafie M, Mahmoud K, Atef A: Dexamethasone 8 mg in combination with ondansetron 4 mg appears to be the optimal dose for the prevention of nausea and vomiting after laparoscopic cholecystectomy. Can J Anesth 2002; 49: 922-6.
7. Andrews PLR: Physiology of nausea and vomiting. Br J Anaesth 1992; 69 (Suppl.): 2S-19S.
8. Carroll NV, Miederhoff P, Cox FM, Hirsch JD: Postoperative nausea and vomiting after discharge from outpatient surgery center. Anesth Analg 1995; 80: 903-9.
9. Gan TJ, Franiak R, Reeves J: Ondansetron orally disintegrating tablet versus placebo for the prevention of postdischarge nausea and vomiting after ambulatory surgery. Anesth Analg 2002; 94: 1199-200.
10. Watcha MF: The cost-effective management of postoperative nausea and vomiting. Anesthesiology 2000; 92: 931-3.
11. Scholz J, Steinfath M, Tonner PH: Antiemetics. In: Anesthetic pharmacology. Edited by Evers AS, Maze M. Philadelphia, Churchill Livingstone. 2004, pp777-91.
12. Gesztesi Z, Scuderi PE, White PF, Wright W, Wender RH, D'Angelo R, et al.: Substance P (Neurokinin-1) antagonist prevents postoperative vomiting after abdominal hysterectomy procedures. Anesthesiology 2000; 93: 931-7.
13. Apfel CC, Läärä E, Koivuranta M, Greim C, Roewer N: A simplified risk score for predicting

postoperative nausea and vomiting. Anesthesiology 1999; 91: 693-700.

14. Borgeat A, Ekatodramis G, Schenker CA: Postoperative nausea and vomiting in regional anesthesia. Anesthesiology 2003; 98: 530-47.
15. Dershwitz M: Antiemetic drugs. In: Ambulatory anesthesia & Surgery. Edited by White PF. Philadelphia, W B Saunders Company. 1997, pp441-53.
16. Apfel CC., Kranke P, Katz MH, Goepfert C, Papenfuss T, Rauch S, et al.: Volatile anaesthetics may be the main cause of early but not delayed postoperative vomiting: a randomized controlled trial of factorial design. Br J Anaesth 2002; 88: 659-68.
17. Sinclair DR, Chung F, Mezei G: Can postoperative nausea and vomiting be predicted? Anesthesiology 1999; 91: 109-18.
18. Koivuranta M, Läärä E, Snåre L, Alahuhta S: A surgery of postoperative nausea and vomiting. Anaesthesia 1997; 52: 443-9.
19. Hirayama T, Ishii F, Yago K, Ogata H: Evaluation of the effective drugs for the prevention of nausea and vomiting induced by morphine used for postoperative pain: A Quantitative systematic review. Yakugaku Zasshi 2001; 121: 179-85.
20. Henzi I, Sonderegger J, Tramer MR: Efficacy, dose-response, and adverse effects of droperidol for prevention of postoperative nausea and vomiting. Can J Anesth 2000; 47: 537-51.
21. Tang J, Watcha MF, White PF: A comparison of costs and efficacy of ondansetron and droperidol as prophylactic antiemetic therapy for elective outpatient gynecologic procedures. Anesth Analg 1996; 83: 304-13.
22. Apfel CC, Cakmakkaya OS, Frings G, Kranke P, Malhotra A, Stader A, et al.: Droperidol has comparable clinical efficacy against both nausea and vomiting. Br J Anaesth. 2009; 103: 359-63.
23. Gan TJ, Meyer TA, Apfel CC, Chung F, Davis PJ, Habib AS, et al.: Society for Ambulatory Anesthesia guidelines for the management of postoperative nausea and vomiting. Anesthesia and Analgesia 2007; 105: 1615-28.
24. Sneyd JR: Droperidol: past, present and future. Anaesthesia 2009; 64: 1161-4.
25. Tramer MR, Walder B: Efficacy and adverse effects of prophylactic antiemetics during patient-controlled analgesia theraphy: A quantitative systematic review. Anesth Analg 1999; 88: 1354-61.
26. Fortney JT, Gan TJ, Graczyk S, Wetchler B, Melson T, Khalil S, et al.: A comparison of the efficacy, safety, and patient satisfaction of ondansetron versus droperidol as antiemetics for elective outpatient surgical procedures. Anesth Analg 1998; 86: 731-8.
27. Habib AS, Gan TJ: Food and drug administration black box warning on the perioperative use of droperidol: A review of the cases. Anesth Analg 2003; 1377-9.
28. Habib AS, Gan TJ: PRO: the food and drug administration black box warning on droperidol is not justified. Anesthesia and Analgesia 2008; 106: 1414?17
29. Ludwin DB, Shafer SL: CON: the black box warning on droperidol should not be removed (but should be clarified!). Anesth Analg 2008; 106: 1418-20.
30. Büttner M, Walder B, von Elm E, Tramér MR: Is low-dose haloperidol a useful antiemetic?: a meta-analysis of published and unpublished randomized trials. Anesthesiology. 2004; 101: 1454-63.
31. Henzi I, Walder B, Tramer MR: Metoclopramide in the prevention of postoperative nausea and vomiting: a quantitative systematic review of randomized, placebo-controlled studies. Br J Anaesth 1999; 83: 761-71.
32. Quaynor H, Raeder JC: Incidence and severity of postoperative nausea and vomiting are similar after metoclopramide 20 mg and ondansetron 8 mg given by the end of laparoscopic cholecystectomies. Acta Anaesthesiol Scand 2002 46; 109-13.
33. Tramer MR, Reynolds JM, Moore RA, McQuay HJ: Efficacy, dose-response, and safety of ondansetron in prevention of postoperative nausea and vomiting. Anesthesiology 1997; 87: 1277-89.
34. Sun R, klein KW, White PF: The effect of timing of ondansetron administration in outpatients undergoing otolaryngologic surgery. Anesth Analg 1997; 84: 331-6.
35. Tang J, Wang B, White PF, Watcha MF, Qi J, Wender RH: The effect of timing of ondansetron administration on its efficacy, cost-effectiveness, and cost-benefit as a prophylactic antiemetic in the ambulatory setting. Anesth Analg 1998; 86: 274-82.
36. Sadhasivam S, Saxena A, Kathirvel S, Kannan TR,

Trikha A, Mohan V: The safety and efficacy of prophylactic ondansetron in patients undergoing modified radical mastectomy. Anesth Analg 1999; 89: 1340-5.

37. Koivuranta M, Läärä E, Ranta P, Ravaska P, Alahuhta S: Comparison of ondansetron and droperidol in the prevention of postoperative nausea and vomiting after laparoscopic surgery in women. Acta Anaesthesiol Scand 1997; 41: 1273-9.
38. McKenzie R, Kovac A, O'Connor T, Duncalf D, Angel J, Gratz I: Comparison of ondansetron versus placebo to prevent postoperative nausea and vomiting in women undergoing ambulatory gynecologic surgery. Anesthesiology 1993; 78: 21-8.
39. Liberman MA, Howe S, Lane M: Ondansetron versus placebo for prophylaxis of nausea and vomiting in patients undergoing ambulatory laparoscopic cholecystectomy. Am J Surg 2000; 179: 60-2.
40. Gan TJ, Meyer T, Apfel CC, Chung F, Davis PJ, Eubanks S, et al.: Consensus guidelines for managing postoperative nausea and vomiting. Anesth Analg 2003; 97: 62-71.
41. Habib AS, Gan TJ: Evidence-based management of postoperative nausea and vomiting: a review. Can J Anesth 2004; 51: 326-41.
42. Rojas C, Stathis M, Thomas AG, Massuda EB, Alt J, Zhang J, et al.: Palonosetron exhibits unique molecular interactions with the 5-HT3 receptor. Anesth Analg. 2008; 107: 469-78.
43. Gralla R, Lichinitser M, Van Der Vegt S, Sleeboom H, Mezger J, Peschel C, et al.: Palonosetron improves prevention of chemotherapy-induced nausea and vomiting following moderately emetogenic chemotherapy: results of a double-blind randomized phase III trial comparing single doses of palonosetron with ondansetron. Ann Oncol. 2003; 14: 1570-7.
44. Kovac AL, Eberhart L, Kotarski J, Clerici G, Apfel C: Palonosetron 04-07 Study Group. A randomized, double-blind study to evaluate the efficacy and safety of three different doses of palonosetron versus placebo in preventing postoperative nausea and vomiting over a 72-hour period. Anesth Analg. 2008; 107: 439-44.
45. Henzi I, Walder B, Tramer MR: Dexamethasone for the prevention of postoperative nausea and vomiting: A quantitative systematic review. Anesth Analg 2000; 90: 186-94.
46. Wang JJ, Ho ST, Uen YH, Lin MT, Chen KT, Huang JC, et al.: Small-dose dexamethasone reduces nausea and vomiting after laparoscopic cholecystectomy: A comparison of tropisetron with saline. Anesth Analg 2002; 95: 229-32.
47. Tzeng JI, Wang JJ, Ho ST, Tang CS, Liu YC, Lee SC: Dexamethasone for prophylaxis of nausea and vomiting after epidural morphine for post-Caesarean section analgesia: comparison of droperidol and saline. Br J Anaesth 2000; 85: 865-8.
48. Kim SI, Kim SC: Effects of propofol on the incidence postoperative nausea and vomiting after minor orthopedic surgery. Korean J Anesthesiol 1999; 36: 402-6.
49. Gan TJ, Ginsberg B, Grant AP, Glass PS: Double-blind, randomized comparison of ondansetron and intraoperative propofol to prevent postoperative nausea and vomiting. Anesthesiology 1996; 85: 1036-42.
50. Gan TJ, Glass P, Howell ST, Grant AP, Ginsberg B: Determination of plasma concentrations of propofol associated with 50% reduction in postoperative nausea. Anesthesiology 1997; 87: 779-84.
51. Kim SI, Han TH. Kil HY, Lee JS, Kim SC: Prevention of postoperative nausea and vomiting by continuous infusion of subhypnotic propofol in female patients receiving intravenous patient-controlled analgesia. Br J Anaesth 2000; 85: 898-900.
52. Gan TJ, EL-Molem H, Ray J, Glass P: Patient-controlled antiemesis: a randomized, double-blind comparison of two doses of propofol versus placebo. Anesthesiology 1999; 90: 1564-70.
53. Gan TJ, Apfel CC, Kovac A, Philip BK, Singla N, Minkowitz H, et al.: A randomized, double-blind comparison of the NK1 antagonist, aprepitant, versus ondansetron for the prevention of postoperative nausea and vomiting. Anesth Analg. 2007; 104: 1082-9.
54. Apfel CC, Malhotra A, Leslie JB: The role of neurokinin-1 receptor antagonists for the management of postoperative nausea and vomiting. Curr Opin Anaesthesiol 2008; 21: 427?-32
55. Ruhlmann C, Herrstedt J: Casopitant: a novel NK(1)-receptor antagonist in the prevention of

chemotherapy-induced nausea and vomiting. Ther Clin Risk Manag. 2009; 5: 375-84.
56. Scuderi PE, James RL, Harris L, Mims GR III: Antiemetic prophylaxis does not improve outcomes after outpatient surgery when compared to symptomatic treatment. Anesthesiology 1999; 90: 360-71.
57. Tramer MR, Moore RA, Reynolds DJM, McQuay HJ: A quantitative systematic review of ondansetron in treatment of established postoperative nausea and vomiting. BMJ 1997; 314: 1088-92.
58. Carlisle JB, Stevenson CA: Drugs for preventing postoperative nausea and vomiting. Cochrane Database Syst Rev 2006; 3: CD004125.
59. Hill RP, Lubarsky DA, Philips-Bute B, Fortney JT, Creed MR, Glass PSA, et al.: Cost-effectiveness of prophylactic antiemetic therapy with ondansetron, droperidol, or placebo. Anesthesiology 2000; 92: 958-67.
60. Eberhart LHJ, Mauch M, Morin AM, Wulf H, Geldner G: Impact of a multimodal anti-emetic prophylaxis on patient satisfaction in high-risk patients for postoperative nausea and vomiting. anaesthesia 2002; 57: 1022-7.
61. White PF, Watcha MF: Postoperative nausea and vomiting: Prophylaxis versus treatment. Anesth Analg 1999; 89: 1337-9.
62. Watcha MF: The cost-effective management of postoperative nausea and vomiting. Anesthesiology 2000; 92: 931-3.
63. Apfel CC, Korttila K, Abdalla M, Kerger H, Turan A, Vedder I, et al.: A factorial trial of six interventions for the prevention of postoperative nausea and vomiting. N Engl J Med. 2004; 350: 2441-51.
64. Apfel CC, Kranke P, Eberhart LHJ, Roos A, Roewer N: Comparison of predictive models for postoperative nausea and vomiting. Br J of Anaesthesia 2002; 88: 234-40.
65. Pierre S, Benais H, Pouymayou J: Apfel's simplified score may favourably predict the risk of postoperative nausea and vomiting: Can J Anesth 2002 49: 237-42.
66. Pierre S, Corno G, Benais H, Apfel CC: A risk score-dependent antiemetic approach effectively reduces postoperative nausea and vomiting - a continuous quality improvement initiative. Can J Anesth 2004; 51: 320-5.
67. Tramer MR: A rational approach to the control of postoperative nausea and vomiting: evidence from systematic reviews. Part II. Recommendations for prevention and treatment, and research agenda. Acta Anaesthesiol Scand 2001; 45: 14-9.
68. Lopez-Olaondo L, Carrascosa F, Pueyo FJ, Monedero P, Busto N, Saez A: Combination of ondansetron and dexamethasone in the prophylaxis of postoperative nausea and vomiting. Br J Anaesth 1996; 76: 835-40.
69. Wu O, Belo SE, Koutsoukos G: Additive anti-emetic efficacy of prophylactic ondansetron with droperidol in out-patient gynecological laparoscopy. Can J Anesth 2000; 47: 529-36.
70. Sanchez-Ledesma M, Lopez-Olaondo L, Pueyo FJ, Carrascosa F, Ortega A: A comparison of three antiemetic combinations for the prevetion of postoperative nausea and vomiting. Anesth Analg 2002; 95: 1590-5.
71. Habib AS, El-Moalem HE, Gan TJ: The efficacy of the 5-HT_3 receptor antagonists combined with droperidol for PONV prophylaxis is similar to their combination with dexamethasone. A meta-analysis of randomized controlled trials. Can J Anesth 2004; 51: 311-9.
72. Kazemi-Kjellberg F, Henzi I, Tramer MR: Treatment of established postoperative nausea and vomiting: a quantitative systematic review. BMC Anesthesiology 2001; 1: 2.
73. Eberhart LH, Geldner G, Kranke P, Morin AM, Schäuffelen A, Treiber H, et al.: The development and validation of a risk score to predict the probability of postoperative vomiting in pediatric patients. Anesth Analg. 2004; 99: 1630-7.
74. Tramer MR: Rational control of PONV - the rule of three. Can J Anesth 2004; 51: 283-5.

22 혈액성분제제

한양대학교 의과대학 정 미 애

수혈은 혈액 성분의 일부가 소실됨으로써 생기는 증상이나 이상 소견을 치료하기 위해 체외로부터 공혈자의 혈액이나 혈액성분을 수혈자의 혈관을 통하여 투여하는 방법을 말한다. 플라스틱 밀폐 용기의 개발로 혈액을 여러 성분 별로 분리하는 것이 가능해졌고 전혈로부터 혈액 성분제제의 제조 기술이 발전하면서 수혈요법이 기존의 출혈된 양만큼 채워주는 정도에서 훨씬 복잡해졌다. 적절한 수혈의학이란 환자의 상황에 따라 매우 광범위하고 다양하다. 성분수혈 요법이란 혈액의 특정 성분을 분리하고 그것을 그 성분에 적절한 상태로 보존하여 이를 필요로 하는 환자에게 수혈한다는 것이 성분수혈 요법의 기본 개념이다. 성분수혈을 통하여 혈액자원의 낭비를 줄일 수 있고, 특정 혈액성분이 다량으로 필요한 환자에게 적절한 성분을 충분히 공급할 수 있으며, 공혈자 한 사람으로부터 채혈된 전혈로부터 여러 명의 환자에게 혜택을 줄 수 있는 장점이 있으며, 불필요한 합병증도 예방이 가능하다. 외국뿐 아니라 우리나라에서도 상당량의 혈액이 마취통증의학과 의사에 의해 수술환자에게 투여되고 있다. 따라서 마취통증의학과 의사가 혈액의 수집과 분리, 보존, 각 혈액성분제제의 특성, 수혈과 관련된 합병증 들을 인지하여 정확하게 다루어야 함은 당연한 것이므로 이장에서는 이에 대한 것들을 알아보기로 한다.

1. 수혈의 역사

고대인들에게 혈액은 신비한 것으로 생명력과 연관되어 있다고 믿었다. 혈액을 마시거나 혈액에 몸을 담금으로써 병이 치료되거나 허약한 것을 강하게 하며 체질이나 성격도 변화시킨다고 여겼다. 따라서 고대 로마시대에는 패배한 투사의 혈액을 마시려고 투기장으로 몰려들어가는 관습이 있었다. 언제 그리고 누구에 의해서 수혈이 시작되었는지는 알 수 없으나 1492년 Innocent VIII세 교황이 처음으로 수혈을 받았던 것으로 전해지고 있다. 전설에 따르면 교황은 3명의 소년으로부터 혈액을 받았지만 교황이 차도가 없자 이 세 소년은 희생되었다고 전해기도 하고[1,2] 또 다른 전설에 의하면 교황이 수혈을 거부하여 소년들이 목숨을 구하였다고도 전해진다.[3]

17세기 초에 William Harvey에 의해서 혈액의 순환계통(circulation system)에 대한 개념이 처음 묘사되었으며[1] 17세기 중반에 Richard Lower에 의해서 동물간의 수혈이 처음으로 성공하였다.[1,4] 이후

표 22-1 **ABO 혈액형 검사**

수혈자 적혈구 +항 A 혈청	수혈자 적혈구 +항 B 혈청	수혈자 혈청 +항 A 적혈구	수혈자 혈청 +항 B 적혈구	ABO 혈액형	수혈가능 적혈구	수혈가능 혈장
+	-	-	+	A	A, O	A, AB
-	+	+	-	B	B, O	B, AB
+	+	-	-	AB	AB, A, B, O	AB
-	-	+	+	O	O	O, A, B, AB

1. "RBC compatibility table". American National Red Cross. December 2006. http://chapters.redcross.org/br/northernohio/INFO/bloodtype.html. Retrieved 2008-07-15.
2. Blood types and compatibility. bloodbook.com

Jean Denis가 동물의 혈액을 사람에게 수혈하는데 성공하였으나[1] 이후 수혈 받은 환자가 사망하는 등의 일련의 사건들로 인하여 유럽에서는 약 150년간 수혈에 대한 실험이나 연구는 철저히 배제되었다. 이후 19세기에 들어서 영국의 산부인과 의사인 James Blundell에 의해 산후 출혈 환자에 처음으로 사람부터 사람으로의 수혈이 시도 되었다.[5] 20세기에 들어서야 혈액형이 발견되었고[6] 항응고제가 개발되었으며[1] 제 1, 2차 세계대전을 거치면서 비로소 급속한 발전이 이루어졌다.

우리나라에서의 현대적 수혈은 6.25전쟁 이후이다. 1952년 처음으로 해군 혈액고가 창설되었고 1958년부터 대한적십자사가 적십자 혈액원을 세워 혈액 사업을 관장하고 있다.

2. 수혈의 목적

과거에는 급성 출혈에 의해 소실된 순환 혈액량을 보충하고 산소운반능력을 향상 시키는 것이 주된 목적이었지만 현재는 각 혈액성분의 기능 보충을 위한 성분수혈이 늘고 있다. 산소운반 능력의 향상, 적절한 순환 혈액량의 유지, 응고인자의 공급 등을 목적으로 하는데 이중에서 가장 중요한 목적은 산소운반 능력의 향상이다. 이외에도 면역능력의 보충, 혈액교환, 혈장교환의 목적으로 수혈이 이루어지기도 한다.

수혈은 다른 사람의 혈액을 수혈 받는 동종수혈(allogenic blood transfusion)과 자신의 혈액을 수혈 받는 자가수혈(autologous blood transfusion)이 있다.

3. 동종수혈 (Allogenic blood transfusion)

1) 수혈 전 검사

모든 공혈자의 혈액이 혈액형과 비예기 항체를 검사하여야 하는 것과 마찬가지로 수혈자의 혈액도 수혈자와 공혈자의 수혈반응을 최소화 하기 위해 세 단계의 과정이 필요하다. 이는 시험관내에서 항원 항체 반응을 검사하여 생체에서의 항원항체 반응을 예방하려는 검사들이다.

첫째, 수혈자와 공혈자의 혈액형이 결정되어야 하는데 (ABO와 Rh 혈액형) 이를 "Type" 단계라 한다.

둘째, 수혈자의 혈청에 주로 존재하는 항적혈구 항체의 존재를 검사하는 것으로 "선별검사(Screen)" 단계라 한다.

셋째, 수혈자의 혈청을 공혈자의 혈액과 혼합하는 "교차시험(Croosmatch)" 단계가 있다.

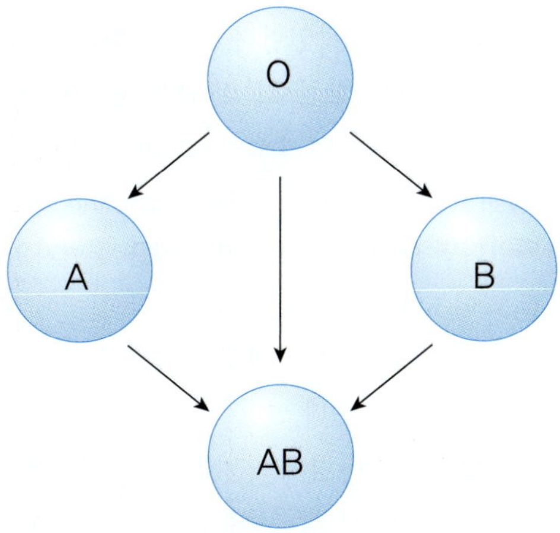

그림 22-1 ABO 혈액형에 적합한 적혈구
(public domain from Wikipedia)

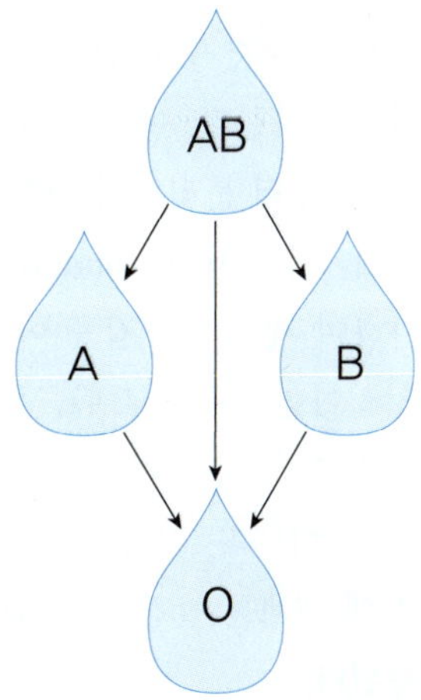

그림 22-2 ABO 혈액형에 적합한 혈장
(public domain from Wikipedia)

(1) Type 단계

수혈자의 혈액형은 항원에 대한 세포의 검사와 항체에 대한 혈청의 검사로 결정된다. 첫 단계는 수혈자의 적혈구를 항 A, 항 B 항체를 포함하는 혈청과 섞어 어는 쪽에서 응집이 일어나는가를 관찰하여 응집이 일어난 쪽이 그 환자의 혈액형이 된다. 예를 들어 환자의 혈액이 A형 항체와 침전이 생기면 환자의 혈액형은 A형이고 B형 항체가 있는 혈청과 반응하면 B형이 된다. 양쪽혈청에서 모두 반응이 생기면 AB형이며 모두 응집이 생기지 않으면 O형이다.

두 번째 단계는 환자의 혈청을 혈핵형 A와 B의 적혈구와 혼합하여 반응을 보는 것으로 응집이 일어난 환자의 혈청에는 혼합한 적혈구에 대한 항체가 있는 것이다. 예를 들어 환자의 혈청이 B형 적혈구와 응집되고 A형 적혈구와 응집이 일어나지 않았다면 환자의 혈청에는 B형 항체가 있는 것이다(표 22-1, 그림 22-1, 22-2).

마지막으로 환자의 적혈구를 상품화 되어있는 항 D혈청과 혼합하여 Rh(또는 D) 상태를 알아보는 것이다. 만일 응집이 발생한다면 Rh 항체를 가지고 있는 Rh 양성이다. 응집이 발생하지 않으면 Rh 음성이다.

ABO 그리고 Rh 혈액형만 일치 함을 확인하고 수혈한 경우 1000명당 1명에서 부적합 수혈반응을 일으킬 수 있다. 이는 수혈자의 혈청에 있는 항체 때문으로 이러한 반응은 항체선별검사를 통하여 감소시킬 수 있다.

(2) 항체선별검사(Antibody Screen) 단계

환자의 혈청에 일반적 적혈구에 대한 항체가 있는지를 검사하는 방법이다. 이러한 항체는 자연적으로 만들어질 수도 있고 이차적으로 이전의 임신이나 수혈로부터 생성이 되기도 한다. 자연적으로 만들어진 항체는 IgM으로 보체에 고정될 수 있다. 이러한 항체에 의해서 보체에 결합되면 즉각적으로 수혈된 적혈구의 용혈이 발생한다. 이전의 수혈이나 임신에 의해서 이차적으로 만들어진 항체는 IgG로 즉각적인 용혈은 드물지만 수혈된 혈액의 생존율이 현저히 감소한다. 이러한 항체를 구분하기 위해 가장 흔히 사용되는 방법이 Direct Coombs' test (또는 직접 항글로불린 검사, Direct Antiglobulin test)와 Indirect Coombs' test (또는 간접 항글로불린 검사, Indirect Antiglobulin test)이다.

Direct Coombs' test는 수혈자의 적혈구를 IgG나 보체에 결합시켜 검사한다. 이 검사를 위해 환자의 적혈구를 혈장으로부터 분리시켜 세척시킨 후 식염수에 부유시킨다. 이 용액에 antihuman IgG 또는 anti-C3를 첨가하여 세포의 응집을 야기한다. 직접 응집 검사가 양성이면 다음으로 단클론 면역글로불린(monoclonal IgG)을 이용해 어떤 항체가 양성을 나타내었는지를 찾아낸다. 직접 응집검사는 문제를 일으킨 항원 항체 체계를 발견하기 위한 용혈성 빈혈에 주로 사용된다.

Indirect Coombs' test는 항체가 있는지 수혈자의 혈청을 검사하는 방법이다. 수혈자의 혈청을 정상 적혈구와 혼합한 후 적혈구를 세척하여 anti-IgG 그리고/또는 anti-C3 antibodies 와 함께 배양한다. 여기서 응집이 발생하면 수혈자의 혈액은 자유 항적혈구 항체(free anti-erythrocyte antibodies)를 가지고 있는 것이다.

현재, type and screen test에 사용되는 항체 검사는 수혈자의 혈청과 표면에 18개의 임상적으로 관련된 항원을 가진(D, C, E, c, e, M, N, S, s, P_1, Le^a, Le^b, K, k, Fy^a, Fy^b, Jk^a, Jk^b) 표준 O형 세포를 이용한 indirect Coombs test이다. 이때 양성반응은 이들 항원들 중 하나에 대한 항체가 수혈자의 혈청에 있음을 의미한다. 어떤 항체인지를 확인하기 위해서는 수혈자의 혈청을 알고 있는 항원을 가진 세포에 반응시켜서 확인한다. 음성 반응은 수혈적합이 99.94%임을 의미한다.

(3) 교차시험(Crossmatch) 단계

일단 환자의 혈액이 항체검사에 음성이면 혈액은행은 혈액을 준비해 놓았다가 환자가 수혈이 필요할 때 교차시험 후에 공급한다. 이 검사는 수혈자의 혈청을 식염수에 부유시킨 공혈자의 적혈구와 혼합하여 응집이 발생하는지를 확인하여 수혈자의 혈청에 있는 동종적혈구 응집소(isohemagglutinins)에 의한 부적합 수혈을 다시 확인한다. 교차시험은 실온 단계, 37℃ 배양 단계, 항글로불린 단계 등 3단계를 거치게 되며 약 45~60분이 소요된다. 만일 선별검사에서 환자의 혈청에 비정형 항체(atypical antibody)가 발견되었다면 항원을 가지고 있지 않은 공혈자의 적혈구를 찾아 Indirect Coombs test를 각 혈액이 수혈되기 전에 시행하면 된다. 이렇게 해서 수혈 적합은 99.95%로 증가하게 된다.

항체선별검사에서 항체가 발견되지 않는 경우는 교차시험단계 중에서 항글로불린 단계를 항체선별검사로 대체할 수 있기 때문에[7,8] 모든 교차시험 단계가 필요하지는 않다.[9] 따라서 3개월 내에 수혈 받지 않았거나 임신한 기왕력이 없으며 항체선별검사에서 항체가 발견되지 않았다면 ABO 적합성을 확인하는 간소한 교차검사만 시행 하는 방법이 늘고 있다. 이를 단축 (ABO) 교차시험[abbreviated (ABO) crossmatch이라 하는데 시간은 약 5분 정도 소요된다.[7,8] 물론 이 단축 (ABO) 교차시험으로 부적합 수혈을 완전히 막을 수는 없다. 하지만 이는 매우 드물기도 하고 단축 (ABO) 교차시험에서 대부분 검출되기 때문에 많이 추천되고 있다.

(4) 응급수혈

수혈자의 혈액 표본이 미리 혈액은행에 보내져 혈액형과 항체선별 검사가 시행된 상태에서 혈액이 급히 필요한 경우 선별검사에서 항체가 발견되지 않았다면 ABO 혈액형과 적합한 혈액을 단축 ABO 교차시험 후에 수혈 받으면 된다. 이 과정은 약 10분 정도 소요된다(표 22-2).

수혈자의 혈액 표본이 미리 검사되지 않았다면 혈액은행 관리자는 수혈자의 ABO 혈액형을 검사하여(5분 내에 검사완료) 위와 같이 단축 ABO 교차시험 후 수혈한다. 이 과정이 5분 정도 더 소요되어 혈액이 방출되기까지는 약 15분 정도 소요된다. 그러나 이 과정은 항체선별검사가 시행되지 않았기

표 22-2 여러 상황에서 혈액준비 예상소요시간

응급 상황	시간(분)
완전 적합시험	60*
ABO Rh 형, 항체선별검사, 교차시험	
응급 교차시험 - 이미 혈액표본이 검사되어 있는 경우	10
ABO 교차시험	
응급 교차시험 - 혈액표본이 검사되지 않은 경우	15
교차시험 하지 않고 ABO 형 적합	10
교차시험 하지 않고 만능공혈자	5

* 항체선별검사가 음성인 경우, 만일 양성이라며 훨씬 더 오래 걸린다.

때문에 ABO 혈액형 이외의 다른 적혈구 항체가 존재할 수 있으며 부적합 적혈구 수혈의 위험이 있다. 혈액이 분출된 후 항체선별검사에서 항체가 발견되면 혈액관리자는 담당의사에게 알리어 수혈을 계속할 것인지를 결정하게 하여야 한다. 하지만 항체가 있다 해도 환자의 절박한 조건 때문에 수혈은 지속할 수도 있다.

초 응급상황에서는 모든 검사를 마치기 전에 혈액이 필요할 수 있다. 이런 응급상황에서는 O형의 Rh 음성 형의 농축적혈구를 수혈한다. O형 Rh 음성의 전혈에는 농축적혈구에 비해 높은 역가의 용혈성 Ig G와 Ig M, 항 A 항체와 항 B 항체를 가지고 있을 수 있기 때문에 일단 O형 Rh 음성의 전혈 2단위이상 수혈 후에는 수혈자의 혈액형과 일치하는 혈액으로 교체해서는 안된다. 현재의 O형 Rh 음성의 농축적혈구에는 혈장이 매우 소량이기 때문에 일반적으로 수혈자의 혈액과 적합한 혈액으로의 교체를 배제하지는 않는다. ABO 형과 Rh 형을 검사할 시간이 있다면 O형 Rh 음성의 혈액보다는 ABO형/ Rh형 적합 혈액을 수혈하는 것이 낫다. 이전에 수혈 받은 경험이 없다면 ABO형/ Rh형 적합수혈로 심각한 수혈반응이 일어날 확률은 1000명당 1명 꼴로 낮다. 그러나 이전에 수혈 받은 경험이 있다면 100명당 1명의 빈도로 항체가 교차검사에서 발견된다.

2) 혈액제제

채혈된 신선한 전혈은 각 성분으로 분리되어 그 성분에 적절한 상태로 저장함으로써(표 22-3) 신선한 전혈에 있는 각 성분의 활동성을 그대로 유지하도록 저장하고 대량으로 사용 가능하도록 제조하여 수혈요법에서 유용하게 사용되고 있다. 채혈 후 성분제조까지의 시간은 4-8시간 이내이어야 하며 원하는 성분제제에 따라 채혈된 전혈을 실온 또는 4℃에서 제조한다.

전혈은 원심분리기를 이용하여 비중에 따라 그림 22-3과 같이 적혈구, 백혈구, 혈소판, 혈장으로

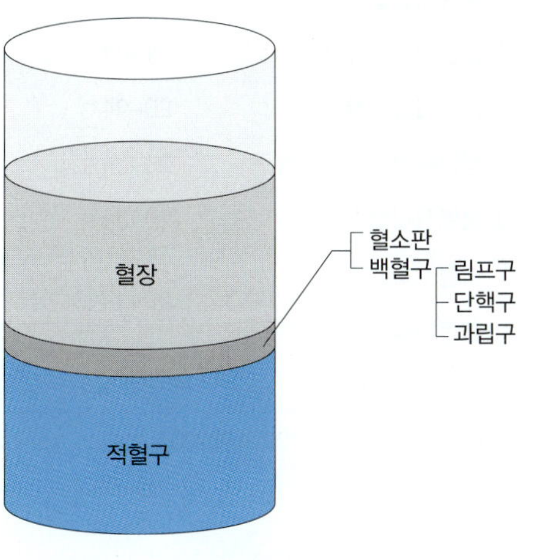

그림 22-3 원심분리에 의한 혈액성분

표 22-3 혈액제제의 보존기준(2007. 3. 6)

제제종류	보존온도	보존기간	비고
1. 전혈	1~6℃	CPDA 보존액 : 채혈 후 21일 CPDA-1 보존액 : 채혈 후 35일 ADD/M(SAG/M) 보존액 : 채혈 후 35일	
2. 농축적혈구	1~6℃	전혈과 동일	
3. 신선동결혈장	-18℃ 이하	채혈 후 1년	온탕용해후 3시간이내사용
4. 농축혈소판	20~24℃	제조 후 120시간	
5. 백혈구제거적혈구	1~6℃	제조 후 24시간 폐쇄형은 전혈과 동일	
6. 백혈구여과제거적혈구	1~6℃	폐쇄형여과는 전혈과 동일. 개방형여과는 제조 후 24시간	
7. 세척적혈구	1~6℃	제조 후 24시간	
8. 동결해동적혈구	-65℃ 이하 동결, 해동 후 1~6℃	제조 후 10년, 세척 후 24시간	
9. 농축백혈구	20~24℃	제조 후 24시간	
10. 혈소판풍부혈장	20~24℃	채혈 후 5일	
11. 백혈구여과제거혈소판	20~24℃	폐쇄용 여과는 농축혈소판과 동일 개방형 여과는 제조 후 24시간	
12. 세척혈소판	20~24℃	제조 후 4시간	
13. 신선액상혈장	1~6℃	제조 후 12시간	
14. 동결혈장	-18℃ 이하	채혈 후 1년	온탕용해후 3시간이내 사용
15. 동결침전체제	-18℃ 이하	채혈 후 1년	해동후 1 시간이내 사용
16. 동결침전물제거혈장	-18℃	채혈 후 1년	1~6℃ 인 경우 제조 후 24시간
17. 성분채혈적혈구	1~6℃	채혈 후 35일	혈액첨가제 사용시
18. 성분채혈백혈구	20~24℃	채혈 후 24시간	
19. 성분채혈혈소판백혈구	20~24℃	채혈 후 24시간	
20. 성분채혈혈소판	20~24℃	제조 후 120시간	
21. 백혈구여과제거 성분채혈혈소판	20~24℃	제조 후 120시간	보관시 교반 필요
22. 성분채혈혈장	-18℃ 이하	채혈 후 1년	

대한민국 혈액관리법 제12조관련(2007. 3. 6)

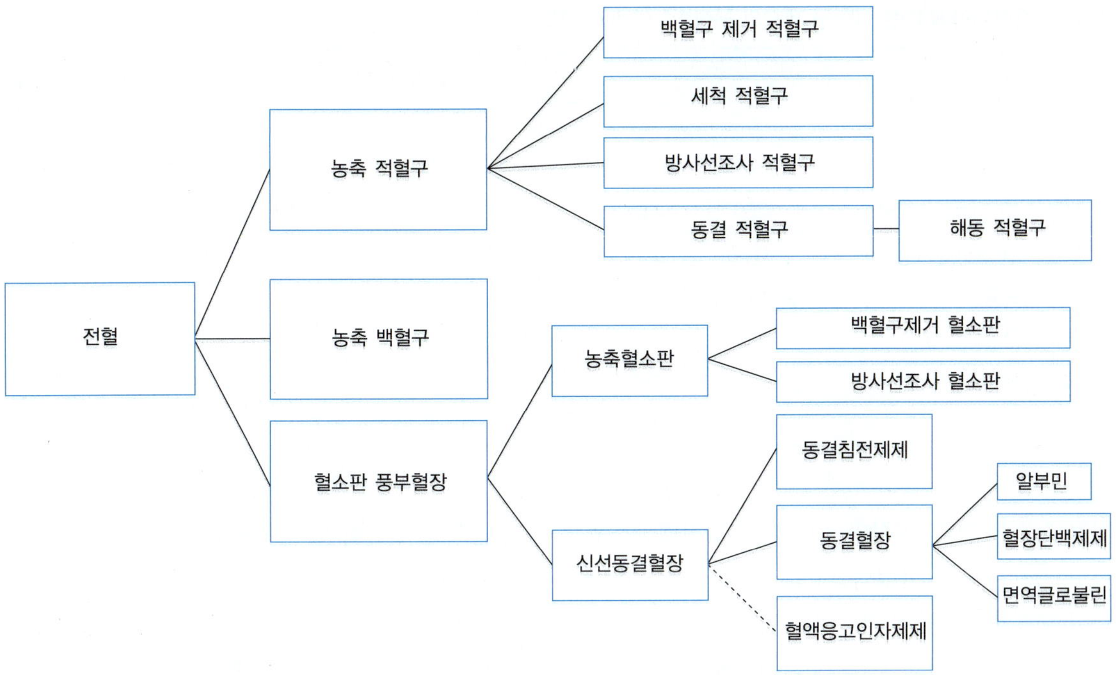

그림 22-4 혈액성분 제제 제조과정

분리가 가능하다. 이들을 성분 별로 분리하여 수집한 것이 성분제제이며 그림 22-4에서 전혈로부터 제조가 가능한 성분제제를 도식화 하였다.

(1) 적혈구 제제

1900년대 초반에는 수술 환자의 경우 혈색소판 수치가 10 g/dl 이상이어야 했다. 하지만 빈혈을 연구하던 Mayo clinic의 외과의에 의해 적절한 산소운반을 위해서는 수술 전에 혈색소치 8~10 g/dl가 적절하다고 제안되었다.[10] 이 제안은 여전히 혈색소 수치 10 g/dl을 포함하고 있으며 이 기준은 약 40년간 변하지 않았다. 1980년대 침습적 모니터링 기술이 발달하면서 산소 공급과 산소 소모에 관한 이해가 크게 진보하고 또한 환자의 처치 기술이 발전되면서 이전에 가능하다고 생각했던 혈색소에 비해 훨씬 낮은 수치에서도 환자의 생존이 가능하게 되었다. 그래서 수혈의 기준이 바뀌게 되었다.

빈혈의 결과로 산소 공급을 증가시키기 위한 몇몇 보상 기전이 증가한다. 혈색소치가 9.9 g/dl 이하로 떨어지면 산화혈색소 해리곡선이 우측으로 이동하고[10], 혈색소치가 8~10 g/dl 이하로 떨어지면 혈액의 점성도가 떨어짐으로 인하여 말초혈관 저항이 감소하며 맥박과 심박출량, 심근 수축력이 증가한다.[11-13] 하지만 심혈관 질환이나 심부전, 폐혈관 질환, 말초혈관 질환, 심박출량을 증가시키는데 영향을 받는 (예, β-차단제) 치료제를 투약 받는 환자들은 빈혈을 보상하는 능력이 떨어진다. 산화질소(nitric oxide, NO) 또한 조직의 산소화에 기여를 하는데 혈색소는 산화질소를 운반하다 저산소증이 있는 곳에 유리시킴으로써 혈관이완을 시켜 조직의 산소화를 증가시킨다.

수혈의 적응증을 찾기 위해 혈색소 수치, 산소 추출률, 혼합정맥산소포화도, 혼합정맥산소분압 등 몇몇 측정이 이루어지고 있다. 이와 함께 임상적 생

표 22-4 저장기간에 따른 적혈구 제제의 구성변화(Adsol, AS-1 보관시)

	저장기간(일)						
	0	7	14	21	28	35	42
pH (37℃에서)	7	6.86	6.69	6.55		6.43	3.34
적혈구 ATP (mmol/g Hb)	4.69	4.97	4.83	4.5	3.75	3.47	3.24
적혈구 DPG (mmol/g Hb)	10.88	8.16	1.96	0.87	0.65	0.54	0.65
부유 나트륨 (mEq/L)	152	135	131	124		126	123
부유 칼륨 (mEq/L)	1.6	17	27	34		44	46
부유 당 (mg/dl)	909	780	724	697	660	617	604
용혈 (%)	0.02	0.06	0.11	0.14	0.2	0.16	0.24

리적 요소인 빈백, 저혈압, 빈뇨와 혼합정맥산소포화도 60% 미만, 혼합정맥산소분압 30 mmHg 미만 등이 수혈의 적응증에 적용되고 있다.[14] 미국보건기구(National Institute of health, NIH)에서는 수혈은 혈색소뿐 아니라 수술절차, 나이, 진단명, 위에 열거한 다른 요소의 전제, 출혈 예상치, 빈혈의 원인 등이 고려되어야 한다고 하였다.[15,16] 혈색소치 10 g/dl 이상이면 수혈이 필요 없으며 7 g/dl 미만이면 수혈이 유리하다.[16] 정상인에서는 혈색소 5 g/dl까지 감소시키는 동량희석은 에너지 수준은 감소하지만[17] 부적절한 산송공급을 야기하지 않는다.[18] 적혈구 제제는 산소 가용성의 증가가 요구되지 않는 한 단순히 혈색소 수치를 증가시키기 위해 수혈되어서는 안 되며 가장 중요한 원칙은 우선적으로 혈액량이 적혈구 제제가 아닌 수액으로 먼저 채워져야 하는 것이다.

① 적혈구의 임상 적용

가. 급성 출혈의 혈액량 보충

급성 출혈이 발생하면 환자에게 가장 치명적인 것은 혈관내 혈액량 감소로 인한 심혈관 허탈이다. 환자의 상태에 따라서 어느 정도의 출혈은 보충이 되지 않아도 버틸 수 있다. 정상인 사람에서는 약 1000 ml의 출혈은 수혈하지 않고 콜로이드 수액이나 결정질 수액액만으로도 대체될 수 있다.[19,20] 하지만 심혈관 질환이 있거나 관상동맥 죽상경화증, 또는 기타 다른 혈관의 기능부족이 있는 경우는 수혈을 결정하기 어려운데 이는 질병의 상태에 따라 약간의 출혈에도 수혈이 필요할 수 있기 때문이다. 따라서 환자의 전체적인 상태에 따라 수혈을 결정하여야 한다. 출혈이 수혈해야 할 만큼 충분히 발생했다면 임상적 징후 즉, 창백해지거나 식은땀, 빈맥, 저혈압 등이 발생할 때까지 기다릴 필요가 없다.

나. 산소운반능력의 향상

빈혈이 오랜 기간에 걸쳐 발생하였다면 환자는 낮은 혈색소 치에 적응이 되어있어 혈색소치가 낮더라도 수혈이 필요하지 않을 수 있다. 이런 때는 수술 전에 혈색소치를 정상치까지 올려야 한다는 증거는 없다.[16] 만성 빈혈환자의 경우 적혈구 생성이 억제될 수 있기 때문에 수혈은 최후의 수단으로만 사용되어야 한다.

다. 수술 준비를 위한 수혈

대부분의 마취의사와 외과의사는 혈색소 수치가 10 g/dl 이하인 경우 수혈을 하는 것이 관례이다. 하지만 이를 지지 할만한 임상적, 과학적 자료는 없다. 대부분의 사람에서 혈색소 수치가 7 g/dl 미만이 될 때까지 수혈을 미루는 것이 위험을 초래하지는 않는 것으로 보인다.[16] 정상인에서 혈색소 수치 5 g/dl 은 불충분한 조직의 산소화를 야기하지 않고

[18] 다만 운동 내구성(exercise tolerance)이 감소될 뿐이다.[17]

혈색소 감소와 함께 혼합정맥 산소분압이 감소하고 심박출량이 증가하며 적혈구 용적률이 10% 이하가 될 때까지 산소 소모량은 유지된다.[16] 따라서 심기능이 정상인 사람에서 혈색소 수치 10 g/dl 이하인 경우 수혈은 필요하지 않으며 7~10 g/dl 인 경우에는 환자의 임상적 평가에 따라 결정한다.

2006년 미국마취과학회에서 권고한 수혈에 관한 임상 지침은 아래와 같다.

a. 혈색소 수치가 10 g/dl 이상이면 수혈이 거의 필요 없고, 6 g/dl 이하이면 특히 급성 빈혈인 경우 거의 언제나 수혈이 필요하다.
b. 혈색소 수치가 중간단계인 6~10 g/dl 경우 부적절한 산소화로 인한 합병증의 위험이 있을 때 적혈구 수혈을 결정한다.
c. 모든 환자에게 산소화에 영향을 미치는 수술적 요소와 생리적 요소를 배재하고 혈색소 수치로만 수혈을 결정하는 것은 권장되지 않는다.
d. 수술 전 자가헌혈, 수술 중 그리고 수술 후 혈액회수, 급성 동량성 혈액희석, 출혈량을 감소시키기 위한 조치(신중한 저혈압과 약물사용) 등은 적절하면 유용하다.
e. 자가수혈은 동종수혈에 비해 위험성이 적어 보다 광범위하게 수혈될 수 있다.

② 적혈구제제

가. 전혈(Whole Blood)

전혈은 헌혈자로부터 채혈되어 어떤 가공도 가해지지 않은 혈액이다. CPD를 포함하고 있는 채혈백에 채혈된 경우 1~6℃에서 21일간 유효하고 CPDA-1에 채혈된 경우에는 35일간 유효하다. 최근 혈액을 성분별로 분리하는 기술이 발달하면서 선진국에서는 전혈보다는 성분제제를 수혈할 것을 적극 권장하고 있는데 이는 채혈 후 수시간 또는 수일 내에 응고인자(특히 응고인자 V와 VIII)와 혈소판의 양과 생존력이 떨어지기 때문이다. 하지만 심혈관 수술이나 신생아의 교환수혈 등과 같은 특수한 상황에서 아직도 전혈이 요구되기도 한다.

나. 농축적혈구(Packed Red Blood Cells, PRBC)

농축적혈구 제제는 전혈을 원심분리하여 혈장을 제거한 후, 항응고 보존액(Anticoagulant-Preservatives)과 혼합하여 약 80% 미만의 적혈구 용적율로 희석시켜 만든다(보통 약 70%). 저장된 농축적혈구에는 전혈에 있는 백혈구와 혈소판의 조직파편 또한 소량 포함되어 있다. 제작된 농축적혈구는 항응고 보존액에 따라 보관기간이 21일에서 42일까지 다양하며, 1~6℃ 의 일정한 온도로 보관될 수 있도록 혈액을 보관할 수 있는 혈액냉장고에 반드시 보관되어야 하며 일반 가정용 냉장고는 적당치 않다. 환자에게 투여되기 위하여 이송되는 과정에서 10℃ 정도 까지는 허용이 되며 이정도 온도는 혈액은행으로 반납도 가능하다.[21]

미국에서 가장 흔히 사용되는 항응고 보존액은 CPDA-1과 Adsol 이다. CPDA-1은 citrate, dextrose, phosphate, adenine으로 구성되어 있다. citrate는 유리칼슘(free calcium)과 결합하여 항응고제로 작용하며 dextrose는 세포의 에너지원으로 작용한다. Adenine은 adenosine triphosphate (ATP)를 생성하기 위해 필수인 저장된 세포의 adenine nucleotide pool을 유지하는데 사용된다. 마지막으로 phosphate는 buffer와 ATP의 phosphate 원으로 사용된다. CPDA-1에 저장된 농축적혈구는 기능의 뚜렷한 감소 없이 약 35일간 저장 가능하다. Adsol에 저장된 적혈구는 citrate와 dextrose, phosphate를 포함한 용기에 혈액을 모아 적혈구와 혈장을 분리시킨 후 dextrose와 mannitol, adenine을 포함한 혼합액을 첨가하고 생리식염수를 넣어 만든다. 이렇게 함으로써 농축적혈구는 보존기간이 42일로 길어진다(표 22-3, 표 22-4).

다. 동결해동적혈구(Frozen-Thawed-Deglycerolized RBC)

a. 동결적혈구(Frozen RBC)

동결적혈구는 동결보호제(cryoprotective)를 혼합하여 적당한 온도로 얼려서 저장하는 방법이다.[22] 채혈 후 6일 이내에 냉동시켜야 하며 10년까지 저장할 수 있다. 동결보호제는 주로 글리세롤이 사용되는데 농축적혈구에 40%의 글리세롤을 섞어 -65℃ 에서 -80℃ 까지 서서히 얼리거나 20%의 글리세롤을 -120℃ 이하에서 동결시킨다. 글리세롤은 냉동과정에서 발생하는 osmotic effects와 ice crystal formation을 예방한다. -80℃ 에서 보관한 경우 약 37년까지 비교적 잘 보존되었다는[23] 보고도 있었다. 이러한 냉동보관방법으로 원 적혈구의 80%가 보존되며 수혈 후 24시간에 이중 최소 70%의 적혈구가 생존한다. 채혈한 지 6일이 지난 적혈구는 재생(rejuvenated)을 통하여 냉동시킬 수 있다.[24] 재생을 통해 적혈구를 pyruvate, inosine, glucose, phosphate, adenine을 포함한 용액에 배양하여 대사성 기능을 회복시켜 동결시킨다. 이러한 방법은 채혈 후 6일이 지난 희귀한 적혈구, 자가 수혈이 예정되었으나 수술이 지연된 경우, 희귀적혈구를 녹였으나 사용되지 못한 경우에 사용할 수 있다. 이 과정은 매우 복잡하고 비싸서 많이 사용되지는 않는다.

b. 탈글리세롤적혈구(Deglycerolized RBC) 또는 해동적혈구(Thawed RBC)

동결적혈구를 사용할 때가 되면 37℃ 로 녹인 후 삼투성 용혈을 피하기 위해 글리세롤을 제거해야 한다. 다양한 농도의 생리식염수로 세척하여 등장성 식염수에 다시 부유시킨다. 이와 같은 방법은 개방 상태에서 세척이 이루어지므로 일단 녹이고 난 후에는 24시간 내에 사용해야 한다. 우리나라에서는 12시간 내에 사용하도록 정하고 있다. 이 적혈구는 기존의 농축적혈구에 비해 비슷한 생존능력을 가지지만 기능적인 혈소판, 백혈구, 혈장단백질은 없다.

표 22-5 혈액제제에 포함된 백혈구로 인한 임상적 문제

	임상적 상황
면역학적 효과	동종면역
	열성 비용혈성 수혈반응
	혈소판 수혈 불응
	이식거부
	이식편대숙주병
	수혈관련 급성 폐손상
면역조정(추정)	감염증가
	종양재발
감염성질환 전파	거대세포바이러스 감염
	엡스타인-바 바이러스 감염
	사람 T 세포 림프친화 바이러스 감염

〈임상적 적용〉

매우 드문 표현형의 적혈구의 저장이나 비축을 위해 사용된다.

라. 세척적혈구(Washed RBC)

세척적혈구의 정의는 상당히 모호하다. 이는 적혈구를 세척하여 대부분의 혈장을 제거하는 것으로[21] 적혈구에 생리 식염수를 첨가하여 원심분리 시켜 부유물을 제거하거나 탈글리세롤(deglycerolization) 시킬 때 사용하는 반 자동 세척기구를 사용하여 생성이 가능하다.[25-27] 사용된 용액이나 기술에 따라 잔류하는 백혈구나 혈소판의 양이 다양하고 세척단계에서 적혈구의 손실이 일어나 표준 적혈구 저장량보다 적은 양의 적혈구가 남아 있다. 일반적으로 세척적혈구는 백혈구가 85% 제거되고 15%의 적혈구가 손실되며 원 혈장의 99%가 제거된다.[25-27] 세척적혈구는 세균오염의 가능성 때문에 저장 용기에 모아진 후 24시간 내에 사용하여야 한다.

〈임상적 적용〉

알레르기 반응이나 두드러기가 있는 환자, IgA 부족 환자에서 혈장과 반응하는 것을 예방하기 위해 사용한다. 백혈구 제거에 더 좋은 방법들이 있기

표 22-6 다양한 백혈구 제거 적혈구 제조 방법

방법	백혈구 제거율(%)	남은 백혈구 추정수	남은 적혈구 비율(%)	비고
원심분리	85	1×10^9	80	덱스트란이나 hydroxyethyl starch 잔존가능, 24시간 보관 가능
침전 (sedimentation)(dextran)	95	0.9×10^9	90	덱스트란이나 hydroxyethyl starch 잔존가능, 24시간 보관 가능
냉동, deglycerolizing	98	0.1×10^9	90	24시간 보관 가능
세척(Washing)	85	0.1×10^9	85	24시간 보관 가능
회전냉각여과기 (Spin cool filter)	90	0.3×10^9	90	24시간 보관 가능
나일론 여과기 (Nylon filter)	65	1.5×10^9	88	헤파린요구 24시간 보관 가능
새 세대 여과기	99	5×10^6	95	침상 사용

때문에 발열 반응을 예방하기 위해 추천되지는 않는다. 주로 혈장과 관련된 문제가 있는 환자에게 사용한다.

마. 백혈구 제거 적혈구(Leukocyte-depleted RBC)

다산부와 수혈을 여러 번 받은 사람은 백혈구와 혈소판에 대한 항체가 생길 수 있다. 이러한 항체들은 표 22-5와 같이 여러 임상적 상황을 초래할 수 있으며 어떤 상황은 흔하기도 하고 또 어떤 상황은 치명적이기도 하기 때문에 혈소판과 백혈구에 대한 동종면역을 막고 면역에 의한 합병증을 예방하기 위해 관심이 쏠리고 있다. 전혈이나 농축적혈구에는 백혈구, 혈소판, 그리고 혈장 단백질들이 포함되어 있으며 백혈구를 제거함으로써 열성 수혈반응(febrile transfusion reactions), HLA 동종면역[human leukocyte antigen(HLA) alloimmunization], 거대세포 바이러스 감염[cycytomegalovirus(CMV) transmission] 등과 같은 수혈 부작용을 예방하기 위해 만들어진 혈액제제 중 대표적인 것이 백혈구 제거 적혈구제제이다. 백혈구 제거 적혈구는 최소한 원 적혈구의 80%를 보존하고 백혈구는 5×10^6개 이하로 만드는 것이다.[21)]

관례적으로 수혈을 위해서는 혈액 응괴나 fibrin strand(섬유소)를 제거하기 위해 170~260 μm 의 세공(pore)이 있는 여과기를 사용한다. 하지만 이 여과기는 백혈구를 효과적으로 제거하지 못한다. 1960년대와 70년대 백혈구가 열성 비용혈성 수혈반응의 발병기전에 중요하며 동종면역을 야기하여 후에 장기이식이나 혈소판 수혈 시 장애를 초래함을 발견하였고 이후부터 백혈구를 제거하기 위한 방법이 개발되기 시작하였다. 먼저 적혈구를 원심분리 하는 방법이 개발되었고, 덱스트란이나 hydroxyethy starch와 혼합하여 침전시키거나 나일론이나 탈지면(cotton wool)으로 여과하는 방법[28)], 세척하는 방법, 냉동 시키는 방법, 탈글리세린 방법 등이[27)] 개발 되었다. 이러한 방법으로 원 백혈구의 65~99%를 제거할 수 있고 적혈구는 약 5~20% 정도 소실된다(표 22-6). 표 22-6와 같이 다양한 방법과 그 방법에 따른

장단점에 대한 문헌이 많으나 이는 역사적인 배경에 흥미를 둘 수 있을 뿐 수혈에 대한 백혈구의 역할이 완전히 해결되지 않았기 때문에 현재는 잘 사용되지 않고 있는 방법들이다. 백혈구에 의한 부작용이 더 확실하게 발견되고 있기 때문에 수혈 의학에서 백혈구 제거는 매우 중요한 문제로 다루어지고 있으며 백혈구 제거를 위한 최적의 방법이 계속 발전 중이다. 1970년대에 성인호흡곤란증후군(ARDS)이 처음 인지 되면서 저장된 혈액의 미세침전물이 여기에 일조를 한다고 생각하게 되었다. 이 미세침전물을 제거하기 위해 20~40 μm 의 세공여과기를 개발하였고 이 여과기(폴리에스테르 또는 플라스틱 막 또는 거품이나 섬유소 깊이의 여과기로 구성된)로 약 90%의 백혈구를 제거할 수 있었다.[29-31] 이를 계기로 백혈구의 역할에 대해 알게 되었고 더 많은 백혈구를 제거하는데 주력하게 되었다. 동물과 임상연구에서 열성 비용혈성 수혈 반응을 예방하기 위해서는 백혈구는 5×10^{8}개 이하이어야 한다고 한다.[21] 이는 백혈구제거율이 99.9% 이상이어야 하며 이를 위해 정교한 여과기들이 연구개발 되고 있다.

최근 사용되고 있는 여과기는 부직포에 합성 미세섬유로 구성되어있다.[32] 이 여과기는 표면의 전하를 변형시켜 효과를 더욱 증강시켰다. 백혈구 제거 기전은 물리적인 장벽 체류(barrier retention)와 생물학적으로 여과기 재료에 체포 유착하는 방법이 결합된 것이다.[32] 백혈구는 적혈구와 혈소판 제제에 포함되어있기 때문에 여과기는 이 두 가지를 위해 각각 개발되었다. 여과를 통해서 99.9%의 백혈구가 제거되고 15~23%의 적혈구가 소실된다.[33,34] 사용하는 여과기의 술식, 혈액제제의 보존기간, 원래 혈액내의 백혈구 수 등에 따라 희망하는 대로의 백혈구 제거는 실패하는 경우도 있는데 그 실패율은 약 0.3~2.7% 이다.[33,34] 백혈구 제거의 또 다른 문제는 질적인 조절로 백혈구 제거 적혈구에서 백혈구의 수가 워낙 적기 때문에 기존의 방법으로 백혈구의 수를 세는 것이 부정확하다는 것이다. 따라서 이를 위한 새로운 방법들이 개발되어 왔다. Negeotte chamber와 flow cytometry가 그 방법들 중 하나이다.

표 22-7 백혈구제거 적혈구 수혈이 요구되는 환자들

골수 또는 말초혈액 줄기세포 이식
급성, 만성 백혈병
선천성 면역결핍 환자
선천성 혈소판 기능부전
줄기세포 이식이 필요할 것 같은 암환자, 장기부전 환자
자궁내 수혈
신생아 용혈성 질환의 교환수혈
혈색소병증, 지중해빈혈증(thalassemia)

a. 보전전 백혈구제거(Prestorage leukodepletion)

최근 채혈용 multiple bag system에 여과기가 부착되어 폐쇄계(closed system technique)에서 채혈 후 바로 백혈구가 제거되도록 하였으며 이후 1단위의 전혈은 일반적 성분제제로 만들어진다. 열성 비용혈성 수혈반응은 백혈구에 의한 항원항체 반응뿐 아니라 백혈구에 의해 생성되는 시토카인(cytokine)에 의해서도 발생하기 때문에 채혈 후 혈액에 이 시토카인이 생성되기 전에 백혈구를 제거시킴으로써 효과적으로 예방할 수 있다. 이를 보전전 백혈구제거(prestorage leukodepletion)라고 한다.

b. 병상여과(bedside filtration)

병상여과 백혈구제거는 백혈구를 병상에서 바로 여과하여 수혈 받을 수도 있어 따로 혈액은행으로부터 목록을 부여 받지 않아도 되지만 혈액이 저장되는 동안 시토카인이 생성되는 단점도 있을 수 있다. 또한 혈액은행의 표준화된 좋은 조건과 양질의 조절 프로그램 하에서 여과시키는 것에 비해 효과적이지 않을 수도 있다.[34] 적혈구용 백혈구 여과기는 적혈구 1단위 또는 2단위까지 여과시킬 수 있도록 되어있다. 개방계(open system technique)에서 이루어지므로 제조 후 24시간 이내에 사용되어야 한다.

〈임상적 적용〉

백혈구 제거 적혈구는 골수나 골수 이식을 받는 환자, 혈색소병증(hemoglobinopathy) 환자, 여러 차례 수혈을 받아야 하는 경우 등으로 표 22-7에 열거하였다.

백혈구 제거 적혈구를 사용하는 목적은 수혈반응 예방과 백혈구 항원에 대한 동종면역 예방, 혈소판 불응예방, 거대세포 바이러스 감염방지 등을 위해 사용한다. 아직 확실히 증명되지는 않았지만 적혈구 수혈이 면역조정효과(immunomodulatory effect)가 있어 종양의 재발, 수술 후 감염을 증가시킨다는 보고가 있기 때문에 백혈구 제거 적혈구의 수혈이 늘고 있으며 보편적으로 백혈구 제거 혈액의 제조가 제안되고 있다.[35] 미국의 혈액공급의 70%가 백혈구 제거 혈액이며 백혈구를 제거하거나 하지 않은 혈액의 문제도 모두 감소하고 있다.

백혈구 항체가 있는 환자가 부적합 백혈구를 투여 받으면 열성 수혈반응이 발생할 수 있다. 이는 적혈구를 용혈 시키지는 않지만 환자가 극도로 불편하고 치명적일 위험도 있다. 부적합 백혈구 수혈반응의 빈도와 심각성은 부적합 백혈구 수혈이 얼마나 자주 있었는가에 달렸다.[36-37] 따라서 반복적으로 열성 수혈반응이 생긴다면 백혈구제거 적혈구를 수혈하는 것이 좋다.

거대세포 바이러스 항체가 없는 적절한 혈액의 공급이 어렵기 때문에 백혈구제거 적혈구제제를 수혈함으로써 거대세포바이러스의 전파를 예방할 수 있다. 백혈구제거 적혈구는 순환하는 바이러스 부하(viral load)를 감소시킬 수 있기 때문에 거대세포 바이러스의 전파를 막는데 효과적이라고도 한다. 물론 이 주장에 대해 많은 논쟁이 벌어지고 있으며 실제 거대세포 바이러스의 전파를 막을 수 있는지는 확실히 밝혀지지 않았지만 여과기에 의한 백혈구 제거 적혈구의 사용이 증가하면서 여러 임상기관에서 거대세포 바이러스 항체가 없는 적절한 혈액의 공급을 대체할만한 대안으로 사용되고 있다.

이식편대숙주병(GVHD)에 대한 시험관내 자료가 없고, 이식편대숙주병을 야기하는 백혈구에 대한 역치가 없기 때문에 백혈구제거는 이식편대숙주병을 예방한다고 받아들여지지는 않고 있다. 이식편대숙주병의 예방에 어느 정도 효과가 있을 것으로 기대는 하지만 완전한 예방을 위해서는 방사선 조사를 해야 한다.

수혈은 면역조정(immunomodulation) 효과가 있는 것으로 여겨지고 있다. 아마도 이것은 수혈된 제제에 있는 백혈구 때문으로 생각된다. 하지만 수혈이 술 후 감염과 종양의 재발과 관련이 있을 수도 있다고 생각은 되어왔지만 여러 연구결과들이 이러한 것을 지지하는 결과들과 반대의 결과들이 많아 논란이 되고 있으며 아직 이 부분에 대해서는 명확하게 밝혀진 것은 없다. 백혈구제거 적혈구제제의 수혈에의 적용은 사실상 적혈구 제제 수혈의 상당부분을 차지하고 있는데 이는 술 후 감염과 종양 재발에 대한 수혈이 면역에 미치는 영향에 대한 신뢰 때문이다.

바. 방사선조사적혈구(Irradiated RBC)

수혈과 관련된 이식편대숙주병을 예방하기 위하여 혈액제제는 방사선조사를 통하여 림프구의 증식을 방해하여야 한다. 혈액제제는 감마 방사선 또는 엑스선(X-rays)을 통하여 충분히 방사선 조사된다. 이 두가지 모두 전기 충전된 입자나 이온을 형성하여 림프구를 손상시켜 증식이 불가하게 한다.[38] 자외선 방사선 조사는 림프구는 손상시키지만 방사선이 혈액 제제를 담아 저장하는 플라스틱 용기를 통과하지 못하기 때문에 이식편대숙주병 예방을 위해 림프구를 손상시키는 방법으로는 적당하지 않다. 주로 사용하는 감마선은 cesium-137 (^{137}Cs) 또는 cobalt-60 (^{60}Co) 이고 이들은 다른 양의 동위원소를 가질 수 있기 때문에 혈액제제를 방사선 조사하는데 시간이 걸리게 한다.

적혈구 제제의 방사선 조사 42일 후에 적혈구수

가 감소하였지만 허용할 만한 수치였다.[39] 하지만 2000~3000 cGy로 조사 후 포타슘 수치가 저장 후 4~5일 후에 정상치의 2배 또는 3배로 증가하였다.[40,41] 이는 방사선 조사가 적혈구 막을 손상시키거나 소디움-포타슘 펌프(sodium-potassium pump)를 손상시켜 방사선 조사 후 저장기간 동안 적혈구로부터 포타슘이 누출되는 것이라 생각된다. 이로 인해 방사선 조사 후 며칠간 저장되었던 적혈구는 세척 후 사용하도록 조치가 취해졌으나 모든 상황에서 필요한 것은 아니다.[42] 여러 논문을 토대로 적혈구 제제는 방사선 조사 후 28일까지는 저장이 가능하다. 혈소판제제는 방사선 조사 후 회복하거나 생존하는 수가 감소하지 않았기 때문에[43] 정상 혈소판제제와 같이 5일간 저장할 수 있다. 방사선 조사된 적혈구는 적혈구 수의 감소 없이 동결하여 저장한 뒤 해동해서 사용이 가능하다. 동결적혈구에 대한 방사선 조사 효과는 아직 모르지만 일부에서는[38] 동결제제들을 방사선 조사하는 것이 허용할 만하며 동결 전이나 해동(탈글리세롤) 후에 방사선 조사하는 것이 모두 가능한 것으로 여겨지고 있다.

현재 사용되는 혈액여과기는 적혈구 제제나 혈소판제제, 혈장제제에서 평균 99.9%의 백혈구를 제거하여 혈액제제 한 단위당 백혈구가 5×10^6 개보다 적게 한다. 이와 같이 혈액여과기가 백혈구제거에 탁월하기 때문에 이식편대숙주병을 예방하기 위하여 방사선 조사 대신에 사용할 수 있을지에 대해 의문이 생겼다. 하지만 환자마다 이식편대숙주병을 일으킬 수 있는 최소한의 백혈구 수를 예측할 수 없고 방사선 조사는 거의 완벽하게 이식편대숙주병을 예방할 수 있지만 혈액여과기를 사용하여도 때로는 5×10^6 개보다 훨씬 많은 백혈구를 가질 수도 있어 이식편대숙주병을 예방하기 어려울 수도 있기 때문에 혈액여과기를 이용한 방법이 수혈과 관련된 이식편대숙주병을 예방하는 데는 적절치 않다. 특히 이는 세포의 면역력을 정량화 할 수 없고 수혈관련 이식편대숙주병을 일으키기 쉬운 면역 결핍의 정도를 생체에서 밝힐 수 있는 분석방법이 없기 때문이다. 혹 이것이 가능해진다 하더라도 수혈자와 공혈자 간의 HLA 적합 정도가 이식편대숙주병을 일으킬만한 요소로 작용할 것이기 때문에 이것이 크게 도움이 되지는 않을 것이다.

〈임상적 적용〉

이식편대숙주병 위험이 있는 경우에 사용한다.

태아의 자궁내 수혈이나 교환수혈 후 태아 이식편대숙주병이 발생할 수 있기 때문에 수혈 받는 모든 혈액제제는 모두 방사선조사를 하여야 한다. 출산 후에도 방사선 조사된 혈액을 수혈하여야 한다.

신생아는 성인수준의 면역능력은 없으나 드물게 수혈관련 이식편대숙주병이 보고되고 있다. 모든 신생아에서 방사선조사혈액이 권장되지는 않지만 1,250 g 이하의 저출생체중아는 면역계의 미성숙때문에 방사선조사혈액이 권장된다.

남은 종양을 제거해야 하는 많은 상황에서 이식을 위해 항암치료 여부와 상관없이 방사선 치료로 면역기능이 심각하게 저하된 경우는 공여자 골수에 있던 살아있는 림프구에 의해서 이식편대숙주병이 흔하다. 모든 혈액제제가 방사선 조사되기 때문에 수혈관련 이식편대숙주병의 발생위험에 대한 통계는 없다. 하지만 위험이 높은 만큼 방사선조사 혈액제제는 관례이다.

동종골수이식과 비교해서 자가골수이식에 대한 항암치료나 방사선 치료는 차이가 있지만 자가골수이식 환자도 면역기능이 심각하게 저하되어 있다. 동종골수 이식에서 방사선조사 혈액에 대한 것이 확립되어 있기 때문에 임상 연구나 실험이 없이 자가골수 이식환자에서도 실시한다.

방사선 치료와 함께 항암치료를 받는 백혈병, 림프종, Hodgikin' s 병 환자 등에서 수혈관련 이식편대숙주병이 발생한다. 때로 이 환자들은 과립백혈구를 수혈 받기도 한다. 빈도는 0.1~1.0%로 보고되고 있지만 포괄적인 추적조사가 없기 때문에 단정지을 수 없다. 현재 보고되는 결과만으로는 모든 환자에 방사선 조사한 혈액을 투여하는 데는 충분하지 않다.

신선액상혈장을 수혈 받은 선천성 면역결핍환자에서 수혈관련 이식편대숙주병이 보고되었다. 하지만 동결제제인 신선동결혈장, 동결침전제제에서는 보고되지 않았다. 왜냐면 이들은 백혈구 조각을 가지지만 살아있다 해도 매우 적기 때문에 수혈관련 이식편대숙주병을 야기하지 않는 것으로 보여 꼭 방사선조사가 필요하지는 않다.

가족이나 가족이 아닌 경우라도 HLA 부분 적합 공혈자의 혈액은 수혈자에서 인식을 못하기 때문에 수혈은 방사선 조사가 필요하다.

수혈자와 공혈자의 HLA 적합인 경우에도 수혈자에게 없는 항원이 있을 수 있고 공혈자에게 없는 항원이 있을 수 있다. 따라서 교차시험으로 HLA 적합성을 조사한 경우 방사선조사가 필수이다.

사. 무수혈 의학(bloodless medicine)

무수혈 의학은 적혈구 제제의 수혈을 피하기 위해 여러 방법들을 계획적이고 구조적으로 계획하는 프로그램이다.[44,45] 무수혈 의학은 여호와의 증인을 다룰 때, 대량 수혈, 외상, 자가면역 용혈성 빈혈, 다적혈구 항체를 가진 환자, 적혈구 제제가 없을 때, 수혈을 피하고자 할 때 도움이 된다. 여러 분야 즉 약제, 기구, 수술적, 내과적 기술이 수혈을 방지하기 위해 사용된다.[46] 표 22-8와 같이 예정 수술이 계획된 경우에는 수술 전부터 혈색소를 유지하고 자가혈액을 공급받기 위해 여러 단계로 접근되어질 수 있다. 수술 중에는 혈액회수(blood salvage)기술이 사용되고, 수술 후에는 수혈을 최소화 하기 위해 고식적 방법이 동원된다.

표 22-8 무수혈 프로그램

수술 전
혈색소치 증가 - 철분제제, 적혈구 생성인자 (erythropoietin)
혈액 유지 - 검사를 위한 혈액채취 최소화
자가수혈(autologous blood donation)
수술 중
수술 기법 - 꼼꼼한 지혈
기구 - 전기소작기, 해부 매체(dissecting media), 초음파, 열, 응고, 저주파
섬유소 방수(fibrin sealant)
환자 자세
마취 기술
단계화된 복합적 절차
급성 동량성 혈액희석
혈액 회수(salvage)
수술 후
출혈에 대한 모니터링
적절한 산소화
제한된 혈액 채취
혈액 회수(salvage)
지혈에 대한 약물치료
고혈압 예방
동량성 빈혈에 대한 내성
조심스러운 항응고제나 항혈소판제 사용

(2) 혈장제제

① 신선동결혈장(Fresh Frozen Plasma)

전혈을 원심분리한 상청액(supernatant)은 혈소판과 혈장을 포함한다. 이것을 다시 한번 더 빠른 속도로 원심분리 하면 혈소판의 침전과 혈장을 분리할 수 있다. 신선동결혈장은 채혈 후 8시간 이내에 전혈에서 분리하여 -18℃ 이하에 저장한다.[21] 신선동결혈장은 에탄올과 드라이 아이스로 구성된 액화 냉동제제나 건조 드라이 아이스 등에 넣어 냉동시킨다. 1단위의 신선동결혈장은 약 200~250 ml로 신선한 혈액에 들어있는 혈액응고 인자들을 포함한다. 신선동결혈장의 전해질은 신선한 채혈된 혈액과 항응고 보존액과 같다. 신선동결혈장은 적혈구를 가지고 있지 않기 때문에 이론적으로 Rh형과 상관없이 투여 가능하지만 가끔 신선동결혈장이 소량의 적혈구 기질을 가지고 있기 때문에 드물지만 적혈구에 대한 면역화(immunization)를 초래할 수도 있다는 보고가 있다.[47] 따라서 가임 연령의 여성이 Rh 음성인 경우에는 Rh 음성인 신성동결혈장을 주어야 하며 이것이 불가능할 때는 Rh 양성 신선동결혈장 1단위당 Rh 면역글로불린 50 단위씩을 동시에 투여하도록 한다. ABO 형에 대한 항체를 가지고 있기 때문에 수혈자의 적혈구와 일치해야 한다. -18℃ 이하에서 1년간 저장 가능하다. -65℃ 같이 초저온으로 냉동할 필요는 없다.

해동은 37℃ 수욕조(water bath)에서 해동시키는데 1 또는 2단위 해동하는데 약 15~20분 정도 소요된다. 속도를 내기 위해서 얼음덩이를 부수어 녹이기도 하고 큰 수욕조에서 흔들판(agitating tray)을 이용하기도 하였다. 좀더 빨리 녹이는 방법으로 혈장을 녹이기 위해 고안된 극초단파 기기(microwave oven, 전자레인지)를 사용하여 녹이기도 하는데[48,49] 이는 일정치 않은 에너지가 신선동결혈장에 전달되어 온점(hot spot)을 발생시켜 단백질을 변성시킬 수도 있다. 최근 극초단파 기기가 발달하면서 이러한 문제점들이 극복되어 이러한 기기를 사용하는 경우가 늘고 있다. 혈장을 일단 녹이고 나면 혈액응고인자 활성의 감소를 막기 위하여 4시간 이내에 수혈되는 것이 좋으며 그렇지 못한 경우에는 수혈이 될 때까지 보통 1~6℃ 로 보관하는 것이 좋고 늦어도 24시간 내에는 사용되어야 한다. 시간이 지날수록 제 V 인자와 제 VIII 인자의 활성이 떨어져 제 VIII 인자의 경우 24시간이 지나면 농도가 28%까지 감소될 수 있다. 1단위의 신선동결혈장은 정상 혈액에 존재하는 각 응고인자가 ml 당 0.7-1 단위의 활동성과 fibrinogen은 ml당 1~2 mg/ml, 기타 다른 단백질을 가지고 있다.

〈임상적 적용〉

혈액응고 장애, 와파린 치료의 회복, thrombotic thrombocytopenic purpura(TTP) 등의 질환에 혈장 교환 목적, 대량 출혈 시 사용되며 혈장 증량이나 영양공급원으로는 사용하지 않도록 하고 있다.

단일 응고인자제제의 사용이 가능한 경우는 그 제제를 사용하며 그러한 제제가 없을 경우에는 신선동결혈장을 사용할 수밖에 없다.

② 혈장(Plasma, Cryoprecipitae poor plasma)

혈장은 유효기간이 지난 5일까지 보관 중에도 언제든지 전혈로부터 분리할 수 있다. 이 혈장은 -18℃ 이하에서 약 5년까지 저장할 수 있는데 만일 전혈이 준비된 후 냉동되지 않고 유효기간 만료 5일이 지나기 전까지 1~6℃에서 보관이 되었다면 혈장을 분리해 저장할 수 있다. 단 이는 채혈 후 8시간 이전에 냉동되지 않았기 때문에 응고인자 V, VIII은 부족하지만 나머지 인자들은 가지고 있기 때문이다. 전혈 저장 후 수일이 지나서 혈장이 분리되었기 때문에 혈장의 전해질 농도는 저장된 전혈의 상태에 따라 다를 것이고 암모니아와 포타슘은 당연히 높을 것이다. 채혈 후 8시간이 지나서 분리되어 저장된 혈액이기 때문에 응고인자 중 제 V 인자와 제 VIII 인자가 부족한 혈액이다.

〈임상적 적용〉

제 V 인자와 제 VIII 인자를 제외한 응고 인자의 부족 시 사용할 수 있다(예, 제 II, VII, XI 인자 등). 간질환이나 와파린 회복 시에 신선동결혈장 대신 사용할 수 있다. 대량수혈 시에 혈액희석에 의한 응고인자 부족이나 파종혈관내응고 등에도 사용할 수 있다.

③ 세제처리 혈장(solvent-detergent plasma)

새로운 조성의 신선냉동 혈장으로 용매 세제 처리된 혈장(solvent-detergent-treated plasma)이다. 이는 약 2,500 단위의 혈장으로 만들어지는데 저장된 혈장을 첫 번째로 초미세여과(ultrafiltrate)하여 백혈구와 박테리아, 기생충을 제거한다. 이후 세제처리를 하여 지질막(lipid envelop)에 녹아있는 껍질 보유 바이러스(enveloped virus)를 죽인다. 이때 사멸되는 바이러스는 사람면역결핍바이러스[human immunodeficiency virus(HIV)], C형 간염바이러스 [hepatitis C virus(HCV)], B형 간염바이러스 [hepatitis B virus(HBV)], 거대세포바이러스이다. 마지막 산물은 A형 간염바이러스와 parvovirus B19와 같이 피막이 없는(unencapsulated) 바이러스를 선별한다. 이는 파종혈관내응고, 심장수술, 선천성 응고인자 VII, X, XI 부족환자의 치료에 효과적이다. 이는 피막형성이 안된 바이러스로부터의 감염에 대한 위험도를 줄일 수 있는 장점이 있다. 그러나 많은 단위의 혈장으로부터 생성되는 것이므로 아직 발견되지 않은 감염성 단백질체(prion)에 의한 감염의 위험이 있다.

④ 동결침전제제(Cryoprecipitate)

응고인자 제 VIII인자는 cold insoluble protein 이다. 동결침전제제는 신선동결혈장을 1-6℃로 녹였을 때 신선동결혈장의 cold insoluble 한 흰색의 침전물로 녹인 혈장에서 이 부분을 분리해서 -18℃ 이하로 1시간 내에 냉동시킨 것이 동결침전제제이다. 남은 혈장은 버리거나 응고 인자 농축액으로 만든다. 동결침전제제 1단위당 요구되는 양은 없지만 대체로 5 ml 이상 10 ml 이하이다. 동결침전제제는 최소한 제 VIII 인자 80 units, 섬유소원(fibrinogen) 150 mg을 포함해야 한다.[21] 동결침전제제는 응고인자 II, V, VII, IX, X, XI, XII의 공급원은 아니다.[50] 동결침전제제의 제 VIII 인자의 양은 혈액형(O형보다 A형에 더 많음), 항응고 보존액(CPD가 ACD보다 많음), 냉동 당시 혈장의 보존기간(Age), 해동속도 등 여러 요소들에 의해 영향을 받는다.[51] 동결침전제제는 섬유소원과 von Willebrand factor, 제 XIII인자도 포함하며 각 용기당 약 250 mg의 섬유소원을 포함한다. 뿐만 아니라 동결침전제제는 교환수혈을 통하여 desmopressin acetate를 이용하여 제한된 수의 공혈자로부터 다량을 모을 수 있다.[52] 하지만 이 방법은 매우 복잡하여 널리 이용되지는 않는다. 동결침전제제는 -18℃이하에서 1년간 저장할 수 있다.

해동은 37℃ 수욕조(water bath)에서 해동시킨다. 이때 오염되지 않도록 조심하여야 하며 여러 개의 동결침전제제는 한 용기에 모아 수혈하는 것이 관례인데 센터에 따라서 더 편리하도록 동결침전제제를 냉동시키기 전에 모으기도 한다. 해동 후에는 보통 1~6℃ 로 유지해야 한다. 일반적으로 6~12개의 동결침전제제가 투여되고 일단 해동 후에는 6시간 이내에 사용되어야 한다.

〈임상적 적용〉

섬유소원, von Willebrand factor, 제 VIII인자 보충, 파종혈관내응고에 사용된다.

(3) 혈소판제제

혈소판은 혈소판 마개(plug)와 지혈 마개를 형성하고 혈관 상피를 보존하여 지혈에 관여한다.

① 혈소판제제

혈장의 원심분리[다인헌혈혈소판(random donor platelets), Platelet Concentrates(PC); PLT]나 성분채혈에 의해 [일인헌혈혈소판(single donor platelets), apheresis platelets] 혈소판제제가 만들어진다.

가. 다인헌혈혈소판[random donor platelets, Platelet Concentrates(PC); PLT]

원심분리 된 혈장에서 혈소판 풍부 부유물을 뽑아 만든 것이 무작위 공여자 혈소판(random donor platelet)이다. 단일 공여자 혈소판제제 30~50 ml 안에는 약 5.5×10^5개의 혈소판이 들어있다. 수혈을 위해서는 이 단일 공여자 혈소판액 여러 단위를 합하여 다인헌혈혈소판(random donor platelets)으로 수혈하게 된다.

나. 일인헌혈혈소판(single donor platelet, apheresis platelets)

일인헌혈혈소판은 단일 공여자로부터 성분채혈에 의해 만들어진다. 이 과정에서 공여자의 혈액이 혈액성분 채집기을 통과하여 적혈구, 혈장, 혈소판으로 분리된다. 이중에서 적혈구와 주요 혈장은 다시 공혈자에게 투여되고 200~250 ml의 혈장에 혈소판은 농축시킨다. 이 농축혈장에는 혈소판 3×10^{11} 개의 혈소판이 농축되어 있으며 이는 다인혈소판제제 6~8단위에 해당한다. 혈소판 수집 후 응집을 막기 위해서는 지속적으로 부드럽게 흔들어 주어야 한다. 이 혈소판이 30분내에 수혈되지 않으면 혈액은행으로 다시 반납하여 응집되지 않도록 조치를 취해야 한다. 혈소판은 실온에서 5일간 저장할 수 있다. 채집과정에서 필터를 통과시키기 때문에 백혈구 제거 필터 없이도 백혈구제거 혈소판을 채취할 수 있다.

〈저장조건과 보존기간〉

1960년대에 혈소판 수집방법이 미숙하고 저장이 어려워 혈소판 수혈은 제한적이었다. 1960년대 후반에 혈소판을 실온에서 보존하면 96시간까지 임상적으로 유효하다는 것을 발견하였고[53)] 이후에 혈소판을 20~24℃로 저장한 경우 수일간 그 효과를 유지할 수 있음이 확인되었다.[54-56)] 저장되는 동안 여러 가지 요소에 의해서 혈소판의 기능적 효과가 영향을 받을 수 있는데, 온도뿐 아니라 유지액인 항응고제, 저장 용기, 보존기(agitation type), 혈장의 용량에 따라 영향을 받을 수 있다.[57-61)] ACD 항응고제에서 CPD, CPD-A로 전환되면서 혈소판 저장이 더욱 성공적이었다.[57)] pH 6.0 이상 유지하는 것이 혈소판 저장에 매우 중요한 요소임이 밝혀져 산소 및 이산화탄소의 투과성을 높인 적절한 혈소판저장용기와 보존기, 적절한 항응고제, 온도, 50 ml의 혈장 사용으로 최고 7일까지 저장할 수 있다.[61,62)] 하지만 7일간 저장하는 동안 세균감염이 보고 됨에 따라[63,64)] 현재는 5일까지로 정하고 있다.[65)]

〈임상적 적용〉

대부분 항암제 투여 후 또는 골수 이식 후 일시적 혈소판 감소나 출혈의 예방, 지혈을 위해 사용된다. 혈소판을 수혈할 것인가의 결정은 혈소판 감소의 원인, 혈소판 수치, 환자의 혈소판의 기능 정도에 따라 결정된다. HLA 동종면역으로 인한 혈소판 불응과 수혈에 의한 질병전파를 최소화 하기 위해 지난 십 수년간 성분채집술에 의한 혈소판 공급이 급격히 증가하였다. 하지만 어떤 혈소판 제제를 수혈하든 간에 백혈구제거는 혈소판의 불응과 동종면역을 감소시킴이 밝혀졌다. 성분채집에 의한 혈소판은 일반 전혈에서 분리한 혈소판 제제에 비해 두 배 정도의 비용이 들어 비용효과 면에서 효과적이지 않기 때문에 대부분의 병원에서는 전혈에서 분리한 다인헌혈혈소판을 주로 사용한다.

가. 출혈예방

혈소판 수치가 20,000 / μl 이상이면 자발성 출혈이 발생할 확률은 매우 적다. 윤리적 문제로 인해 예방적 혈소판 수혈의 기준 대한 연구가 매우 적어 임상적 근거는 없지만 대부분의 의사들은 심각한 자발성 출혈을 예방하기 위해 혈소판 수치가 20,000 / μl 이하이면 혈소판을 수혈하고 있다. 예방을 위한 혈소판의 양은 평균어른에서 $3\text{-}4\times10^{11}$ 개의 혈소판을 투여하는데 다인헌혈혈소판 제제 5~6단위 또는 일인헌혈혈소판 1단위에 해당한다. 혈소판 제제를 더 많이 사용한다고 해서 더 높은 혈소판 수치를 유지하지는 않는다. 안정적인 재생불량성 빈혈이나 자가면역 혈소판감소증 환자에서는 예방적 혈소판을 요할 만큼 출혈의 증거는 매우 적다. 혈관 상피의 보존과 지혈을 위해 필요한 절대적 혈소판은 하루에 7,000 / μl 으로 보여진다.[66)]

나. 지혈

출혈이 있는 환자에서 혈소판 수혈의 결정은 혈소판 수치와 출혈시간(bleeding time)과 관련 있다. 혈소판 수치가 100,000 / μl 이하에서는 출혈시간이 약간 증가될 수 있다. 따라서 100,000 / μl 이상에서는 혈소판 수혈이 필요 없다. 출혈 환자에서의 적당한 혈소판 수치는 알 수 없으나 수술의 중증도에 따라 결정되어야 하며 50,000 / μl 이하에서는 혈소판 수혈이 권장된다.

정상 성인에서 1단위의 다인헌혈혈소판을 투여받으면 혈소판수치가 약 5,000~10,000 / μl 정도 증가한다.

혈소판 수혈의 효과는 수혈 1시간 후 혈소판 수치로 예견할 수 있다. 이를 교정혈소판수증가(Corrected count increment, CCI)라 하며 공식은 다음과 같다.

CCI = (수혈 후 혈소판 수치 - 수혈 전 혈소판 수치)×체표면적/수혈된 전체 혈소판 수

예상되는 교정혈소판수증가는 약 15,000이며 7,500 이상이면 적절한 혈소판 증가를 보이는 것이고 5,000~7,000 사이이면 혈소판 불응성(refractoriness)이라고 보면 된다.

〈혈소판 수혈의 불응성(refractoriness)〉

많은 환자에서 혈소판 수혈 후 예상 치에 미치지 못한다. 이를 혈소판 수혈에 대한 불응성이라 한다. 이는 혈소판 수혈의 중요한 문제점 중의 하나이며 여러 가지 요인에 의해서 발생할 수 있다. 원인은 환자에 의한 것일 수도 있고, 혈소판 농축액의 문제일 수도 있다. 또한 면역과 관련된 문제일 수도 있고 비면역적인 문제로 분류하기도 한다. 이들을 각각 분리해서 생각하기는 어렵지만 비면역과 관계된 요인이 67%, 면역과 관계된 요인이 21%이었다는 보고가 있다.[67]

환자와 관련된 요인으로는 혈소판에 대한 항체를 가진 경우로 자가면역 혈소판 감소성자색반증, HLA계의 항원에 면역된 경우 등 혈소판의 수명이 심하게는 수분으로 짧아진다. 또한 비장비대로 혈소판이 제거된 경우도 여기에 속한다. 그 외 혈소판 제제와 관련된 요인은 ABO 부적합으로 혈소판의 생존을 감소시킨 경우가 여기에 속한다. 따라서 혈소판에 불응인 경우에는 ABO 적합 혈소판을 수혈해 보는 것도 좋은 방법의 하나이다. 또 다른 요인은 혈소판 저장기간이 오래된 경우로 24시간 이상 저장된 혈소판은 수혈 후 혈소판 수치가 적게 증가한다.

만일 저장 48시간이 안된 ABO 적합 혈소판을 투여하여도 혈소판 불응성이 있다면 HLA 적합 혈소판을 시도해본다. 하지만 이는 20~50%의 실패율이 있으므로 공혈자의 혈소판과 수혈자의 혈청을 교차시험 하여 투여함으로써 성공률을 증가시킬 수 있다.

② 백혈구 제거 혈소판

혈소판 농축제제의 백혈구가 열성 비용혈성 수혈반응과 혈소판 불응을 야기하는 동종면역과 연관되어 있기 때문에 중요한 이슈이다. 전혈을 원심분리 하는 조건이 혈소판제제의 백혈구 양에 영향을 주며 대부분의 혈소판제제에는 10^8개 이상의 백혈구를 포함한다. 이 양은 수혈반응이나 동종면역을 일으킬 수 있는 충분한 양으로 최근 몇 년 전부터 백혈구를 제거할 수 있는 여과기가 사용이 가능하게 되었다. 이는 침상이나 혈소판이 저장되기 전에 사용이 가능하며 현재는 대부분의 혈소판은 백혈구 제거된 제제이다.

여과기는 혈소판이 20~25%가 소실되고 5~7%에서 백혈구를 5×10^5개 이하로 만드는데 실패한다.

(4) 혈장분획제제(Plasma Derivatives)

1940년대 제2차 세계대전을 치르면서 혈장의 분획이 개발되었다. 대량의 혈장을 한랭 에탄올 분획처리 하면 혈장의 각각의 단백질은 다른 용해도를 나타내게 되어 분리가 가능하게 된다. 이 대량의 분획과 제조 과정을 통해서 몇몇 혈장의 단백질을 분리하여 치료제로 사용한다. 이를 혈장분획제제이라 하는데 주요 추출물은 알부민, 면역혈청, 면역글로불린, 응고인자 VIII이다.

표 22-9에 통용되고 있는 혈장 추출물 들을 열거하였다.

1980년대 후반까지 제조 후 혈장분획제제의 살균이 가능하지 않았다. 대량의 공혈자로부터 제조

표 22-9 혈장분획제제들

Albumin	Hepatitis B immune globulin
Alpha1 proteinase inhibitor	IgM-enriched immune globulin
Antihemophilic factor	Immune globulin (intravenous and intramuscular)
Anti-inhibitor coagulant complex	Plasma protein fraction
Antithrombin III	Rabies immune globulin
Cytomegalovirus immune globulin	GhO(D) immune globulin
Factor IX complex	Rubella immune globulin
Factor XIII	Serum cholinesterase
Fibrinogen	Tetanus immune globulin
Fibrinolysin	Vaccinia immune globulin
haptoglobin	Varicella-zoster immune globulin

되기 때문에 간염이나 사람면역결핍바이러스 같은 바이러스에 감염될 확률이 높았다. 최근까지 알부민과 면역글로불린만이 질병전파의 위험이 없는 것으로 되어 있었다. 응고인자 농축제제의 경우에 질병전파의 위험이 높아 이를 살균하는 방법이 개발되었지만 variant Creutzfeldt-Jacob disease (vCJD)와 관련 있는 성분은 기존의 어떤 방법으로도 감염을 막을 수 없기 때문에 수혈 후 전파가 가능하다는 새로운 사실이 알려졌다.[68] 하지만 다행히 vCJD와 관련된 프라이온(prion)은 혈장분획 동안 치료단백질과 관계되지 않는다.[69]

① 응고인자 농축제제

응고인자 농축제제는 지난 십 수년간 빠르고 광범위하게 발전되어 왔다. 처음 임상에 사용되어질 때부터 간염을 전파하는 것으로 잘 알려져 있지만 공혈자의 과거력에 대한 조사 발전, 전파물질의 검사 발전, 바이러스의 비활성화와 분리방법 개발 등으로 위험률은 감소하고 있다. 혈장분획제제의 바이러스 비활성화는 (a) 고온 건조, 80~100℃로 가온 (b) 저온살균, 냉동 건조되기 전에 아직 용액일 때 약 60℃로 저온살균 (c) 증기 가온, 병에 담기 전에 냉동 건조된 분말을 증기에 노출시킴 (d) 세제처리(tri-n-butyl-phosphate and Tween 80 or TritonX100)를 중간단계에서 추가함으로써 가능하다. 저온살균과 증기 가온은 제 VIII 인자의 활성의 소실을 야기한다.[70,71] 현재는 세제처리가 가장 흔하게 사용되고 있다. 이러한 방법들은 지질막을 가지고 있는 바이러스를 불활성화 시키는데 효과적이지만 parvovirus B19[72] 와 A형 간염 바이러스와[73] 같은 비지질막을 가진 바이러스에 의한 감염은 보고 되고 있다.

가. 제 VIII 응고인자 농축제제

재조합 제 VIII 응고인자 농축제제는 1992년과 1993년에 처음 소개되었다. 이 제제는 어떤 질병도 전파하지 않는 것으로 보인다. 이 제제는 생쥐의 세포에서 생성되는데 태아 장딴지 혈청과 단세포 항체(monoclonal antibody)가 이 제제의 생산과정에 사용된다. 혈장에서 생성된 제 VIII 응고인자에 비해 재조합 제 VIII 응고인자는 항체를 생성하지 않는 것으로 보이며, 혈장에서 생성된 제 VIII 응고인자는 면역기능을 감소시키는데 이는 덜 순수한 제제일수록 더 두드러진다.

나. 제 IX 응고인자 농축제제

제 IX 응고인자 농축제제는 1991년 까지 모든 바이러스 전파로부터 안전하지 않았다. 제 IX 응고인자 농축제제는 순도가 다양하여 순도가 덜할수록 다른 응고인자를 포함하여 약간의 과다응고상태를 야기할 수도 있다.[74)]

② 면역 혈청 글로불린

면역혈청 글로불린(Ig 또는 gamma globulin)은 혈장에서 고전적 방법으로 분리시키며 무감마글로불린혈증(agammaglobulinemia)환자의 세균감염 예방과 면역학적으로 정상인 환자의 특정 바이러스 감염을 예방하는데 효과적이다. 이 제제는 정맥주사를 할 경우 보체를 활성화 시켜서 심각한 반응을 초래할 수 있기 때문에 처음에는 근육주사만 하도록 되어있었으나 근육주사의 제한전인 이유로 1985년부터는 정맥주사용으로 생성이 되고 있다.

(5) 인조혈액 (Artificial blood, Blood substitutes, Blood surrogates)

인조 혈액이 제조되면 혈액수급이 부족해서 걱정하는 일도 없고 수혈 전 검사도 필요치 않으며 수혈 후 감염도 발생하지 않고 동종면역의 위험도 없고 여호와 증인 같은 종교적 이유로 수혈을 거부하는 사람들도 도움을 받을 수 있을 것이다. 보다 정확하게 인조 혈액이라 명명하기 위해서는 실제 혈액내의 모든 성분 즉 적혈구, 백혈구, 혈소판, 기타 혈장 단백질 등이 하는 일을 모두 할 수 있어야 한다. 하지만 현재 사용되거나 제조중인 인조혈액은 혈관에서 혈액량을 채워주거나, 산소나 다른 가스를 운반하는 역할을 수행하는 정도로 실제 혈액이 하는 모든 일을 모두 대체할 수 있는 제제는 없다. 현재 혈액량을 증가시키는 수액제는 다양하게 개발되어 사용 중이며(혈장증량제) 산소 운반을 위한 산소운반 물질(합성 산소운반물질) 합성에 노력 중이다. 이들 합성 산소운반물질 제제는 perfluorocarbons(PFCs) 화합물과 사람이나 동물, 또는 재조합 자유혈색소 화합물들이며 부작용으로 인해 사용이 불가능하여 임상에서 사라진 제제들도 있지만 꾸준히 보완되어 개발되고 있고 일부에서는 제한적이기는 하지만 실제 사용중이기도 하다.

3) 수혈 합병증

수혈과 관련된 합병증은 면역반응에 의한 합병증과 비면역반응에 의한 합병증으로 구분할 수 있다. 면역반응에 의한 합병증은 일반적으로 생각되는 수혈반응에 의한 여러 가지 형태가 포함되나 최근에는 수혈로 인한 면역제어에 많은 관심이 쏠리고 있다. 대부분의 면역반응에 의한 합병증은 혈액제제에 포함된 백혈구에 의하고, 비면역반응에 의한 합병증은 주로 혈액제제의 물리적 효과에 의해 발생하거나 질병의 전염에 의한다(표 22-10).

수혈로 인한 위험을 한가지로 보기에는 어려움이 많다. 수혈 후 바로 나타나는 부작용은 수혈의 약 1~3%이지만 나중에 나타나는 부작용은 공혈자에서 발생하는 질병의 빈도에 따라 다양한 질병의 전파와 환자의 과거력, 수혈자를 어느 기간 동안 관찰하였는가에 따라 다양하다. 대체적으로 약 20%에서 부작용이 발생하며 이중에서 약 0.5%는 심각한 합병증으로 파악된다.[75)] 보고에 의하면 백혈구나 혈소판에 의한 합병증이 약 10%, 거대세포 바이러스 감염이 약 7%, 적혈구에 대한 동종면역이 약 1%로 보고되고 있다. 또 다른 보고에 의하면 대부분의 부작용은 백혈구와 혈소판에 의한 동종면역에 의하며 이는 수혈 단위의 1% 정도에서 발생한다고 한다.[76)] 이 두 보고가 정교한 추적조사를 통한 것은 아니지만 일관성이 있다. 수혈 후 약 1~1.2년의 단기 사망률은 약 10만 명당 1명으로 보고 되고 있다.[77)]

(1) 면역학적 합병증

① 용혈성 수혈 반응

가. 급성 용혈성 수혈반응

수혈자의 적혈구 용혈의 원인은 다양하다. 가장

표 22-10 수혈 합병증

(1) 면역학적 합병증	① 용혈성 수혈반응	가. 적혈구 항원에 대한 반응
		급성 용혈성 수혈반응
		지연 성 용혈성 수혈반응
		Passenger 림프구 증후군에 의한 용혈
		나. 수혈반응 유사한 비면역성 용혈반응
	② 비용혈성 수혈반응	가. 공혈자의 단백질에 대한 반응
		약한 알레르기 반응
		아나필락시스 반응
		나. 백혈구와 관련된 수혈반응
		발열성 수혈반응
		수혈관련 급성 폐 손상
		저혈압 반응
		혈소판 수혈 반응
		이식편대숙주병
	③ 면역, 면역조정	가. 혈액의 항원에 대한 자가면역
		나. 면역조정에 의한 합병증
		이식편의 생존율 변화
		종양재발
		감염 증가
(2) 비면역학적 합병증	① 저체온	
	② 구연산 독성	
	③ 출혈성 경향	
	④ 전해질, 산-염기 불균형	
	⑤ 혈액량 과다	
	⑥ 미세응집괴 투여	
	⑦ 철 과다(iron overload)	
(3) 수혈전파성 감염	① 바이러스성 전염	
	② 세균 전염	
	③ 기생충 전염	

위험한 수혈에 의한 면역학적 합병증은 부적합 ABO 혈액에 의한 반응으로 치사율은 약 41%이며[77] 20만 명 당 1명꼴로 발생한다. 부적합 ABO 혈액에 의한 용혈은 매우 위험한데 수혈자가 가지고 있는 ABO 항체는 대체로 IgM으로 보체에 접촉하여 적혈구 용혈과 전신적 증상과 관련 있는 보체계를 활성화 시키기 때문이다. 그러나 증상의 중증도와 성향은 용혈성 수혈의 결과와 관련 있지는 않다. 어떤 환자는 부적합혈액 소량 수혈 후에도 발생하지만 또 다른 사람은 전 단위 수혈 후에도 잘 견디는 경

우가 있다. 가장 흔한 증상은 고열과 오한이고[78] 흉통, 저혈압, 홍조, 요통, 호흡곤란, 복통, 구토, 설사, 예기치 못한 출혈 등의 증상이 있다. 일반적으로 IgM 적혈구에 대한 항체는 보체계를 활성화 시키지만 IgG 항체는 활성화 시키지 않는다. 하지만 두 가지 모두 용혈성 수혈반응에 의한 증상이나 증후는 비슷하다. IgM 적혈구에 대한 항체는 보체계를 활성화시켜(특히 C3a, C5a) 비만세포(mast cell)로부터 세로토닌(serotonin), 히스타민(histamine) 을 분비시켜 저혈압을 유발한다.[79] IgG 항체는 몇몇 시토카인에 의해 용혈이 일어난다.[80] 시토카인도 ABO 혈액 부적합 수혈과 관련이 있는 것으로 보인다. 종양괴사인자(Tumor necrosis factor; TNF)뿐만 아니라 IL -8도 호중성백혈구를 활성화 시켜 적혈구 부적합 수혈반응을 유발하는 것으로 보여 결국 IgM과 IgG 항체 모두 최종 부적합 수혈에 관해 같은 경로를 가지는 것으로 생각된다.[81,82]

응고병증(coagulopathy)도 역시 IgM 항체에 의한 용혈성 수혈반응에 기여한다. 응고체계는 여러 요인에 의해 활성화가 되는데 항원항체 복합체는 응고체계를 활성화 시키는 Hageman factor (XII)를 활성화시키고, 응고체계를 활성화 시키는 트롬보플라스틱 물질을 가진 적혈구 기질을 활성화 시키며, 혈소판 인자 3을 혈소판으로부터 분비시키도록 하여 응고체계를 활성화 시키고 저혈압은 조직의 저산소증을 초래하여 tissue factor를 분비하여 결국 응고체계를 활성화 시킨다. 심각한 용혈성 수혈 부작용을 가진 환자에서 이중 한가지 이상의 기전으로 인하여 응고장애 또는 파종혈관내응고(DIC)를 야기한다. 여기에 시토카인 또한 관련이 있다.

용혈성 수혈반응은 또한 쇼크나 신기능 장애를 유발할 수 있다. 여기에 최소한 두 가지 이상의 기전이 관여되는데 첫째는 Hageman factor (XII)의 활성화에 의해서 bradykinin의 분비를 자극하여 혈관수축과 저혈압을 초래하고 둘째는 파종혈관내응고에 의해 미세혈전(microthrombi)을 형성한다.

나. 지연성 용혈성 수혈반응

지연성 용혈성 수혈반응은 수혈 전 검사에서는 항체가 발견되지 않았지만 수혈 후 일정 시간이 지난 후에 수혈된 적혈구에 대한 면역반응으로 용혈이 일어나는 것이다. 수혈 후 약 24시간에서 1주일까지의 기간 중에 발생하며 증상이 있을 수도 있고 없을 수도 있다. 증상이 있는 경우는 수혈 후 혈색소 수치가 감소하며 이것은 지연성 용혈성수혈반응을 진단하는 가장 확실한 방법이다. 다른 증상으로는 고열, 빌리루빈 증가, 소변량 감소 등이 있으나 흔하지는 않다. 이는 혈액 내에 항체가 발견되어 감지되기도 하는데 적혈구 용출액(eluate)에서 적혈구 항체와 direct antiglobulin test 에 양성으로 확인된다. 이 상황을 지연성 혈청수혈반응이라 하는데 지연성 용혈성수혈반응과는 임상적 효과로 구분한다. 지연성 용혈성 수혈반응이나 지연성 혈청수혈반응은 1900 단위당 1의 확률로 발생하며 지연성 혈청 수혈반응의 빈도가 더 높아 지연성 용혈성수혈반응과 2대 1의 비율로 발생한다.[83] 이 지연성 용혈성 수혈반응은 가장 흔한 증후가 혈색소가 감소하는 것이기 때문에 임상적으로 다른 많은 문제를 암시하는 임상적 어려움이 있다. 이는 낫적혈구 위기(sickle crisis)로 나타날 수 있으며, 신기능 상실, 자가면역 용혈성 반응으로 위장될 수 있다. 일차적 면역에서 항체의 생성은 시간을 요하는 것이기 때문에 지연성 용혈성 수혈반응은 주로 여성(임신이나 수혈로 인해 면역반응되는)이나 이전의 수혈 받은 기왕력이 있는 남자에서 발생한다. 항체 선별검사의 민감도는 지연성 용혈성 수혈반응을 예방하는데 매우 중요하다. 치료는 증상의 정도에 따라 다르며 항원이 없는 적혈구를 수혈하여 치료한다.

다. Passenger 림프구 증후군에 의한 용혈(Hemolysis due to passenger lymphocyte syndrome)

이식된 장기, 특히 간 같은 경우는 상당수의 림프

구를 지닌다. 환자가 투약 받는 몇몇 면역억제제는 B- cell(B 세포) 보존제로 공여자의 림프구가 생존하고 기능을 할 수 있도록 한다. 이들 림프구들은 혈액형 부적합, 특히 ABO 부적합 장기이식인 경우 수여자의 적혈구에 대해 중증도에서 심각한 지연성 용혈을 발생시킬 수 있는 항체를 생성한다.[84)]

라. 수혈반응 유사한 비면역성 용혈반응

용혈된 혈액을 수혈함으로 인하여 용혈에 의한 증상이 발생할 수 있다. 채혈된 적혈구가 부적절하게 저장되거나 고온이나 저온에 노출되거나, 부적절한 용액과 혼합되었거나 작은 바늘로 채혈할 때 용혈이 발생 가능하다. 이는 자유 혈색소(free hemoglobin)를 수혈 받을 때 발생할 수 있다.

② 비용혈성 수혈반응

가. 알레르기 반응

알레르기 반응은 수혈 후 1~2%에서 발생하는 가장 흔한 반응의 하나이다. 증상은 해가 없는 두드러기부터 심각한 호흡기적 또는 아나필락시스에 이르기까지 다양하다. 30세 이하의 알레르기를 가지고 있거나[85)] IgE 항체를 가지고 있는 공혈자의 최고 30% 정도에서 다양한 알레르기 반응과 관련 있다고 한다.[86)] 하지만 임상적으로 이러한 알레르기 반응을 예방하기 위해 공혈자를 선별할 수 있는 효과적인 임상검사나 병력에 관한 검사 등이 없다. 히스타민이 백혈구를 포함한 적혈구제제에서 저장에 따라 증가하면서 이 알레르기 반응과 관련 있다. 따라서 알레르기 반응은 오래 저장된 적혈구제제에서 더 많으며 다른 반응에서와 달리 아나필락시스 양 반응이 있는 환자에서 혈장 히스타민 수치가 높다. 두드러기만 발생한 알레르기 반응은 항히스타민제를 투여한 후 약 15~30분 후에 다시 수혈을 시작하면 된다. IgE 항체와 시토카인의 수혈반응에 대하여 더 많이 알수록 알레르기 반응에 대해 더 많이 이해할 수 있다.

나. 아나필락시스 반응

이는 IgA 에 대한 항체, 보체 C4, 합토글로빈, 기타 미상의 혈장 단백질로 인하여 발생한다. IgA 부족 환자가 항 IgA 항체를 가지고 있는데 IgA를 가지는 혈액제제를 수혈 받는다면 아나필락시스 반응을 경험할 수 있다.[87)] 발생빈도는 2만명 당 1명에서 4만 7천명당 1명 꼴로 발생하고 매우 치명적이다. 치료는 다른 아나필락시스 반응과 같다. 이는 혈장의 IgA를 제거하기 위해 세척하거나 IgA 부족 공혈자의 혈액을 사용함으로써 예방할 수 있다. 합토글로빈 부족 환자에서는 합토글로빈 항체를 만들 수 있으며 이들이 혈장에 노출되면 심각한 아나필락시스 반응을 유발할 수 있다.

다. 열성 비용혈성 수혈반응(Febrile Nonhemolytic Transfusion Reactions: FNHT)

이는 약 0.5~1.0%의 수혈과 관련 있다. 이는 환자에 있는 백혈구에 대한 항체에 의해 발생하는 것으로 생각되며 수혈된 백혈구와 반응하여 발생된다. 혈액제제에 포함된 백혈구의 수가 반응의 중증도와 관련 있다.[88)] 하지만 백혈구에 대한 항체를 가지고 있는 모든 사람이 열성 비용혈성 수혈반응을 경험하는 것이 아니기 때문에 백혈구 항체가 있는 것으로 수혈반응을 예상하지는 않는다.[89-91)] 수혈자의 혈청은 HLA 항체, 과립백혈구 항체 또는 혈소판 항체를 가지고 있기 때문에 백혈구 항체가 열성 비용혈성 수혈반응에 매우 중요한 역할을 하지만 시토카인과 같은 다른 요소들도 관련되어 있다고 본다. 이 백혈구 반응은 적혈구의 용혈을 유발하지는 않지만 극도로 환자를 불편하게 하고 때론 치명적일 수도 있다. 고열, 오한, 두통, 권태감, 오심, 구토, 흉통 또는 요통 등의 증상은 약 8시간 까지 지속될 수 있고 이는 공혈자 과립백혈구에 대한 면역손상에 의한다. 이는 혈액제제에서 백혈구를 제거함으로써 예방할 수 있다. 많은 열성 비용혈성 수혈반응 반응은 acetaminophen 같은 해열제로 예방가능하기도 하다. 과거에는 수혈 후 이러한 반응이 단지 약 12%에서 발생하기 때문에 첫 열성 비용혈성 수혈반응 후 백혈구 제거 혈액제제나 해열제를 관례적으로 사용하는 것이 권장되지는 않았다.[92] 하지만 여러 이유에서 백혈구 제거 혈액제제가 많이 사용되면서 이러한 반응의 빈도도 감소할 것으로 예상된다.

라. 수혈관련 급성 폐 손상(transfusion related acute lung injury, TRALI)

수혈반응의 심각한 형태는 수혈관련 급성 폐 손상이라는 급성, 때로는 치명적인 폐 반응이다(TRALI). 이는 수혈 시작 후 약 4시간 이내에 발생하여 고열, 저혈압, 빈맥, 호흡곤란, 흉부 방사선 검사상 광범위 폐침윤(미만성 폐침윤), 비심장성 폐부종의 증후 등이 지속된다. 이는 약 4500 단위 수혈당 1명의 꼴로 발생하지만[93,94] 실제로는 경미한 경우에 미처 진단이 안되거나 보고가 누락되는 경우가 있어 실제는 이보다 더 흔할 것이다.[93,95,96] 백혈구에 대한 항체가 수혈관련 급성 폐 손상을 자극하는 원인으로 생각되며 90%의 증례에서 이 항체가 발견된다.[93] 백혈구 항체의 대부분은 HLA이지만 일부는 과립백혈구 특이 항체이다.[97] 대부분의 수혈관련 급성 폐 손상 반응은 공혈자의 백혈구 항체가 수혈자의 백혈구와 반응하여 발생한다. 이에 대한 기전이 완전히 밝혀지지는 않았지만 백혈구 항체가 보체를 활성화시켜 과립백혈구가 폐의 내피에 부착하여 단백질가수분해 효소와 독성 산소 대사산물을 분비하여 더 많은 내피를 손상시키는 것으로 알려져 있다. 하지만 모든 수혈관련 급성 폐 손상에서 백혈구 항체가 발견되는 것은 아니라서 항체의 유형의 변이와 공혈자나 수혈자에 이것이 존재함으로써 다른 요소가 관련되어 있다고 추측된다. 수혈관련 급성 폐 손상이 발생하기 위해서는 두 가지 단계가 필요한데 첫째는 호중구가 폐 내피에 부착되어야 하고 이후 호중구가 폐의 내피를 손상시켜야 한다. 현재는 공혈자의 백혈구 항체에 대한 선별검사는 시행되고 있지 않으므로 다분만 또는 이전의 수혈된 기왕력이 있는 경우는 혈장이 포함된 혈액제제를 사용하지 않는 것이 좋다.

마. 이식편대숙주병

이는 혈액제제에 포함된 여러 다양한 백혈구에 의한다. 면역기능이 심히 떨어진 환자에서 수혈된 백혈구가 증식하여 고열, 간기능 저하, 피부 발진, 설사, 골수 형성저하증을 야기한다. 이 증후군은 수혈 후 약 30일 이전에 시작하여 90%의 환자에서 치명적이다.[98] 수혈과 관련된 이식편대숙주병은 골수이식에 의한 이식편대숙주병과 세포기전이 유사한 것으로 여겨진다. 수혈관련 이식편대숙주병은 혈액제제를 방사선 조사하여 예방 할 수 있으며 방사선 기기를 잘 조절하는 것이 중요하다.

바. 저혈압 반응

이는 주로 angiotensin converting enzyme inhibitor을 복용하는 사람이 침상에서 백혈구 제거 필터를 사용했을 때 발생할 수 있다. 이는 bradykinin이 활성화되지 못하여 발생하는 것으로 적혈구나 혈소판 수혈 시 발생 가능하다. 미리 저장 전에 백혈구 제거를 한 후 저장된 혈액에서는 덜 발생한다.

사. 혈소판 수혈 반응

혈소판이나 HLA에 대한 항제를 가지는 경우 혈소판제제에 포함된 백혈구에 의해 열성 비용혈성 수혈반응이 발생할 수 있다. 대체로 고열과 오한을 한 동반할 수 있으며 혈소판이 폐모세혈관에 포착되어 호흡곤란과 폐부종을 일으킬 수도 있다. 이는 혈소판 수혈 후 약 5~30%에서 발생할 수 있다.[99] 이는 적혈구제제를 수혈 한 후 발생하는 열성 비용혈성 수혈반응과 같이 백혈구에 대한 항체에 의해 발생하는 것으로 생각되었으나 때로 수혈 받은 기왕력이 없는 수혈자나 보존기간이 길었던 혈소판제제를 수혈 받은 환자에서도 발생하여 백혈구 항체 외에 다른 어떤 생물적 활성물질(bioactive substance)도 관련 있다고 여겨진다.[99] 이는 혈소판이 저장되는 동안 혈장에서 증가한 시토카인(IL-1, IL-6)의 농도와 관련 있으며 이 획기적인 연구는 혈소판 수혈 반응은 항원항체 반응보다는 시토카인에 의함을 입증하였다. 채혈된 후 바로 백혈구를 제거하는 것이 혈소판제제의 시토카인의 축적을 막고 혈소판 수혈반응을 피하는 방법이다.[100] 수혈할 때 백혈구를 제거하는 것은 혈소판 수혈반응의 빈도를 줄이지 못했다.[101]

혈소판 수혈 후 알레르기 반응이 보고 되는데 이는 시토카인이 열성 반응뿐 아니라 알레르기 반응도 유발하는 것으로 여겨진다.

아. 과립 백혈구 수혈 후 반응

수혈반응이 흔한데 고열과 오한을 동반하며 심한 경우는 메페리딘이 투여되어야 할 정도로 심하기도 하다.

자. 세균오염으로 인한 반응

일부 혈액이 피부의 균무리에 오염되기도 하지만 수혈자나 공혈자의 혈액 의한 자연 항균력으로 인하여 임상적으로 큰 문제는 없다고 생각되어 왔다. 하지만 수혈로 전파되는 바이러스 감염이 크게 감소하면서 혈액제제의 세균성 오염이 수혈관련 사망의 두 번째 원인이 되었다. 수혈관련 사망의 1% 이상을 차지한다.[102] 약 세포혈액제제 3,000단위당 1단위에서 세균감염이 되어있고 혈소판제제는 25,000단위당 1 단위, 적혈구제제는 25만 단위당 1 단위 꼴로 임상적 반응을 야기한다. 증상과 증후는 다양하지만 대부분 오열과 고열로 수혈 시작 후, 수혈 중, 수혈 후 발생한다. 다른 특징적 증상으로는 저혈압, 구토, 오심, 핍뇨, 쇼크, 호흡계 증상, 파종혈관내응고로 인한 출혈 등이 있다. 체온상승이 2 ℃ 이상이면 오염된 혈액에 의할 확률이 높다. 특히 그람 음성 세균에 의한 반응은 치명적일 수 있다. 적혈구 보다는 혈소판의 오염이 더 문제가 되는데 이는 혈소판은 실온에서 보관되기 때문이다.

③ 수혈 반응의 증상, 증후, 치료

가. 수혈 반응의 증상, 증후

나타나는 증상과 증후를 가지고 수혈반응의 정도를 가늠할 수 없으며 수혈 중 또는 후 4시간 이전에 증상이나 증후가 있다면 초기에 처치를 해야 한다. 가장 흔한 증상과 증후는 오한, 고열, 두드러기이다. 수혈 반응의 종류에 따른 증상과 증후가 매우 다양하며 정확히 수혈반응의 형태를 정의할 수 없기 때문에 환자의 처치는 환자에게 나타나는 임상적 문제에 중점을 두어 처리한다.

나. 수혈반응의 처치

수혈의 반응이 의심되면 다음과 같이 한다.

a. 수혈을 즉시 멈춘다.
b. 주사를 꽂았던 바늘은 그대로 놔두고 이를 통해 생리식염수를 정주한다.
c. 환자의 활력징후인 체온, 맥박, 호흡수, 혈압 등을 측정한다.
d. 호흡기 증상이 나타나면 산소 투여를 시작한다.
e. 간단한 신체검진을 한다(폐와 심음 청진, 두드러기를 위해 피부관찰, 복부 출혈관찰).
f. 적혈구 적합성 검사를 위해 채혈을 하고 용혈을 확인하기 위해 혈장을 관찰한다.
g. 소변이 나오면 소변검사를 한다.
h. 폐 증상이 두드러지면 흉부 X선 촬영을 한다.
i. 혈액 용기와 튜브, 여과기 등은 버리지 말고 원인이 밝혀질 때까지 혈액은행 냉장고에 저장한다. 만일 감염이 의심되면 배양을 시키고 혈액은행에서 제거한다.
j. 발생된 상황에 대해 평가한다.
k. 처음 평가에 기준을 두어 명확한 치료를 시작한다.

위의 과정 중에서 환자의 상황이 나빠진다면 특별한 치료가 시도되어야 한다. 호흡기 증상이 있다면 산소나 기관삽관, 에피네프린 같은 약물이 필요할 수도 있고 저혈압은 수액을 투여하여야 하며 용혈이 의심되면 정확히 소변 양을 측정하여야 한다. 추가의 정맥로가 필요할 수도 있으며 핍뇨가 있다면 그에 대한 치료도 시작되어야 한다.

④ 면역조정에 의한 수혈의 면역학적 합병증

가. 혈액형 항원에 대한 면역화(immunization to blood group antigens)

혈액에 대한 노출의 결과로 환자는 적혈구, 백혈구, 과립백혈구, 혈소판의 표면 항원, 혈장의 단백질들에 대한 항체를 형성한다. 항체의 생성은 항체의 면역원성(immunogenicity of antigen), 항체반응을 일으킬 수 있는 개인적 능력에 따른다. 각각의 항체들은 환자가 수혈을 받거나, 장기나 조직의 이식, 임신 등을 하게 되면 후에 환자에게 특별한 임상적 문제를 야기할 수 있다.

a. 적혈구에 대한 동종면역

Redman 등은[103] 예정수술을 하는 환자들을 추적한 결과 약 8.3%의 환자에서 새로운 적혈구 항체를 형성하였다고 한다. 평균 3단위의 수혈을 받은 환자는 2주에서 24주 내에 항체가 생성된다고 한다. 초기에는 많은 수에서 효소 처리한 적혈구에서만 발견되지만 대부분은 항인 글로불린 단계(antihuman globulin phase)에서 활동적이 된다. 대부분의 항체(76%)는 Rh특이성을 가지며 항체의 생성은 남성(8.2%)과 여성(8.6%)에서 비슷하다. 낫세포 질병(sickle cell disease)같은 질환으로 만성적으로 수혈을 받는 경우에 높은 빈도에서 적혈구 항체를 생성한다.

b. 혈소판 수혈에 영향을 미치는 동종면역

혈소판이나 백혈구에 대한 항체는 임신이나 수혈로 생성되며 혈소판 수혈에 효과를 감소시킨다. 이는 혈소판 수혈의 중요한 문제이며. 혈소판 불응성은 여러 번 수혈 받은 환자의 20%에서 발생한다. 이러한 내성을 방지하기 위하여 여러 가지 방법들이 실시되고 있는데 일인헌혈혈소판제제나 백혈구제거혈액제제 사용이 여기에 포함된다.

c. 중성과립백혈구 수혈 후 동종면역

빈도는 12~88%로 보고되고 있으며[104] HLA 또는 중성과립백혈구 특이 항체가 증명되었다. 이 항체들은 혈관내 생존을 방해하고 수혈된 중성과립백혈구의 조직에서의 국소화를 야기하여 임상적으로 매우 심각하다.

나. 수혈관련 면역조정(Transfusion-associated immunomodulation, TRIM)

항원은 동종면역을 자극할 뿐 아니라 면역조정 효과도 있다.[35] 이 현상은 장기이식 후 발생하지만 종양의 재발과 감염에 대한 감수성과 관련 있다.

a. 이식편 생존의 변경

수혈은 동종이식편 성공에 두 가지 상반되는 효과가 있다. 1973년 Opelz 등은[105] 신장이식을 기다리는 중 수혈 받은 환자들이 비수혈 환자에서보다 결과가 좋았다고 보고했다. 이 상승효과는 생체 신장이식에서도 마찬가지였다. 면역학적으로 유익한 수혈의 효과가 증명된 것이다. 그러나 신장이식의 관리가 개선되면서 오늘날에서 이러한 효과가 있는지는 정확하지는 않다. 하지만 생물학적 원칙은 세워졌다. 이는 동물실험을 기초로 수혈은 클론결손(clonal deletion), 면역억제, 숙주 무력증(host anergy) 등의 기전이 이야기되고 있다.[106] 수혈은 이식편이 자리잡도록 허용을 자극하였으며 이 효과는 수혈 받는 혈액에서 백혈구가 제거되면 효과가 없다.

반대로 수혈은 골수이식에서는 유해한 효과가 있다. HLA 항체는 골수이식거부와 관련이 있으며[107], 환자와 이식편의 생존을 감소시킨다.[108,109] 따라서 골수이식은 신장이식과 반대의 효과를 가진다. 기전은 직접적인 동종면역이 이식된 줄기세포의 거부를 야기한다. 신장이식과의 상반된 병태생리학적 기전은 아직 모르나 감소된 면역 반응의 상황이 수혈의 수술 후 감염과 종양의 재발에 관계한다는 개념이 생겼다.

b. 종양재발의 감수성 증가

생쥐에서 종양세포를 주입하기 전에 동종혈액을 수혈하면 종양의 성장을 가속화 시키며 전이를 증가시켰다.[110] 이 효과는 백혈구를 제거한 혈액을 수여하면 감소한다. 만일 채혈한 혈액을 저장하기 전에 백혈구를 제거하였더라도 저장하는 동안 백혈구의 산물들이 종양의 성장을 촉진하는데 이는 시토카인의 매개에 의한다고 여겨진다. 수혈이 종양의 재발과 관련 있는지 없는지에 대한 보고는 매우 다양하며 여러 대량의 연구도 시행되었지만 명백하게 밝히지는 못하고 있다. 최근의 보고에는 수혈이 이러한 종양의 재발과 관련 있다고 하지만 이것이 순수하게 수혈과 관련 있다고도 말하기 어려운 상황이다.

c. 감염에 대한 감수성 증가

또한 수혈 후 면역조정효과는 감염에 대한 감수성이 증가한다는 것이다. 하지만 이 논리도 종양의 재발에 대한 수혈의 영향과 같이 명백한 증거가 없으며 감수성이 증가한다 또는 증가하지 않는다에 대한 논란이 뜨겁다. 하지만 실제 종양재발이나 감염에 대한 감수성에 수혈이 작용한다는 것이 명백해지면 이것이 임상에 미치는 충격은 굉장히 클 것으로 생각된다. 하지만 두 가지 모두 백혈구 제거 혈액제제를 사용하여 예방이 가능할 것이며 수혈의 안전을 증대시키는 중요한 단계가 될 것이다.

(2) 수혈의 비면역학적 합병증

① 저체온

적혈구는 냉장보관 되어 있으므로 냉장고에서 꺼내자 마자 사용하면 환자는 약 4℃가 조금 넘는 혈액을 수혈 받게 된다. 대량의 차가운 혈액을 수혈받으면 부정맥을 유발시킬 수 있으며 치사율과도 관련 있다. 수혈이 1시간 이상 또는 분당 5 ml 이하로 수혈 받으면 임상적으로 문제가 되지 않는데 이는 분당 심박출량 약 5000 ml의 1% 정도 이기 때문에 차가운 혈액은 수혈자의 혈액과 효과적으로 잘 섞인다. 하지만 대량수혈 같이 급속 수혈 하여야 하면 혈액을 가온 하여야 한다.

② 구연산 독성(citrate toxicity)

혈액은 구연산 항응고 보존액에 모으기 때문에 구연산 독성이 발생할 수 있다. 구연산 독성은 저칼슘혈증으로 인한 근육 감각이상, 단일 수축, 불안, 경련과 심장 부정맥이 증상으로 동반될 수 있다. 구연산 투여속도가 1 mg/kg/min 이하이면 문제가 없고 오랜 기간 동안 대량이 수혈되는 일은 드물기 때문에 구연산 독성이 흔하게 발생하지는 않는다. 하지만 신생아 즉 혈액량이 적은 경우 상대적으로 항응고제의 양이 많을 수 있기 때문에 칼슘 투여가 필요할 수 있다.

③ 출혈성 경향

적혈구제제에는 혈장이 소량 있고 이론적으로는 혈액응고 인자를 포함하지 않기 때문에 출혈성 경향이 발생할 수 있다. 대량수혈의 경우에는 혈액응고 인자 부족 보다는 혈소판 감소가 더 흔하다.

④ 전해질, 산-염기 불균형

저장된 적혈구의 구성으로 인해 포타슘과 암모니아의 증가, 산증이 발생할 수 있다. 역시 대량수혈 시 발생가능하며 수액제제와 기타의 처치 방법으로 이러한 문제점들을 해결할 수 있다. 항응고제로 CPD가 사용되면 pH가 7.0~7.1까지 감소될 수 있다. 게다가 저장되는 동안 포도당이 젖산으로 대사되면서 더욱 산성화에 기여한다. 하지만 이는 이산화탄소로 수혈 후 바로 제거되며 수혈자의 간기능이 정상이라면 CPD는 간에서 중탄산염으로 대사되어 산증은 자동 수정된다.

⑤ 순환 과부하(circulatory overload)

이는 환자의 심폐기능 보다 초과된 용량을 투여하였을 때 나타난다. 수혈 중이나 수혈 후 호흡곤란, 두통, 말초부종, 울혈성 심부전의 증상이 나타나면 이를 의심할 수 있다. 특히 심기능 저하가 있는 환자는 혈액량의 급성 증가를 견디지 못하여 과부하에 더욱 민감하다. 이런 환자들에게는 전혈을 피하고 농축적혈구 제제를 수혈하며 수혈 속도를 느리게 조절한다. 과부하의 증상이 나타나면 치명적일 수 있기 때문에 즉시 이뇨제를 투여하고 산소를 투여

표 22-11 수혈 전파 질환

바이러스	A형 간염, B형 간염, C형 간염, G형 간염, 비-A 비-B형 간염 거대세포바이러스 감염, 엡스타인-바 바이러스 감염, 파르보바이러스, 사람 T세포 림프친화 바이러스 감염, 사람면역결핍 바이러스 감염
세균	말라리아, 샤가스 병, 톡소플라스마증, 바베시아증
기생충	브루셀라증, 매독, 람임병

하여야 한다.

⑥ 철 과부하(iron overload)

만성적으로 수혈을 받는 사람은 철분의 과부하로 인해 의인성 혈색소침착증이 발생할 수 있다. 간, 심장, 신장 등에 과잉의 철이 축적되어 기능이 손상될 수 있다.

⑦ 2,3-Diphosphoglycerate 의 감소

적혈구 저장은 점진적으로 세포내 ATP와 2,3-Diphosphoglycerate의 감소를 초래한다. 이러한 혈액을 수혈하는 경우 환자의 혈색소가 회복되는 동안에 같은 자연 혈색소에서 보다 산소공급이 덜 효과적일 수 있다. 2,3-Diphosphoglycerate는 수혈 후 12~24시간 동안 정상으로 회복된다.

⑧ 미세응집괴의 투여

저장혈에는 거대응집괴뿐 아니라 미세응집괴가 있다. 거대응집괴는 170 μm의 혈액 여과기를 통해 제거가 되며 혈액여과기를 통과한 미세응집괴는 대량 수혈 후 폐부전을 야기할 수도 있다. 하지만 폐부전을 야기하는 주요 원인은 저혈압, 패혈증, 조직손상 등의 기타의 수반된 장애가 더 실제적으로 기여를 하는 것으로 보인다. 이를 방지하기 위하여 40 μm의 혈액여과기를 사용하였으나 특별한 이득이 없었다.

(3) 수혈 전파성 감염

수혈 전파성 감염은 수혈에 의해서 전파될 수 있는 후천성 질환으로 일반적으로 바이러스, 기생충, 세균 등에 의한 감염이며 표 22-11과 같다.

수혈되는 혈액의 안전성을 확보하기 위해 바이러스 항체검사, 바이러스 항원검사, 핵산증폭시험이 실시되고 있지만 감염초기에는 항체가 생산되지 않고, 바이러스의 양이 적어 검출되지 않기 때문에 이때가 바이러스 감염이 성립될 수 있는 시기이다. 이렇게 감염은 되었으나 검사에 의해 감염이 확인되지 않는 시기를 윈도우기(window period)라고 한다. 이 시기의 감염된 혈액으로 인한 피해를 막기 위해서는 검사법을 개선하거나 헌혈 시에 실시하는 문진을 강화하는 것이 최선이다

수혈 후 혈액으로 인해 전파되는 가장 흔한 질환이 수혈 후 간염이다. 원인 바이러스는 A형 간염 바이러스, B형 간염 바이러스, C형 간염 바이러스, G형 간염 바이러스, 비-A, 비-B형 간염 거대세포바이러스, 엡스타인-바 바이러스 등이 있다.

4. 자가수혈

자가수혈은 오래된 개념이나 후천성 면역결핍증이 유행하여 환자나 의사로부터 수혈이 공포로 작용할 때까지 잘 사용되지 않던 방법이다. 자가수혈은 가장 안전한 수혈 방법으로 1980년대와 1990년대에 관심이 집중되고 많이 사용되었다. 자가수혈의 종류는 표 22-12와 같다. 자가수혈의 가장 흔한 방법은 수술 전에 미리 채혈하여 저장하는 방법으로 수술전 자가헌혈(preoperative autologous blood

표 22-12 자가수혈의 종류

수술전 자가헌혈 (Preoperative autologous blood donation, PABD)
급성동량성 혈액희석(acute Normovolemic hemodilution)
수술중 혈액 회수법(Intraoperative blood salvage)
수술후 혈액 회수법(Postoperative blood salvage)

donation, PABD)이라고 한다.

1) 동종수혈을 줄이기 위한 노력

동종수혈을 줄이기 위해 여러 가지 방법들이 동원될 수 있다. Denton Cooley는[111] 심장 수술 중에 동종수혈을 줄이고자 획기적이고 포괄적인 프로그램을 제시하였다. 이는 수술 전에 환자의 내과적 과거력을 조사하여 환자가 과도한 출혈의 소인이 없는지, 출혈을 증가시킬 만한 약제를 투약 중인지를 확인하고 적혈구 생성인자(erythnopoietin)를 사용하고, 수술 전에 자가혈액을 저장하며, 수술 중에 급성 동량성 혈액희석(acute normovolemic hemodilution)을 실시하고, 헤파린치를 관찰하고, 항섬유소용해제를 사용하고, 술 중, 술 후에 출혈된 혈액을 회수하는 방법 등을 제안하였다. 또한 지난 십 수년 동안 수혈의 기준이 되는 혈색소 수치나 혈소판 수치가 훨씬 낮아지고 혈장의 사용을 축소시키면서 수혈이 빈도가 감소하였다. 출혈을 감소시키기 위해 항응고제, 데스모프레신, EACA와 같은 단백분해효소억제제(pretease inhibitor), aprotinin 등의 약물을 사용하고 적혈구생성인자와 같이 조혈을 자극하는 약물을 사용하는 등 동종수혈을 줄이기 위해 여러 방법이 동원되었다.

2) 자가수혈과 자가혈액 수집의 경향

미국의 경우 자가 헌혈은 1989년 655,000단위에서 1992년 1,117,000단위로 70.5%가 증가하였다.[112] 5년 동안 자가헌혈로 공급되는 혈액이 두 배가 증가한 것이다. 이시기에 총 적혈구수혈은 6.2%가 감소하였고 반면 자가헌혈로 공급된 적혈구는 59%가 증가하였다. 이처럼 자가혈액의 사용이 증가하기는 하였지만 실제 공급되는 자가혈액만큼 증가하지는 못하였다. 즉 자가혈액 49.1%가 사용되지 않았다.

1992년부터 1997년 사이 자가혈액의 사용빈도가 약간 증가하기는 하였으나 자가헌혈량이 52%가 감소하였고 이중 1997년에는 공급되는 혈액의 5.1%만이 자가 헌혈된 혈액이었다.[113] 이처럼 자가혈액의 사용이 공급에 비해 적은 이유는 기대치보다 많이 수혈하고, 자가수혈에 대한 명확한 기준이 없으며 지역혈액공급원에서 적절한 자가혈액의 사용을 주저하는 등이 이에 속한다.[112,113] 자가혈액의 사용이 비교적 일반화 되고 수혈로 인한 질병전파에 대해 안전한 것으로 많은 환자들이 인식하고는 있지만 이에 대한 정책이나 이를 효과적으로 사용하는 절차, 비용효율에 관하여는 아직 발달이 미흡하다.

술 전 자가헌혈은 다음과 같은 문제를 가지고 있다.

a. 환자는 낮은 혈색소치에서 수혈 받고 혈색소가 낮은 상태에서 퇴원하게 된다.
b. 이는 소수의 환자에게만 적용된다.
c. 전 적혈구의 5% 정도만 대체된다.
d. 경제적이지 않다.

위와 같은 문제에도 환자에 대한 서비스 차원에서 주치의와 의논 하에 결정할 수 있다.

3) 수술 전 자가헌혈

(1) 자가헌혈

각 개인은 출혈이 예상되고 수혈이 필요할 것이 예상되면 자가 헌혈을 할 수 있다. 대부분은 예정 수술 인 경우에 시행되고 있으며 환자의 수혈에 의한 질병 전파의 두려움에 의하기도 하고 의사의 권유가 큰 동기가 되기도 한다. 가장 중요한 것은 자가 헌혈된 혈액이 반드시 사용될 경우에 이 헌혈과정이 신중하게 계획되어야 한다는 것이다. 그렇지 않으면 자가혈액의 상당부분이 낭비 될 것이며 이에 따른 비용낭비도 크다. 일반적으로 자가헌혈은 주요 정형외과 수술, 근치전립샘절제술, 혈관수술, 심장수술 등 에서 적용된다. 자가헌혈을 한 환자가 수혈이 필요 없게 되었을 때 미국식품의약국에서 정하는 공혈자의 기준에 부합하면 다른 사람을 위해서도 그 혈액은 사용될 수 있다. 이를 전용(cross over)이라고 한다. 하지만 자가헌혈의 전용에 대하여 모두 찬성하는 것은 아니다. 수혈관련 질병 전파가 동종 혈액과 자가혈액에서 모두 비슷한 정도로 보이거나[114] 어떤 보고에서는 오히려 자가헌혈 혈액에서 이 질병전파가 더 많다고 보고되기 때문이다.[115] 이에 대하여는 더 객관적인 데이터가 필요하겠으나 실제적으로 혈액은행의 관계자들은 매 건수마다 전용에 대한 승인을 받아야 하고 감염된 혈액이 잘못 수혈될 가능성을 고려하여 대부분의 혈액은행에서 전용을 인정하지 않고 있다. 가끔 건강한 사람이 미래를 대비하여 자신의 혈액을 보관하고 싶어하기도 하나 이는 그 혈액을 사용할 확률이 극히 적으며 저장하는데 고가의 비용이 필요하기 때문에 권장되지 않고 있다.

(2) 자가헌혈의 요구조건

자가 헌혈자에 대한 문진은 동종 공혈자에 대한 것과 같다. 다만 자가헌혈자는 엄밀히 환자이기 때문에 특정한 질병이나 치료에 대해 추가의 확인이 필요하다. 자가헌혈에 대한 연령이나 체중에 대한 제한은 없으나(오히려 고령에서는 수혈반응이 심할 수 있어 술 전 자가헌혈이 추천되고 있다.[116]) 공혈자의 기준에 적합한 건강한 사람에서도 수혈 후 심혈관 사고나 사망이 보고되고 있기 때문에 실제적으로 심혈관 질환 위험요소를 가진 공혈자의 안전에 대한 의견들은 분분하다. 따라서 자가수혈에도 몇 가지 금기증이 있다(표 22-13).

표 22-13 자가 수혈의 금기증

특발 대동맥밑 협착(Idiopathic subaortic stenosis)
대동맥 협착
좌 관상동맥 질환
불안정협심증
심장능부전
최근 심근경색
심실부정맥
방실 차단
공혈당일 심장질환 증상
감염의 증거와 균혈증의 위험
활동성 경련질환
청색증 심장질환
조절되지 않는 고혈압
수술이 결정되지 않는 심각한 심장 또는 폐질환

임산부는 수혈이 필요한 경우가 적기 때문에 추천되지는 않지만 자가 헌혈로 혈액을 예치할 수는 있다.

자가헌혈의 헌혈 가능한 혈색소(11 g/dl)는 이상으로 동종 공혈자(12.5 g/dl)보다 낮다. 자가 헌혈자는 매 72시간마다 수술 72시간 전까지 채혈가능하기 때문에 혈색소 11 g/dl 이하가 되기 전까지 약 2~4 단위의 혈액을 저장할 수 있다. 이상적으로는 혈액사용 약 4~6주 내에 시작을 하여야 하며 수술 72시간 전까지 채혈이 가능하기는 하지만 임상적으로는 환자의 혈색소가 회복할 시간이 부족하기 때문에 수술 전 15일 전까지가 적당하다고 본다. 환자가 헌혈로 인해 의인성 빈혈이 되어 다시 혈액을 투여 받아야 하는 일도 발생할 수 있다. 적혈구 생성을 자극하기 위하여 경구 철분제제가 추천되고 있지만 많은 환자에서 위장관 합병증을 유발하여 제한적이다.

(3) 자가혈액의 보존

채혈 된 혈액에는 자가수혈용 이라고 반드시 표기해야 하며 성분제제로 만들더라도 반드시 자가수혈용 임이 혈액 단위마다 표기 되어야 한다. 채혈된 자가 혈액은 일반적으로 몇 주 동안 보관되다가 환자의 수술이 연기되거나 하게 되면 후에 사용을 위해서 냉동시키거나 다시 환자에게 투여될 수 있다. 환자에게 재투여 하는 문제는 적혈구 생성을 억제할 수 있어 권장되지는 않는 방법이다.

(4) 자가수혈의 부작용

자가수혈과 동종수혈의 부작용에 관하여는 자가수혈에서 더 많은 빈도로 발생한 것으로 보고 되고 있다. 하지만 자가수혈의 경우 동종 공혈자보다 연령대가 높고 의학적으로 질병이 있는 환자들이 많기 때문에 객관적으로 판단하기는 힘들며 가장 중요한 것은 환자의 의학적인 문제를 신중히 고려하고 수혈의 필요성에 대하여 재고한 뒤 시행하는 것이 중요하다.

(5) 자가수혈을 위한 검사

자가수혈이라도 동종수혈과 같이 ABO Rh 혈액형 검사를 시행하여야 한다. 혈액이 자가 혈액만을 취급하는 곳에 저장된다면 항체 검사나 감염에 대한 검사는 필요치 않을 수도 있으나 수혈을 위해 다른 장소로 이동하여야 한다거나 할 때는 최소한 첫 번째 혈액은 전파 가능한 질환에 대하여 검사하여야 한다. 환자로부터 공혈된 혈액을 수혈하기 전에 환자와 저장된 혈액의 수혈 적합성이 검사되어야 한다. 이는 저장 기간 동안 또는 수혈을 시작할 때 잘못 조작되어 생기는 위험을 최소화 하기 위해서이다.

(6) 자가 헌혈량을 늘리기 위해 적혈구생성인자의 사용

적혈구 생성인자는 골수에서 미숙 적혈구의 분화와 증식을 증가시키기 위하여 적혈구 세포의 수용체에 작용한다. 따라서 적혈구 생성인자를 투여함으로써 자가헌혈자의 공혈량을 증가시킬 수 있고, 환자가 빈혈로 인하여 자가 공혈하기 어려운 상황에서 수혈이 가능하도록 할 수도 있으며, 자가헌혈 후에 혈색소치를 좀더 빨리 회복하는데 기여할 수 있기 때문에 자가 수혈자에게는 도움이 된다. 하지만 이러한 방법으로 자가수혈량을 늘리기는 하였지만 동종수혈량을 감소시키지는 못하였다는 보고들이 있어 이 적혈구 생성인자의 사용은 수술 전 자가 공혈보다는 빈혈환자에서 더 큰 이득이 있으며 자가 공혈된 혈액이 있든 없든 동종수혈량을 줄이는 데 더 큰 목적을 두는 것이 낫다고 본다.

(7) 자가 헌혈된 혈액의 이용

전체적으로 자가수혈 된 혈액의 약 절반만이 사용된다.

(8) 비용효과

자가수혈에 드는 비용은 동종수혈보다 비싸다. 계획하고, 면담하는데 더 시간이 많이 걸리며 수혈 전파 질병과 관련하여 검사하고 기록을 남기는 등에 걸리는 시간이 길다. 혈액이 채혈된 곳과 다른 곳에서 수혈되어야 한다면 배송하는데 또한 비용이 들며 추가적인 조작이나 병원의 혈액은행내에서 격리를 해야 하기 때문에 추가적인 비용이 든다. 대부분의 혈액은행에서는 이를 위해 추가비용을 환자에게 부담시키고 있는데 자가수혈의 50%가 사용되지 않고 있기 때문에 이 또한 비용의 낭비가 되고 있다. 따라서 자가 혈액은 동종수혈에서 보다 비용이 더 들고 의료적 치료 범위 안에 포함되지 않기 때문에 비용효율이 높다고는 할 수 없다.

(9) 자가수혈의 합병증

광범위하게 사용되고 있는 자가수혈은 가장 안전한 수혈이지만 합병증 또한 보고 되고 있다. 이는 자가수혈된 혈액을 조작하는 데서도 발생하는데 유효 기간이 지난다거나, 잘못된 곳에 보관한다거나 하는 문제가 발생할 수도 있으며 만일 환자의 혈액이 세균감염 되었다면 환자는 감염된 혈액을 투여 받게 되는 것이며 환자가 예기치 못한 용혈성 질환이 있다면 수혈되는 동안 용혈이 발생하게 될 것이다. 때로는 혈액의 조작이 부적절하거나 수혈기술이 만족스럽지 못한 경우도 있는데 이런 경우 용혈 된 혈액을 수혈하는 결과를 초래하기도 한다. 가장 심각한 문제는 환자에게 다른 사람의 혈액이 수혈되는 경우이다. 자가 수혈과 관련된 전체적이 위험도는 15,000~50,000단위당 1단위의 비율로 추정된다.

4) 급성동량성 혈액희석(Acute normovolemic hemodilution, ANH)

급성 출혈을 치료하기 위하여 콜로이드 수액제제나 결정질 수액제제를 성공적으로 사용하게 되었고 이는 자가수혈을 위해 혈액을 회수하는 방법이 적용되기 시작하였다. 이를 급성 동량성 혈액희석이라 한다. 이를 위해 마취 유도 직전이나 직후에 환자로부터 전혈을 채취하고 소실된 혈액에 대하여 결정질 수액제제를 제거된 혈액량의 3배로 투여하거나 콜로이드 수액제제를 소실된 혈액량만큼 보충해주는 방법이다. 이는 환자의 적혈구 용적율을 28%까지 채혈할 수 있으며 때로는 그 이하 까지도 시도되기도 한다. 이 방법의 장점은 다음과 같다.

a. 자가혈액의 확보
b. 혈소판과 혈액응고 인자를 가진 신선혈을 취할 수 있다.
c. 수술 중에 적혈구 용적율이 낮은 상태에서 수술을 하기 때문에 적혈구의 소실을 감소시킬 수 있다.
d. 낮은 적혈구 용적율로 혈류역학과 산소 유용성을 증가시켜 수술 시간이 단축될 수 있고 술후에 호흡기, 신장, 심기능의 개선의 효과도 있다.[117]

표 22-14 급성동량성 혈액희석을 위한 기준

예상 출혈이 1리터 이상이거나 혈액량의 20% 이상 인 경우
혈색소치 12 g/dl 이상
심한 고혈압이 없을 것
응고병증이 없을 것
관상동맥 질환, 간질환, 신질환, 폐질환 등이 없을 것
감염이나 균혈증이 없을 것

혈액희석 동안 산소 공급을 유지하기 위한 몇 가지 보상기전이 있다. 혈액의 점성도가 낮아져서 말초혈관 저항이 감소하여 결국 심박출량이 증가하게 된다. 말초혈관 저항은 최고 30%까지 감소하며 산소 운반 능력은 적혈구용적율 30%에서 최대이다. 따라서 수술 직전에 혈액을 채혈 함으로써 낮은 적혈구 용적율에서 더 나은 혈역학을 기대할 수 있다. 급성 동량성 혈액희석에서는 대구경의 카테터를 중심정맥 또는 말초 동맥, 말초정맥에서 채취하며 항응고제가 들어있는 플라스틱 용기에 모아 실온에서 8시간까지는 환자 옆에 보관하고 수술이 길어지면 냉장보관 한다. 채혈하는 사람은 각각의 과정에 익숙하여 채혈하는 동안 항응고제와 혈액이 적절히 섞이게 하고, 정확한 표지를 붙이며 저장 조건을 유지시킬 수 있어야 하며, 서로 다른 적혈구 용적율에서 시작하였어도 최종 적혈구 용적률을 30%로 맞추도록 채혈양을 결정한다.

급성 동량성 혈액희석을 할 수 있는 기준은 표 12-14와 같다.

급성 동량성 혈액희석은 정형외과, 주요 외과수술, 간수술, 심혈관 수술 등 자가 혈액공급을 위해 주로 사용되며 동종수혈을 15~90% 까지 줄일 수 있었다고 한다.[118] 슬관절 치환술에서 이 급성동량성 혈액희석이 술 전 자가헌혈 만큼 효과가 있었다고 한다. 그러나 이러한 방법이 그 가치나 비용 효율성, 안전성 등에 관하여 보편적으로 유용하게 인정되지는 않는다. 이에 대한 체계화된 연구가 소수에 불과 하지만 아마도 이에 관한 체계적인 연구가 실시될 것이며 동종수혈을 피하고자 하는 급성동량성 혈액희석의 안전성이나 효과는 강제적인 것은 아니다. 안전성과 상관없이 수술 받는 많은 환자에서 무증상의 관상동맥 질환을 가지고 있으면 이들에게 이 방법은 매우 위험할 수 있다. 따라서 가장 좋은 방법은 젊고, 다른 기타질환이 없는 예정수술에서 많은 출혈이 예상될 때 시행하는 것이 좋으며 경험이 많은 외과의와 마취의가 팀을 이루어 실시하는 것이 가장 좋은 방법이다.

5) 수술 중 혈액회수

(1) 혈액회수의 발달

체외순환 회로나 수술 시야로부터 혈액을 모아 환자에게 다시 투여하는 것을 수술 중 혈액회수라고 한다. 심혈관 수술이 발달하면서 수술 동안 흘린 혈액과 펌프의 산소공급기에 있는 혈액을 회수하여 다시 환자에게 투여할 수 있게 되었다. 혈액회수로 인한 합병증을 최소화 하기 위해 펌프 장비가 개선되고 체외순환 항응고 기술이 개선되고 기포 제거 같은 안전 장치가 개발되었다. 이 후 여러 다른 수술에서 사용될 수 있게 되었다. 동시에 흉부로부터 출혈된 혈액을 회수하여 섬유소 제거 후 세척하여 환자에게 다시 투여하게 되었다. 이후 1970년대와 1980년대에 관상동맥우회술에서 혈액회수를 위한 급격한 성장과 자극이 있었으며 수술 중 혈액 회수를 위한 기구들이 개발되었다.

(2) 수술중 혈액회수를 위한 장치들

수술 중 혈액회수를 위한 장치는 3가지가 있다.

① 혈액회수기(cell saver)

② cell processing units

③ 일회용저장고(single-use reservoirs)이다.

혈액회수기를 이용하는 방법은 무균 플라스틱 용기에 흡입기(suction device)를 연결하고 실혈된 혈액과 항응고제를 첨가한다. 용기가 차고 나면 세척기구를 연결하여 세척한 후 농축시켜 환자에게 투여할 수 있도록 한다. 이 기구는 비교적 가격이 비싸지 않으며 실혈이 소량일 때 주로 사용한다.

Cell processing device는 혈장성분 채집술과 유사하여 semicontinuous flow system으로 혈액이 흡입되고 헤파린이나 citrate같은 항응고제를 첨가하여 세척한 후 항응고제, 혈소판, 혈장, 기타 조직파편을 제거한다. 이 장비는 좀더 복잡하고 비용이 비싸므로 출혈이 1리터 이상일 때 주로 사용한다.

일회용저장고(Single use reservoir)는 간단한 장치로 출혈된 혈액을 세척이나 농축시키지 않고 그대로 환자에게 바로 투여하는 방법이다. 세척단계가 없기 때문에 조직파편이 최소일 때 사용한다.

수술 중 혈액회수 장치를 사용할 때는 외과의와 마취과의사, 수혈 담당의사의 협조가 중요하다. 비심장 수술인 경우 항응고제가 섞이지 않은 혈액이기 때문에 항응고제의 효과적인 첨가가 중요하며 출혈된 혈액에는 활성화된 응고인자 단백질이 있기 때문에 이것이 심각한 반응을 야기할 수 있어 세척단계가 매우 중요하고 용혈이 일어나지 않도록 기구를 잘 다루는 것 또한 중요하다. 자유혈색소(free hemoglobin)가 많은 적혈구를 투여하게 되면 이 또한 심각한 반응을 유발할 수 있기 때문이다. 회수된 혈액은 적혈구 제제이기 때문에 대량 수혈 받는 경우는 동종혈액의 수혈양은 적겠지만 고갈(depletion)성 응고병증을 유발할 수 있다. 그러므로 이에 유념해야 한다. 수술 중 혈액회수는 악성 종양이나 균혈증이 있거나 수술 부위의 감염이 있는 경우는 금기사항이다.

수술 중 혈액회수의 부작용은 응고병증, 공기 색전, 감염, 지방 색전, 회수 기계로 흡수된 약물 효과,

미세응집괴 등이 있다.

수술 중 혈액회수는 심혈관 수술, 혈관수술, 정형외과 수술, 부인과 수술, 비뇨기과 수술, 이식 수술, 때로 외상환자 등에 사용할 수 있다. 심혈관 수술의 경우 약 62%의 수혈감소 효과가 있었다고 한다.[119]

급성 동량성 혈액희석에 비해 수술 중 혈액회수에 대한 연구는 많지 않지만 사용 빈도는 혈액회수가 더 많다. 하지만 실제적인 적정의 작업조건, 예상 출혈, 각 상황에 적절한 기구 등에 대해 명확하게 정의된 것은 없다.

6) 수술후 혈액회수

상황에 따라서는 수술이 끝나고 출혈된 혈액을 모아 환자에게 다시 투여할 수도 있다. 이는 처음 심혈관 수술 후 시행되었지만 정형외과의 관절 수술에서도 이용되고 있다. 자가수혈이라는 명확한 장점이 있기는 하지만 다음과 같은 문제점도 있다.

① 수술 부위로부터의 혈액은 대부분 희석된 혈액이어서 회수된 적혈구의 양은 많지 않다.
② 회수된 혈액은 부분적으로 용혈되어 있다.
③ 응고 기전이 활성화 되어 있고 회수된 혈액에도 활성화된 응고 단백질이 포함되어 있다.
④ 회수된 혈액에는 시토카인을 포함하고 있으며 모인 적혈구는 실온에서 오래 있었기 때문에 손상될 가능성이 높다. 수술 후 회수된 혈액은 세척단계를 거치지 않기 때문에 때로는 환자에 위험할 수도 있다.

7) 지정수혈(Directed-donor blood)

특정환자에게 수혈할 목적으로 친구나 친척으로부터 혈액을 받는 것이다. 미국의 경우 1997년에는 205,000단위가 지정헌혈로 이루어진 것으로 전체 혈액 공급의 약 1.6%이다.[113] 이는 1989년에 비해 38.6%가 감소한 것이다. 지정수혈의 배경은 지정공혈자가 일반적 공혈자에 비해 안전하다고 믿기 때문이었다. 지정수혈과 관련된 많은 경험이 생기기 전에는 수혈 전문가들은 일반 공혈자의 혈액에 비해 덜 안전할 것을 걱정하였다. 왜냐하면 지정 공혈자들은 공혈에 대한 압박이 있을 것이며 이들이 자신의 의학적 과거력이나 과거의 위험-행태(risk behavior)에 대해 솔직하지 않을 수 있기 때문이다. 일반적으로 지정공혈자의 혈액은 일반 공혈자의 혈액에 비해 위험이 더 높지도 낮지도 않았다. 지정공혈자의 수혈전염성 질환의 빈도는 더 낮지 않았으며[120,121] 더 안전하지도 않았다. 반대로 전염성 질환 검사 양성 비율이 일반 공혈자에 비해 더 높지 않았으므로 덜 안전하지도 않았다. 따라서 전염성 질환 검사 결과는 지정공혈자의 실제적 합리성을 제공하지는 못했다. 이러한 결과에도 불구하고 지정수혈은 환자들에게 신중하게 요청되어지고 있으며 병원에 따라서는 혈액공급의 의미 있는 한 부분으로 계속되고 있다. 일부 혈액은행에서는 거부되고 있기도 하지만 환자에 대한 봉사 차원에서 받아들여지고 있는 실정이다. 지정 공혈된 혈액이 사용되지 않는 경우 다른 환자에게 사용되도록(전용) 공혈자는 반드시 미국식품의약국 기준에 적합해야 한다. 지정 공혈된 혈액은 별도의 주의가 필요하며 병원이나 혈액원의 별도의 기록 체계와 냉장고를 가지고 있어야 하는 등의 조치가 필요하기 때문에 비용이 비싸다.

8) Patient-specific donation

특정 환자를 위해 특정 공혈자로부터 수혈을 받는 일은 흔하지는 않다. 예를 들면 신장이식 수술 전에 특수-공여자로부터의 수혈, 신생아 혈소판감소증을 위한 산모의 혈소판 수혈, 희귀혈액형 환자의 가족으로부터의 수혈 등이 그 예이다. 이러한 경우들에도 공혈자는 미국식품의약국 공혈 기준에 적합하여야 하며 단, 공혈은 매 3일 마다 공혈자의 혈색소가 12.5 g/dl를 초과하면 반복적으로 가능하다. 공혈된 혈액은 일반 검사를 다 시행하여야 한다.

9) Minimal donor exposure programs

이는 환자가 노출되는 공혈자의 수를 제한하는 것으로 소아환자가 이에 해당한다. 이는 특정 검사실 단위로 특정 공혈자 프로그램에 따라 단일 공혈자 혈액 제제로 관리된다.

무균 연결장치를 사용하여 한 단위의 적혈구를 여러 개의 혈액 용기에 담는다. 이는 환자가 한 공혈자로부터의 혈액을 받게 하기 위함이다. 공혈자의 수를 줄이는 데서 얻는 장점도 있으나 혈액의 저장기간이 적절한 혈액을 사용하여야 한다. 많은 소아과 의사들은 질병이 심각할수록 저장기간이 짧은 혈액을 선호하기 때문에(7~10일 미만의 혈액) 이것이 한 단위의 적혈구로부터 수혈의 횟수가 제한되는 원인이 된다. 이는 혈액의 효율을 높이는 효과가 있다. 비록 비용은 비싸지만 소아환자에서 공혈자에 노출되는 횟수를 줄일 수 있으나 실제로 시행되는 병원은 적다.

Reference

1. Greenwalt TJ: A short history of transfusion medicine. Transfusion 1997; 37: 550-63.
2. Kilduffe RA, de Bakey M: The blood bank and the technique and therapeutics of transfusions. St. Luis, CV Mosby. 1942.
3. Oberman HA: The history of blood transfusion. In: Petz LD, Swisher SN, eds. Clinical Practice of Blood Transfusion. New York, Churchill Livingstone. 1981, pp11-32.
4. Mollison PL, Engelfriet P: Blood transfusion. Semin Hematol 1999; 36: 48-58.
5. Blundell J: Successful case of transfusion. Lancet 1928-1929; 1: 431-2.
6. Landsteiner K: On agglutination of normal human blood. Transfusion 1961; 1: 5-8.
7. Heddle NM, O'Hoski P, Singer J, McBride JA, Ali MA, Kelton JG: A prospective study to determine the safety of omitting the antiglobulin crossmatch from pretransfusion testing. Br J Haematol 1992; 81: 579-84.
8. Pinkerton PH, Coovadia AS, Goldstein J: Frequency of delayed hemolytic transfusion reactions following antibody screening and immediate-spin crossmatching. Transfusion 1992; 32: 814-7.
9. Shulman IA, Nelson JM, Saxena S, Thompson JC, Okamoto M, Kent DR, et al.: Experience with the routine use of an abbreviated crossmatch. Am J Clin Pathol 1984; 82: 178-81.
10. Clark JH, Nelson W, Lyons C, Mayerson HS, Decamp P: Chronic Shock: The Problem of Reduced Blood Volume in the Chronically Ill Patient In Three Parts. Ann Surg 1947; 125: 618-46.
11. Rodman T, Close HP, Purcell MK: The oxyhemoglobin dissociation curve in anemia. Ann Intern Med 1960; 52: 295-309.
12. Whitaker W: Some effects of severe chronic anaemia on the circulatory system. Q J Med 1956; 25: 175-83.
13. Roy SB, Bhatia ML, Mathur VS, Virmani S: Hemodynamic effects of chronic severe anemia. Circulation 1963; 28: 346-56.
14. Varat MA, Adolph RJ, Fowler NO: Cardiovascular effects of anemia. Am Heart J 1972; 83: 415-26.
15. Thurer RL. Evaluating transfusion triggers. JAMA 1998; 279: 238-9.
16. National Institutes of Health Consensus Conference. Perioperative red blood cell transfusion. JAMA 1988; 260: 2700-3.
17. Toy P, Feiner J, Viele MK, Watson J, Yeap H, Weiskopf RB: Fatigue during acute isovolemic anemiain healthy, resting humans. Transfusion 2000; 40: 457-60.
18. Weiskopf RB, Viele MK, Feiner J, Kelley S, Lieberman J, Noorani M, et al.: Human cardiovascular and metabolic response to acute, severe isovolemic anemia. JAMA 1998; 279: 217-21.
19. Gollub S, Svigals R, Bailey CP, Hirose T, Schaefer C: Electrolyte solution in surgical patients refusing transfusion. JAMA 1971; 215: 2077-83.

20. Rigor B, Bosomworth P, Rush BF Jr: Replacement of operative blood loss of more than 1 liter with Hartmann's solution. JAMA 1968; 203: 399-402.
21. Gorlin JB: Standards for Blood Banks and Transfusion Services, 21st ed. Betnesda, MD: American Association of Blood Banks, 2002.
22. Brecher M, ed: Technical Manual, 14th ed. Bethesda, MD: American Association of Blood Banks, 2003.
23. Valeri CR, Ragno G, Pivacek LE, Cassidy GP, Srey R, Hansson-Wicher M, et al.: An experiment with glycerol-frozen red blood cells stored at -80 degrees C for up to 37 years. Vox Sang 2000; 79: 168-74.
24. Valeri CR, Zaroulis CG: Rejuvenation and freezing of outdated stored human red cells. N Engl J Med 1972; 287: 1307-13.
25. Buchholz DH, Charette JR, Bove JR: Preparation of leukocyte-poor red blood cells using the IBM 2991 blood cell processor. Transfusion 1978; 18: 653-62.
26. Tenczar FJ: Comparison of inverted centrifugation, saline washing, and dextran sedimentation in the preparation of leukocyte-poor red cells. Transfusion 1973; 13: 183-8.
27. Polesky HF, McCullough J, Helgeson MA, Nelson C: Evaluation of methods for the preparation of HL-A antigen-poor blood. Transfusion 1973; 13: 383-7.
28. Greenwalt TJ, Gajewski M, McKennaA JL: A new method for preparing buffy coat-poor blood. Transfusion 1962; 2: 221-9.
29. Snyder EL: Clinical use of white cell-poor blood components. Transfusion 1989; 29: 568-71.
30. Snyder EL, Bookbinder M: Role of microaggregate blood filtration in clinical medicine. Transfusion 1983; 23: 460-70.
31. Wenz B Microaggregate blood filtration and the febrile transfusion reaction. A comparative study. Transfusion 1983; 23: 95-8.
32. Dzik S: Leukodepletion blood filters: filter design and mechanisms of leukocyte removal. Transfusion Med Rev 1993; 7: 65-77.
33. Lane TA, Anderson KC, Goodnough LT, Kurtz S, Moroff G, Pisciotto PT, et al.: Leukocyte reduction in blood component therapy. Ann Intern Med 1992; 117: 151-62.
34. Kao KJ, Mickel M, Braine HG, Davis K, Enright H, Gernsheimer T, et al.: White cell reduction in platelet concentrates and packed red cells by filtration: a multicenter clinical trial. The Trap Study Group. Transfusion 1995; 35: 13-9.
35. Blajchman MA: Transfusion-associated immunomodulation and universal white cell reduction: are we putting the cart before the horse? Transfusion 1999; 39: 665-70.
36. McCullough J, Clay ME, Press C, kline W: Granulocyte Serology: A clinical and laboratory guide. Chicago: ASPC Press, 1988: 83-112.
37. Brittingham TE, Chaplin H Jr: Febrile transfusion reactions caused by sensitivity to donor leukocytes and platelets. J Am Med Assoc 1957; 165: 819-25.
38. Moroff G, Leitman SF, Luban NL: Principles of blood irradiation, dose validation, and quality control. Transfusion 1997; 37: 1084-92.
39. Davey RJ, McCoy NC, Yu M, Sullivan JA, Spiegel DM, Leitman SF: The effect of prestorage irradiation on posttransfusion red cell survival. Transfusion 1992; 32: 525-8.
40. Ramirez AM, Woodfield DG, Scott R, McLachlan J: High potassium levels in stored irradiated blood. Transfusion 1987; 27: 444-5.
41. Rivet C, Baxter A, Rock G: Potassium levels in irradiated blood. Transfusion 1989; 29: 185.
42. Strauss RG: Routinely washing irradiated red cells before transfusion seems unwarranted. Transfusion 1990; 30: 675-7.
43. Read EJ, Kodis C, Carter CS, Leitman SF: Viability of platelets following storage in the irradiated state. A pair-controlled study. Transfusion 1988; 28: 446-50.
44. Goodnough LT, Shander A, Spence R: Bloodless medicine: clinical care without allogeneic blood transfusion. Transfusion 2003; 43: 668-76.
45. Spahn DR, Casutt M: Eliminating blood transfusions: new aspects and perspectives. Anesthesiology 2000; 93: 242-55.
46. Helm RE, Rosengart TK, Gomez M, Klemperer JD, DeBois WJ, Velasco F, et al.: Comprehensive multimodality blood conservation: 100 consecutive CABG operations without transfusion. Ann Thorac Surg 1998; 65: 125-36.
47. Ching EP, Poon MC, Neurath D, Ruether BA: Red blood cell alloimmunization complicating plasma transfusion. Am J Clin Pathol 1991; 96: 201-2.
48. Churchill WH, Schmidt B, Lindsey J, Greenberg M, Boudrow S, Brugnara C: Thawing fresh frozen plasma in a microwave oven. A comparison with thawing in a 37 degrees C waterbath. Am Clin

Pathol 1992; 97: 227-32.
49. Thompson KS, O'Kell RT: Comparison of fresh-frozen plasmas thawed in a microwave oven and in a 37 degrees C water bath. Am J Clin Pathol 1981; 75: 851-3.
50. Ness PM, Perkins HA: Cryoprecipitate as a reliable source of fibrinogen replacement. JAMA 1979; 241: 1690-1.
51. Gunson HH, Bidwell E, Lane RS, Wensley RT, Snape TJ: Variables involved in cryoprecipitate production and their effect on factor VIII activity. Br J Haematol 1978; 43: 287-95.
52. Mcleod BC, Scott JP: Use of "single donor" factor VIII from plasma exchange donation. JAMA 1984; 252: 2726-29.
53. Murphy S, Gardner FH: Effect of storage temperature on maintenance of platelet viability--deleterious effect of refrigerated storage. N Engl J Med 1969; 280: 1094-8.
54. Murphy S, Sayar SN, Gardner FH: Storage of platelet concentrates at 22 degrees C. Blood 1970; 35: 549-57.
55. Handin RI, Valeri CR: Hemostatic effectiveness of platelets stored at 22 degrees C.N Engl J Med 1971; 285: 538-43.
56. Becker GA, Tuccelli M, Kunicki T, Chalos MK, Aster RH: Studies of platelet concentrates stored at 22 C nad 4 C. Transfusion 1973; 13: 61-8.
57. Fijnheer R, Pietersz RN, de Korte D, Gouwerok CW, Dekker WJ, Reesink HW, Roos D: Platelet activation during preparation of platelet concentrates: a comparison of the platelet-rich plasma and the buffy coat methods. Transfusion 1990; 30: 634-8.
58. Kunicki TJ, Tuccelli M, Becker GA, Aster RH: A study of variables affecting the quality of platelets stored at "room temperature". Transfusion 1975; 15: 414-21.
59. Scott EP, Slichter SJ: Viability and function of platelet concentrates stored in CPD-adenine (CPDA-1). Transfusion 1980; 20: 489-97.
60. Holme S, Vaidja K, Murphy S: Platelet storage at 22 degrees C: effect of type of agitation on morphology, viability, and function in vitro. Blood 1978; 52: 425-35.
61. Murphy S, Kahn RA, Holme S, Phillips GL, Sherwood W, Davisson W, Buchholz DH: Improved storage of platelets for transfusion in a new container. Blood 1982; 60: 194-200.
62. Simon TL, Nelson EJ, Murphy S: Extension of platelet concentrate storage to 7 days in second-generation bags. Transfusion 1987; 27: 6-9.
63. Heal JM, Singal S, Sardisco E, Mayer T: Bacterial proliferation in platelet concentrates. Transfusion 1986; 26: 388-90.
64. Braine HG, Kickler TS, Charache P, Ness PM, Davis J, Reichart C, et al.: Bacterial sepsis secondary to platelet transfusion: an adverse effect of extended storage at room temperature. Transfusion 1986; 26: 391-3.
65. Schiffer CA, Lee EJ, Ness PM, Reilly J: Clinical evaluation of platelet concentrates stored for one to five days. Blood 1986; 67: 1591-4.
66. Hanson SR, Slichter SJ: Platelet kinetics in patients with bone marrow hypoplasia: evidence for a fixed platelet requirement. Blood 1985; 66: 1105-9.
67. Doughty HA, Murphy MF, Metcalfe P, Rohatiner AZ, Lister TA, Waters AH: Relative importance of immune and non-immune causes of platelet refractoriness. Vox Sang 1994; 66: 200-5.
68. Brown P, Cervenáková L, McShane LM, Barber P, Rubenstein R, Drohan WN: Further studies of blood infectivity in an experimental model of transmissible spongiform encephalopathy, with an explanation of why blood components do not transmit Creutzfeldt-Jakob disease in humans. Transfusion 1999; 39: 1169-78.
69. Foster PR, Welch AG, McLean C, Griffin BD, Hardy JC, Bartley A, et al.: Studies on the removal of abnormal prion protein by processes used in the manufacture of human plasma products. Vox Sang 2000; 78: 86-95.
70. Prince AM, Horowitz B, Brotman B: Sterilisation of hepatitis and HTLV-III viruses by exposure to tri(n-butyl)phosphate and sodium cholate. Lancet 1986; 1: 706-10.
71. Aronson DL: The development of the technology and capacity for the production of factor VIII for the treatment of hemophilia A. Transfusion 1990; 30: 748-58.
72. Azzi A, Ciappi S, Zakvrzewska K, Morfini M, Mariani G, Mannucci PM: Human parvovirus B19 infection in hemophiliacs first infused with two high-purity, virally attenuated factor VIII concentrates. Am J Hematol 1992; 39: 228-30.
73. Centers for Disease Control and Prevention (CDC). Hepatitis A among persons with hemophilia who received clotting factor concentrate--United States, September-December

1995. MMWR Morb Mortal Wkly Rep 1996; 45: 29-32.
74. Mannucci PM, Bauer KA, Gringeri A, Barzegar S, Bottasso B, Simoni L, et al.: Thrombin generation is not increased in the blood of hemophilia B patients after the infusion of a purified factor IX concentrate. Blood 1990; 76: 2540-5.
75. Walker RH: Special report: transfusion risks. Am J Clin Pathol 1987; 88: 374-8.
76. DeChristopher PJ, Anderson RR: Risks of transfusion and organ and tissue transplantation: practical concerns that drive practical policies. Am J Clin Pathol 1997; 107: S2-11.
77. Sazama K: Reports of 355 transfusion-associated deaths: 1976 through 1985. Transfusion 1990; 30: 583-90.
78. Pineda AA, Brzica SM Jr, Taswell HF: Hemolytic transfusion reaction. Recent experience in a large blood bank. Mayo Clin Proc 1978; 53: 378-90.
79. Goldfinger D: Acute hemolytic transfusion reactions--a fresh look at pathogenesis and considerations regarding therapy. Transfusion 1977; 17: 85-98.
80. Davenport RD, Burdick M, Moore SA, Kunkel SL: Cytokine production in IgG-mediated red cell incompatibility. Transfusion 1993; 33: 19-24.
81. Davenport RD, Strieter RM, Standiford TJ, Kunkel SL: Interleukin-8 production in red blood cell incompatibility. Blood 1990; 76: 2439-42.
82. Davenport RD, Strieter RM, Kunkel SL: Red cell ABO incompatibility and production of tumour necrosis factor-alpha. Br J Haematol 1991; 78: 540-4.
83. Vamvakas EC, Pineda AA, Reisner R, Santrach PJ, Moore SB: The differentiation of delayed hemolytic and delayed serologic transfusion reactions: incidence and predictors of hemolysis. Transfusion 1995; 35: 26-32.
84. Ramsey G: Red cell antibodies arising from solid organ transplants. Transfusion 1991; 31: 76-86.
85. Stern A, van Hage-Hamsten M, Sondell K, Johansson SG: Is allergy screening of blood donors necessary? A comparison between questionnaire answers and the presence of circulating IgE antibodies. Vox Sang. 1995; 69: 114-9.
86. Serafin WE, Austen KF: Mediators of immediate hypersensitivity reactions. N Engl J Med 1987; 317: 30-4.
87. Vyas GN, Holmdahl L, Perkins HA, Fudenberg HH: Serologic specificity of hun anti-IgA and its significance in transfusion. Blood 1969; 34: 573-81.
88. Perkins HA, Payne R, Ferguson J, Wood M: Nonhemolytic febrile transfusion reactions. Quantitative effects of blood components with emphasis on isoantigenic incompatibility of leukocytes. Vox Sang 1966; 11: 578-600.
89. Heinrich D, Mueller-Eckhardt C, Stier W: The specificity of leukocyte and platelet alloantibodies in sera of patients with nonhemolytic transfusion reactions. Absorptions and elution studies. Vox Sang 1973; 25: 442-56.
90. Thulstrup H: The influence of leukocyte and thrombocyte incompatibility on non-haemolytic transfusion reactions. I. A retrospective study. Vox Sang 1971; 21: 233-50.
91. Kevy SV, Schmidt PJ, McGinniss MH, Workman WG: Febrile, nonhemolytic transfusion reactions and the limited role of leukoagglutinins in their etiology. Transfusion 1962; 2: 7-16.
92. Menitove JE, McElligott MC, Aster RH: Febrile transfusion reaction: what blood component should be given next? Vox Sang 1982; 42: 318-21.
93. Popovsky MA, Chaplin HC Jr, Moore SB: Transfusion-related acute lung injury: a neglected, serious complication of hemotherapy. Transfusion 1992; 32: 589-92.
94. Popovsky MA, Abel MD, Moore SB: Transfusion-related acute lung injury associated with passive transfer of antileukocyte antibodies. Am Rev Respir Dis 1983; 128: 185-9.
95. Popovsky MA, Davenport RD: Transfusion-related acute lung injury: femme fatale? Transfusion 2001; 41: 312-5.
96. Kopko PM, Marshall CS, MacKenzie MR, Holland PV, Popovsky MA: Transfusion-related acute lung injury: report of a clinical look-back investigation. JAMA 2002; 287: 1968-71.
97. Lucas G, Rogers S, Evans R, Hambley H, Win N: Transfusion-related acute lung injury associated with interdonor incompatibility for the neutrophil-specific antigen HNA-1a. Vox Sang 2000; 79: 112-5.
98. Leitman SF, Holland PV: Irradiation of blood products. Indications and guidelines. Transfusion 1985; 25: 293-303.
99. Heddle NM, Klama L, Singer J, Richards C, Fedak P, Walker I, et al.: The role of the plasma from platelet concentrates in transfusion reactions. N

Engl J Med 1994; 331: 625-8

100. Heddle NM, Blajchman MA: The leukodepletion of cellular blood products in the prevention of HLA-alloimmunization and refractoriness to allogeneic platelet transfusions. Blood 1995; 85: 603-6.
101. Goodnough LT, Riddell J 4th, Lazarus H, Chafel TL, Prince G, Hendrix D, et al.: Prevalence of platelet transfusion reactions before and after implementation of leukocyte-depleted platelet concentrates by filtration. Vox Sang 1993; 65: 103-7.
102. Klein HG, Dodd RY, Ness PM, Fratantoni JA, Nemo GJ: Current status of microbial contamination of blood components: summary of a conference. Transfusion 1997; 37: 95-101.
103. Redman M, Regan F, Contreras M: A prospective study of the incidence of red cell alloimmunisation following transfusion. Vox Sang 1996; 71: 216-20.
104. Stroncek DF, Leonard K, Eiber G, Malech HL, Gallin JI, Leitman SF: Alloimmunization after granulocyte transfusions. Transfusion 1996; 36: 1009-15.
105. Opelz G, Sengar DP, Mickey MR, Terasaki PI: Effect of blood transfusions on subsequent kidney transplants. Transplant Proc 1973; 5: 253-9.
106. Dzik S, Blajchman MA, Blumberg N, Kirkley SA, Heal JM, Wood K: Current research on the immunomodulatory effect of allogeneic blood transfusion. Vox Sang 1996; 70: 187-94.
107. Storb R, Prentice RL, Thomas ED: Marrow transplantation for treatment of aplastic anemia. An analysis of factors associated with graft rejection. N Engl J Med 1977; 296: 61-6.
108. Storb R, Thomas ED, Buckner CD, Clift RA, Deeg HJ, Fefer A, et al.: Marrow transplantation in thirty "untransfused" patients with severe aplastic anemia. Ann Intern Med 1980; 92: 30-6.
109. Champlin RE, Horowitz MM, van Bekkum DW, Camitta BM, Elfenbein GE, Gale RP, et al.: Graft failure following bone marrow transplantation for severe aplastic anemia: risk factors and treatment results. Blood 1989; 73: 606-13.
110. Blajchman MA, Bardossy L, Carmen R, Sastry A, Singal DP: Allogeneic blood transfusion-induced enhancement of tumor growth: two animal models showing amelioration by leukodepletion and passive transfer using spleen cells. Blood 1993; 81: 1880-2.
111. Cooley DA: Conservation of blood during cardiovascular surgery. Am J Surg 1995; 170: 53S-59S.
112. Wallace EL, Surgenor DM, Hao HS, An J, Chapman RH, Churchill WH: Collection and transfusion of blood and blood components in the United States, 1989. Transfusion 1993; 33: 139-44.
113. Sullivan MT, McCullough J, Schreiber GB, Wallace EL: Blood collection and transfusion in the United States in 1997. Transfusion 2002; 42: 1253-60.
114. Kruskall MS, Popovsky MA, Pacini DG, Donovan LM, Ransil BJ: Autologous versus homologous donors. Evaluation of markers for infectious disease. Transfusion 1988; 28: 286-8.
115. Grossman BJ, Stewart NC, Grindon AJ: Increased risk of a positive test for antibody to hepatitis B core antigen (anti-HBC) in autologous blood donors. Transfusion 1988; 28: 283-5.
116. Gandini G, Franchini M, Bertuzzo D, Olzer D, Crocco I, De Gironcoli M, et al.: Preoperative autologous blood donation by 1073 elderly patients undergoing elective surgery: a safe and effective practice. Transfusion 1999; 39: 174-8.
117. Utley JR, Moores WY, Stephens DB: Blood conservation techniques. Ann Thorac Surg 1981; 31: 482-90.
118. Stehling L, Zauder HL: Acute normovolemic hemodilution. Transfusion 1991; 31: 857-68.
119. McCarthy PM, Popovsky MA, Schaff HV, Orszulak TA, Williamson KR, Taswell HF, et al.: Effect of blood conservation efforts in cardiac operations at the Mayo Clinic. Mayo Clin Proc 1988; 63: 225-9.
120. Grindon AJ: Infectious disease markers in directed donors in the Atlanta region. Transfusion 1991; 31: 872-3.
121. Starkey JM, MacPherson JL, Bolgiano DC, Simon ER, Zuck TF, Sayers MH: Markers for transfusion-transmitted disease in different groups of blood donors. JAMA 1989; 262: 3452-4.

23 항응고제

중앙대학교 의과대학 백 종 화

지혈(hemostasis)은 손상된 혈관으로부터 혈액의 소실을 막기 위한 정상 생리적 기능으로 동맥 수축, 혈소판 유착과 응집 그리고 혈액이 응고하여 피덩이(blood clot)를 형성하는 과정으로 구성되며 이에 반해 혈관 벽의 미세한 상처나 혈류의 변화가 병리적 혈전의 발생을 유발할 수 있다. 혈관 내에 혈전이 발생하면 다시 정상 혈류를 확보하기 위해 섬유소 용해 장치가 가동되며 정상 상황에서는 혈전과 출혈사이의 섬세한 균형이 유지되고 있으나 이러한 병리적 혈전의 형성이 심화되면 혈관의 국소적 폐쇄와 혈전물질의 원위부 색전, 드물게는 지혈성분의 소모로 이어진다.

혈전은 섬유소와 혈액세포로 구성되며 정맥, 동맥, 심장 그리고 미세순환을 비롯하여 심혈관계 어디에서나 형성될 수 있고 혈류역학적 요인에 좌우되어 세포와 섬유소의 구성 비율이 다르다.[1] 높은 혈류와 전단력 하에 형성되는 동맥혈전은 가는 섬유소 가닥에 의해 함께 결합된 혈소판 무리가 주를 이루고(백색 혈전) 이에 반해 정맥혈전은 정체의 부위에서 형성되고 많은 양의 산재된 섬유소와 비교적 적은 양의 혈소판과 함께 적혈구가 주를 이룬다(적색 혈전). 동맥혈전에 의해 혈류가 폐쇄되어 정체가 일어나면 혈전의 구성성분은 다시 변화하며 또한 혈전이 형성되고 시간이 경과함에 따라 그 구조적 변화가 일어나서 점차로 응집된 혈소판은 붓고 붕괴되어 섬유소로 대체된다.

다양한 항혈전제(antithrombotics)가 각기 다른 기전으로 혈전형성을 감소시키기 위해 사용되고 있으며 항혈소판제(antiplatelets)는 혈소판의 이동과 응집을 방해하고 항응고제(anticoagulants)는 직접 또는 간접적으로 혈액응고 체계의 활성화를 차단하여 결국 섬유소의 생성을 억제한다. 혈전용해제(thrombolytics)는 이미 형성된 병리학적 혈전덩이를 분해하는 작용을 한다.[2-6]

곧 동맥혈전증의 발병기전에는 혈소판과 혈액 응고체계의 활성화가 모두 중요하고 따라서 그 예방과 치료에는 항혈소판제와 항응고제가 모두 효과가 있다. 이에 반해 정맥혈전의 발병기전에는 혈액응고가 결정적인 역할을 하며 따라서 정맥 혈전색전증의 예방과 치료를 위해서는 항응고제가 사용되고 혈소판 기능을 억제하는 약물은 이점이 별로 없다. 심장 내 혈전의 발생은 혈소판도 어느 정도 역할을 하지만 혈액응고의 활성화가 더 중요하며 그 예방과 치료는 항응고제가 주를 이루고 항혈소판제의 사용에 의해 항응고제의 효능이 증대될 수 있다.[1]

1. 항응고제

1) 혈액 응고과정

혈액 응고체계는 특수한 혈장단백질과 혈액세포가 참여하는 일련의 연쇄적인 반응이다. 그 과정은 외인경로(extrinsic pathway, tissue factor pathway)와 내인경로(intrinsic pathway, contact activation pathway)로 나뉠 수 있으며 일반적으로 외인경로를 통해 지혈과정이나 혈전형성이 시작된다고 보고 있다. 즉 혈관 손상부위에서 노출된 조직인자(tissue factor, TF)가 혈장 내 활성 응고인자 VII (FVIIa)에 결합하여 TF/FVIIa 복합체가 형성되고 이들이 FX를 활성화하며 연속적인 응고과정이 유발된다. 더불어 FVIIa는 TF의 존재아래 FIX를 활성화하여 외인경로와 내인경로 사이의 통로를 제공할 수 있다.

응고과정 각 단계의 구성요소는 이전의 단계에서 생성된 단백질 분해효소, 효소원(zymogen), 비효소 단백질 보조인자, Ca^{2+}, 그리고 조직표면이며 마지막으로 생성되는 단백질 분해효소는 FIIa, 곧 트롬빈이다. 외인경로와 내인경로 모두 결국 공통적인 경로(common pathway)를 통해 FX를 활성화하고 FXa는 프로트롬빈(FII)를 활성화하여 트롬빈(FIIa)을 생성한다.

트롬빈은 이들 과정의 중심이 되는 역할을 하며 많은 기능을 갖고 있다. 섬유소원에 작용하여 섬유소 단량체(monomer)들을 생성하고 또한 FXIII을 활성화함으로서 FXIIIa에 의해 섬유소 단량체들이 주위분자들과 교차 결합하여 비용해성 섬유소 피덩이를 생성하도록 한다. 또한 상위 응고단계의 FV와 내인경로 FVIII, FXI을 활성화하여 다시 더 많은 트롬빈의 생성을 유도하고 이와 같이 되먹임강화가 일어난다. 이외에도 트롬빈은 강력한 혈소판 활성제이자 분열촉진제이며 더불어 단백질 C 경로(protein C pathway)를 활성화한다.

체내에서 혈전형성의 과정은 몇 가지 정상 조절기전에 의해 방해될 수 있다. 내피세포에서 prostacyclin이 분비되어 혈소판의 응집과 분비를 막는다. 또한 혈장단백질인 항트롬빈(antithrombin)은 내인경로와 공통경로의 응고인자의 작용을 억제하며 Heparan sulphate는 내피세포에서 합성되어 항트롬빈의 작용을 자극한다. 단백질 C는 트롬보모듈린 존재 하에 트롬빈에 의해 활성화되고 그 보조인자 단백질 S과 결합하여 FVa와 FVIIIa를 비활성화한다. TF 경로 억제인자(tissue factor pathway inhibitor, TFPI)는 FXa와 TF/FVIIa 복합체를 억제하여 응고 시작과정을 조정한다.

이와 같이 혈액 응고체계는 혈액세포와 더불어, 응고과정의 각 단계에서 단백질 분해과정을 거쳐 활성화 응고인자가 되고 다시 다음 단계의 단백질 분해효소가 되는 효소원, 자신의 내재된 효소기능이 없이 다른 활성 응고인자의 단백질분해 효능을 증가시키는 보조인자, 그리고 이러한 응고과정을 방해하는 내부 항응고인자 등 다양한 혈장 단백질로 구성된다. 이들 각 과정에서 응고인자의 합성과 기능을 억제하거나 항응고인자의 효능을 강화함으로서 항응고제의 효과를 얻을 수 있다(표 23-1).

2) Heparin

Heparin은 정상적으로 체내 조직에 존재하는 다당류(polysaccharide, glycosaminoglycan)이며 D-glucuronic acid 와 sulphated acetyl-D-glucosamine 잔기가 번갈아 결합한 중합체로 합성된다. 본래 간에서 분리되었으며 그 외에 폐와 장관점막을 비롯한 많은 다른 조직에도 분포되어 있다. 보통 히스타민 그리고 여러 단백질 분해효소와 함께 비만세포(mast cells)의 분비과립에 함유되어 있으며 체내에서 그 생리적 역할이 무엇인지는 아직 분명히 밝혀지지 않았으나 아나필락시스성 쇼크 시 호염기구

표 23-1 혈액 응고인자의 기능과 항응고제의 작용부위

	다른 이름	기능	항응고제의 작용부위
FI	섬유소원	섬유소로 전환되어 혈전형성	
FII	프로트롬빈	트롬빈으로 전환되어 섬유소원, FV, FVIII, FXI, FXIII, 단백질 C, 혈소판 활성화	FIIa: 항트롬빈에 의한 억제 강화 (주로 헤파린), 직접 트롬빈 억제제 FII: wafarin에 의한 합성억제
FIII	tissue thromboplastin	조직인자, FVIIa의 보조인자	
FIV	Ca^{2+}	응고인자가 인지질에 결합하는데 필요	
FV	proaccelerin, labile factor	FX 활성화의 보조인자	
FVI		FVa의 과거명	
FVII	proconvertin	FIX, FX 활성화	wafarin에 의한 합성억제
FVIII	antihemophilic factor, AHF	FIX 활성화의 보조인자	
FIX	Christmas facor, plasma thromboplastin component, PTC	FX의 활성화	wafarin에 의한 합성억제
FX	Stuart-Prower factor	프로트롬빈을 활성화	FXa: 항트롬빈에 의한 억제 강화 (헤파린, LMWH, danaproid, fondaparinux) FX: wafarin에 의한 합성억제
FXI	plasma thromboplastin antecedent, PTA	FIX의 활성화	
FXII	Hageman factor	FXI과 prekallikren 활성화	
FXIII	fibrin-stabilizing factor	섬유소의 교차결합	
항트롬빈		트롬빈, FXa, FIX, FXI, FXII 억제	
단백질 C, S		단백질 C는 FVa, FVIIIa를 비활성화 단백질 S는 보조인자로 작용	wafarin에 의한 합성억제
Heparin 보조인자 II		Heparin과 dermatan sulfate의 보조인자로 작용	

(basophil) 백혈구와 비만세포로부터 히스타민과 함께 분비되어 혈액의 응고를 방해한다. 그 외에도 다른 자연발생의 heparinoids와 함께 항응고 작용과는 별개의 작용을 하고 있는 것으로 보인다.

상업제제는 소의 폐 또는 돼지의 장관점막에서 얻어지고 있으며 분자량 3000~30000 Da(평균 분자량 15000 Da)에 이르는 비균질의(hetrerogenous) 저, 고분자량 혼합물로 이와 같은 미분획(unfractionated) heparin을 저분자량 heprain (low molecular weight heparin, LMWH)과 구분하여 표준으로 일컫는다. 제제에 따라 효능이 다를 수 있으므로 생물학적 측정을 통해 활성도를 표준화하여 U/ml로 표시하며 대략 100 U가 1 mg이다.

(1) 작용기전

항트롬빈은 간에서 합성되는 자연발생의 항응고인자로 트롬빈과 FXa를 비롯하여 FIXa, FXIa, FXIIa를 억제하며 heprain은 항트롬빈에 결합하여 그 항응고 효과를 1000배 강화함으로서 그 효과를 나타낸다. 즉 항트롬빈이 heparin의 특수한 오당류

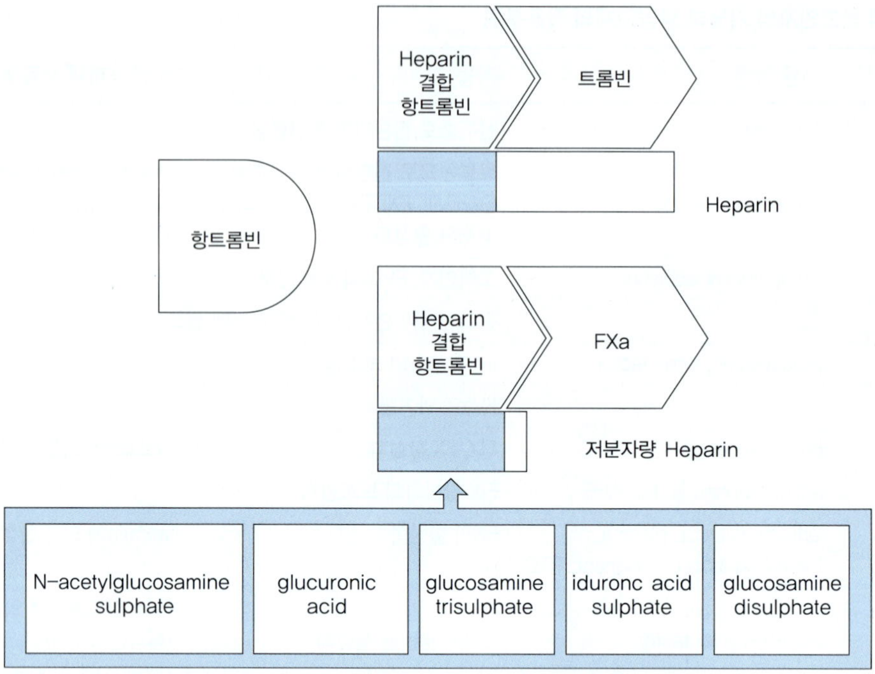

그림 23-1 Heparin의 특수 pentasaccaride 부위와 작용기전

(pentasaccharide) 배열에 결합하여 그 구조적 변화가 야기됨으로서 본래 느린 응고인자 억제작용을 하던 항트롬빈이 매우 빠른 응고인자 억제제로 바뀌게 된다(그림 23-1). Heparin 분자의 30%만이 이 특수 오당류 배열을 가지고 있으며 따라서 투여된 heparin의 대략 1/3만이 항트롬빈에 결합하여 그 대부분의 항응고 효과를 나타내게 된다. 남은 2/3의 heparin은 치료농도에서는 거의 항응고 작용이 없으며 보통 임상적으로 얻어지는 농도 이상에서 heparin 보조인자 II(heparin cofactor II)에 의한 항트롬빈 효과에 촉매작용을 한다. 또한 고농도의 heparin은 혈소판 응집을 방해하여 heparin에 의한 출혈시간 연장의 이유가 된다.[7]

트롬빈과 FXa에 대한 heparin의 억제과정은 다소 다르다. 트롬빈은 항트롬빈과 함께 heparin에 동시에 결합하여야 비활성화가 일어나며 따라서 heparin이 트롬빈을 억제하기 위해서는 18 단당류(monosaccharides) 이상의 분자크기(분자량 5400 Da 이상)가 되어야 한다. 이에 반해 FXa는 heparin과 직접 결합하지 않고 heparin과 결합한 항트롬빈에 의해 비활성화가 되므로 단지 고친화력 오당류 배열을 함유하고 있는 작은 heparin 조각에 의해 그 작용의 억제가 가능하다. Heparin에 결합된 항트롬빈에 의한 억제는 트롬빈이 FXa보다 10배가량 더 민감하다.[1]

한편 heparin은 혈관 내피에서 지질단백질 지질분해효소를 활성화하여 혈장 트리글리세리드가 글리세롤과 유리 지방산으로 가수 분해되고 따라서 혈장의 혼탁도가 감소한다. 이러한 작용은 항응고 효과를 나타내기 이전의 낮은 농도에서 가능하며 heparin 투여가 중단된 이후에 반동성 고지질혈증이 발생할 수 있다.

(2) 약리학적 특성

일반적으로 heparin은 분자 내 많은 이온화 황산기로 인하여 생리적 pH에서 강한 음전하를 띠며 그

극성과 큰 분자크기로 인해 세포막을 통과하기 어렵다. 따라서 경구나 설하로 투여되어 효과적이지 못하고 또한 태반이나 혈액대뇌장벽을 통과하지 못한다.

정맥주사 시 즉각적으로 효과가 나타나나 피하로 주어질 경우 생체이용률은 변이가 심하고 작용발현은 1~2시간이 지연된다. 혈액 내에서는 많은 혈장단백질과 결합하여 이것이 낮은 농도에서 항응고효과를 떨어뜨리고 혈전색전증 환자에서 heparin에 대한 항응고 반응이 일정하게 나타나지 않는 이유가 된다. 즉 혈장 내 heparin 결합단백질이 heparin과 항트롬빈의 결합에 경쟁적 억제제로 작용함에 따라 일정한 항응고 효과를 위한 heparin의 용량은 이들 단백질의 농도에 의해 상당히 좌우된다.

일회정주로 주어지면 그 효과는 보통 3~4시간 지속되며 그 작용기간이나 반감기는 투여된 용량에 의존한다. 곧 생물학적 반감기는 일회용량 25 U/kg의 정맥투여 후 약 30분에서, 100 U/kg의 정맥투여 후 60분, 400 U/kg의 정맥투여 후 150분으로 투여용량이 증가할수록 작용기간이 길어지게 된다.[8] 이는 heparin이 일차적으로 망상 내피계에 의해 섭취되어 청소가 되고 이 기전은 빠르게 포화되기 때문이다.

정상적으로 heparin은 간에서 대사가 이루어지며 일부는 소변으로 변화되지 않고 배설된다. 따라서 heparin의 항응고 효과는 간 경변이나 신부전이 있는 환자에서 연장된다.

(3) Heparin 감시

Heparin에 대한 항응고 반응은 환자에 따라 다르게 나타날 수 있으므로 그 효과를 감시하면서 heparin의 투여용량을 조정하여야 한다. 임상적으로 실제 heparin의 혈액응고에 대한 효과를 알아보기 위해 가장 흔히 활성화 혈장 트롬보플라스틴 시간(activated plasma thromboplastin time, APTT)을 이용해 감시한다. 이 검사는 혈액이 응고되는 것을 막기 위하여 미리 구연산(citrate) 등의 시약으로 처리된 혈장에 Ca^{2+}, 음전하를 띠는 인지질 그리고 kaolin (alumium silicate)과 같은 입자성분을 첨가함으로서 혈액응고를 유도하여 그 시간을 측정하며 트롬빈, FXa 그리고 FIXa에 대한 heparin의 억제효과에 민감하다. 이 경우 응고시간은 정상적으로 25~35초이다.

프로타민 적정과 chromogenic 항 FXa 분석에 의해 얻어진 heparin의 혈중 치료농도는 각기 0.2~0.4 U/ml와 0.3~0.7 U/ml이며, 이에 해당하는 APTT 수치는 사용된 시약이나 장비에 따라 다소 다를 수 있다. 따라서 약물투여 전 정상 평균 APTT의 1.5~2.5배에 해당할 때 heparin의 치료범위에 있는 것으로 간주한다.

24시간 내에 heparin의 치료농도에 도달하지 않는 환자에서 혈전색전증이 재발할 위험이 크며 초기에는 6시간마다 APTT를 측정하여 heparin의 투여속도를 조정하여야 한다. 이후 안정된 상태의 투여용량이 정해지면 하루에 한 번 감시로 충분하다.

심폐기 우회술 시 항응고를 위해 매우 많은 용량의 heparin이 주어지면 투여된 용량범위 이상으로 APTT가 무한으로 연장될 수 있기 때문에 이 경우에는 활성화 응고시간(activated clotting time, ACT)과 같은 다른 방법으로 감시가 이루어져야 한다. ACT는 전혈을 celite나 kaolin과 같은 표면적이 넓은 활성화 물질을 전혈과 혼합하여 측정하며 정상적인 ACT 값은 90~120초이다.

(4) 임상적용

① 혈전색전증의 예방과 치료

Heparin은 작용발현이 빠르기 때문에 정맥혈전과 폐색전증의 치료를 시작하기 위해 사용된다. 처음 일회용량으로 heparin 5000 U를 정맥내 주사한 후, 32000 U/day를 정맥내로 지속주입하거나 35000~40000 U/day를 피하로 주사할 수 있으며,

APTT를 감시하여 조절값의 1.5~2.5배를 유지한다.

장기간의 항응고가 예상되는 경우, 경구 항응고제가 완전한 치료효과에 도달하기 위해서는 적어도 4~5일이 필요하므로 heparin과 함께 경구 항응고제를 동시에 투여하여야 한다. 이 후 heparin의 투여를 중지할 수 있으나 적절한 경구 항응고제의 투여에도 불구하고 혈전색전증이 재발하는 경우에는 장기간의 heparin 투여가 도움이 될 수도 있다.

정맥 혈전색전증의 위험이 있는 내, 외과환자에서 5000 U의 고정 저용량의 heparin을 매 8~12시간마다 피하로 투여함으로서 정맥혈전과 치명적인 폐색전의 위험을 효과적이고 안전하게 예방할 수 있다. 저용량의 heparin을 피하로 투여할 경우에는 일반적으로 혈액응고의 감시가 필요하지 않다.

Heparin은 warfarin과 대조적으로 태반을 통과하지 않고 태아기형, 태아사망, 조산의 위험이 없어 임신 시 선택적 항응고제이다. 이와 같이 warfarin이 금기가 되는 환자에서 장기간 혈전색전증의 관리를 위해 heparin을 피하로 투여할 수 있으며 총 하루용량 35000 U를 매 8~12시간마다 분할 투여한다. 그러나 분만 후 출혈의 위험을 줄이기 위하여 가능하면 분만 24시간 전에는 투여를 중단하여야 한다.

② 관상동맥 심장질환의 치료

관상동맥 혈전은 불안정 협심증, 급성 심근경색, 돌연 심장사, 그리고 이미 혈전용해제로 치료하거나 경피 관상동맥 성형술을 받은 급성 심근경색 환자에서 재경색의 발생과 사망의 중요한 이유가 된다. 따라서 이들 환자에서 heparin을 투여하는 것이 도움이 되나 현재 이런 목적을 위해 heparin만을 단독 항혈전제로 사용하지는 않으며 이 경우 heparin 완전용량의 사용은 출혈의 위험을 증가시킨다.

불안정 협심증이나 급성 심근경색이 있는 환자에서 혈전용해제와 함께 연계하여 heparin을 초회용량으로 5000 U를 정맥주사하고 APTT를 치료범위 안으로 조정하면서 24시간 동안 24000 U를 지속정주할 수 있다. 중재적 심장 시술을 받는 환자에서는 heparin을 10000 U의 초회용량을 투여한 후 더 적은 일회용량을 반복하여 투여하거나 100~175 U/kg의 초회용량을 투여하고 이어 10~15 U/kg/hr의 속도로 지속투여할 수 있다. 이때는 ACT가 300~350초가 되도록 유지하여야 한다. 그러나 아스피린 등의 항혈소판제가 동시에 사용되고 있을 경우에는 고용량의 heparin으로 인해 대출혈의 위험이 높아지므로 heparin 용량을 줄여야 하고 ACT를 200초 이상이 되도록 유지한다.

그 외 심장, 혈관의 외과적 시술을 위한 항응고제로 일반적으로 heparin이 사용되며 비록 논란의 여지가 있지만 파종성 혈관내 응고(disseminated intravascular coagulation, DIC) 환자에서 일련의 응고과정을 멈추기 위해 heparin을 사용할 수 있다.

③ Heparin 내성

Heparin 내성은 heparin을 투여함에도 치료수준으로 APTT 또는 ACT가 증가하지 못하는 경우로 이러한 heparin에 대한 불응은 혈장 단백질, 혈소판으로부터 분비된 단백질 그리고 내피세포에 heparin이 결합하여 혈장 내 heparin 농도가 저하되어 발생할 수 있으며,[9] 또한 항트롬빈의 선천적 또는 후천적 결핍 또는 이상으로인해 나타날 수 있다. 후천적 저항은 heparin으로 간헐적 또는 지속적으로 치료되어 온 환자에서 발생하며 대략 정상의 1/3까지 항트롬빈 활성도가 점차로 감소하여 역설적으로 혈전경향을 증가시킬 위험이 있다. Heparin 저항이 항트롬빈의 부족에 의해 이차적으로 발생한 경우에는 외부에서 혈장이나 인자 농축물의 형태로 항트롬빈을 투여함으로서 heparin에 대한 반응을 이끌어낼 수 있다.

(5) 부작용

① 출혈

출혈은 heparin 치료의 가장 흔하고 중한 부작용이다. 정맥 혈전색전증의 치료를 위해 heparin을 정맥투여한 환자의 1~5%에서 대규모 출혈이 발생할 수 있다. 요구되는 항응고 수준이 높을 때, 기존의 응고결손이 있을 때, 응고에 영향을 끼치는 다른 약물과 혼용 시 그리고 수술적 시술 등의 기구조작이 필요한 경우 출혈의 위험은 증가한다. 이와 같은 출혈의 위험을 고려할 때 heparin의 장점은 APTT 등의 검사로 그 약리학적 효과를 빠르게 측정할 수 있다는 점, 짧은 제거반감기를 갖는다는 점 그리고 프로타민이라는 길항제가 있다는 점이다.

생명을 위협하는 심각한 출혈이 발생하거나 그 외 통상적으로 심장수술 후 heparin의 항응고 효과를 역전시키기 위하여 프로타민을 사용한다. 프로타민은 시험용량 후 10~20분에 걸쳐 말초정맥내로 서서히 주입되며 요구되는 프로타민의 용량은 heparin이 투여된 후 경과된 시간에 좌우되나 보통 heparin 80~100 U 당 프로타민 1~1.5 mg을 넘지 않는다. 프로타민은 일시적으로 전신 저혈압과 폐혈관 저항의 증가를 유발할 수 있어 주의하여야 한다. 또한 보체계 활성화에 의해 기관지 수축과 같은 아날필락시스양 반응이 발생할 수 있으며 이전에 프로타민을 함유하는 인슐린을 투여 받은 환자나 물고기 알러지가 있는 환자에서 교차 감수성에 의해 알러지 반응이 일어나는 경우가 있다. 한편 프로타민은 즉각적으로 작용하고 빠르게 청소되기 때문에 사용 후 몇 시간이 경과한 후에는 'heparin 반동(heparin rebound)'으로 출혈이 다시 발생할 위험이 있으며 프로타민 자체가 항혈소판 작용이 있고 또한 약한 항응고제여서 과다한 용량이 주어질 경우에는 오히려 출혈문제를 심각하게 할 수 도 있다.

② 혈소판 감소증

혈소판 감소증은 그 빈도는 다양하게 보고되고 있으나 heparin으로 장기간 치료를 받는 환자의 대략 5%에서 발생한다.[10] Heparin 유발 혈소판 감소증(heparin induced thrombocytopenia, HIT)이 발생하면 heparin 치료를 시작한 후 5~15일에 혈소판 수치가 치료 전 수치에 비해 50%이상 감소하며 이전 3~4개월 내에 heparin을 투여 받은 경험이 있는 환자에서는 잔여항체로 인해 더 빠르게 발현할 수도 있다. 따라서 5일 이상 heparin을 투여하는 모든 환자에서 혈소판 검사가 시행되어야 한다. 이와 같은 심각한 합병증은 heparin과 혈소판 인자 4(platelet factor 4)의 순환 복합체에 대한 항체의 형성에 의해 매개되는 2형 과민증의 형태로 이로서 혈소판응집이 유발되고 결과적으로 혈소판 수치가 감소한다. 정맥의 혈전색전증이 가장 흔히 일어나나 동맥혈전으로 인해 사지의 허혈, 심근경색, 그리고 뇌졸중의 치명적 혈전합병증이 혈소판 수치가 감소하기 전에 발생할 수 있다.

HIT의 발생이 의심되는 어떠한 임상소견이 있으면 heparin 투여는 즉각적으로 중단되어야 하며 heparin-dependent 혈소판 활성화 검사나 heparin/혈소판 인자 4 복합체에 대한 항체의 분석을 하여 진단한다. Heparin 치료를 중단한 뒤에도 혈전합병증이 일어날 수 있기 때문에 danaproid, lepirudine, agatroban 등의 대체 항응고제가 지체하지 말고 투여되어야 하며 warfarin은 혈전과정을 더 악화시키고 HIT와 연관되어 피부괴사가 발생하였다는 보고가 있어,[11] 혈소판 수치가 정상화하기 전까지는 단독으로는 사용되지 않는다.

③ 그 외의 부작용

Heparin은 동물조직으로부터 얻어졌으므로 드물지만 알러지의 과거력이 있는 환자에서 주의를 요한다. 심폐 우회술 시 투여하는 경우 많은 양의 heparin을 빠르게 정맥주사하면 중심 동맥압과 폐동맥압이 다소 감소하며 이는 주로 heparin의 직접적인 혈관 평활근에 대한 이완효과로 전신혈관저항이 감소하기 때문이다. 또한 heparin은 propranolol, diazepam 등의 알카리성 약물을 그 단백결합 부위로부터 유리한다.

Heparin은 드물지만 부신에서 알도스테론의 합

표 23-2 헤파린과 저분자량 헤파린의 비교

	헤파린	저분자량 헤파린
분자량	3000~30000 Da	2000~10000 Da
결합	항트롬빈, 트롬빈	항트롬빈
항 FXa/항 트롬빈	1:1	2~4:1
혈소판 응집	억제	작용 없음
약동학	예측이 어려움	헤파린보다 예측용이
생체이용률(피하 주사 시)	50%	100%
감시	ACT, APTT	불필요
배출	간, 신장	신장
작용기간	6~12시간	12~24시간
출혈	흔함	헤파린보다 적음
혈소판 감소증	3~5%	1% 미만
항응고 작용 역전약물	Protamine	약물에 의한 역전의 예측이 어려움

성을 억제하여 과칼륨혈증의 원인이 되기도 하며 3~6개월 이상의 장기간 최대용량의 heparin을 투여 받은 환자에서 골다공증과 이로 인한 자발성 척추 골절의 위험이 있다.

3) 저분자량 heparin

Heparin으로부터 화학적 또는 효소 해중합반응(depolymerization)을 통해 heparin의 대략 1/3 크기인 분자량 2000~10000 Da의 저분자량 heparin(low molecular weight heparin, LMWH)을 분리 할 수 있다.[12] LMWH 제제로 enoxaparin, dalteparin, tinzaparin 등이 있으며 이들은 모두 heparin과 유사한 구조를 갖고 결정적인 특수한 오당류 배열을 함유한다.

LMWH은 항트롬빈과 트롬빈에 동시에 결합할 수 없으며 결국 항트롬빈에 결합하여 구조변화를 야기함으로서 주로 FXa, 적게는 FIXa, FXIa, FXIIa에 대한 항트롬빈의 작용을 촉진하여 항응고 효과를 나타낸다. 곧 트롬빈에 대한 효과는 경미하여 항 FXa/항 트롬빈의 비율은 2-4 : 1이다.

Heparin과 비교하여 LMWH의 주요한 장점은 혈소판, von Willebrand facor (vWF), 그리고 내피세포 등에 더 낮은 결합친화력을 갖기 때문에 예측이 용이한 약동학적 특징을 갖고 반감기가 길며 실험실 검사 없이 체중에 근거한 용량의 투여가 가능하다는 점이다. 곧 높은 생체이용율과 긴 작용시간으로 하루에 한 번 피하로 주사하여 입원하지 않고 투여가 가능하다(표 23-2).

따라서 최근에는 심부정맥 혈전증과 폐색전증의 예방과 치료 그리고 급성 관상동맥 증후군의 치료에 heparin을 대체하여 사용되고 있다. Heparin만큼이나 효과적이고 안전하며 출혈합병증의 위험은 더 적다고 알려져 있다. 또한 LMWH도 heparin처럼 HIT나 골다공증과 같은 합병증이 있을 수 있으나 그 위험은 훨씬 적다. 그러나 일반적인 응고검사로 LMWH의 항응고 효과를 알아볼 수 없으며 프로타민으로 그 효과를 효과적으로 역전시킬 수 없다는 점이 긴 작용시간과 더불어 바로 수술이 시행되어야 할 환자의 관리를 복잡하게 할 수도 있다.

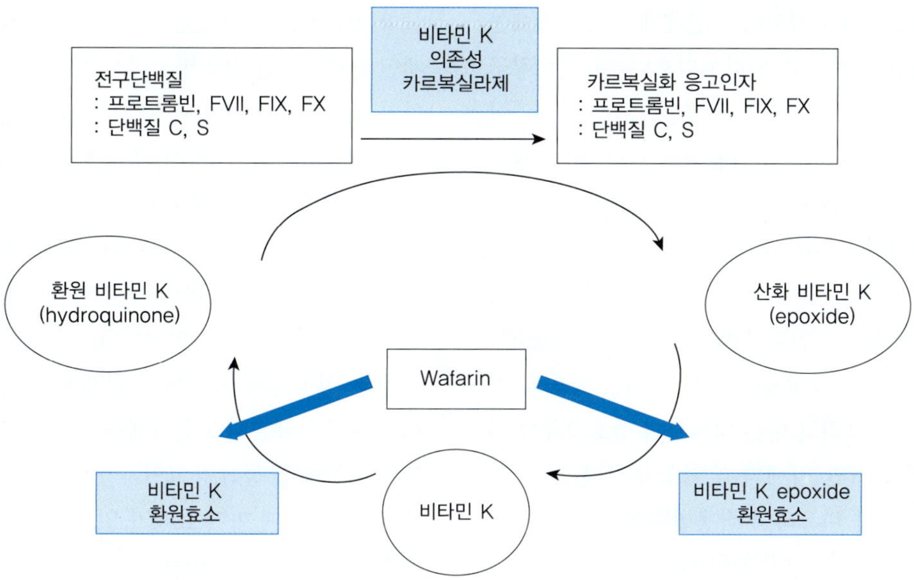

그림 23-2 Wafarin의 작용기전

LMWH는 대부분 신장으로 배설되며 신부전이 있는 환자에서 작용기간이 연장될 수 있고 필요하다면 항 FXa 분석을 통해 감시한다.

4) Danaparoid

Heparin과 구조적으로 아주 유사한 자연발생의 고황산화 다당류를 heparinoid라 하며 danaparoid는 heparan sulphate(84%), dermatan sulphate(12%), 그리고 chondroitin sulphate(4%)의 세 가지 heparinoid의 혼합물로 구성되어있다.[2] 돼지의 장관 점막으로부터 분리되었으며 분자량은 대략 5500~6000 Da이다.

Danaparoid 내의 heparan 분자의 5%가 항트롬빈에 결합하여 항 FXa 활성을 증가시킴으로서 항응고 효과를 나타내고 트롬빈은 주로 dermatan sulphate에 의해 일부 억제가 된다. 그럼에도 불구하고 다른 약물보다 더 선택적인 FXa 억제제로 작용하며 항 FXa/항 트롬빈의 비율은 25:1이다.

혈전색전증의 예방을 위해 사용하며 특히 HIT가 있는 환자에서 유용하다. 예방적 목적을 위해 고정용량을 피하로 주사하거나 완전 항응고 효과를 얻기 위해서 체중에 근거한 용량을 정맥 내로 투여한다. 피하주사 후 생체이용율은 100%이며 항 FXa 작용은 5시간에 최대에 도달하고 24시간동안 지속된다. 신부전이 있는 환자에서는 작용시간이 연장될 수 있으며 이 경우 danaparoid가 추천용량으로 프로트롬빈 시간(prothrombin time, PT)이나 APTT를 연장시키지 않으므로 항 FXa 분석을 통해 효과를 감시할 수 있다. LMWH과 마찬가지로 현재 역전시키는 약물은 없다.

5) Warfarin

상한 전동싸리(sweet clover) 저장목초를 먹은 소에서 출혈성 질환이 발생한 후 그 원인물질로 처음 bishydroxycoumarin이 분리되었다. 이후 그 유사물질로 더 강력한 화합물 warfarin (coumadin)이 본래 살서제로 개발되었으며 인간에게 사용하기에는 너무 독성이 강하다고 생각되었으나 현재는 경구 항응고제의 표본으로, 장기간 항응고제를 투여해야 하는 환자에게 가장 많이 사용되고 있다. 여러 경구 항응고제가 4-hydroxycoumarin (coumarin)의 유도체로 합성되며 4-hydroxycoumarin 잔기의 3번 위치의 비극성 탄소치환이 항응고 작용을 위한 최소한의 화학구조 조건이다.[13] Warfarin에서 이 탄소는 비대칭이며 그 거울상체(enantiomer)는 항응고 효능, 대사, 제거 그리고 다른 약물과의 상호작용에 있어 다소 다르지만 라세믹 혼합물로 사용되고 있다.[14] Heparin과 비교하여 작용발현이 느리고 제거 반감기가 길어 조절성이 부족하다.

(1) 작용기전

Warfarin은 비타민 K 의존성 응고인자인 프로트롬빈, FVII, FIX, FX의 합성을 방해한다. 이들 인자의 전구단백질에서 글루탐산염 그룹의 카르복실화는 혈액응고 동안 혈소판 인지질과 Ca^{2+}과 그들이 반응하는데 필수적이다. 카르복실화 과정은 환원 비타민 K (hydroquinone)가 산화 비타민 K (epoxide)로 산화되는 과정과 연계되어 있으며 산화 비타민 K는 비타민 K epoxide 환원효소와 비타민 K 환원효소에 의해 다시 환원 비타민 K로 재생이 되고 응고인자가 계속 생산되기 위해서 이 과정이 반드시 필요하다.

Warfarin은 비타민 K epoxide 환원효소와 비타민 K 환원효소를 억제하여 비타민 K epoxide가 환원 비타민 K로 전환되는 것을 막는다. 이로 인해 비타민 K epoxide가 축적되고 환원 비타민 K가 부족하여 생물학적으로 결손이 있는 비타민 K 의존성 응고인자의 생성으로 결과되어 진다(그림 23-2). 치료용량의 warfarin은 각각의 비타민 K 의존성 응고인자의 총량을 30~50%까지 줄이며 분비된 응고인자들도 카르복실화의 이상으로 정상의 10~40% 생물학적 활성도를 보인다. 또한 응고의 생리적 억제제인 단백질 C와 단백질 S 역시 이들 응고인자와 마찬가지로 간에서 비타민 K에 의존하여 합성되므로 경구 항응고제의 투여 시 그 농도도 동시에 감소하여 이것이 일시적 과응고 상태의 원인이 되며 때때로 경구 항응고제의 작용발현과 함께 일부에서 자색 발가락(purple toe)이나 피부괴사와 같은 부작용을 일으키는 원인으로 의심된다.

경구 항응고제는 이미 순환계에 존재하는 완전히 카르복실화된 응고인자에는 영향을 끼치지 않으므로 이전에 합성된 응고인자가 소모되고 혈장으로부터 추출 될 때 까지 효과가 없으며 각 응고인자의 청소율에 의존한다. 대략적인 반감기는 FVII은 6시간, FIX는 24시간, FX은 36시간, 프로트롬빈은 50시간이며 그 외 단백질 C는 8시간, 단백질 S는 30시간이다. 특히 프로트롬빈과 같은 응고인자의 반감기가 길기 때문에 warfarin의 완전한 항응고 효과를 얻는 데는 36~72시간이 필요하다.

(2) 약리학적 특성

Warfarin은 경구투여 후 위장관 으로부터 빠르고 완전히 흡수되어 1~2시간 내에 혈장 최고농도에 도달한다. 혈장단백질, 특히 알부민에 98%가 광범위하게 결합하여 신장에 의한 배설은 거의 일어나지 않으며 또한 세포막을 통한 확산이 제한되고 약물의 분포용적은 세포외액 용적과 유사하다. 그럼에도 불구하고 warfarin은 비교적 지질용해도가 커서 혈액대뇌장벽과 태반을 쉽게 통과한다. Warfarin의 제거 반감기는 약 40시간으로 거의 완전히 대사되고 그 비활성 대사산물은 glucuronide와 결합하여 담즙과 소변으로 배설된다. Warfarin의 작용시간은 중단 후 2~5일에 이른다.

Warfarin의 약물 용량-반응관계는 약물을 투여받는 개개인의 차이가 크며 약동학적, 약역학적 요인 모두 관련이 있다. 몇 가지 약물은 장관으로부터 흡수를 줄이거나 대사청소율의 변화를 초래함으로서 warfarin의 약동학에 영향을 끼친다. Cholestylamine은 warfarin의 흡수를 방해하여 warfarin의 항응고 효과를 줄인다. 약물에 의한 warfarin 대사의 억제는 각 이성체에 따라 다를 수 있다. S-이성체가 R-이성체에 비해 비타민 K 길항제로서 5배 더 강력하므로 phenylbutazone, disulfiram, metronidazole 등의 S-형의 대사를 억제하는 약물이 cimetidine, omeprazole 등 R-형의 대사 억제제보다 warfarin의 효과를 더 강화시킬 수 있다. Amiodarone은 두 이성체 모두의 대사를 억제한다. 반면에 barbiturates, rifampicin, carbamazepine 등은 간의 혼합기능 산화효소를 유도하여 warfarin의 대사를 촉진하고 항응고 효과를 억제한다.

많은 약역학적 요인이 warfarin의 항응고 효과에 영향을 끼친다. 유전적 소인이 일부에서 warfarin에 대한 저항의 원인이 될 수 있으며 이들에서 항응고 효과를 얻기 위하여 평균보다 5~20배의 용량을 필요로 한다. 지방, 기름, 녹색야채, 과일쥬스 등에 함유된 비타민 K 섭취의 증가는 명백히 warfarin의 항응고 효과를 저하시키며 반대로 광범위 항생제 치료는 소장에서 내인성 비타민 K의 합성을 저하시키고 비타민 K의 가용성이 감소되어 warfarin의 효과는 강화된다. 간기능의 장애가 있으면 응고인자의 합성이 저하되고 발열, 갑상선 기능 항진증에서와 같이 과대사 상태에서는 비타민 K 의존성 응고인자의 분해대사가 증가되어 warfarin에 대한 반응이 증진된다. 2, 3 세대 cephalosporin은 비타민 K의 순환형 상호전환을 방해하여 warfarin의 항응고 효과를 강화한다. 그 외에도 aspirin이나 NSAIDs, clopidogrel, 고용량의 penicillin, moxolatam 등의 약물은 혈소판의 기능을 억제하여 warfarin에 의한 출혈합병증의 위험을 증가시킬 수 있다. Heparin은 warfarin의 항응고 효과를 증가시키나 치료수준에서는 단지 경미한 PT의 연장만을 초래한다.

(3) Warfarin 감시

Warfarin을 투여하는 경우 환자에 따라 항응고 효과가 다르게 나타날 수 있으므로 과용량이나 저용량의 위험을 줄이기 위하여 반드시 감시가 이루어져야 하며 그 용량은 PT와 국제 표준화 비율(international normalized ratio, INR)에 의해서 조정된다.

PT는 구연산으로 처리된 혈장에 Ca^{2+}과 조직 트롬보플라스틴(TF와 인지질의 혼합물)을 첨가하여 측정하며 정상적으로 12~14초 내에 혈액은 응고한다. 특히 네 가지 비타민 K 의존성 응고인자 중 프로트롬빈, FVII, FX의 세 가지 응고인자의 억제에 민감하여 각각의 반감기에 따라 warfarin 치료시작 후 처음 며칠은 FVII의 저하를 반영하고 뒤이어 프로트롬빈과 FX의 저하에 의해 연장된다.

그러나 PT는 사용된 조직 트롬보플라스틴에 따라 결과가 달라질 수 있으므로 개개의 결과는 INR로 표준화하여 항응고 효과의 기준으로 삼는다. INR은 (환자의 PT/ 평균 정상 PT)^{ISI}로 구하며 여기서 ISI는 international sensitivity index의 약어로 시약의 제조사에서제공된다.

INR의 정상범위는 0.8~1.2이며 대부분의 경우에 중등도의 항응고 효과를 위해 INR 2.0~3.0을 목표로 하는 것이 적절하다. 치료시작 후 5일 동안은 매일 INR을 측정하여 감시하고 이후 1~2주 동안은 주에 2~3회, 이후 1~2달은 주에 1회, 이후 2주에 1회 그리고 장기간 치료가 필요한 환자에서 검사결과가 안정되면 점차로 간격을 늘릴 수 있으나 최소한 8주에 한 번은 측정이 필요하다.

(4) 임상적용

경구 항응고제는 정맥 혈전색전증의 예방, 인공심장판막이나 심방 세동이 있는 환자에서 전신 색전증의 예방 그리고 급성 심근경색환자에서 뇌졸중, 심근경색의 재발, 사망을 예방하는 데 효과가 있다. 급성 정맥 혈전증과 폐색전증이 있을 때에는 그 진행과 재발을 막기 위해 warfarin을 투여하고 즉각적인 항응고 효과가 필요할 경우 warfarin의 작용발현이 느리므로 heparin이 동시에 투여된다.

Warfarin의 일반적인 유도용량은 2일 동안 하루 10 mg이나 체중이 적은 환자, 노인, 간질환이나 심부전이 있는 환자 또는 본래 PT가 연장되어 있는 환자에서는 용량을 줄여서 투여해야 하며 유도용량 없이 유지용량으로 치료를 시작할 수도 있다. 이어서 유지용량은 매일 같은 시간에 대개 하루 4~5 mg의 용량을 투여하고 환자에 따라 INR의 측정에 의해 조정이 된다.

심부 정맥혈전, 폐색전, 심방 세동, 심장박동 회복, 확장성 심근병증, 심근경색 환자에서 심장벽 혈전, 류마티스성 승모판 질환이 있을 경우 INR은 가능한 한 2.5 정도로 맞추어야 하고 재발성 심부 정맥혈전이나 폐색전, 동맥이식, 기계 인공 심장판막환자에서는 더 높은 수준의 INR 3.5가 추천된다. 일반적으로 목표 값의 0.5단위 내는 만족스러운 것으로 본다.

(5) 부작용

① 출혈

출혈은 경구 항응고제의 주요한 합병증으로 그 위험은 항응고 치료의 절대적 또는 상대적 과용량과 함께 치료의 수준과 기간, 지혈을 방해하는 다른 약물의 병용, 그리고 해부학적 출혈소인 등에 의해 영향을 받는다. 출혈의 위험이 있을 때는 단순히 warfarin 투여를 중단하거나 비타민 K의 경구 또는 정맥 내 투여 그리고 프로트롬빈 복합체 농축물 또는 신선 동결혈장을 수혈하여 비타민 K 의존성 응고인자를 투여하는 방법으로 warfarin의 항응고 효과를 역전시킬 수 있다.[15]

환자의 INR이 치료범위이상이지만 5 미만이고 현재 출혈이 없으면서 외과적 시술이 계획되어 있지 않은 경우 일시적으로 warfarin 투여를 중단하고 INR이 치료범위내로 들어가면 더 적은 용량으로 warfarin의 투여를 재개한다. INR이 5 이상인 경우 비타민 K를 경구로 투여할 수 있으며 더 많은 용량을 투여할수록 INR의 더 빠른 교정이 가능하나 추후 warfarin 치료에 저항을 나타낼 수 있다. 항응고 효과의 역전이 완전한 카르복실화 응고인자의 합성을 필요로 하기 때문에 비타민 K의 투여의 효과는 적어도 수 시간은 지연된다. 만약 중대한 출혈이나 INR 20.0 이상의 심한 warfarin 과용량으로 인해 즉각적 지혈능력의 회복이 필요한 경우, 체중 kg당 25~50 U의 프로트롬빈 복합체 농축물이나 10~20 ml의 신선 동결혈장을 수혈함으로서 적절한 농도의 비타민 K 의존성 응고인자를 회복할 수 있으며 보충하여 비타민 K를 정맥 내로 투여한다. 비타민 K의 정맥주사는 아나필락시스양 반응을 일으킬 위험이 있으므로 주의하여 느린 속도로 투여하여야 한다.

수혈된 응고인자, 특히 FVII은 잔여 경구 항응고제보다 순환계로부터 더 빠르게 청소되므로 혈장의 수혈은 반복될 필요가 있다. 만약 고용량의 비타민 K가 투여된 후에 항응고 치료가 계속 되어야 한다면 비타민 K의 효과가 사라지고 환자가 warfarin에 반응하게 될 때까지 heparin을 투여한다.

② 피부괴사

Warfarin으로 인한 피부괴사는 드문 비출혈 합병증으로 치료가 시작된 후 3~8일에 피부병변의 출현으로 특징지어진다. 병변은 전형적으로 사지에 나타나나 그 외 지방조직, 음경, 여성의 유방에서도 발생하며 피하지방 내에 세정맥과 모세혈관에 광범위한 혈전의 형성이 원인이다. 피부병변은 빠르게 퍼지며 때때로 괴사로 진행되어 심하면 절단술을 필요로 하는 경우도 있다. 그 병인은 아직 확실히 밝혀지지 않았으나 이들 증례가 먼저 단백질 C나 S 이형접합체 결핍이 있는 환자에서 보고되었고, 단백질 C는 FVII을 제외한 다른 비타민 K 의존성 응고인자보다 반감기가 짧아서 warfarin의 초기 용량에 반응하여 그 기능적 활성도가 더 빠르게 떨어지기 때문에, 이러한 피부괴사가 일시적인 항응고 단백질 C와 하나 이상의 전구 응고인자의 불균형에 의한 소견이고 부분적으로 단백질 C와 S의 결핍이 있는 환자에서 악화된 것이라는 주장이 있다.[16)]

③ 임신

임신한 환자에서 warfarin은 태반을 통과하여 특징적인 배아병증(embryopathy), 중추신경계 손상 또는 태아 출혈을 야기할 수 있다.[17)] 코 형성 저하증, 점각 골단 석회화(stippled epiphyseal calcification)의 배아병증 변화는 warfarin이 임신 초기 3개월에 투여된 경우 관찰되었으며 이에 반해 실명, 뇌들보 무발생(agenesis of the corpus callosum) 등의 중추신경계 이상은 임신중기와 말기에 warfarin에 노출된 태아에서 발생하였다. 임신부의 PT가 치료범위 안에 있었음에도 불구하고 태아 또는 신생아 출혈과 자궁내 사망이 보고되었다. 따라서 임신동안 항응고 치료가 필요하다면 warfarin 대신에 heparin을 안전하게 사용할 수 있다. Warfarin을 투여 받는 환자의 모유수유로 인해 영아에서 항응고 효과는 유발되지 않는다.

④ 그 외의 부작용

발바닥 표면과 발가락의 옆면에 때때로 통증을 유발하는 가역적인 청색 흔적의 변색(자색 발가락 증후군)이 warfarin 치료 시작 후 3~8주에 발생할 수 있다. 죽종판(atheromatous plaque)으로부터 떨어져 나온 콜레스테롤 색전이 원인으로 생각된다. 그 외에 warfarin의 다른 드문 부작용은 탈모, 두드러기, 피부염, 발열, 설사, 복통, 식욕부진 등이 있을 수 있다.

(6) 기타 경구 항응고제

Phenprocoumon은 warfarin보다 긴 5일의 혈장 반감기를 갖으며 작용발현은 더 느리고 작용시간은 7~14일로 더 길다. 이에 반해 acenocoumarol은 10~24시간의 짧은 반감기를 갖고 PT에 더 빠른 효과를 나타내며 작용시간은 2일이다. Indandione 유도체로 anisindione은 약동학적 측면에서 warfarin과 유사하나 다른 명확한 장점이 없고 부작용의 빈도가 높다. Phenindione은 치료시작 후 몇 주 내에 때때로 치명적인 심각한 과민반응을 일으키므로 더 이상 추천되지 않는다. Brodifacoum은 의학용으로는 사용되지 않는 살서제로 PT의 연장이 수주간 지속될 수 있는 작용시간이 긴 약물이다. 때때로 사고에 의해 또는 고의로 중독을 일으키는 약물로 이런 상황에서 응고장애의 역전은 수주 또는 수달동안 하루에 100 mg 이상의 매우 많은 용량의 비타민 K의 투여를 필요로 한다.

6) 새로운 항응고제

Heparin과 warfarin은 대표적 항응고제로 50여년 이상을 사용되어 왔으나 둘 다 몇 가지 잘 알려진 단점이 있다. Warfarin은 경구로 투여할 수 있어 혈전색전증의 장기간 치료가 필요한 경우 선택적 약물이지만 다양한 약물 상호작용과 음식물의 섭취로 인해 환자에 따라 그 효과의 차이가 크고 치료창이 좁아서 빈번한 응고감시가 필요하다. Heparin은 단지 비경구로 투여가 가능하고 비선택적으로 혈장단백질과 결합하여 여러 합병증의 원인이 될 뿐 아니라 또한 환자마다 용량-반응의 변이가 심하고 치료창이 좁아서 warfarin과 마찬가지로 빈번한 응고감시가 필요하다.

따라서 적어도 이들 약물만큼 효과적이면서 안전하고 쉽게 투여가 가능한 항응고제를 개발하고 노력하여 왔다. 이들 약물로는 FVIIa/TF 복합체 억제제, FIXa 억제제, 직접적 그리고 항트롬빈 의존성 FXa 억제제, 단백질 C의 항응고 경로를 증진하는 약물 그리고 직접 트롬빈 억제제(direct thrombin inhibitor, DTI) 등이 있으며 먼저 합성 오당류(pentasaccharide)와 몇 가지 DTI가 임상에 소개되었다.[18-20]

(1) Fondaparinux

Fondaparinux는 heparin의 항트롬빈 결합부위의 구조에 근거를 두고 합성된 오당류이다. 항트롬빈과 결합하여 구조적 변화를 야기하여 FXa를 억제하며, 짧은 중합체 길이로 인해 트롬빈을 억제하지는 않는다. Fondaparinux는 항트롬빈 외의 혈액세포나 혈장 단백질과는 유의한 상호작용이 없으므로 응고감시를 하지 않고 하루에 한 번 고정용량으로 투여될 수 있으며 heparin이나 LMWH보다 HIT의 위험이 훨씬 적다.

피하주사로 투여하여 2시간 내에 최대 혈장농도에 도달한다. 17~21시간의 반감기를 갖고 대사되지 않고 소변으로 배설되므로 신부전이 있는 환자에서는 투여하지 않는다. 심부 정맥혈전증이나 폐색전증의 예방을 위해 사용된다.[21] 다른 합성 오당류로 idraparinux가 있으며 작용기간이 길어 일주일에 한 번 피하로 투여된다.

(2) 직접 트롬빈 억제제

항트롬빈과 결합하여 항응고 작용을 하는 heparin과 같은 약물은 혈전 내의 섬유소에 이미 결합된 응고인자를 억제할 수 없기 때문에 이들 응고인자가 치료동안에도 혈전의 성장에 기여하고 치료가 멈춘 뒤에도 혈전과정의 재활성화가 가능하다. 이에 반해 DTI의 장점은 그 작용이 항트롬빈으로부터 독립적이기 때문에 자유 트롬빈과 섬유소에 결합된 트롬빈 모두를 비활성화 한다.[22] 더불어 혈장 단백질에 결합하지 않기 때문에 항응고 효과의 예측이 용이할 뿐만 아니라 혈소판 인자 4에 의해 중화되지 않으므로 HIT의 위험이 없다.

DTI는 트롬빈과 결합하는 과정에서 작용부위 그리고 기질 인지부위인 exocite 1에 2가(bivalent) 결합을 하는 hirudin, bivalirudin 등의 약물과 단지 작용부위에만 1가(univalent) 결합을 하는 agatroban 등의 약물로 나눌 수 있다.

① Hirudin

Hirudin은 본래 약용 거머리의 타액선에서 분리된 65 아미노산 폴리펩티드로 현재에는 재조합(recombinant) DNA 기술을 이용하여 생산한다. Hirudin은 트롬빈과 매우 단단한 복합체를 형성하여 강력한 억제를 하며 결합은 본질적으로 비가역적이다.[20]

Hirudin은 정맥내로 투여되어 작용발현은 빠르고 약 4시간에 최고효과에 도달한다. 혈장 반감기는 정맥투여 후 60분, 피하주사 후 120분이며 신장을 통해 청소되므로 신부전이 있는 환자에서는 용량이 조정되어야 한다. 투여 시 응고의 감시가 필요하며 모든 DTI와 마찬가지로 역전약물은 없다. 급성 관상동맥 증후군 환자의 관리에 heparin보다 더 효과적이라고 알려졌으나 출혈의 위험 또한 크며 HIT가 발생한 환자의 치료에 성공적으로 사용되어 왔다.

② Bivalirudin

Bivalirudin은 hirudin과 마찬가지로 직접 트롬빈에 결합하여 억제하는 합성 20 아미노산 폴리펩티드이다. Hirudin과 다르게, 트롬빈과 결합된 후 bivalirudin의 아미노 말단 extension에 Arg-Pro 결합이 쪼개지면서 친화력이 약한 억제제로 전환된다. 따라서 bivalrudin은 단지 일시적인 트롬빈의 억제를 일으킨다.[23] 더불어 반감기가 25분으로 짧아서 hirudin보다 더 안전하게 사용할 수 있다. 정맥내로 투여되며 부분적으로 대사가 이루어지나 주로 소변으로 변화되지 않고 배설되며 신기능이 손상된 환자에서 용량을 줄여 투여하여야 한다.

경피 관상동맥 중재술을 시행하는 불안정 협심증환자에서 aspirin을 보조하여 사용되며 부작용은

heparin과 비교되어 같거나 더 적다고 보고되고 있다.[24)]

③ Argatroban

L-arginine의 구조에 근거한 합성화합물로 트롬빈에 매우 선택적인 경쟁적 억제제이며 트롬빈의 촉매부위에 빠르고 가역적으로 결합한다. Argatroban은 정맥내로 투여되며 작용발현은 즉각적이고 반감기는 40~50분이다. 간에서 대사되어 담즙으로 배설되며 따라서 간부전이 있는 환자에서는 용량을 줄여 투여하여야 한다. Agatroban 역시 다른 DTI와 마찬가지로 항응고 효과를 빠르게 역전시킬 수 있는 약물이 없으나 트롬빈에 가역적으로 결합하고 순환계로부터 빠르게 청소된다는 점이 이 약물의 유리한 점이다. 현재 HIT가 있는 환자에서 heparin이나 LMWH의 대체약물로 사용되며,[25)] 항 트롬빈 작용 이외에도 nitric oxide분비를 촉진하여 말초 혈관질환이 있는 환자에게 투여하였을 때 순환이 개선되는 효과가 있다.

④ Ximelagatran

Ximelagatran은 첫 번째로 개발된 경구 DTI이다. 경구투여 후 소장으로부터 쉽게 흡수되어 melagatran으로 빠르게 대사되고 이 melagatran이 트롬빈의 작용부위에 결합하여 DTI로 작용한다. 그러므로 warfarin과 비교하여 작용발현이 훨씬 빠르며 그 항응고 효과에 대한 예측이 용이하여 응고의 감시 없이 하루에 두 번 고정용량으로 투여된다. Melagatran은 일차적으로 신장에서 배설이 되므로 신부전이 있는 환자에서는 용량을 줄여서 투여하여야한다. 심방 세동이 있는 환자에서 심색전 사고(cardioembolic event)의 예방에 warfarin만큼 효과적이고 안전하게 사용될 수 있고 정맥 혈전색전증의 예방에 대한 임상 연구에서 성공적으로 사용되었다.[25)] 그러나 ximelagatran을 한 달 이상 투여한 환자의 약 7.9%의 환자에서 간 아미노전이효소의 상승을 보였으며, 대개는 증상이 없고 일시적이었다.[19)]

2. 항혈소판제

1) 혈소판 활성화 과정

혈소판은 혈관이 손상된 부위에서 초기 지혈마개(hemostatic plug)를 제공한다. 혈소판은 vWF과 유사 유착 단백질을 이용하여 혈관 벽에 노출된 아교질(collagen)과 유착하며 혈소판의 유착은 손상된 내피세포와 혈소판 세포내 과립으로부터 adenine diphosphate (ADP), 5-hydroxytryptamine (5-HT)과 그 외 다른 매개체들의 합성과 분비를 일으킨다. ADP는 혈소판의 퓨린성 수용체 P2Y에 결합하여 혈소판의 모양변화를 유도하고 adenylate cyclase를 억제한다. 또한 혈소판 막의 인지질로부터 용해소체 효소에 의해 혈소판 활성화 인자(platelet activating factor, PAF)가 합성되고 그리고 cyclooxygenase-1 (COX-1)에 의해 트롬복산 A_2 (thromboxane A_2, TXA_2)가 합성되어 분비된다. Adenosine 3′,5′-monophosphate (cAMP)의 감소와 ADP, PAF, TXA_2의 분비는 최종적으로 혈소판 막의 당단백질 IIb/IIIa 수용체의 표현과 노출로 결과 되어 섬유소원, vWF 그리고 다른 유착 단백질들에 의해 인근 혈소판 사이의 교차결합을 가능하게 하고 결국 혈소판 응집을 일으킨다.

혈소판은 동맥혈전의 생성에 중요한 역할을 하며 따라서 항혈소판제는 혈소판의 유착과 응집에 연관된 생리, 생화학적 과정을 하나 이상 방해하여 심근 경색, 뇌 허혈을 비롯한 동맥측 혈전색전증의 예방과 치료에 매우 중요한 역할을 한다. 대표적인 항혈소판제로 aspirin이 오랫동안 사용되어 왔으며 최근에는 다른 강력한 혈소판 억제제가 개발되고 있다. 이들 약물들은 서로 다른 기전에 의해 작용을 나타냄으로서 다중 약물치료 효과의 가능성이 기대되고 있다.[27)]

2) Cyclooxygenase-1 억제제

Aspirin은 COX-1의 선택적 억제제로서 작용중심에 있는 serine 잔기를 acetyl화하여 비가역적으로 억제함으로서 TAX_2의 합성을 억제하고 혈소판의 응집을 막는다. Aspirin의 반감기는 짧지만 혈소판은 새로운 단백질을 합성하지 않으므로 혈소판 COX-1에 대한 aspirin의 작용은 영구적이며 7~10일의 혈소판의 수명동안 지속한다.

매일 30 mg의 aspirin만을 복용하여도 완전한 혈소판 COX-1의 비활성화가 이뤄지는 것으로 알려져 있으며 그러므로 이 약물의 다른 작용을 위해 필요로 하는 용량보다 훨씬 적은 용량으로 최대 항혈전 효과를 얻을 수 있다. 따라서 심근 경색이나 뇌졸중의 예방을 위해 하루 75~100 mg의 저용량의 aspirin을 투여하는 것이 추천되고 있으나 하루 300~325 mg을 투여하면 항혈소판 효과가 증대된다는 주장도 있다. 고용량의 aspirin을 투여할 경우 prostacyclin 생산을 억제하여 오히려 항혈전 효과가 떨어질 수 있으며 또한 출혈과 위장관계 합병증을 비롯한 aspirin의 독성의 위험이 높아진다.[28]

급성 관상동맥 증후군 환자들에서 aspirin을 투여하며 혈소판 기능검사를 시행하였을 때 특히 급성기에 aspirin의 항혈소판 효과가 떨어지는, 곧 aspirin 내성을 보이는 환자의 비율이 높았으며 이는 완전한 COX-1 억제에도 불구하고 arachidonic acid에 대한 잔여반응과 연관되는 급성기 혈소판 활성화에 의한다고 보고되고 있다. 잔여반응은 부분적으로는 ADP 효과에 의해 유도된다고 제안된다.[27]

다른 비선택적 NSAIDs는 가역적 COX-1과 COX-2 억제제로 항혈전 효과는 크지 않고 일시적이며 더욱이 저용량 aspirin과 동시에 투여될 경우 aspirin의 항혈소판 효과를 방해할 수 있다. 곧 이들은 정상적으로 항혈소판제로 사용되지 않는다. 그럼에도 불구하고 주술기에 모든 NSAIDs의 사용은 심각한 출혈의 원인이 될 위험이 있어 주의하여야 한다.

3) ADP 길항제

Clopidogrel은 thienopyridine 유도체로 대부분의 혈소판 막의 특수한 ADP 수용체에서 비가역적, 비경쟁적 길항작용을 하여 혈소판 수명동안 혈소판 응집을 방해한다.

Clopidogrel은 전구약물로 간에서 Cytochrome P450에 의해 활성 대사물로 전환되어 항혈소판 작용을 나타내며 그 작용발현은 느리다. 따라서 cytochrome P450의 유전적 다형성이 있는 환자에서 clopidogrel에 의한 항혈소판 효과가 저하될 수 있으며 cytochrome P450에 의해 대사되는 다른 약물의 사용에 의해 영향을 받을 수 있다.[29]

일반적 용량은 하루에 75 mg이고 300 mg의 부하용량을 투여할 수도 있으며 많은 연구에서 심근경색이나 허혈성 뇌졸중의 재발과 합병증을 예방하는데 aspirin 만큼 효과적이라고 보고되고 있다. 특히 심혈관계 사고의 위험이 높은 환자에서 aspirin 단독투여로는 충분히 효과적이지 않다고 하며 급성 관상동맥 증후군환자에서 두 약물의 병용은 선택적 치료가 되고 있다. 경피 관상동맥 중재술 후 재협착의 위험을 줄이기 위해 aspirin과 함께 병용하여 사용되며 약물 용출 스텐트를 시술한 경우 출혈의 고위험군이 아니라면 적어도 1년 이상 투여하는 것이 안전하다.[30]

Clopidogrel의 사용이 특히 심장 수술 후, 출혈과 혈액제제 수혈의 증가와 관련이 있다고 보고되었으며,[31] 같은 ADP 길항제인 ticlopidine에 비하여 드물지만 혈소판 감소증, 백혈구 감소증 등 독성의 발생 위험이 있다.

Ticlopidine은 clopidogrel과 마찬가지로 thienopyridine 유도체로 혈소판의 ADP 수용체에 비가역적 길항작용을 하며 혈소판 기능이 억제되는 데는 수일이 걸리고 최대효과가 나타나는 데는 5~8일까지 지연된다. 더 빠른 작용발현을 위하여 부하용량을 투여할 수 있고 일반적 용량은 하루에 두 번 250 mg을 투여한다.

혈전성 뇌졸중의 발생과 재발을 막기 위해 사용되며 관상동맥 질환으로 혈관성형술이나 스텐트 삽입을 시행한 환자에서 아스피린과 함께 사용되어 효과적으로 혈전의 형성을 억제한다.

그러나 이 약물은 호중구감소증, 무과립구증, 혈소판 감소증과 드물지만 혈소판 감소성 자반증 등의 심각한 합병증의 발생위험이 있어 aspirin을 사용할 수 없거나 치료에 실패한 환자에서 처방되고 ticlopidine을 투여한 경우 치료 후 처음 몇 달은 빈번한 혈액 검사가 필요하다.

4) Glycoprotein IIb/IIIa 수용체 길항제

혈소판 활성화의 다중 경로는 각 약물에 특이한 수용체/경로 억제제로 효과가 국한되어 제한된 효과를 보일 수밖에 없다. 이에 반해 혈소판 활성화의 최종 공통경로, 곧 GPIIb/IIIa 수용체에 섬유소원, vWF 등이 결합하는 것을 차단하면 어떤 경로와 상관없이 완전한 혈소판 억제가 이뤄질 가능성이 있다.[32] 정맥내로 주입하며 경구용 약이 개발되었으나 효과적이거나 안전하지 않다고 보고되었다.[27]

Abciximab는 hybrid (mouse-human) 단세포군 항체(monoclonal antibody)의 F(ab) 조각(fragment)이다. 고식적 용량으로 80~90%의 Glycoprotein IIb/IIIa 수용체 차단을 일으키고 혈소판 응집을 억제하며 혈소판과 내피세포 그리고 평활근 세포의 vironectin 수용체에도 결합한다. 정맥내로 주어지면 발현이 즉각적이고 효과는 대략 12시간 지속되며 파괴되어 신장으로 배설된다. 경피 관상동맥 중재술에서 aspirin, heparin의 보조약으로 사용되어 재협착, 심근경색의 재발, 사망을 방지하는데 효과적이다.

가격이 비싸고 항원으로 작용하여 2~3%의 환자에서 혈소판 감소증을 유발할 수 있기 때문에 단회 사용으로 투여한다. 주 위험요소는 임의 출혈이며 작용시간이 길지만 주입을 중단한 후 유리 항체의 농도는 빠르게 감소하기 때문에 대규모 출혈이 발생하거나 응급수술이 필요한 경우 혈소판을 수혈하여 항혈소판 효과를 역전할 수 있다.

Eptifibatide는 arginine-glycine-aspartate 배열에 기초한 합성 고리 heptapeptide로 glycoprotein IIb/IIIa 수용체의 가역적 길항제이다. 추천용량으로 거의 완전한 수용체 차단이 이루어지며 2~3배의 출혈 시간 연장을 초래한다. 급성 관상동맥 증후군 치료와 혈관성형 관상동맥 중재술 시 일반적으로 aspirin, heparin과 병용하여 투여하며 Abciximab에 비해 다소 떨어지는 임상결과를 보인다. Vironectin 수용체에는 결합하지 않아 효과가 떨어지는 것으로 생각된다. 정맥내로 투여하여 15분 내에 작용발현이 일어나서 6시간에 최대효과가 나타나고 주로 소변으로 변화되지 않고 배설된다. 작용기간은 비교적 짧아서 투여를 중단한 후 6~12시간이면 혈소판의 응집기능이 회복한다.

주요 부작용은 abciximab와 마찬가지로 출혈이며 0.5~1%의 환자에서 혈소판 감소증을 보인다.

Tirofiban은 아미노산 tyrosine의 유도체로 glycoprotein IIb/IIIa 수용체의 비펩티드 가역적, 경쟁적 길항제이다. Vitronectin 수용체에는 결합하지 않는다. 추천용량으로 90~95%의 수용체 차단이 이루어지며 2~3배의 출혈 시간과 ACT 증가를 보인다. 불안정 협심증과 조기 심근 경색환자에서 aspirin, heparin과 함께 사용되며 eptifibatide와 비슷한 임상결과를 보인다. 정맥주사 후 15분 내에 작용이 나타나며 순환 반감기는 2~4시간이고 작용기간은 비교적 짧아서 투여중단 후 약 4~8시간 효과가 나타난다.

Abciximab보다는 덜하지만 임의 출혈의 위험이 있고 혈소판 감소증의 원인이 될 수 있다.

5) Phosphodiesterase 억제제

cAMP는 혈소판에 의해 합성되어 phosphodiesterase에 의해 빠르게 파괴되므로 결국 혈소판의 phosphodiesterase를 억제하는 약물은 cAMP의 국소농도를 증가시키고 이로서 혈소판응집을 방해한다.

Dipyridamole은 혈소판 phosphodiesterase을 억제하여 cAMP의 파괴를 막고 혈액 세포에 의한 adenine의 섭취를 차단한다. Adenine은 혈소판 adenylate cyclase를 자극하여 cAMP의 생성을 증가시킨다. 결국 혈소판 cAMP의 농도가 증가하여 혈소판 기능을 억제한다. Dipyridamole은 혈관확장제로 본래 협심증의 치료에 사용되었으며 항혈전제로서는 이점이 거의 없다. 인공 심장판막환자에서 수술 후 혈전색전증의 일차적인 예방을 위해 warfarin과 함께 사용되며 뇌혈관질환의 이차적 예방을 위해 aspirin과 혼합제제로서 이용할 수 있다. Cilostazol은 새로운 phosphodiesterase 억제제로 혈관을 확장시키고 혈소판응집을 억제하며 일차적으로 간헐적 파행을 치료하기 위해 사용된다.

6) 기타 항혈소판제

Epoprostenol(prostacyclin, PGI2)은 자연적으로 발생하는 prostaglandin으로 혈관 내피에서 arachidonic acid로부터 합성된다. 혈소판의 수용체에 결합하여 adenylate cyclase를 활성화함으로서 세포내 cAMP의 증가가 일어나며 그 결과 강력한 혈관확장제로 작용하고 혈소판 응집을 억제한다. 순환계에서 반감기는 단지 2~3분으로 빠르게 6-keto prostagladin F로 가수분해되기 때문에 정맥내 주입으로 투여한다. 신장투석 동안 혈소판응집을 억제하기 위해 단독 또는 heparin과 함께 사용되고 간혹 일차적 폐고혈압을 치료하기 위해 사용된다.

Dextran은 시험관 내에서 혈액에 추가되어 혈소판 기능에는 어떠한 효과도 없다. 그럼에도 불구하고 dextran 용액이 주입된 뒤에는 출혈 시간이 연장되고 섬유소의 중합반응이 억제되며 혈소판 기능이 감소한다. 이러한 이유로 dextran의 주입이 수술 후 혈전색전증의 예방에 이점이 있을 수 있다. Hydroxyethyl starch와 같은 다른 교질액 용량 확장제 또한 혈소판 응집을 방해하는 것으로 알려져 있다.

3. 혈전용해제

1) 섬유소용해 과정

섬유소용해(fibrinolysis)는 섬유소 특이 단백질분해효소, 플라스민에 의해 섬유소가 분해되는 과정으로 혈액응고가 일어나면 또한 플라스미노겐 활성화과정과 섬유소용해가 관련되어 시작된다. 조직손상에 의해 내피세포는 조직 플라스미노겐 활성제(tissue plasminogen activator, t-PA)를 합성, 분비하고 t-PA는 섬유소에 결합하여 비활성 전구물질인 플라스미노겐을 플라스민으로 전환한다. 플라스민은 혈전을 리모델링하고 단백질분해에 의해 섬유소를 소화하여 혈전의 확대를 제한하며 이와 같이 섬유소용해 체계는, 상처부위의 섬유소가 지혈을 유지하는 동안 불필요한 섬유소혈전이 제거되도록 조절된다. 플라스민은 비교적 비특이한 단백질분해효소로 섬유소뿐만 아니라 섬유소원, 프로트롬빈, FV, FVIII을 비롯한 다른 혈장단백질도 분해한다.

약리학적 혈전용해는 플라스미노겐 활성제로 작용하여 내부 전구효소, 플라스미노겐을 섬유소용해효소, 플라스민으로 전환하는 약물들에 의해 이루어진다. 일반적으로 혈전용해제 치료의 목적은 이전에 막힌 혈관을 통해 순환을 회복하려는 데 있으며 이들 약물이 특히 관상 동맥 증후군환자의 생존을 유의하게 개선시켜 왔다.

징상적으로 플라스미노겐과 플라스민은 피덩이에 있는 섬유소에 작용하도록 특수화된 단백질 영역을 갖고 있다. 또한 혈액 응고 연쇄반응에서와 마찬가지로 섬유소용해의 음성 조절장치가 존재하며 내피세포는 플라스미노겐 활성제 억제제를 합성, 분비하여 t-PA를 억제하고 혈액 내 항플라스민이 높은 농도로 순환하며 피덩이에 결합되지 않은 플라스민을 빠르게 비활성화한다. 그러나 이러한 조절 기능은 치료농도의 플라스미노겐 활성제에 의해 압도되며 이와 같이 혈전용해제는 병리적 혈전과 혈관 손상부위에 침착된 섬유소를 동시에 용해하고 전신 섬유소용해 상태를 유발하여, 주요한 부작용으로 출혈을 야기할 위험이 있다. 출혈의 위험은 항응고제보다 혈전용해제의 사용 시 더 일반적이고 중하며 보통 항응고제는 혈전용해제의 투여가 끝난 뒤 사용된다.

2) Streptokinase

Streptokinase는 beta-hemolytic streptococci에 의해 생성되는 단백질로 순환 플라스미노겐을 결합하여 안정된 complex를 형성하고 플라스미노겐을 활성화하여 플라스민으로 전환한다. 정맥내로 주입하여 제거 반감기는 약 23분이나 그 효과는 대부분의 환자에서 24시간까지 지속된다.

Stereptokinase는 항원성이어서 그 작용은 부분적으로는, 이전의 감염으로 치료로 생성된 순환 항 streptococcal 항체에 의해 중화될 수 있다. 항체는 streptokinase 투여 후 4~5일 내에 형성되고 따라서 적어도 12개월 동안은 반복해서 투여되지 않는다. 항원성으로 인해 알러지 반응이 나타날 수 있으며 느린 속도로 투여하고 예방적 스테로이드를 투여하여 그 부작용을 줄일 수 있다.

Steptokinase는 급성 심근경색, 심부 정맥 혈전증, 급성 폐색전, 동맥 혈전색전 질환의 치료에 이용되며 1시간에 걸쳐 150만 단위를 지속 정주한다. 급성 심근경색 환자에서 6시간 내에 투여하면 가장 효과적이며 이 시간 후에 혈전용해 치료는 별 효과가 없다. 트롬빈 시간이 효과적인 용해상태의 표지로서 감시되며 이외에 혈색소, 혈소판 수 등의 혈액학적 검사 또한 시행되어야 한다. 트롬빈 시간이 정상의 두 배 이하로 돌아오면 혈전의 재발을 막기 위해 항응고제를 투여한다.

Streptokinase에 의한 작용은 섬유소에 특이적이지 않아 전신 섬유소용해 상태를 유발하며 전신 순환계의 자유 플라스민으로 인해 다양한 응고인자가 소모될 수 있다. 따라서 항상 출혈의 유무에 주의하여야 하며 그 외의 부작용은 오심, 구토, 저혈압이다.

3) Anistreplase

변형 활성 플라스미노겐-streptokinase 복합체로 streptokinase와 유사한 효과를 나타내나 반감기가 길고 일회용량으로 투여할 수 있는 장점이 있으며 5분간에 걸쳐 30 U를 정주한다. Anistreplase 또한 항원성이어서 알러지 반응이 나타날 수 있고 streptokinase에 대한 항체가 형성된다.

4) Alteplase

Alteplase는 비항원성, 단사슬, 재조합 t-PA로, 순환 플라스미노겐에 비해 섬유소 결합 플라스미노겐에 대한 친화력이 훨씬 높아서 전신 순환에서는 그 혈장농도가 높더라도 비교적 비활성이다. 섬유소와 복합체를 형성하여 섬유소에 결합된 플라스미노겐을 플라스민으로 전환하므로 섬유소용해는 혈전에서만 일어난다.

간에 의해 혈장으로부터 청소되며 제거 반감기는 5분미만으로 streptokinase보다 더 짧은 작용기간을 갖는다. 급성 심근경색, 폐색전, 급성 허혈성 뇌졸중의 치료에 사용되며 6시간 이내에 발생한 심근경색의 경우 총용량 100 mg까지 90분에 걸쳐 정주하고 심근경색 발생 후 6~12시간이 경과했을 경우 더 긴 시간 동안 투여하여야 한다. 항원성이 없으므로 항체형성이나 알러지 과민반응을 야기하지 않는다.

5) Reteplase, Tenecteplase

이들 두 플라스미노겐 활성화제는 반감기 연장, 섬유소 특이성 향상, 역가상승을 통해 효능과 안전성을 개선시킬 목적으로 alteplase의 유전자 변형으로 개발되었다.[33] 이들 약물은 alteplase에 비해 더 긴 반감기를 갖는다. Reteplase는 심근경색 환자에서 빠른 혈전용해를 위해 30분에 걸쳐 20 U를 정주하고 tenecteplase는 10초에 걸쳐 30~50 mg을 일회용량으로 투여할 수 있다.

Reference

1. Hirsh J, Anand SS, Halperin JL, Fuster V: Guide to anticoagulant therapy: Heparin : a statement for healthcare professionals from the American Heart Association. Circulation 2001; 103: 2994-3018.
2. Evers AS, Maze M: Anesthetic pharmacology : Physiologic principles and clinical practice : A comparison to Miller's Anesthesia. Philadelphia, Churchill Livingstone. 2004, pp 927-56.
3. Calvey N, Williams N: Principles and practice of pharmacology for anesthetist. 5th ed. Malden, Blackwell Publishing. 2008, pp 307-27.
4. Stoelting RK, Hillier SC: Pharmacology & physiology in anesthetic practice. 4th ed. Philadelphia, Lippincott Williams & Wilkins. 2006, pp 505-20.
5. Majerus PW, Tollefsen DM: Blood coagulation and anticoagulant, thrombolytic, and antiplatelet drugs. In Goodman & Gilman' s The Pharmacological Basis of Therapeutics. 11th ed. Edited by Brunton LL, Lazo JS, Parker KL: New York, McGraw Hill. 2006, pp 1467-88.
6. Zehnder JL: Drugs used in disorders of coagulation. In: Basic & Clinical Pharmacology. 11th ed. Edited by Katzung BG, Masters SB, Trevor AJ: New York, McGraw-Hill. 2009, pp 587- 604.
7. Hirsh J, Warkentin TE, Shaughnessy SG, Anand SS, Halperin JL, Raschke R, et al.: Heparin and low-molecular-weight heparin: mechanisms of action, pharmacokinetics, dosing, monitoring, efficacy, and safety. Chest 2001; 119(suppl 1): 64-94S.
8. deSwart CA, Nijmeyer B, Roelofs JM, Sixma JJ: Kinetics of intravenously administered heparin in normal humans. Blood 1982; 60: 1251-8.
9. Levine MN, Hirsh J, Gent M, Turpie AG, Cruickshank M, Weitz J, et al.: A randomized trial comparing activated thromboplastin time with heparin assay in patients with acute venous thromboembolism requiring large daily doses of heparin. Arch Intern Med 1994; 154: 49-56.
10. Aster RH: Heparin-induced thrombocytopenia and thrombosis. N Engl J Med 1995; 332: 1374-6.
11. Warkentin TE: Heparin-induced thrombocytopenia: pathogenesis and management. Br J Haematol 2003; 121: 535-55.
12. Hirsh J, Levine MN: Low molecular weight heparin. Blood 1992; 79: 1-17.
13. Hirsh J: Oral anticoagulant drugs. N Engl J Med 1991; 324: 1865-73.
14. Hirsh J, Dalen JE, Deykin D, Poller L: Oral anticoagulants. Mechanism of action, clinical effectiveness, and optimal therapeutic range. Chest 1992; 102: 312-26S.
15. Makris M, Watson HG: The management of coumarin-induced over-anticoagulation annotation. Br J Haematol 2001; 114: 271-80.
16. Broekmans AW, Bertina RM, Loeliger EA, Hofmann V, Klingemann HG: Protein C and the development of skin necrosis during anticoagulant therapy. Thromb Haemost 1983; 49: 244-51.
17. Hall JAG, Pauli RM, Wilson KM: Maternal and fetal sequelae of anticoagulation during pregnancy. Am J Med 1980; 68: 122-40.
18. Hirsh J: Current anticoagulant therapy-unmet clinical needs. Thromb Res 2003; 109: S1-8.
19. Weitz JI, Bates SM: New anticoagulants. J Thromb Haemost 2005; 3: 1843-53.
20. Hirsh J, O'Donnell M, Weitz JI: Blood 2005; 105: 453-63.
21. Büler HR, Davidson BL, Decousus H, Gallus A, Gent M, Piovella F, et al.: Subcutaneous fondaparinux versus intravenous unfractionated

heparin in the initial treatment of pulmonary embolism. N Engl J Med 2003; 349: 1695-1702.
22. Weitz JI, Leslie B, Hudoba M: Thrombin binds to soluable fibrin degradation products where it is protected from inhibition by heparin-antithrombin but susceptible to inactivation by antithrombin-independent inhibitors. Circulation 1998; 97: 544-52.
23. Maraganore JM, Bourdon P, Jablonski J, Ramachandran KL, Fenton II JW: Design and characterization of hirulogs: a novel class of bivalent peptide inhibitors of thrombin. Biochemistry 1990; 29: 7095-101.
24. Kong DF, Topol EJ, Bittl JA, White HD, Theroux P, Hasselblad V, et al.: Clinical outcomes of bivalirudin for ischemic heart disease. Circulation 1999; 100: 2049-53.
25. Lewis BE, Wallis DE, Berkowitz SD, Matthai WH, Fareed J, Walenga JM, et al.: Argatroban anticoagulant therapy in patients with heparin-induced thrombocytopenia. Circulation 2001; 103; 1838-43.
26. Schulman S, Wålander K, Lundströ T, Clason SB, Eriksson H: Secondary prevention of venous thromboembolism with the oral direct thrombin inhibitor ximelagatran. N Engl J Med 2003; 349: 1713-21.
27. Varon D, Spectre G: Antiplatelet agents. Hematology Am Soc Hematol Educ Program 2009: 267-72.
28. Patrono C, Rocca B: Aspirin, 110 years later. J Thromb Haemost 2009; 7(Suppl 1): 258-61.
29. Mega JL, Close SL, Wiviott SD, Shen L, Hockett RD, Brandt JT, et al.: Cytochrome p450 polymorphism and response to clopidogrel. N Eng J Med 2009; 360: 354-62.
30. Smith SC Jr, Feldman TE, Hirshfeld JW Jr, Jacob AK, Kern MJ, King SB III et al.: ACC/AHA/SCAI 2005 guideline update for percutaneous coronary intervention-summary article: a report of the American College of Cardiology/American Heart Association Task Force on Practice Guideline(ACC/AHA/SCAI Writing Committee to Update the 2001 Guidelines for Percutaneous Coronary Intervension). J Am Coll Cardiol 2006; 47: 216-35.
31. Pickard AS, Becker RC, Schumock GT, Frye CB: Clopidogrel-associated bleeding and related complications in patients undergoing coronary artery bypass grafting. Pharmacotherapy 2008; 28: 376-92.
32. Patrono C, Coller B, Dallen JE, Fuster V, Gent M, Harker LA, et al.: Platelet-active drugs. Chest 1998; 114: 470-488S.
33. Tsikouris JP, Tsikouris AP: A review of available fibrin-specific thrombolytic agents used in acute myocardial infarction. Pharmacotherapy. 2001; 21: 207-17.

24 약물 상호작용

전북대학교 의과대학 손 지 선

외과 수술을 받는 성인 환자의 약 절반 정도가 입원 당시 수술과는 관계없는 약물들을 복용하고 있으며 환자가 고령이거나, 혈관수술이나 다른 주요 수술을 받게 될 경우 투약 받는 약물들의 종류는 증가하는 경향이다.[1] 이와 같이 여러 약물들을 투약 받는 경우 약물들 간의 상호작용이 발생할 가능성이 높아지는 것은 쉽게 예상할 수 있다. 따라서 마취과 의사들은 수술 전과 후 시기에 원치 않는 약물 상호작용 현상들을 접할 수 있기에 일반적인 마취 관련 문제인 호흡억제, 중추신경계 억제, 심혈관계 억제 등을 감시하는 것은 물론이고 약물 상호작용에 관련된 것들을 면밀하게 감시하면서 약물 투여를 적정화시키는 태도를 가져야 한다.

약물은 물리적, 화학적 방법으로 생체 내에서 다양한 상호작용을 하게 되며, 이로 인해 예측된 약물의 작용(효과)이 향상, 감소되거나 새로운 작용(효과)들이 나타날 수 있다. 이렇게 변하게 되는 반응들 중 긍정적인 것은 수용하고 이용할 수 있지만 부정적인 것은 임상에선 철저히 경계할 필요가 있다. 사실 지금까지 임상에서 이용된 많은 병합 투여는 약물 상호작용이 치료상 이점이 있거나 이를 목적으로 하였다. 따라서 우리가 사용하게 되는 약물의 상호작용을 보다 정확히 이해함으로써 임상에서 약물 투여의 효율성을 높일 수 있을 것이다.

마취 관련 약물들과 수술적 치료와 관련된 약물 및 환자 기저질환 관련 약물들 각각에 대한 약물 상호작용 모두를 다룬다는 것은 너무나 광범위하기에 본문에서는 약물 상호작용에 관련된 일반적인 내용에 대해서 알아보고, 마취에 사용되는 약물들 간에 보이는 상호작용에 대한 특징 정도로 국한해서 살펴보고자 한다.

1. 약물 상호작용의 분류

마취과 의사는 수술 환자를 마취함에 있어서 최면제, 진정제, 진통제, 근이완제 등의 여러 가지 약물들을 사용하는데, 이 약물들 간의 또는 환자가 투여받는 다른 약물과의 상호작용에 의해 발생 가능한 효과나 문제점들을 반드시 고려해야 한다.

마취과 의사가 약물 상호작용을 보다 잘 이해하기 위해서는 신체에서 약물 상호작용이 일어날 수 있는 상황들에 대해 알아야 하는데, 이를 위해 다음과 같이 약력학적 상호작용(pharmacodynamic interaction)과 약동학적 상호작용(pharmacokinetic interaction)으로 나누어 살펴보면 보다 이해하기 쉬

표 24-1 약물 상호작용의 기전

약동학적 상호작용
흡수에 따른 간섭
장내 수소이온농도지수 및 운동의 변화
약물의 결합과 킬레이트화
장관의 독성효과
국소부위의 혈류 변화
약물 분포(혈장단백 결합 치환)
약물 배출
약물 대사
자극
억제
간혈류의 변화
담즙배설 및창자간순환의 간섭
신장배설의 변화과정
능동 신세뇨관 배설을 위한 경쟁
뇨수소이온농도지수 변화
약역학적 상호작용
동일 수용체에 대한 경쟁
동일 생리계통상의 작용
작용 부위의 조건 변화과정

울 것이다.

최근에는 약력학적 측면에서 유리한 약리학적 배합뿐만이 아니라 약동학적 측면에서 약물 간 영향에 관한 것까지 포함하는 약물 상호작용 개념이 확립되어 이에 대한 연구가 크게 진보하고 있다(표 24-1).[2]

1) 약물 상호작용의 기전 이해

다음과 같은 몇 가지 기본적인 사항에 대한 이해가 약물 상호작용에 대해 이해 하는데 도움이 될 수 있다.[3]

(1) 약물 상호작용의 위치

약물 상호작용 기전을 이해하기 위해서는 상호작용이 일어나는 위치에 대해 알아야 한다. 이론적으로 약물 상호작용은 약이 약제로부터 방출(liberation), 흡수, 분포, 대사, 배설, 작용 과정 중 어디에서나 일어날 수 있다. 그런데 약물 상호작용이 일어나는 위치가 어디냐에 따라 즉 방출이나 흡수, 분포, 대사, 배설과 같이 약동학적 위치인지 아니면 작용부위와 같이 약력학적인 위치인지에 따라 그 해석하는 방법과 내용이 달라질 수 있다. 약물 투여 시 첫 단계인 약제로부터 방출이나 위장관에서 흡수 과정은 마취관리영역에서는 주로 정맥투여를 하므로 다루지 않겠다.

약물이 체내로 들어온 후에 심혈관계와 림프계를 경유해 다양한 조직으로 분포하게 됨으로써 약물은 수용체에 직접 작용하거나, 조직 구성체와 결합 및 저장되거나, 대사 및 배설된다. 약물은 혈장단백, 다른 혈액 구성성분, 림프 및 조직 구성성분 등에 대한 친화도에 따라 일정 분율이 체순환 혈액이나 특정 조직에 분포하게 된다. 따라서 비결합형 약물이 대사되거나 배설되면 평형을 유지하기 위해 우선 순환 중인 결합형 약물로부터 비결합형 약물이 유리되고, 순환 중인 결합 약물도 점차 고갈됨에 따라 가역적으로 결합되어 있는 저장된 약물의 유리가 일어난다. 비결합형 약물과 결합형 약물 사이의 평형에 의하여 약물작용의 강도는 지속되고 안정화되는 경향을 나타내는 특성이 있다.

대사가 이루어지는 모든 과정에서도 약물 상호작용이 발생할 수 있다. 효소에 의해 대사된 약물 또는 대사되지 않은 약물 모두가 주로 신장을 경유해 요로 배설되지만 이외에도 담즙, 분변, 호기, 땀 등을 통해서도 배설되며 이 모든 배설 경로에서 약물 상호작용이 발생할 수 있다.

약력학적 상호작용은 약동학적 상호작용과 발생 위치 측면에서 상호 독립적이라고 할 수 있는데 약력하저 상호작용은 수용체 부위나 약효의 발현 과정 중에 다른 약물이나 물질의 영향으로 인해 약효의 발현 시간, 지속시간 및 강도에 변화가 유발될 수 있다.

(2) 가역반응과 비가역반응

약물이 흡수되어 작용하고 배설되는 과정 속에는 가역반응과 비가역반응 과정이 포함되어 있다. 흡수, 대사, 배설은 일방향성을 띠는 비가역 과정으로 볼 수 있고, 조직분포, 단백결합 및 수용체 부위에서의 결합과 같은 과정은 정반응과 역반응이 일어날 수 있는 양방향성을 띠는 가역적 과정이라고 볼 수 있다. 예로서 혈장단백과 약물과의 결합은 다음과 같이 표현할 수 있다.

$$A + P \underset{\kappa_2}{\overset{\kappa_1}{\rightleftarrows}} AP$$

여기서, A는 혈장에 존재하는 비결합형 약물, P는 혈장 단백, AP는 약물과 혈장 단백이 결합한 복합체이며, $\kappa 1$과 $\kappa 2$는 각각 정반응과 역반응의 속도상수를 의미한다. 이 반응들에 영향을 미치는 약물이 병합 투여되면 한 약물의 예측된 반응이 다른 약물의 영향으로 달라질 수 있다.

(3) 정량적 수단

투여된 약물의 효과를 정확히 반영할 수 있는 것은 혈중 약물 농도라기 보다는 작용부위의 약물 농도라고 할 수 있다. 사람의 경우 수용체를 갖고 있는 조직체에서 직접적으로 약물의 농도를 정확히 측정하는 것이 거의 불가능하기 때문에 제한이 있긴 하지만 혈중 약물 농도 변화를 관찰하는 것이다. 혈장 중 비결합형 약물의 농도 변화는 혈장 단백결합, 조직분포 및 수용체 결합과 같은 가역적 과정의 변화를 전체적으로 반영하는 요소라고 볼 수 있다. 이것은 체내에 들어온 약물량과 체외로 소실된 약물량을 직접적으로 반영한다고 볼 수 있기에, 혈중 약물 농도 변화는 각 세포를 포함한 조직과 장기의 약물 농도 변화를 반영한다고도 볼 수 있다. 그러나, 만약 단백결합 분율, 흡수 분율, 대사체 농도 변화 등과 같은 부가 정보가 없다면 약물의 혈중 농도 변화 단독으로는 때때로 약물 상호작용이 잘못 해석될 수도 있다. 이상적으로는 약물학적 효과와 혈중 약물 농도가 모두 동시에 정량화 되면 좋다.

2) 약동학적 상호작용

약동학적인 면에서 약물 상호작용을 살펴보면 병합 투여한 한 약물이 다른 약물에 의해 영향을 받아서 약물의 혈중 혹은 작용 부위의 농도 자체가 상승 또는 감소함에 따라 최종적인 작용 효과가 증가 또는 저하되는 것을 의미한다(그림 24-1). 이는 약력학적 상호작용과는 차이가 있다. 생체 내 작용부위에서의 약물 농도 변화를 혈중 약물 농도 변화가 정량적으로 반영한다면 혈중 약물 농도로써 약물의 효과를 기술할 수 있을 것이다.

(1) 분포에 기인한 약물 상호작용의 기전적 이해

전신순환계에 귀속된 약물은 혈액이나 림프액에 의해 여러 조직과 장기로 운반될 뿐만 아니라 운반된 약물은 각 조직과 장기로부터 다시 전신순환계로 유입된다. 이와 같이 약물이 전신순환계와 조직을 가역적으로 이행하는 현상을 분포라 한다. 약물을 정맥 내 주입한 후 분포 과정 중에 발생되는 약물 상호작용은 부위에 따라 혈장 단백 결합의 치환에 의한 상호작용, 세포 내 단백 결합의 치환에 의한 상호작용, 세포막 투과 과정에서의 상호작용으로 나누어 살펴볼 수 있다.

① 혈장 단백 결합의 치환에 의한 상호작용: 정맥 내 투여된 약물은 혈장 단백질과 결합을 하게 되고 비결합 형태의 약물과는 분율적으로 균형을 유지하는 특성이 있다. 단백 결합의 치환에 의한 상호작용

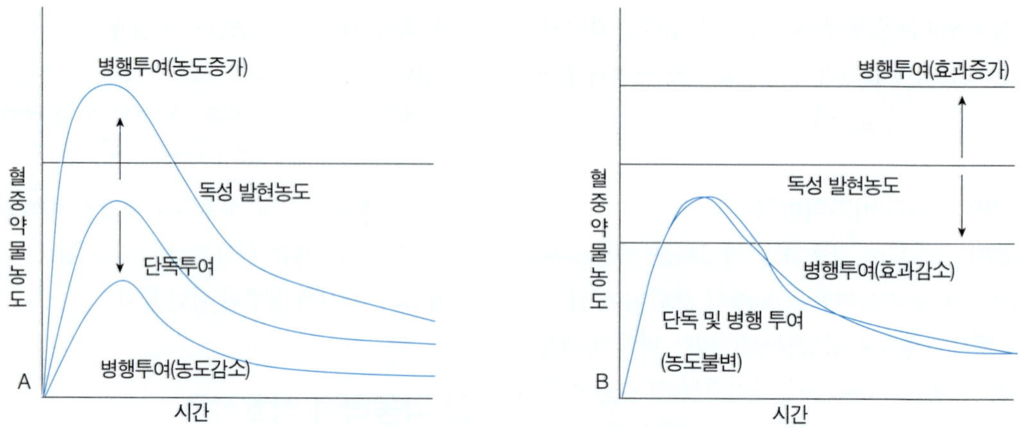

그림 24-1 약동학적 상호작용(A)과 약력학적 상호작용(B)

은 같은 단백질의 동일부위에 결합력을 갖고 있는 두 가지 약물을 병합 투여하게 되면 한 약물이 다른 약물에 의해 단백 결합이 방해 받게 되어 비결합형 약물이 증가하게 되는 것이다. 이는 한 약물의 혈중농도가 증가할 수 있음을 의미한다.[4)]

② 세포 내 단백 결합의 치환에 의한 상호작용: 조직 내에서도 위에서 언급한 것과 같은 현상이 있을 수 있으며 이로 인해 비결합형 약물의 농도가 조직 내에서 증가함에 따라 효과가 증폭되어 나타날 수 있다.

③ 세포막 투과 과정에서의 상호작용: 약물이 조직 내로 분포하기 위해서는 세포막을 투과해야 한다. 이 과정에서 특정한 수송기구(transporter)가 관여할 수 있다. 동일한 수송기구에 의해 세포막 이동이 되는 두 종류의 약물을 병합 투여한다면 한 약물이 다른 약물의 의해 세포막 투과가 억제되는 결과가 발생되어 상대적으로 효과가 연장되거나 독성이 증가하는 현상을 초래할 수 있다.

(2) 대사에 관련된 약물 상호작용

체내에 흡수, 분포된 약물들은 대부분은 체내에 존재하는 각종 효소에 의해서 화학적으로 변화를 받아 요, 담즙, 타액, 땀 등으로 배설하기 용이한 형태가 된다. 이와 같이 약리활성이 변화되는 과정을 생체내변환(biotransformation) 과정이라 한다. 약물이 대사를 받는 주요 장기는 간이며, 간에는 cytochrome P450(CYP450) 효소계, mono-oxygenase(FMO), glucuronosyltransferase, sulfotransferase 등 여러 가지 약물 대사 효소가 존재한다. 생체내변환 과정은 산화, 환원, 가수분해와 같은 제 1상 대사(phase I metabolism)와 sulfuric acid, glycine, glucuronic acid, glutathione conjugation이나 acetylation, methylation과 같은 제 2상 대사(phase II metabolism)로 크게 구분할 수 있다.[5)]

약물은 여러 종류의 효소에 의해 대사를 받지만 간 내에 존재하는 효소인 CYP450 효소계에 의해 가장 많이 대사된다. CYP450 효소계는 최소한 두 가지 단백질로 구성되어 있다. 하나는 cytochrome P450이라고 부르는 heme 단백이고 다른 하나는 NADPH-cytochrome P450 reductase라고 부르는 flavoprotein이다. CYP450 효소들의 유도는 유해한 물질을 불활성화시키거나 해독시키기도 하지만, 비활성화 전구체(inactive precursor)로부터 활성화된 또는 유해한 대사산물의 생성을 일으킬 수도 있다. 반대로 이 효소들을 억제하는 경우는 위에서 언급한 것과는 반대의 현상이 일어날 수 있다.

임상에서 사용되는 약물이 이 효소들을 유도하거나 억제하는 효과가 있는 약물과 병합 투여되는 경우 약물 대사에 변화가 생길 수 있기에 CYP450 효소들의 유도와 억제에 관련된 내용들을 알아야 할 필요가 있다. 예로 phenobarbitone 같은 전형적인 효소 유도제는 CYP1A, CYP2A, CYP2B, CYP3A를 유도시키는[5)] 반면 cimetidine은 CYP1A2, CYP2C9, CYP2C19, CYP2D6, CYP3A4 등의 효소들을 억제한다.[5,6)]

① Cytochrome P450 (CYP450) 효소계

CYP450 효소계는 명명법이 있다. 이 효소들은 CYP1, CYP2, CYP3로 구분되는 3개의 과(family)분류 내에 각각 지정된 대문자로 구분되는 아과(subfamily)분류 형태로 명명되고 있다. CYP450 동종효소 중 CYP1A2, CYP2C9, CYP2C19, CYP2D6, CYP2E1, CYP3A4 등의 6가지 효소가 약물 대사와 밀접한 관련이 있는 것으로 알려져 있다(표 24-2).[5)] 이들 중 CYP2D6와 CYP3A4 효소가 가장 많은 종류의 약물 대사에 관여한다고 한다.[7)]

가. CYP3A4; CYP3A4 효소는 CYP450 효소계 중 약물 대사에 있어 가장 중요한 효소이다. CYP3A4 효소는 사람에게 가장 많이 존재하는 효소는 아니지만 약물 대사에 관여하는 CYP450 효소들의 40~60%를 차지한다.[3)] CYP3A4 효소는 마취 관련해서도 많이 사용되는 ketamine, midazolam 외에도 diazepam, alprazolam, triazolam, amitriptyline, imipramine, amiodarone, propafenone, terfenadine, loratidine, diltiazem, nifedipine 등의 약물들을 대사시킨다.[5,8)]

임상에서 질환 치료 목적으로 사용되는 약물들 중 효소 억제력이 강한 약물로는 cimetidine,[6)] azole계열의 항진균성 약물(ketoconazole, miconazole, tioconazole, sulconazole),[9)] erythromycin이 속한 macrolide 항생제계열 약물들이다. Cimetidine은 화학 구조상 imidazole ring을 포함하고 있어 CYP 효소의 heme portion과 반응하여 CYP 효소를 불활성화시킨다. Cimetidine의 효소 억제 발현은 작용개시 시간이 빠르며, 최고 억제력은 투여한지 24시간 후 발생하고 약물 투여를 중단한 이후에도 30여 일간 억제력이 지속된다.[6)] 또한 azole계 항진균성 약물들도 강력한 효소 억제제이며, 특히 CYP2C9, CYP3A4 효소에 강한 억제력을 가지고 있다.[9)] 예로 ketoconazole과 terfenadine을 동시에 투여하는 경우 항히스타민 대사가 억제되어 QT 간격 연장 및 torsade-de-points와 같은 치명적인 심실 부정맥이 발생될 위험이 있다.[10)] 또한 항히스타민이 erythromycin과 같은 macrolide 계열의 항생제와 병합 투여되는 경우에도 역시 유사한 반응이 나타날 수 있다.

임상에서 많이 사용되는 morphine을 예로 들어 살펴보자. Morphine의 주된 대사산물(70%)은 morphine-6-glucuronide (M6G)와 morphine-3-glucuronide (M3G)이다. 최근까지 glucuronidation이 morphine 대사의 주된 경로로 인식되었으나, 최근의 연구에서는 CYP3A4와 CYP2C8을 통해 morphine이 N-demethylation 되는 대사 경로 또한 중요하다고 알려지고 있다.[11)] 따라서 cimetidine 같은 CYP3A4 효소의 강력한 억제제를 병합 사용하게 되면, morphine 축적으로 인한 호흡 부전 가능성이 증가할 수 있다. 반대로 CYP3A4 효소 유도제인 rifampicin은 CYP3A4 효소를 강력하게 유도함으로써 morphine 농도 감소를 유발하고 진통효과를 감소시킬 수 있다.[12)]

Fentanyl은 지방에 대한 용해도가 높으며 morphine보다 약 100배의 효능을 갖는 합성 아편유사제다. 대사는 일차적으로 생체내변환에 의해 일어난다. 주된 대사 형태는 CYP3A4 효소에 의해 일어나는 간의 microsomal piperidine N-dealkylation에 의해 불활성화된 norfentanyl로 전환되는 것이다. Nifedipine, lidocaine, cyclosporin 등은 fentanyl의 대사 과정을 억제할 수 있다. CYP3A4 효소 억제

표 24-2 CYP450 효소, 기질, 억제제, 유도제

CYP 형태	기질		억제제		유도제
CYP1A2	Caffeine	Verapamil	Ciprofloxacin		Smoking
	Amitriptyline	Ondansetron	Cimetidine		Phenytoin
	Clomipramine	Lignocaine	Erythromycin		Phenobarbitone
	Clozapine	Ropivacaine	Grapefruit juice		Insulin
	Propranolol	Paracetamol	Fluvoxamine		Cruciferous vegetabes
	R-warfarin	Phenacetin	Amiodarone		Char-grilled meat
	Theophylline	Naproxen			
	Haloperidol				
CYP2C9	S-warfarin	Fluoxetine	Fulconzole	Rotonavir	Rifampicin
	Phenytoin	Fluvasatin	Ketoconazole	Amiodarone	Phenobarbitone
	Tamoxifen	Ibuprofen	Itraconazole	Lovastatin	
	Irbesartan	Diclofenac	Sulphaphenazole	Paroxetine	
	Amitriptyline		Metronidazole	Sertraline	
	Glibenclamide		Isoniazid	Fluvoxamine	
	Tolbutamide		Trimethoprim		
CYP2C19	Diazepam	Propranolol	Cimetidine	Chloramphenicol	Rifampicin
	Phentoin	Citalopram	Fluoxetine	Indomethacin	Phenobarbitone
	Omeprazole	Indomethacin	Sertraline	Ketoconazole	
	Pentoprazole	Progestero	Ritonavir	Paroxetine	
	Clomipramin		Omeprazol		
CYP2D6	Halperidol	Flecainide	Cimetidine	Amiodarone	Dexamethasone
	Risperidone	Debrisoquine	Ranitidine	Quinidine	Rifampicin
	Thioridazine	Sparteine	Citalopram	Celecoxib	Tramadol
	Paroxetine	Amphetamine	Paroxetine	Cocaine	
	Imipramine	Chlorpheniramine	Sertraline	Methadone	
	Amitriptyline	Codeine	Chopromazine	Ritonavir	
	Carvedilol	Lignocaine	Chlorpheniramine		
	S-metoprolol	Metoclopramide			
	Propafenone	Ondansetron			
	Timolol	Tramadol			
CYP2E1	Alcohol	Ethrane	Disulfiram		Acetone
	Chlorzoxazone	Sevoflurane			Alcohol
	Enflurane	Paracetamol			Isoniazid
	Halothane	Ropivacaine			Obesity
	Isoflurane	Theophylline			Fasting
	Methoxyflurane				

표 24-2 CYP450 효소, 기질, 억제제, 유도제 〈계속〉

CYP 형태	기질		억제제		유도제
CYP3A4	Nifedipine	Alfentanil	Grapefruit juice	Propofol	Rifampicin
	Diltiazem	Sufentanil	Indinavir	Verapamil	Carbemazapine
	Amiodarone	Codeine	Ritonavir		Phenytoin
	Quinidine	Diltiazem	Erythromycin		Phenobarbitone
	Disopyramide	Lignocaine	Clarithromycin		St john' s wort
	Terfenadine	Bupivacaine	Ciprofloxacin		
	Loratidine	Ropivacaine	Fluconazole		
	Fentanyl	Midazolam	Ketoconazole		
	Diazepam	Triazolam	Cimetidine		

제인 erythromycin과 ketoconazole의 경우 fentanyl 대사의 90%를 억제한다고 한다.[13]

Alfentanil과 sufentanil도 역시 CYP3A4 효소에 의해 대사되므로 위에서 언급한 것과 비슷한 현상을 예상할 수 있다.[5]

Pethidine의 대사에도 CYP2B6, CYP3A4, CYP2C19 등 여러 CYP450 효소들이 관여하고 있으며, 간에서 demethylation에 의해 중추신경계 자극 효과를 갖는 norpethidine을 생성한다. 효소 억제제인 ketoconazole을 병합 투여하게 되면 주된 대사산물인 norpethidine의 생성을 감소시키게 된다.[14]

많이 사용되는 국소마취제인 bupivacaine은 대사를 거쳐 독성이 덜한 pipecoloxylidine으로 전환된다. 이 대사에 CYP2C19와 CYP2D6 효소도 관여되지만 CYP3A4 효소가 매우 중요한 역할을 하기에 이 효소 억제제와 병합 투여된다면 독성 발현을 주의할 필요가 있다.[5]

CYP3A4 효소는 대사 약물들이 매우 다양할 뿐만 아니라 활성과 발현 정도도 사람에 따라 60배까지 차이를 보이고 있어, 이 다양성을 이해하는 것이 대사체가 되는 약물들의 상호작용을 예측하는데 도움이 될 수 있다.

나. CYP2D6; CYP2D6 효소는 전체 CYP450 효소계의 2~5% 정도를 차지하지만 마취 관련해서 많이 사용되는 약물이라 할 수 있는 아편유사제, 항부정맥제, 베타차단제, 항고혈압제제 대사의 25%를 담당한다. 이 효소는 ketoconazole, cimetidine, clorpheniramine, selective serotonin reuptake inhibitors (SSRIs) 등에 의해서 억제되나 다른 약제에 의해서 유도되지 않는 것으로 알려져 있다.[9,10,15]

Tramadol은 CYP2D6 효소에 의해 대사되어 활성을 갖는 전구약물(pro-drug)이다.[16] Tramadol은 아편유사제 수용체에 작용하는 아편유사제 효과와 norepinephrine의 재흡수를 억제하고 serotonin 분비를 촉진하는 비아편유사제 효과를 모두 갖고 있다. Tramadol은 CYP2D6 효소에 의해 대사되는 다른 약제와 같이 사용했을 경우 대사에 장애가 생겨 예상치 않은 결과가 나타날 수 있다.[5,16]

다. CYP1A2; CYP1A2 효소는 주로 간에 분포한다. CYP1A2 효소에 우선적으로 대사되는 약물로는 theophylline, caffeine, clozapine, haloperidol, acetaminophen, lidocaine, ropivacaine 등이 있다. 이 효소는 양배추, 배추, 겨자 같은 야채나 omeprazole, 담배 등에 의해서 유도될 수 있고 미나릿과 식물 등에 의해 억제될 수 있다.[5,17] 담배에 의해 CYP1A2 효소의 활성도가 유도되면 이 효소에 의해 분해되는

theophylline, haloperidol, caffeine 등의 대사 정도가 증가 되어 치료 약물의 요구량이 증가할 수 있다.

Lidocaine 대사에 CYP1A2와 CYP3A4 효소가 관여하나 CYP1A2 효소가 중요하게 작용한다. 간기능이 정상인 환자에게 fluvoxamine (SSRIs) 같은 CYP1A2 효소 억제제를 lidocaine과 병합 투여했을 때 lidocaine 청소율이 60%까지 감소한 결과가 있기에 주의할 필요가 있다.[18] 더욱이 CYP3A4 효소 억제제인 erythromycine을 fluvoxamine과 같이 투여하면 lidocaine의 혈중 농도가 더 증가하므로 주의해야 한다.[19]

라. CYP2C9; CYP2C9 효소는 amitriptyline, carbamazepine, tolbutamide, diclofenac, ibuprofen, warfarin, ketamine 등의 약물 대사에 관여한다. 이 효소의 활성도가 매우 감소된 환자들에게 warfarin을 표준 용량대로 투여하였을 경우 warfarin 대사가 감소되어 출혈 경향이 보다 증가한다. 예로 azole계열 항진균성 약물을 warfarin과 같이 사용하게 되는 경우 적절한 혈액응고 검사를 시행하여 warfarin 용량을 줄여 나가면서 용량을 적정화 해야만 한다.[9]

마. CYP2C19; CYP2C19 효소는 흔히 사용하는 약물인 diazepam, omeprazole, propranolol, amitriptyline 등을 대사시킨다. 대부분의 약물들은 몇 개의 CYP450 효소들에 의해 대사되므로 상황에 따라 한 효소의 활성도가 감소된다 해도 약물 대사에 관련된 다른 효소의 역할에 의해 대사장애가 현실화 되지 않는 경우가 많지만 omeprazole은 주로 이 효소에 의해 대사되므로 이 효소의 활성도가 감소된 환자에서 동일 용량의 omeprazole을 투여했을 때 정상 환자보다 helicobacter pylori 감염에 대한 치료 효과가 훨씬 크게 나타난다.[20]

바. CYP2E1; CYP2E1 효소는 주로 alcohol, halothane, enflurane, isoflurane, sevoflurane, desflurane 등의 대사에 관련되어 있으며,[21] 알코올, 산소 노출 등에 의해 유도되고 마늘, 양파 등을 섭취한 후에 억제되는 것으로 알려져 있다. 이 효소는 많은 발암물질 전구체, 발암물질, 독성물질 등의 증가와 깊은 관련이 있다.[22]

Halogenated 마취제 계열은 CYP2E1 효소에 의한 대사 과정을 거치며 전체적인 대사 정도는 CYP 동종효소들(CYP2E1, CYP2A6, CYP3A4)의 활성도에 따라 달라진다. 따라서 신독성과 간독성 모두 이런 동종효소들의 활성도와 깊은 연관이 있다고 생각된다.[23] 최근 연구 결과 enflurane에 노출되면 halothane hepatitis와 유사한 증상을 일으킬 수 있고, 이 과정은 간세포에 대한 항체 형성으로 인해 일어나는 것으로 생각되며 과거에 halothane 또는 enflurane에 감작된 기왕력이 있는 경우에 일어날 수 있다고 한다.[24] 또한 보다 적은 가능성이지만 isoflurane도 전에 감작된 경우에 간염이 발생할 수 있다고 한다.[25]

Desflurane도 CYP2E1에 대사를 받지만 대사되는 정도가 매우 적어 임상적인 문제를 발생시킬 가능성은 매우 적다. Sevoflurane은 CYP2E1을 통해 대사되어 높은 inorganic fluoride 수치에 도달할 수 있으며, 이러한 inorganic fluoride 수치는 CYP2E1 효소의 활성도를 반영한다. 신장 손상이 일어나는 fluoride의 문턱값(threshold)이 50 μM로 알려져 있지만, sevoflurane 사용 시 아직 심각한 신독성이 보고된 바는 없다.[26]

Thiopental과 etomidate가 효소에 의한 대사 과정을 거치는지에 대해서는 아직 규명되지는 않은 상태이며 propofol은 글루크로닌 결합(glucuronidation)에 의한 대사가 주 과정이지만 일부는 CYP2B6, CYP2C에 의한 대사(hydroxylation)가 이루어진다.[21] 근이완제인 vecuronium, rocuronium은 주로 간 섭취(hepatic uptake) 되어 담즙으로 배출되며 일부에서 아세틸이탈반응 후(deacetylation) 신장으로 배출된다.[27]

(3) 배설에 따른 약물 상호작용

체내에 들어온 약물들은 최종적으로 요, 담즙, 타액, 호기, 땀 등을 통해 체외로 배설된다. 그 경로와 속도는 약물에 따라 다르지만 신장을 거쳐 소변으로 배설되는 것이 대표적 배설 경로다. 따라서 신장은 약물의 생체 내 농도 변화에 관여함으로써 약물의 유효성, 안전성 면에서 매우 중요한 기능을 수행하고 있다. 신장에 청소율이 저하되는 질환이 있을 경우 정상인과 같은 용량을 투여하면 배설이 충분하지 않아 부작용과 독성을 일으킬 위험이 증가하는 것은 당연하다고 볼 수 있다.

3) 약력학적 상호작용

약력학적인 면에서 약물 상호작용을 살펴보면 병합 투여한 한 약물이 다른 약물의 영향으로 약물의 혈중 혹은 작용 부위의 농도 변화는 없지만 최종적인 작용 효과가 증가 또는 저하되는 것을 의미한다(그림 24-1). 일반적으로 약물의 효과는 그 약물이 갖고 있는 고유한 약물 활성(intrinsic drug activity)과 이에 대한 생체의 감수성(sensitivity) 및 작용부위의 약물 농도(concentration)에 의해 좌우된다. 이와 같이 작용부위의 약물 농도와 효과 간의 상관 관계를 연구하는 학문이 약력학이다. 약효과는 약물 농도가 문턱값 이상이 되어야 나타날 수 있다. 효과를 유지하기 위해 최소로 요구되는 혈중 약물 농도를 최소 유효 혈중농도(minimum effective concentration, MEC)라 한다. 체내에 투여 후 혈중 약물 농도가 최소 유효 혈중농도에 도달하여 약효를 나타내는데 필요한 시간을 작용개시 시간(onset time)이라 하고, 혈중 약물 농도가 최소 유효 혈중농도 이상으로 계속 유지되는 시간을 작용유지 시간(duration time)이라 한다.

약물이 수용체와 작용을 통해 효과를 나타낸다는 점에서 일반적으로 효소와 기질 간의 작용과 매우 유시하지만 중요한 차이점은 효소는 기질을 변화시키고 약물은 수용체를 변화시킨다는 것이다. 수용체에는 다음과 같이 세가지 성질이 있는데 첫째; 많은 약물들이 극도로 낮은 농도에서 현저한 효과를 나타낼 수 있다는 점(감수성), 둘째; 좁은 범위 내에서 구조적으로 밀접한 물질에 국한하여 반응이 일어나는 점(선택성), 셋째; 동일한 수용체에 작용하는 특정 약에 대한 세포의 반응은 세포의 특성에 따라 결정되는데 항상 동일한 형태를 나타내는 점(특이성)이다.

약물의 병합 투여는 여러 임상적 상황에서 많이 이용되고 있다. 예로 고혈압치료의 경우 혈압 강하 효과는 극대화시키고 각 약물의 부작용은 줄이고자 하는 의도로 베타 아드레날린 길항제와 혈관 확장제를 병합 투여한다. 항암치료의 경우는 정상세포에 독성이 발현되지 않는 각 약물의 최고 용량을 병합 투여하여 정상세포에는 독성이 발생되지 않으면서 암세포에게는 최대의 억제효과를 제공하는데 의미가 있다. 병합 투여는 두 가지 이상의 약물을 병합 투여하여 발생되는 약물 상호작용을 다음과 같이 세가지로 분류한다. 일반적으로 약물의 작용부위에 상관없이 두 가지 이상의 약물을 병합 투여하여 최종적으로 얻은 효과가 각 약물을 단독 투여해서 얻은 효과들을 합한 것보다 크면 상승 상호작용(synergistic interaction)이라 하고, 각 약물을 단독 투여해서 얻은 효과들을 합한 것과 비슷하면 부가 상호작용(additive interaction)이라 하며, 각 약물을 단독 투여해서 얻은 효과들을 합한 것보다 작으면 대항 상호작용(antagonistic interaction)이라 정의한다.[28] 상승 상호작용은 서로 다른 기전으로 작용하거나, 서로 다른 수용체에 작용하여 동일한 효과를 나타내는 두 가지 약제가 병합 투여될 때 일어난다. 그 예가 소량의 아편유사제와 benzodiazepine 제제를 함께 사용하는 경우이다. 부가 상호작용은 두 가지 약제가 동일한 수용체에 작용하거나 같은 작용

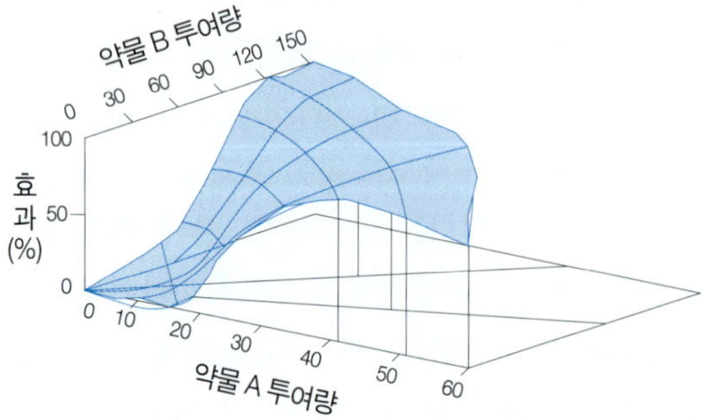

그림 24-2 약물 A와 B에 의한 용량-효과 곡선
약효등효도(Isobologram)의 개념도

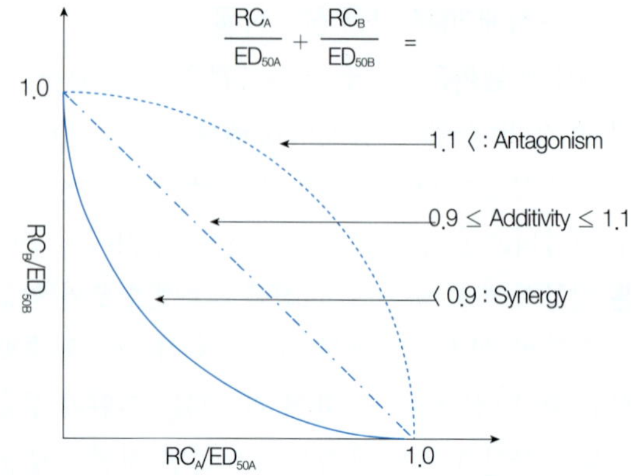

그림 24-3 약효등효도를 이용한 약물 상호작용의 분류

기전을 가지는 상태를 의미하며, 두 가지 benzodiazepine 계열의 약제들을 병합 투여할 때 나타난다. 대항 상호작용(antagonistic interaction)의 경우는 근이완제(neuromuscular blocker), 아편유사제, benzodiazepine 등의 효과를 반전시키기 위해 각각 neostigmine, naloxone, flumazenil을 병합 투여하는 것을 그 예로 들 수 있다.

(1) 약효등효도(Isobologram)

약물 상호작용은 임상적으로 약물들을 투여하고 있는 동안 관찰된 치료효과 감퇴나 독성의 증가와 같이 정성적인 결과에 의존하는 편이며, 실제로 약물 상호작용을 정량적으로 정확히 측정하는 것은 곤란하다. 용량–효과 상관관계에서 비선형성에 기인하는 문제점을 해소하는 방법으로서 두 가지 약물을 병합 투여하여 일정한 효과강도를 발현시키기 위해 필요한 각 약물의 투여량(농도) 변화를 조합하여 상호작용을 분류하는 약효등효도(isobologram)라는 개념을 약물 상호작용을 정량화하고자 이용하고 있다. 그러나 이 방법은 ED_{50}의 계산과 이것의 95% 신뢰한계에 대한 이론적으로 매우 복잡한 수학적 방법을 설정해야 한다. 더욱이 이렇게 해도 완전한 정량적 산출이 되진 않지만 각 약물들을 병합 투여에 따라 나타날 수 있는 효과의 크기나 약물들을 병합했을 때의 약용량의 변화를 각 약물의 단독 효과로부터 예측해 낼 수 있는 필수적인 기술로서 사용되고 있다.[29)]

두 가지 약물의 상호작용에 대해 약물 A와 B의 투여량을 각각 X와 Y축에 표시하고 효과를 Z축에 표시하게 한다. 이렇게 하여 얻어진 X-Z와 Y-Z 평면은 각각 약물 A와 B가 여러 가지 용량으로 투여된 조합을 가정할 수 있고 각 약물 A와 B의 투여량(농도) 변화를 조합한 X-Y 평면상의 직선과 직각으로 교차하는 Z축으로 구성된 평면으로 용량-효과 곡선을 표현할 수 있다. 이것들을 모두 삼차원적으로 합체시키면 약물 A와 B의 용량-효과를 나타날 수 있게 된다(그림 24-2).

(2) 약효등효도를 이용한 약물 상호작용의 분류

각 약물이 대상의 50%에서 움직임을 억제할 수 있는 용량(ED_{50A}, ED_{50B})을 먼저 확인한 후 두 약물을 병합 투여하여 대상의 50%에서 움직임이 억제되는 각 약물의 용량(RC_A, RC_B)을 확인한 후 각 약물이 단독 투여 시 필요했던 용량(ED_{50A}, ED_{50B})으로 병합 투여 시 확인된 용량(RC_A, RC_B)을 각 약물 별로 나누어 그 값들을 합한 값이 0.9 이하이면 상승 상호작용, 0.9~1.1이면 부가 상호작용, 1.1 이상이면 대항 상호작용이라고 할 수 있다(그림 24-3).

(3) 행복 모형(Well-being model)

최소 두 가지 이상의 약물들이 병합 투여되는 현실에서 이로 인해 발생되는 약물 상호작용들 중 긍정적 효과는 어느 정도인지, 또한 부정적 효과는 없는지 등을 전체적으로 생각해 볼 필요가 있다. 병합 투여가 효과면에서는 좋지만 부작용으로 인한 불편감이나 독성이 있다면 환자 입장에서 전적으로 좋다고 할 수는 없다. 긍정적 및 부정적 효과 모두를 포함하여 그 의미를 평가하고자 하는 새로운 약물 상호작용 모형인 행복 모형은 약물 지속주입에 의해 환자가 적절한 행복 가치를 수용할 수 있는 효과처 농도를 산출할 수 있는 방법으로 이 효과처 농도가 최적 농도범위를 의미하며 이 척도는 0.8 이상이 되어야 의미가 있다고 볼 수 있다.[30]

병합 투여를 평가하는 과정에서 그 의미가 약화된 약물의 예로 clonidine을 들 수 있다. Clonidine과 bupivacaine 병합 투여에 따른 저혈압과 clonidine과 fentanyl 병합 투여에 따른 진정은 결과적으로 행복 지수를 감소시키는 결과를 초래했다. 약물의 병합 투여는 긍정적 효과도 중요하지만 부정적 효과가 어떤 의미를 갖게 되느냐에 따라 최적의 병합 투여 가치가 결정된다고 볼 수 있다.

2. 마취관련 약물들의 상호작용

마취관련 약물로서 다음과 같이 γ-aminobutyric acid (GABA) 수용체에 작용하는 약물(propofol, etomidate, thiopental, midazolam, diazepam), *N*-methyl-D-aspartate (NMDA) 수용체 길항제(ketamine), α_2-아드레날린 수용체 작용제(dexmedetomidine, clonidine), μ-opioid 수용체 작용제(morphine, fentanyl, sufentanil, alfentanil, remifentanil, pethidine, tramadol), dopamine 수용체 길항제(droperidol, metoclopramide), sodium channel 차단제(lidocaine, bupivacaine, ropivacaine), 비탈분극성 근이완제(vecuronium, rocuronium) 등이 있다. 또한 아직 작용부위가 명확하지는 않지만 흡입 마취제(enflurane, isoflurane, sevoflurane, desflurane, nitrous oxide [N_2O], xenon [Xe]) 등을 들 수 있다.

상기한 약물들의 상호작용에 관련된 많은 연구들이 있지만 상당 부분이 동물실험의 결과를 근거로 하고 있다. 따라서 여기에서는 사람을 대상으로 연구된 결과를 바탕으로 하여 약물 상호작용의 분류 중심으로 간략히 기술하고자 하였고 위에서 언급된 약물 중 다루어지지 않는 약은 아직은 사람을 대상으로 한 연구가 빈약한 상태이다.

1) GABA 수용체에 작용하는 약물

(1) Propofol

마취관리의 주된 구성요소라 할 수 있는 최면과 움직임 억제 관점에서 상호작용을 살펴보면, propofol과 thiopental은 부가 혹은 상승 상호작용을 보이고,[31] propofol과 midazolam은 상승 상호작용을 보이며,[32,33] propofol과 ketamine은 부가 상호작용을 보인다.[34] 그러나 propofol과 clonidine은 최면에서만 부가 상호작용이 보고되었다.[35] 많은 연구에서 propofol과 아편유사제(fentanyl, alfentanil, remifentanil)는 최면에서는 상승 상호작용을 보이며,[32,33,36,37] 움직임 억제에서는 아편유사제 중 fentanyl과 remifentanil이 상승 상호작용을 보인다고 보고되었다.[24,38,39]

Propofol과 흡입마취제들 간의 상호작용을 살펴보면, sevoflurane은 최면과 움직임 억제에서 부가 상호작용을 보이고,[40] N_2O는 움직임 억제에서는 대항 상호작용을 보였다는 보고가 있다.[41]

(2) Etomidate

동물실험에서 etomidate은 fentanyl과 최면에서는 상승, 움직임 억제에서는 부가 상호작용을 보였다.[42] 그러나 etomidate와 다른 약물간의 상호작용에 대한 연구가 많지 않아 결론 내리기는 어렵다.

(3) Thiopental

Thiopental과 midazolam은 최면과 움직임 억제에서 상승 상호작용을 보였다.[43] 진통용량의 fentanyl 투여는 thiopental의 최면용량에 영향을 미치지 않았다고 하였다.[44] N_2O와 thiopental과의 상호작용은 상호작용의 분류 기준에 따라 구분해보면 최소 폐포 농도(minimum alveolar concentration; MAC) 값 상에서 대항 상호작용을 보인다고 할 수 있다.[45]

(4) Midazolam

Midazolam과 ketamine은 최면에서는 대항 상호작용을 보이고, 움직임 억제에서는 부가 상호작용을 보였다.[46] 아편유사제는 중추신경계 억제효과로 진정효과는 있으나 최면효과는 거의 없다. 그렇지만 fentanyl, alfentanil을 midazolam과 병합 투여하면 상승 상호작용을 보인다.[32,33,47] Midazolam과 흡입마취제를 병합 투여하면 움직임 억제에서 상승 상호작용을 보인다고 보고하였으나 대부분 연구가 전처치로서 midazolam을 사용한 경우로 수술 중 마취제와 지속적 병합 투여에 따른 연구 결과는 거의 없다.

2) α2-아드레날린 작용제

(1) Dexmetedomidine

어느 농도 이상의 dexmedetomidine 은 isoflurane과 sevoflurane의 최소 폐포 농도 값을 감소시킨다.[48,49]

(2) Clonidine

Clonidine은 isoflurane과 sevoflurane의 MAC awake 값을 감소시킨다.[50,51] 아이들을 대상으로 진행된 연구에서 clonidine은 단독으로 움직임 억제를 유발시키지는 못하고 일반적인 임상용량에서 대조군에 비해 sevoflurane의 MAC awake 값을 감소시키지만 용량을 두 배로 증가시킨다고 해서 MAC awake 값을 더 감소시키지는 못한다고 하였다.[52]

3) μ-Opioid 수용체에 작용하는 약물

아편유사제와 흡입마취제는 수술 중 및 후 과정을 원만하게 진행하기 위해 종종 병합 투여를 한다. 모든 아편유사제는 흡입마취제와 병합 투여하면 천장효과를 보이기는 하지만 용량의존적으로 MAC 값을 감소시켜 상승 상호작용 관계로 볼 수 있다.[53-57] Morphine은 isoflurane, sevoflurane의 MAC-awake 값에 영향을 미치지 못하므로 이 부분은 대항 상호작용으로 분류할 수도 있다.[58,59] Nalbupine과 butorphanol 같은 부분 작용제들은 보다 적은 정도로 MAC 값을 감소시킨다.

4) Dopamin 길항제

Droperidol, metoclopramide들은 thiopental과 병합 투여하면 최면에서 상승 상호작용을 보인다.[60]

5) 국소 마취제

국소마취제와 흡입 마취제에 대한 상호작용에서 흡입마취제의 MAC 값이 감소된다는 연구결과가 동물실험에서는 있으나 사람에서는 명확한 연구결과가 없는 편이다.

6) 흡입 마취제

대부분 흡입 마취제(isoflurane, sevoflurane, desflurane)와 N_2O의 상호관계는 부가 상호작용을 보인다.[61-63] 또한 흡입마취제(isoflurane, sevoflurane)와 Xe도 부가 상호작용을 보인다.[64,65]

7) 근육이완제

정맥 마취제와는 달리 흡입 마취제와 사용시 그 사용량을 감소시킬 수 있다.[66] 흡입마취제에 의한 효과 기전이 명확하지는 않지만 isoflurane과 sevoflurane은 신경근 접합부 니코틴 수용체에 결합해 용량의존적으로 억제한다고 한다.[67] 비탈분극성 근이완제들 간의 상호작용을 연구한 결과에서는 부가 상호작용을 보인다고 하였다.[68]

현대 의료 환경에서 환자는 기저질환 치료, 외과적 치료 목적으로 처방 받아 복용하거나 투여 받는 약물이 여러 가지이면서도 다양할 것이다. 이 약물들과 마취 관련하여 사용하는 약물들 간의 발생할 수 있는 모든 경우의 약물 상호작용에 대한 연구가 충분하지는 못하고 그 정보축적이 충분하다고 볼 수는 없다. 따라서 마취과 의사들은 기본적인 약물 상호작용에 대한 내용을 이해하고 환자를 관리하는데 있어 환자가 복용하는 약물에 대한 충분한 정보를 얻고 의미 있는 약물 상호작용이 나타날 가능성이 의심되면 충분한 정보검색을 통해 문제점을 인식하고 적절한 관리와 감시를 시행해야 할 것이다.

Reference

1. Kennedy JM, van Rij AM, Spears GF, Pettigrew RA, Tucker IG: Polypharmacy in a general surgical unit and consequences of drug withdrawal. Br J Clin Pharmacol 2000; 49: 353-62.
2. Ryu KH: 마취과의사가 주의해야 하는 약제들의 상호작용. Korean J Anesthesiol 2007; 53: 1-14.
3. Cho HY, Lee YB: Mechanism-based drug interactions. Seoul, Shinil. 2005, pp 7-10.
4. Rolan PE: Plasma protein binding displacement interaction-why are they still regarded as clinically important? Br J Clin Pharmacol 1994; 37: 125-8.
5. Sweeney BP, Bromilow J: Liver enzyme induction and inhibition: implication for anaesthesia. Anaesthesia 2006; 61: 159-77.
6. Somogyi A, Muirhead M: Pharmacokinetic interactions of cimetidine 1987. Clin Pharmacokinet 1987; 12: 321-66.
7. Tanaka E: Clinically important pharmacokinetic drug-drug interactions: role of cytochrome P450 enzymes. J Clin Pharm Ther 1998; 23: 403-16.
8. Nebert DW, Russell DW: Clinical importance of the cytochromes P450. Lancet 2002; 360: 1155-62.
9. Zhang W, Ramamoorthy Y, Kilicarslan T, Nolte H, Tyndale RF, Sellers EM: Inhibition of cytochromes P450 by antifungal imidazole derivatives. Drug Metab Dispos 2002; 30: 314-8.
10. Honig PK, Wortham DC, Zamani K, Conner DP, Mullin JC, Cantilena LR: Terfenadine-ketoconazole interaction. Pharmacokinetic and electrocardiographic consequences. JAMA 1993; 269: 1513-8.
11. Projean D, Morin PE, Tu TM, Ducharme J: Identification of CYP3A4 and CYP2C8 as the major cytochrome P450s responsible for morphine N-demethylation in human liver microsomes. Xenobiotica 2003; 33: 841-54.
12. Fromm MF, Eckhardt K, Li S, Schanzle G, Hofmann U, Mikus G, et al.: Loss of analgesic effect of morphine due to coadministration of rifampin. Pain 1997; 72: 261-7.
13. Feierman DE, Lasker JM: Metabolism of fentanyl, a synthetic opioid analgesic, by human liver microsomes. Role of CYP3A4. Drug Metab Dispos 1996; 24: 932-9.
14. Ramirez J, Innocenti F, Schuetz EG, Flockhart DA, Relling MV, Santucci R, et al.: CYP2B6, CYP3A4, and CYP2C19 are responsible for the in vitro N?demethylation of meperidine in human liver microsomes. Drug Metab Dispos 2004; 32: 930-6.
15. Davis MP, Homsi J: The importance of cytochrome P450 monooxygenase CYP2D6 in palliative medicine. Support Care Cancer 2001; 9:

442-51.

16. Gan SH, Ismail R, Wan Adan WA, Zulmi W: Impact of CYP2D6 genetic polymorphism on tramadol pharmcokinetics and pharmacodynamics. Mol Diagn Ther 2007; 11: 171-81.
17. Lampe JW, King IB, Li S, Grate MT, Barale KV, Chen C, et al.: Brassica vegetables increase and apiaceous vegetables decrease cytochrome P450 1A2 activity in human: changes in caffeine metabolite ratios in response to controlled vegetable diets. Carcinogenesis 2000; 21: 1157-62.
18. Orlando R, Piccoli P, De Martin S, Padrini R, Floreani M, Palatini P: Cytochrome P450 1A2 is a major determinant of lidocaine metabolism in vivo: effects of liver function. Clin Pharmacol Ther 2004; 75: 80-8.
19. Isohanni MH, Neuvonen PJ, Olkkola KT: Effect of fluvoxamine and erythromycine on the pharmacokinetics of oral lidocaine. Basic Clin Pharmacol Toxicol 2006; 99: 168-72.
20. Chaudhry AS, Kochhar R, Kohli KK: Importance of CYP2C19 genetic polymorphism in the eradication of helicobacter pylori in north Indians. Indian J Med Res 2009; 130: 437-43.
21. Restrepo JG, Garcia-Martin E, Martinez C, Agundez JA: Polymorphic drug metabolism in anaesthesia. Curr Drug Metab 2009; 10: 236-46.
22. Gonzalez FJ: The use of gene knockout mice to unravel the mechanisms of toxicity and chemical carcinogenesis. Toxicol Lett 2001; 120: 199-208.
23. Njoku D, Laster MJ, Gong DH, Eger EL 2nd, Reed GF, Martin JL: Biotransformation of halothane, enflurane, isoflurane, and desflurane to trifluoroacetylated liver proteins: association between protein acylation and hepatic injury. Anesth Analg 1997; 84: 173-8.
24. Sakaguchi Y, Inaba S, Umeki Y, Takahashi S, Yoshitake J, Hayashi Y, et al.: Retrospective study of post-anesthetic mild liver disorder associated with inhalation anestheics, halothane and enflurane. J Anesth 1992; 6: 183-91.
25. Hasan F: Iosflurane hepatotoxicity in a patient with a previous history of halothane-induced hepatitis. Hepatogastroenterology 1998; 45: 518-22.
26. Rohm KD, Mengistu A, Boldt J, Mayer J, Beck G, Piper SN: Renal integrity in sevoflurane sedation in the intensive care unit with the anesthetic-conserving device: a comparison with intravenous propofol sedation. Anesth Analg 2009; 108: 1848-54.
27. Proost JH, Eriksson LI, Mirakhur RK, Roest G, Wierda M: Urinary, Biliary and faecal excretion of rocuronium in humans. Br J Anaesth 2000; 85: 717-23.
28. Shafer SL, Hendrickx JF, Flood P, Sonner J, Eger EI 2nd: Additivity versus synergy: a theoretical analysis of implications for anesthetic mechanisms. Anesth Analg 2008; 107: 507-24.
29. Zhi JG, Levy G: Isobolographic assessment of the convulsant interaction between theophylline and caffeine or pentyleneterazol in rats. J Pharm Sci 1990; 79: 678-81.
30. Zanderigo E, Sartori V, Sveticic G, Bouillon T, Schumacher P, Morari M, et al.: The well-being model: a new drug interaction model for positive and negative effects. Anesthesiology 2006; 104: 742-53.
31. Vinik HR, Bradley EL Jr, Kissin I: Isobolographic analysis of propofol-thiopental hypnotic interaction in surgical patients. Anesth Analg 1999; 88: 667-70.
32. Minto CF, Schnider TW, Short TG, Gregg KM, Gentilini A, Shafer SL: Response surface model for anesthetic drug interactions. Anesthesiology 2000; 92: 1603-16.
33. Vinik HR, Bradley EL Jr, Kissin I: Triple anesthetic combination: propofol-midazolam-alfentanil. Anesth Analg 1994; 78: 354-8.
34. Hui TW, Short TG, Hong W, Suen T, Gin T, Plummer J: Additive interactions between propofol and ketamine when used for anesthesia induction in female patients. Anesthesiology 1995; 82: 641-8.
35. Higuchi H, Adachi Y, Dahan A, Olofsen E, Arimura S, Mori T, et al.: The interaction between propofol and clonidine for loss of consciousness. Anesth Analg 2002; 94: 886-91.
36. Kazama T, Ikeda K, Morita K: The pharmacodynamic interaction between propofol and fentanyl with respect to the suppression of somatic or hemodynamic responses to skin incision, peritoneum incision, and abdominal wall retraction. Anesthesiology 1998; 89: 894-906.
37. Mertens MJ, Olofsen E, Englbers FH, Burm AG, Bovill JG, Vuyk J: Propofol reduces perioperative remifentanil requirements in a synergistic manner: response surface modeling of perioperative remifentanil-propofol interactions.

Anesthesiology 2003; 99: 347-59.
38. Smith C, McEwan AI, Jhaveri R, Wilkinson M, Goodman D, Smith LR, et al.: The interaction of fentanyl on the Cp50 of propofol for loss of consciousness and skin incision. Anesthesiology 1994; 81: 820-8.
39. Kern SE, Xie G, White JL, Egan TD: A response surface analysis of propofol-remifentanil pharmacodynamic interaction in volunteers. Anesthesiology 2004; 100: 1373-81.
40. Harris R, Lazar O, Johansen J, Sebel P: Interaction of propofol and sevoflurane on loss of consciousness and movement to skin incision during general anesthesia. Anesthesiology 2006; 104: 1170-5.
41. Stuart PC, Stott SM, Millar A, Kenny GN, Russell D: Cp50 of propofol with and without nitrous oxide 67%. Br J Anaesth 2000; 84: 638-9.
42. Koht A, Schutz W, Schmidt G, Schramm J, Watanabe E: Effects of etomidate, midazolam, and thiopental on median nerve somatosensory evoked potentials and the additive effects of fentanyl and nitrous oxide. Anesth Analg 1988; 67: 435-41.
43. Short TG, Galletly DC, Plummer JL: Hypnotic and anaesthetic action of thiopentone and midazolam alone and in combination. Br J Anaesth 1991; 66: 13-9.
44. Telford RJ, Glass PS, Goodman D, Jacobs JR: Fentanyl does not alter the "sleep" plasma concentration of thiopental. Anesth Analg 1992; 75: 523-9.
45. Katoh T, Ikeda K: Nitrous oxide produces a non-linear reduction in thiopentone requirements. Br J Anaesth 1996; 77: 265-7.
46. Hong W, Short TG, Hui TW: Hypnotic and anesthetic interactions between ketamine and midazolam in female patients. Anesthesiology 1993; 79: 1227-32.
47. Ben-Shlomo I, abd-el-Khalim H, Ezry J, Zohar S, Tverskoy M: Midazolam acts synergistically with fentanyl for induction of anaesthesia. Br J Anaesth 1990; 64: 45-7.
48. Khan ZP, Munday IT, Jones RM, Thornton C, Mant TG, Amin D: Effects of dexmedetomidine on isoflurane requirements in healthy volunteers. 1: Pharmacodynamic and pharmacokinetic interactions. Br J Anaesth 1999; 83: 372-80.
49. Fragen RJ, Fitzgerald PC: Effect of dexmedetomidine on the minimum alveolar concentration (MAC) of sevoflurane in adults age 55 to 70 years. J Clin Anesth 1999; 11: 466-70.
50. Goyagi T, Tanaka M, Nishikawa T: Oral clonidine premedication reduces the awakening concentration of isoflurane. Anesth Analg 1998; 86: 410-3.
51. Inomata S, Yaguchi Y, Toyooka H: The effects of clonidine premedication on sevoflurane requirements and anesthetic induction time. Anesth Analg 1999; 89: 204-8.
52. Kihara S, Inomata S, Yaguchi Y, Toyooka H, Baba Y, Kohda Y: The awakening concentration of sevoflurane in children. Anesth Analg 2000; 91: 305-8.
53. Westmoreland CL, Sebel PS, Gropper A: Fentanyl or alfentanil decreases the minimum alveolar anesthetic concentration of isoflurane in surgical patients. Anesth Analg 1994; 78: 23-8.
54. Katoh T, Kobayashi S, Suzuki A, Iwamoto T, Bito H, Ikeda K: The effect of fentanyl on sevoflurane requirements for somatic and sympathetic responses to surgical incision. Anesthesiology 1999; 90: 398-405.
55. Sebel PS, Glass PS, Fletcher JE, Murphy MR, Gallagher C, Quill T: Reduction of the MAC of desflurane with fentanyl. Anesthesiology 1992; 76: 52-9.
56. Brunner MD, Braithwaite P, Jhaveri R, McEwan AI, Goodman DK, Smith LR, et al.: MAC reduction of isoflurane by sufentanil. Br J Anaesth 1994; 72: 42-6.
57. Lang E, Kapila A, Shlugman D, Hoke JF, Sebel PS, Glass PS: Reduction of isoflurane minimal alveolar concentration by remifentanil. Anesthesiology 1996; 85: 721-8.
58. Gross JB, Alexander CM: Awakening concentrations of isoflurane are not affected by analgesic doses of morphine. Anesth Analg 1988; 67: 27-30.
59. Katoh T, Suguro Y, Kimura T, Ikeda K: Morphine does not affect the awakening concentration of sevoflurane. Can J Anaesth 1993; 40: 825-8.
60. Mehta D, Bradley EL Jr, Kissin I: Metoclopramide decreases thiopental hypnotic requirements. Anesth Analg 1993; 77: 784-7.
61. Murray DJ, Mehta MP, Forbes RB: The additive contribution of nitrous oxide to isoflurane MAC in infants and children. Anesthesiology 1991; 75: 186-90.
62. Katoh T, Ikeda K: The minimum alveolar

concentration (MAC) of sevoflurane in humans. Anesthesiology 1987; 66: 301-3.
63. Rampil IJ, Lockhart SH, Zwass MS, Peterson N, Yasuda N, Eger EI 2nd, et al.: Clinical characteristics of desflurane in surgical patients: minimum alveolar concentration. Anesthesiology 1991; 74: 429-33.
64. Goto T, Nakata Y, Ishiguro Y, Niimi Y, Suwa K, Morita S: Minimum alveolar concentration-awake of xenon alone and in combination with isoflurane or sevoflurane. Anesthesiology 2000; 93: 1188-93.
65. Nakata Y, Goto T, Ishiguro Y, Terui K, Kawakami H, Santo M, et al.: Minimum alveolar concentration (MAC) of xenon with sevoflurane in humans. Anesthesiology 2001; 94: 611-4.
66. Wright PM, Hart P, Lau M, Brown R, Sharma ML, Gruenke L, et al.: The magnitude and time course of vecuronium potentiation by desflurane versus isoflurane. Anesthesiology 1995; 82: 404-11.
67. Paul M, Fokt RM, Kindler CH, Dipp NC, Yost CS: Characterization of the interactions between volatile anesthetics and neuromuscular blockers at the muscle nicotinic acetylcholine receptor. Anesth Analg 2002; 95: 362-7.
68. Paul M, Kindler CH, Fokt RM, Dipp NC, Yost CS: Isobolgraphic analysis of non-depolarising muscle relaxant interactions at their receptor site. Eur J Pharmacol 2002; 438: 35-43.

25 마취의 심도

가톨릭대학교 의과대학 김 대 우

"만일 네가 어디를 가고 있는지 모른다면 어떤 길이라도 괜찮다."라는 격언의 추론에서 만일 마취가 무엇인지 모른다면 어떤 마취심도의 측정모니터도 상관없다. 마취란 무엇인가? 마취의사들은 마취상태의 복합적이고 일치되지 않는 정의들을 가지고 있으면서 측정하는 방법에 대한 강한 소신들을 가지고 있다. 다행히도 한 세기 전보다는 마취가 잘 소개되어서 정보의 발달로 마취상태의 통합되고 정량적인 개념이 이제는 정립될 수 있게 되어서 마취상태가 진행될 때 그것을 약리학적으로 조정하고 실시간 모니터하는 능력을 갖게 되었다.[1)]

마취의 주요 구성 요소는 의식소실, 진통, 근이완, 반사억제 등이다. 수술 중 마취가 안정상태로 유지되면 환자는 통증을 인지하지 못하며, 자율신경계의 반사작용에 대한 징후도 둔화된다.[2,3)] 마취심도를 측정하는 주목적은 수술 중 원치 않는 각성상태의 발현을 방지하고 적정량의 마취제를 투여하여 적절한 마취상태를 유지함으로써 마취제의 낭비를 막고 과용량에 의한 부작용도 최소화하면서 수술 후 조속히 각성시키는데 있다.

Guedel은[4)] ether 마취중 환자의 임상양상을 세밀히 관찰하여 4단계로 구분하여 마취 깊이를 가늠하는 척도로서 이용하기도 하였다. 그러나 이후 기계환기법과 근이완제가 발달하면서 수술 조건은 좋아진 반면 호흡근의 운동과 호흡의 양상, 근육의 이완 정도를 통해 알 수 있었던 마취의 깊이를 관찰할 수 없게 되면서 술중 각성에 대한 문제가 대두되었다.

그러나 아직까지 임상에서 이용하기 쉬우며 마취심도를 정확하게 반영할 수 있도록 고안된 측정 장비는 없으며 주로 이용되고 있는 마취심도의 측정 방법은 자극에 대한 환자의 반응을 판단하는 방법과 자극에 대한 신경계의 반응을 전기적으로 감시하는 방법으로 나눌 수 있다. 환자의 임상적 상황을 살피는 방법에는 Modified Observer's Assessment of Alertness/Sedation (MOAA/S) scale score,[5-10)] 식도 괄약근의 긴장도 측정,[11)] PRST 점수와[12)] isolated forearm technique(IFT)이 있고,[13)] 신경계의 전기적 신호를 감시하는 방법에는 심박수 변이도 측정,[14)] 대뇌의 자발적인 반응인 뇌파를 측정하는 방법과 자극에 의해 만들어지는 유발전위의 측정 등이 있다.[15)]

1. 마취심도의 정의

마취심도라는 용어는 객관적인 척도가 없는 주관적인 개념이다. 마취상태가 무의식이라는 요소를 필수적으로 내포하고 있으므로 마취심도의 측정은 무의식의 측정을 암시한다. 따라서 마취심도는 직접적으로 측정할 수가 없다. 그럼에도 불구하고 현재까지 많은 연구자들에 의하여 마취심도의 측정법이나 개념들이 발전해 왔다. 1987년 Prys-Roberts는 마취 심도는 통증 자극에 대한 신체의 반응이라는 데 초점을 맞추어, 약물에 의한 무의식 상태의 결과로 유해자극을 인지하지도 회상하지도 않는 상태를 마취로 정의하고 마취 심도는 효과처의 일정한 약물 농도에서 주어진 자극에 대한 반응의 측정을 통해서 알 수 있다고 하였다.[16] 전신마취를 이루기 위해서는 마취를 구성하는 개별 요소들이 각각 다른 약리 작용이 필요하다. 현대에 와서는 마취를 정의할 때 다음과 같은 구성요소가 필요하다. 구심성 자극, 원심성 반응, 진통제와 최면제 및 근이완제 등 여러 약물들의 평형상태의 농도, 주어진 약물 농도와 자극에 대한 반응 가능성 등이다.

1) 자극과 반응

자극의 종류에는 이름을 부르거나, 가벼운 접촉, 큰 소리 혹은 흔들어서 깨우는 등의 통증이 없는 자극으로부터 침, 전기적 연축이나 강축, 등세모근(trapezius)의 압축, 피부절개나 봉합, 개복, 늑골 견인, 후두경, 기관 삽관 등의 통증 자극이 있다. 마취심도를 정의하기 위해서 자극은 측정이 가능하고 재현성이 있어야 한다. 자극의 강도가 정확히 측정될 수 없는 경우에는 초최대 자극(supramaximal stimulus)이 주어져야 한다. 그 이유는 자극 강도 변화로 인하여 반응의 본래 성질이 변화되지 않아야 하기 때문이다. 또 자극 시점부터 최대 반응 발현까지의 시간이 일정하여야 하며 되도록 짧은 것이 이상적이다.

반응에는 구두반응, 외현 혹은 암묵 기억, 수의적 운동 등 마취제로 억제하기 쉬운 반응으로부터 불수의적 운동, 폐환기, 발한, 혈역학적인 반응 등 억제하기 어려운 반응들이 있다. 일정 자극에 대한 반응가능성은 마취제의 효과처 농도에 따라서 달라지며, 자극의 강도나 억제하려는 반응의 종류에 따라서 달라진다. 따라서 자극에 대한 반응의 가능성을 마취심도라고 한다면, 자극의 강도와 억제하고자 목표로 하는 반응을 보정하고 나서, 일정 농도의 마취제하에서 목표로 하는 반응을 억제할 가능성을 측정해야 한다. 즉 마취심도의 범위는 이름을 부르는 것처럼 간단한 자극에서부터 기관 삽관과 같은

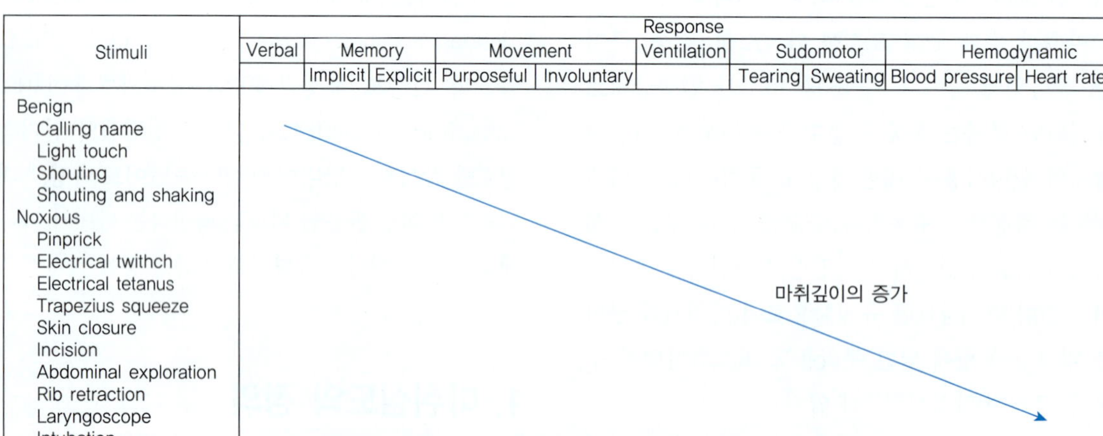

그림 25-1 상응하는 자극과 반응의 행렬

자극들은 대략 유해강도 순으로 증가된다. 반응들은 대략 억제하기 어려운 정도 순으로 증가된다. 좌측에서 우측으로 그리고 위쪽에서 아래쪽으로 갈수록 자극에 대한 반응을 억제하기 위하여 더 많은 양의 마취제가 요구된다.

심한 자극까지 다양한 자극에 대하여, 쉽게 억제될 수 있는 구두 반응을 억제할 확률부터 억제하기가 어려운 심혈관계 반응을 100% 억제할 확률까지 다양하다(그림 25-1).

2) 마취상태의 실험적 특성

마취심도를 정량화하기 위해서는 무반응의 확률의 정의가 명확해야 한다. 그림 25-1에 보여지는 자극과 반응의 행렬(matrix)을 생각해보자. 자극은 대개 양성(benign)과 유해성(noxious)으로 나눠진다. 양성자극은 신체적으로 통증이 없다. 그래서 양성자극에 대한 반응은 최면제(hypnotic)단독이나 최소량의 진통제와 함께 쉽게 가라앉는다. 유해성자극은 신체적으로 통증이 있어서 그런 자극에 대한 반응들은 진통제에 쉽게 가라앉는다. 피부절개(skin incision)는 전기자극(electrical pain)보다는 더 자극적이지만 후두경과 기관 삽관 자극보다는 덜 자극적 이여서 유해성 자극 중 대략 중간 정도로 보인다. 그림 25-1은 대략적으로 강도가 증가하는 순서로 유해성자극을 나타낸다. 그림 25-1은 가라앉히기 어려운 대략 순위의 10가지 반응과 대략적으로 강도가 증가하는 순서의 14가지 자극을 나타낸다.

다행히 모든 자극에 대한 반응을 기술할 필요가 없다. 만일 흔들음(shaking)과 외침(shouting)같은 양성자극 그리고 전기적 강축(electrical tetanus), 절개, 후두경, 삽관 같은 유해성자극들에 대한 반응을 기술하면 양성과 유해성 자극의 임상적으로 관련된 영역을 포착할 것이다. 자극과 반응의 행렬에 최면제와 아편유사제 행렬을 추가해보자 흔히 사용되는 최면제로는 halothane, isoflurane, sevoflurane 그리고 desflurane같은 흡입마취제와 propofol, thiopental, etomidate, 그리고 midazolam이 해당된다. 흔히 사용되는 아편유사제로는 fentanyl, alfentanil, sufentanil, remifentanil, morphine, meperidine, hydromorphone, methadone, tramadol 그리고 piritramide가 포함된다. 8가지 최면제와 10가지 아편유사제로 80가지 조합을 만들 수 있고 80조합에 122 상호반응들을 곱하면 아편유사제, 최면제, 자극과 반응들의 9760조합이 산출된다. 여기에 나이, 질환, 성별, 기타 영향 인자들을 추가해보자.

마취심도는 자극강도와 반응 억제의 어려운 정도에 대하여 대응 조정된 자극에 무반응 할 약물로 유도된 확률이다. 마취심도는 단순질문에 잘 대답할 수 있는 완전각성(full awake)에서부터 기관 삽관 같은 깊은 유해성자극에 대한 빈맥처럼 억제하기 어려운 무반응 확률 100%까지 있다.

그림 25-2는 그림 25-1에서 자극과 반응의 행렬 중에서 실험적으로 다루기 쉽고 임상적으로 유용한 요약을 나타낸다. 행렬은 호명, 절개, 삽관의 3가지 자극과 음성반응, 움직임, 혈역학적 반응의 3가지 반응으로 축소되었다. 아편유사제-최면제 상호작용 표면(interaction surface)들이 3칸 안에 표시된다. 칸 안에서 보이듯이 호명에 대한 음성반응은 최면제에 의해 쉽게 억제되고 아편유사제에는 단지 조금만 영향을 받는다. 중간에 표면은 절개에 반응시 움직임을 억제하기 위해서는 환자 호명 시 음성반응 억제 때보다 더 많은 양의 최면제와 아편유사제가 필요한 것을 보여준다. 게다가 수직의 확률 축은 더 깊은 자극에 대하여 늘어나서 환자 호명 시 100% 무반응 할 확률보다 절개에 100% 무반응 할 확률은 더 깊은 수준의 약물효과임을 나타낸다. 삽관 같은 가장 깊은 자극에 혈압상승 빈맥 등의 억제하기 가장 어려운 반응들을 억제하기 위해서는 보다시피 많은 아편유사제와 최면제가 요구된다. 그림 25-2에 표시된 것처럼 마취심도는 호명에 약물이 필요 없이 100% 반응할 확률인 확실한 각성상태부터 혈역학적으로 100% 무반응을 위해서 충분한양의 아편유사제와 최면제가 요구되는 삽관까지 있다.

MAC은 흡입마취제를 위한 마취심도의 통일된 원

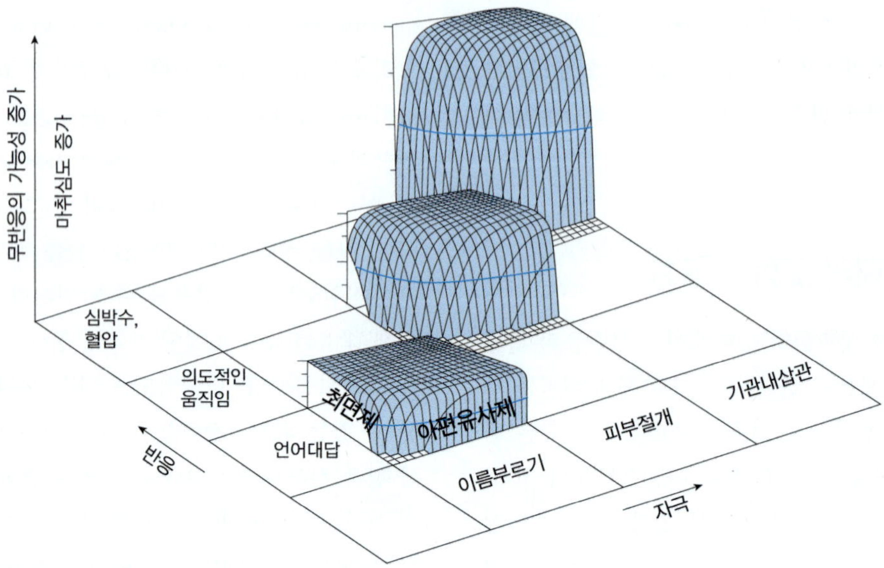

그림 25-2 세가지 강도증가 순의 자극과 세가지 억제가 어려운 순의 반응들에 대한 자극-반응관계에서 아편유사제와 최면제의 역할
각 칸은 자체의 아편유사제와 최면제 상호작용표면을 지니며 수직축은 무반응가능성을 표시하고 환자호명에 무반응은 얕은 수준의 마취에서도 쉽게 오지만 기관삽관에 대한 혈역학적 변화를 억제하기 위해서는 깊은 수준의 마취가 요구된다.

칙을 만든다. 비록 각각의 흡입마취제는 어떤 약리적 특성들을 가지고 있지만 일반적으로 약제들(isoflurane versus sevoflurane versus desflurane)간과 자극-반응 쌍 간에 평행적인 용량반응곡선(dose-response curve)들을 갖는다. 음성자극 반응(MAC-awake), 절개에 대한 움직임(MAC), 절개에 대한 혈역학적 반응(MAC-BAR)과 연관된 흡입마취제 농도가 그 예들이다. 그래서 MAC의 상대값을 구해서 다른 자극-반응 관계의 상대값을 추정할 수 있다. 정맥주입용 최면제 간에는 유사점이 적다. 다행히 마취상태를 유지하는데 일정하게 사용되는 정맥약제는 propofol과 midazolam인데 병용에는 한계가 있다.

Fentanyl 계열의 각 약제들에 대한 약물이상반응의 모순된 보고들이 있음에도 불구하고 fentanyl, alfentanil, sufentanil, remifentanil 등은 약물의 역가(potency)와 시간경과(time course)상 크게 다르다. Morphine, meperidine, hydromorphone, methadone 등은 역가와 내재효능(intrinsic efficacy)이 다르고 fentanyl계 진통제보다 최대진통효과가 떨어진다.

아산화질소(N_2O)는 여전히 흔히 사용되는 오래된 마취제이지만 잘 알지 못한다. 최면효과와 강력한 진통효과를 지닌다. 아산화질소와 아편유사제, 흡입마취제와 propofol 간의 상호작용은 기술되었지만 이들 마취제의 상호관계를 충분히 이해하는데 필요한 반응표면(response surfaces)을 만들기에 충분한 연구 자료가 모여지지 않았다.

3) 약리학적인 효과 측정

마취제 없이 마취를 논할 수 없으므로 마취심도 정의의 또 다른 중요한 측면으로 마취제의 약동학적, 약력학적인 특성을 고려해야 한다. 약물의 혈장 및 효과처 농도 그리고 약물과 효과 간의 평형, 약물 농도와 효과 사이의 적절한 특성화, 유해자극의 영향 등이 마취제의 약리적 효과를 측정하는 데 영향을 미친다.

약물농도 측정에 이상적인 부위는 약물 수용체나 중추신경계 세포막과 같은 효과처의 체액이라고 할 수 있다. 그러나 생체에서는 이 부위에서 측정이 불가능하므로 일반적으로 정맥으로 투여된 약물의 경우에는 혈액이나 혈장에서의 농도를 측정하며, 흡입마취제의 경우에는 호기말 가스분압을 측정한다. 특정 자극에 대해 무반응의 확률을 백분율로 나타낸 수치에 대해 약물농도를 표시할 수 있으며 그 중 반응과 무반응 양쪽 모두가 똑같이 50% 확률로 나타날 수 있는 약물농도(CP50)와 흔히 알고 있는 MAC 등은 농도와 효과 사이의 적절한 특성화 과정이다.

2. 각성과 기억

각성(awareness)이란 어떤 일이 발생한 것을 그 즉시 인지함을 말하며 회상(recall)이란 인지하였던 것을 그 이후에 기억을 통하여 되살려 내는 것을 말한다. 전신마취에서 근이완제의 사용은 필수적이며 근이완제의 광범위한 사용으로 인하여 상대적으로 수술 중 각성의 빈도는 높아지게 되었다. 수술 중에 있었던 각성은 의식이나 무의식 속에 여러 가지 나쁜 기억을 남김으로써 수술 후에 정신적인 합병증을 유발하기도 한다.

수술 후의 기억은 수술 중에 일어난 사건을 의식적인 통제처리에 의해 명확하게 기억하는 외현기억(explicit memory)과 무의식적인 자동처리로 명확하게 기억할 수는 없지만 술 후 행동변화 등을 일으킬 수 있는 암묵기억(implicit memory)으로 구분할 수 있다.

전신마취중의 인지기능(cognitive function)에 대한 관점에서 보면, 마취상태를 다음과 같은 4단계로 구분할 수 있다.

1) 외현기억이 있는 의식적 각성(conscious awareness with explicit memory)

2) 외현기억이 없는 의식적 각성(conscious awareness without explicit memory)

3) 외현기억은 없으나 암묵기억은 있는 무의식적 각성(unconscious awareness without explicit memory but with implicit memory)

4) 무각성 상태(no awareness)

1단계는 통증과 회상이 있는 단계이고, 2단계는 통증과 회상은 없지만 전완고립술(isolated forearm technique)에서 구두명령에 반응하는 단계이다. 3단계는 전완고립술에서 구두명령에 반응은 없지만 뇌의 인지기능은 있어서 불분명한 기억이 남아있는 단계이며, 4단계는 뇌의 인지기능이 전혀 없는 단계로 실제 이 단계가 존재하는지 확실한 증거는 없다. 아마도 중간 잠재기 청각유발전위(middle latency evoked potential, MLAEP)를 이용하여 3단계와 4단계를 구별할 수 있을지도 모른다.

마취 중 각성의 원인으로는 불충분한 마취깊이, 마취기계의 고장, 경험이 적은 마취과 의사의 부주의, 만성 알코올 중독 환자나 진정제 등의 약물중독, 어려운 기관 내 삽관, ASA 분류 4, 5의 환자에서 마취제 투여 없이 수술한 경우, 높은 고도에서의 마취, 전투약을 하지 않았을 경우 그리고 작용시간이 매우 짧은 정맥마취 유도제를 사용한 경우 등 다양한 원인이 있다.

수술 중 각성의 빈도는 연구자와 수술의 종류, 또는 환자의 상태에 따라 다르지만 0.11에서 0.18%로 보고된다. Sandin등은[17] 일반적인 전신마취 시 0.15% 정도의 각성 빈도를 보고했고, Sebel 등은[18] 각성의 빈도는 약 0.13%이며 ASA 신체등급이 높을수록 증가했고 성별이나 나이와는 관련이 없는 것으로 보고하였다. 소아들에 있어서는 0.8%에 이른다는 보고도 있다.[19] 그러나 수술의 종류에 따라서 차이가 나서 산과마취 시 0.4%, 개심술 수술 시 1.1~1.5%로 보고되고 있다.[20,21]

3. 최면제, 진통제 그리고 마취심도

1) 흡입마취제

(1) 움직임 반응과 MAC개념

유해자극에 반응하는 신체 일부분의 의도적인 움직임은 마취의 임상징후로 널리 사용되었다. 이 움직임을 사용하여 강력한 흡입마취제에 의한 마취제반응을 정량화하였다. 피부절개반응에서 환자들의 50%가 의도적인 큰 움직임을 억제하는데 필요한 흡입마취제의 최소폐포농도(minimum alveolar concentration)를 MAC으로 정의하였다.[22,23] 정의에 제시된 것처럼 최소는 약간 잘못된 표현이고 중간이 더 나은 표현일 것이다.

MAC개념은 3가지 요소들을 갖는다. ① "초최대(supramaximal)" 유해 자극 후에는 실무율형(all-or-none) 움직임반응(movement reaponse)이 반드시 일어난다. ② 표본채취 부위와 평형을 이루는 폐포내 호기말 마취제농도는 뇌에서 마취제농도의 지표로 사용된다. ③ MAC은 흡입마취제 역가(potency)의 통합개념이다.[24,25]

사람에서 MAC을 결정할 때 사용하는 표준 유해자극은 수술초기 피부절개이다. 피부절개는 재현할 수 있는 유해자극을 의미한다. 피부절개나 기관 내 삽관보다 더 깊은 다른 주술기 자극인 복막견인(peritoneal traction)같은 자극에 대한 체계적인 조사가 없었다. 동물에서 MAC을 결정할 때 사용하는 표준 유해자극은 꼬리기저부위에 외과용 겸자(surgical clamp)를 사용하였다. 개에서 다른 유해자극 검사 후 꼬리 겸자(tail clamping)는 실험적으로 재현가능하고 손상도 심하지 않으면서 가장 유해한 자극을 나타내었다.[22]

MAC개념의 두 번째 요소는 약물농도지표로서 마취제의 폐포 농도를 사용한다. 흡입마취제의 평형을 이룬 안정상태 분압 폐포, 혈액, 뇌같은 체내 모든 조직에서 동일하다. 그래서 폐포 농도로 표시하는 흡입마취제의 측정된 호기말 분압은 안정상태의 뇌에서 기본농도에 정비례한다. 왜냐면 뇌는 비교적 잘 조직관류가 잘되므로 일정한 호기말 마취제농도에 노출된 15분 내에 호기말, 폐포, 동맥, 뇌마취제 분압 간에 평형에 도달한다.

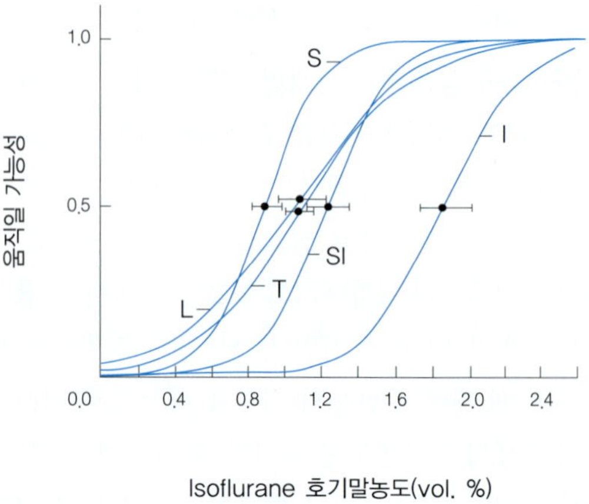

그림 25-3 서로 다른 유해자극이 가해졌을 때 움직임 반응이 일어나지 않을 예상확률에 대한 isoflurane 호기 말 농도의 로지스틱 회귀분석. 횡선은 반응하는 확률이 50%일 때 호기말 농도의 95% 신뢰구간을 나타낸다.
I. 후두경 검사/기관 삽관 L. 후두경검사 S. 승모근 꽉집기 SI. 피부절개 T. 전기 강축

MAC의 세 번째 요소는 흡입마취제역가의 통합측정의 역할을 해왔고 피부절개에 움직임반응외의 목표점인 MAC분수 혹은 MAC배수들의 개념이 되었다. Stoelting일행은 마취회복동안 구두명령에 눈을 뜨는 마취제의 MAC인 MAC-awake를 정하였다.[26] 이런 자극은 외과적 피부절개보다 덜 세고 피부 절개 때의 움직임보다 낮은 마취제농도에 반응한다. 일반적으로 MAC-awake값은 외과적 피부절개의 MAC수치의 1/3~1/4정도이다. Yakaitis일행은[27] 기관삽관동안 움직임이나 기침을 억제하는 흡입마취제의 MAC인 MAC-intubation을 정하였다. 기관삽관은 피부절개보다 의미있게 더 자극적이며 움직임반응을 없애기 위해서는 더 높은 농도의 흡입마취제가 필요하다. 마침내 Roizen일행은[28] 피부절개

표 25-1 **최소 폐포 농도에 영향을 주는 요소들**

최소 폐포농도에 미치는 영향	요인(연구 대상)
감소	체온 저하(동물)
	심한 저혈압(동물)
	노인(사람)
	아편유사제, ketamine(사람, 동물)
	암페타민 만성 투여(동물)
	레세르핀, 알파-메칠도파(동물)
	항콜린에스테라아제(동물)
	국소마취제 정주(사람, 동물)
	임신(동물)
	저산소혈증(PaO_2 〈 40 mm Hg)(동물)
	빈혈(동물)
	알파2작용제(사람, 동물)
증가	고열(동물)
	갑상샘항진증(동물)
	알코올중독(사람)
	텍스트로암페타민 급성 투여(동물)
	어린 나이(사람, 동물)
변화 없음	마취 시간(사람, 동물)
	성(사람, 동물)
	대사성 산-염기 상태(동물)
	고탄산혈증과 저탄산혈증(사람, 동물)
	등적 빈혈(동물)
	고혈압(동물)

에 대한 아드레날린 반응을 억제하는데 필요한 MAC으로서 정맥혈 카테콜아민농도로 측정되는 MAC-BAR를 연구하였다. ① MAC-awake, ② MAC-skin incision, ③ MAC-intubation과 ④ MAC-BAR들에 값들을 조사해보면 정해진 임상자극에 연관된 흡입마취제의 최면효과를 나타내는 농도-반응곡선의 집합을 보게 된다.

Isoflurane의 움직임반응으로 여러 가지 유해자극의 효과에 대한 종합적으로 연구도 있었는데 26명의 건강한 외과환자들에서 isflurane을 적절한 흡입/호기말 평형농도로 투여하였고 다양한 호기말 isflurane농도에서 여러 가지 유해자극을 가하였다.[29] 자료로부터 저자들은 그림 25-3에 표시된 것처럼 여러 가지 유해자극에 대한 농도-반응곡선의 집합을 정의할 수 있었다. 여러 가지 자극에 50% 움직이지 않을 확률의 호기말 isoflurane농도%는 구두명령반응(verbal responsiveness), 0.37%; 승모근 꽉쥐기, 0.84%; 후두경검사(laryngoscopy), 1.0%; 50-

Hz 전기적 강축, 1.03%; 피부절개(skin incision), 1.16%(MAC, by definition);그리고 삽관시 후두경검사(laryngoscopy with intubation), 1.76%였다. 이 연구는 여러 가지 임상자극에 반응을 방지하기위해서는 다양한 isflurane농도가 요구되고 isflurane의 최면효과에 대한 농도-반응 관계를 정의하는데 사용되었다. 다양한 흡입마취제들은 비교할 때 MAC-intubation이나 MAC-awake에 대한 MAC-skin incision의 비율은 비교적 일정하다.

마취에 사용되는 다른 약제들은 MAC의 감소로 측정되는 것처럼 마취제 요구량을 감소시킴으로서 흡입마취제의 실제 역가를 증가시킨다. 노화 같은 여러 가지 변형된 생리상태 역시 마취제 역가를 변화시킨다. 표 25-1은 최소 폐포농도(MAC)에 영향을 주는 요소들이다.

(2) 다른 임상 반응들

유해자극에 대한 움직임반응은 임상에서 일반적으로 사용되지 않는다. 그 이유는 근이완제를 광범위하게 사용하므로 움직임의 판단이 어렵고 부정확할 수 있기 때문이다. 어떤 상황에서는 환자의 움직임이 수술을 방해할 수 있다. 그러므로 마취심도의 임상측정을 가능하게 하는 다른 징후들인 자발호흡 환자들에서 호흡횟수와 양, 안구운동, 동공의 크기와 대광반사, 심박수, 동맥혈압, 그리고 발한과 같은 자율신경 징후들이 연구되어왔다. 이들 임상징후들은 흡입마취제에 대한 마취심도측정에 사용하기에는 일정하지 않았다. 비록 몇 가지 임상징후들은 어떤 흡입마취제의 마취심도측정에 관련이 있었지만 다른 흡입마취제에는 그렇지 못했다.

혈역학적 반응은 움직임보다 억제하기 더 어렵다. 이것은 isoflurane농도를 증가시키면서 여러 가지 유해자극에 혈역학적인 반응에 대한 체계적인 연구를 보면 다양한 평형 호기말 농도의 isoflurane을 투여받는 26명의 건강한 외과환자들에서 다음의 유해자극들인 승모근검사 , 50-Hz 전기적 강축, 후두경검사, 삽관시 후두경검사, 피부절개를 적용받는데 그들 중 일부는 복합적 적용을 받았다. 동맥내 혈역학적 변화를 연속적인 기록과 심박수와 수축기 혈압증가, isoflurane농도에 관련 사항과 의도적 움직임의 존재유무를 기록하였다.[30] 표 25-2는 개별적인 자극에 움직임이 없을 확률 50%의 isoflurane 호기말 농도에서 수축기혈압과 심박수증가를 보여준다. 전에 말했듯이 여러 가지 유해자극들이 다양한 정도의 혈역학적인 변화를 일으킨다.

혈역학 반응 정도의 상대적순위로는 삽관시 후두경검사가 가장 강력한 자극이다. 자극의 형태가 혈압증가에 가장 영향을 주는 반면에 isoflurane농도는 가장 덜 중요하다는 것을 다중 회귀분석(multiple regression analysis)에서 보여주었다. 그림 25-4는 기저 수축기혈압과 피부절개 때 환자들의 측정된 isoflurane농도에서 수반되는 수축기 혈압증가를 나타낸다.

흡입마취제에 대한 혈역학적인 반응으로 마취심도를 판단하는 이들 임상관련 자료들은 의미가 있다. 단일 약제를 사용할 때 isoflurane은 아무리 고농도라고 하더라도 유해자극에 혈역학적인 반응을 억제할 수 없다. 오히려 고농도isoflurane이 혈역학적 기저 때 사전자극을 감소시켜서 혈역학적인 조절을 보인다.

Zbinden의 연구는 isoflurane 1.8 MAC에서 유해자극에 깊은 혈역학적인 반응으로 isoflurane이 최소진통효과와 최면효과를 나타낸다는 중요한 근거이다. 임상에서 흡입마취제사용때 추가적인 약제들이 흔히 사용된다. Daniel일행은[31] desflurane과 isoflurane마취때 fentanyl(0~3 μg/kg)와 60% N_2O가 심박수, 평균동맥압과 카테콜아민 반응(MAC-BAR요소)을 얼마나 변화시키는가를 연구하였다. Fentanyl 1.5 μg/kg은 MAC-BAR를 desflurane 1.3에서 0.4 MAC을 그리고 isoflurane 1.3에서 0.55

표 25-2 Isoflurane 마취시 각종 유해자극에 대한 혈역학적 반응

	1 MAC 자극에서 수축기 혈압변화 (mm Hg)	1 MAC 자극에서 심박수 변화 (beats/min)	50%의 환자에서 움직임을 억제할 호기말 isafluran 농도 (%)
등세모근 압축	9	5	0.90
전기감축	15	15	1.10
후두경 검사	23	17	1.07
피부절개	34	35	1.24
후두경 검사와 기관내삽관	53	36	1.87

MAC을 감소시켰다. 양쪽 흡입마취제에서 fentanyl 3 μg/kg까지 증가시켜도 MAC-BAR가 더 이상 변하지 않았다.

2) 정맥투여 최면제

전통적으로 정맥내 최면제는 일회량 정맥주사로 마취유도에 사용되어 왔다. propofol의 사용으로 마취 유도 및 유지와 마취심도평가를 적절하게 할 수 있게 되었다.

(1) 마취유도 중 심도평가

마취유도는 propofol, thiopental, etomidate같은 정맥내 최면제 정맥내 빠른 일회주입량으로 이루어진다. 혈중최대농도는 30초~1분이고 약물의 재분배로 빠르게 감소한다. 빠르게 변하는 혈중농도에 따라 중추신경계 억제정도가 달라진다. 마취심도는 의식소실로 빠르게 깊어지고, 최고점에 다다른 후 혈중농도감소로 다시 얕아진다. 중추신경계 억제는 혈중농도 변화 뒤에 지연되고 이력현상(hysteresis)으로 나타난다. 정맥 내 빠른 일회량 주입 시 빠른 투여로 일어나는 비항정 상태(non-steady-state condition)가 혈중약물농도와 마취심도 평가를 어렵게 한다.

마취유도동안 심도를 평가할 임상목표점(clinical end point)들로는 구두명령반응소실, 안검반사소실, 각막반사소실이 있다.

마취유도동안 발생하는 전형적인 자극으로는 심한 유해성자극인 후두경검사와 기관내삽관이 포함된다. 흔히, 이들 두 조작에 대한 반응은 정맥내 최면제 투여만으로는 완전히 없앨 수 없다. 한 연구에서 thiopental 6 mg/kg투여 후 후두경검사와 삽관때 수축기혈압이 53 mmHg 평균 상승하였고 다른 연구에서는 thiamylal 4 mg/kg투여 후 후두경술 때 수축기혈압이 대조치 92 mmHg에서 136 mmHg으로 평균 상승하였다. 왜냐면 대부분의 정맥내 최면제는 진통작용이 없어서 과량을 투여하여도 심한 유해자극에 혈역학적반응을 크게 한다. 그래서 후두경검사와 삽관과 같은 임상관련 유해자극시 마취심도평가는 임상적으로 혈역학적 반응을 소설가능하게 하기위해서 아편유사제나 N_2O같은 다른 진통제를 동시 투여해야 한다.

(2) 마취유지 중 심도평가

Kazama일행은[32] propofol 자체의 약역학을 조사한 후 Hung일행이 thiopental에 사용하였던 유해자극-움직임반응과 Zbinden일행이 isoflurane관련하여 개발한 혈역학방법을 사용하여 propofol과

표 25-3 하복부수술에서 propofol과 alfentanil 및 아산화질소와 alfentanil의 상호작용

사건	Alfentanil CP_{50}(ng/mL)과 함께 사용	
	Propofol	아산화질소
Propofol 또는 아산화질소의 항정 상태 농도	4.0 ± 0.6 μg/mL (range of 3.2 to 4.9)	66%
기관내삽관	92 ± 20[a]	429 ± 42[a]
피부 절개	55 ± 16[a]	101 ± 16[a]
복강내 박리	66 ± 38[b]	206 ± 65[b]
Alfentanil 총량(mg)	10.3 ± 6.1[b]	22.8 ± 6.4[b]

[a]±표준오차
[b]±표준편차

fentanyl을 조사하였다. 구두반응은 propofol에 쉽게 억제되는 반면에 intubation에 대한 반응은 억제하기 어려웠다. 강축, 삽관, 후두경검사는 이런 틀에 유사하게 유해적이었다. 구두명령을 억제하기 위하여 요구되는 propofol량이 안정상태 fentanil농도 1~3 ng/mL을 증가시키는 정도의 첨가로 소량 감소하였지만 강축, 후두경검사, 피부절개와 삽관에 반응을 억제하기 위하여 요구되는 propofol량은 크게 감소하였다. Propofol에 fentanyl추가는 용량에 비례하여(dose-dependent manner) 수축기 혈압증가를 약화시켰다. Kazama일행이 사용한 개념적인 방법론에 의한 다중적 유해자극에 의한 마취심도의 특징을 그림 25-2에 나타냈다.

Vuyk일행은[33] 아편유사제와 정맥마취제에 대한 마취심도의 정량화를 보고하였는데 Ausems일행에[34] 의해 개발된 약역학적 방법론을 사용하여 N_2O하에 고정된 propofol농도와 alfentanil의 임상반응 적정투여가 조사되었다. Propofol은 alfentanil과 의미있는 상호작용을 보여서 적정마취에 필요한 alfentanil농도의 총사용량을 감소시켰다. 표 25-3은 안정상태 propofol혈중농도 4 μg/mL에서 66% N_2O하에 alfentanil총사용량이 22.8 mg에서 10.3 mg으로 감소함을 나타낸다. 기전은 propofol 병용 시 alfentanil의 효력증가로 같은 정도의 약효를 나타내는 혈중농도가 2~4배 감소하여 사용량이 감소되기 때문이다.

3) 아편유사제

전에 언급했듯이 thiopental이나 propofol을 정맥내 과량투여는 후두경검사와 삽관 같은 강한 유해자극에 대한 혈역학적 반응을 제거하는데 효과적이지 못하다. Fentanyl은 정맥 내 최면제가 제공하지 못하는 진통효과로 thiopental이나 propofol의 요구량을 감소시킨다. 그림 25-1과 25-2에서 보인 것처럼 각 목표점에 도달하기 위해서 절대적으로 필요한 것은 아니지만 아편유사제는 최면제와 전형적으로 병용할 때 마취 시 무반응상태를 만든다.

1947년에 Neff일행은[35] N_2O/O_2마취에 meperidine을 정맥추가제로 사용하였다. 1970년대는 심장수술과 중환자관리발달과 함께 최면제 없이 아편유사제를 사용하였는데, 심한 심장판막환자나 선천성심질환자에서 심혈관부전을 피하기 위하여 고용량 아편유사제 마취유도는 어려웠다. 이들 초기 심장수술환자들은 극도로 상태가 나쁘고 순환계 여력(circulatory reserve)이 거의 없었다. 1960년대 말에 Lowenstein일행은[36] 중환자실에서 호흡을 억제하기위하여 과량의 정맥내 morphine을 자주 투여하는 기계호흡환자들

의 혈역학적인 안정(hemodynamic stability)을 주목하였다. 이런 관찰로 Lowenstein일행은 0.5~3.0 mg/kg의 morphine을 단지 마취약제로서 투여할 수 있게 되었다. 급성 후천성 판막질환 환자들에서 심혈관계 안정이 인상적이였다. 심장수술방법이 발전하여 허혈성 심질환 환자들이 외과적마취를 시작하게 되었다. 불행히도 고혈압, 빈맥 환자들에서 morphine 마취는 만족스럽지 못하였고 수술동안 각성이 일어났다.

1978년, Stanley와 Webster는[37] 심장마취에 고용량의 fentanyl사용을 도입하였다. 이 기법은 마취유도 시 저혈압같은 morphine의 부작용을 최소화하고 심장판막기능이 좋은 허혈성심질환 환자들에서 더 나은 혈역학적으로 안정을 주었다. Fentanyl의 임상경험이 많아지면서 연구자들은 과량의 fentanyl이 강력한 자극들과 억제 곤란한 반응들에 관한 그림 25-2에 정의한 것처럼 믿을만한 마취상태를 나타내지 못한다는 것을 알게 되었다. 아편유사제는 마취제가 아니고 단지 강력진통제와 약한 최면제 병용 때 가능하다는 것을 보여주었다.

Murphy와 Hug는[38] 개에서 fentanyl이 enflurane MAC을 감소시키는 효과를 측정하였다. 그들은 먼저 개를 enflurane으로 마취후 MAC을 결정하였다. 그런 후 각 동물에서 fentanyl의 안정상태 혈중농도를 얻기 위하여 점차 높은 농도로 주입하였다. 주입속도를 증가시킨 후에 enflurane MAC을 다시 결정하였다. Murphy와 Hug는 매우 높은 20 ng/mL의 fentanyl 혈중농도가 enflurane MAC의 초기값의 60~70% 이상은 감소시키지 않는다는 것을 발견하였다. 즉, enflurane절감효과(sparing effect)에 천장한계(ceiling)가 있다. 개에서 morphine, sufentanil, alfentanil 역시 비슷한 천장효과로 enflurane MAC을 감소시킨다.

다른 목표점들인 MAC-awake와 MAC-BAR, 안정상태 혈중농도에서 아편유사제의 천장효과등의 흡입마취제와 아편유사제 상호관계들의 연구에서 비슷한 결과들이 나왔다.

4. 마취심도의 측정 방법

이상적인 마취심도 측정법이란, 각성이 일어나기 전의 얕은 마취상태를 수치 등으로 표시할 수 있고, 마취제 변화를 잘 반영해야하며, 특히 수술자극을 포함한 여러 종류의 다른 자극에도 예민해야 하고, 높은 해상도와 실시간 결과를 반영, 모든 마취제에 대하여 공통적인 척도로서 마취단계를 결정할 수 있어야 한다.

흔히 마취심도의 기준으로 삼고 있는 심혈관계 반응은 교감신경계 긴장도와 약제의 심혈관계 억제의 상호 작용의 균형에 의한 것으로, 통상적으로 사용하고 있지만 마취제마다 변화가 다르고 마취 시간에 따른 차이도 있어 정확한 마취 심도의 기준이 될 수는 없다. 또한 혈압이나 심박수의 변화가 없이도 수술 중의 일들을 기억할 수도 있고 자극에 의해서 미주 신경 반응으로 저혈압이나 서맥을 유발하므로 심혈관계 반응이 마취 심도를 판단하는 기준으로는 불충분하다. 이를 극복하기 위한 여러 가지 마취심도 측정 방법이 고안되었으며 크게 임상 양상을 관찰하는 방법과 생체 전기적 신호를 분석하는 방법으로 나눌 수 있다.

1) 임상양상 측정법

(1) Modified Observer' s Assessment of Alertness/Sedation(OAA/S) scale score

이 점수는 환자의 진정상태를 평가하기위한 널리 알려진 측정도구로서(표 25-4)[5-7] Liu 등과[8] Singh은[9] propofol을 이용한 진정동안 BIS의 변화를 관찰한 결과 OAA/S 5, 4, 3, 2 및 1에 해당하는 BIS는 각각 94.5, 93.3, 89.0, 80.1 및 75.6이라고 하였다.

표 25-4 관찰자 각성/진정 척도 평가 변형표

접수	반응
5	보통 말씨로 이름을 부르는 것에 대해 즉시 반응함
4	보통 말씨로 이름을 부르는 것에 대해 둔감하게 반응함
3	크게/반복해서 이름을 부르는 것에 대해서만 반응함
2	가볍게 찌르거나 흔드는 것에 대해서만 반응함
1	등세모근 압축을 아프게 하는 것에만 반응함
0	등세포근 압축을 아프게 해도 반응 없음

길 등은[10] 상관계수(Spearman's) r을 구하여 propofol의 효과처농도, BIS 및 OAA/S의 상관관계를 관찰한 결과 BIS와 propofol의 효과처농도 사이에는 r = -1.0 ($p < 0.0001$)으로 상관관계가 매우 좋았고 OAA/S와 propofol 사이에는 r = -0.96 ($p < 0.001$), BIS와 OAA/S사이에도 r = 0.96 ($p < 0.001$)으로 역시 상관관계가 좋았다. 따라서 propofol의 효과처농도, BIS와 OAA/S사이에는 상관관계가 좋음을 알 수 있었다.

그러나 환자의 진정상태를 감시하기 위해 OAA/S scale을 이용하는 경우 환자에게 빈번한 자극을 가하게 되어 오히려 환자의 진정상태를 방해하는 결과를 가져올 수도 있다.

(2) 식도 괄약근의 긴장도 측정

사람의 하부식도는 평활근으로 이루어져 있어 근이완제의 영향을 받지 않는다는 점과 하부 식도 수축은 뇌간 내에서 발생된 신경흥분에 의해 유발된다는 점이 마취심도의 척도가 될 수 있다.[39] 그러나 자극에 대한 반응의 상관관계가 떨어져 의식 유무의 판단으로는 회의적이라는 의견이 있다.[40]

(3) PRST 점수

1983년 Evans가[41] 제시한 것으로 혈압, 심박수, 발한, 눈물 등의 반응을 점수화한 것이다(표 25-5). 하지만 이런 변수들은 의식이라든가 수술 중 각성상태 등의 예측에는 별로 유용하지 않으며 질병이나 심혈관계 약물을 쓰는 환자나 다량의 아편유사제를 사용할 경우 특히 어렵다. 이 점수는 근본적으로 진통효과가 있는 약물의 사용에 참고 자료로는 어느 정도 사용이 가능하다고 하지만 회의적인 반응을 보이는 사람들이 많다.

(4) 전완 고립법(Isolated forearm technique, IFT)

전완 고립법은 근이완제를 투여하기 전에 환자의 한쪽 팔에 압박대를 감아서 한쪽 팔만을 근이완제의 영향으로부터 독립시켜 명령에 대한 반응과 수술통증에 대한 움직임을 보는 것이다. 이 방법을 통하여 Russell이[42] 연구한 결과에 따르면 많은 수의 환자가 마취 중의 명령에 반응을 보이자만 술 후 회상은 거의 없었고 수술자극에 대하여 의미 있는 움직임을 보이긴 했으나, 명령에 대한 반응이나 수술자극에 대한 움직임으로 술 중 각성을 판단하기에는 부적절하다는 결론에 도달하고 있다. 또한 전완 고립법의 단점으로는 위음성이 많다는 것인데 이것은 압박대에 압력을 가하고 20분 이상 지나게 되면 허혈징후로 인하여 신경마비효과가 나타나게 되며 마취상태에서 실제로 압박대를 감은 팔과 감지 않은 팔의 명령수행을 혼돈하게 되어 나타나는 결과이다.

표 25-5 **외과적 자극에 대한 환자의 반응(PRST) 점수**

지표	상태	점수
수축기혈압	< 기준치 + 15	0
	< 기준치 + 30	1
	> 기준치 + 30	2
심박수	< 기준치 + 15	0
	< 기준치 + 30	1
	> 기준치 + 30	2
발한	없음	0
	피부습기	1
	눈에 보일 정도의 땀	2
눈물	눈을 떴을 때 눈물이 보이지 않음	0
	눈을 떴을 때 눈물이 보임	1
	눈물이 흐름	2

2) 신경계의 전기적 신호를 감시하는 방법

(1) 심박수 변이도 측정(Heart rate variability, HRV)

심박수 변이도는 동방결절에서 심혈관계 기능을 조절하는 교감 신경계와 미주 신경계 상호작용의 결과로 나타나는 것이며, 전신마취는 심박수 변이도를 뚜렷이 억제하므로, 심박수 변이도를 분석함으로써 자율신경계 반사 기능을 비침습적으로 측정하여, 마취의 심도를 측정하는 데 이용한다.[43] 뇌파 측정에 의한 BIS는 의식 수준을 결정하는 대뇌 피질의 기능을 반영하는 반면 심박수 변이도는 환자의 의식 수준과는 상관관계가 없고 뇌간(brain stem)의 기능과 관계가 많으며 술 중 자극에 민감하게 반응하여 술 중 통증감시에 유리하다.[44]

(2) 뇌파 분석

① 뇌파의 생성

뇌파는 뇌 피질의 자발적인 전기활동을 반영한다. 대뇌피질에는 수많은 피라미드 세포(pyramidal cell)들이 존재하고 있으며, 이들은 각각 두피를 향하여 수직으로 서로 평행하여 길게 뻗어있는 가지돌기(dendrite)를 가지고 있다. 뇌파는 대뇌피질의 피라미드 세포의 가지돌기에서 형성된다고 알려져 있다. 즉, 가지돌기는 연접을 통하여 여러 신호를 동시에 받게 되는데 흥분성 신호가 억제성 신호보다 커서 세포막의 한 부분을 일정 역치까지 탈분극화시키면 활동전위가 발생한다. 이와 같은 흥분성 활동이 억제성 활동과 물리적으로 떨어져 있다면 형성된 막전위가 세포막 내외로 전류를 형성하게 되는데 이때 세포외 전류가 이웃에 나란히 존재하는 피라미드 세포의 가지돌기 전류와 합쳐져서 커지게 되면 두피에 위치한 전극에서 측정 가능한 뇌파를 형성한다.

② 뇌파 가공(processing)과 임상적용

가. 파워스펙트럼(power spectrum) 분석

표준뇌파는 흔히 보는 연속적인 실시간 뇌파이지만 파형이 매우 복잡하고 많은 양의 인쇄가 필요하고 수술실의 환경에서 적합하지 않으며 비전문가의 경우 해석에 큰 어려움이 따른다. 그러므로 감시자가 알고자 하는 생리적, 약리적 주안점과 잘 연관되는 뇌파의 어떤 일면을 명확히 인식하기 위하여 뇌파의 신호를 조작, 가공할 필요가 있다.

뇌파의 가공에는 여러 가지가 있는데 그 중 하나가 파워스펙트럼 분석으로 이것은 복잡한 파형을 가진 뇌파라도 단순한 sine 혹은 cosine파의 합으로 표시할 수 있다는 이론에 기초하여 뇌파를 분석하는 방법이다. 즉, 시간경과에 따른 진폭의 변화로 나타나는 raw EEG data를 Fourier 변환을 통해 주어진 단위시간 조각(epoch) 동안의 뇌파를 각 주파수에 따라 진폭을 나누어 표시하는 방법이다. 이와 같은 가공을 통해 뇌파의 정량적 분석이 가능해졌고 분석된 EEG 결과에서 스펙트럼의 특성을 잘 표현하는 파라미터를 구하여 임상 양상을 구분하는 척도로서 이용하며 그 예로 peak power frequency (PPF), median power frequency (MPF), spectral edge frequency (SEF) 등이 있다. PPF는 뇌파 신호의 단위시간 조각 동안 가장 큰 파워를 나타내는 주파수를 의미하며, SEF는 일정량의 파워가 포함된 스펙트럼 중 가장 높은 주파수를 말한다. 다시 말해 SEF95라고 함은 어떤 주파수 이하의 파워의 합이 전체 파워의 95%가 되는 주파수를 의미한다.

술 중 자극에 대한 움직임을 예측하는데 있어서 SEF가 혈압, 맥박수보다 유용하다는 보고도 있다.[45] 그러나 MPF와 SEF 등은 일부분만의 측정값이므로 저주파수에서 뇌파의 변화가 많거나 포화되는 부분이 생길 수 있어서 마취심도를 평가하기에는 아직까지는 많은 한계가 있다.

나. 바이스펙트럼 분석

바이스펙트럼 분석은 1960년대 초 해류파동 운동, 대기압 변화, 지진 활동, 태양 흑점을 연구하기 위하여 지구물리학자들이 처음 사용한 것을 각성 상태와 수면 상태를 포함한 몇몇 상태에서 뇌파의 주파수 간 연동을 연구하는데 도입되었다.

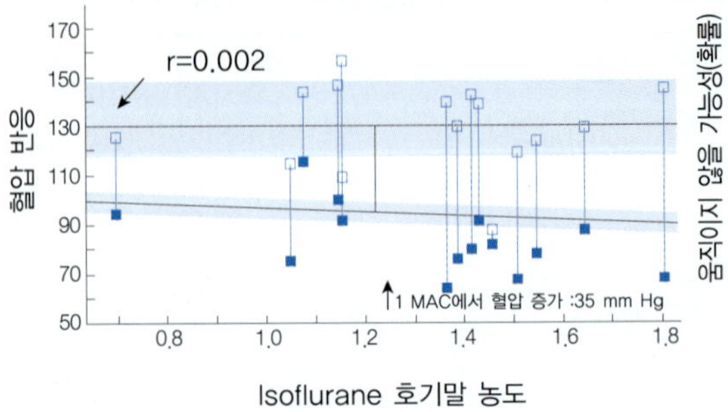

그림 25-4 호기말 폐포농도의 함수로 나타낸 피부절개에 대한 수축기 혈압의 반응

■ 자극전 수축기 혈압 □ 자극후 수축기 혈압
아래 사선은 자극전(농도에 따른) 수축기 혈압의 회귀선
윗 사선은 피부절개후(농도에 따른) 수축기 혈압의 회귀선 상관계수 r은 그림에 숫자로 표시되었다. 그늘진 부분은 회귀선상의 95% 신뢰구간 수직화살은 자극에 대한 운동반응시 isoflurane ED_{50} 농도

앞서 말한 파워스펙트럼 분석은 위상에 관한 정보는 무시한 채 주파수에 대한 파워의 분포만 정량화했으며, 신호가 선형적인 과정에서만 발생한다고 가정한다. 따라서 신호 요소들 간의 상호작용으로 나타나는 위상연동을 무시한 것이다. 이런 파워스펙트럼 분석의 단점을 보완하여 고차원적인 분석기법인 바이스펙트럼 분석 기법을 적용하여 신호간의 위상연동 분석을 통해 마취의 심도를 측정하고자 하는 것이 BIS (bispectral index)이다.

최근에 개발된 BIS는 기존의 뇌전도의 빈도(frequency), 진폭(amplitude)에 위상각(phase angle)의 개념을 도입하여 간섭성(coherence)을 측정함으로서 propofol, midazolam, isoflurane 등의 마취제에 의한 진정이나 의식의 정도와 밀접한 연관을 갖는 것으로 보고되었다.

③ 뇌파(EEG)와 BIS

뇌파는 잘게 쪼개보면 일련의 sine 혹은 cosine 파로서 이들을 sinusoid라고 부르는데 amplitude(진폭), frequency(주파수), phase angle(위상각)의 3 가지 기본요소로 구성되며 이때의 진폭을 power, 주파수를 spectrum이라고도 한다.[46]

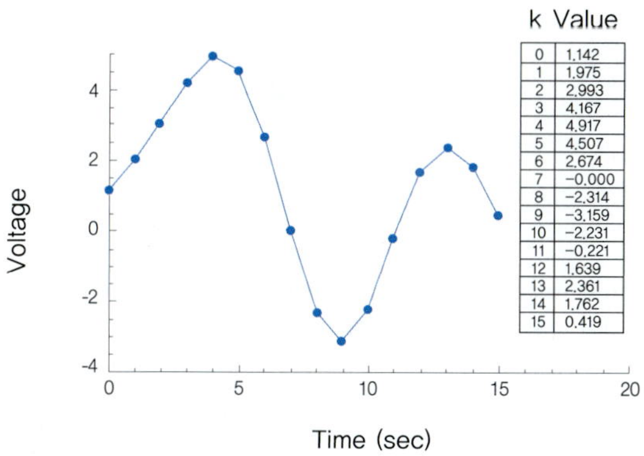

그림 25-5 Fourier Transform (analog to digital conversion)

뇌파는 각성환자에서는 저진폭(low amplitude), 고주파수(high frequency)를 보이다가 진정깊이가 깊어질수록 진폭이 증가하고 주파수가 beta(14~30 Hz), alpha(8~14 Hz), theta(4~8 Hz), delta(0~4 Hz)로 적어지는 것을 볼 수 있다. 일반적으로 뇌파는 시간경과에 따른 변화(time domain)로 표시되는데 analog파형을 digital화하는 Fourier transform(그림 25-5)을 통하여 힘 분광분석(그림 25-6)을 거쳐서 주파수별 크기(frequency domain)를 그려낼 수 있다.

BIS란 중추신경계의 경우 임상상태의 변화를 뇌파 내에서 나타나는 위상각일치(phase coupling) 정도의 변화와 연관성이 있다고 보는데, 이때 뇌파 내의 요소의 위상각들로부터 상각일치 정도의 실제 수준을 측정하는 것이다. 이들 개념으로 우리는 bispectral domain의 SynchFastSlow(위상일치정도)를 구할 수 있고 여기에 frequency domain의 relative βratio와 time domain의 burst(QUAZI) suppression ratio(BSR)를 참조하여 database로부터 해당되는 BIS값을 컴퓨터를 사용하여 구해내는 것이다. 참고로 BSR은 깊은 마취(deep anesthesia)를, relative βratio는 얕은 진정(light sedation)을, SynchFastSlow는 중등도 진정이나 얕은 마취(moderate sedation or light anesthesia)인 surgical level의 마취 깊이를 잘 반영한다. 그래서 3가지 보조지표인 (표 25-6) time domain의 BSR, frequency domain의 relative βratio, bispectral domain의 SynchFastSlow로부터 구해진 값에 가중치를 곱한 후 합산하여 이미 연구된 database로부터 그 합산값에 해당하는 백분위의 BIS값을 나타내는 것이다. 즉,

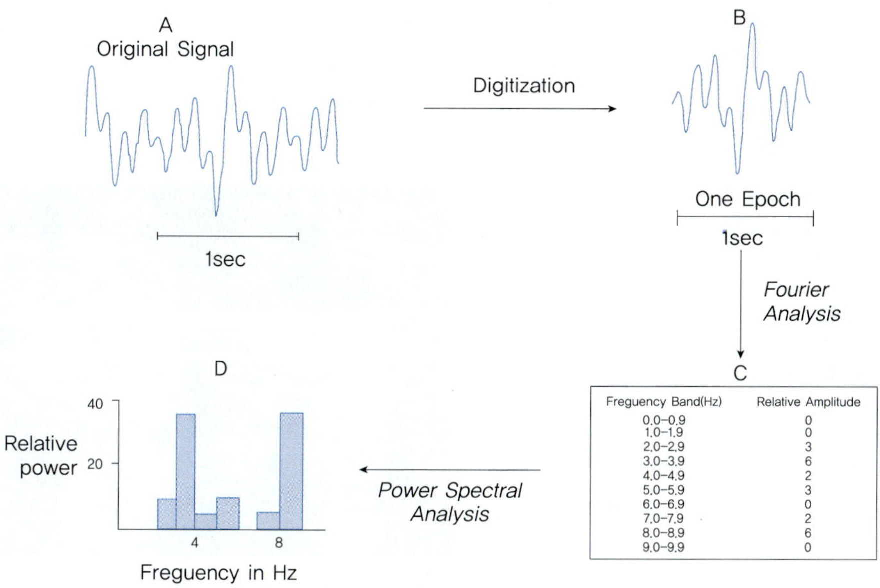

그림 25-6 A schematic representation of the power spectrum analysis

표 25-6 Bispectral Index의 계산에 사용되는 세부 항목들

Time Domain	Frequency Domain	Bispectral Domain
Burst suppression ratio	Relative β ratio	SynchFastSlow
QUAZI suppression	log ($P_{30\text{-}47\ Hz}/P_{11\text{-}20\ Hz}$)	log ($B_{0.5\text{-}47.0\ Hz}/B_{40.0\text{-}47.0\ Hz}$)

$P_{x\text{-}y}$= the sum of the spectral power in the band extending from x to y Hz;
$B_{x\text{-}y}$= the sum of the of the Bispectrum activity in the area subtended from frequency x to y on both axes in the frequency versus frequency bispectral space. Only a triangular area need to be calculated due to symmetry considerations.

각성환자에서 parameter X, Y와 Z가 50, 10, 0이라면 database로부터 그 합산 값에 해당하는 백분위의 BIS값인 100을 표시하고, 진정제 투여 후 parameter X, Y와 Z가 40, 18, 0이라면 database로부터 그 합산 값에 해당하는 백분위의 BIS값인 80을 표시하는 것이다.[46]

BIS는 화면에 숫자로 표시되는데 뇌의 활성도가 전혀 없는 경우를 0, 완전한 각성상태에 있는 경우를 100으로 하여 환자의 현재의 진정상태를 지속적으로 측정하게 된다(그림 25-7). BIS는 현재의 최면상태의 절대치의 측정이므로 환자의 감시를 위해 이를 위한 대조치는 필요 없다. BIS 범위에 따른 임상 상태를 살펴보면,

100-90 …각성상태,
80-90 …경-중등도의 진정상태,
70-80 …깨어날 수 있는 중등도이상의 깊은 진정상태,
60-70 …얕은 최면 상태(깨어 날 수도 있지만 기억할 위험은 낮은 상태),
40-60 …중등도의 최면상태(수술 중에 유지되는 범위),
40 〉……깊은 최면 상태(barbiturate coma, 심한 저체온, burst suppression),
0 ………뇌사상태

④ EEG-entropy

그동안 환자들의 마취나 진정 시에 진정 깊이(hypnotic level)측정 때에 BIS모니터를 사용하여 왔는데, 최근에 entropy이론을 사용하여 대뇌신경활동의 정도를 정량화하였고 통합된 신경작용의 소실이나 entropy의 증가가 마취 중 의식의 정도와 관련되어 있다는 보고와[47,48] 함께 EEG-entropy라는 모듈 형태의 진정깊이 측정 장치가 개발되어 이미 국내의 몇몇 대학병원에서 사용되고 있다.

물리적 개념으로서 "시스템내의 무질서 정도"라고 1948년 Shannon이 처음 정의하였고[49] 1980년대에 Johnson등에[50] 의하여 신호의 power spectrum에 적용되어 불규칙성(irregularity)와 예측 불가성(unpredictability)이 기술되었다.[47] 만약에 한 가지 성분(component)의 sine curve가 있다면 완전히 규칙적이고 예측 가능하여 entropy값은 0이다. 그러나 여러 성분들로 구성된 불규칙파형의 white noise는 높은 entropy값을 나타낸다.

각성환자에서 뇌파는 매우 불규칙하고 entropy는 높지만 마취가 깊어질수록 뇌파는 규칙적으로 되면서 entropy가 감소한다. 그럼 불규칙성은 어떻

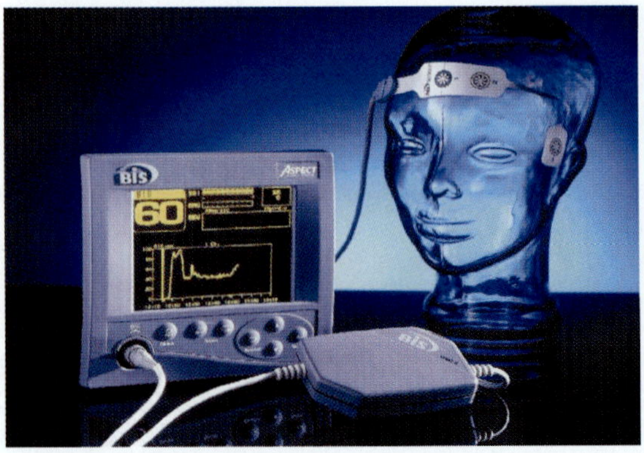

그림 25-7 BIS monitor (model A-2000, Aspect medical systems Inc., USA) with BIS montage

게 판단할 것인가를 알기 위하여 넌서 무작위와 예측성에 대하여 알아보면 규칙적인 자료에서 0, 0, 1, 0, 0, 1, ...이라면 0, 0, 다음에는 1이 예상된다. 그러나 불규칙성이 증가되면 전단계의 값을 알아도 다음 값의 예측성이 나빠져서 approximate entropy값이 증가한다. 참고로 불규칙성자료의 approximate entropy의 예측성은 전 단계 값들의 숫자 길이나 불규칙성 신호에서는 단위시간조각(epoch)의 길이에 따라서 달라진다.

Entropy는 BIS 값의 표시처럼 database로부터 구한 값이 아니라 뇌파를 직접 분석한 값이므로 BIS와 entropy는 어느 정도의 차이가 예상된다.

가. 신호의 entropy를 계산하는 여러 가지 방법들

시간 도메인(time domain)에서는 approximate entropy나 Shannon entropy가 있고, 주파수 도메인(frequency domain)에서는 spectral entropy와 EEG-entropy같은 적절한 반응시간을 위한 시간과 주파수를 조정한 spectral entropy (spectral entropy with balanced time and frequency)가 있다.

나. EEG-entropy (M-Entropy™, Datex-Ohmeda S/5™ Entropy Module)

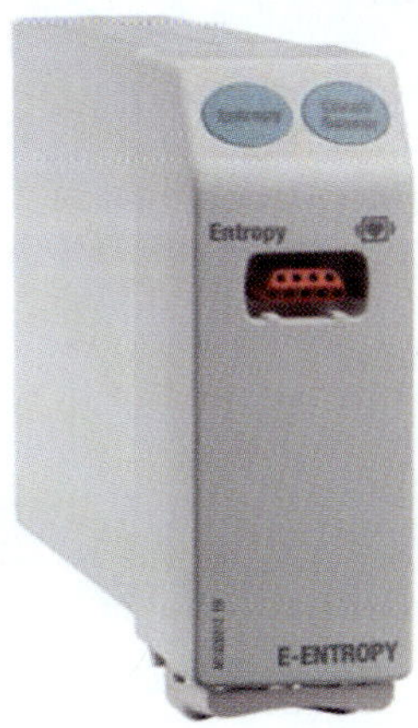

그림 25-8 EEG-entropy (M-Entropy™, S/5™ Entropy Module)

그림 25-8에서 보듯이 EEG-entropy는 raw EEG에서 정보를 얻는 state entropy (SE)와 frontal electromyography (FEMG)로부터 얻은 정보를 추가한 response entropy (RE)로 구성된다. SE는 대부분 뇌파로 구성된 0.8~32 Hz 사이에서 이전 15초 내의 뇌파 자료로부터 계산되는 반면에 RE는 이마 근육의 빠른 근 활동을 반영하는 32~47 Hz를 뇌파에 포함시켜 0.8~47 Hz 사이에서 계산되어 1.92초

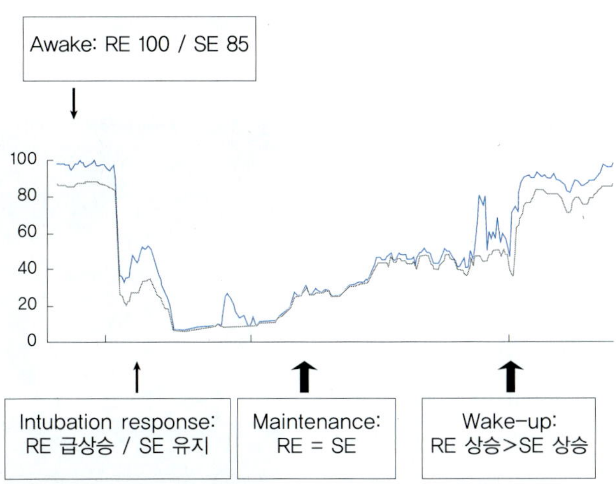

그림 25-9 Changes of EEG-entropy (RE, SE) during anesthesia
RE: response entropy, SE: state entropy.

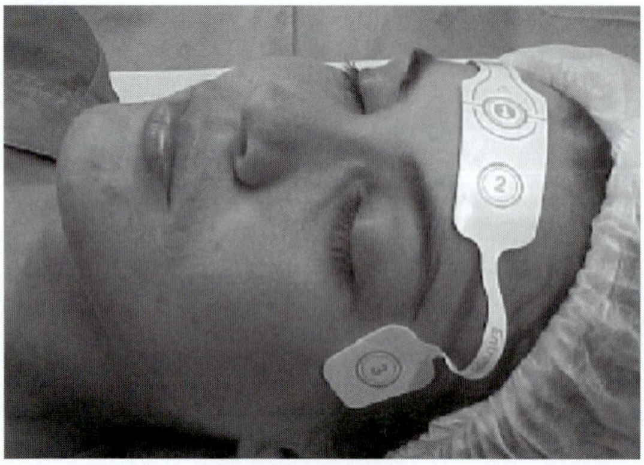

그림 25-10 EEG-entropy sensor positioning

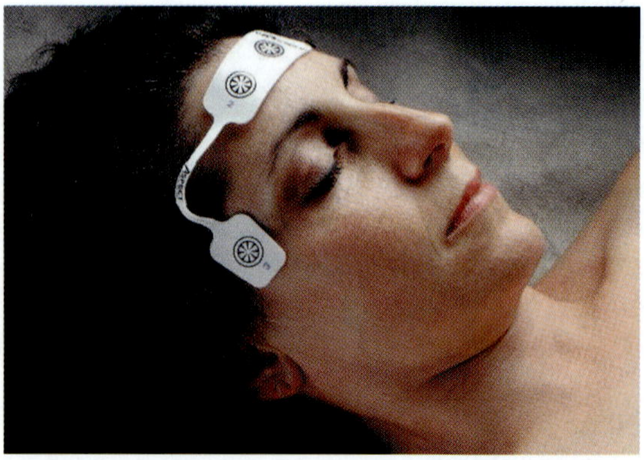

그림 25-11 BIS sensor positioning

내에 나타낸다. 그러면 왜 RE에 FEMG를 포함시켰는가하면, RE는 FEMG에 민감한데 FEMG는 얕은 마취나 진정 시 작동하며 마취가 충분치 않을 때 고강도 통증자극에 반응하고 마취종료 각성시 FEMG가 급격히 증가한다. Entropy가 감소하면 환자의 반응이 소실됨을 관찰할 수 있고 RE의 갑작스런 증가는 FEMG의 활성에 기인하고 BSR은 뇌파의 단위 시간조각 내의 silent기간의 비율을 나타내며 RE가 갑자기 증가하면 환자 각성이 임박했다는 경보이다(그림 25-9). RE는 0-100까지 변하고 SE는 0-91내에서 변한다. 전두근은 교감신경계의 영향을 많이 받으므로 통증자극이 심하면 자극은 먼저 뇌간에 전달되고 교감신경계에 먼저 영향을 미쳐 FEMG에 반영되어 RE의 변화로 나타난다. 따라서 술 중 RE가 SE보다 10이상 상승한다면 통증의 인지, 각성의 우려가 있음을 의미하며, 이런 이유로 얕아진 마취 상태를 구별하는 데는 RE가 BIS보다 민감하다는 보고도 있다.[51]

BIS와 유사하게 100은 완전한 각성과 반응상태(fully awake and response), 60은 임상적으로 의미있는 마취상태(clinically meaningful anesthesia), 40은 의식이 있을 가능성이 낮은 상태(low probability of consciousness), 0은 대뇌피질 전기활동 억제상태(suppression of cortical electrical activity)를 의미한다. EEG-entropy 측정 시 방해요소들로는, 전기소작(electrocautery), ECG, EMG, 빈번한 안구운동의 개인차, 기침, 환자움직임, 간질경련, 신경질환, 외상과 그 후유증, 정신과 약물복용, 소아환자들에서 부정확성이 있다.

다. BIS와 EEG-entropy sensor

EEG-entropy sensor (그림 25-10)도 BIS sensor (그림 25-11)와 유사하게 생겨서 세 개의 동심원 중에 1번 동심원을 코의 1.5 inches 상방의 이마에 오게 하고 3번 동심원은 오른쪽 눈꼬리와 머리선 사이의 측두 부위에 오도록 하여 sensor를 부착한다. 일단 모든 연결이 이루어지면 monitor는 각 sensor의 임피던스를 확인하게 된다. 각 요소가 확인되면서

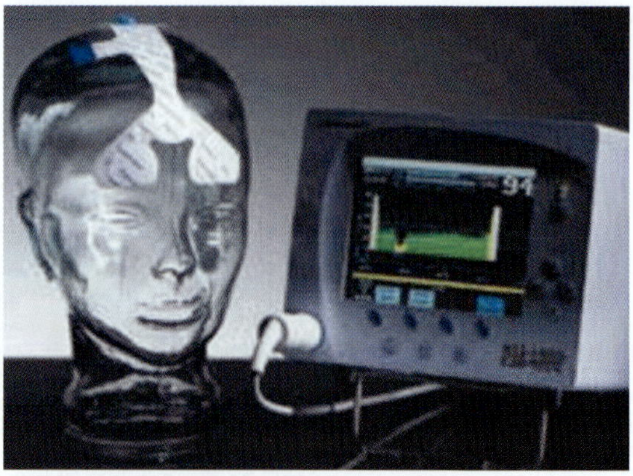

그림 25-12 PSA 4000 모니터

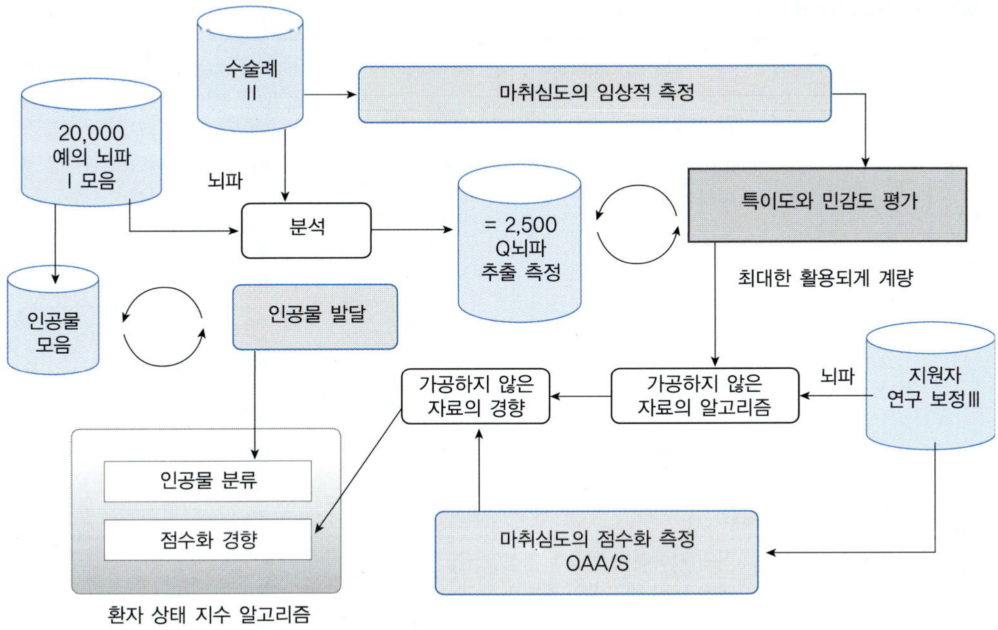

그림 25-13 환자 상태지수를 발전시키기 위한 알고리즘

임피던스의 통과 또는 실패 여부가 화면에 나타나게 되는데, 모든 임피던스가 통과되면 monitoring이 시작되며 EEG-entropy나 BIS의 추적이 그래프화 되어 나타난다. 만약 임피던스가 너무 높으면 문제의 요소를 확인하여 시정해야 수치가 나타나게 된다. 감시 도중에 높은 임피던스가 나타날 때 poor signal quality를 나타내며 이때는 높은 임피던스 부위에 set up key를 누르고 전극을 점검한다.

진정깊이의 평가를 위해 이마에 두 가지 sensor를 부착할 때 FEMG를 반영하는 EEG-entropy sensor를 이마 아래쪽에, BIS sensor는 그 보다 위쪽에 부착한다.

⑤ 환자상태지수(patient state index, PSI)

Physiometrix사의 PSI 역시 독립적인 알고리즘을 만들었다. 시간(time), 주파수(frequency), 위상정보(phase information)에 덧붙여서 PSI는 마취유도 때와 각성 때 후두부로부터 전두부로 우세한 뇌파변화의 공간정보(spatial information) 또한 사용한다.[52] 양측으로 접착성의 5개 lead로 이루어진 frontotemporal montage사용으로 단측성 사용 때보다 더 좋은 공간분석을 할 수 있다. 방대한 뇌파 자료들에서 알고리즘을 개발하여 도시하였다(그림 25-12,13). PSA 4000 모니터(Physiometrix Patient State Analyzer)는 가공된 뇌파신호를 real-time 으로 얻어서 뇌의 상태를 감시하는데, PSI가 25-50이면 충분한 최면상태와 수술중 회상의 확률이 낮은 상태를 의미하는 녹색 추세선을 보여주고, 25 이하이면 마취가 깊어서 회복이 길어짐을 의미하는 노란색을, 50 이상이면 얕은 최면상태를 의미하여 역시 노란색을 나타낸다.

⑥ Narcotrend

Narcotrend 모니터는 처음에는 sleep EEG분석을 위해 개발된 분류체계(categorization system)를 사용하여 뇌파분석에 약간 다른 접근 한다. 1937년 Loomis일행은 sleep EEG를 A부터 E까지 표시된 특징적인 형태로 분류하였다.[53] 이형태는 하위단계로

표 25-7 Narcotrend classification

	EEG features	Narcotrend-stages	Number
각성	알파파 활성	A	1
진정	베타파활성 또는 다소 작은 강도의 쎄타파 활성	B0	2
		B1	3
		B2	4
얕은 마취	쎄타파 활성 증가	C0	5
		C1	6
		C2	7
전신마취	델타파 활성 증가	D0	8
		D1	9
		D2	10
깊은 최면의 전신마취	거의 지속적인 델타파 활성	E0	11
	매우 느린 델타파와 돌발파 억제 시작	E1	12
돌발파 억제가 증가하는 전신마취	돌발파억제 형태(거의 지속적)	F0	13
	지속적인 isoelectric EEG	F1	14

확장되어서 마취에 더 적합한 A부터 F까지의 단계로 표시되었다.[54] 잡파 제거 후 시간과 주파수 도메인 다중 분석이 가장 적절한 마취단계를 얻는데 사용된다(표 25-7). 처음근거는 마취중 대량의 뇌파자료를 시험하는것도 포함되는데 초기 임상연구들에서 Narcotrend가 BIS에 비슷하다는 것을 발견하였다.[55,56]

이 모니터는 상품화된 전극띠(electrodes strip)를 사용하지 않고 일반 심전도용 전극(electrodes)을 사용한다. 단일채널의 실제뇌파(raw EEG)와 대문자와 하첨숫자(예, D_2)로 표시된 Narcotrend 단계, 힘분광(power spectrum), 그리고 단계들의 추세를 보여준다(그림 25-14,15).

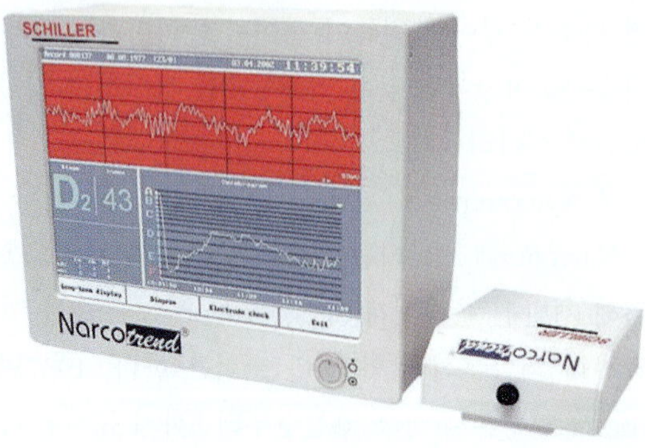

그림 25-14 Narcotrend 모니터

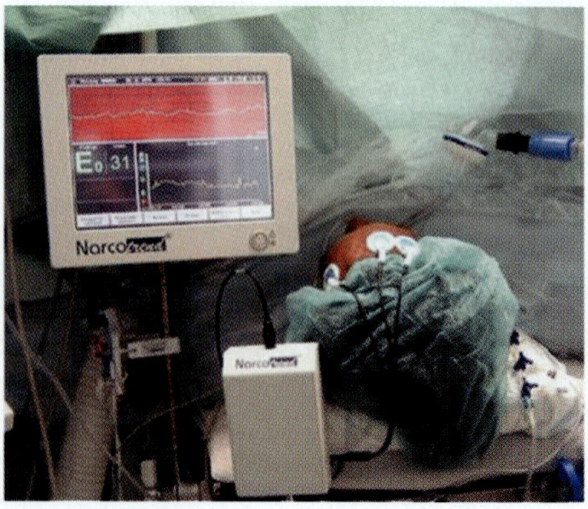

그림 25-15 Narcotrend 모니터

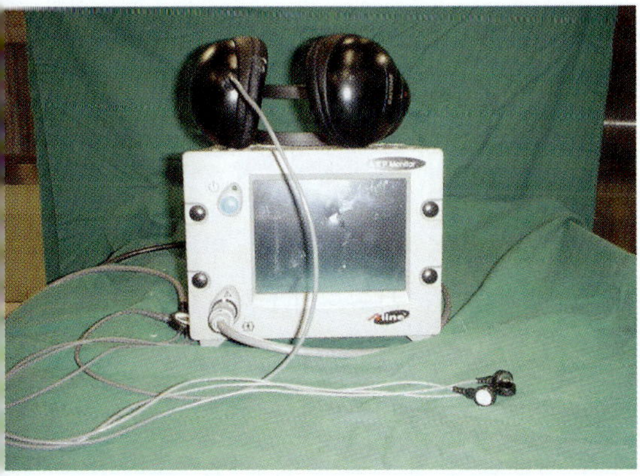

그림 25-16 청각유발전위(AEP) 모니터

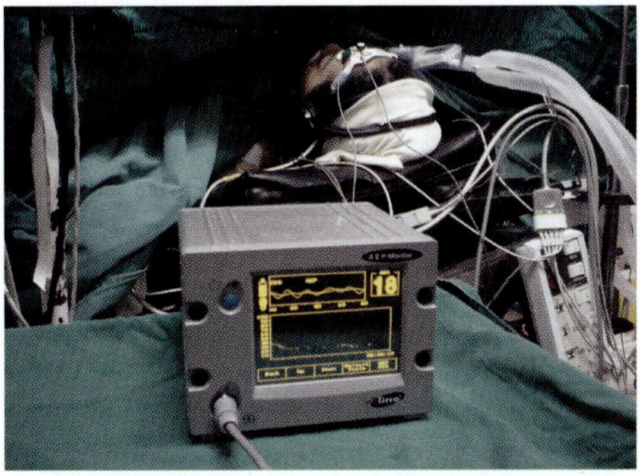

그림 25-17 청각유발전위(AEP) 모니터

(3) 청각 유발전위 (auditory evoked potential, AEP) 분석

AEP 감시장치는 청각자극에 의한 와우(cochlea)로부터 뇌피질 사이의 전기적 활동성의 전달과정을 측정하여 마취의 심도를 간접 측정하는 장비이다(그림 25-16,17).

AEP는 파형을 측정하여 기준치 이하로의 편차는 양성(P)이라 하고 기준치 이상의 편차를 음성(N)이라고 한다. 파형의 유형을 파악하기 위해 편차의 방향을 나타내는 문자 다음에 숫자로 표시되는 자극 후 잠복기를 나타내는 숫자가 뒤따른다(그림 25-18).

AEP는 청각자극에 의한 EEG의 변화로부터 유도된다. 이는 일차적 청각표피와 청신경 경로의 기능적 통합성 즉, 와우에서 대뇌피질로의 전기적 활동

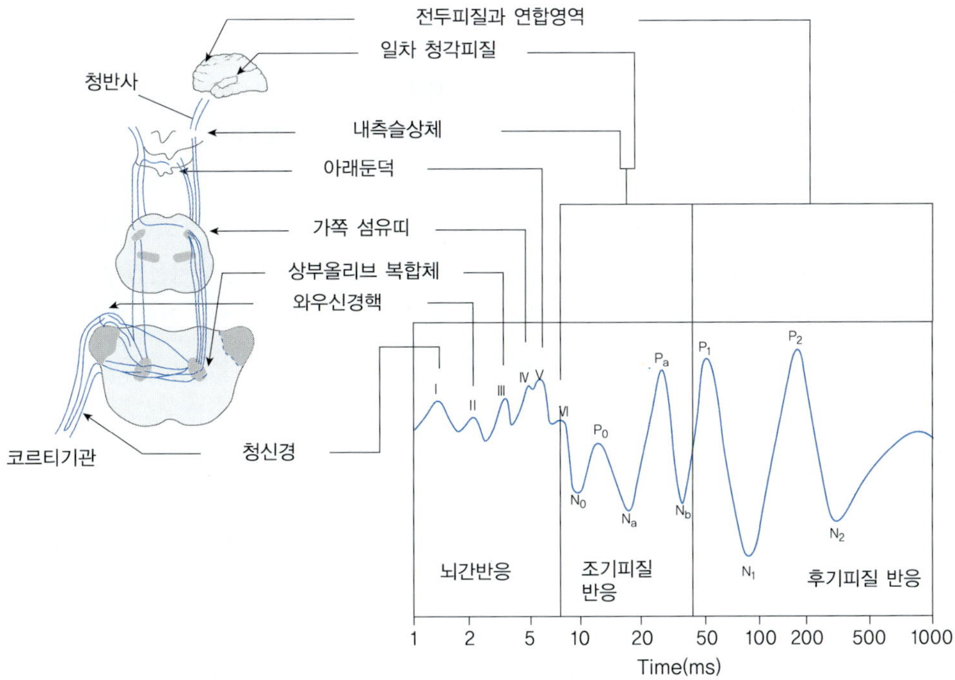

그림 25-18 청각유발전위의 개략도

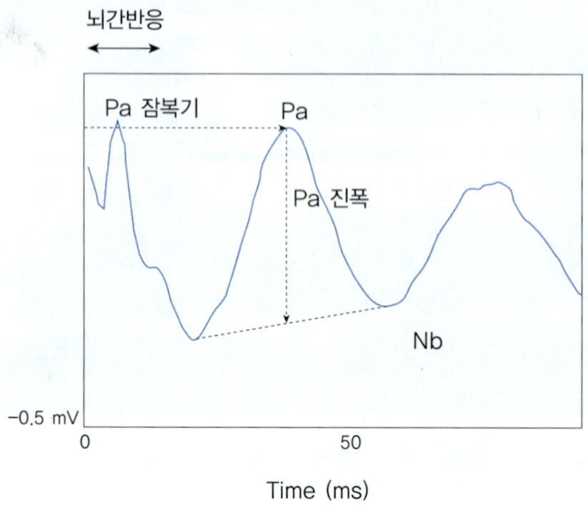

그림 25-19 뇌간반응, Pa와 Nb파형, 진폭과 잠복기의 측정 방법을 보여주는 전형적인 청각 유발전위반응

의 전이로 정의된다. 이들은 자극전달 과정에 의해 뇌간청각 유발전위(brainstem auditory evoked potential, BAEPs), 중간잠복기청각 유발전위(middle latency auditory evoked potential, MLAEPs) 및 잠재성청각 유발전위(long latency auditory evoked potential, LLAEPs)로 세 부분으로 나뉜다(그림 25-18).

MLAEPs는 청각자극에 대해 10~100 ms 후에 발생하며, 이는 대뇌의 일차 청각 중추에서 얻어지는 신호로 청각 자극에 대한 일차적인 대뇌피질의 반응이라고 알려져 있다. MLAEPs의 파형은 개인차가 없이 일정하게 나타나면서 많은 마취제에 대해 용량의존적 억제를 보이므로 마취의 깊이와 연관이 있다는 연구가 많다.[57] MLAEPs는 N_0, P_0, Na, Pa, Nb 등의 다섯 파형으로 나타낸다. Pa와 Nb 파형의 최고점간 진폭을 측정하고 소리자극에 대한 반응의 시작점에서부터 각 파형의 최고치에 도달할 때까지의 잠복기를 측정한다(그림 25-19). AEP는 N_2O, ketamine 및 diazepam, midazolam에 대해서는 변화가 없으며,[58,59] 더욱이 고용량의 아편유사제에 대해서도 MLAEPs 파형에는 영향이 없다고 한다.[60] 진폭과 잠복기의 변화나 AEP index를 구하여 마취 심도를 측정한다.

MLAEPs 파형은 개인차가 없이 일정하게 나타나면서 많은 마취제에 대해 용량의존적 억제를 보이므로 마취의 깊이와 연관이 있다. 이런 MLAEPs의 변화를 간단한 숫자로 표시하는 방법을 만들어 이를 AEP index라고 하였으며 1부터 100까지의 숫자로 파형과 함께 화면에 나타낸다. AEP index는 파형에서 모든 두 개의 연속하는 0.56 ms 분절의 절대차의 제곱근의 합으로 계산된다. AEP index는 bispectral index와 같이 마취의 심도를 점수별로 분류하는데, 100-60을 각성상태(awake), 59-40을 졸리는 상태(drowsy), 39-30은 얕은 마취심도(light anesthesia), 29 이하는 수술적 마취심도(surgical anesthesia)를 나타낸다.[61] AEP는 무의식에서 의식으로의 전환을 구별하는 데는 BIS보다 더 좋은 상관관계를 보인다고 한다.[62]

3) 전기생리학적 감시장치 사용 때 약물효과의 임상적 해석

현재 사용되는 모든 장치들은 0-100의 눈금자를 채택하여 0은 isoelectric EEG를, 100은 각성상태를 나타낸다. 이들 모니터는 특정한 영역에 대해서 각성상태(wakefulness), 진정상태(sedation), 얕은마취상태, 깊은마취상태, 과도한 마취상태(excessive anesthesia)로 칭한다. 장치들간에 임상범위가 같지 않기 때문에 다른 장치들 간에 비교할 때에는 주의를 요한다.

(1) 아편유사제

저농도의 아편유사제는 propofol마취나 흡입마취중에 BIS반응을 변화시키지 않았다. Iselin-Chaves일행은 propofol단독과 50 혹은 100 ng/mL의 alfentanil과 함께 propofol사용중에 단계적 증량동안 진정점수와 회상의 존재유무를 자원자들에서 조사하였다.[63] BIS, 진정과 기억 기능은 높은 상관관계를 보였고 BIS값은 저농도 alfentanil에 의해서는 영향을 받지 않았다. 비슷한 제한된 상호작용이 remifentanil과[64] sufentanil에서도[65] 발견되었다.

(2) 아산화질소(Nitrous oxide)

많은 연구들에서 농도 70%까지의 아산화질소는 BIS에 효과가 거의 없다고 한다. Rampil일행은 자원자들에서 50%농도의 아산화질소가 BIS에 거의 영향을 주지 않는다고 하였다.[66] 다른 연구에서 70%의 아산화질소가 무의식을 만들었으나 여전히 BIS는 변하지 않았다고 하였다.[67] 최면제에 심지어 70%까지의 아산화질소의 첨가는 BIS를 감소, 무변화 또는 증가시킬 수 있다. 아산화질소의 효과는 사용하는 모니터에 따라서 달라질 수 있다.

(3) 케타민(Ketamine)

해리성 마취제인 케타민은 뇌파에 흥분성효과를 나타낸다. 0.25~0.5 mg/kg의 케타민은 무반응을 만들지만 BIS를 변화시키지 않는다.[68]

케타민이 propofol과 사용될때 첨가성 마취상호작용이 일어나지만 BIS에 반영되지 않고 사용된 장치에 따라서 반응이 다르다. 그래서 마취제에 케타민첨가는 뇌파사용 모니터의 해석을 복잡하게 하므로 마취심도지표의 해석 때는 임상상황과 약제를 고려해야 함이 다시 한번 강조된다.

(4) 근이완제와 상호작용

현재 사용되는 장치들의 알고리즘은 30 Hz이상에서 근전도와 뇌파주파수가 겹치는 것처럼 다소간의 근전도 활동을 포함한다. 실제로 GE Entropy장치는 일부러 진통에 필요한 지표가 될 수 있는 근전도를 탑재하였다. 근이완제는 마취심도에 관련해서 장치의 정확성을 혼동시킬 수 있다. Ekman일행은[69] 유해자극에 BIS와 AAI반응들이 근이완 정도에 따라서 영향을 받았고 유해자극 부재 시에는 근이완이 영향을 주지 않는다는 것을 최근에 발견하였다.

근방추들(muscle spindles)에 근장력의 변동과 긴장성 입력이 중추신경각성을 유발한다. 결과적으로 근이완제는 신경전달을 감소시켜서 마취를 깊게 할 수 있다. 마취를 깊게 하는 것으로 보이는 근이완제 효과에 관한 많은 연구가 있는데 Messner일행은 최면제 없이 succinylcholine을 투여받은 각성 자원환자(스스로를 연구)에서 BIS가 33까지 감소하였다.[70] 근이완제 반전(reversal)역시 근전도 활동량을 변화시킬 수 있고 모니터에 영향을 준다.

(5) 다른 약제들

자율신경계에 작용하는 약제들은 마취심도장치에 영향을 준다. Esmolol같은 β-blocker의 주입 역시 BIS를 변화시킬 수 있다. Johnsen은 안정된 propofol/alfentanil 마취 동안에 esmolol을 일회주입량 1-mg/kg과 250 μg/kg/min의 30분간 주입이 BIS를 37 ± 6(SD)에서 22 ± 6으로 감소시키는 것을 발견하였다.[71] Esmolol 주입을 끊으면 변화가 반전되었다. 다른 연구에서 자극이 없으면 β-blocker의 효과가 없었지만 기관 삽관 시 BIS증가가 약화되었다.[72] Epinephrine 또한 각성과 BIS에 효과가 있다. Andrzejowski일행은 OAA/S = 2인 안정된 propofol 진정상태에서 15 μg의 epinephrine 일회량을 주었더니 진정수준이 OAA/S = 4로 증가되었고 BIS도 평균 13증가하였다.[73] 이들 연구들은 마취 중 베타-수용체, 각성수준 그리고 BIS간에 복합적 상호작용이 있다는 것을 알려준다. 베타-아드레날린 수용체차단제는 부적절한 진통작용이 존재하는 경우나 유해자극에 뇌파 각성반응을 변화시킬 수 있고 적절한 임상마취동안에 BIS를 감소시킬수있다. 마취심도모니터상 dexmedetomidine의 효과는 아직 잘 연구되지 않았지만 초기 연구들에서 BIS가 적절하게 변하는 반면에 청각유발전위반응(auditory response)은 순

차적으로 변하지 않았다.[74)]

4) 유해성자극에 대한 반응 (Response to noxious stimulation)

Guignard일행은 remifentanil을 사용하지 않거나 함께 사용한 propofol 마취동안 후두경검사와 기관삽관때 BIS를 조사하였다.[75)] 혈역학적자료, 움직임반응과 BIS를 측정하였다. propofol 목표농도 4 μg/mL에서 BIS가 평균 약 45정도였고 삽관 시 평균 70으로 증가하였다. Remifentanil을 목표농도를 2 ng/mL에서 16 ng/mL으로 주입할 때 BIS수치상 remifentanil의 상호작용은 분명하였다. 삽관전에 propofol 최면동안 remifentanil이 BIS수치를 변화시키지 않았다. 점차로 remifentanil농도를 증가시키면 삽관후 BIS의 증가가 둔하게 되었다. Remifentanil의 8 ng/mL에서 16 ng/mL의 목표효과처농도는 BIS의 증가를 최소로 하고 혈역학적 안정과 의도적 움직임(purposeful movement)을 방지해준다. 이 연구에서 단지 최면제만 주었을 때 의미 있는 유해자극은 BIS수치의 증가와 함께 의미있는 혈역학적인 반응을 일으킨다. 적절한 아편유사제진통을 첨가하면 혈역학적인 조절과 BIS수치의 변화를 없애거나 적게 할 수 있다.

경막외마취는 진정에 사용되는 최면제의 양을 감소시킬 수 있다. Hodgson과 Liu는 lidocane 경막외마취 외과환자들에서 BIS수치 50의 sevoflurane의 호기말농도는 0.59 vol%를 보였지만 전신마취나 경막외마취 시 환자 혈 중 lidocane 농도에 맞춰서 lidocane을 주입한 전신마취환자에서 BIS수치 50의 sevoflurane의 호기말농도는 0.92 vol%를 보였다. 이 연구는 부위마취에 의한 구심로차단(deafferentation)이 척수위효과(supraspinal effects)를 초래하여 최면제 요구량을 감소시킨다는 것을 보였다.[76)]

이런 연구들에서 뇌파 활동량은 신경교통량에 따라서 변하는데 뇌파모니터 지표들은 주어진 자극량에서 최면의 좋은 척도이지만 자극이 변할 때 일어날 변화들을 정확하게 예측하지는 못한다. 통증성 자극에 대한 행동적, 혈역학적, 그리고 뇌파반응은 적절한 진통에 의해서 방지될 수 있다.

5. 마취심도 측정의 미래

전기 생리학적 분석기계의 발달과 자연과학적인 분석방법과 연구 등으로 마취심도 측정에 눈부신 발전을 한 것은 사실이다. 그러나 대부분 뇌의 전기적 활동 신호를 분석한 간접적인 자료들이다. 그래서 최근에는 의식수준이 변화하는 동안에 뇌의 활동상황을 양전자 단층 촬영을 통하여 직접 눈으로 확인하려는 시도도 행하여지고 있다. 뿐만 아니라 기존에 알고 있던 EEG 결과들과 비교분석하는 시도도 이루어지고 있어서 EEG의 변화가 의미하는 바를 더 정확하게 직접적으로 분석하게 되었다.[77,78)] 아마도 가까운 미래에는 양전자 단층 촬영이 소형화되고 간편해져서 표준화된 마취심도 측정 방법이 될 수도 있을 것이다.[2)]

6. 결론

근이완제를 포함한 여러 가지 약제들을 사용하는 균형마취개념을 도입한 현대마취에서 마취의 심도 측정은 주관적인 측면이 있고 가장 쟁점 중에 하나이다. 모든 환자들에서 모든 마취제에 대하여 마취심도측정을 할 수 있는 유일한 방법은 없을 것 같다. 지금까지 마취심도측정을 위한 모든 방법들은 몇 가지 제외기준을 두어야 가능하다. 그러므로 한 가지보다는 동시에 여러 가지를 사용하는 것이 더 정확할 수 있다. 컴퓨터기술의 급속한 발달과 기초과학에 대한 연구발전이 향후에 마취상태를 판단하는 시야를 높여줄 것으로 기대한다.

Reference

1. Miller RD: Miller's anesthesia 7th Ed. Philadelphia, Churchill Livingstone. 2009, pp 1229-65.
2. Baik SW: Measurement of the depth of anesthesia. Korean J Anesthsiol 2007; 52: 253-61.
3. Sebel PS: Evaluation of anaesthetic depth. Br J Hosp Med 1987; 38: 116-7.
4. Guedel AE: Inhalational anesthesia: a fundamental guide. New York, Macmillan. 1937, pp 14-20.
5. Struys MM, Jensen EW, Smith W, Smith NT, Rampil I, Dumortier FJ: Performance of the ARX-derived auditory evoked potential index as an indicator of anesthetic depth : a comparison with bispectral index and hemodynamic measures during propofol administration. Anesthesiology 2002; 96: 803-16.
6. Glass PS, Bloom M, Kearse L, Rosow C, Sebel P, Manberg P: Bispectral analysis measures sedation and memory effects of propofol, midazolam, isoflurane, and alfentanil in healthy volunteers. Anesthesiology 1997; 86: 836-47.
7. Chernik DA, Gillings D, Laine H, Hendler J, Silver JM, Davidson AB: Validity and reliability of the observer's assessment of alertness/sedation scale: study with intravenous midazolam. J Clin Psychopharmacol 1990; 10: 244-51.
8. Liu J, Singh H, White PF: Electroencephalographic bispectral index correlates with intraoperative recall and depth of propofol induced sedation. Anesth Analg 1997; 84: 185-9.
9. Singh H: Bispectral index (BIS) monitoring during propofol indeced sedation and anaesthesia. Eur J Anaesthsiol 1999; 16: 31-6.
10. Kil HY, Lee SI, Lee SJ, Lee SW, Lee DH: The bispectral index and modified observer's assessment of alterness/sedation scale comparable to effect site concentration of propofol in Koreans. Korean J Anesthesiol 2000; 38: 251-7.
11. Evans JM, Davies WL, Wise CC: Lower oesophageal contractility: a new monitor of anesthesia. Lancet 1984; 26: 1151-4.
12. Bruhn J: EEG indices and heart rate variability as measures of depth of anaesthesia. Br J Anaesth 1999; 83: 687.
13. Eger El II, Saidman LJ, Brandstater B: Minimum alveolar anesthetic concentration: a standard of anesthetic potency. Anesthesiology 1965; 26: 756-63.
14. Ireland N, Meagher J, Sleigh JW, Henderson JD: Heart rate variability in patients recovering from general anesthesia. Br J Anaesth 1996; 76: 657-62.
15. Schraag S, Bothner U, Gajraj R, Kenny GN, Georgieff M: The performance of electroencephalogram bispectral index and auditory evoked potential index to predict loss of consciousness during propofol infusion. Anesth Analg 1999; 89: 1311-5.
16. Prys-Roberts C: Anaesthesia: a practical or impractical construct? Br J Anaesth 1987; 59: 1341-5.
17. Sandin RH, Enlund G, Samuelsson P, Lennmarken C: Awareness during anaesthesia: a prospective case study. Lancet 2000; 355: 707-11.
18. Sebel PS, Bowdle TA, Ghoneim MM, Rampil IJ, Padilla RE, Gan TJ: The incidence of awareness during anesthesia: a multicenter United States study. Anesth Analg 2004; 99: 833-9.
19. Davidson AJ, Huang GH, Czarnecki C, Gibson MA, Stewart SA, Jamsen K: Awareness during anesthesia in children: a prospective cohort study. Anesth Analg 2005; 100: 653-61.
20. Ghoneim MM: Awareness during anesthesia. Anesthesiology 2000; 92: 597-602.
21. Lyons G, Macdonald R: Awareness during Caesarean section. Anaesthesia 1991; 46: 62-4.
22. Eger EL II, Saidman LJ, Brandstater B: Minimum alveolar anesthetic concentration: A standard of anesthetic potency. Anesthesiology 1965; 26: 756-63.
23. Merkel G, Eger EI II: A comparative study of halothane and halopropane anesthesia: Including the method for determining equipotency. Anesthesiology 1963; 24: 346-57.
24. Quasha AL, Eger EI II, Tinker JH: Determination and applications of MAC. Anesthesiology 1980; 53: 315-34.
25. Cullen DJ: Drugs and anesthetic depth. In Smith NT, Miller RD, Corbascio AN: Drug Interactions in Anesthesia. Philadelphia. Lea & Febiger, 1981, p 287.
26. Stoelting RK, Longnecker DE, Eger EI II: Minimum alveolar concentration in man on awakening from methoxyflurane, halothane,

ether and fluroxene anesthesia: MAC awake. Anesthesiology 1970; 33: 5-9.
27. Yakaitis RW, Blitt CD, Angiulo JP: End-tidal halothane concentration for endotracheal intubation. Anesthesiology 1977; 47: 386-88.
28. Roizen MF, Horrigan RW, Frazer BM: Anesthetic doses blocking adrenergic (stress) and cardiovascular responses to incision-MAC BAR. Anesthesiology 1981; 54: 390-8.
29. Zbinden AM, Maggiorni M, Petersen-Felix S: Anesthetic depth defined using multiple noxious stmuli during isoflurane/oxygen anesthesia. I. Motor reactions. Anesthesiology 1994; 80: 253-60.
30. Zbinden AM, Petersen-Felix S, Thomson DA: Anesthetic depth defined using multiple noxious stimuli during isoflurane/oxygen anesthesia. II. Hemodynamic responses. Anesthesiology 1994; 80: 261-7.
31. Daniel M, Weiskopf RB, Noorani M, Eger EI II: Fentanyl augments the blockade of the sympathetic response to incision (MAC-BAR) produced by desflurane and isoflurane: Desflurane and isoflurane MAC-BAR without and with fentanyl. Anesthesiology 1998; 88: 43-9.
32. Kazama T, Ikeda K, Morita K: Reduction by fentanyl of the Cp50 values of propofol and hemodynamic responses to various noxious stimli. Anesthesiology 1997; 87: 213-27.
33. Vuyk J, Lim T, Engbers FH: Pharmacodynamics of alfentanil as a supplement to propofol or nitrous oxide for lower abdominal surgery in female patients. Anesthesiology 1993; 78: 1036-45.
34. Ausems Me, Hug CC Jr, Stanski DR, Burm AG: Plasma concentrations of alfentanil required to supplement nitous oxide anesthesia for general surgery. Anesthesiology 1986; 65: 362-73.
35. Neff W, Mayer EC, dela Luz Percales M: Nitrous oxide and oxygen anesthesia with curare relaxation. Calif Med 1947; 66: 67-9.
36. Lowenstein E, Hallawell P, Levine FH.: Cardiovascular response to large doses of intravenous morphine in man. N Engl J Med 1969; 281: 1389-93.
37. Stanley TH, Webster LR: Anesthetic requirements and cardiovascular effects of fentanyl-oxygen and fentanyl-diazepam-oxygen anesthesia in man. Anesth Analg 1978; 57: 411-16.
38. Murphy MR, Hug CC Jr: The anesthetic potency of fentanyl in terms of its reduction of enflurane MAC. Anesthesiology 1982; 57: 485-8.
39. Evans J: Esophageal activity and light anesthes. Anesth Analgia 1987; 66: 196-7.
40. Isaac PA, Rosen M: Lower esophageal contractility and detection of awareness during anaesthesia. Br J Anesth 1990; 65:319-24.
41. Evans JM, Davies WL: Monitoring anaesthesia. Clin Anesth 1984; 2: 243-262.
42. Russell IF: Auditory perception under anaesthesia. Anaesthesia 1979; 34: 211.
43. Pomfrett CJ: Heart rate variability, BIS and 'depth of anesthesia'. Br J Anesth 1999; 82: 659-62.
44. Baik SW, Son SY, Km IS, Shin SW: Monitoring of anesthetic depth by BIS & anemon-I monitor. Korean J Anesthsiol 2001; 41: 531-7.
45. Smith WD, Dutton RC, Smith NT: Measuring the performance of anesthetic depth indicators. Anesthesiology 1996; 84: 38-51.
46. Rampil IJ: A primer for EEG signal processing in anesthesia. Anesthesiology 1998; 89: 980-1002.
47. Anderson RE, Jacokbsson JG: Entropy of EEG during anaesthetic induction: a comparative study with propofol or nitrous oxide as sole agent. Br J Anaesth 2004; 92: 167-70.
48. Bruhn J, Bouillon TW, Radulescu L, Hoeft A, Bertaccini E, Shafer SL: Correlation of approximate entropy, bispectral index, and spectral edge frequency 95 (SEF95) with clinical signs of "anesthetic depth" during coadministration of propofol and remifentanil. Anesthesiology 2003; 98: 621-7.
49. Shannon CE: A mathematical theory of communication. Bell System Techn J 1948; 27: 379-423, 623-56.
50. Johnson RW, Shore JE: Which is the better entropy expression for speech processing: -S log S or log S? IEEE Acoust Speech Signal Proc 1984; 32: 129-37.
51. Vakkuri A, Yli-Hankala A, Talja P, Mustola S, Tolvanen-Laakso H, Sampson T: Time-frequency balanced spectral entropy as a measure of anesthetic drug effect in central nervous system during sevoflurane, propofol, and thiopental anesthesia. Acta Anaesthesiol Scand 2004; 48: 145-53.
52. Kochs E, Bischoff P, Pichlmeier U, Schulte am Esch J: Surgical stimulation induces changes in brain electrical activity during isoflurane/nitrous oxide anesthesia. A topographic

electroencephalogaphic analysis. Anesthesiology 1994; 80: 1026-34.
53. Loomis AL, Harvey EN, Hobart CA: Cerebral states during sleep as studied by human brain potentials. J Exp Psychol 1937; 21: 127-44.
54. Schultz B, Schultz A, Grouven U: Sleeping stage based systems (Narcotrend). In Bruck HP, Koeckerling F, Bouchard F, Schug-Pass C: New aspects of high technology in medicine 2000. Bolognia, Italy, Monduzzi Editore, 2000, pp 285-91.
55. Kreuer S, Biedler A, Larsen R: The Narcotrend-a new EEG monitor designed to measure the depth of anesthesia. A comparison with bispectral index monitoring during propofol-remifentanil-anesthesia. Anaesthesist 2001; 50: 921-5.
56. Schmidt GN, Bischoff P, Standl T: Narcotrend and bispectral index monitor are superior to classic encephalographic parameters for the assessment of anesthetic states during propofol-remifentanil anesthesia. Anesthesiology 2003; 99: 1072-7.
57. Thornton C, Sharpe RM: Evoked responses in anaesthesia. Br J Anaesth 1998; 81: 771-81.
58. Schwender D, Klasing S, Madler C, Poppel E, Peter K: Midlatency auditory evoked potentials during ketamine anaesthesia in humans. Br J Anaesth 1993; 71: 629-32.
59. Schwender D, Klasing S, Madler C, Poppel E, Peter K: Effects of benzodiazepines on mid-latency auditory evoked potentials. Can J Anaesth 1993; 40: 1148-54.
60. Schwender D, Rimkus T, Haessler R, Klasing S, Poppel E, Peter K: Effects of increasing doses of alfentanil, fentanyl and morphine on mid-latency auditory evoked potentials. Br J Anaesth 1993; 71: 622-8.
61. Mantzaridis H, Kenny GN: Auditory evoked potential index: A quantitative measure of changes in auditory evoked potentiala during general anaesthesia. Anaesthesia 1997; 52: 1030-6.
62. Gajraj RJ, Doi M, Mantzaridis H, Kenny GN: Comparison of bispectral EEG analysis and auditory evoked potentials for monitoring depth of anaesthesia during propofol anaesthesia. Br J Anaesth 1999; 82: 672-8.
63. Islin-Chaves LA, Flaishon R, Sebel PS: The effect of the interaction of propofol and alfentanil on recall, loss of consciousness, and the bispectral index. Anesth Analg 1998; 87: 949-55.
64. Wang LP, McLoughlin P, Paech MJ: Low and moderate remifentanil infusion rates do not alter target-controlled infusion propofol concentrations necessary to maintain anesthesia as assessed by bispectral index monitoring. Anesth Analg 2007; 104: 325-31.
65. Hans P, Brichant JF, Dewande PY: Effects of two calculated plasma sufentanil concentrations on the hemodynamic and bispectral index responses to Mayfield head holder application. J Neurosurg Anesthesiol 1999; 11: 81-5.
66. Rampil IJ, Kim JS, Lenhardt R: Bispectral EEG index during nitrous oxide administration. Anesthesiology1998; 89: 671-7.
67. Barr G, Jakobsson JG, Owall A, Anderson RE: Nitrous oxide does not alter bispectral index: Study with nitous oxide as sole agent and as an adjunct to i.v. anaesthesia. Br J Anaesth 1999; 82: 827-30.
68. Suzuki M, Edmonds HL Jr, Tsueda K: Effect of ketamine on bispectral index and levels of sedation. J Clin Monit Comput 1998; 14: 373.
69. Ekman A, St berg E, Sundman E: The effect of neuromuscular block and noxious stimulation on hypnosis monitoring during sevoflurane anesthesia. Anesth Analg 2007; 105: 688-95.
70. Messener M, Beese U, Romstock J: The bispectral index declines during neuromuscular block in fully awake persons. Anesth Analg 2003; 97: 488-91.
71. Johansen JW: Esmolol promotes electroencephalographic burst suppression during propofol/alfentanil anesthesia. Anesth Analg 2001; 93: 1526-31.
72. Oda Y, Nishikawa K, Hase I, Asada A: The short acting beta 1-adrenoceptor antagonists esmolol and landiolol suppress the bispectral index response to tracheal intubation during sevoflurane anesthesia. Anesth Analg 2005; 100: 733-7.
73. Andrzejowski J, Sleigh JW, Johnson IA, Sikiotis L: The effect of intravenous epinephrine on the bispectral index and sedation. Anaesthesia 2000; 55: 761-3.
74. Haenggi M, Ypparila H, Hauser K: The effects of exmedetomidine/remifentanil and midazolam/ remifentanil on auditory-evoked potentials and electroencephalogram at light-to-moderate sedation levels in healthy subjects. Anesth Analg 2006; 103: 1163-9.

75. Guignard B, Menigaux C, Dupont X: The effect of remifentanil on the bispectral index change and hemodynamic response after orotracheal intubation. Anesth Analg 2000; 90: 161-7.
76. Hodgson PS, Liu SS: Epidural lidocane decreases sevoflurane requirement for adequate depth of anesthesia as measured by the bispectral index monitor. Anesthesiology 2001; 94: 799-803.
77. Jeong YB, Kim JS, Jeong SM, Park JW, Choi IC: Comparison of the effects of sevoflurane and propofol anaesthesia on regional cerebral glucose metabolism in humans using positron emission tomography. J Int Med Res 2006; 34: 374-84.
78. Maksimow A, Kaisti K, Aalto S, Maenpaa M, Jaaskelainen S, Hinkka S: Correlation of EEG spectral entropy with regional cerebral blood flow during sevoflurane and propofol anaesthesia. Anaesthesia 2005; 60: 862-9.

26 약리학적 모형화

울산대학교 의과대학 최 병 문

수술실에서 생과 사의 갈림길에 서있는 환자 옆을 24시간 지키며, 여러 약제로 환자의 안전을 확보할 수 있다는 것은 마취과 의사만이 가지고 있는 특권인지도 모른다. 우리는 다양한 약제를 투여하고, 이에 대한 반응을 본 후 향후 계획을 세워나간다. 하지만 임상에서 마주치는 여러 환자들이 우리에게 보여주는 약제에 대한 반응은 너무나 다양해서 그 반응을 정확하게 기술하거나 예측하기란 쉬운 일이 아니다. 이는 그 약제 자체의 특성일 수도 있지만 환자들의 신체특성을 포함한 질병상태들이 환자마다 다르기 때문이다. 이러한 다양한 반응을 효과적으로 설명하기 위해 모형이 도입되었는데, 모형이란 우리의 인지능력의 한계로 인하여 자연이 포함하고 있는 복잡성을 그대로 둔 채로는 파악하지 못하므로 '우리의 관심의 대상에서 중요한 요소를 추출하고 그들간의 관계를 정성적 또는 정량적으로 표현한 것'을 말한다. 모형에는 아인슈타인의 상대성 이론, 신경병증 통증을 연구하기 위해 만든 쥐의 신경병증 모형 등 매우 다양하지만 여기에서는 마취과 영역에서 접할 수 있는 약동, 약력학 모형들을 위주로 약술하기로 한다. 이들 약동, 약력학 모형들을 잘 이해할 수 있다면 약제에 대한 다양한 반응양상을 좀 더 효과적으로 이해하고 설명할 수 있을 것이다. 이들 약동, 약력학 모형들은 비선형혼합효과모형을 이용하여 기술할 것인데, 이는 비선형혼합효과모형이 약물 반응의 개인차(inter-individual variability)를 반영하면서도 각 개인당 적은 수의 관측치만으로도 분석이 가능하다는 장점이 있기 때문이다.

1. 비선형혼합효과모형

비선형이라는 것은 계(system)를 그 구성요소의 합이나 곱 등 선형결합으로 설명할 수 없다는 것을 뜻한다. 마취과 영역에서 관찰되는 시스템의 반응(예: 시간에 따른 농도의 변화, 농도에 따른 약리 효과의 변화)들은 대부분 선형모형으로는 설명하기가 힘들어 비선형 혼합효과 모형이 1970년대 이후 발달하기 시작하였다. 혼합 효과 모형(mixed effect model)은 고정 효과(fixed effect)와 임의 효과(random effect)를 모두 이용하여 결과변수를 설명하는 모형을 뜻한다. 고정 효과란 성별, 신장, 체중 등 측정 가능한 공변량(covariate)의 효과를 의미하고, 임의 효과란 미리 예측할 수 없는 임의적인 것을

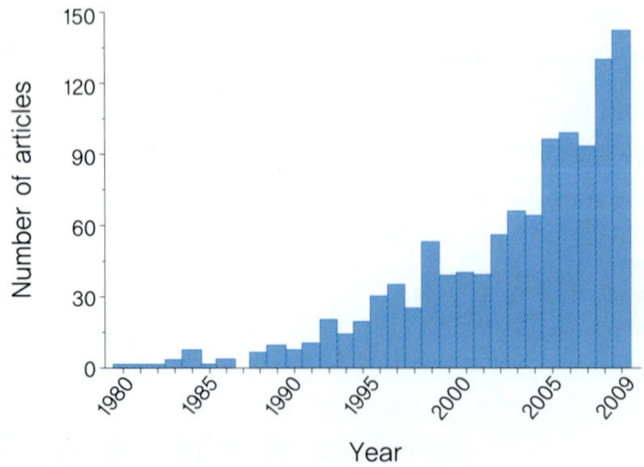

그림 26-1 NONMEM을 이용한 논문의 증가 (2009년 12월 29일 Pubmed)

뜻한다. 일반적으로 생물학적 자료를 다룰 때 임의적 변이(random variability)를 두 가지로 구분하는데, 첫 번째는 한 개체와 다른 개체가 차이가 난다는 것으로, 개체간 변이(interindividual or between-subject variability)이다. 이것은 잡음이나 오차가 아니며, 단지 생물학적인 현상이다. 두 번째는 잔차 오차(residual error) 또는 잡음이다. 이것은 개인에 대한 모형 예측값과 측정된 관찰값 간의 차이이며, 잔차 변이 또는 개체내 변이(residual error or intra-individual variability)라고도 한다. 잔차변이에는 분석오차, 약물 투여량 오차, 측정시간 오차 등이 포함된다.

비선형 혼합효과 모형은, 원래 약으로 치료받는 실제 환자 군에서 적은 수의 자료(즉, 일상적인 환자 관리 동안 각 환자로부터 몇 회의 채혈만을 하는)를 사용하여 약동학 또는 약력학의 특성을 기술하기 위하여 도입되었다. 이런 자료의 특징은 한 환자에서 채혈을 자주하지 못한다거나 약력학적 관찰값들이 작은 것에 비해 환자의 수는 상대적으로 많다는 것이다. 또한 환자간에 관찰값의 개수가 다르며, 교란변수를 보정하지 않은 경우도 많다. 기존에 흔히 사용하던 단순히 평균하는 방법(naïve pooled method)이나 두 단계방법(two stage method)으로는 이런 자료를 처리할 수 없지만 비선형 혼합효과 모형은 개체간 임의효과 구조를 고려하여 모든 개체들의 자료를 한번에 분석해주는 장점이 있다.[1)]

1) NONMEM® 소프트웨어의 개요

NONMEM®은 NONlinear Mixed Effects Modeling에서 따온 말로서 NONMEM®은 혼합효과모형을 구현할 수 있게 해주는 세계 표준적인 컴퓨터 프로그램으로 1970년대 말에 University of California San Francisco의 의사인 Lewis B. Sheiner와 통계학자인 Stuart L. Beal이 공동으로 개발하였다. 이들이 길러낸 후학들에 의해 그 동안 NONMEM®은 계속 발전되었으며 현재는 NONMEM® version 7 level 1 (ICON Development Solutions, Dublin, Ireland)이 시판되고 있다. NONMEM®은 1980년대 초부터 문헌에 인용되기 시작하여 이후 이를 이용한 논문의 수는 점차 증가하고 있다(그림 26-1). 구체적인 설명에 앞서 NONMEM®의 기본적인 특징을 요약하면 다음과같다.[2)]

(1) NONMEM®은 약동학과 약력학 자료분석 도구로 잘 검증되어있고, 전세계적으로 보편화되어 있다.

(2) NONMEM®을 이용하여 어떤 현상을 설명할 수 있는 모형을 만들 수 있고, 이 현상의 관측값에 대하여 모형을 검증할 수도 있다.

(3) NONMEM®은 많은 통계 및 자료분석 문제들을 상당히 유연하게 다룰 수 있다.

(4) NONMEM®은 구조모형을 미분방정식, 대수방정식 또는 이의 혼합으로 자유롭게 나타낼 수 있다.

(5) NONMEM®은 개발된 모형을 이용하여 가상의 자료를 쉽게 시뮬레이션 할 수 있다.

(6) NONMEM®은 그래픽이 좋지 않고, 이론적 접근이 쉽지 않다.

2) NONMEM®의 구동을 위한 이론적 배경

(1) 목적함수

목적 함수란 적합에서 해당함수를 최대 또는 최소화하는 모수의 조합이 원하는 해가 될 때 이 함수를 말한다. 우도(likelihood)는 주어진 자료로부터 얻어진 가능성을 뜻하며, 주어진 자료로부터 모수를 추정하는 것으로 생각할 수 있다. 만약 관찰값들이 현재의 모형에서 그 값일 가능성이 상당히 떨어진다면, 그 모형은 관찰값들을 기술하는데 별로 좋지 않은 모형일 것이다. 만약 관찰값들이 현 모형에서 그 값일 가능성이 높다면, 현 모형은 자료를 설명하는 꽤 좋은 모형일 것이다.

특정 관찰값이 얼마나 그 값일 가능성이 있을까? 만약 Y가 측정된 관찰값이고 $\hat{Y}$이 관찰값에 대한 모형 예측값이고, σ^2가 모형의 분산이라면, 주어진 모형에서 그 관찰값의 우도는 다음과 같다.

$$L = \frac{1}{\sqrt{2\pi\sigma^2}} e^{-\frac{1}{2\sigma^2}(Y-\hat{Y})^2} \tag{26-1}$$

일련의 관찰값들이 그 값들일 확률은 개별 관찰값 확률들의 곱이다. 그러므로 만약 n개의 관찰값이 있다면, 확률은 n개의 개별 확률들의 곱이다.

$$L = \prod_{i=1}^{n} \frac{1}{\sqrt{2\pi\sigma^2}} e^{-\frac{1}{2\sigma^2}(Y-\hat{Y})^2} \tag{26-2}$$

크기가 작은 숫자를 많이 곱하다 보면, 반올림 오차(rounding errors) 등 다양한 형태의 문제를 유발한다. 그러나 양변에 로그를 취하면 곱하기가 더하기로 바뀌어서 이러한 문제점들이 많이 감소된다.

$$\log(L) = -\frac{1}{2} n \log(2\pi) - \frac{1}{2}\sum_{i=1}^{n}\left(\log(\sigma_i^2) + \frac{(Y_i - \hat{Y}_i)^2}{\sigma_i^2}\right) \tag{26-3}$$

위의 식에 -2를 곱하면 -2 log likelihood (-2LL)로 변환된다.

$$-2\log(L) = n\log(2\pi) + \sum_{i=1}^{n}\left(\log(\sigma_i^2) + \frac{(Y_i - \hat{Y}_i)^2}{\sigma_i^2}\right) \tag{26-4}$$

우도를 극대화하고 싶으면, 위 식의 -2LL을 최소화하면 된다. NONMEM®은 목적함수 값으로 -2 log likelihood를 사용하며 이 값을 최소화한다.

(2) 추정단계

NONMEM®의 추정방법에는 FO(First-order), FOCE(First-order conditional estimation), Laplacian 근사법 등이 있다. 이중 실제 모형을 구축할 때는 FOCE 근사법이 흔히 이용된다. FO 근사법은 비선형모델식을 η=0에서 테일러 전개를 시행하여 선형 모형식으로 만든 후 1차식까지를 근사식으로 사용하여, 모형의 모수를 추정하는 방법이다. FOCE 근사법은 FO 방법과 마찬가지로 테일러 전개식의 1차식을 근사식으로 사용하되 테일러 전개를 시행할 때 η=0에서 하지 않고 모수추정 과정에서 얻어지는 η의 추정값인 $\hat{\eta}$에서 전개하여 모수들을 추정하는 방법이다. Laplacian 근사법은 FO나 FOCE와 같이 테일러 전개에 의해 비선형식을 선형식으로 근사하는 방법이나 테일러 전개식의 1차식이 아닌 2차식까지 사용한다.[1)]

(3) 우도비검정

우도비검정(likelihood ratio test)은 통계적 유의

성을 보는 상용방법이다. 만약 우리에게 모형이 두 개 있고 그 중의 하나는 다른 것에 내포된다면, 한 모형에는 있고 다른 모형에는 없는 모수의 유의성을 검정할 수 있다. 이 검정방법은 각 모형 우도의 비인 L_1/L_2를 기준으로 한다.

-2 log (L_1/L_2)의 분포는 카이제곱분포를 따른다. -2 log (L_1/L_2)는 -2 (log (L_1)-log(L_2))혹은 (-2LL$_1$)-(-2 LL$_2$)이다. 즉 다른 말로 하면 -2LL 값의 차이는 카이제곱분포를 따르며 자유도는 모수 개수의 차이이다. 예를 들어 유의수준 0.05에서 자유도가 1일 때, 카이제곱분포의 값은 3.84이다. 그러므로 한 개의 모수만 다른, 두 모형 간의 -2LL 값의 차이 즉, NONMEM® 목적함수값 차이가 3.84보다 크다면, 그 모수는 통계적으로 유의한($P<0.05$)것이다.

만약 두 모형간에 전체모형(full model)과 축소모형(reduced model)의 관계가 아닌 경우에는 우도비검정을 이용할 수 없고, AIC(Akaike Information Criterion) 등의 다른 방법을 사용한다.

3) NONMEM®의 실행

앞으로 제시할 약동학, 약력학 모형들의 자료파일과 제어파일은 NONMEM®의 단점인 그래픽부분을 보완하여 사용자 인터페이스로 쉽게 NONMEM®을 구동할 수 있는 PDx-POP version 4.0 (ICON Development Solutions, Dublin, Ireland)의 형식을 따랐다.

(1) 자료파일

임상시험을 통해 수집된 자료는 엑셀로 정리하는 것이 NONMEM®을 실행하는데 유익하다. 엑셀 파일의 각 행은 한 개의 관찰값 또는 한 용량이 포함되고, 레코드는 개체 순서대로 정렬된다. "ID"로 불리는 개체 번호는 각 행의 첫 번째 열이다. 약동, 약력학 자료처럼 시간 경과에 따르는 자료를 분석할 경우에는, 한 개체 내에서 레코드는 시간의 순서에 따라서 정렬되어야 한다. 각 열들은 체중, 신장, 성별, 연령 등 관심의 대상이 되는 개체의 공변량(covariate)들을 포함하기도 한다. 그리고 자료 파일은 CSV(comma separated values) 파일로 저장하는 편이 좋다.

NONMEM®을 구동하기 전에 꼭 점검해야 하는 것은 자료 파일이 견실한지 살펴보는 것이다. 가능하면 원래 자료로부터 그래프를 그려 이상치나 경향을 살펴보아야 한다. 이 과정을 통해 가끔 자료의 문제점을 발견할 수도 있고, 적합한 모형을 선택하는 단초를 얻을 수 있기 때문이다. 최소한 약동학 자료라면 시간에 따른 농도 변화를, 약력학 자료라면 농도나 용량에 따른 반응의 변화를 그래프로 그려보아야만 한다(표 26-1).

이 자료파일에 대하여 제어파일에는 $INPUT C ID AMT RATE BWT TIME DV MDV와 같은 명령문이 사용될 것이다. 제어파일에 사용된 $DATA PK_PdX.CSV IGNORE=C를 살펴보면 PK_PdX.CSV 라는 자료파일을 읽으라는 구문이기 때문에 제어파일과 자료파일은 동일한 폴더 내에 위치해야 한다. IGNORE=C는 C가 포함된 행을 읽지 말고 무시하라는 의미이다. ID는 각 개체를 의미하고, BWT는 개체의 체중을 의미하고, TIME은 상대시간을 의미한다. DV는 종속변수, 즉 관찰값을 의미한다. AMT와 RATE는 투여량 정보이다. AMT는 약의 용량이고 RATE는 투약속도이다. 만약 RATE=0이면 투약방식이 단회 정주(bolus)임을 의미하고, RATE>0이면 일정한 속도로 투여되는 것을 의미한다. 주입 기간(duration of infusion)을 명기하지는 않더라도, AMT와 RATE는 반드시 필요하다. MDV는 결측종속변수(missing dependent variable)를 의미한다. NONMEM®은 MDV=1인 레코드에서는 종속변수의 값을 추정하지 않는다. 투약 레코드가 있을 때마다 MDV=1이고 이때마다 NONMEM은 종속변수 즉,

표 26-1 자료파일의 예[3)]

C	Data Desc: microemuslion propofol_rat_PK						
C	ID	AMT	RATE	BWT	TIME	DV	MDV
	1	10	0.5	0.5053	0	0	1
	1	.	.	0.5053	2	2.96671	0
	1	.	.	0.5053	5	3.9524	0
	1	.	.	0.5053	7	4.49944	0
	1	.	.	0.5053	10	4.93585	0
	1	.	.	0.5053	15	6.10644	0
	1	.	.	0.5053	20	7.32311	0
	1	.	.	0.5053	30	1.814701	0
	1	.	.	0.5053	45	0.982682	0
	1	.	.	0.5053	60	0.59927	0
	1	.	.	0.5053	90	0.32739	0
	2	10	0.5	0.4833	0	0	1
	2	.	.	0.4833	2	1.0773	0
	2	.	.	0.4833	5	3.81021	0
	2	.	.	0.4833	7	4.08409	0
	2	.	.	0.4833	10	6.12481	0
	2	.	.	0.4833	15	7.5282	0
	2	.	.	0.4833	20	8.03217	0
	2	.	.	0.4833	30	2.13603	0
	2	.	.	0.4833	45	0.956128	0
	2	.	.	0.4833	60	0.619813	0
	2	.	.	0.4833	90	0.335184	0

농도를 예측하지 않으므로, 종속변수인 농도는 같은 행에 기록하지 않는다. 표준 약동학 모형에서, 시간 0의 농도에 대하여 모형을 적합하면 안 된다. 시간 0에서 농도의 참값인 0은, 농도 예측값과 정확하게 동일하다. 그러므로 시간 0에서의 적합은, 다른 시간대 자료 포인트와는 잔차오차(residual error)가 다르며, 어떤 경우에는 잔차오차모형의 이러한 오설정이 전체적인 적합의 결과를 심각하게 왜곡할 수도 있다.

(2) 제어파일

제어파일은 NONMEM®의 할일이 무엇인지 알려주는 텍스트 파일이다. 제어파일은 1960년대 Fortran의 표준을 따르기 때문에 제어파일에는 대문자만 사용하여야 하며, 대소문자를 섞어 사용하면 문제를 일으킨다. 제어파일은 다음과 같은 제어 구성 요소들을 포함한다.

① $PROB: 해결할 문제를 설명한다.

② $DATA: 위의 첫 단계에서 만들어진 자료파일

의 이름이다.

③ $INPUT: ID와 TIME을 포함하여, 입력파일에 있는 자료 레코드의 이름을 순서대로 적어준다.

④ $PRED: 관찰된 실험 결과를 예측하는, 사용자가 만드는 서브루틴(user-supplied subroutine)이다. 혹은 $SUBMODEL, $MODEL, $PK, $DES, $ERROR와 같이 NONMEM®에 내장된 미분방정식 구문을 사용하여, 관찰된 실험 결과를 예측하는 서브루틴을 사용할 수도 있다.

⑤ $THETA: 구조모형 모수의 초기추정값의 범위를 적어준다. NONMEM®은 전형적으로 이값들을 최적화하나, 고정된 값을 적을 수도 있다.

⑥ $OMEGA: 개체간 임의효과인 ETA의 분산의 초기추정값을 적어준다. 마찬가지로 NONMEM®은 전형적으로 이값들을 최적화하며, 고정된 값을 적을 수도 있다. 이 값들이 모두 0으로 고정될 경우 단순합동자료(naïve pooled data)가 되며, 이 방식으로 최적화가 성공한 모형의 모수추정값은 향후 FOCE 방법으로 추정할 때 $THETA의 초기추정값을 정할 때 참고자료로 활용할 수 있다.

⑦ $SIGMA: 개체내 임의효과인 EPSILON의 분산의 초기추정값을 적어준다.

⑧ $EST: 추정과정을 제어하는 명령이다. 전형적으로 다음과 같은 것을 포함한다.

가) SIG=3; 3개의 유효자리수를 뜻한다.

나) PRINT=5; 이터레이션(iteration)을 다섯 번 할 때마다 갱신하는 것이 화면에 보여진다.

다) MAX=2000; NONMEM®이 실행 중단 되기 전까지 실행할 수 있는 최대의 이터레이션의 수를 의미한다.

라) METHOD=0; NONMEM®이 처음 나왔을 때의 일차추정법(FO method)

마) METHOD=1; 더 최근에 소개된 일차조건부추정법(FOCE method)

바) LIKELIHOOD; 이 옵션을 사용하면 모형이 관찰값를 예측하는 대신에 확률을 직접 추정한다. 이진법자료(binary data)에 사용한다.

사) INTER; 잔차 분산이 비례(proportional) 또는 지수적(exponential)일 때 사용한다. ETA와 EPSILON간의 상호작용을 차단해주는 역할을 한다.

아) NOABORT; PRED 루틴이 오류 없이 끝날 때까지 NONMEM®이 계속 실행 되도록 해준다.

⑨ $COVARIANCE: 완전분산공분산행렬(full variance-covariance matrix)을 추정하며, 특히 NONMEM® 모수의 표준오차(standard error)를 얻는데 유용하다. PRINT=E 옵션을 사용하면 조건수(condition number)를 계산해 준다.

⑩ $TABLE: 결과에 대한 실행결과표를 준비하게 한다(표 26-2).

(3) 임의효과모형

임의효과모형에는 개체간 변이와 잔차 변이 모형으로 구분해서 설명이 필요하다. 개체간 변이의 경우 다음의 3가지 모형 중에 하나를 선택할 수 있는데, 첫 번째는 가법오차모형(additive error model, VAL = THETA(x) + ETA(y))이며, 두 번째는 고정변동계수 모형(constant coefficient of variation model, VAL = THETA(x) * (1 + ETA(y)))이고, 세 번째는 로그정규 모형(log normal model, VAL = THETA(x) * EXP(ETA(y)))이다.[1] 이 경우는 $EST에서 METHOD=1을 넣어 주어야 한다. 그렇지 않으면, 로그정규 모형 코드를 선택했다고 할지라도, 잔차 변이 모형이 고정변동계수 모형이 되기 때문이다. 이것은 Taylor 전개(Taylor expansion)의 첫 번째 항이 고정변동계수 모형과 로그정규 모형에서 같기 때문이다. 잔차 변이의 경우도 개체간 변이 모형과 유사한데, 첫 번째 모형은 가법오차모형(additive error model, Y = TY + EPS(1))이며, 두 번째 모형은 고정변동계수모

표 26-2 2구획 약동학 모형의 제어파일의 예[3]

```
;Model Desc: ADVAN6/FULL/EXPONENTIAL ETA/DIAGONAL/CONSTANT CV EPS/FOCE/DEFAULT
;Project Name: 200
;Project ID: 1-PK
;Project ID:      200     ;Project ID: (1)-PK, (2)-PD, (3)-Others (1)

$PROB RUN# 200
$INPUT C ID AMT RATE BWT TIME DV MDV
       ; AMT = mg/kg
       ; RATE = mg/kg/min
       ; BWT = kg
       ; DV = mcg/ml
       ; V = L/kg
       ; K = 1/min
$DATA PK_PdX.CSV IGNORE=C ; microemulsion propofol_rat_PK P:1000 F:diag-eta24
$SUBROUTINE  ADVAN6 TOL=3 ; Set up differential equation mode

$MODEL COMP=(CENTRAL, DEFDOSE) ; Two compartments
       COMP=(PERI)

$PK ; Define basic PK relationships
       TH1      = THETA(1)
       TH2      = THETA(2)
       TH3      = THETA(3)
       TH4      = THETA(4)

       V1       = TH1 * EXP(ETA(1))
       V2       = TH2 * EXP(ETA(2))
       CL1      = TH3 * EXP(ETA(3))
       CL2      = TH4 * EXP(ETA(4))
       K10      = CL1 / V1
       K12      = CL2 / V1
       K21      = CL2 / V2
       S1       = V1 / BWT; weight-adjusted dose

$DES ; Define differential equations
       DADT(1)  = A(2)*K21-A(1)*(K10+K12)
       DADT(2)  = A(1)*K12-A(2)*K21

$ERROR ; Constant CV error model
       IPRE     = F
       W        = F + 0.001
       IRES     = DV - IPRE
       IWRE     = IRES / W
       Y        = IPRE + W * EPS(1)

$THETA
       (0, 0.19); [V1]
       (0, 0.98); [V2]
```

```
        (0, 0.05); [ CL1]
        (0, 0.05); [ CL2]

$OMEGA ; BLOCK(4)
       0.1; [ P]
       0 FIX; [ P]
       0.1; [ P]
       0 FIX; [ P]

$SIGMA 0.1; [ P]
$ESTIMATION SIG=3 MAX=9999 PRINT=5 METHOD=1 INTER MSFO=200.MSF
$COVARIANCE PRINT=E
$TABLE FILE=121.TAB ID TIME IPRE IWRE V1 V2 CL1 CL2 K10 K12 K21 NOPRINT ONEHEADER
$TABLE ID ETA(1) ETA(2) ETA(3) ETA(4)
       FILE=121.ETA NOPRINT FIRSTONLY NOAPPEND
$TABLE ID V1 V2 CL1 CL2
       FILE=121.PAR NOPRINT ONEHEADER FIRSTONLY NOAPPEND
```

형(constant coefficient of variation model, Y = TY * (1+EPS(1)))이다. 만약 이 모형을 사용한다면 제어파일의 $EST에 METHOD=1, INTER를 넣어야 할 것이다. 그렇지 않으면, 적합이 이상하게 될 것이기 때문이다. 세 번째는 혼합 가법, 고정변동계수 모형(mixed additive and constant CV model, Y = TY * (1+EPS(1)) + EPS(2))이다. 가끔 분석오차에는 검출한계(limits of detection) 근처의 고정오차(fixed error)와 측정하는 농도 크기에 비례하는 오차 두 가지가 있을 수 있다. 이것은 두 개의 epsilon을 갖는 모형을 사용하여 처리할 수 있다.

(4) 닫힌 형식과 미분 방정식 제어 파일(Closed form and differential equation control files)

제어파일에는 두 개의 기본 구조 즉, 닫힌 형식의 해(closed form solution)를 제공하는 구조와, 미분 방정식(differential equations)을 이용하여 해를 계산해내는 구조가 있다. 닫힌 형식의 해는 $PRED을 사용하여 구할 수 있으며, 이때 사용자가 코드를 만들어야 한다. 미분 방정식을 이용한 해는 미분 방정식을 처리하는 $PK/$DES/$ERROR 제어블록(control block)을 사용하여 구할 수 있다. 일구획모형(one compartment model)이나 이구획모형(two compartment model)에서 닫힌 형식의 해를 구하는 $PRED를 사용할 수도 있고, 미분 방정식을 이용하는 $PK/$DES/$ERROR 제어블록을 사용할 수도 있다. 만약 같은 모수들을 동일한 오차구조로 적합 한다면, 두 방법 모두에서 같은 결과를 얻게 될 것이다. 닫힌 형식의 단점이 있다면 정주속도를 변화시키며 약제를 투여할 경우에는 표현할 수가 없다는 점이다.

구획 모형에서 $PK/$DES/$ERROR 접근법에 대한 몇 가지 사항을 언급하자면, 한가지 타당한 NONMEM® $PK 서브루틴(subroutine)은 ADVAN6이다. 때때로, 식이 풀리기 어려운 경우에는 ADVAN8이 더 잘 작동할 수도 있다. 미분방정식을 이용하여 제어파일을 만들 경우에 $PK는 미분 방정식에 사용되는 속도상수(rate constant)를 정의하고, $DES는 미분 방정식을 처리한다. $ERROR 블록은 그 이름에서 약간의 오해를 불러올 수도 있지만, 미분방정식 상에서 모형이 특정 시점까지 진행된 후 그 모형의 결과를 계산하는데 사용되는 구문이다. NONMEM®은 $ERROR 블록에서, $PK 블록에 정의되어 있는 모든

표 26-3 일구획 단회정주를 계수와 지수 형식을 이용하여 닫힌 형식으로 표현한 제어파일

```
$PRED
  C=THETA(1)*EXP(ETA(1)); coefficient
  L=THETA(2)*EXP(ETA(2)); exponent
  Y=DOSE*C*EXP(-L*TIME)*(1+EPS(1))
```

변수들과 각 구획 내의 양(amount, A(x)라 불리며 여기서 x는구획번호이다)을 계산한다. 강조해서 말하지만, $ERROR는 오차와 거의 상관이 없고, 결과를 계산하기 위하여 사용되는 블록이다.

다음에 단회 정주(single dose)한 약동학적 모형의 부분적인 제어파일의 예를 제시하였다. 닫힌 형식 해와 미분 방정식 해가 각 경우에 동등하기 때문에 어떤 형식을 써도 무방하다. 주어진 예제 중에서, C는 농도를 뜻하는 것이 아니라 계수(coefficient)를 의미한다(표 26-3~6).

2. 약동학적 모형화 (Pharmacokinetic modeling)

여기에서는 일, 이, 삼 구획(compartment) 유두상(mammillary) 약동학 모형들을 소개할 것이다. 여기에서 소개되는 구획모형들은 서로 교환이 가능한 3개 형식의 시각에서 모형화를 시도할 수 있으며, 세 형식은 다음과 같다. 첫 번째가 용적(volume)과 청소율(clearance) 형식, 두 번째가 계수(coefficients)와 지수(exponents) 형식, 세 번째가 중심구획용적(volume of the central compartment)과 미세속도상수(micro-rate constants) 형식이다. NONMEM®은 용적과 청소율, 중심구획용적과 속도상수, 계수와 지수, 어떤 것이든 결과를 제공할 수 있다. 만약 우리가 구조모형에만 관심이 있다면 세가지 형식은 별반 차이가 없다. 세가지 중 어떤 것이든 빨리 돌아가는 것으로 적합하여(대개는 계수와 지수가 그러하다), 원하는 형식으로 변환하면 될 것이다.

그러나 우리는 구조모형뿐만 아니라 분산모형(variance model)도 적합하기 때문에 분산구조는 세 형식 간에 전환이 불가능하다. 따라서 분산모수를 고려한다면, 더 이상 모형을 쉽게 전환할 수 없다. 그러므로 최선의 해결책은 본질적으로 우리가 선택한 분산구조의 분포를 따르는 영역에서 자료를 적합하는 것이다. 용적과 청소율이 계수와 지수보다는 실제에 더 가까우므로, 용적과 청소율 영역을 사용

표 26-4 일구획 단회정주를 계수와 지수 형식을 이용하여 미분방정식 형식으로 표현한 제어파일

```
$SUBROUTINE  ADVAN6  TOL=3
$MODEL COMP(CENTRAL,DEFDOSE)
$PK
  C=THETA(1)*EXP(ETA(1)); coefficient
  L=THETA(2)*EXP(ETA(2)); exponent
  V=1/C
  K=L
$DES
  DADT(1) = -A(1)*K
$ERROR
  Y= A(1)/V *  (1+EPS(1))
```

표 26-5 이구획 단회정주를 용적과 청소율 형식을 이용하여 닫힌 형식으로 표현한 제어파일

```
$PRED
  V1=THETA(1)*EXP(ETA(1)); volume 1
  V2=THETA(2)*EXP(ETA(2)); volume 2
  CL1=THETA(3)*EXP(ETA(3)); clearance 1
  CL2=THETA(4)*EXP(ETA(4)); clearance 2
  K10=CL1/V1
  K12=CL2/V1
  K21=CL2/V2
  A = K10+K12+K21
  L1=(A+SQRT(A*A-4*K10*K21))/2
  L2=(A-SQRT(A*A-4*K10*K21))/2
  C1=(K21-L1)/(L2-L1)/V1
  C2=(K21-L2)/(L1-L2)/V1
  TY1=DOSE*C1*EXP(-L1*TIME)
  TY2=DOSE*C2*EXP(-L2*TIME)
  Y=(TY1+TY2)*(1+EPS(1))
```

하는 경우가 많지만 용적과 청소율 형식의 유일한 문제는 매우 복잡한 모형의 경우 NONMEM®은 미분방정식을 사용할 수밖에 없다는 것이다. NONMEM®이 미분방정식을 사용할 때는 매우 많은 단계들을거쳐서 힘겹게 각각의 관측값까지 도달한다. 따라서 용적과 청소율 형식에서 미분방정식을 사용하여 적합할 경우 속도가 느려질 수 있다. 따라서 답을 빨리 찾고 싶다면 계수와 지수형식을 이용하여 풀어나가는 것이 도움이 될 수 있다. 중심구획과 미세속도상수 형식으로 적합하는 것에 대해서는 언급을 하지 않았는데, 이는 중심구획과 용적과 청소율은 전환이 어렵지 않기 때문이다. 용적과 청소율 형식에 분산구조를 두고 나중에 미세속도상수를 계산하는 것이 더 논리적일 수 있다.

표 26-6 이구획 단회정주를 용적과 청소율 형식을 이용하여 미분방정식 형태로 표현한 제어파일

```
$SUBROUTINE  ADVAN6  TOL=3
$MODEL COMP(CENTRAL,DEFDOSE)
     COMP (PERIPH)
$PK
  V1=THETA(1)*EXP(ETA(1)); volume 1
  V2=THETA(2)*EXP(ETA(2)); volume 2
  CL1=THETA(3)*EXP(ETA(3)); clearance 1
  CL2=THETA(4)*EXP(ETA(4)); clearance 2
  K10=CL1/V1
  K12=CL2/V1
  K21=CL2/V2
$DES
  DADT(1) = A(2)*K21-A(1)*(K10+K12)
  DADT(2) = A(1)*K12-A(2)*K21
$ERROR
  Y= A(1)/V1 * (1+EPS(1))
```

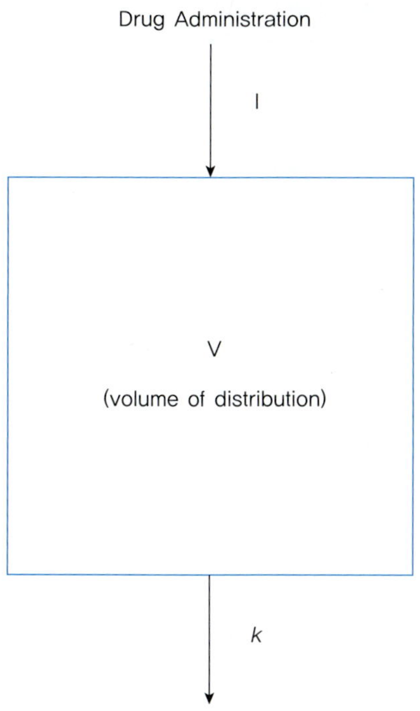

그림 26-2 일구획 약동학 모형

1) 일구획 약동학 모형 (One compartment pharmacokinetic model)

일구획 약동학 모형을 그림으로 나타내면 그림 26-2와 같고, 4가지 기본적인 약동학 식을 소개하면 다음과 같다.[1] 약제를 단회 정주(bolus dose)로 투여할 경우 시간에 대한 농도의 함수는 다음 식과 같다.

$$C(t) = Dose \times Ce^{-\lambda t}$$

(26-5)

지속 정주할 경우는 다음 식과 같다.

$$C(t) = Rate \times \frac{C}{\lambda}(1 - e^{-\lambda t_1})e^{-\lambda t_2}$$

(26-6)

여기에서 약제가 지속 정주되고 있다면, t_1은 시간이고 t_2는 0이다. 그리고, 만약 주입을 멈춘다면 t_1은 주입시간이고, t_2는 주입이 멈춘 후의 시간이다. 약제가 만일 경구로 투여되어 이 약제가 일차흡수를 따른다면 시간에 따른 농도의 함수는 다음과 같다.

$$C(t) = Dose \times C \frac{k_a}{k_a - \lambda}\left(e^{-\lambda t} - e^{-k_a t}\right)$$

(26-7)

미분 방정식 형태로 기술한다면 다음과 같다.

$$\frac{dA}{dt} = -kA + I$$

(26-8)

여기에서 I는 정주 또는 흡수모형의 경우에는 흡수구획으로부터 들어오는 양(amount)을 뜻한다. 세가지 형식 중에 한가지를 선택하여 모형화를 하였어도 세 형식들은 서로 교환이 가능한데, 만일 용적(V)과 청소율(CL)을 안다면, 미세속도상수와 계수(C)와 지수(λ)는 다음과 같이 구할 수 있다.

k = CL/V
C = 1/V, λ = CL/V

(26-9,10)
(표 26-7, 8)

제어파일에 주목할 만한 여러 항목들이 있는데, 우선 자료파일 이름은 띄어쓰기가 없어야 한다. NONMEM®은 파일 이름에 띄어쓰기가 있으면 처리할 수가 없다. 따라서 "." 나 "_" 등으로 행간에 공간을 채워야만 한다. 또한 제어파일에 ";" 를 쓰면 NONMEM®은 이 기호 뒤의 구문은 무시하고 넘어가

표 26-7 계수와 지수형식을 이용한 닫힌 형식으로 약제를 지속정주한 자료파일의 예

C	Data Desc: 1.comp.PK.PRED.Closed					
C	ID	RATE	DUR	TIME	DV	MDV
	1	10	10	1	80	0
	1	10	10	2	180	0
	1	10	10	3	179	0
	1	10	10	5	1158	0
	1	10	10	7	519	0
	1	10	10	10	690	0
	1	10	10	12	1281	0
	1	10	10	15	1034	0
	1	10	10	20	817	0
	1	10	10	25	591	0
	1	10	10	30	877	0
	1	10	10	45	227	0
	1	10	10	60	1303	0
	1	10	10	75	494	0
	1	10	10	90	418	0
	1	10	10	120	476	0
	1	10	10	150	222	0
	1	10	10	180	198	0
	2	10	10	1	85	0
	2	10	10	2	174	0
	2	10	10	3	268	0
	2	10	10	5	538	0
	2	10	10	7	745	0
	2	10	10	10	507	0
	2	10	10	12	2740	0
	2	10	10	15	1085	0
	2	10	10	20	454	0
	2	10	10	25	407	0
	2	10	10	30	628	0
	2	10	10	45	987	0
	2	10	10	60	238	0

표 26-8 계수와 지수형식을 이용한 닫힌 형식의 일구획 약동학 모형의 제어파일의 예

```
;Model Desc: PRED/BASIC/EXPONENTIAL ETA/DIAGONAL/COMBINED EPS/FOCE INTER/DEFAULT
;Project Name: 1
;Project ID: 1-PK

$PROBLEM RUN# 100 (one compartment PK model using exponents, infusion)
$DATA 1com_PK_PdX.CSV IGNORE=C
$INPUT C ID RATE DUR TIME DV MDV
$PRED
       L1 = THETA(1) * EXP(ETA(1))
       C1 = THETA(2) * EXP(ETA(2))

       IF (TIME.LE.DUR) THEN
          IPRE = RATE * C1 / L1 * (1 - EXP(-L1 * TIME))
       ELSE
          IPRE = RATE * C1 / L1 * (1 - EXP(-L1 * DUR)) * EXP(-L1 * (TIME - DUR))
       ENDIF

       W    = IPRE + 0.001
       IRES = DV - IPRE
       IWRE = IRES / W
       Y    = IPRE + W * EPS(1)
$THETA
 (0,.01, 1) ; [L1]
 (0,5, 100) ; [C1]
$OMEGA
 .05; [P]
 .05; [P]
$SIGMA
 1; [P]

$ESTIMATION SIG=3 MAX=2000 PRINT=1 METHOD=1 INTER
$COVARIANCE PRINT=E
```

게 된다. $PRED 루틴은 두 개의 변수 즉, 지수(exponent)인 L1과 계수(coefficient)인 C1을 만든다. 이 변수들의 이름은 NONMEM® 자체의 용어가 아니고, 단순히 사용자가 정의한 것이다. C1과 L1은 모두 로그정규분포를 한다. 따라서 두 변수에 ETA가 지수함수로 적용되고, $EST 행에 METHOD=1을 포함한다. 만약 METHOD=0이 사용되었다면, 분포는 로그정규 대신에 고정변동계수가 될 것이다. THETA의 범위를 정해 주어야 하는데, 그렇게 하지 않으면 THETA의 값이 음수가 될 수도 있어 적합이 실패할 수 있기 때문이다. 보통 하한, 초기추정치, 상한을 정하게 되는데, 임상에서 흔히 관찰되는 값들은 음수가 없기 때문에 하한을 보통 0으로 잡는다. 만일 상한의 범위를 모를 경우에는 굳이 상한의 범위를 정해 주지 않고, 하한 또는 초기추정치로 정할 수도 있다.

$ESTIMATION 행에 "INTER"를 포함하는데, 이것은 ETA와 EPS의 상호작용을 다루는데 도움이 된다. 가법 오차 모형에서는 "INTER"가 무의미하지

표 26-9 계수와 지수형식을 이용한 닫힌 형식의 일구획 약동학 모형의 결과파일의 예

```
PDx-Pop 4.0 Run Summary File Run No: 100
[ 12FEB2009 Revision]

==== START TIME ====    2009-12-26  PM 02:49
==== END TIME ====   2009-12-26  PM 02:49
Compiler Version:
  Compiler Version: GFORTRAN
Optimization: -static -O3 -ffast-math
Output Extracted from file: c:\tmp\31001\100.res
DataFile:  1com_PK_PdX.CSV

Estimation Methods:
Results for First Order Conditional Estimation with Interaction

TERMINATION STATUS:
  MINIMIZATION SUCCESSFUL
  NO. OF FUNCTION EVALUATIONS USED:  123
  NO. OF SIG. DIGITS IN FINAL EST.:  3.8

  ETABAR IS THE ARITHMETIC MEAN OF THE ETA-ESTIMATES,
  AND THE P-VALUE IS GIVEN FOR THE NULL HYPOTHESIS THAT THE TRUE MEAN IS 0.

  ETAshrink(%):  -1.0665E+00  4.4967E+00
  EPSshrink(%):   3.5443E+00

0MINIMIZATION SUCCESSFUL
 MINIMUM VALUE OF OBJECTIVE FUNCTION: 1687.353
COVARIANCE STEP SUCCESSFUL

                                      95% CONFIDENCE INTERVAL   DESCRIPTOR/
  FINAL ESTIMATE          %RSE          LBOUND        UBOUND    VARIABILITY
----------------------------------------------------------------------------
THETA
  1        0.0182         10.2%       0.0146       0.0218              L1
  2          10.2         6.83%         8.83         11.6              C1
----------------------------------------------------------------------------
                                                               INTERINDIVIDUAL
OMEGA                                                              VARIABILITY
  1,1        0.0737         49.9%       0.00157        0.146   CV =        27.1%
  2,2        0.0428         72.9%       -0.0184        0.104 * CV =        20.7%
----------------------------------------------------------------------------
                                                                  RESIDUAL
SIGMA                                                              VARIABILITY
  1,1         0.165         14.5%         0.118        0.212   CV =        40.6%
```

```
*Indicates 95% confidence interval that includes zero
%RSE is percent relative standard error (100% x SE/EST)

          Akaike Information Criterion: 1697.35
          Schwarz Bayesian Criterion:   1712.2
          CONDITION NUMBER = 125.9 (DOES NOT EXCEED 1000)
```

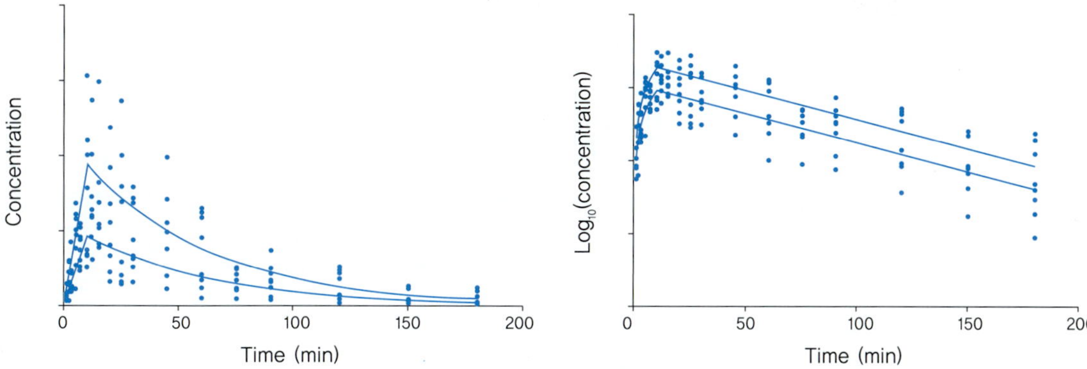

그림 26-3 시간에 따른 측정값(●)과 일구획 약동학 모형으로 적합한 예측값(실선)
(왼쪽: 실제농도, 오른쪽: 로그변환농도)

만 $PRED 행에서와 같이 ETA와 EPS의 곱으로 이루어지는 항이 존재하는 경우에는 "INTER"를 반드시 사용하여야 한다. $COVARIANCE 행은 분산-공분산행렬(variance-covariance matrix)을 출력하도록 해주는 구문이다. 이 행렬의 핵심요소는 모수 추정값의 표준오차(standard error)를 구해 준다는 것이다. 다음은 실행결과 파일이다(표 26-9).

CV(coefficient of variation)는 개체간 변이 추정치의 제곱근에 100을 곱한 %값으로 계산되고(예를 들어 L1의 개체간 변이 추정값은 0.0737이며 따라서 CV는 27.1%가 된다), Akaike Information Criterion (AIC)는 목적함수값(objective function value)에 모형에 이용된 모수의 개수에 2를 곱한 값을 더한 값으로 계산한다(이 모형의 경우 모수의 개수는 5개이다. 즉 L1, C1, L1의 개체간 변이, C1의 개체간 변이, 잔차변이. 따라서 목적함수값 1687.35에 10을 더하면 1697.35가 된다). AIC는 같은 자료를 가지고 여러 가지 모형으로 적합하였을 때 서로 내포되어 있지 않은 모형들의 비교에 이용될 수 있다. 대체로 AIC값이 작을수록 좋은 모형이기는 하지만 반드시 그런 것은 아니기 때문에 여러 가지 다른 상황을 함께 고려하여 모형을 선택하여야 하며 이에 대해서는 차후에 다루기로 한다. 공분산행렬의 고유값(eigenvalues)을 살펴봄으로써 모형이 과모수화 되어 있는지의 여부를 살펴볼 수도 있는데, 이는 $COV 명령문에서 PRINT=E 옵션을 넣어주면 된다. 최소고유값에 대한 최대고유값의 비 즉, 조건수(condition number)라는 통계량(statistic)이 이러한 불량상태(ill conditioning)에 대한 척도가 될 수 있다. 조건수가 1000보다 크면 과모수화가 된 상태임을 의미한다. 시간에 따른 농도의 측정값과 일구획으로 적합한 예측값(prediction)을 그림 26-3에 제시하였다.

2) 이구획 약동학 모형 (Two compartment pharmacokinetic model)

이구획 약동학 모형을 그림으로 나타내면 그림 26-4와 같고, 4가지 기본적인 약동학 식을 소개하면 다음과 같다.[1] 약제를 단회 정주로 투여할 경우 시간에 대한 농도의 함수는 다음 식과 같다.

$$C(t) = Dose \times \left(C_1 e^{-\lambda_1 t} + C_2 e^{-\lambda_2 t}\right)$$

(26-11)

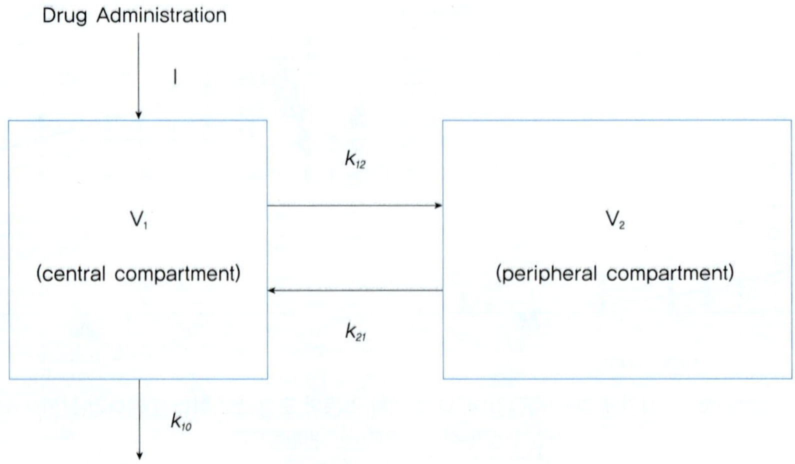

그림 26-4 이구획 약동학 모형

지속 정주할 경우는 다음 식과 같다.

$$C(t) = Rate \times$$
$$\left(\frac{C_1}{\lambda_1}(1-e^{-\lambda_1 t_1})e^{-\lambda_1 t_2} + \frac{C_2}{\lambda_2}(1-e^{-\lambda_2 t_1})e^{-\lambda_2 t_2} \right)$$

(26-12)

여기에서 약제가 지속 정주되고 있다면, t_1은 시간이고 t_2는 0이다. 그리고, 만약 주입을 멈춘다면 t_1은 주입시간이고, t_2는 주입이 멈춘 후의 시간이다. 약제가 만일 경구로 투여되어 이 약제가 일차흡수를 따른다면 시간에 따른 농도의 함수는 다음과 같다.

$$C(t) = Dose \times$$
$$\left(C_1 \frac{k_a}{k_a - \lambda_1}(e^{-\lambda_1 t} - e^{-k_a t}) + C_2 \frac{k_a}{k_a - \lambda_2}(e^{-\lambda_2 t} - e^{-k_a t}) \right)$$

(26-13)

미분 방정식 형태로 기술한다면 다음과 같다.

$$\frac{dA_1}{dt} = A_2 k_{21} - A_1(k_{10} + k_{12}) + I$$
$$\frac{dA_2}{dt} = A_1 k_{12} - A_2 k_{21}$$

(26-14)

여기에서 I는 정주 또는 흡수모형의 경우에는 흡수구획으로부터 들어오는 양을 뜻한다. 세 가지 형식 중에 한가지를 선택하여 모형화를 하였어도 일구획처럼 간단하지는 않지만 세 형식들은 서로 교환이 가능하다.

앞 절에서 자료파일과 제어파일의 예로 기술한 20분 동안 지속정주한 microemulsion propofol의 시간에 따른 측정농도와 2구획 약동학 모형으로 적합한 예측농도를 그림 26-5에 제시하였다.

3) 삼구획약동학모형(Three compartment phamacokinetic model)

삼구획 약동학 모형을 그림으로 나타내면 그림 26-6와 같고, 4가지 기본적인 약동학 식을 소개하면 다음과 같다.[1] 약제를 단회 정주로 투여할 경우 시

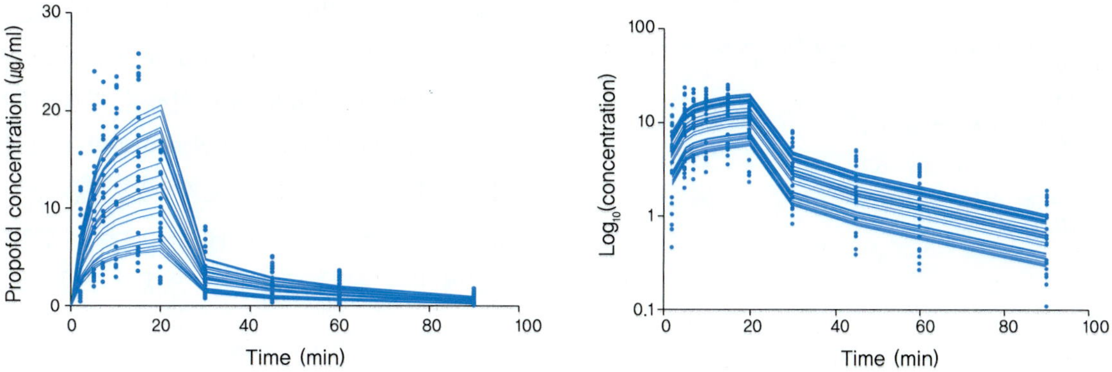

그림 26-5 시간에 따른 측정값(●)과 이구획 약동학 모형으로 적합한 예측값(실선)
(왼쪽: 실제농도, 오른쪽: 로그변환농도)

간에 대한 농도의 함수는 다음 식과 같다.

$$C(t) = Dose \times \left(C_1 e^{-\lambda_1 t} + C_2 e^{-\lambda_2 t} + C_3 e^{-\lambda_3 t}\right) \tag{26-15}$$

지속 정주할 경우는 다음 식과 같다.

$$C(t) = Rate \times \left(\frac{C_1}{\lambda_1}(1-e^{-\lambda_1 t_1})e^{-\lambda_1 t_2} + \frac{C_2}{\lambda_2}(1-e^{-\lambda_2 t_1})e^{-\lambda_2 t_2} + \frac{C_3}{\lambda_3}(1-e^{-\lambda_3 t_1})e^{-\lambda_3 t_2}\right) \tag{26-16}$$

여기에서 약제가 지속 정주되고 있다면, t_1은 시간이고 t_2는 0이다. 그리고, 만약 주입을 멈춘다면 t_1은 주입시간이고, t_2는 주입이 멈춘 후의 시간이다. 약제가 만일 경구로 투여되어 이 약제가 일차흡수를 따른다면 시간에 따른 농도의 함수는 다음과 같다.

$$C(t) = Dose \times \left(C_1 \frac{k_a}{k_a - \lambda_1}\left(e^{-\lambda_1 t} - e^{-k_a t}\right) + C_2 \frac{k_a}{k_a - \lambda_2}\left(e^{-\lambda_2 t} - e^{-k_a t}\right) + C_3 \frac{k_a}{k_a - \lambda_3}\left(e^{-\lambda_3 t} - e^{-k_a t}\right)\right) \tag{26-17}$$

미분 방정식 형태로 기술한다면 다음과 같다.

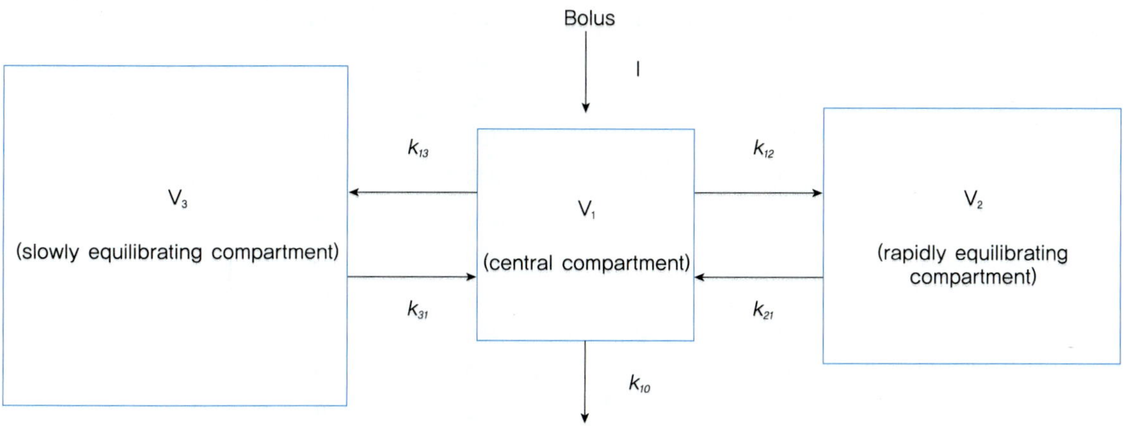

그림 26-6 삼구획 약동학 모형

$$\frac{dA_1}{dt} = A_2k_{21} + A_3k_{31} - A_1(k_{10} + k_{12} + k_{13}) + I$$
$$\frac{dA_2}{dt} = A_1k_{12} - A_2k_{21}$$
$$\frac{dA_3}{dt} = A_1k_{13} - A_3k_{31}$$

(26-18)

여기에서 I는 정주 또는 흡수모형의 경우에는 흡수구획으로부터 들어오는 양을 뜻한다(표 26-10, 11).

단순합동자료 적합을 하기 위하여, 단회정주 시의 삼구획모형 적합에 사용된 제어파일을 그대로 사용하되 모든 OMEGA의 초기추정값들을 0에 고정시키고, $EST 행에 METHOD=0으로 바꾸었다. 시간에 따른 측정농도와 3구획 약동학 모형으로 적

표 26-10 용적과 청소율을 이용한 미분방정식 형태의 삼구획 약동학 모형의 자료파일의 예

C	Data Desc: 3.comp.PK.DES					
C	ID	AMT	RATE	TIME	DV	MDV
	1	100	10	0	0	1
	1	0	0	1	8.85	0
	1	0	0	2	24.27	0
	1	0	0	3	35.16	0
	1	0	0	5	73.15	0
	1	0	0	7	77.05	0
	1	0	0	10	121.73	0
	1	0	0	12	121.18	0
	1	0	0	15	57.07	0
	1	0	0	20	69.24	0
	1	0	0	25	67.6	0
	1	0	0	30	49.3	0
	1	0	0	45	30.21	0
	1	0	0	60	29.57	0
	1	0	0	75	27.83	0
	1	0	0	90	22.43	0
	1	0	0	120	12.42	0
	1	0	0	150	11.37	0
	1	0	0	180	14.48	0
	1	0	0	240	8.04	0
	1	0	0	300	8.94	0
	1	0	0	360	11.03	0
	1	0	0	420	7.94	0
	1	0	0	480	4.6	0
	1	0	0	600	5.39	0
	1	0	0	900	1.79	0
	1	0	0	1800	0.22	0

표 26-11 용적과 청소율을 이용한 미분방정식 형태의 삼구획 약동학 모형의 제어파일의 예

```
;Model Desc: ADVAN6/BASIC/EXPONENTIAL ETA, NPD/DIAGONAL/CCV EPS/FO/R
;Project Name: 300
;Project ID: 1

$PROB RUN# 300 (three compartment PK model using differential equations)
$INPUT C ID AMT RATE TIME DV MDV
$DATA 3com_PK_PdX.csv IGNORE=C
$SUBROUTINE  ADVAN6  TOL=3
$MODEL COMP(CENTRAL,DEFDOSE)
       COMP(Periph1)
       COMP(Periph2)
$PK
       TH1 = THETA(1)
       TH2 = THETA(2)
       TH3 = THETA(3)
       TH4 = THETA(4)
       TH5 = THETA(5)
       TH6 = THETA(6)

       V1  = THETA(1) * EXP(ETA(1))
       V2  = THETA(2) * EXP(ETA(2))
       V3  = THETA(3) * EXP(ETA(3))
       CL1 = THETA(4) * EXP(ETA(4))
       CL2 = THETA(5) * EXP(ETA(5))
       CL3 = THETA(6) * EXP(ETA(6))

       K10 = CL1 / V1
       K12 = CL2 / V1
       K13 = CL3 / V1
       K21 = CL2 / V2
       K31 = CL3 / V3
$DES
       DADT(1) = A(2) * K21 + A(3) * K31 - A(1) * (K10 + K12 + K13)
       DADT(2) = A(1) * K12 - A(2) * K21
       DADT(3) = A(1) * K13 - A(3) * K31
$ERROR
       IPRE = A(1) / V1
       W    = F + 0.001
       IRES = DV - IPRE
       IWRE = IRES / W
       Y    = IPRE + W * EPS(1)
$THETA
       (0, 0.59); [V1]
       (0, 0.57); [V2]
       (0, 1.87); [V3]
       (0, 0.01); [CL1]
       (0, 0.05); [CL2]
       (0, 0.01); [CL3]
```

```
$OMEGA
       0 FIX; [ P]
       0 FIX; [ P]
       0 FIX; [ P]
       0 FIX; [ P]
       0 FIX; [ P]
       0 FIX; [ P]
$SIGMA
       0.01; [ P]

$ESTIMATION SIG=3 MAX=9999 PRINT=5 METHOD=0
$COVARIANCE PRINT=E MATRIX=R
```

합한 예측농도를 그림 26-7에 제시하였다.

4) 공변량(Covariate)이 있는 약동학 모형

많은 NONMEM 분석에는 공변량의 효과를 선별하는 과정이 포함된다. 공변량은 약동학이나 약력학에 영향을 줄 수 있는 환자 특이적인 요소, 예를 들어 체중, 연령, 성별 같은 것이다. 공변량은 또한 혈압과 같은 설정 특이적인 요소를 포함할 수도 있다. 먼저 공변량이 없는 기본모형을 자료에 적합해 봄으로써, 잠재적으로 의미 있는 공변량이 있는지 검사한다. 그 후 측정된 공변량과 모형 모수들의 개체특이적추정값 즉, 사후베이즈추정값(posterior Bayesian estimates) 사이에 어떤 관계가 존재하는지 살펴본다. 또한 모형의 오차잔차와 공변량 간에 어떤 관련이 있는지 조사해 볼 수도 있다. 실제 예제를 통하여 살펴보기로 한다. 우선 자료파일은 다음과 같은데[1], 체중이 포함되어 있음에 유념할 필요가 있다(표 26-12).

위와 같은 자료를 적합하기 위해서는, 처음에는 공변량이 없는 기본모형부터 시작하는데, 다음은 일구획 약동학 모형에 사용되는 제어파일의 예이다(표 26-13).

다음은 위의 제어파일을 실행하고 난 후의 결과 파일이다(표 26-14).

첫 단계는 적합의 질(quality of the fit)을 평가하는

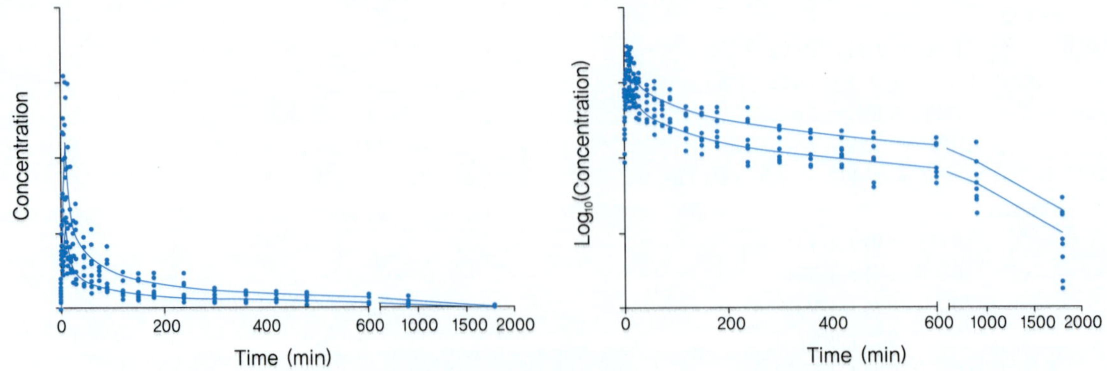

그림 26-7 시간에 따른 측정값(●)과 삼구획 약동학 모형으로 적합한 예측값(실선)
(왼쪽: 실제농도, 오른쪽: 로그변환농도)

표 26-12 **일구획 자료파일의 예**

C	Data Desc: 1.comp.PK.Closed						
C	ID	RATE	DUR	WT	TIME	DV	MDV
	1	100	10	46.62	1	2.67	0
	1	100	10	46.62	2	1.94	0
	1	100	10	46.62	3	2.45	0
	1	100	10	46.62	5	11.26	0
	1	100	10	46.62	7	6.52	0
	1	100	10	46.62	10	15.71	0
	1	100	10	46.62	12	8.66	0
	1	100	10	46.62	15	16.58	0
	1	100	10	46.62	20	8.65	0
	1	100	10	46.62	25	11.6	0
	1	100	10	46.62	30	10.42	0
	1	100	10	46.62	45	13.79	0
	1	100	10	46.62	60	11.04	0
	1	100	10	46.62	75	14.5	0
	1	100	10	46.62	90	5.11	0
	1	100	10	46.62	120	3.22	0
	1	100	10	46.62	150	15.99	0
	1	100	10	46.62	180	3.63	0
	2	100	10	79.21	1	0.66	0
	2	100	10	79.21	2	1.25	0
	2	100	10	79.21	3	2.04	0
	2	100	10	79.21	5	7.75	0
	2	100	10	79.21	7	7	0

것이다. 이것은 X축을 시간, Y축을 측정치와 예측값으로 하여 그림을 그려봄으로써 알 수 있다. 의문이 공변량에 관한 것이므로, 그 다음 단계는 체중과 관련된 어떤 패턴이 있는지를 보는 것이다. 이것은 체중과 잔차오차에 대한 그래프를 그려 보는 것에서 시작한다(그림 26-8). 잔차 오차와 체중 간에는 뚜렷한 패턴이 있다. 이는 체중이 모형 모수들의 공변량일 수도 있다는 것을 암시한다. 따라서 체중과, 모형 모수인 C1(계수) 및 L1(지수)의 개체별 추정값(individual-specific estimates) 간의 관계를 살펴보자(그림 26-9). 체중이 증가함에 따라 L1도 감소하는 것처럼 보이긴 하지만 계수인 C1이 감소하는 것이 훨씬 뚜렷하다. 이것은 임상적으로도 해석이 가능하다. 즉 체중이 클수록 용적이 더 클 것이기 때문에 같은 용량에서 체중이 작은 개체보다는 농도가 더 낮을 것이다. 결과적으로 C1에 체중 효과(weight effect)를 더하여 모형을 적합해 볼 수 있다(표 26-15).

위에서, 공변량을 C1에 넣을 때 선형모형(linear

표 26-13 공변량이 포함되지 않은 일구획 제어파일의 예

```
;Model Desc: PRED/BASIC/EXPONENTIAL ETA, NPD/DIAGONAL/CCV EPS/FO POSTHOC/DEFAULT
;Project Name: 400
;Project ID: NO PROJECT DESCRIPTION

$PROB RUN# 400 (one compartment PK model with no covariates, infusion)
$INPUT C ID RATE DUR WT TIME DV MDV
$DATA Covariate_PK_PdX.csv IGNORE=C

$PRED
   TH1 = THETA(1)
   TH2 = THETA(2)
   L1=THETA(1)*EXP(ETA(1))
   C1=THETA(2)*EXP(ETA(2))

   IF (TIME.LE.DUR) THEN
       TY = RATE*C1/L1*(1-EXP(-L1*TIME))
   ELSE
       TY = RATE*C1/L1*(1-EXP(-L1*DUR))*EXP(-L1*(TIME-DUR))
   ENDIF

   IPRE  = TY
   W     = IPRE + 0.0001
   IRES  = DV - IPRE
   IWRE  = IRES / W
   Y     = IPRE + W * EPS(1)

$THETA
   (0,0.01) ; [ L1]
   (0,5)    ; [ C1]

$OMEGA
   0.05     ; [ P]
   0.05     ; [ P]
$SIGMA
   1        ; [ P]

$ESTIMATION SIG=3 MAX=2000 PRINT=1 METHOD=1 INTER; FOCE method
$COVARIANCE PRINT=E
```

model)을 사용하였고, 체중의 중앙값(median)인 70 부근으로 이 선형모형을 중심화(centered)하였다. 공변량을 넣을 때는 선형모형뿐만 아니라 비례모형을 비롯한 여러 가지 형태로 다 넣어 보아야 한다. 때로는 S자 모양 모형으로 넣었을 때 모형이 개선되기도 한다. 다음은 위의 제어파일을 실행하고 난 이후의 결과파일이다(표 26-16).

이 경우 적합이 개선되었고 목적함수값(objective function value)이 610.692에서 589.694로 감소되었다. 목적함수는 NONMEM® 적합의 적합도에 대한 통계적 추론을 얻는데 사용되는데, 일반적으로 모형에 한 개의 모수를 추가함으로써 목적함수가 3.84

표 26-14 공변량이 포함되지 않은 기본모형의 결과파일의 예

```
PDx-Pop 4.0 Run Summary File Run No: 400
[ 12FEB2009 Revision]

==== START TIME ====    2009-12-26   PM 08:06
==== END TIME ====    2009-12-26   PM 08:06
Compiler Version:
Compiler Version: GFORTRAN
Optimization: -static -O3 -ffast-math
Output Extracted from file: c:\tmp\400\400.res
DataFile: Covariate_PK_PdX.csv

Estimation Methods:
Results for First Order Conditional Estimation with Interaction

TERMINATION STATUS:
    MINIMIZATION SUCCESSFUL
    NO. OF FUNCTION EVALUATIONS USED:  125
    NO. OF SIG. DIGITS IN FINAL EST.:  3.1

ETABAR IS THE ARITHMETIC MEAN OF THE ETA-ESTIMATES,
AND THE P-VALUE IS GIVEN FOR THE NULL HYPOTHESIS THAT THE TRUE MEAN IS 0.

ETAshrink(%):   8.0112E+00  6.7343E+01
EPSshrink(%):   3.3122E+00

0MINIMIZATION SUCCESSFUL
    MINIMUM VALUE OF OBJECTIVE FUNCTION: 610.692
    COVARIANCE STEP ABORTED

                              95% CONFIDENCE INTERVAL   DESCRIPTOR/
    FINAL ESTIMATE        %RSE       LBOUND        UBOUND     VARIABILITY
--------------------------------------------------------------------------
THETA
    1      0.00663         25.5%      0.00494      0.00832          L1
    2       0.0500         13.9%      0.04305      0.05695          C1
--------------------------------------------------------------------------
                                                            INTERINDIVIDUAL
OMEGA                                                           VARIABILITY
    1,1        0.300         38.4%       0.1848       0.4152    CV =  54.8%
    2,2         2.36         56.3%      1.03132      3.68868    CV =   154%
--------------------------------------------------------------------------
                                                               RESIDUAL
SIGMA                                                          VARIABILITY
    1,1        0.230         16.2%      0.19274      0.26727    CV =  48.0%
--------------------------------------------------------------------------
*Indicates 95% confidence interval that includes zero
%RSE is percent relative standard error (100% x SE/EST)

      Akaike Information Criterion: 620.692
      Schwarz Bayesian Criterion:   635.541
      CONDITION NUMBER = 195.6 (DOES NOT EXCEED 1000)
```

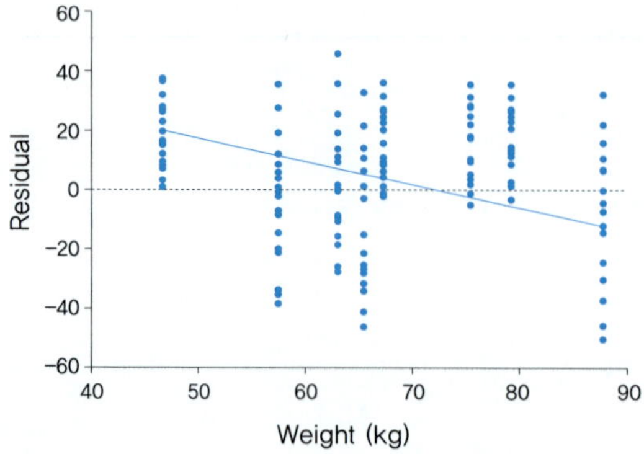

그림 26-8 체중과 잔차오차의 관계

이상 감소하면, 그 모수가 유의수준(αlevel) 0.05에서 적합을 통계적으로 유의하게 향상시킨다고 볼 수 있다. 또한 체중을 C1에 공변량으로 넣은 것은 임상적으로도 충분히 해석가능하기 때문에 이 모형에서는 체중을 공변량으로 넣어 개체간변이를 보다 잘 설명할 수 있었다. 이는 C1의 CV(coefficient of variation, %)값이 154%에서 39.7%로 감소하는 것으로도 확인할 수 있다.

그렇지만 공변량이 우연에 의해서 목적함수값을 감소시켰을 가능성도 생각해 볼 수 있다. 그래서 기본모형에 추가된 공변량이 진실로 유의성이 있는지를 평가하는 방법이 있는데 그것이 무작위화검사(random permutation test)이다. 공변량이 진실로 유의성이 있다면 이 공변량을 피험자간에 무작위로 섞어 놓으면 그 유의성이 사라져야 한다. 따라서 무작위로 수 없이 섞었을 때 (예를 들어 1,000번) 95%에서 무의미해져야 한다. 즉 5%는 우연에 의하여 유의해질 수 있다고 감안한다. 공변량을 무작위로 섞은 자료세트(permuted data set)를 이용할 경우 공변량의 효과가 사라지기 때문에 이전 모형과 공변량이 포함된 모형간의 목적함수값 차이(Delta)는 감소하는 쪽으로 갈 것이고, 이 때 5% 위쪽 delta의 경우 극단적인 예로 볼 수 있기 때문에 5% 때의 delta를 임계값(critical value)으로 삼아서 원래의 자료세트(original data set)를 이용하여 적합한 이전모형과 공변량이 포함된 모형 간의 목적함수값의 차이와 비교한다. 즉, (공변량이 포함되지 않은 모형의 목적함수값 - 원래의 자료세트를 이용한 공변량이 포함된 모형의 목적함수값) 〉 임계값이면 해당 공변량은 유의한 것으로 해석한다.

컴퓨터 조절 약물전달 시스템을 이용한 목표농도 조절주입이 가능하도록 약동학적 분석과 혈장 효과처 평형상수가 개발되어 있는 propofol formulation은 현재로서는 long chain triglyceride propofol (LCT propofol) 뿐인데(Diprivan®, Astrazeneca;

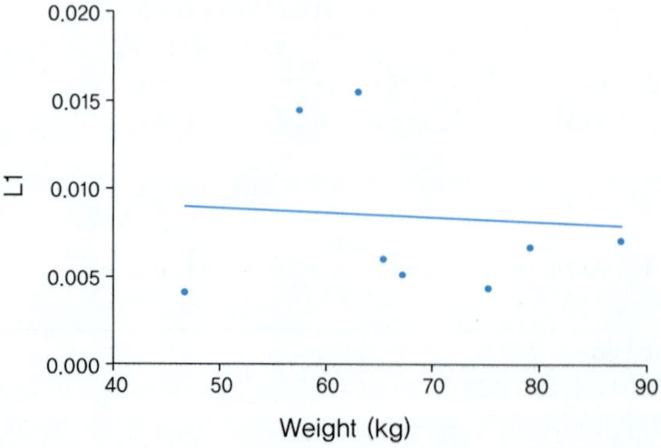

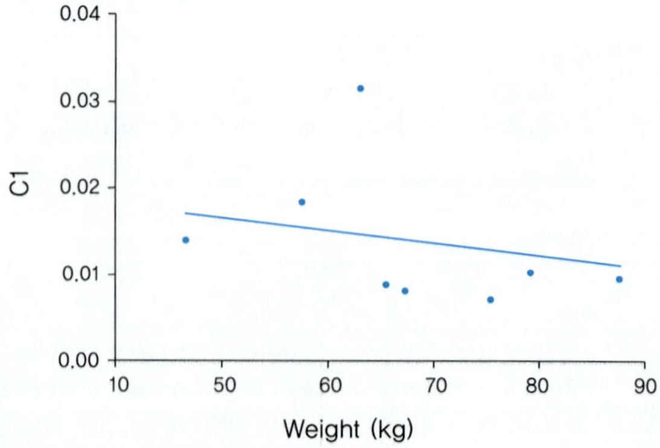

그림 26-9 체중과 모형 모수인 C1(계수) 및 L1(지수)의 개체별추정값 간의 관계

표 26-15 공변량이 포함된 일구획 제어파일의 예

```
;Model Desc: PRED/C1_WT/EXPONENTIAL ETA, NPD/DIAGONAL/CCV EPS/FO POSTHOC/DEFAULT
;Project Name: 400
;Project ID: NO PROJECT DESCRIPTION

$PROB RUN# 401 (one compartment PK model, Wt proportional, infusion)
$INPUT C ID RATE DUR WT TIME DV MDV
$DATA Covariate_PK_PdX.csv IGNORE=C
$PRED

   TH1 = THETA(1)
   TH2 = THETA(2)
   TH3 = THETA(3)
   L1=THETA(1)*EXP(ETA(1))
   C1=(THETA(2)+THETA(3)*(70-WT))*EXP(ETA(2))

   IF (TIME.LE.DUR) THEN
      TY = RATE*C1/L1*(1-EXP(-L1*TIME))
   ELSE
      TY = RATE*C1/L1*(1-EXP(-L1*DUR))*EXP(-L1*(TIME-DUR))
   ENDIF

   IPRE  = TY
   W     = IPRE + 0.0001
   IRES  = DV - IPRE
   IWRE  = IRES / W
   Y     = IPRE + W * EPS(1)

$THETA
   (0, 0.002) ; [ L1]
   (0, 1) ; [ C1]
   (0, 0.1) ; [ WT_C1]

$OMEGA
   .05     ; [ P]
   .05     ; [ P]
$SIGMA
   1       ; [ P]

$ESTIMATION SIG=3 MAX=2000 PRINT=1 METHOD=1 INTER; FOCE method
$COVARIANCE PRINT=E
```

Fresofol®, Fresenius Kabi), LCT propofol에 대한 여러 가지 모형 중 가장 많이 사용되는 것은 Marsh 모형과 Schnider 모형이다.[4,5] ORCHESTRA® BASE PRIMEA 시스템에 내장되어 있는 LCT propofol의 약동학적 모형은 변형된 Marsh 모형(표 26-17)과 Schnider 모형(표 26-18)이다.

표 26-16 공변량이 포함된 최종모형의 결과파일의 예

```
PDx-Pop 4.0 Run Summary File Run No: 61002
[ 12FEB2009 Revision]

==== START TIME ====   2009-12-26  PM 07:55
==== END TIME ====   2009-12-26  PM 07:55
Compiler Version:
Compiler Version: GFORTRAN
Optimization: -static -O3 -ffast-math
Output Extracted from file: c:\tmp\400\401.res
DataFile: Covariate_PK_PdX.csv

Estimation Methods:
Results for First Order Conditional Estimation with Interaction

TERMINATION STATUS:
   MINIMIZATION SUCCESSFUL
   NO. OF FUNCTION EVALUATIONS USED:  901
   NO. OF SIG. DIGITS IN FINAL EST.:  3.3

   ETABAR IS THE ARITHMETIC MEAN OF THE ETA-ESTIMATES,
   AND THE P-VALUE IS GIVEN FOR THE NULL HYPOTHESIS THAT THE TRUE MEAN IS 0.

   ETAshrink(%):   8.4707E+00 -2.0384E+00
   EPSshrink(%):   3.0787E+00

0MINIMIZATION SUCCESSFUL
   MINIMUM VALUE OF OBJECTIVE FUNCTION: 589.694
   COVARIANCE STEP SUCCESSFUL

95% CONFIDENCE INTERVAL   DESCRIPTOR/
   FINAL ESTIMATE          %RSE         LBOUND        UBOUND    VARIABILITY
--------------------------------------------------------------------------------

THETA
   1       0.00667         24.6%       0.00346       0.00988            L1
   2        0.0113         14.8%       0.00803        0.0146            C1
   3      0.000206         41.1%     4.00e-005      0.000372         WT_C1
--------------------------------------------------------------------------------
                                                          INTERINDIVIDUAL
OMEGA                                                         VARIABILITY
   1,1         0.267          37.8%        0.0690          0.465   CV =        51.7%
   2,2         0.158          54.2%      -0.00997          0.326 * CV =        39.7%
--------------------------------------------------------------------------------
                                                                RESIDUAL
SIGMA                                                           VARIABILITY
   1,1         0.236          15.2%         0.166          0.306   CV =        48.6%
--------------------------------------------------------------------------------
*Indicates 95% confidence interval that includes zero
%RSE is percent relative standard error (100% x SE/EST)

      Akaike Information Criterion: 601.694
      Schwarz Bayesian Criterion:   619.513
      CONDITION NUMBER = 189.2 (DOES NOT EXCEED 1000)
```

표 26-18 Schnider 모형

Parameter	estimate
V_1 (L)	4.27
k_{10} (min^{-1})	((1.89+0.0456×Weight-77)-0.0681×(LBM*-59)+0.0264×(Height-177))/4.27
k_{12} (min^{-1})	(1.29-0.024×(Age-53))/4.27
k_{13} (min^{-1})	0.1958
k_{21} (min^{-1})	(1.29-0.024×(Age-53))/(18.9-0.391×(Age-53))
k_{31} (min^{-1})	0.0035
k_{e0} (min^{-1})	0.4560

*: Lean body mass

표 26-17 변형된 Marsh 모형

Parameter	estimate
V_1(ml)	228×Weight
k_{10} (min^{-1})	0.119
k_{12} (min^{-1})	0.112
k_{13} (min^{-1})	0.0419
k_{21} (min^{-1})	0.055
k_{31} (min^{-1})	0.0033
k_{e0} (min^{-1})	1.2195

3. 약력학적 모형화 (Pharmacodynamic modeling)

약력학 모형은 약물의 효과를 약물 노출의 정도, 일반적으로 약물 용량이나 약물 농도와 관련 짓는데, 초기 정보가 어떤 것이냐에 따라 여러 가지 다른 방법으로 약력학 모형을 다룬다. 이들은 개개의 모형들을 살펴볼 때에 더욱 자세히 다루어질 것이다. 첫 번째로 용량(dose)과 효과(effect)의 관계이다. 용량은 약물 효과에 대한 측도와 같이 입력자료파일에 있다. 일반적으로 이것은 $PRED를 사용하여 모형화되며, $PRED를 사용할 경우 사용자가 전체 관계를 코딩한다. 두 번째는 농도(concentration)와 효과의 관계로 입력자료파일에 농도를 입력하고, 약물 효과의 측도를 입력하고, $PRED를 사용하여 관계를 코드화한다. 세 번째로 용량→농도→효과의 관계이다. 이것은 약동학과 약력학을 결합한 분석 방법(combined PK/PD analysis)이며, 여러 가지 방법이 있다. 한가지 방법은 우선 용량→농도 관계인 약동학을 추정하는 것이다. 다음 단계로, 용량→농도→효과의 관계를 추정하지만, 입력자료파일의 각 행에 각 개체의 약동학적 모수들을 포함시킴으로써, NONMEM®이 약동학적 모수들을 추정하게 해서는 안된다. 즉, NONMEM®은 단지 명령행(command line)으로부터 약동학적 모수들을 얻는다. NONMEM®은 단지 사후 베이즈 예측 농도와 반응관계(post-hoc Bayesian predicted concentration vs. response relationship)의 모수들을 추정할 뿐이다. 실제농도(measured concentration) 대신에 예측농도(predicted concentration)를 사용하는 것은 어떤 의미에서 농도곡선을 매끈하게 다듬는 것(smoothing)과 같으며, 개개의 실제 측정된 농도(individual measured concentration)보다 참값(그것이 무엇을 의미하든지 간에)에 더 가까울 수 있기 때문에, 이것은 실제로 매우 신뢰할만한 접근법이다. 네 번째는 용량→농도→효과처 농도(effect site concentration)→효과의 관계이다. 이것은 위의 방법을 확장한 것이며, 효과처 농도와 반응 관계의 모수들과 함께 k_{e0}값을추정한다. k_{e0}는 혈장, 효과처 평형속도상수(plasma-effect site equilibration rate constant)이다. 다섯 번째로 농도 → 효과처 농도 → 효과관계이다. 이 방법은 이력고리(hysteresis loop)를 직접 허탈(collapse)시킴으로써 효과처 농도와 효과의 관계 및 혈장, 효과처 평형속도 상수(plasma-effect site equilibration rate constant, k_{e0})를 모두 밝혀낸다. 이 방법은 개별 환자의 약동학 모형이 얼마나 정확한가에 대한 의존성을 최소화하는 매우 좋은 접근법이다. 유일한 단점은, 연결된 농도 곡선(connect-the-dots)이 시간 경과에 따른 실제 농도 변화와 비슷해야 한다는 점이다. 만약 채혈을 드문드문(sparsely) 하여, 점들을 연결한 것이 환자에게 실제로 일어났던 것과 비슷하지 않다면, 이 접근법은 실패할 것이다. 또한 약동학 모형과는 달리 약력학 모형에서 주의를 기울여야 할 부분은 숫자들의 전반적인 크기(scale)이다. 농도의 경우는 여러 차수(order of magnitude)에 걸쳐 퍼져 있는 것은 매우 흔하기 때문에 이와 같이 범위가 넓은 자료를 다루기 위해서는, 예측값의 크기에 맞춰가는 분산 모형, 예를 들어 로그정규모형이나 고정변동계수 모형을 써서 오차에 적절한 가중치(weight)를 두는 것이 일반적이다. 일반적으로 약력학 관측값은 훨씬 더 좁은 범위에 있게 된다. 따라서, 약력학에서는 단순가법모형을 사용하여 잔차변이를 특성화하는 경우가 흔하다.

1) 부분 S자 모양 최대효과모형 (Fractional sigmoid Emax model)

S자 모양 최대효과모형은 본질적으로 몇 가지 매력적인 특성을 지닌다. 첫째, 약효가 관측되는 어떤 역치에 도달하기까지는 반응이 기저값(baseline values) 근처에서 나타나는 경향이 있다. 이것은 몇 몇 약물에서 관측되듯이 어떤 농도 아래에서는 효과가 분명하지 않다는 점과 일치한다. 둘째, 반응이 포화되며, 이것은 생물학적 과정이 근본적으로 지니는 포화되는 특성을 반영한다. 셋째, S자 모양 최대효과모형은 수용체-배위체 작용(receptor-ligand action)을 조절하는 질량작용 법칙(the laws of mass action)의 S자형의 모양을 반영한다. 넷째, 경험적으로 S자 모양 최대효과모형은 자료를 잘 설명한다. 가장 단순한 S자 모양 최대효과모형은 부분모형(fractional model)이며 최대효과의 얼마만큼의 비율로 효과가 관찰될지를 약물이 결정한다. 이에 대한 식은 아래와 같다.

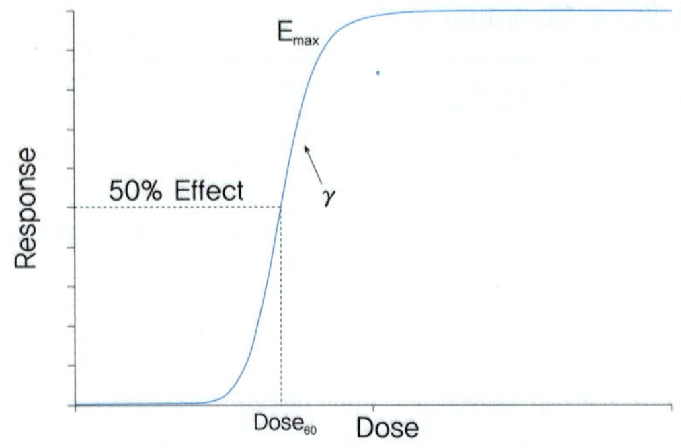

그림 26-10 부분 S자 모양 최대효과모형

$$Effect = E_{max}\frac{Dose^{\gamma}}{Dose_{50}{}^{\gamma} + Dose^{\gamma}}$$

(26-19)

여기에서 E_{max}는 최대 반응(maximum response)이고, Dose는 투여된 약물의 양(the amount of drug administered), $Dose_{50}$은 최대 효과의 50%를 나타내는 용량(NONMEM® 코드에서는 변수의 이름이 4자 이하이어야 하므로, D50이라고 아래의 제어 파일에 표기하였다), γ는 용량, 반응 관계의 경사도(steepness)를 뜻하며 때로는 Hill 계수(coefficient)라고도 한다. γ가 1보다 작을 때는 용량이 증가됨

표 26-19 부분 S자 모양 최대효과모형의 제어파일

```
$INPUT ID DOSE RESP=DV
$PRED
  EMAX = THETA(1)+ETA(1); Maximum response
  D50  = THETA(2)*EXP(ETA(2)); D50, the dose associated with 50% peak effect
  GAM  = THETA(3); Gamma. Note that G is a reserved variable name
                 ; Note also that there is no variability estimated on
                 ; Gamma. You are welcome to estimate one, but often
                 ; this is very hard to estimate, and the model becomes
                 ; unstable. For now, I suggest NOT estimating inter-
                 ; individual variability on Gamma.
  TY = EMAX * DOSE**GAM / (D50**GAM+DOSE**GAM)
Y=TY + EPS(1); additive error model
```

에 따라 효과는 천천히 올라간다. γ가 10이면 용량, 효과는 거의 하나의 단계처럼 나타난다(효과가 없다가 갑자기 최대 효과로 변화). 이러한 관계의 기본 양상을 그림 26-10에 제시하였다. γ에 대한 개체간 변이(interindividual variability)를 추정하기란 매우 어려울 수 있다는 점을 알아야 한다. 흔히 초기모형을 추정하는 과정에서 γ에 대한 개체간 변이를 고려하지 않는 경우가 많다. 위의 식을 살펴볼 때, 용량이 없으면 효과가 없음을 알 수 있다. 용량이 $Dose_{50}$일 때 효과는 $E_{max}/2$가 되므로, $Dose_{50}$이 최대 효과와 관련이 있는 용량임을 확인할 수 있다. 용량이 $Dose_{50}$보다 훨씬 크다면, 식은 $Dose^{\gamma}$ / $Dose^{\gamma}$에 가까워져 1에 가까워 진다. 따라서 효과는 E_{max}가 된다. 부분 S자 모양 최대효과모형의 제어파일은 다음과 같다(표 26-19).

2) 완전S자 모양 최대효과모형 (Full sigmoid Emax model)

완전 S자 모양 최대효과모형은 약을 투여하지 않아도 어느 정도의 기저효과(baseline effect)가 있다고 가정하는 것을 제외하고는 부분모형과 유사하다. 만약 항고혈압제를 생각해 보면, 기저효과는 약을 먹기 전의 혈압이다. 분명히 혈압은 0이 아니다.

완전S자 모양 최대효과모형에 대한 두 개의 거의 동등한 식은 다음과 같다.

$$Effect = E_0 + E_{max} \frac{Dose^{\gamma}}{Dose_{50}^{\ \gamma} + Dose^{\gamma}} \tag{26-20}$$

$$Effect = E_0 + (E_{max} - E_0) \frac{Dose^{\gamma}}{Dose_{50}^{\ \gamma} + Dose^{\gamma}} \tag{26-21}$$

E_0는 기저 효과로 약물이 존재하지 않을 때의 효과를 말한다. 식 26-20에서 E_{max}는 E_0에 대한 상대적인 증가이다. 만약 새로운 약물을 투여한 후 혈압의

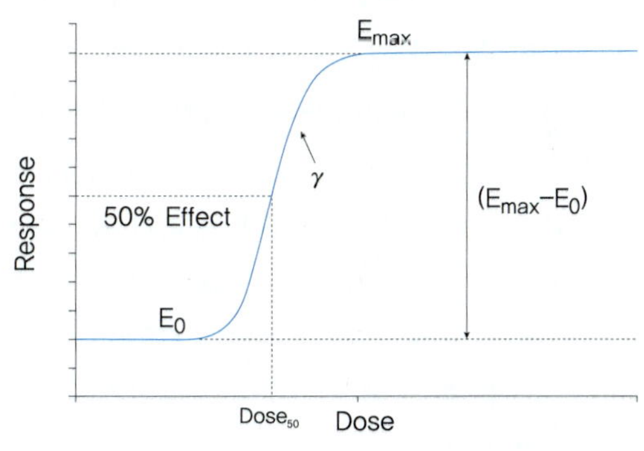

그림 26-11 완전 S자 모양 최대효과모형

표 26-20 억제형 완전 S자모양 최대효과 모형의 제어파일

```
$INPUT ID DOSE RESP=DV
$PRED
   EMAX = THETA(1)+ ETA(1); Maximum response
   E0   = THETA(2)+ ETA(2); Baseline response
   D50  = THETA(3)*EXP(ETA(3)); D50, the dose associated with 50% peak effect
   GAM  = THETA(4); Gamma. Note that G is a reserved variable name
   TY = E0 + (EMAX-E0) * (DOSE**GAM) / (D50**GAM + DOSE**GAM)
   Y=TY + EPS(1); additive error model
```

최대 감소가 150에서 90이라면, 첫 번째 모형에서 E_{max}는 -60이 된다. 식 26-21에서 E_{max}는 E_0로부터의 최대 변화를 뜻하는 것이 아니라 최대반응 자체를 의미한다. 예를 들어 새로운 약물을 투여한 후 혈압의 최대 감소가 150에서 90이라면, 그 때의 E_{max}는 90이다. 완전 S자 모양 최대효과모형의 기본 양상을 그림 26-11에 제시하였다. 일반적으로 어느 접근법을 취할 것인가는 문제가 되지 않는다. 그러나, 위의 두 접근방법에 있어서 오차 모형이 다소 다르므로, 이론적으로는 어떤 모형을 선택하느냐에 따라 차이가 초래될 수 있다. 여기에서는 식 26-21의 형태를 다루어 볼 것이며, 제어파일은 다음과 같다(표 26-20).

3) 로지스틱 회귀, 이진수 자료 (Logistic regression, binary data)

때때로 이진수 자료(binary data)를 사용하여 모형화를 할 때가 있다. 마취과 영역에서 이러한 경우를 흔히 볼 수 있는데, 임상적 목표점(clinical endpoint)이 환자가 의식을 잃었는가 그렇지 않은가 라든지 또는 피부 절개와 같은 유해한 자극이 주어졌을 때 대상환자가 움직였는지 그렇지 않았는지 등과 같은 경우가 이에 해당한다. 우리가 예측하고 싶은 것은 이분형 반응(binary response)의 확률이다. 많은 용량, 반응 관계가 S자형인 경향이 있음을 알고 있으므로, 확률 예측에 있어서 자연스러운 형태는 다음과 같다.

$$P = \frac{Dose^{\gamma}}{Dose_{50}{}^{\gamma} + Dose^{\gamma}} \tag{26-22}$$

여기에서 P는 반응의 확률이고, $Dose_{50}$은 반응이 일어날 확률이 50%인 용량이고, γ는 용량, 반응 관계의 경사도이다. 우선, 식 26-22를 잠깐 살펴보자. 먼저 분자와 분모를 $Dose_{50}{}^{\gamma}$로 나누게 되면 다음과 같이 될 것이다.

$$P = \frac{\left(\frac{Dose}{Dose_{50}}\right)^{\gamma}}{1+\left(\frac{Dose}{Dose_{50}}\right)^{\gamma}} \tag{26-23}$$

$X = e^{\log(X)}$이기 때문에 이를 이용하면 다음과 같이 변환이 가능하다.

$$\left(\frac{Dose}{Dose_{50}}\right)^{\gamma} = e^{\log\left(\frac{Dose}{Dose_{50}}\right)^{\gamma}} = e^{\gamma\log(Dose)-\gamma\log(Dose_{50})} \tag{26-24}$$

식 26-24를 식 26-23에 대입하면 다음과 같다.

표 26-21 로지스틱 회귀에서 IF-THEN 구문을 사용한 제어파일

```
$INPUT ID DOSE RESP=DV
$PRED
   D50  = THETA(1)*EXP(ETA(1)); D50, the dose associated with 50% probability
   GAM  = THETA(2); Gamma
   P = (DOSE**GAM) / (D50**GAM + DOSE**GAM)
   IF(RESP.EQ.1) THEN
      Y = P
ELSE
      Y = 1-P
ENDIF
$EST LIKELIHOOD METHOD=1 LAPLACE NOABORT
$OMEGA 0.1
```

$$P = \frac{e}{1+e^{\gamma \log(Dose) - \gamma \log(Dose_{50})}} \tag{26-25}$$

여기에서 β_0=- γlog(Dose$_{50}$)이고 β_1= γ라고정의하면, 식 26-25는 다음과 같이 된다.

$$P = \frac{e^{\beta_0 + \beta_1 \log(Dose)}}{1+e^{\beta_0 + \beta_1 \log(Dose)}} \tag{26-26}$$

오즈비(odds ratio)는 사건의 오즈인 P를 사건이 관찰되지 않을 오즈인 1-P로 나눈 비(ratio)이다. 만약 위의 식에서 이 비를 계산해 보면 다음과 같다.

$$\frac{P}{1-P} = e^{\beta_0} Dose^{\beta_1} \tag{26-27}$$

양측에 로그를 취하면 오즈비의 로그(the log of the odds ratio)를 얻게 된다.

$$Logit = \log(\text{odds ratio}) = \log\left(\frac{P}{1-P}\right) = \beta_0 + \beta_1 \log(Dose) \tag{26-28}$$

β_0와 β_1의 추정은 로지스틱회귀(logistic regression)에 의해 이루어진다. β_0=- γlog(Dose$_{50}$)이고 β_1= γ로 정의하였기에 γ와 Dose$_{50}$을 추정할 수 있다. 이는 로지스틱 회귀와 근본적으로 같은 과정을 실행하고 있는 셈이다. 유일한 차이는 γ와 Dose$_{50}$는 임상적인 어떤 것을 의미하는 반면에, β_0와 β_1은 이해하기가 쉽지 않다는 것이다. 또 한가지는 만약 변이에 대하여 고려하고 싶다면, Dose$_{50}$에 대한 변이가 더 중요하기 때문에 모형에서 직접 그것을 추정해야 한다. 비록 이 식이 로지스틱 회귀의 정의(classical definition)와 실제로 같아 보이지는 않더라도 기능적으로는 동등하며 임상적으로 흥미로운 모수 추정치를 제공해 줄 수 있다. 실제로 NONMEM®에서 식 26-22를 추정하는 것은 조금 다른 코드를 필요로 한다. 지금까지의 약동학, 약력학 모형들은 모두 자료 파일의 관측값(observation)을 예측하였지만, 이 경우에는 관측값을 예측하지 않고 특정 관측값이 발생하는 확률을 예측한다. 보통, 이것은 자료 파일에서 반응(response)/무반응(no response)으로 다루어진다. 1은 예측된 사건이고, 0은 대안 사건(alternative event)이다. 만일 피부절개와 같은 유해한 자극을 가했을 때 움직임을 관찰하는 경우라면 1은 환자가 움직인 경우를 뜻하고, 0은 환자가 움직이지 않은 경우를 뜻한다. NONMEM®

표 26-22 로지스틱 회귀에서 IF-THEN 구문을 사용하지 않은 제어파일

```
$INPUT ID DOSE RESP=DV
$PRED
      D50  = THETA(1)*EXP(ETA(1)); D50, the dose associated with 50% probability
      GAM  = THETA(2); Gamma
      P = (DOSE**GAM) / (D50**GAM + DOSE**GAM)
      Y = RESP * P + (1-RESP) * (1-P)
$EST LIKELIHOOD METHOD=1 LAPLACE NOABORT
$OMEGA 0.1
```

코드에서는 관측된 사건의 확률 계산을 포함시켜야 하기 때문에 모형이 예측값 자체가 아니라 예측값의 우도(likelihood)를 제공함을 NONMEM®에게 알려주어야 한다. 이것을 실행하는 제어 구문 두 가지를 아래에 제시하였다. 첫 번째 구문은 반응에 근거한, IF-THEN 구문을 사용한다(표 26-21).

두 번째 구문은 식의 두 부분 즉, RESP * P 혹은 (1-RESP) * (1-P) 사이에서 선택하기 위하여 RESP가 0이거나 또는 1이라는 사실을 이용한다(표 26-22).

두 예 모두에서, 만약 RESP가 1이면, 확률은 P가 되고, RESP가 0이면, 반응은 1-P가 된다. 두 제어 구문 어떤 것을 이용하더라도 결과는 동일하다. 여기에서 눈 여겨 보아야 둘 것은 $EST 행의 명령이다. LIKELIHOOD는 NONMEM®에게 모형이 관측값을 예측하는 것이 아니라, 확률을 계산하고 있음을 알려준다. METHOD=1 LAPLACE NOABORT는 NONMEM®에게 최적의 해를 구하도록 지시한다.

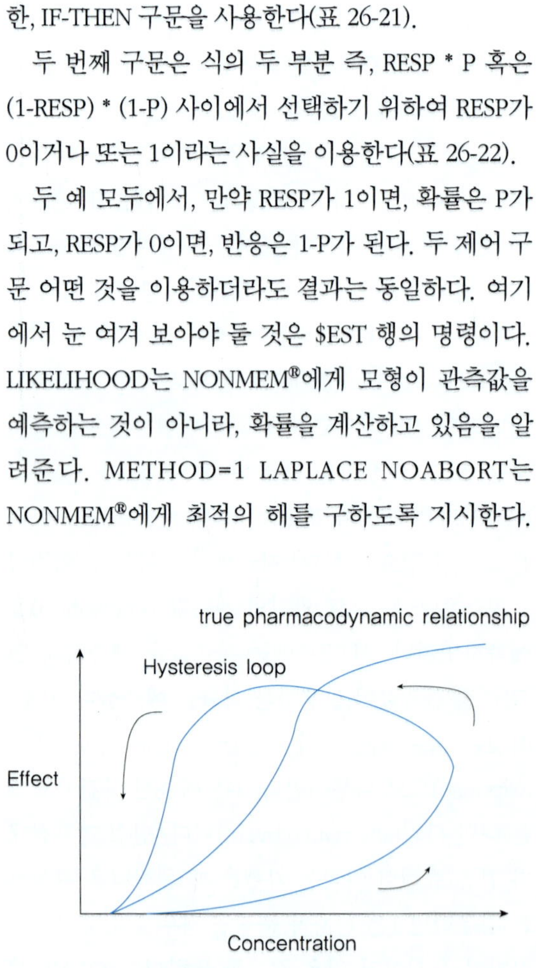

그림 26-12 이력고리현상

또 하나 다른 모형과 중요한 차이는 이 모형은 ETA들만을 가지고 있으며, EPS를 가지고 있지 않음을 주목하라. EPS는 잔차 오차(residual error)를 계산하기 위하여 사용되는데, 확률이기 때문에 측정 오차가 존재하지 않는다. 따라서, 이 모형에는 $OMEGA 블록은 있지만, $SIGMA 블록은 없다.

4) 직접적인 약력학 적합 (Direct pharmacodynamic fit)

이력고리를 설명하는 방법으로는 용량 → 농도 → 효과처농도 → 효과관계에서 효과처농도와 반응 관계의 모수들과 함께 k_{e0}값을 추정하는 방법이 있고, 또 한가지 방법은 농도 → 효과처농도 → 효과관계를 통해 이력고리를 직접 허탈 시킴으로써 효과처농도와 효과의 관계 및 k_{e0}를 추정하는 방법이 있는데, 이를 직접적인 약력학적 적합방법이라고 한다. 이력현상은 혈장과 약물 효과처 사이의 평형이 지연됨으로 인해 용량, 반응 곡선을 그렸을 때 전형적으로 나타나는 현상이다. 그림 26-12에서는 혈장 농도와 효과 간의 관계가 나타나고 있는데, k_{e0}의 값이 정확하다면, 이력고리의 상승곡선과 하강곡선이 거의 겹치게 되며, 따라서 이력고리 안의 면적은 없어지게 된다. 효과처의 배치함수(disposition function)는 $D(t)=k_{e0}e^{-k_{e0}t}$이다. 이것은 효과처에 주입된 단위 약물이 어떻게 배치(disposition)되는 지를 기술한다. 약

표 26-23 직접적인 약력학 적합의 제어파일

```
$PROB PD with Ke0 fit
$DATA Example.7.data.csv
$INPUT ID TIME CP BIS=DV MDV
$PRED
    E0=THETA(1); Baseline
    EMAX=THETA(2); Max Effect
    C50=THETA(3)*EXP(ETA(1)); C50,
    GAM=THETA(4); Gamma - don't add an ETA to this - very hard to fit
    KE0=THETA(5)*EXP(ETA(2)); Ke0
IF (TIME.EQ.0) THEN; Don't do anything, it's the first fit of the series
    CE = 0
    PTIME=0
    PCP = 0
    PCE = 0
ENDIF
DT=TIME-PTIME
IF (DT.EQ.0) THEN; Fighting with problem of nested if statements
    DT1=1
ELSE
    DT1=DT
ENDIF
IF(CP.GE.PCP) THEN
    SLOPE = (CP-PCP)/DT1
    DELTA=DT1*SLOPE+(KE0*PCP-SLOPE)*(1-EXP(-KE0*DT1))/KE0
ELSE
    SLOPE = (LOG(CP)-LOG(PCP))/DT1
    DELTA=PCP*KE0/(KE0+SLOPE)*(EXP(DT1*SLOPE)-EXP(-KE0*DT1))
ENDIF
IF (DT.GT.0) THEN
    CE = PCE*EXP(-KE0*DT)+DELTA
ELSE
    CE = PCE
ENDIF
; Full sigmoidal Emax PD model with simple additive error
Y = E0+(EMAX-E0)*CE**GAM/(CE**GAM+C50**GAM) + EPS(1)
; Variables for NONMEM to remember at the next iteration
PTIME = TIME; Prior Time
PCP = CP; Prior plasma concentration
PCE = CE; Prior effect site concentration
$ESTIMATION SIG=3 MAX=2000 PRINT=1 METHOD = 1; FOCE method
```

물은 혈장을 통해 효과처로 전달되므로, 효과처의 입력함수는 시간에 따른 혈장 농도, Cp(t)로부터 유도된다. 결과적으로 시간에 따른 효과처 농도, Ce(t)는 입력함수, Cp(t)를 임펄스응답함수(impulse response function)인 효과처의 배치함수, $D(t) = k_{e0}e^{-k_{e0}t}$에 대하여 컨볼루션(convolution)을 시행하면 다음과 같이 계산된다.

표 26-24 약물상호작용을 설명하는 약력학 모형의 제어파일

```
$INPUT ID DOSA DOSB RESP=DV
$PRED
   EMAX = THETA(1)+EXP(ETA(1)); Maximum response
   E0   = THETA(2)+EXP(ETA(2)); Baseline response
   D50A = THETA(3)*EXP(ETA(3)); Dose of drug A associated with 50% peak effect
   D50B = THETA(4)*EXP(ETA(4)); Dose of drug B associated with 50% peak effect
   ALPH = THETA(5)*EXP(ETA(5)); Interaction term
   GAM  = THETA(6); Gamma
   CMBO = DOSA/D50A + DOSB/D50B + ALPH * DOSA/D50A * DOSB/D50B; Dose of the combo
   TY = E0 + (EMAX-E0) * (CMBO**GAM) / (1 + CMBO**GAM)
   Y=TY + EPS(1); additive error model
```

$$Ce(t) = k_{e0} \int_0^t Cp(\tau) e^{-k_{e0}(t-\tau)} d\tau \tag{26-29}$$

이 방법은, 측정된 시간 포인트만의 농도가 아니라, 모든 시간 포인트마다 혈장 농도를 알아야 한다. 아래의 제어파일에서, 농도가 증가할 때는 직선으로 내삽(interpolation)하고, 농도가 감소할 때에는 단순 로그선형함수로 내삽함으로써 모든 시간 포인트마다 혈장농도를 알아낸다. 이에 근거하여, k_{e0}를 구할 수 있는데 어떠한 약동학 모형의 모수들도 NONMEM®이 추정하는 과정에서 필요하지 않다(표 26-23).

위의 제어파일을 이용하면 사용자는 농도와 효과의 측정치로부터 매우 신속하게 k_{e0}와 약력학 모형의 모수들을 추정할 수 있다. 농도와 그 때의 효과의 자료가 쌍으로 존재해야 하고 동반된 효과를 측정하지 않은 농도가 있다면 결측종속변수(missing dependent variable, MDV)를 1로 설정하여 NONMEM®이 그시간의 효과를 예측하지 않도록 하여야 한다.

이 모형에서 중요한 점은 농도 측정치를 연결한 선(connect-the-dots line)이 시간에 따른 농도의 실제 변화(real concentration time course)와 닮을 만큼 충분한 수의 농도측정치가 있어야 한다는 것이다. 만일 시간에 따른 농도의 실제 변화가 농도 측정치를 연결한 선(connect-the-dots line)과 다르다면 이 방법을 적용할 수 없다.

표 26-25 약물상호작용을 설명하는 이항 자료의 약력학 모형의 제어파일

```
$INPUT ID DOSA DOSB RESP=DV
$PRED
   D50A = THETA(1)*EXP(ETA(1)); Dose of drug A associated with 50% peak effect
   D50B = THETA(2)*EXP(ETA(2)); Dose of drug A associated with 50% peak effect
   ALPH = THETA(3)*EXP(ETA(3)); Interaction term
   GAM  = THETA(4); Gamma
   CMBO = DOSA/D50A + DOSB/D50B + ALPH * DOSA/D50A * DOSB/D50B; Dose of the combo
   P = (CMBO**GAM) / (1 + CMBO**GAM)
   Y = RESP * P + (1-RESP) * (1-P)
$EST LIKELIHOOD METHOD=1 LAPLACE NOABORT
$OMEGA 0.1 0.1 0.1
```

표 26-26 Minto의 약물상호작용 모형의 제어파일

```
$INPUT ID DOSA DOSB RESP=DV GEN; This example has Gender as a covariate
$PRED
   D50A=THETA(1)*EXP(ETA(1))
   D50B=THETA(2)*EXP(ETA(2))
   A    =THETA(3)*EXP(ETA(3)); Interaction term
   GAM =THETA(4)*EXP(ETA(4))
; Apply covariate effect
IF (GEN.EQ.1) THEN
   D50A=D50A*THETA(5)
ENDIF
;Equations of Minto model
; Normalize to potency
   UA=DOSA/D50A
   UB=DOSB/D50B
; Compute "theta" (Q) for Minto interaction model
   IF(UA.EQ.0.AND.UB.EQ.0) THEN
      Q = 0
   ELSE
      Q=UA/(UA+UB)
   ENDIF
   ; Compute C50 Function In Combined Domain
     U50=1-A*Q+A*Q**2
   ; Compute "concentration" normalized to potency and corrected for interaction
     U=(UA+UB)/U50
   ; Apply steepness term
     UN = U**GAM
   ; Compute probability
     P = UN/(1+UN)
   ; Compute probability of observation
     Y = RESP * P + (1-RESP) * (1-P)
$EST LIKELIHOOD METHOD=1 LAPLACE NOABORT
$OMEGA 0.1 0.1 0.1 0.1
```

5) 반응표면모형 (Response surface model)

두 가지 약물에 대하여, 아주 흔히 사용되는 약동학적 약물상호작용모형(pharmacokinetic drug interaction model)은, 용량을 역가(potency)에 대하여 정규화(normalization)한 후에 약효가 각 약물의 조합을 반영하는 것으로 보고, 상승효과(synergy)를 반영하는 모수(parameter)를 추가하는 것이다. 약물조합의 용량을 다음과 같이 표현할 수 있다.

$$Dose_{Combo} = \frac{Dose_A}{D_{50,A}} + \frac{Dose_B}{D_{50,B}} + \alpha \frac{Dose_A}{D_{50,A}} \frac{Dose_B}{D_{50,B}} \quad (26\text{-}30)$$

이것은 역가에 대하여 정규화되었으므로, 만일 $Dose_{Combo}$=1이라면, 최대효과의 기회가 50% 정도 된다는 의미이다. 이를 표준적인 약력학 모형에 넣을 수 있다(표 26-24).

혹은 이항 자료(binary data)를 위한 로지스틱 회귀모형(logistic regression model)에 넣을 수도 있다

(표 26-25).

다른 형태의 약물상호작용 모형(drug interaction model)이 Minto 등에 의하여 보고된 바 있다.[6] 이 모형은 약물상호작용에 대하여 상당한 유연성(flexibility)을 보인다. 예를 들어, 만일 각 약물들이 서로 다른 최대효과(maximum effect)를 갖고 있거나 혹은 Hill 계수가 다르다면 이전의 방법으로는 상호작용이 모형화될 수 없다. 그러나 Minto의 접근방법으로는 모형화가 가능하다. 이 모형을 위한 NONMEM®의 제어파일은 다음과 같다(표 26-26).

먼저 각 약물의 농도를 각각의 potency(C_{50})로 나누어, 단위가 없는 정규화된 농도로 변환한다.

$$U_A = \frac{[A]}{C_{50A}}$$
$$U_B = \frac{[B]}{C_{50B}}$$

(26-31)

θ는 아래와 같이 두 약물의 정규화된 농도의 비율(ratio)이다.

$$\theta = \frac{U_B}{U_A + U_B}$$

(26-32)

두 약이 함께 투여될 경우, 약물 농도는 U_A+U_B이다. 약물 A만 있을 경우 θ=0, 약물 B만 있을 경우 θ=1이다. 즉, $0 \le \theta \le 1$이다.

$$E = E_0 + (E_{\max}(\theta) - E_0) \times \frac{\left(\frac{U_A+U_B}{U_{50}(\theta)}\right)^{\gamma(\theta)}}{1+\left(\frac{U_A+U_B}{U_{50}(\theta)}\right)^{\gamma(\theta)}}$$

(26-33)

두 약물의 어떤 비율 θ에서, $\gamma(\theta)$는 농도반응관계의 가파름의 정도이고, $U_{50}(\theta)$는 최대효과의 50%를 보일 때의 두 약물의 단위농도이며, $E_{max}(\theta)$는 두 약물의 최대효과를 나타낸다. 구체적으로 다시 설명하면 두 약물의 비율 즉, θ마다 E_{max}, C_{50}, γ가 다르며, 이는 θ마다 그 자신의 S자 모양 농도-반응 관계가 있음을 의미한다. 약물 A만 C_{50A}의 농도로 존재할 경우, 최대효과의 반(half maximal effect)을 보이며, U_A=1, U_B=0, θ=0, 약물 농도(U_A+U_B)는 1이다. 따라서 $U_{50}(0)$도 1이다. 약물 B만 C_{50B}의 농도로 존재할 경우, 역시 마찬가지로 최대효과의 반을 보이며, U_A=0, U_B=1, θ=1, 약물 농도(U_A+U_B)는 1이다. 따라서 $U_{50}(1)$도 1이다. 요약하면 개별 약물이 하나만 존재할 경우 $U_{50}(\theta)$=1이다. 이번에는 각 약물이 역가 농도의 절반으로 함께 존재할 경우를 가정해보자. 즉, U_A=0.5, U_B=0.5, θ=0.5, 약물 농도(U_A+U_B)는 1이다. 이 경우, 약효가 최대효과의 반보다 크다면, 상승작용(synergistic)을 보이고, 작다면 하향적 상합작용(infra-additive)을 보이며, 같을 경우 상합작용(additive)을 나타낸다. 종합하면, $U_{50}(\theta)$는 θ= 0, 1일 경우(개별 약물이 단독으로 존재할 때) 1이며, $0 < \theta < 1$에서 $U_{50}(0.5)<1$일 경우 상승작용, $U_{50}(0.5)>1$일 경우 하향적 상합작용, $U_{50}(0.5)=1$일 경우 상합작용을 나타낸다. $E_{max}(\theta)$, $U_{50}(\theta)$, $\gamma(\theta)$ 함수에 대한 정보가 많지 않기 때문에 실제 상황을 경험적(empirical)으로 잘 근사할 수 있도록 4차 다항식을 이용한다.

$$f(\theta) = \beta_0 + \beta_1 \cdot \theta + \beta_2 \cdot \theta^2 + \beta_3 \cdot \theta^3 + \beta_1 \cdot \theta^4$$

(26-34)

약물 A만 존재할 경우(θ=0), $E_{max}(0)$, $U_{50}(0)$, $\gamma(0)$는 E_{maxA}, U_{50A}, γ_A이다. 또한 $f(0)=\beta_0$이다. 따라서 $\beta_{0,Emax}$, $\beta_{0,U50}$, $\beta_{0,\gamma}$는 각각 E_{maxA}, U_{50A}, γ_A이다. 약물 B만

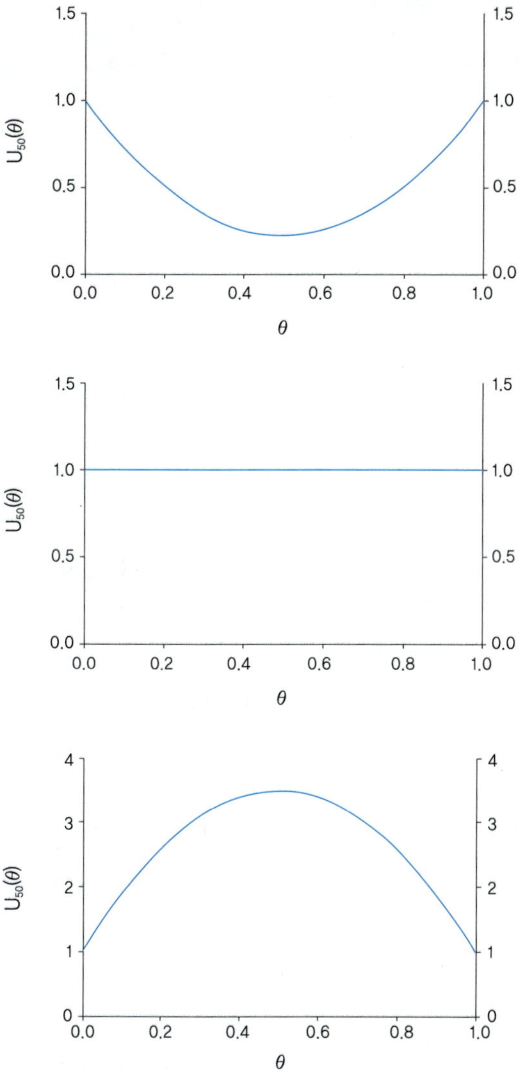

그림 26-13 q에 대한 U50(q)의 관계
(위: 상승작용, 중간: 상합작용, 아래: 하향적 상합작용)

존재할 경우(θ=1), $E_{max}(1)$, $U_{50}(1)$, $\gamma(1)$는 E_{maxB}, U_{50B}, γ_B이다. 또한 $f(1) = \beta_0 + \beta_1 + \beta_2 + \beta_3 + \beta_4$이다. $\beta_1 = f(1) - \beta_0 - \beta_2 - \beta_3 - \beta_4$이다. 따라서 $\beta_{1,Emax} = E_{maxB} - E_{maxA} - \beta_{2,Emax} - \beta_{3,Emax} - \beta_{4,Emax}$, $\beta_{1,U50} = U_{50B} - U_{50A} - \beta_{2,U50} - \beta_{3,U50} - \beta_{4,U50}$, $\beta_{1,\gamma} = \theta_B - \theta_A - \beta_{2,g} - \beta_{3,g} - \beta_{4,}\gamma$이다. 따라서 $E_{max}(\theta) = E_{maxA} + (E_{maxB} - E_{maxA} - \beta_{2,Emax} - \beta_{3,Emax} - \beta_{4,Emax}) \cdot \theta + \beta_{2,Emax} \cdot \theta^2 + \beta_{3,Emax} \cdot \theta^3 + \beta_{4,Emax} \cdot \theta^4$, $U_{50}(\theta) = U_{50A} + (U_{50B} - U_{50A} - \beta_{2,U50} - \beta_{3,U50} - \beta_{4,U50}) \cdot \theta + \beta_{2,U50} \cdot \theta^2 + \beta_{3,U50} \cdot \theta^3 + \beta_{4,U50} \cdot \theta^4$, $\gamma(\theta) = \gamma_A + (\gamma_B - \gamma_A - \beta_{2,}\gamma - \beta_{3,}\gamma - \beta_{4,}\gamma) \cdot \theta + \beta_{2,}\gamma \cdot \theta^2 + \beta_{3,}\gamma \cdot \theta^3 + \beta_{4,\gamma} \cdot \theta^4$이다. U_{50A}, U_{50B}는 각각 $U_{50}(1)$과 $U_{50}(0)$이며 1이다. 따라서 $\beta_{0,U50} = 1$, $\beta_{1,U50} = -\beta_{2,U50} - \beta_{3,U50} - \beta_{4,U50}$이고, $U_{50}(\theta)$는 다음과 같다.

(26-35)

식 26-35를 단순화하면 다음과 같다.

$$U_{50}(\theta) = 1 - \beta_{2,U50} \cdot \theta + \beta_{2,U50} \cdot \theta^2 \tag{26-36}$$

$\beta_{2,U50}$이 0일 경우, 모든 θ에 대하여 $U_{50}(\theta)=1$이며, 이는 두 약물 간의 상호 작용이 상합작용임을 의미한다. $\beta_{2,U50} > 0$일 경우, $0 < \theta < 1$에서 $U_{50}(\theta) < 1$이므로 상승작용을 보인다. $\beta_{2,U50} < 0$일 경우, $0 < \theta < 1$에서 $U_{50}(\theta) > 1$이므로 하향적 상합작용을 보인다. 그림 26-13은 두 약물의 E_{max}와 γ가 동일할 때의 θ에 대한 $U_{50}(\theta)$의 관계를 나타내었다.

4. 모형의 선택 및 타당성 평가

모형을 선택할 때는 우선 모형이 제대로 되었는지 진단을 해야 하는데, 일반적으로 시각적으로 보아 이상이 없는지, 잔차 산점도가 정상인지, 분산에 대한 가정이 올바른지, 한외점(outlier)이나 지레점(leverage point)이 없는지를 살피는 것이 일차적으로 필요하다. 이런 기준들이 전반적으로 유사한 경우에는 좀 더 기전에 부합하고, 생리적/생물학적으로 적합한 모형을 선택한다. 목적함수값은 -2 log likelihood이기 때문에 검토한 모형들 간에 주어진 자료를 잘 설명하는 최선의 모형을 선택할 때는 일반적으로 목적함수값이 작을수록 좋다. 그렇지만

표 26-27 최종 약동학 모형의 모수 추정치와 bootstrap을 통해 얻어진 모수들의 중앙값과 그 분포(2.5-97.5%)

Parameter		Estimate	Median	2.5-97.5%	Bias*
$V_1=\theta_1\times e^{\theta_5\times BWT}$	$\theta 1$	18.5	19.9	3.1-49.3	1.4
	$\theta 5$	0.114	0.1	0.01-0.4	-0.014
K_{10} (θ_2)		1.86	1.88	1.54-2.53	0.02
k_{12} (θ_3)		0.6	0.64	0.32-1.2	0.04
k_{21} (θ_4)		0.684	0.68	0.26-1.10	-0.004
ω^2 for V_1		0.0124	0.015	0.001-0.1	0.0026
ω^2 for k_{10}		0.005	0.05	0.0005-0.14	0.045
ω^2 for k_{12}		0.138	0.35	0.02-0.47	0.212
ω^2 for k_{21}		0.21	0.38	0.04-1.73	0.17
σ^2		0.0197	0.14	0.08-0.17	0.1203

*: 기존의 자료에서 복원 무작위추출을 2천회 실시하여 적합된 모수들의 중앙값에서 최종약동학 모형의 추정치를 뺀 값. 개체간 변이와 잔차 변이는 로그정규모형과 고정변동계수모형으로 각각 모형화를 시행하였다. 여기에서 ω^2는 개체간 변이의 분산을 의미하고 σ^2은 잔차변이의 분산을 의미한다.

목적함수값이 최소라고 하여 꼭 최선의 모형이라고 할 수는 없다. 예를 들어 성인에서 두 개의 약동학 모형을 만들었는데, 하나는 중심구획의 용적에 체중이 공변량으로 들어가고, 나머지 하나는 청소율에 신장이 공변량으로 들어갔는데, 후자의 모형의 목적함수가 더 작았다고 가정하자. 그렇다면 후자의 모형이 더 좋은 모형이라고 단정지을 수 있을까? 임상적으로 체중이 클수록 중심구획의 용적이 커진다는 것은 충분히 약동학적으로 설명이 가능하지만 청소율이 신장과 비례한다는 것은 임상적으로 설명하기가 곤란할 것이다. 이렇다면 비록 목적함수값은 다소 클지라도 약동학적으로 설명이 가능하고 임상적으로 체중에 비례하여 약제를 투여하는 임상 상황에 근거하여 전자의 모형이 더 좋은 모형이라고 추정할 수 있을 것이다. 또 한가지 고려해야 할 것은 선택된 모형에서 추정한 모수들이 통계적으로 유의한 안정성을 보여야 한다는 것이다.

최종모형이 선택되었다면 과연 이 모형이 얼마나 타당한지 검증이 필요한데, 모형의 타당성을 확립하기 위한 방법으로는 주어진 자료를 가지고 시행하는 내적 타당성 검증(internal validation)과 향후 또는 외부 시험자료를 이용하는 외적 타당성 검증(external validation)이 있다. 여기에서는 논문에 가장 많이 활용되는 내적 타당도 검사인 bootstrap과 visual predictive check/numerical predictive check에 대해서 간단히 설명하기로 한다.

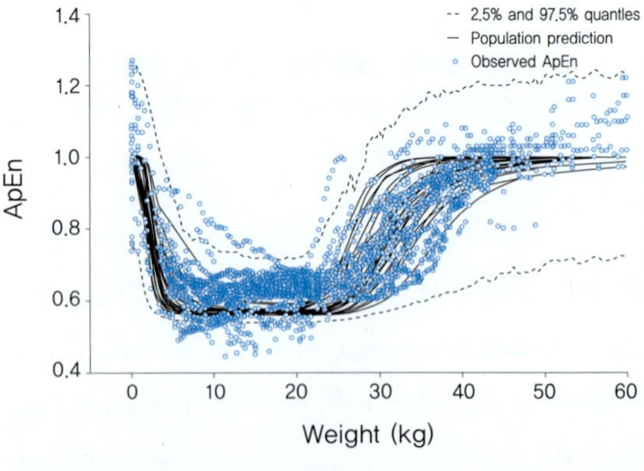

그림 26-14 long chain triglyceride propofol (LCT propofol)의 최종 약력학 모형의 visual predictive check

95% 신뢰구간을 벗어난 자료가 5%이내(2.39%)이기 때문에 LCT propofol의 최종 약력학 모형은 시간경과에 따른 approximate entropy (ApEn)의 변화를 잘 설명해 주고 있음을 의미한다.

1) Bootstrap

Bootstrap은 기존의 자료에서 복원 무작위추출을 2천회 정도 실시하여 적합된 모수들의 분포를 이용하여 점추정값과 신뢰구간을 구하는 것이다.[7] 표 26-27에 bootstrap을 시행하여 나온 결과를 추정값과 함께 표시하였다.[8]

2) Visual predictive check/ Numerical predictive check

Visual Predictive Check(VPC)은 우리가 실험결과에서 최종적으로 보는 것(예를 들어 농도)을 시뮬레이션하여 예측구간(prediction interval)을 구성하여 원래 자료가 이 구간과 얼마나 잘 맞는지를 보는 것이다.[9] 시각적으로만 보면 VPC라 하며, 이 구간 내외에 포함되는 관측치의 개수를 구하고 이에 대한 신뢰구간으로서 평가하는 것을 Numerical Predictive Check(NPC)라 한다. 현재까지는 VPC/NPC가 가장 강력한 모형 타당성 입증 도구로 인식되고 있다. 그림 26-14에 실제 약동학 모형에서의 VPC/NPC를 구한 예를 제시하였다. 95% 신뢰구간을 벗어난 범위에 관측치의 5%이내가 포함된다면 평가한 모형은 자료를 잘 설명하고 있음을 의미한다.

Reference

1. 노규정: 선형회귀로부터 비선형혼합효과모형까지의 길고 험난한 여정, 울산대학교 출판부. 2007.
2. NONMEM Project Group: NONMEM Users Guide Part Ⅰ-Ⅷ.
3. Lee EH, Lee SH, Park DY, Ki KH, Lee EK, Lee DH, et al.: Physicochemical properties, pharmacokinetics, and pharmacodynamics of a reformulated microemulsion propofol in rats. Anesthesiology 2008; 109: 436-47.
4. Marsh B, White M, Morton N, Kenny GN: Pharmacokinetic model driven infusion of propofol in children. Br J Anaesth 1991; 67: 41-8.
5. Schnider TW, Minto CF, Shafer SL, Gambus PL, Andresen C, Goodale DB, et al.: The influence of age on propofol pharmacodynamics. Anesthesiology 1999; 90: 1502-16.
6. Minto CF, Schnider TW, Short TG, Gregg KM, Gentilini A, Shafer SL: Response surface model for anesthetic drug interactions. Anesthesiology 2000; 92: 1603-16.
7. Parke J, Holford NH, Charles BG: A procedure for generating bootstrap samples for the validation of nonlinear mixed-effects population models. Comput Methods Programs Biomed 1999; 59: 19-29.
8. Choi BM, Jung SM, Bae KS, GJ N: Population pharmacokinetic and pharmacodynamic modeling in beagle dogs sedated by propofol microemulsion. Korean J Anesthesiol 2006; 50: 689-97.
9. Karlsson MO, Savic RM: Diagnosing model diagnostics. Clin Pharmacol Ther 2007; 82: 17-20.

Q&A 증례 토론

3. 특수한 조건에서 마취약제의 약동력학

화상

2일전 양쪽 하지와 몸통 앞쪽 부위에 끓는 물로 인한 2-3도 화상을 입은 46세 남자 환자가 조기 가피술이 예정되어 있다. 예상 수술 시간은 30분이다. 현재 혈압은 170/110 mmHg, 심박수는 분당 105회, 체중은 85kg이다.

3년간의 고혈압 과거력 이외에는 특이사항 없으며 술, 담배는 하지 않았다.

Q 01 급성 화상 환자의 수술전 평가 시 고려해야 할 사항은 무엇인가?

A. 1) 환자의 나이
2) 화상의 범위, 깊이 그리고 분포
3) 화상 기전
4) 기도 확보 여부
5) 흡입화상 유무
6) 화상 후 경과 시간
7) 소생술의 적절성
8) 동반된 손상
9) 동반 질환
10) 수술 계획

Q 02 기관 삽관이 되어 있지 않은 환자의 기관 삽관을 위해 어떤 근이완제를 선택하고 용량을 어떻게 정할 것인가?

A. 비탈분극성 근이완제를 선택한다. 이 중 히스타민을 분비하지 않는 근이완제를 사용하는 것이 바람직하다. 화상 후 나타나는 급선 신부전과 수술 시간을 고려한 후 빠른 기관 삽관을 위해 rocuronium을 선택한다. 비화상 환자에서는 ED_{95}의 2배 용량에서 90초 내외에 기관 삽관을 위한 근이완을 얻을 수 있으나 화상 환

자에서는 3배 이상의 용량이 요구되므로 0.9 mg/kg 이상을 사용한다. 그러나 환자의 상태에 따라 반응이 다양할 수 있으므로 신경 자극기를 사용하여 신경근의 이완정도를 평가하는 것이 유용하다.

Q 02 흡입마취제와 정맥마취제 중 어떤 마취제를 사용할 것 인가?

A. 중화상 환자에서 일단 기도가 안전하게 확보된다면 고용량 아편육사제와 근이완제 용법이 선호되기도 하는데 수술 중 혈역학적 안정성과 함께 뛰어난 수술 후 진통 효과도 제공할 수 있기 때문이다. norphine, pethidine, fentanyl 또는 sufentanil 등이 심근 수축력을 억제하지 않기 때문에 사용할 수 있으며 흡입마취제는 심근 기능을 억제 한다. 하지만 흡입마취제도 농도 조절을 주의 깊게 실행하여 심혈관계보상 작용을 소실하지 않는다면 사용에 문제가 없다고 본다.

| Reference |

1. MacLennan N, Heimbach DM, Cullen BF. Anesthesia for major thermal injury. Anesthesiol 1998; 89: 749-70.
2. KM Kim: 화상환자마취. In: 마취과학. 2nd ed. Edited by 대한마취과학회: Seoul, Elsevier Korea. 2009, pp 1687-710.

Q&A

10. 아편유사제

Q01 증례

18세 남자가 길거리에서 의식을 잃은 채로 발견되어 응급실로 이송되었다. 환자는 늘어져 있었으며 기면 상태였다. 10% dextrose 20 ml을 서서히 정주했으나 별다른 반응은 없었다. 신체 검사상 심박수 60회/분이고 호흡수 8회/분이었으며 호흡 깊이는 매우 얕았다. 환자의 동공은 축동 상태였으며 빛에 대한 동공 반사는 소실되어 있었다. 양 팔에 다수의 바늘 구멍 흔적이 보였다. 당직 마취통증의학과 의사는 약물의 과량 투여로 판단하였다.

1. 토론을 위한 질의

(1) 이 환자에서 가장 가능한 진단은 무엇인가?

18세의 반응 없는 환자가 양 팔에 바늘자국을 보이고 축동, 호흡 억제, 서맥 등을 보인다면 가장 가능한 진단은 아편유사제의 과용이다.

(2) 이러한 상황에서 가장 적절하다고 생각되는 처치는 무엇인가?

아편유사제의 길항제인 naloxone을 환자의 반응을 보면서 정주한다.

(3) 처치를 하는 과정 중에 이러한 처치 중 발생 가능한 또 다른 약리 효과들은 무엇인가?

금단 증상이 나타날 수 있다: 눈물, 콧물, 땀, 산동, 설사, 복통, 떨림 등

2. 공부할 문제들

(1) 진통제로서 아편유사제의 작용 기전에 대해 기술하시오.

(2) 아편유사제가 통증을 경감시키는 방법에 대해 논하시오.

(3) 주요 아편유사제의 작용제와 길항제에 대해 나열하고 각각의 임상 사용의 예와 약동학적인 성질에 대해 논하시오.

(4) 아편유사제의 부작용에 대해서 기술하시오.

3. 임상적 고려 사항

아편유사제는 통증 경감과 함께 내성과 신체적 의존성을 유발한다. 따라서 heroin 같은 아편유사제를 정주하여 유쾌감을 갈구하는 성향을 띄는 사람들이 생기게 된다. 아편유사수용체인 μ, κ, δ, 이 세가지 중에서

μ 아편유사수용체가 신체적 의존성과 관련이 있으며 오용 및 남용되었을 때 특유의 징후를 보인다: 비몽 사몽(졸림), 호흡 억제, 그리고 축동이 그것이다. μ 아편유사수용체가 활성화되면 상척수 및 척수 부위의 진통, 호흡 억제, 유쾌감, 신체적 의존성 등의 약리 작용을 나타낸다. 지속적으로 사용하게 되면 내성이 발생하고 "euphoric high"를 재차 느껴보고 싶은 마음에 신체적 의존성으로 나아가게 되는 것이다. 아편유사제의 경쟁적 길항제인 naloxone은 아편유사제의 과용 시에 사용할 수 있는 치료제이다. Naloxone의 정주로 아편유사제로 인한 모든 약리 효과가 길항된다.

신체적 의존성이 있는 환자에서 naloxone을 사용하면 즉각적인 금단 증상이 나타날 수 있다. 금단 증상은 오심과 구토, 침 흘림 콧물 흘림, 땀 흘림, 근육통, 설사, 발열, 산동 등을 포함한다. 이와 마찬가지로 신체적 의존성이 있는 만성 아편 중독자에게 아편유사제가 투약되지 않으면 수 시간에서 수 일에 걸쳐 서서히 금단 증상이 나타난다: 빛과 촉각에 민감해지고 축축하게 젖은 피부, 자율신경 과항진증, 위장관계 불편감, 관절통, 근육통, 하품, 침, 콧물, 땀, 소변, 대변 등의 신체 증상과 우울, 짜증 등의 정서 반응을 보이게 된다. 일반적으로 짧은 반감기의 아편유사제로 인한 신체적 의존성 후에는 급격하고 강한 금단 증상이 따라 오고 비교적 긴 반감기의 아편유사제에 의한 신체적 의존성 후에는 서서히 발생하고 경하게 오래 지속되는 금단 증상이 따라 오는 편이다. 금단 증상이 매우 불편하기는 하지만 일반적으로 목숨을 위협할 만한 상황은 아니다. 아편유사제 중 methadone을 신체적 의존성이 생긴 환자에게 매일 투여하면 점차 금단 증상 없이 아편유사제, 특히 heroin을 중단시킬 수 있게 된다. 아편유사제의 약리 작용 중에서 내성을 일으키는 정도의 차이에 따라 약리 작용을 구분하면 다음과 같다(표 10-2).

표 10-2 아편유사제의 약리 작용 분류: 내성의 발현 속도

급격한 내성 발현	미만성 내성 발현
진통	변비
호흡 억제	경련 (meperidine, codeine)
유쾌감	길항 작용 (naloxone, naltrexone)
진정	축동
오심과 구토	

13. 항경련제

증례 1

과거력상 발작 장애로 항간질약을 장기간 투여 받았으나 반응하지 않는 45세 남자 환자의 관자엽 절제술을 위한 마취 관리를 위하여 다음과 같이 준비하였다.

- 마취유도제: thiopental, propofol, etomidate or methohexital
- 근이완제: atracurium, cisatracurium or rocuronium
- 흡입마취제: enflurane, isoflurane, sevoflurane, nitrous oxide or desflurane

Q 1-01 마취전 방문시 전처치 약을 처방할 때, 주의할 점은?

A. 진정을 목적으로 하는 전처치는 아주 드물다. 대부분 환자들이 이미 이러한 종류의 약을 투약 받고 있는 경우가 많고, 대부분의 진정제(benzodiazepine)들이 뇌파에 영향을 끼칠 수 있기 때문이다.

Q 1-02 Phenytoin과 valproic acid를 장기간 투여 받은 기왕력이 있다. 마취 유도시 주의할 점은?

A. Phenytoin을 장기 투약한 경우에 잇몸비대가 있을 수 있으므로 치아 상태가 부실하거나 출혈의 위험이 있으므로 기도 관리가 어려울 수 있다. Valproic acid를 장기 투약한 경우에 가끔 혈소판감소증이 올 수 있다.

Q 1-03 마취 유도제로 적당한 선택은?

A. 마취유도제중 methohexital은 발작을 일으키는 부위를 활성화시키므로 수술시 겉질 뇌파 검사시 수술할 부위를 알 수 있게 해주므로 추천된다. Barbiturate는 대개 항경련 효과가 있다. 소량을 사용할 경우, thiopental과 methohexital은 발작 시작점을 활성화시켜서 뇌파 관찰시 사용할 수 있다. Etomidate, ketamine은 간질유발 병터를 활성화시킨다. Propofol은 항경련 효과가 있으나 간질 환자가 아닌 경우에 간질 혹은 간

질 유사 활동을 보인다고 임상 결과가 보고되어 논쟁의 여지가 있다. Benzodiazepine은 항경련 효과가 있으므로 수술 중 뇌파 검사에는 적당하지 않다.

Q 1-04 근이완제를 선택할 때 주의할 점은?

A. Atracurium과 cisatracurium은 중추신경 자극효과가 있는 대사산물 laudanocine이 나오므로 추천되지 않는다. 대부분의 비탈분극성 근이완제는 용량을 증가시킨다.

Q 1-05 흡입마취제와 정맥마취제는 어떻게 조절해야 하나?

A. Isoflurane과 desflurane은 항경련 효과가 있다. 논란의 여지가 있으나 sevoflurane은 간질 모양 활동성이 있다고 한다. Enflurane은 간질 모양 활동성이 있다. 아산화질소는 항경련효과가 있거나 혹은 간질모양 활동성이 있다고 보고되지 않았다.

Q 1-06 수술 전에 투여하던 항경련제는 어떻게 해야 하나?

A. 항경련제의 투여는 마취제의 종류와 관계없이 수술 전 후 계속해야 한다.

증례 2

뇌성마비를 갖고 있는 12세 소아가 간질을 동반하고 있다. 정형외과 수술을 위하여 마취 전 방문시 항경련제와 baclofen을 투여 받는 과거력이 있고 전반적으로 근 긴장저하가 있었다.

Q 2-01 마취전 투약을 처방하는데 유의할 점은?

A. 근 긴장 저하시 진정제를 투여하면 기도관리에 문제가 발생할 수 있으므로 생략하는 것이 추천된다.

Q 2-02 항경련제와 baclofen은 수술 중 계속 투여해야 하는가?

A. 수술 중 계속 되어야 한다. 수술 후 금식 기간이 길 경우에 항경련제를 경구형태에서 정주할 수 있는 형태로 바꾼다. Baclofen뿐만 아니라 benzodiazepine을 대부분의 뇌성마비 환자의 근 긴장을 감소시키기 위해서 투여하고 있는 약이다. 투여를 갑자기 중단하면 발작, 환각 등의 금단 현상이 발생할 수 있다. 그러나 수술 중 서맥이나 각성이 늦는 등의 문제가 있다.

Q 2-03 빠른 기관내 삽관을 위하여 succinylcholine을 사용하려고 한다 주의할 점은?

A. 과칼륨혈증이 일어날 수 있으므로 논란의 여지가 있다.

Q 2-04 비탈분극성 근이완제의 사용시 주의할 점은?

A. 비탈분극성 근이완제에 대한 효과가 감소되어 있으므로 용량을 증가시켜야 한다.

| Reference 증례1 |

1. Hines RL, Marschall KE: Stoelting's Anesthesia and co-existing disease. 5th ed. Philadelphia, Saunders Elsevier Press, 2008, pp 232-4.
2. Newfield P, Cottrell JE: Handbook of neuroanesthesia. 4th ed. Philadelphia, Lippincott Williams & Wilkins Press. 2007, pp 197-215.

| Reference 증례2 |

1. Longnecker DE, Brown DL, Newman MF, Zapol WM: Anesthesiology. New York, McGraw Hill Medical Press, 2008, pp 148, 1542-1543.

15. 자율신경계 약제

치즈 효과

올해 65세인 홍길동씨는 약 5년 전부터 시작된 느리고 종종거리는 걸음과 손떨림으로 2년 전 처음 신경과를 찾았다. 파킨슨병 진단을 받고 레보도파제를 비롯한 항파킨슨제를 투약하면서 증상은 빠르게 호전되어 일상생활에 불편함이 없을 정도가 되었다. 두 달 전 마지막으로 내원 하였을 때 처방은 마도파 125 mg (Levodopa 100 mg, Renserazide 25 mg, dopamine 전구체)을 하루 세 번, 리큅 1 mg (Ropinirole 1 mg, dopamine 작용제)을 하루 세 번 그리고 쥬멕스 5 mg (Selegiline 5 mg, MAO-B 저해제)을 하루 두 번씩 복용하는 상태였다. 그러나 최근 들어 다시 걸음걸이가 불편해 지는 등 약효가 점차 줄어드는 듯한 느낌이 들었다. 몸이 불편해지자 평소에 좋아하던 와인동호회의 친목 모임에도 나가지 못하게 되었다. 특히 아침에 일어 났을 때 증상이 더욱 심한 것 같아 자기 전에 임의로 아침 약으로 지어온 약을 한 봉지씩 더 복용하고 자게 되었다. 이렇게 약 복용 횟수를 늘리자 아침에 몸이 훨씬 가벼워진 느낌이 들어 매우 만족스러웠고 기분이 매우 좋아진 홍길동씨는 다시 동호회 모임에 나가게 되었다. 해외 여행을 다녀오며 구입해서 아껴두었던 와인을 친구들을 위해서 내놓았으며 맛있는 치즈를 안주 삼아 즐거운 시간을 보내고 자리에서 일어서려던 중 홍길동씨는 갑작스런 두통을 느꼈고 시야가 흐릿해지고 의식도 멍해지는 느낌이 들었다. 친구들에 의해 급히 근처 병원으로 이송된 홍씨의 혈압은 230/160 mmHg, 의사는 고혈압성 응급증이라고 판단하고 phentolamine을 투여하였으며 이내 혈압은 정상화 되었다. 이 후 의사의 설명을 들은 홍씨는 자신이 한 두 가지 잘 못 때문에 이런 일이 벌어진 것을 깨닫게 되었고 약물-식품간의 상호작용에 의한 부작용이 얼마나 무서울 수 있는지를 알고는 무척 놀라게 되었다.

Q 01 MAO-A와 MAO-B의 차이는 무엇인가?

A. MAO-A와 MAO-B, 두 가지 모두 카테콜라민의 대사에 관련이 있으나 두 효소는 리간드(ligand) 특이성을 갖고있어 MAO-A는 serotonine, norepinephrine, dopamine의 분해에 관여하고, 반면 MAO-B는 dopamine 분해에 특이성이 높다.

Q 02 MAO-B 저해제는 항상 선택성이 있는가?

A. 일반적으로 적은 양에서는(하루 10 mg 이하) 그렇다. 그러나 10 mg을 넘어서게 되면 특이성을 잃고 MAO-A 역시 저해하게 된다.

Q 03 적포도주, 치즈와 MAO 저해제 간의 상호작용의 기전은 무엇인가?

A. 정상적으로 MAO-A는 장관 안에서 타이라민(tyramine)과 같은 섭취된 아민(amine)을 대사시키며 흡수를 방지한다. 이 MAO가 억제되게 되면 섭취된 아민들이 흡수될 수 있는데, 특히 타이라민이 많이 함유된 음식(적포도주, 치즈등)을 같이 복용하게 되면 교감신경 작용약 위급상태(sympathomimetic crisis)를 일으킬 수도 있다. 이것은 증가된 타이라민이 소포내 norepinephrine을 대치시키고 norepinephrine transporter의 역전을 통해 비소포성 norepinephrine의 급격한 유리를 초래하게 되어 생기는 현상이다. 이것을 소위 '치즈효과' 라고 한다.

Q 04 의사가 홍길동씨에게 phentolamine을 투여한 이유는 무엇인가?

A. Phentolamine은 norepinephrine의 주 작용부위인 α-수용체를 차단하는 약제로 정맥주사로 신속히 효과를 볼 수 있는 약제이다.

Q 05 파킨슨 환자에서 치즈 효과를 예방할 수 있는 방법은 무엇인가? (홍길동씨가 잘못한 두가지가 무엇인가?)

A. (1) 도파민의 작용시간을 늘려주는 MAO 저해제를 복용해야할 경우 다른 카테콜라민(norepinephrine 등)의 분해와 관련성이 적은 MAO-B 선택적 억제제를 투약하여야 한다. 그러나 이 역시 고농도의 경우 그 선택성을 잃게 되므로 주의를 요한다. 즉 약제를 늘리거나 다른 종류의 MAO 억제제(주로는 항우울제)를 투여할 때는 신중을 기해야 한다.

(2) 약물-식품간의 상호작용이 있으므로 치즈, 초콜릿이나 포도주와 같이 타이라민이 많이 포함된 음식은 MAO 저해제를 투여 시 피해야 한다.

16. 항부정맥제

47세의 남자 환자 김 OO씨는 2개월 전 심방 세동을 진단받고 100 mg의 아스피린을 복용하고 있었는 데, 금일 출근 중에, 구역질과 함께 본인의 심장이 불규칙하게 박동하는 것을 느끼고 점차 숨쉬기가 곤란하여져서 근처 병원의 응급실을 방문하였다. 응급실에서 측정한 혈압은 130/79 mmHg, 심박수는 분당 130~160 회로 허혈이 동반되지 않은 심방 세동으로 확인되었다. 산소포화도는 100%(Room air)를 보였다. 흉부 X-선 검사와 혈액검사가 정상으로 판독되었고 심계항진은 계속되었다. 응급의학과 주치의가 diltiazem을 5 mg씩 3회 서서히 정맥 투여하였고 박동수는 분당 75~ 105회로 줄었으나 정상 리듬으로 회복되지 않았다. 환자는 지속적인 심계항진을 호소하였고, 심전도 감시하에 ibutilide를 정맥주사하였다. Ibutilide 정맥 주사 20분후 환자의 리듬은 정상으로 돌아왔다. 환자는 외래에서 amiodarone을 하루 200 mg 처방받아 aspirin과 함께 매일 복용하도록 지시받았다.

Q 01 왜 diltiazem은 심장 리듬 이상인 심방 세동에 영향을 주지 않고 박동수를 느리게 하였는가?

A. 심방성 세동을 유발하는 회귀 회로는 심방에만 국한되어 있고, 칼슘 통로 차단제인 diltiazem은 주로 굴심방결절세포에서 활동 전위의 상행각을 느리게 하여 방실 결절을 통한 전도 속도를 느리게 하는 약물이므로, 박동수를 느리게는 했지만 진행 중인 리듬은 변화시키지 못한 것이다.

Q 02 왜 ibutilide는 조심스럽게 감시상태하에서만 투여하여야 하는가?

A. Ibutilide의 주된 부작용으로 QT 간격의 연장에 의한 것으로 심한 부정맥인 Torsades de pointes가 발생할 수 있고, 이 약을 복용하는 환자의 약 2%에서 심장 전기자극을 필요로 한다. Ibutilide는 이미 QT 기간 연장 증후군을 보이는 환자에 일반적으로 사용되지 않는다.

Q 03 왜 ibutilide와 amiodarone은 심장 리듬을 정상 동성 리듬으로 변화시키는데 유효했나?

A. 제3군 항부정맥제인 ibutilide와 amiodarone은 지속적으로 심실 활동전위의 고원기와 재분극의 연장을 일으킨다. 고원기의 연장은 불응기의 연장으로 이어지고 이것은 회귀의 기회를 줄이게 된다. 따라서 진행 중인 리듬을 멈추게 할 수 있다.

Q 04 하루 상용량보다 많은 양의 amiodarone은 어떤 부작용이 나타날 수 있는가?

A. 심한 폐 섬유화를 일으키는 폐렴이다.

| Reference |

1. Vassallo P, Trohman RG. Prescribing amiodarone. An evidence-based review of clinical indications. JAMA 2007; 298: 1312-22.
2. Delacretaz E. Clinical practice. Supraventricular tachycardia. N Engl J Med 2006; 354: 1039-51.

22. 혈액성분제제

응급실에 2명의 20대 남자가 자동차 사고로 인해 내원하였다. 한 사람은(ㄱ씨) 운전자이고 다른 한 사람은 (ㄴ씨) 조수석에 타고 있었다. 두 사람 모두 다발성 골절과 복부에 둔한 손상을 입었다. 두 사람 모두 응급실에 도착하자마자 혈액형검사와 함께 기타 응급검사를 실시하였으며 정맥로를 통하여 수액을 투여하기 시작하였다. ㄴ씨는 혈역학이 비교적 안정 되어 있었으나 ㄱ씨의 경우는 의식이 혼미해지며 혈압이 떨어지고 맥박이 빨라지고 있었으며 복부 초음파와 컴퓨터단층 촬영 소견상 복부 내에 출혈이 의심되어 개복수술이 결정되었다.

Q01 다음은 ㄱ씨의 혈액형 검사소견이다. ㄱ씨의 혈액형은?

Anti -A serum	Anti -B serum	Anti -D serum	A red cell	B red cell
+++	+++	+++	-	-

A. AB형 Rh 양성이다.

해설 ㄱ씨의 적혈구가 항 A 혈청과 항 B 혈청에 대하여 응집을 보였고 ㄱ씨의 혈청은 A형 적혈구와 B 형 적혈구에 응집을 보이지 않았으므로 AB 형이다. 또한 항 D 혈청에 응집을 보였으므로 Rh 양성이다.
따라서 Rh 양성의 AB형이다.

Q02 다음은 ㄴ씨의 혈액형 검사소견이다. ㄴ씨의 혈액형은?

Anti -A serum	Anti -B serum	Anti -D serum	A red cell	B red cell
-	-	-	+++	+++

A. O형 Rh 음성이다.

해설 ㄴ씨의 적혈구가 항 A 혈청과 항 B 혈청에 대하여 응집을 보이지 않았고 ㄴ씨의 혈청은 A형 적혈구와 B형 적혈구에 응집을 보였으므로 O 형이다. 또한 항 D 혈청에 응집을 보이지 않았으므로 Rh 음성이다. 따라서 Rh 음성의 O형이다.

Q 03 ㄱ씨는 AB형 Rh 양성이다. 만일 ㄱ씨가 수혈을 받아야 한다면 어떤 혈액을 수혈 받을 수 있는가?

A. AB(+), A(+), B(+), O(+), AB(-), A(-), B (-), O (-)

해설 ㄱ씨는 AB 형이므로 AB 형의 혈액형이 가장 좋지만 이 혈액형이 여의치 않은 경우에는 A, B, O 형의 혈액형을 모두 받을 수는 있다. 더불어 Rh 양성이므로 Rh 음성의 혈액도 받을 수 있다. 하지만 Rh 음성의 혈액은 양성에 비해 귀하기 때문에 특별한 상황이 아닌 경우에는 Rh 음성의 혈액의 낭비를 막고자 Rh 양성 혈액이 추천되고 있다.

Q 04 ㄴ씨는 O형 Rh 음성이다. ㄴ씨가 수혈을 받아야 한다면 어떤 혈액을 수혈 받을 수 있는가?

A. O(-)

해설 ㄴ씨는 오직 O형의 적혈구제제만 수혈 받을 수 있다. 하지만 이전에 수혈 받은 과거력이 없고 이전 검사에서 항 -D 혈청에 응집을 보이지 않았기 때문에 O형 Rh 음성 혈액이 구해지지 않을 때는 O형 Rh 양성 혈액을 투여해도 된다.

Q 05

수술실로 이송되기 전에 ㄱ씨의 혈색소 치가 6 g/dl로 감소하여 AB Rh 양성 혈액이 병원에 없어 A 형 Rh 양성 혈액으로 수혈을 시작하였다. 수혈을 시작하자마자 주사부위의 심한 통증을 호소하였으며 수혈을 지속하자 흉통과 허리의 통증을 호소하며 어쩔 줄 몰라 했다. 어떻게 해야 하는가? 모두 고르시오.

1. 수혈을 즉시 중지한다.
2. 수혈은 지속하고 심전도를 찍는다.

3. 즉시 혈액은행에 알린다.
4. 심장검사상 이상이 없는 경우에 혈액은행에 알린다.
5. 정맥로를 확보한다.
6. 수혈후의 혈액과 소변을 검사실로 보낸다.
7. 남은 혈액을 검사실로 보낸다.
8. 즉시 모르핀과 같은 강력한 진통제를 투여한다.

A. 1. 3, 5, 6, 7

해설 수혈 시작 후 수혈 반응이 의심되면 반드시 수혈을 중단하고 혈액은행에 알려야 한다. 혈압이 떨어질 수 있으므로 반드시 정맥로를 확보해 놓아야 하며 수혈 전 혈액과 수혈하다 남은 혈액을 다시 검사하여 확인하도록 하고 수혈 후 환자의 혈액과 가능하다면 소변을 채취하여 용혈이 일어났는지를 확인하도록 하여야 한다.

물론 환자에서 흉통 등의 증상이 있었기 때문에 심근경색증을 완전히 배재 할 수는 없지만 환자의 연령이 20대이므로(혹, 심근경색증이 발생할 가능성이 있는 연령이라 해도) 수혈반응을 우선 염두에 두고 처치를 하면서(시간이 많이 소모되지 않으므로) 바로 심장 검사도 시행한다. 만일 심근경색이라면 모르핀이 투여되어야 하나 만일 수혈반응이면 심각한 저혈압이 발생할 수 있기 때문에 투여를 신중하게 해야 하며 가능하다면 검사실에서 혈색소혈증이나 직접 항글로불린 검사결과가 나올 때까지 5분에서 10분 정도 기다려 주어야 한다.

Q06 어떤 수혈반응이 예상되는가?

A. 급성 용혈성 수혈반응

해설 급성 용혈성 수혈반응의 증상은 다음과 같다.

혈색소혈증이나 혈색소뇨, 심각한 저혈압, 요통, 주사부위 통증, 흉통, 호흡곤란 등이 나타날 수 있으며, 이 환자가 의식이 없었다거나 마취되었다면 혈색소혈증이나 혈색소뇨, 저혈압, 고열 등의 증상으로 의심해야 한다.

Q&A

Q 07 수혈후 환자의 혈액에서 혈색소혈증이 있었으며 직접 항글로불린 검사상 양성이었다. 수혈 후 혈액의 혈액형 검사는 다음과 같았다. 결과를 해석하라.

Anti -A serum	Anti -B serum	Anti -D serum	A red cell	B red cell
+ mf*	-	± mf*	+++	+++

mf*: mixed field. 현미경상 일부는 응집이 있고 일부는 응집이 없음

A. ㄱ씨는 실제로 O 형 Rh 음성 이었으나 A형 Rh 양성의 혈액을 잘못 수혈 받아 이 혈액에 대한 Anti -A와 Anti -D 항체를 형성하여 이에 대해 약간 양성으로 나왔다.

해설 A형 Rh 양성의 공혈자 혈액에 있던 항체는 환자의 혈액형을 바꿀 만큼 충분치 않기 때문에 환자의 혈장에 희석되어 효과가 나타나지 않는다.

Q 08 이 환자의 경우 혈액을 채취한 사람이 ㄱ씨와 ㄴ씨의 이름표를 잘못 붙여 발생하였다. 다음으로 필요한 처치들을 열거하여라.

A. 환자의 혈압을 유지하며 신기능의 보호를 위해 이뇨제나 dopamine, mannitol 등이 투여될 수 있다.

신장기 내과에 의뢰하여 투석이 요구될 수도 있다. 일반적으로 추가의 수혈은 환자의 항원이 있는 적혈구가 완전히 제거될 때까지 미뤄야 하지만 생명보존을 위해 수혈이 꼭 필요한 응급상황에서는 항원이 없는 적혈구를 수혈 전문가와 담당주치의의 상의 하에 조심스럽게 투여될 수 있다.

Q 09 이 환자가 수혈부작용에서 회복 되었다면 Rh 면역글로불린을 투여 받아야 하는가?

A. 그렇다.

해설 환자가 급성기에서 회복되었다면 Rh 양성의 혈액에 노출된 후 72시간 혹은 그 이후까지도 Rh 면역글로불린을 투여 받아 Anti -D 항체가 생기지 않도록 하여야 한다.

| Reference |

1. Linden JV, Wagner K, Voytovich AE, Sheehan J: Transfusion errors in New York State: an analysis of 10 years' experience. Transfusion 2000; 40: 1207-13.
2. Linden JV, Paul B, Dressler KP: A report of 104 transfusion errors in New York State. Transfusion 1992; 32: 601-6.
3. Honig CL, Bove JR: Transfusion 1980; 20: 653-61.
4. Sazama K: Reports of 355 transfusion-associated deaths: 1976 through 1985. Transfusion 1990; 30: 583-90.
5. Lumadue JA, Boyd JS, Ness PM: Adherence to a strict specimen-labeling policy decreases the incidence of erroneous blood grouping of blood bank specimens. Transfusion 1997; 37: 1169-72.
6. Myhre BA. Fatalities from blood transfusion. JAMA 1980; 244: 1333-5.
7. Williamson LM, Lowe S, Love EM, Cohen H, Soldan K, McClelland DB, Skacel P, Barbara JA: Serious hazards of transfusion (SHOT) initiative: analysis of the first two annual reports. BMJ 1999; 319: 16-9.
8. Chiaroni J, Legrand D, Dettori I, Ferrera V: Analysis of ABO discrepancies occurring in 35 French hospitals. Transfusion 2004; 44: 860-4.
9. Kopko PM, Holland PV: Mechanisms of severe transfusion reactions. Transfus Clin Biol 2001; 8: 278-81.
10. Petrides M, AuBuchon JP: To transfuse or not to transfuse: An assessment of risks and benefits. In: Mintz P, ed. Transfusion therapy: Clinical principles and practice, 2nd ed. Bethesda, MD: AABB Press. 2004; 657-90.
11. Popovsky MA: Transfusion reactions. 2nd ed. Bethesda, MD: AABB Press. 2001.

23. 항응고제

75세의 여자환자가 고관절 관절성형술이 계획되었다. 현재 환자는 심방세동의 심전도 소견을 보이고 있었으며 2년 전 승모판 인공심장 판막증 수술을 받은 후 혈전색전증의 예방을 위해 wafarin을 복용하고 있는 상태이다. 또한 고혈압으로 항고혈압제를 처방받고 있었으며 aspirin을 함께 복용하고 있었다. 심초음파 소견에서 심장내 혈전의 증가는 없었다.

수술전후로 장기간 투여하던 항응고제의 일시적인 중단으로 환자는 혈전사고의 위험에 노출되며 반대로 약물을 계속 복용하는 것 또한 외과적 시술로 인한 출혈로 수술전후 환자관리를 어렵게 할 수 있다. 그 위험을 줄이기 위한 다양한 의견이 존재하지만 아직 이에 대한 합의된 지침은 없다.[1-3] 이들 환자에서 수술전후 항응고관리는 복잡한 문제이며 여러 관련 전문가의 협조와 세심한 주의가 필요하다.

Q 01 혈전위험과 출혈위험의 평가

A. 항응고제 치료의 주요한 적응증은 심방세동, 혈전색전증, 인공 심장판막이 있으며 그 적응증에 따라 혈전의 위험을 고위험군, 중등도 위험군, 저위험군으로 구분할 수 있다. 심방세동의 경우 울혈성 심부전, 고혈압, 75세 이상, 당뇨, 뇌졸중 또는 일과성 허혈발작의 과거력(CHADS-2 점수체계)이 있으면 그 위험도는 증가하고 또한 심방세동과 함께 인공 심장판막, 심장색전증의 경력, 류마치스성 승모판질환이 있는 환자가 고위험군에 속한다.[4] 또한 인공 심장판막이 있는 환자에서 3개월 이내에 위치한 기계판막, 오래된 유형의 승모판, 대동맥 단일첨판, 둘이상의 인공 심장판막이 있을 때 위험도는 증가하며 승모판의 인공 심장판막의 경우 대동맥판의 인공 심장판막에 비해 혈전의 위험도가 더 높게 분류된다(참고문헌). 그 외에 혈전색전증으로 인해 항응고제 치료를 받고 있는 환자에서는 2회 이상의 재발성 혈전색전 사고가 있었던 경우, 유전적 또는 후천적 과응고 상태로 인한 혈전색전 사고, 최근 3개월 이내의 혈전색전증 그리고 심초음파에서 급성 심장내 혈전이 보이는 경우 혈전의 위험이 높다고 할 수 있다. 더불어 환자가 받는 수술에 따라 혈전의 위험은 달라질 수 있으며 항응고제를 투여하지 않고 대수술을 받는 환자에서 수술 후 혈전색전증의 위험은 100배 이상 증가할 수 있다.[5]

출혈의 위험을 평가할 때 가장 중요한 도구는 환자의 기왕력이며 이전의 치아적출, 수술 등의 침습적 시술과 함께 수혈을 받았던 경력이 있는지 알아보아야 하며, 분만이나 외상 등의 경력은 선천성 출혈질환의 여부를 확인하는데 도움이 된다. 간부전이나 신부전이 있거나 그 외에 항혈소판제나 NSAIDs를 투여하고 있는 경우 출혈의 위험은 증가한다.

수술의 종류에 따라 출혈의 위험은 다르게 평가될 수 있으며 대출혈의 위험과 함께 비록 출혈이 적더라도 지혈을 위해 접근하기 어렵거나 환자에게 치명적일 수 있는 경우 고위험군으로 분류된다. 관상동맥 우회술, 심장 판막 대치술, 두개 내 또는 척추수술, 대동맥류 수술, 말초혈관 우회술과 그 외 주요 혈관수술, 주요 정형외과수술, 재건 성형수술, 주요 암수술, 전립선과 방광수술은 출혈의 위험이 크며 복합 안과수술도 고위험군으로 분류한다.[1,6)]

위와 같이 혈전과 출혈의 위험도 평가에 근거하여 수술전후 항혈전제 치료의 계획을 세우며 출혈의 위험이 크지 않은 경우, 특히 INR이 치료범위에 있다면 wafarin 복용을 계속한다. 출혈의 위험이 중등도 이상이라면 혈전의 위험에 따라 관리가 달라지며, 혈전의 위험이 낮다면 수술 전에 경구 warfarin의 복용을 중지하고 혈전의 위험이 중등도 이상이라면 수술전후로 경구 항응고제 대신에 heparin이나 LMWH을 주사하는 연결(bridging) 치료를 시작한다. 보통 출혈의 위험이 중등도이고 혈전의 위험이 중등도이면 예방용량의 LMWH을, 혈전의 위험이 고위험군이면 치료용량의 LMWH을 투여하고 출혈에 의한 이환율과 사망률의 위험이 높다고 판단되는 경우에는 LMWH 대신에 heparin을 투여한다. 더불어 추가의 고혈전 위험이 우려된다면 하대정맥 여과기를 사용할 수 있다.

Q 02 연결치료

A. 대부분의 외과 시술은 INR이 1.5 미만이라면 안전하게 시행될 수 있다. 따라서 현재 INR이 2.0~3.0의 치료범위 안에 있다면 warfarin 복용중단 후 4~8일이면 INR이 1.5 미만으로 떨어질 수 있으며 대개의 경우 수술 4~5일 전에 warfarin 복용을 중단할 것을 추천하고 있다. 한편 치아 적출 등의 경미한 수술은 심각한 출혈의 위험이 없다면 2.5 수준에서 시행될 수 있다.

연결 치료는 경구 항응고제 투여를 중단한 기간 동안 적절한 유형의 heparin을 투여하는 것으로 최근에는 그 비용과 편리성으로 인하여 LMWH이 주로 사용되고 있다. LMWH은, wafarin 복용중단 후 INR이 2.0 미만으로 떨어진 후 투여를 시작하며 INR을 검사 없이도 wafarin 복용중단 후 36시간 후에 투여를 시작할 수 있다. 그러나 과도한 출혈의 위험이 우려되는 경우에는 작용기간이 짧고 또한 작용의 역전이 가능하기 때문에 heparin을 사용한다. 이후 수술 동안 heparin의 효과가 지속되는 것을 금하기 위하여 LMWH의 마지막 용량은 수술 24시간 전에 투여되어야 하며 heparin의 경우 수술 4~6시간 전에 투여를 중단한다. 중추 신경축 차단을 시행할 경우 LMWH의 예방용량은 투여 후 12시간이, 치료용량은 24시간이 경과하여야 하며 유사하게 경막외 카테터의 제거 또한 적어도 12시간이 경과한 후 시행할 수 있다. 그리고 카테터 제거 후 최소 2시간이 지나고 LMWH을 다시 투여할 수 있다. Heparin의 경우 주사침의 위치나 카테터의 제거는 주입을 중단하고 4시간이 지난 후 시행한다.

수술 후 치료용량의 LMWH은 적어도 수술 후 24시간이 경과하고 지혈이 확보된 후에 재투여할 수 있으며 예방용량의 LMWH을 수술 후 12시간에 투여하고 특히 혈전의 위험이 높은 환자에서는 36시간에 걸쳐 용량을 증가시키는 실용적인 접근법이 이용될 수 있다. 그러나 재출혈에도 항상 유의하여야 하며 출혈의 위험이 높은 환자에서는 48~72시간 투여를 중단하여 대출혈을 방지하는 것이 그로서 혈전의 위험이 증가되는 것에 비해 유리하다는 의견도 있다. Heparin을 투여할 경우에는 부하용량 없이 최고속도 시간당 체중 당 18단위 미만으로 투여되며 그 효과를 감시하기 위한 첫 APTT 측정은 12시간 뒤에 시행된다.

Wafarin은 수술날 저녁 또는 환자가 경구투여가 가능할 때면 언제든지 투여할 수 있다. 수술 전의 유지용량과 같은 용량을 투여한다. 대개의 치료범위인 INR 2.0~3.0에 도달하려면 적어도 3일이 걸릴 것으로 예상할 수 있으며 연결치료는 이틀 연이어 INR이 치료범위에 있을 때까지 계속되어야 한다.

Q03 응급수술

A. 생명을 위협하는 출혈이 있거나 응급상황에서 수술 전에 항응고 효과를 완전히 역전시키는 것이 중요하다. 25-50 U/kg의 프로트롬빈 복합체 농축물을 투여하거나 신선 동결 혈장을 10-20 ml/kg 주입하는 것이 효과적이다. 프로트롬빈 복합체 농축물은 혈액의 일치나 해동의 필요가 없어 빠르게 투여할 수 있으며 용적이 비교적 적다. 이에 반해 신선 동결 혈장은 용적 과부하의 위험이 있으며 함유하고 있는 응고인자의 양이 다양하고 특히 FIX이 부족할 수 있어서 부족교정의 위험이 있다.

한편 프로트롬빈 복합체 농축물이나 신선 동결 혈장을 통해 주입된 응고인자의 반감기가 짧아 그 효과가 사라지면 INR이 다시 빠르게 증가할 수 있어서 이들 제제와 함께 비타민 K를 정맥내 투여하는 것이 꼭 필요하다.

Q04 항혈소판제의 수술 전후 관리

A. Aspirin은 비가역적으로 혈소판 COX-1을 억제하기 때문에 수술 전에 완전한 혈소판 기능이 돌아오기 위해서는 10일 이상 복용을 중단하여야 한다. 그러나 최근의 증거는 만약 수술과 연관된 심각한 출혈의 위험이 없다면 하루용량 325 mg 이하의 aspirin은 계속 투여할 것을 권장하고 있다.

Clopidogrel 또한 혈소판 수용체와 비가역적으로 결합하여 항혈소판 작용을 나타내며 대개 aspirin의 대체약물로 사용하거나 또는 불안정 협심증이나 관상동맥 스텐트 삽입 후 추가치료로서 aspirin과 병용하여 사용되고 있다. 만약 aspirin을 대체하여 일차적 예방약으로 사용되고 있다면 수술 7일 전에는 복용을 중단하여야 혈소판 기능이 회복된다. 그러나 특히 관상동맥 혈관재생술 후 이차적 예방약으로 사용되고 있을 때 약물의 중단은 환자를 심각한 혈전의 위험에 노출시킬 수 있으며 항혈소판제를 중단함으로서 혈관이 다시 막힐 위험은 시술의 시기, 스텐트의 종류, 병변부위와 더불어 신기능 이상, 당뇨, 탈수 등이 영향을 끼친다.

이상적으로 clopidogrel 치료의 추천기간, 즉 생의학 스텐트의 경우 적어도 3~4개월, 약물 용출 스텐트의 경우 출혈의 위험이 없다면 적어도 12개월 동안 수술을 연기하는 것이 좋다. 수술을 연기하는 것이 가능하지 않다면 수술과 관련된 출혈의 위험과 스텐트 혈전의 위험의 상대적 균형에 근거하여 항혈소판 치료중단 여부를 결정하여야 한다. 혈전의 위험이 낮고 출혈위험이 크다면 aspirin과 clopidogrel의 투여를 모두 중단하는 것이 합리적이며 마찬가지로 혈전의 위험이 높고 출혈위험이 적다면 수술 전날까지 이들 약제의 복용을 계속한다. 가능하면 aspirin만이라도 계속 투여하는 것이 바람직하다.

Glycoprotein IIb/IIIa 수용체 길항제의 경우 abciximab 투여 후 24~48시간 동안 수술을 연기하고, eptifibatide나 tirofiban은 투여 후 4~8시간 후에 수술을 시행할 수 있다.

중추 신경축차단 시 aspirin의 복용으로 그 합병증의 위험이 증가하지는 않는 것으로 보이나 그 외의 항혈소판제 사용 환자에서는 경막외 마취나 척추마취가 권장되지 않는다.[7)] 한편 대부분의 항혈소판제를 사용하는 경우 출혈시간으로 출혈위험을 평가하는 것은 적절하지 않다.[8)]

| Reference |

1. Thachil J, Gatt A, Martlew V: Management of surgical patients receiving anticoagulation and antiplatelet agents. Br J Surg 2008; 95: 1437-48.
2. Kraai EP, Lopes RD, Alexander JH, Garcia D: Perioperative management of anticoagulation: guidelines translated for the clinician. J Thromb Thrombolysis 2009; 28: 16-22.
3. Douketis JD: Perioperative anticoagulation management in patients who are receiving oral anticoagulation therapy: a practical guide for clinicians. Thromb Res 2003; 108: 3-13.
4. Gage BF, Waterman AD, Shannon W, Boechler M, Rich MW, Radford MJ: Validation of clinical classification schemes for predicting stroke: results from the National Registry of Atrial Fibrillation. JAMA 2001; 285: 2864-70.
5. Kearon C, Hirsh J: Management of anticoagulation before and after elective surgery. N Eng J Med 1997; 336: 1506-11.
6. Douketis JD, Berger PB, Dunn AS, Jaffer AK, Spyropoulos AC, Becker RC, et al.: The perioperative management of antithrombotic therapy: American College of Chest Physicians Evidence-Based Clinical Practice Guidelines(8th edition). Chest 2008; 133: 299-339S.
7. Horlocker TT, Wedel DJ, Benzon H, Brown DL, Enneking FK, Heit JA, et al.: Regional anesthesia in the anticoagulated patient: defining the risks(the second ASRA Consensus Conference on Neuraxial Anesthesia and Anticoagulation). Reg Anesth Pain Med 2003; 28: 172-97.
8. Rodgers RP, Levin J: A critical reappraisal of the bleeding time. Semin Thromb Hemost 1990; 16: 1-20.

Q&A

24. 약물 상호작용

다음은 임상에서 약물 상호작용에 의해 문제가 발생되어 보고되었던 증례보고들을 예시하였다.

Q&A 01 35세 여자 환자는 예정된 수술에 따른 일반적 출혈보다 과다한 출혈(5 L 이상)이 발생되었고 지혈장애가 발생한 것으로 추정되었다. 이런 지혈 장애가 발생된 원인으로 환자가 수술 전 꾸준히 복용한 알로에와 sevoflurane의 상호작용을 제시하였다. 알로에는 환자들이 항염증 작용, 항관절염 작용, 혈당 및 지질 감소 등의 효과를 목적으로 복용하는데 이 알로에는 프로스타글란딘(prostaglandin) 합성을 감소시켜 혈전 형성을 감소시킬 수 있다. 또한 sevoflurane은 cyclooxygenase 활성도를 감소시켜 thromboxane A2 형성을 억제하여 혈소판 응집을 억제시킬 수 있다. 따라서 혈소판 응집에 장애를 발생시킬 수 있는 이 두 약제가 동시에 투여됨으로써 출혈 경향성이 의미 있게 증가되었던 증례로 보고하였다.[1]

Q&A 02 좌측 경골 및 비골 골절로 정복술을 시행 받았으나 감염에 따른 골수염이 발생되어 잦은 수술적 치료를 받는 60세 남자 환자에게 통증 조절 목적으로 oxycodone을 투여하였으나 적절한 통증 조절이 되지 않아 소변에서 oxycodone 검출을 위한 선별검사를 시도하였으나 음성 결과가 나왔다. 그 원인으로는 당시 투여되었던 rifampin에 의해 CYP3A4 효소가 유도되어 oxycodone 대사가 매우 증가되었기 때문이다. 환자는 하루 oxycodone 60 mg을 복용하고 있었고, rifampin 600 mg을 복용하고 있었다. Rifampin은 잘 알려진 효소 유도제로 CYP3A4를 약 55배 정도 증가 시킬 수 있는 것으로 알려져 있다.[2] Oxycodone의 대사는 주로 CYP3A4, CYP3A5, CYP2D6에 의해 이루어지며, 이 효소들 중 CYP3A4 효소가 주된 역할을 한다. 따라서 rifampin에 의한 이 효소들의 유도는 oxycodone의 효과를 감소시킨 결과를 초래하였다. 이 증례에서는 통증 조절이 적절하도록 oxycodone의 용량을 증량하였다.[3]

Q&A 03 만성폐쇄성 폐질환을 가지고 있는 81세 남자 환자가 척추협착증으로 인한 통증조절을 위해 펜타닐 첩포제(fentayl patch 200 ㎍/hr)를 부착하고 있었다. 환자는 폐질환 문제로 입원치료를 하고 있었으며 퇴원을 계획할 수 있을 정도로 충분히 호전된 상태에서 입원 중 시행한 검사에서 Helicobactor pylori 양성 결과가 나와 clarithromycin 500 mg을 하루에 두 번 투여하기로 하였다. Clarithromycin을 투여한지 36시간이 경과한 시점에서 환자는 극도로 호흡이 억

제되고 외부 자극에도 반응이 거의 없는 상태로 발견되었다. 즉각적으로 naloxone 0.4 mg을 투여하였고 이 후 상태가 호전되었다. 펜타닐 첩포제를 회수하고 금단 증상을 예방하기 위해 morphine을 적정화 하여 사용하였다. 환자 상태가 양호해진 후 펜타닐 첩포제는 50% 감량하여 적용하였고 용량 과다에 의한 문제점은 관찰되지 않았다. Clarithromycin은 강력한 CYP450 효소계 억제제이고, CYP3A4 효소에 의해 탈알킬화(deakylation) 되어 비활성 대사체가 되어 배출되는 fentanyl은 효소 억제에 따른 대사 감소로 효과가 증폭되었던 것이다.[4)]

Q&A 04 진통목적으로 pethidine을 투약 받던 환자에게 phenobarbitone을 투약한 후 과진정이 발생되었다. 이 원인으로는 phenobarbitone은 효소 유도제로 잘 알려져 있는 약물로 이로 인해 효소가 유도 되어 pethidine의 대사가 항진되었고 결과적으로 norpethidine이 증가되었기 때문이다.[5)]

Q&A 05 49세 여자 환자는 수술 후 섬망이 발생되어 2일간 지속되고 있었다. 섬망을 해결하기 위해 naloxone, diazepam 또는 flumazenil을 투여하였으나 효과가 없었다. 수술 전 섬망을 유발할 수 있는 약물이 투약된 기록은 없었으나 환자가 우울증을 치료하기 위해 paroxetine (SSRIs)을 복용하고 있었다. 그리고 수술과 관련하여 morphine과 ondansetron이 투여되었다. 섬망의 의미 있는 원인으로는 paroxetine에 의한 CYP2D6 효소가 억제되어 ondansetron의 대사가 지연됨으로써 체내 dopamine 조절에 장애가 발생된 것이라고 하였다.[6)]

| Reference |

1. Lee A, Chui PT, Aun CS, Gin T, Lau AS: Possible inteaciton between sevoflurane and aloe vera. Ann Pharmacother 2004; 38: 1651-4.
2. Rae JM, Johnson MD, Lippman ME, Flockhart DA: Rifampin is a selective, pleiotropic inducer of drug metabolism genes in human hepatocytes: studies with cDNA and oligonucleotide expression arrays. J Pharmacol Exp Ther 2001; 299: 849-57.
3. Lee HK, Lewis LD, Tsongalis GJ, McMullin M, Schur BC, Wong SH, et al.: Negative urine opioid screening caused by rifampin-mediated induction of oxycodone hepatic metabolism. Clin Chim Acta 2006; 367: 196-200.
4. Horton R, Barber C: Opioid-induced respiratory depression resulting from transdermal fentanyl-clarithromycin drug ineraction in a patient with advanced COPD. J Pain Symptom Manage 2009; 37: e2-5.
5. Stambaugh JE, Hemphill DM, Wainer IW, Schwartz I: A potentially toxic drug interaction between pethidine (meperidine) and phenobarbitone. Lancet 1977; 1: 398-9.
6. Stanford BJ, Stanford SC: Postoperative delirium indicating an adverse drug interaction involving the selective serotonin reuptake inhibitor, paroxetine? J Psychopharmacol 1990; 13: 313-7.

26. 약리학적 모형화

1) 비글견에서재조성된 microemulsion propofol과 long-chain triglyceride propofol의 약동력학적 모형화[1)]

현재 임상에서 사용하고 있는 long chain triglyceride propofol LCT propofol, Diprivan®, Astrazeneca, London, UK)은 lipid emulsion의 불안정성과 이로 인한 폐색전증, 상온에서 세균의 급속한 성장으로 인한 술후 패혈증, 고중성지방혈증과 이로 의한 췌장염 발생 등과 같은 단점이 있다.[2)] 이와 같은 LCT propofol의 단점을 극복하기 위하여 polymeric micelle의 일종인 microemulsion propofol이 개발되었다. 그러나 처음에 개발된 제형은 부형제에 대한 건강자원자 1상 임상시험에서 용량의존적 독성을 보였기 때문에 nonionic block copolymer surfactant로서 purified poloxamer 188 (PP188)을, nonioinic surfactant로서 polyethylene glycol 660 hydroxystearate를 사용하여 재조성하였다.[3)] 일주일간의 세척기간(wash-out period)을 두고 교차설계로 microemulsion propofol과 LCT propofol 두 약제를 무작위 순서로 30두의 비글견에 정주하였다. 30두의 비글견을 세 군으로 분류하여 (한 군당 10두씩) 20분 동안 0.75, 1.0, 1.25 mg/kg/min의 일정한 속도로 정주하였다. 동맥혈은 정해진 시각(약제 투여 직전 (0분), 약제 투여 후 2, 5, 7, 10, 15, 20, 30, 45, 60, 90, 120, 180, 240, 300, 360분)에 채혈하였고, propofol 효과의 측정지표로 뇌파를 측정하여 approximate entropy를 구하였다. 이들 자료를 이용하여 비선형혼합효과 모형으로 약동력학적 모형화를 시행하였다. 약동학적 모형화에 사용한 제어파일은 다음과 같다(표 26-28).

표 26-28

```
;Model Desc: ADVAN11/FINAL/EXPONENTIAL   ETA/DIAGONAL/CCV EPS/FOCE/DEFAULT
;Project Name: PK_beagle
;Project ID: NO PROJECT DESCRIPTION

$PROB RUN# 1000
$INPUT C ID TIME AMT RATE DV MDV BWT SEX BSA AGE
     ; AMT = mg
     ; RATE = mg/min
     ; BWT = kg
     ; DV = mcg/ml
     ; V = L
     ; K = 1/min
$DATA Aquafol_PK_PdX.csv IGNORE=C
$SUBROUTINES ADVAN11 TRANS1
$PK
  TH1 = THETA(1)
  TH2 = THETA(2)
  TH3 = THETA(3)
  TH4 = THETA(4)
  TH5 = THETA(5)
  TH6 = THETA(6)
```

```
 TH7 = THETA(7)
 TH8 = THETA(8)
 TH9 = THETA(9)

 TV   = THETA(1)* (BWT/10) ** THETA(2)
 TK   = THETA(5)
 TK12 = THETA(6)
 TK21 = THETA(3)* SEX + THETA (4) * (1-SEX)
 TK13 = THETA(7)
 TK31 = THETA(8)

 V    = TV * EXP(ETA(1))
 K    = TK * EXP(ETA(2))
 K12  = TK12 * EXP(ETA(3))
 K21  = TK21 * EXP(ETA(4))
 K13  = TK13 * EXP(ETA(5))
 K31  = TK31 * EXP(ETA(6))
 S1   = V
 CL   = V * K
 Q2   = V * K12
 Q3   = V * K13
 V2   = V * K12 / K21
 V3   = V * K13 / K31

$ERROR
 IPRE = F
 W    = SQRT(THETA(9)**2 * F**2 + 0.00001) ;constant   CV error model
 IRES = DV -   IPRE
 IWRE = IRES   / W
 Y    = IPRE + W * EPS(1)

$THETA
 (0, 3)    ;[ V]
 (0, 0.5)  ;[ V_BWT]
 (0, 0.02) ;[ K21_Male]
 (0, 0.05) ;[ K21_Female]
 (0, 0.1)  ;[ K]
 (0, 0.05) ;[ K12]
 (0, 0.03) ;[ K13]
 (0, 0.004);[ K31]
 (0, 0.5)  ;[ SIGMA]

$OMEGA
 0.5 ;[ P]
 0.5 ;[ P]
 0.5 ;[ P]
 0.5 ;[ P]
 0.5 ;[ P]
 0.5 ;[ P]

$SIGMA 1 FIX

$ESTIMATION SORT MAXEVAL=9999 PRINT=5 METHOD=1 INTER   MSFO=1000.MSF
$COVARIANCE PRINT=E
```

최종 약동학 모형은 3구획으로 적합이 가장 잘 되었으며 개체간 변이는 로그정규모형으로, 잔차 변이는 고정변동계수모형으로 NONMEM® version 7 level 1 (ICON Development Solutions, Dublin, Ireland)을 이용하여 모형화를 시행하였다. 결과파일은 다음과 같다(표 26-29).

표 26-29

```
PDx-Pop 4.0 Run Summary File Run No: 1000
[ 12FEB2009 Revision]

==== START TIME ====   2009-12-27 AM 08:58
==== END TIME ====   2009-12-27 AM 09:00
Compiler Version:
  Compiler   Version: GFORTRAN
Optimization: -static -O3 -ffast-math
Output Extracted from file:   c:\tmp\pk_beagle\1000.res
DataFile:    Aquafol_PK_PdX.csv

Estimation Methods:
Results for First Order Conditional Estimation with   Interaction

TERMINATION STATUS:
  MINIMIZATION   SUCCESSFUL
  NO. OF   FUNCTION EVALUATIONS USED:  500
  NO. OF SIG.   DIGITS IN FINAL EST.:  3.4

  ETABAR IS   THE ARITHMETIC MEAN OF THE ETA-ESTIMATES,
  AND THE   P-VALUE IS GIVEN FOR THE NULL HYPOTHESIS THAT THE TRUE MEAN IS 0.

  ETAshrink(%):5.2232E+00 8.8440E+00 2.9271E+01 3.4052E+01   5.3510E+00  2.0612E+01
  EPSshrink(%):1.4497E+01

0MINIMIZATION SUCCESSFUL
  MINIMUM VALUE   OF OBJECTIVE FUNCTION: -1013.543
  COVARIANCE   STEP SUCCESSFUL
```

	FINAL ESTIMATE	95% CONFIDENCE %RSE	INTERVAL LBOUND	DESCRIPTOR/ UBOUND	VARIABILITY
THETA					
1	4.40	4.32%	4.03	4.77	V
2	0.408	41.7%	0.0748	0.741	V_BWT
3	0.0314	8.34%	0.0263	0.0365	K21_Male
4	0.0249	8.96%	0.0205	0.0293	K21_Female
5	0.135	4.36%	0.123	0.147	K
6	0.0456	6.93%	0.0394	0.0518	K12
7	0.0290	10.2%	0.0232	0.0348	K13
8	0.00316	16.8%	0.00212	0.00420	K31
9	0.125	8.24%	0.105	0.145	SIGMA

```
                                                                    INTERINDIVIDUAL
OMEGA                                                                  VARIABILITY
  1,1        0.0359        21.8%       0.0205       0.0513   CV =       18.9%
  2,2        0.0276        36.2%      0.00800       0.0472   CV =       16.6%
  3,3        0.0437         105%      -0.0465        0.134 * CV =       20.9%
  4,4        0.0291        63.2%     -0.00696       0.0652 * CV =       17.1%
  5,5         0.238        29.1%        0.102        0.374   CV =       48.8%
  6,6         0.282        60.3%      -0.0512        0.615 * CV =       53.1%
```

```
*Indicates 95% confidence interval that includes  zero
%RSE is percent relative standard error (100% x   SE/EST)

       Akaike   Information Criterion: -983.543
       Schwarz Bayesian Criterion:     -921.904
       CONDITION   NUMBER = 162.8 (DOES NOT EXCEED 1000)
```

S자모양 최대효과모형을 이용하여 약력학적 모형화를 시행하였고, 그 제어파일은 다음과 같다. 여기에서 눈 여겨 볼 점은 앞에서 적합된 약동학적 모수들(V1, K10, K12, K21, K13, K31)이 약력학적 모형을 위한 자료입력파일로 들어갔다는 점이다(표 26-30).

표 26-30

```
;Model Desc: ADVAN6/FINAL/EXPONENTIAL   ETA/DIAGONAL/ADDITIVE EPS/FOCE/DEFAULT
;Project Name: 2000
;Project ID: NO PROJECT DESCRIPTION

$PROB RUN# 2000 (Example to fit a sigmoid Emax model   with effect compartment)
$INPUT C ID TIME AMT RATE DV MDV BWT SEX BSA AGE V1   K10 K12 K21 K13 K31
$DATA Aquafol_PD_PdX.csv IGNORE=C
$SUBROUTINE ADVAN6 TOL=3
$MODEL COMP(CENTRAL,DEFDOSE)
  COMP   (PERIPH1)
  COMP   (PERIPH2)
  COMP   (EFFECT,DEFOBS)
$PK
  TH1 =   THETA(1)
  TH2 =   THETA(2)
  TH3 =   THETA(3)
  TH4 =   THETA(4)
  TH5 =   THETA(5)

  E0   = THETA(1) + ETA(1)
  EMAX =   THETA(2) + ETA(2)
  CE50 =   THETA(3) * EXP(ETA(3))
  GAM  = THETA(4) * EXP(ETA(4))
  K41  = THETA(5) * EXP(ETA(5)); Ke0

  V4   = 0.0001
```

```
  K14  = V4 * K41 / V1

$DES
  DADT(1) =   A(2) * K21 + A(3) * K31 - A(1) * (K10 + K12 + K13)
  DADT(2) =   A(1) * K12 - A(2) * K21
  DADT(3) =   A(1) * K13 - A(3) * K31
  DADT(4) =   A(1) * K14 - A(4) * K41

$ERROR
  CE   = A(4) / V4
  IPRED = E0   + (EMAX - E0) * (CE**GAM) / (CE50**GAM + CE**GAM)
  W    = 1
  IRES = DV -   IPRED
  IWRES =   IRES / W
  Y    = IPRED + W * EPS(1)
$THETA
  (0.8, 1,   1.3) ; [ E0]
  (0.4, 0.6,   0.8) ; [ EMAX]
  (0, 3) ;   [ CE50]
  (0, 5) ;   [ GAM]
  (0, 10) ;   [ K41]
$OMEGA
  0  FIX ; [ A]
  0  FIX ; [ A]
  0.2 ; [ P]
  0.2 ; [ P]
  0.5 ; [ P]
$SIGMA 1

$ESTIMATION MAXEVAL=9999 PRINT=5 METHOD=1 INTER   MSFO=2000.MSF
$COVARIANCE PRINT=E
```

Propofol이 중추신경계에 미치는 영향은 S자모양 최대효과모형으로 잘 설명할 수 있었고, 이력고리를 허탈시키기 위해서 효과처구획을 추가하였다. 혈중농도와 효과처농도가 평형에 도달하면 중심구획(V_1)과 효과처구획(Ve)간의 약물이동이 같아지므로 구획간의 청소율이 같아지게 된다. Clearance = V × k의 관계가 있으므로 $V_1 \times k_{1e} = V_e \times k_{e1}$이 성립하며, $V_1 \gg V_e$(V_1이 V_e보다 10,000배 정도 크다)이므로, k_{1e}는 무시할 수 있기 때문에, $V_1 = V_e \times 10{,}000$, $k_{1e} = k_{e1}/10{,}000$가 된다. 즉, 다시 설명하면 중심구획에서 효과처구획으로 약물이 이동되는 양이 너무 작기 때문에 효과처로 약이 이동하여도 혈중농도는 변하지 않게 되고, 효과처구획으로 들어오는 약물의 양이 미미하다면, 효과처에서 중심구획으로 되돌아가는 약물의 양도 미미할 수 밖에 없다. 따라서 효과처에서 중심구획으로 되돌아가는 약을 몸 외부로 빠져나가는 것이라고 생각하여도 아무 문제가 없게 되고, 이런 이유로 k_{e1}대신에 k_{e0}를 사용하게 된다. 따라서 $k_{1e} = k_{e1}/10{,}000$, $k_{1e} = k_{e0}/10{,}000$가 된다. 개체간 변이는 로그정규모형으로 잔차 변이는 가법오차모형으로 NONMEM® version 7 level 1을 이용하여 모형화를 시행하였다. 결과파일은 다음과 같다(표 26-31).

표 26-31

```
PDx-Pop 4.0 Run Summary File   Run No: 2000
[ 12FEB2009 Revision]

==== START TIME ====    2009-12-25    PM   08:13
==== END TIME ====   2009-12-25   PM 08:31
Compiler Version:
  Compiler Version: GFORTRAN
Optimization: -static -O3   -ffast-math
Output Extracted from file:   c:\tmp\2000\2000.res
DataFile:  Aquafol_PD_PdX.csv

Estimation Methods:
Results for First Order Conditional Estimation with Interaction

TERMINATION STATUS:
  MINIMIZATION SUCCESSFUL
  NO. OF FUNCTION EVALUATIONS USED:  514
  NO. OF SIG. DIGITS IN FINAL EST.:  3.2

  ETABAR IS THE ARITHMETIC MEAN OF THE   ETA-ESTIMATES,
  AND THE P-VALUE IS GIVEN FOR THE NULL   HYPOTHESIS THAT THE TRUE MEAN IS 0.

  ETAshrink(%):     1.0000E+02  1.0000E+02   -4.7420E-01  4.5897E-01  1.7679E+00
  EPSshrink(%):   1.3162E+00

0MINIMIZATION SUCCESSFUL
  MINIMUM VALUE OF OBJECTIVE FUNCTION:   -17341.357
  COVARIANCE STEP SUCCESSFUL
```

	FINAL ESTIMATE	%RSE	95% CONFIDENCE INTERVAL LBOUND	UBOUND	DESCRIPTOR/ VARIABILITY
THETA					
1	1.06	1.62%	1.03	1.09	E0
2	0.609	0.322%	0.605	0.613	EMAX
3	2.06	7.72%	1.75	2.37	CE50
4	3.28	12.5%	2.48	4.08	GAM
5	0.475	19.7%	0.292	0.658	K41
OMEGA					INTERINDIVIDUAL VARIABILITY
1,1	0.00	...	...	SD=	...
2,2	0.00	...	...	SD=	...
3,3	0.149	27.0%	0.0700	0.228	CV = 38.6%
4,4	0.236	29.6%	0.0992	0.373	CV = 48.6%
5,5	0.737	61.1%	-0.145	1.62 *	CV = 85.8%

```
*Indicates 95% confidence interval that includes zero
%RSE is percent relative standard error (100% x SE/EST)

     Akaike Information Criterion:   -17321.4
     Schwarz Bayesian Criterion:   -17260.4
     CONDITION NUMBER = 41.7 (DOES NOT EXCEED 1000)
```

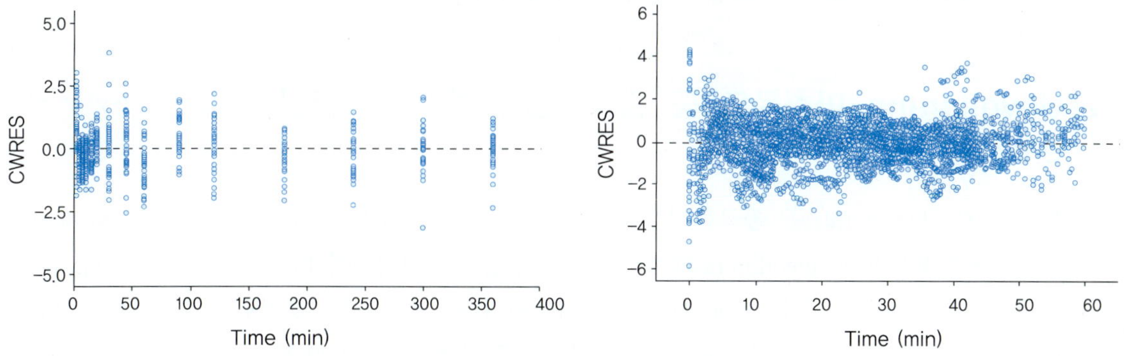

그림 26-15 시간에 따른 CWRES(conditional weighted residuals)

Microemulsion propofol의 최종 약동학적 모형과 약력학적 모형의 시간에 따른 CWRES (conditional weighted residuals)를 그림 26-15에 제시하였다. 최근 연구에 의하면 FOCE 방법으로 추정을 하였을 경우 CWRES가 WRES보다 더 합리적인 것으로 보고되었다.[4] Microemulsion propofol의 최종 약동학 모형

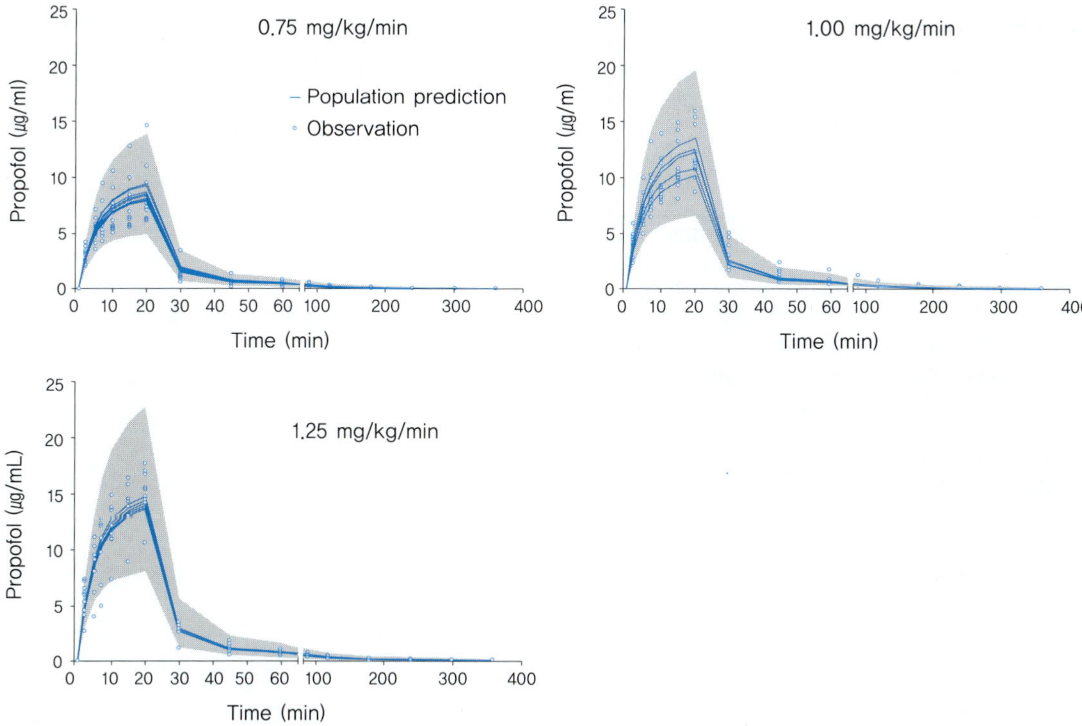

그림 26-16 2,000 자료세트를 토대로 한 microemulsion propofol의 최종 약동학 모형의 visual predictive check. 95% 신뢰구간을 벗어난 자료가 5%이내(위: 2%, 중간: 4%, 아래: 2.67%)이기 때문에 microemulsion propofol의 최종 약동학 모형은 시간경과에 따른 propofol 농도변화를 잘 설명해 주고 있음을 의미한다.

의 VPC (visual predictive check)결과를 그림 26-16에 제시하였다.

2) Sevoflurane 마취유도 중 중추신경계 효과 지표로서의 approximate entropy[5)]

안면마스크로 산소(3L/min)를 공급하면서 sevoflurane 기화기농도를 1vol%로 설정하고 sevoflurane 호기말 농도를 측정하였다. Sevoflurane의 호기말농도가 점차 증가하다가 더 이상 증가하지 않을 때 기화기농도를 1 vol%씩 증가시켜 8 vol%까지 증가시키면서 sevoflurane의 호기말 농도를 측정하였다. Sevoflurane이 중추신경계에 미치는 영향을 정량화하기 위하여 국제 10-20 체계 F3, F4, P3, P4에서 뇌파를 측정하였다(기준전극 A2). 뇌파측정은 5분간의 기저값을 측정한 후 sevoflurane 기화기농도를 8 vol%로 유지한 후 호기말농도가 더 이상 증가하지 않을 때까지 연속적으로 측정하였다. 샘플링 주파수는 256Hz로 하였으며, 측정된 뇌파자료를 이용하여 approximate entropy (ApEn)를 계산하였는데, 이는 ApEn이 기저값의 안정성이 높고, 다른 가공뇌파지표보다 중추신경계 효과의 대리표지자로 잘 활용되었기 때문이다.[6-8)] ApEn을 구하기 위하여 0.5Hz에서 50Hz사이의 대역을 분석에 이용하였고, epoch은 10초로 겹침(overlap)이 없도록 설정하여 길이(N)는 2,560으로, 선행값의 수(m)는 2로, 여과수준(filtering level, r)은 진폭 값들의 표준편차의 20%로 정하였다. NONMEM® version 7 level 1을 이용하여 직접적인 약력학적 적합을 통해 sevoflurane의 호기말농도에 따른 ApEn의 관계를 살펴보았다. 여기에 이용된 제어파일은 다음과 같다(표 26-32).

표 26-32

```
;Model Desc:   PRED/FINAL/EXPONENTIAL ETA/DIAGONAL/ADDITIVE EPS/FOCE INTER/R
;Project Name: sevo
;Project ID: NO PROJECT DESCRIPTION

$PROB RUN# 200 (Direct PD   fit for ApEn vs Sevoflurane)
$DATA Sevo_PD_PdX.csv   IGNORE=C
$INPUT C ID TIME CP DV MDV
$PRED
  TH1 = THETA(1)
  TH2 = THETA(2)
  TH3 = THETA(3)
  TH4 = THETA(4)
  TH5 = THETA(5)

  E0    = THETA(1)
  EMAX = THETA(2)
  CE50 = THETA(3)*EXP(ETA(1))
  GAM   = THETA(4)
  KE0   = THETA(5)*EXP(ETA(2))
  IF (TIME.EQ.0.OR.CP.EQ.0) THEN
     CE    = 0
     PTIME = 0
```

```
    PCP     = 0
    PCE     = 0
  ENDIF
  DT=TIME-PTIME
  IF (DT.EQ.0.OR.CP.EQ.0) THEN
    DT1=1
  ELSE
    DT1=DT
  ENDIF
    IF(CP.GT.0.AND.CP.GE.PCP) THEN
        SLOPE = (CP-PCP)/DT1
    DELT =    DT1*SLOPE+(KE0*PCP-SLOPE)*(1-EXP(-KE0*DT1))/KE0
  ENDIF
  IF(CP.GT.0.AND.CP.LT.PCP) THEN
    SLOPE = (LOG(CP)-LOG(PCP))/DT1
    DELT    = PCP*KE0/(KE0+SLOPE)*(EXP(DT1*SLOPE)-EXP(-KE0*DT1))
  ENDIF
  IF (CP.GT.0.AND.DT.GT.0) THEN
    CE = PCE*EXP(-KE0*DT)+DELT
  ELSE
    CE = PCE
  ENDIF
  IPRE = E0+(EMAX-E0)*CE**GAM/(CE**GAM+CE50**GAM)    + EPS(1)
  PTIME = TIME
  PCP     = CP
  PCE     = CE

  W      = 1
  IRES = DV - IPRE
    IWRE = IRES / W
    Y      = IPRE + W * EPS(1)
$THETA
  (0, 1.2); [E0]
  (0, 0.1, 0.5); [Emax]
  (0.5,1.32,4); [CE50]
  (0,2,10) ; [GAM]
  (0,0.4,5) ; [KE0]

$OMEGA
  0.1; [P]
  0.1; [P]

$SIGMA
  5; [A]

$ESTIMATION SIG=3 MAX=2000   PRINT=1 METHOD = 1 INTER NOABORT; FOCE method
$COVARIANCE MATRIX=R PRINT=E
```

직접적인 약력학적 적합으로 모형화를 할 때의 장점은 개별 환자의 약동학 모형의 모수를 구하지 않아도 된다는 것이다. 그렇지만 관찰한 sevoflurane의 호기말농도와 그 때의 계산된 ApEn값이 시간 경과에 따른 실제 농도 변화와 비슷해야 하기 때문에 가급적 호기말농도 측정값이 충분해야 한다. 특히 흡입마취제의 경우 일정시간 동안 흡입된 정확한 용량을 계산하기가 어렵기 때문에 약동학적 모형화를 통해 모수를 추정하는 것이 통상적인 방법으로는 불가능해서 직접적인 약력학적 적합이 흡입마취제가 중추신경계에 미치는 효과를 모형화하는데 유용한 방법이 될 수 있다. 여기에서는 개체간 변이는 로그 정규모형으로 잔차변이는 가법오차 모형으로 모형화를 시행하였고, 결과파일은 다음과 같다(표 26-33).

표 26-33

```
PDx-Pop 4.0 Run Summary File Run No: 200
[ 12FEB2009 Revision]

==== START TIME ====    2009-12-26    AM   09:43
==== END TIME ====      2009-12-26  AM 09:43
Compiler Version:
 Compiler   Version: GFORTRAN
Optimization: -static -O3 -ffast-math
Output Extracted from file: c:\tmp\sevo\200.res
DataFile:     Sevo_PD_PdX.csv

Estimation Methods:
Results for First Order Conditional Estimation with   Interaction

TERMINATION STATUS:
  MINIMIZATION   SUCCESSFUL
  NO. OF   FUNCTION EVALUATIONS USED:  332
  NO. OF SIG.   DIGITS IN FINAL EST.:  3.5

  ETABAR IS   THE ARITHMETIC MEAN OF THE ETA-ESTIMATES,
  AND THE   P-VALUE IS GIVEN FOR THE NULL HYPOTHESIS THAT THE TRUE MEAN IS 0.

ETAshrink(%):   1.4229E+01    1.7115E+01
    EPSshrink(%):   1.4218E+00

0MINIMIZATION SUCCESSFUL
 MINIMUM VALUE   OF OBJECTIVE FUNCTION: -2475.995
 COVARIANCE   STEP SUCCESSFUL

95% CONFIDENCE   INTERVAL   DESCRIPTOR/
     FINAL   ESTIMATE          %RSE         LBOUND        UBOUND      VARIABILITY
------------------------------------------------------------------------------------

THETA
      1        0.906          1.52%         0.879         0.933            E0
      2        0.275          13.8%         0.201         0.349           Emax
      3         1.36          19.8%         0.833          1.89           CE50
```

4	1.27	10.8%	1.00	1.54		GAM
5	0.665	69.5%	-0.241	1.57 *		KE0
						INTERINDIVIDUAL VARIABILITY
OMEGA						
1,1	0.463	59.4%	-0.0760	1.00 *	CV =	68.0%
2,2	4.68	60.3%	-0.847	10.2 *	CV =	216%
						RESIDUAL VARIABILITY
SIGMA						
1,1	0.00187	5.67%	0.00166	0.00208	SD =	0.0432

*Indicates 95% confidence interval that includes zero
%RSE is percent relative standard error (100% x SE/EST)

Akaike Information Criterion: -2459.99
Schwarz Bayesian Criterion: -2424.09
CONDITION NUMBER = 24.6 (DOES NOT EXCEED 1000)

Sevoflurane으로 마취를 유도할 때 sevoflurane의 호기말 농도를 점진적으로 증가시키면 ApEn은 점차 감소하는 양상을 보였으며, 최종 약력학 모형으로 나타난 모든 환자에서 시간에 따른 ApEn의 관계를 그림 26-17에 제시하였다. 또한 집단 약력학 매개변수의 추정값과 최종 모형의 비모수적 bootstrap의 결과를 표 26-34에나타내었다.

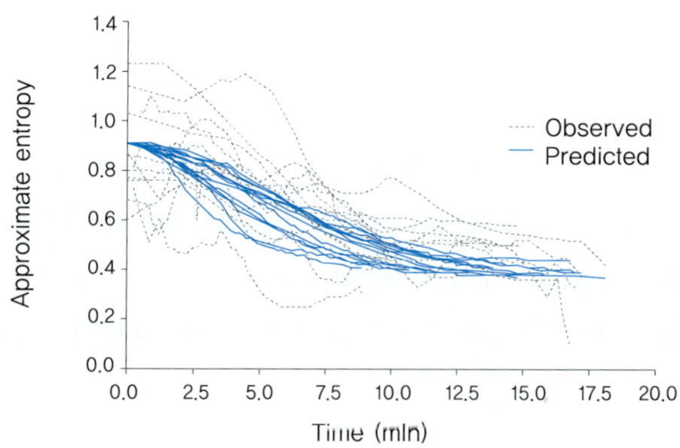

그림 26-17 시간에 따른 approximate entropy (ApEn)의 관찰값과 최종 약력학 모형으로 예측한 예측값

최종 약력학적 모수들의 추정치가 bootstrap으로 구한 각 약력학적 모수들의 2.5%와 97.5%의 범위 안에 모두 포함되어 있으므로 이 모형은 내적 타당도 검사인 bootstrap을 통과하였으며 이 모형은 sevoflurane과 중추신경계 효과의 대리표지자인 ApEn의 관계를 잘 설명해 주고 있다고 해석할 수 있다.

표 26-34 최종 약력학 모형의 추정치와 bootstrap을 통해 얻어진 모수들의 중앙값과 그 분포(2.5-97.5%)

Parameter	Estimate	Median	2.5-97.5%	Bias*
E_0	0.91	0.92	0.80-1.04	0.01
E_{max}	0.28	0.30	0.08-0.41	0.02
Ce_{50}	1.36	1.22	0.64-2.39	-0.14
GAM	1.27	1.32	0.84-2.63	0.05
k_{e0}	0.67	0.72	0.16-3.63	0.05
ω^2 for Ce_{50}	0.46	0.39	0.00-1.09	-0.07
ω^2 for k_{e0}	4.68	5.55	0.00-18.20	0.87
σ^2	0.002	0.002	0.001-0.003	0.000

*: 기존의 자료에서 복원 무작위추출을 2천회 실시하여 적합된 모수들의 중앙값에서 최종약력학 모형의 추정치를 뺀 값. 개체간 변이와 잔차 변이는 로그정규모형과 가법오차모형으로 각각 모형화를 시행하였다. 여기에서 ω^2는 개체간 변이의 분산을 의미하고 σ^2은 잔차변이의 분산을 의미한다.

3) 의식소실(loss of consciousness, LOC) 약력학 모형[9]

처음에 개발된 예전 조성의 microemulsion propofol과 long chain triglyceride propofol (LCT propofol, Diprivan®, Astrazeneca, London, UK)을 교차설계로 시행한 1상 임상시험(30명의 자원자를 대상으로 1주일간의 세척기간을 두고 propofol 2mg/kg 단회정주 후 가변지속정주 방식으로 1시간 동안 투여한 방식)에서 두 약제의 약동력학적 모형화가 이루어졌다.[9] LCT propfol의 약력학적 모형화에서 계산된 LCT propofol의 효과처농도를 의식이 소실된 경우(반응=1)과 의식이 유지되는 경우(반응=0)의 이진수 자료로 변환한 후 LCT propofol의 효과처농도와 의식소실이 발생할 확률의 관계를 S자모양 최대효과 모형으로 모형화를 시행하였다. 아래에 이 모형에 이용된 제어파일을 제시하였다(표 26-35).

표 26-35

```
;Model Desc: EXPONENTIAL   ETA/DIAGONAL/NO EPS/LIKELIHOOD LAPLACE_FOCE/DEFAULT
;Project Name: LOC
;Project ID: NO PROJECT   DESCRIPTION

$PROB RUN# 200 (Logistic   Regression Example_LOC_Diprivan)
$DATA LOC_Diprivan_PdX.CSV   IGNORE=C
$INPUT C ID TIME AMT RATE CE   DV MDV BIS BWT HT AGE SEX BSA LBM
$PRED
  TH1 = THETA(1)
```

```
  TH2 = THETA(2)

  CE50 = TH1 * EXP(ETA(1))
  GAM    = TH2 * EXP(ETA(2))

  PROB = CE**GAM / (CE50**GAM + CE**GAM)

  IF(DV.EQ.1) THEN; LOC at DV=1, ROC at DV=0
       IPRE = PROB; Probability of   unconsicousness at DV=1
  ELSE
       IPRE = 1-PROB; Probability of   consciousness at DV=0
  ENDIF

  W = 1
  IRES = IPRE - DV
  IWRE = IRES / W
  Y = IPRE

$THETA
 (1, 1.1); [ CE50]
 (1, 2)    ; [ GAM]

$OMEGA
 0.5; [ P]
 0.5; [ P]

$ESTIMATION SIG=2 LIKELIHOOD   LAPLACE MAX=3000 PRINT=5 METHOD=1 NOABORT
$COVARIANCE PRINT=E
```

개체간 변이는 로그정규모형으로 모형화를 하였고, 앞에서 언급하였듯이 추정값을 구하는 것이 아니라 확률을 구하기 때문에 측정 오차가 존재하지 않는다. 따라서, 이 모형에는 $OMEGA 블록은 있지만, $SIGMA 블록은 없다. 아래에 결과파일을 제시하였다(표 26-36).

LCT propofol의 효과처농도와 의식소실이 발생할 확률 간의 관계를 그림 26-18에제시하였다.

표 26-36

```
PDx-Pop 4.0 Run Summary File   Run No: 200
[ 12FEB2009 Revision]

==== START TIME ====    2009-12-26    AM   11:20
==== END TIME ====    2009-12-26    AM   11:21
Compiler Version:
 Compiler Version: GFORTRAN
Optimization: -static -O3   -ffast-math
Output Extracted from file:   c:\tmp\loc\200.res
DataFile:  LOC_Diprivan_PdX.CSV

Estimation Methods:
Results for Laplacian   Conditional Estimation
```

```
TERMINATION STATUS:
  MINIMIZATION SUCCESSFUL
  NO. OF FUNCTION EVALUATIONS USED:      102
  NO. OF SIG. DIGITS IN FINAL EST.:  2.8

  ETABAR IS THE ARITHMETIC MEAN OF THE   ETA-ESTIMATES,
  AND THE P-VALUE IS GIVEN FOR THE NULL   HYPOTHESIS THAT THE TRUE MEAN IS 0.

  ETAshrink(%):   4.2691E-01    1.1838E+01
  EPSshrink(%):   1.0000E+02

0MINIMIZATION SUCCESSFUL
 MINIMUM VALUE OF OBJECTIVE FUNCTION:   1188.997
 COVARIANCE STEP SUCCESSFUL

95% CONFIDENCE INTERVAL   DESCRIPTOR/
     FINAL ESTIMATE          %RSE          LBOUND        UBOUND       VARIABILITY
-------------------------------------------------------------------------------------

 THETA
     1             1.72         4.10%          1.58          1.86           CE50
     2             11.8         9.58%          9.59          14.0            GAM
-------------------------------------------------------------------------------------
                                                                   INTERINDIVIDUAL
 OMEGA                                                             VARIABILITY
   1,1           0.0486         31.3%        0.0188        0.0784    CV =        22.0%
   2,2            0.254         48.4%        0.0129         0.495    CV =        50.4%
-------------------------------------------------------------------------------------
*Indicates 95% confidence   interval that includes zero
%RSE is percent relative   standard error (100% x SE/EST)

        Akaike Information Criterion: 1197
        Schwarz Bayesian Criterion:    1222.13
CONDITION NUMBER = 4.1 (DOES NOT EXCEED 1000)
```

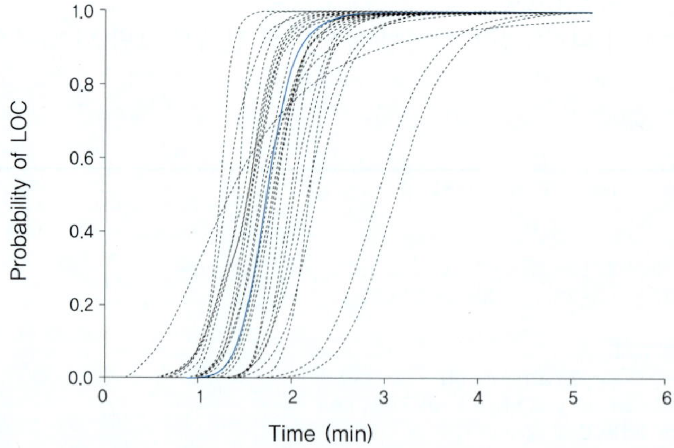

그림 26-18 Long chain triglyceride propofol (LCT propofol)의 효과처농도와 의식소실이 발생할 확률 간의 관계. 의식소실이 50%와 95% 발생할 확률일 때의 LCT propofol의 효과처농도(Ce_{50},Ce_{95})는 각각 1.73 ± 0.07 μg/ml과 2.22 ± 0.44 μg/ml 이었다. 농도와 반응의 가파름의 정도를 반영하는 γ는 11.8 ± 1.130이었다.

4) Propofol와 remifentanil의 중추신경계 약물 상호작용[10)]

60명의 정례수술이 예정된 미국 마취과학회 신체등급 1 또는 2인 환자를 대상으로 propofol과 remifentanil을 미리 정한 목표효과처농도로 15분간 정주하였다. Propofol의 목표효과처 농도는 0, 0.5, 1.5, 3 ㎍/ml로, remifentanil의 효과처농도는 0, 2, 4, 6 또는 8 ng/ml로 설정하여 propofol과 remifentanil의 목표효과처농도가 동시에 0이 되는 경우를 제외한 19개의 조합으로 정주하였으며, 한 조합군당 최소 2명의 남자와 2명의 여자가 배정되도록 하였다. 두 약제가 중추신경계에 미치는 효과를 정량화하기 위하여 약제 투여 5분전부터 준항정상태(pseudo steady-state)에 도달하는 15분 동안 뇌파를 측정하였으며, 중추신경계 효과의 대리표지자로 temporal linear mode complexity (TLMC)를 이용하였다. TLMC는 불안정적인(non-stationary) 비선형적 생체신호를 분석하는데 유용한 것으로 알려져 있으며, 뇌파 단일 채널의 temporal linear mode의 복잡성을 측정하기 위해 도입되었다. 다양한 조합의 약물 농도에 따른 기저값(baseline value)과 준항정상태 동안의 TLMC값을 이용하여 Minto 모형[11)]으로부분S자모양 최대효과를 이용하였다. 두 약제의 효과처농도에 따른 TLMC 관찰값을 그림 26-19에 제시하였다. 아래에 이 모형의 제어파일을 제시하였다(표 26-37).

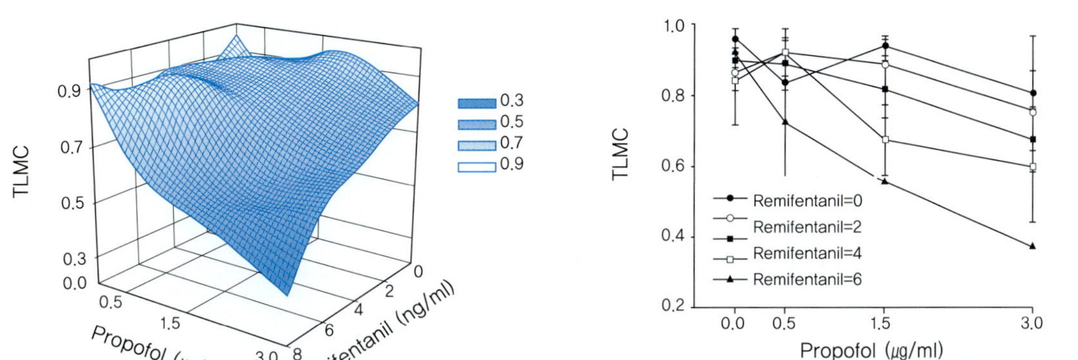

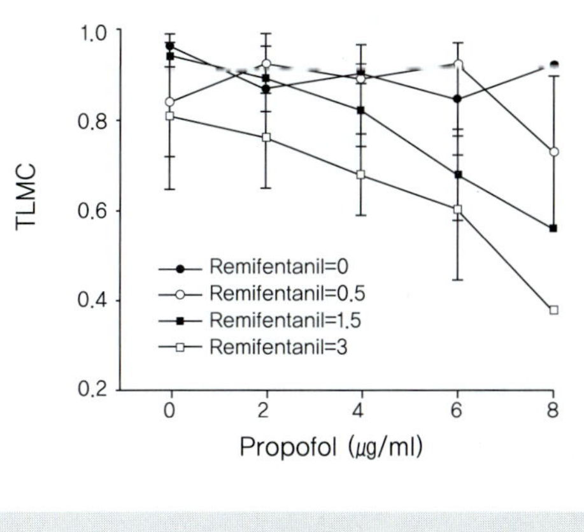

그림 26-19 Propofol과 remifentanil의 효과처농도에 따른 temporal linear mode complexity (TLMC) 관찰값

표 26-37

```
   ;Model Desc:   PRED/BASE/NAIVE-POOLED/FRACTIONAL_EMAX/ADDITIVE EPS/A=B=0
   ;Project Name: TLMC
   ;Project ID: NO PROJECT   DESCRIPTION

$PROB RUN# 500
$INPUT C ID REMI PROP TLMC=DV   APEN AKEG TEKG LF HF LFHF RSA TMO HR ST1 SBP DBP
 MAP RIGI APNE   BRAD HYPO LOC GEN AGE WT HT
$DATA Remi_Prop_Pdx.csv   IGNORE=C
$PRED
   TH1 = THETA(1)
   TH2 = THETA(2)
   TH3 = THETA(3)
   TH4 = THETA(4)

   E0      = TH1
   C50P    = TH2
   C50R    = TH3
   GAM     = TH4

   UP = PROP/C50P
   UR = REMI/C50R

   IF(UR.EQ.0.AND.UP.EQ.0) THEN
     Q = 0
   ELSE
     Q = UP/(UR+UP)
   ENDIF
   U50 = 1
   U = (UR+UP)/U50
   UN = U**GAM
   FR = UN/(1+UN)
   Y = E0 * (1 - FR) + ERR(1)

$THETA
   (0,1.5)     ; [ TH1_E0]
   (0, 1)      ; [ TH2_C50P]
   (0, 20)     ; [ TH3_C50R]
   (0, 1)      ; [ TH4_GAMP]

$SIGMA
   2 ;[ A]

$ESTIMATION MAXEVAL=9999   PRINT=5 METHOD=0 MSFO= 500.MSF
$COVARIANCE PRINT=E MATRIX=S
```

원래 두 약제의 상호작용을 규명하는 통상적인 방법은 자원자를 대상으로 교차임상설계(crisscross trial design)를 시행하는 것인데, 이는 약제 투여를 세 단계(phase)로 나누어 하게 되고 첫 두 단계에서 각 약제들의 기저효과를 관측하게 된다. 그렇지만 본 연구에서는 환자를 대상으로 연구방법이 설계되었기 때문에 통상의 방법을 따를 수 없었다. 그래서 한 피험자에서 기저효과와 준항정상태에서의 효과 한가지씩만을 측정할 수 밖에 없었고, 두 약제에 따른 중추신경계 효과를 관찰할 때 개체간의 차이를 보는 것이 불가능하여 단순히 평균하는 방법(naïve pooled method)을 이용하였다. 결과파일은 다음과 같다(표 26-38).

표 26-38

```
   PDx-Pop 4.0 Run Summary File   Run No: 500
[ 12FEB2009 Revision]

==== START TIME ====    2009-12-26    PM   01:34
==== END TIME ====    2009-12-26    PM   01:34
Compiler Version:
 Compiler Version: GFORTRAN
Optimization: -static -O3   -ffast-math
Output Extracted from file:   c:\tmp\tlmc\500.res
DataFile:  Remi_Prop_Pdx.csv

Estimation Methods:
Results for First Order

TERMINATION STATUS:
  MINIMIZATION SUCCESSFUL
  NO. OF FUNCTION EVALUATIONS USED:  200
  NO. OF SIG. DIGITS IN FINAL EST.:  3.6
0MINIMIZATION SUCCESSFUL
 MINIMUM VALUE OF OBJECTIVE FUNCTION:   -513.921
 COVARIANCE STEP SUCCESSFUL

95% CONFIDENCE INTERVAL   DESCRIPTOR/
     FINAL ESTIMATE        %RSE         LBOUND          UBOUND     VARIABILITY
-------------------------------------------------------------------------------------

 THETA
    1          0.948        1.42%        0.922         0.974         TH1_E0
    2           6.51        5.48%         5.81          7.21        TH2_C50P
    3           14.8        5.74%         13.1          16.5        TH3_C50R
    4           2.54        9.80%         2.05          3.03        TH4_GAMP
-------------------------------------------------------------------------------------
                                                                   RESIDUAL
```

```
 SIGMA                                                                    VARIABILITY
   1,1        0.00508         11.2%        0.00396        0.00620   SD =           0.0713

*Indicates 95% confidence   interval that includes zero
%RSE is percent relative   standard error (100% x SE/EST)

       Akaike Information Criterion:    -503.921
       Schwarz Bayesian Criterion:    -489.984
CONDITION NUMBER = 21.3 (DOES NOT EXCEED 1000)
```

U50을 1로 고정하여 두었는데, 이는 approximate entropy 또는 bispectral index와 같은 뇌파지표들이 이전 연구에서 모두 상가적(additive)으로 밝혀졌기 때문이다. Propofol과 remifentanil의 효과처농도에 따른 뇌파지표인 TLMC 예측값을 반응표면모형으로 그림 26-20에제시하였다.

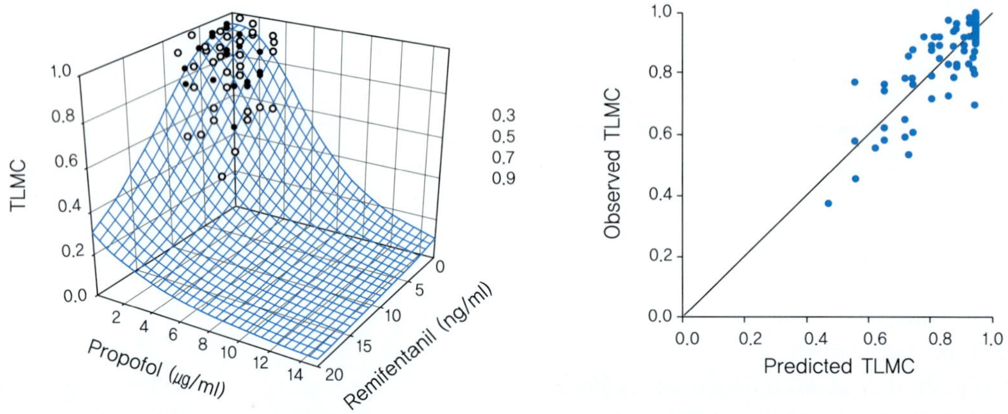

그림 26-20 약력학적 모형을 이용하여 propofol과 remifentanil의 효과처농도에 따른 temporal linear mode complexity (TLMC) 예측값 (왼쪽: 반응표면모형; ●은 표면 위에서 관측된 값이고, 0은 표면 아래에서 관측된 값, 오른쪽: TLMC의 관찰값과 예측값의 관계)

| Reference |

1. Lee SH, Ghim JL, Song MH, Choi HG, Choi BM, Lee HM, et al.: Pharmacokinetics and pharmacodynamics of a new reformulated microemulsion and the long-chain triglyceride emulsion of propofol in beagle dogs. Br J Pharmacol 2009; 158: 1982-95.
2. Baker MT, Naguib M: Propofol: the challenges of formulation. Anesthesiology 2005; 103: 860-76.
3. Lee EH, Lee SH, Park DY, Ki KH, Lee EK, Lee DH, et al.: Physicochemical properties, pharmacokinetics, and pharmacodynamics of a reformulated microemulsion propofol in rats. Anesthesiology 2008; 109: 436-47.
4. Hooker AC, Staatz CE, Karlsson MO: Conditional weighted residuals (CWRES): a model diagnostic for the FOCE

method. Pharm Res 2007; 24: 2187-97.
5. Choi BM, Yang CS, Woo DH, Koo MS, Kim SH, Lee MA, et al.: Approximate entropy as the measurement of the electroencephalographic effect during sevoflurnae induction. Korean J Anesthesiol 2008; 55: 404-11.
6. Noh GJ, Kim KM, Jeong YB, Jeong SW, Yoon HS, Jeong SM, et al.: Electroencephalographic approximate entropy changes in healthy volunteers during remifentanil infusion. Anesthesiology 2006; 104: 921-32.
7. Bruhn J, Ropcke H, Hoeft A: Approximate entropy as an electroencephalographic measure of anesthetic drug effect during desflurane anesthesia. Anesthesiology 2000; 92: 715-26.
8. Bruhn J, Bouillon TW, Hoeft A, Shafer SL: Artifact robustness, inter- and intraindividual baseline stability, and rational EEG parameter selection. Anesthesiology 2002; 96: 54-9.
9. Kim KM, Choi BM, Park SW, Lee SH, Christensen LV, Zhou J, et al.: Pharmacokinetics and pharmacodynamics of propofol microemulsion and lipid emulsion after an intravenous bolus and variable rate infusion. Anesthesiology 2007; 106: 924-34.
10. Choe SM: A Doctoral Dissertation: Drug interaction between propofol and remifentanil on the central nervous system. University of Ulsan College of Medicien, Seoul, Korea 2009.
11. Minto CF, Schnider TW, Short TG, Gregg KM, Gentilini A, Shafer SL: Response surface model for anesthetic drug interactions. Anesthesiology 2000; 92: 1603-16.

〈국문〉

◆ ㄱ ◆

◆ ㄴ ◆

◆ ㄷ ◆

◆ ㄹ ◆

◆ ㅁ ◆

◆ ㅂ ◆

◆ ㅅ ◆

◆ ㅋ ◆

◆ ㅌ ◆

◆ ㅍ ◆

◆ ㅎ ◆

〈영문〉

◆ A ◆

◆ D ◆

• E •

• F •

• G •

◆ H ◆

◆ I ◆

◆ J ◆

◆ K ◆

◆ L ◆

◆ M ◆

◆ N ◆

◆ O ◆

◆ P ◆

◆ Q ◆

◆ R ◆

◆ S ◆

◆ T ◆

◆ U ◆

◆ V ◆

◆ W ◆

◆ X ◆

◆ Z ◆